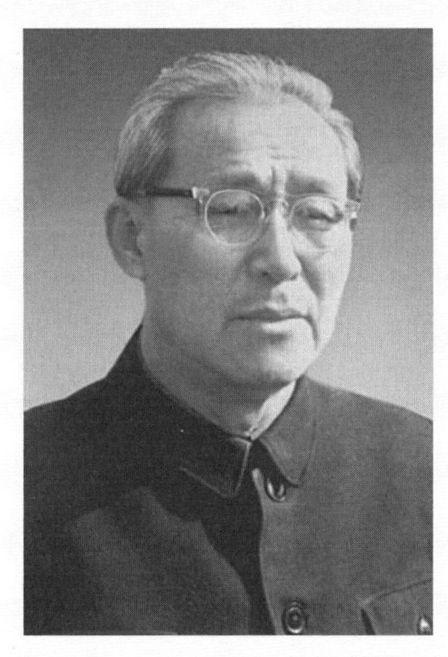

谨以此书献给中国著名临床解剖学家徐恩多教授

骨科
临床应用解剖

CLINICAL ANATOMY OF ORTHOPAEDICS

主审

卢世璧　钟世镇　叶启彬

主编

杜心如　丁自海

副主编

赵玲秀　孔祥玉　李志军

人民卫生出版社

图书在版编目（CIP）数据

骨科临床应用解剖/杜心如，丁自海主编. —北京：人民卫生出版社，2016

ISBN 978-7-117-23307-1

Ⅰ.①骨… Ⅱ.①杜…②丁… Ⅲ.①骨科学-人体解剖学 Ⅳ.①R322.7

中国版本图书馆 CIP 数据核字(2016)第 221226 号

人卫智网	www.ipmph.com	医学教育、学术、考试、健康，购书智慧智能综合服务平台
人卫官网	www.pmph.com	人卫官方资讯发布平台

骨科临床应用解剖

主　　编：杜心如　丁自海
出版发行：人民卫生出版社(中继线 010-59780011)
地　　址：北京市朝阳区潘家园南里 19 号
邮　　编：100021
E - mail：pmph @ pmph.com
购书热线：010-59787592　010-59787584　010-65264830
印　　刷：北京人卫印刷厂
经　　销：新华书店
开　　本：889×1194　1/16　　**印张**：29
字　　数：898 千字
版　　次：2016 年 12 月第 1 版　2016 年 12 月第 1 版第 1 次印刷
标准书号：ISBN 978-7-117-23307-1/R · 23308
定　　价：238.00 元
打击盗版举报电话：010-59787491　E-mail：WQ @ pmph.com
（凡属印装质量问题请与本社市场营销中心联系退换）

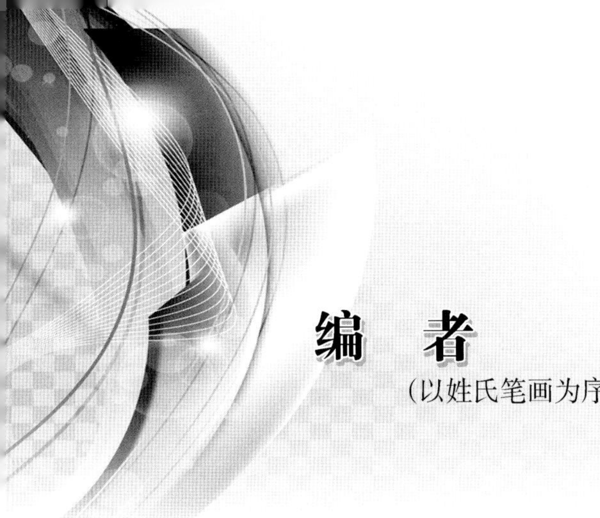

编　者

（以姓氏笔画为序）

丁自海（南方医科大学微创外科解剖研究所）
马　泉（承德医学院解剖教研室）
韦宜山（内蒙古医科大学第二附属医院）
孔祥玉（承德医学院解剖教研室）
阮　默（中国人民解放军成都军区昆明总医院）
杜心如（首都医科大学附属北京朝阳医院）
李志军（内蒙古医科大学解剖学教研室）
杨　敬（北京煤炭总医院）
杨立辉（首都医科大学附属北京朝阳医院京西院区）
赵玲秀（首都医科大学附属北京天坛医院）
柳　伟（首都医科大学附属北京朝阳医院京西院区）
徐永清（中国人民解放军成都军区昆明总医院）
隋鸿锦（大连医科大学解剖教研室）
燕太强（北京大学人民医院）
瞿东滨（南方医科大学附属南方医院）

主编简介

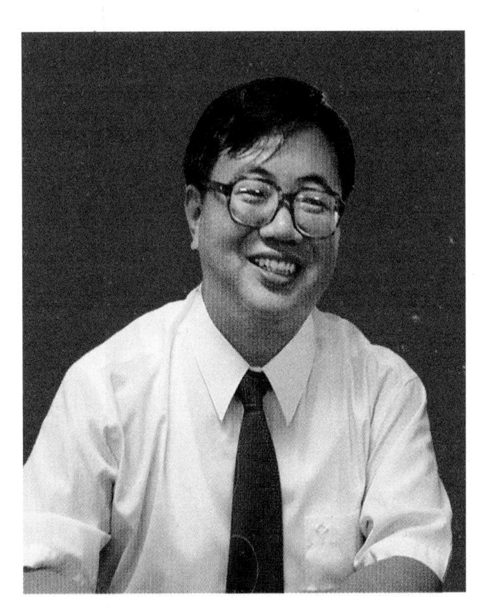

杜心如 骨科专业博士后，首都医科大学附属北京朝阳医院骨科主任医师、教授、硕士研究生导师。1985年毕业于承德医学院。1988年，于中国医科大学获得医学硕士学位，导师为临床解剖学家徐恩多教授。1996～1999年师从中国医学科学院北京协和医院脊柱外科专家叶启彬教授并获得博士学位。2002年，师从中国人民解放军总医院卢世璧院士，完成博士后研究工作。

在骨科临床一线工作30年，进行了多项临床研究，发表相关文章140篇。先后承担省市级科研课题8项，获省市科技进步奖5项，卫生部推广项目1项。指导研究生20名，多篇论文在国际学术会议上交流。现兼任国际骨髓瘤基金会中国多发性骨髓瘤工作组外科治疗委员会主任委员、中国康复医学会脊柱肿瘤学组委员、脊柱脊髓损伤委员会脊柱结核学组委员、中国解剖学会临床解剖学专业委员会常委、中国超声医学工程学会肌骨超声专业委员会常委、中国生物医学工程学会常委、中国疼痛康复技术创新战略联盟常委、世界疼痛医师协会中国分会常委及骨科疼痛主任委员、中国中西医结合学会骨伤科分会骨与软组织肿瘤工作委员会委员、北京医学会骨科专业委员会骨病骨感染骨肿瘤组及基础研究组委员。同时兼任《中国临床解剖学杂志》常务编委；《中华解剖与临床》常务编委；《中国全科医学》特邀编委等学术任职。主编《脊柱外科临床解剖学》《临床解剖学丛书——脊柱与四肢分册》《多发性骨髓瘤骨病外科治疗》《关节疼痛257个怎么办》《颈腰椎疾病自我发现》5部专著，参编10部。

主编简介

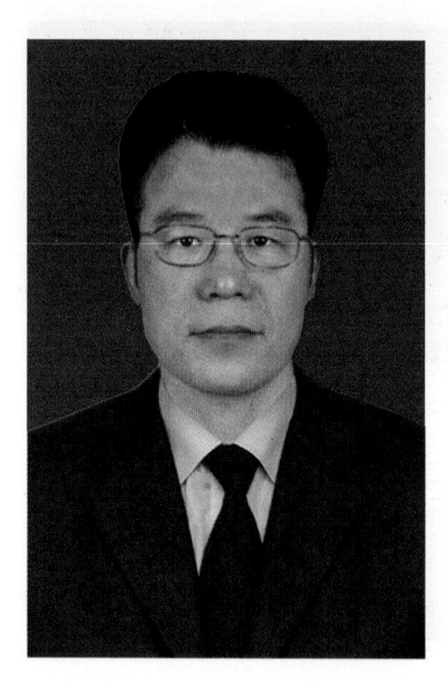

丁自海　南方医科大学教授，博士生导师。中国解剖学会技术咨询和开发工作委员会副主任，南方医科大学微创外科解剖学研究所所长。先后主持国家自然科学基金和军队、省部级科技计划项目10项。在临床解剖学研究方面，特别在脊柱微创解剖学、腔镜解剖学、皮瓣解剖学等领域取得一系列成果，发表论文80余篇。现兼任《解剖学杂志》《解剖学研究》《中华显微外科杂志》和《中国矫形外科杂志》编委。现任国家自然科学基金评审专家。主编国家规划本科教材《人体解剖学》两部，总主编《钟世镇临床解剖学全集》和《临床解剖学丛书》（第2版），主编《显微外科临床解剖学》《钟世镇临床解剖学图谱》等专著10余部。获省部级科技进步奖4项，享受国务院政府特殊津贴。

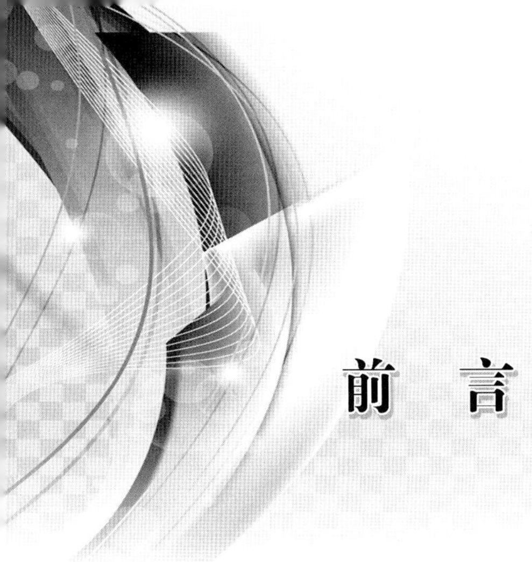

前 言

临床医学各专业研究生均已在本科基础课学习期间接受过解剖课的学习，对解剖已经有了初步了解，又在临床实习中进一步加深了对解剖学的理解，更加认识到解剖学作为临床基础知识的重要性，所以学习解剖的重要性及必要性在此不再赘述。关键的问题是如何学好、用好解剖知识，使其为临床服务。本人在多年的教学过程中发现，许多骨科专业研究生对解剖学知识欠缺，影响了对骨科疾病的认知，为了更好地让他们掌握相关知识，现编写此书。

众所周知，系统解剖学按照功能相近的系统讲述解剖，局部解剖学则按照人体的局部分区，研究各区域内的器官和结构的形态、位置、毗邻及层次关系。局部解剖学是在学习了系统解剖学的基础上，巩固系统解剖学的知识，为进一步学习临床课程和临床实践打下良好的基础。骨科临床解剖学不同于系统解剖学和局部解剖学，主要集中在四肢及脊柱血管神经与骨关节位置关系方面，由于四肢脊柱的运动，在不同姿势及动态活动下这些结构又有着相对位移，所以骨科解剖学既是动态解剖学，又是静态解剖学，结合临床问题感悟人体解剖之奥妙美不胜收。

本书结合临床前沿技术，就相关解剖问题进行讲解，根据骨科常见临床问题增加了临床应用要点并单独列出，目的是使读者较全面地掌握骨科的解剖与临床。为了达到此目的，我们从内容安排上突出骨科应用解剖，而不是按解剖学的形式进行编排，重点介绍临床医生容易犯错误或不清楚，而一般教科书及参考书又没有提及或没有详细描述的解剖学问题，并着重讨论其临床意义。另外，对骨科的常见并发症、意外及自然转归等情况提供防范与处理相关的解剖学知识。本书适合于骨科研究生及相关专业的中青年医生参考。

此书肯定还有许多缺点和纰漏，敬请广大读者给予指正。

2015 年 9 月 10 日

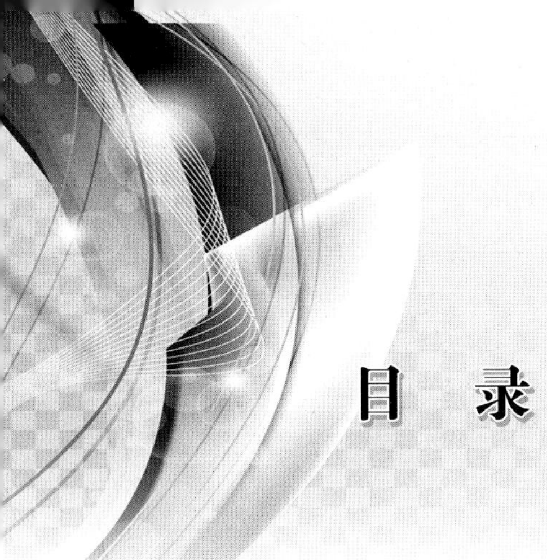

目 录

第一篇 上 肢 篇

第二篇 下 肢 篇

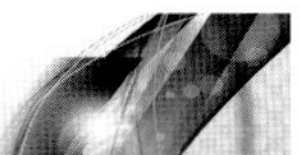

第三篇　脊　柱　篇

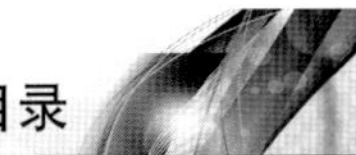

第四篇 神 经 篇

第五篇　手术入路篇

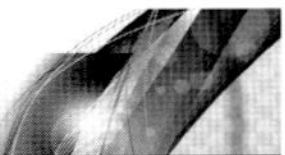

第六篇 儿童骨骺篇

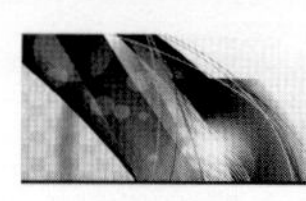

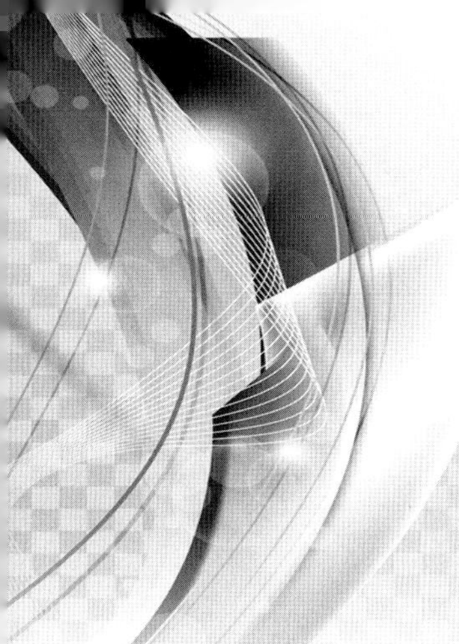

第一篇
上　肢　篇

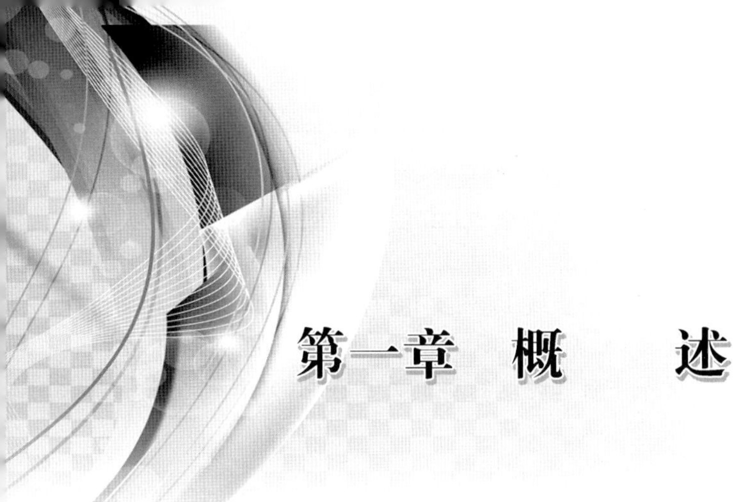

第一章 概　述

人类上肢最大的特点就是手的存在及其特有的旋前、旋后、对掌、对指等动作。肩胛骨与躯干骨之间没有真正的关节，是由肌肉形成的一种特殊的不间断的肌性连结。由于这种肌性连结以及肩关节结构上的特殊性，使上肢具有很大的活动范围。另外，尺桡上、下关节在形态结构上虽是独立的，但在功能活动上则是完全统一的车轴关节，其轴是肩关节垂直轴的延续，桡骨在尺骨支持下，围绕此轴进行运动，即桡骨上端在原位旋转，桡骨下端则绕尺骨小头画弧而尺骨不动，无论尺骨处于任何功能位置，桡骨的活动都不受限制。因此前臂骨的旋前、旋后将不受体位上的约束，这样可使手的功能活动范围扩大，且灵活多样，对人类从事生产劳动、生活都会带来极大的方便。上肢骨骼均较单薄，关节面也较浅小，关节囊和有关韧带也较松弛，因此易发生脱位，肩、肘关节脱位的发生率分别占全身大关节脱位的第二、三位。认识到上肢解剖结构和生理功能的特殊性，对上肢损伤的诊断、治疗，以及预后的估计有重要意义。

上肢可分为肩、臂、肘、前臂、腕和手部。肩和手部分为三区，其余各部均分为前、后两区。

第一节　上肢的表面解剖学

一、体表标志

（一）肩部

肩峰为肩部最高的骨性标志，位于肩关节的上方。沿肩峰向后内，可摸到肩胛冈，向前内可触及锁骨全长。喙突位于锁骨中、外1/3段交界处下方的锁骨下窝内，于此处向深部可扪及。肱骨大结节突出于肩峰的前外侧。腋前、后襞为腋窝的前、后界。腋前襞深部主要由胸大肌下缘构成，腋后襞深部则主要是大圆肌和背阔肌下缘构成。

临床应用要点：瘦弱人肩峰凸起，较为明显；肥胖人肩峰部由于周围脂肪隆起则凹陷；三角肌发达的人肩峰处凹陷明显。肩袖损伤的患者常在肩峰前下方有明确的压痛点。肱二头肌肌腱炎的患者在肱骨大结节处有压痛点。锁骨全长弯曲的轮廓是人类特有的美丽标志，锁骨骨折时其外形发生变化，可触及骨折处压痛或骨擦感。胸锁关节处肿大、不对称常见于脱位及胸锁关节炎。肩锁关节处隆起常见于肩锁关节脱位，完全脱位时锁骨的肩峰端明显翘起，下压可使之复位，松开则随即翘起，局部可有压痛及肿胀。锁骨肿瘤或锁骨骨折畸形愈合则可触及锁骨膨大隆起。双侧肩部对比可以发现一些轻微异常特征，所以查体时应嘱患者脱去上衣，注意双肩比较。正常时，肩峰、肱骨大节结和喙突三者形成一等腰三角形，肩关节脱位时此关系消失。

（二）臂部

前区可见肱二头肌形成的纵行隆起，其两侧为肱二头肌内、外侧沟。肱骨的三角肌粗隆位于臂中部的后外侧。

临床应用要点：肱二头肌肌腹的隆起因人而异，体瘦者平坦，隆起不明显；肥胖者隆起被脂肪覆盖但仍清晰可见；肌肉发达者则肌腹隆起明显。正常人双侧对称，肱二头肌肌腱断裂的患者该隆起异常明显，用力屈肘时更为明显（图1-1-1）。肌肉肿瘤可见到异常包块的隆起，双侧对比更易发现异常。

（三）肘部

肱骨内、外上髁是肘部两侧最突出的骨点。外上髁的下方可扪及桡骨头。后区最显著的隆起为尺骨鹰嘴。内上髁与尺骨鹰嘴之间可摸到尺神经沟。

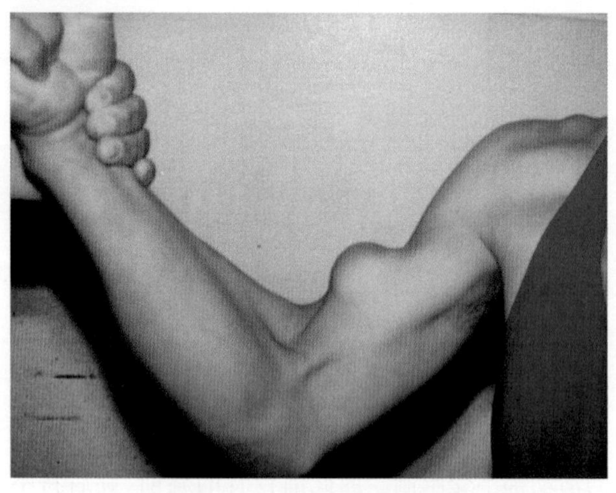
图 1-1-1　肱二头肌断裂外形

屈肘时，前区可触及紧张的肱二头肌肌腱及腱膜。

临床应用要点：正常情况下，屈肘时肱骨内、外上髁与尺骨鹰嘴组成了一个等腰三角形，伸肘时三者在一条直线上（图 1-1-2）；肘关节脱位时这种关系消失；肱骨内外髁部骨折时这种关系也消失；儿童桡骨头半脱位时这种解剖关系存在，只有肘外侧相当于桡骨头处压痛。

（四）腕和手部

1. 骨性标志　桡骨茎突和尺骨茎突为位于腕桡侧和尺侧的骨性突起，尺骨茎突稍偏于后内侧。尺骨茎突的近侧为尺骨头。

2. 腕横纹　腕前区皮肤有 3 条横纹：腕近侧纹约平尺骨头；腕中纹位置不恒定；腕远侧纹平对屈肌支持带近侧缘。其中点深面是掌长肌腱，肌腱稍外侧为正中神经入腕管处。

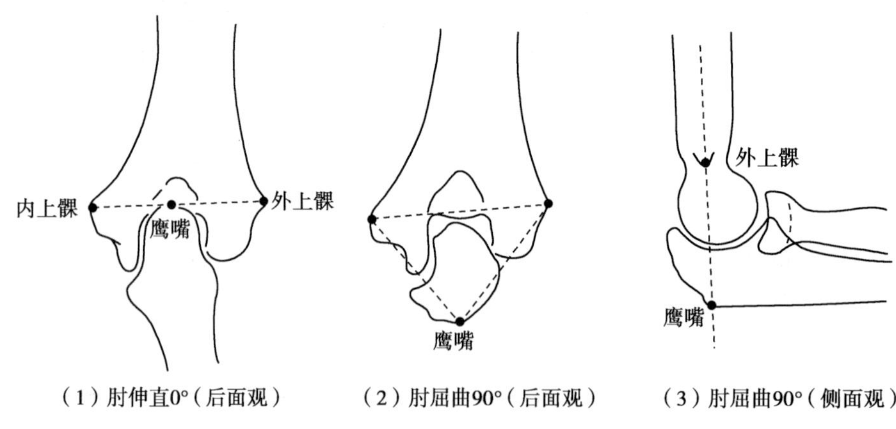

（1）肘伸直0°（后面观）　（2）肘屈曲90°（后面观）　（3）肘屈曲90°（侧面观）

图 1-1-2　尺骨鹰嘴尖端与肱骨内、外上髁的关系

3. 腱隆起　握拳屈腕时，腕前区有 3 条纵行的肌腱隆起：近中线者为掌长肌腱；桡侧为桡侧腕屈肌腱，桡动脉位于桡侧腕屈肌腱的外侧；尺侧为尺侧腕屈肌腱。手掌和手指伸直时，伸指肌腱在手背皮下清晰可见。

4. 手掌　有 3 条横纹：鱼际纹斜行于鱼际尺侧，近侧端与腕远侧纹中点相交，其深面有正中神经通过；掌中纹略斜行于掌中部，桡侧端与鱼际纹重叠；掌远纹横行，适对第 3～5 掌指关节的连线，其桡侧端稍弯向第 2 指腹处。手掌两侧有呈鱼腹状的肌性隆起。尺侧者称小鱼际，桡侧者称鱼际，两鱼际间的凹陷称掌心。

5. 解剖学“鼻烟窝”　为位于手背桡侧部的浅凹，在拇指充分外展并背伸时明显。其桡侧界为拇长展肌腱和拇短伸肌腱；尺侧界为拇长伸肌腱；近侧界为桡骨茎突。窝底为手舟骨和大多角骨。窝内有拇主要动脉通过，可扪及其搏动（图 1-1-3）。

临床应用要点：“鼻烟窝”肿胀具有重要临床意义，常见于舟骨骨折、第一腕掌关节骨折脱位等。此处也是腱鞘囊肿的好发部位。双侧对比观察，可以更好地发现“鼻烟窝”肿胀（图 1-1-4）。

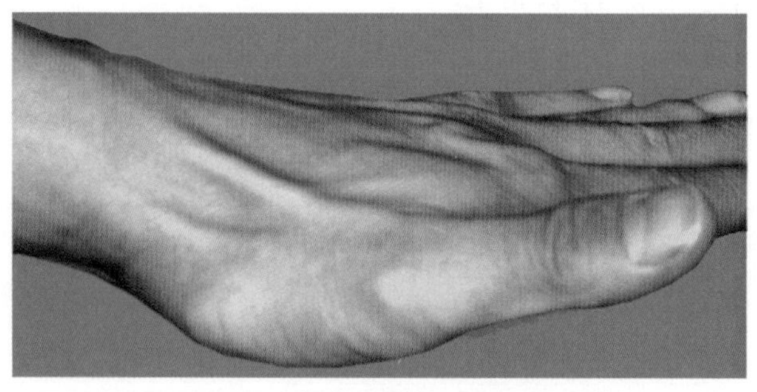
图 1-1-3　解剖学“鼻烟窝”

二、上肢的轴线与提携角

上肢轴线是经肱骨头中心-肱骨小头-尺骨头的连线。肱骨的纵轴称臂轴，尺骨的长轴称前臂轴。二轴线在肘部相交，其延长线之间构成一锐角，称提携角，正常时为 10°～15°（图 1-1-5）。若此角>15°

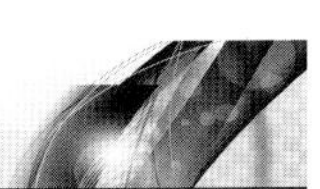

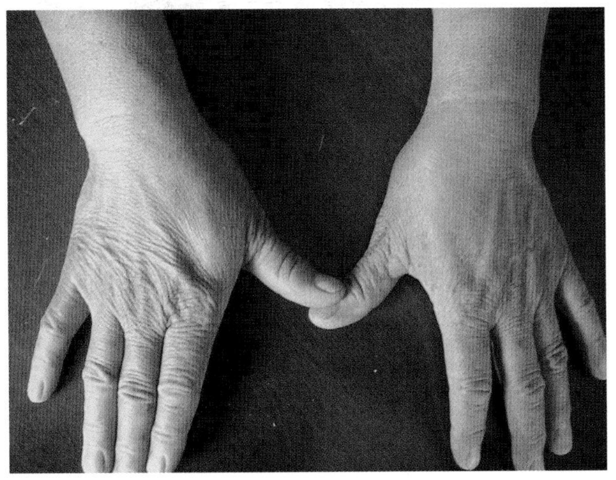

图 1-1-4　“鼻烟窝”肿胀(左)

称肘外翻(图 1-1-6);<0°称肘内翻(图 1-1-7);0°则称直肘(图 1-1-8)。

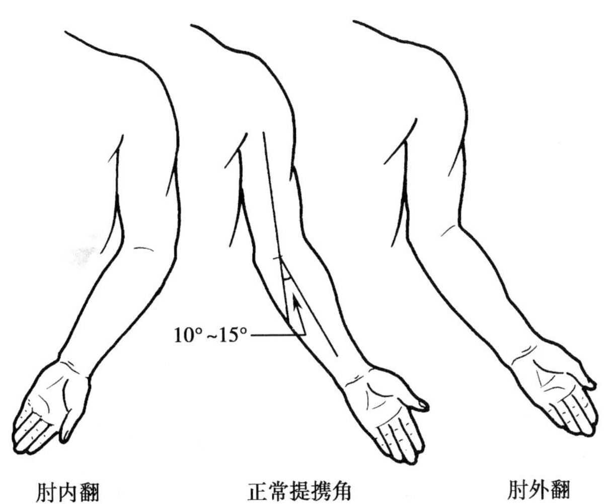

图 1-1-5　上肢的轴线与提携角

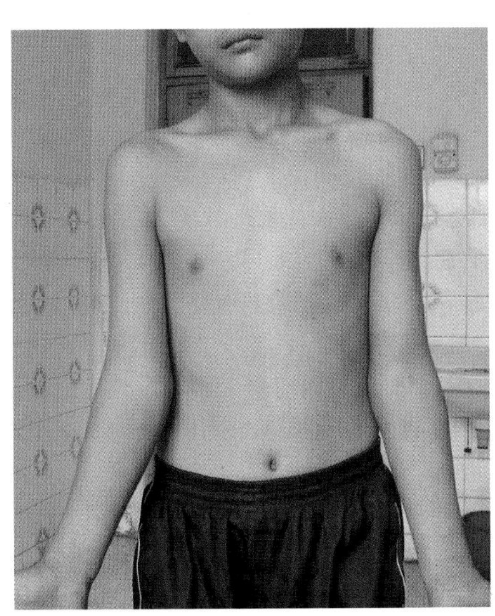

图 1-1-6　肘外翻(右)

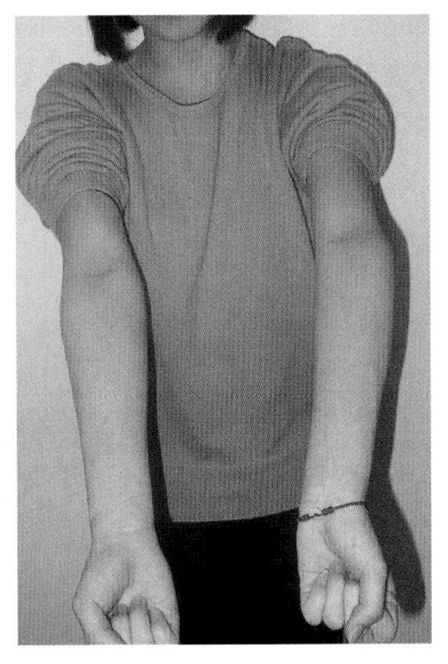

图 1-1-7　肘内翻(左)

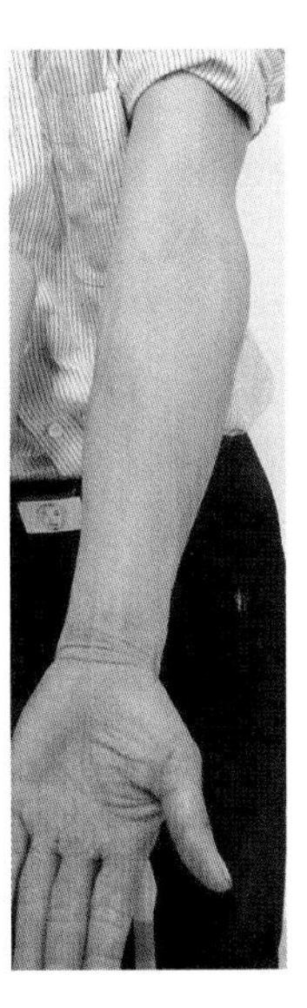

图 1-1-8　直肘

三、体表投影

(一) 上肢动脉干的投影

上肢外展 90°,掌心向上,从锁骨中点至肘前横纹中点远侧 2cm 处的连线,为腋动脉和肱动脉的体表投影。两者以大圆肌下缘为界,界线以上为腋动脉,以下为肱动脉。从肘前横纹中点远侧 2cm 处至桡骨茎突前方与豌豆骨桡侧的连线,分别为桡、尺动脉的投影。

(二) 上肢神经的投影

1. 正中神经投影　在臂部与肱动脉一致,位于肱二头肌内侧沟内;在前臂为从肱骨内上髁与肱二头肌腱连线的中点至腕远侧纹中点稍外侧的连线。

2. 尺神经投影　自腋窝顶，经肱骨内上髁与尺骨鹰嘴间，至豌豆骨桡侧缘的连线。

3. 桡神经投影　从腋后襞下缘外端与臂交点处起，向下斜过肱骨后方，至肱骨外上髁的连线（图1-1-9）。

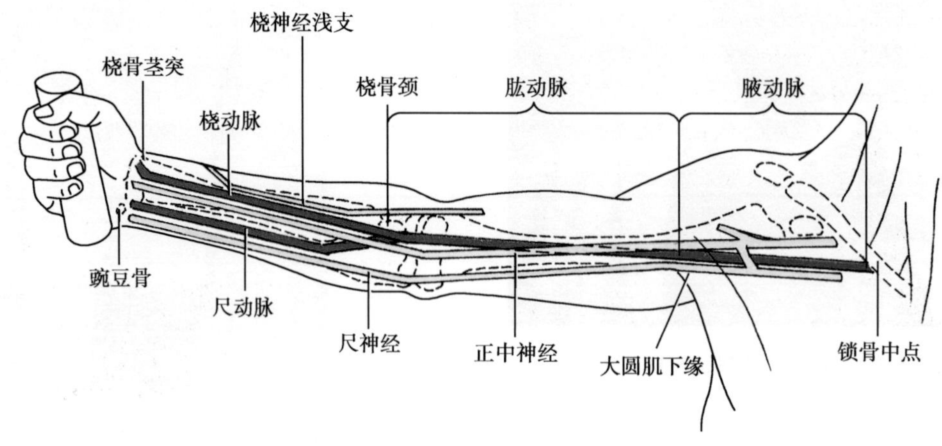

图 1-1-9　上肢动脉及神经干体表投影

第二节　上 肢 畸 形

上肢畸形的发生率高，特别是手部的畸形较为常见，在胚胎发育的每一个环节如出现发育障碍均可形成畸形，且表现多样、种类较多。现行的 Swanson 分类法（1976）将其分为七类：①肢体部分形成障碍，如先天性桡骨缺如；②肢体分化障碍，如并指畸形；③重复畸形，如多指畸形（图 1-1-10）；④过度生长，如巨指畸形；⑤发育不全，如短指（趾）畸形；⑥先天性缩带综合征，如先天性肢体环状狭窄（图 1-1-11）；⑦骨骼畸形，如软骨发育不全畸形、尺桡骨融合等。

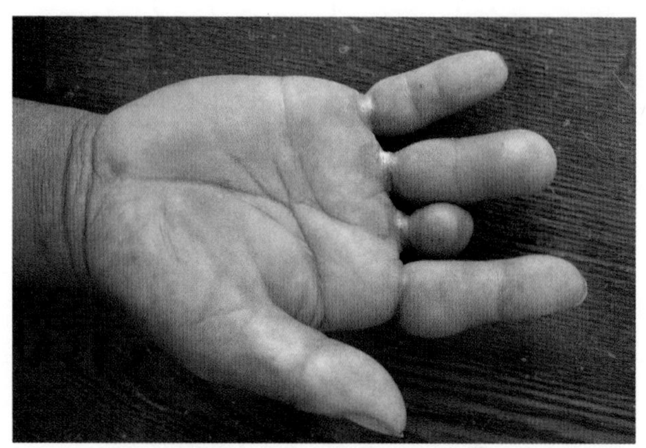

图 1-1-11　肢体环状狭窄

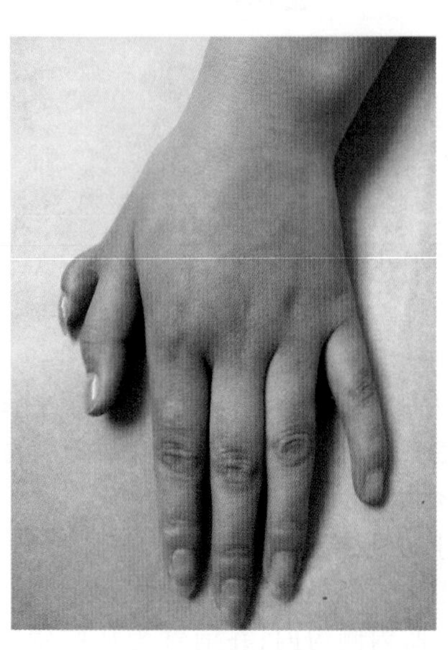

图 1-1-10　拇指多指畸形

（杜心如）

参 考 文 献

1. 杜心如，徐永清. 临床解剖学丛书——脊柱与四肢分册. 北京：人民卫生出版社，2014，3-9
2. 孔祥玉，杨石照，主编. 局部解剖学. 西安：世界图书出版公司，2014，177-215
3. 彭裕文. 局部解剖学. 第 7 版. 北京：人民卫生出版社，2008
4. Lamb DW，Wynne-Davies R，Soto L. An estimate of the population frequency of congenital malformations of the upper limb. J Hand Surg Am，1982，7（6）：557-562
5. Kozin SH. Upper-extremity congenital anomalies. J Bone Joint Surg Am，2003，85（8）：1564-1576
6. Bates SJ，Hansen SL，Jones NF. Reconstruction of congenital

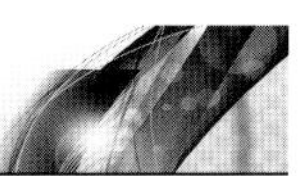

differences of the hand. Plast Reconstr Surg, 2009, 124 (1Suppl):128e-143e

7. Manske PR, Oberg KC. Classification and developmental biology of congenital anomalies of the hand and upper extremity. J Bone Joint Surg Am, 2009, 91(Suppl 4):3-18
8. Sammer DM, Chung KC. Congenital hand diff erences: embryology and classifi cation. Hand Clin, 2009, 25(2):151-156
9. Swanson AB, Swanson GD, Tada K. A classifi cation for congenital limb malformation. J Hand Surg Am, 1983, 8(52):693-702
10. 陈敏,鄂占森,徐文中,等. 正常成人上臂五大神经分支及高频超声声像图表现及检查方法. 中国医学影像杂志,2011,27(7):1490-1494
11. 靳安民,汪华侨. 骨科临床解剖学. 济南:山东科学技术出版社,2010:1-16
12. 于龙彪,田文,张国安. Poland 综合征常见的上肢及手畸形的临床特征. 中国骨与关节杂志,2014,3(3):210-212

第二章　肩　　部

肩部最大的特点是无论在骨、关节、肌肉或神经血管的配布上均与躯干密切相关。由于肩关节是肩部活动的枢纽，因此肩部的所有结构都直接或间接为肩关节的自由活动提供有利条件。

解剖学将肩部分为三角肌区、肩胛区和腋区。

第一节　三角肌区和肩胛区

一、三角肌区

三角肌区是指三角肌所在的区域。三角肌区皮肤较厚，浅筋膜较致密，脂肪少。腋神经的皮支（臂上外侧皮神经）从三角肌后缘浅出，分布于三角肌表面的皮肤。三角肌表面的深筋膜不发达。三角肌从前、后方和外侧包绕肩关节（图 1-2-1）。腋神经穿四边孔后，在三角肌深面分前、后支进入该肌。旋肱前、后动脉经肱骨外科颈前、后方至其外侧，相互吻合，与腋神经一起分布于三角肌、肱骨和肩关节等。

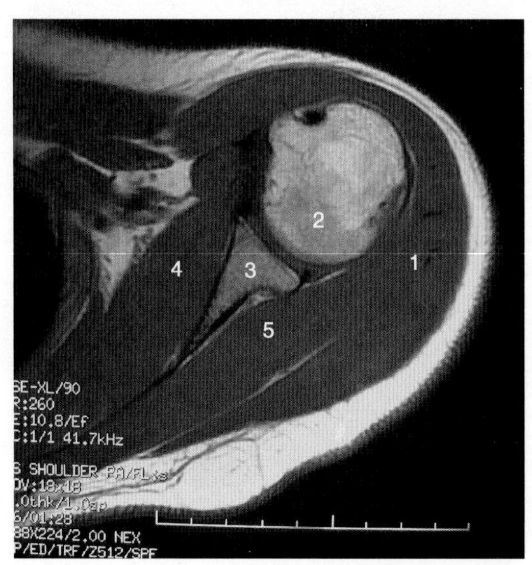

图 1-2-1　肩关节 MIR（横断面）

1. 三角肌；2. 肱骨头；3. 关节盂；4. 肩胛下肌；5. 冈下肌

腋神经与旋肱后血管一起穿四边孔。肌支在三角肌深面分为前、后支，分别支配三角肌的前中部、后部及小圆肌。皮支分部于三角肌表面的皮肤。

临床应用要点：肱骨外科颈骨折时，如损伤腋神经，可致三角肌瘫痪、肩不能外展、三角肌萎缩。肩关节脱位时，三角肌的圆隆的轮廓也放生改变，出现方肩畸形（图 1-2-2）。三角肌区浅筋膜中的纤维将皮肤与三角肌纤维连接在一起，所以此处皮肤移动性较小，皮下肿物如脂肪瘤移动性也较小。当肩外展三角肌收缩时肿物更加浅在而明显，三角肌内的肿物可以使肩部原有的形态发生改变，且移动性更不明显，肌肉收缩时肿物与三角肌成为一体而变得不明显（图 1-2-3）。

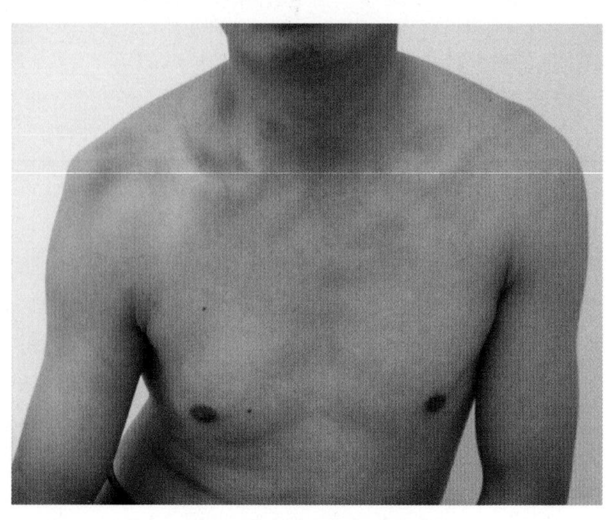

图 1-2-2　方肩畸形（右）

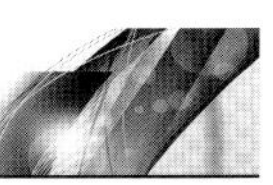

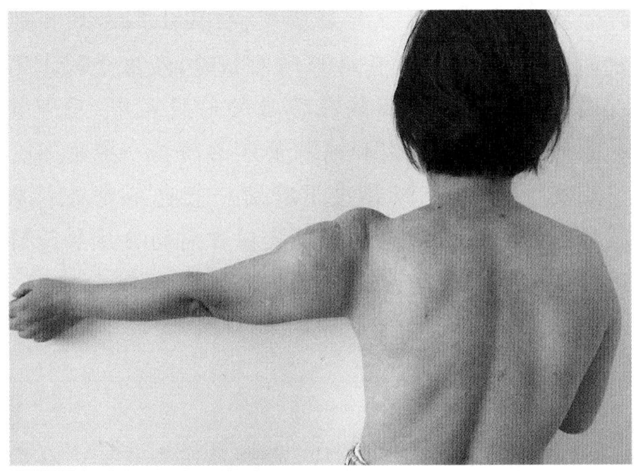

图 1-2-3　三角肌肿瘤（左）

由于三角肌是多羽状肌肉，肌纤维呈扇形纵向向下集终止于肱骨中部外侧的三角肌粗隆，所以 CT 及 MRI 横断面上自上而下肌纤维围绕肱骨逐渐减少，MRI 冠状面上纤维纵行自肩峰至肱骨中部外侧，矢状位上肌纤维呈纵向扇形分布（图 1-2-4）。三角肌肿物除可显示肿瘤外还可以使这种排列发生改变（图 1-2-5）。

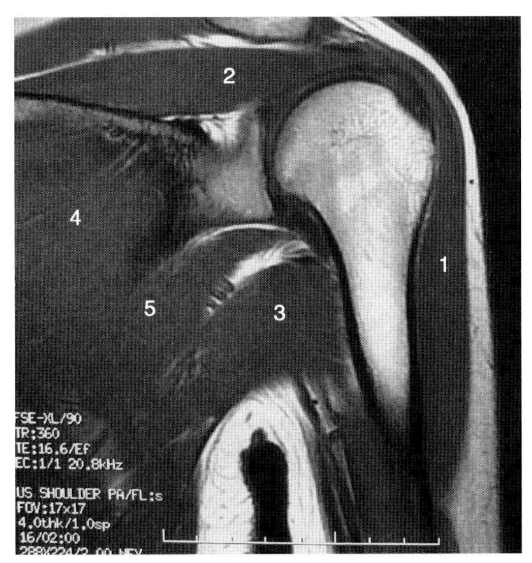

图 1-2-4　肩关节 MIR（冠状面）
1. 三角肌;2. 冈上肌;3. 背阔肌;4. 冈下肌;5. 大圆肌

临床应用要点：三角肌区手术切口应沿着肌纤维走行方向呈纵行切开皮肤及浅筋膜，在劈开三角肌进入肌肉深面时注意横向走行的腋神经和伴行的旋肱后血管分支，切口越偏肩后部，损伤腋神经和血管的可能性就越大，三角肌受累的部分就越大，出现三角肌瘫痪的几率就越大。由于旋肱后血管一旦损伤，断端回缩止血困难，注意预防。偏前部的切口由于远离腋神经主干，损伤几率小，即使损伤所造成的功能障碍也较小。

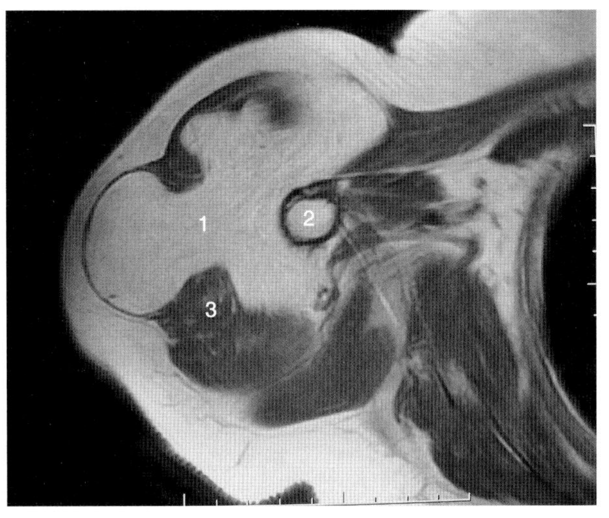

图 1-2-5　三角肌脂肪瘤（MRI）
1. 脂肪瘤;2. 肱骨;3. 三角肌

二、肩胛区

肩胛区指肩胛骨后面的区域。

（一）浅层结构

皮肤较厚，浅筋膜致密，有颈丛的锁骨上神经分布。

（二）深层结构

冈下部深筋膜发达，为腱质性。浅层有斜方肌，深层肌有冈上肌、冈下肌、小圆肌和大圆肌。肩胛骨上缘有肩胛切迹，切迹的上方有肩胛上横韧带横过，肩胛上血管和肩胛上神经分别经该韧带的浅、深面进入肩胛区，分布于冈上、下肌。

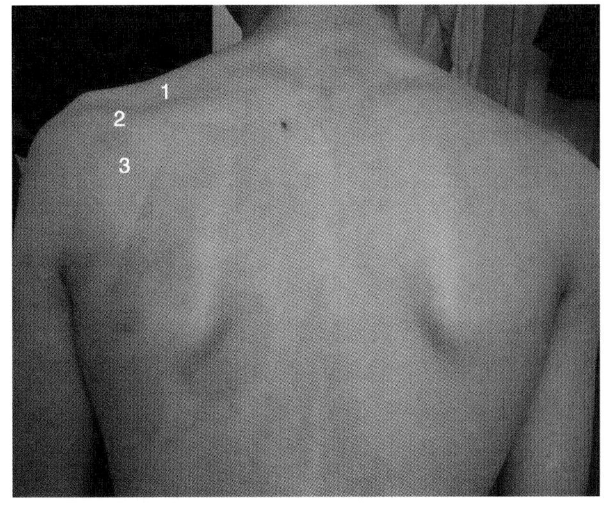

图 1-2-6　冈上肌、冈下肌萎缩
1. 冈上肌;2. 肩胛冈;3. 冈下肌

临床应用要点：该区表面皮肤厚韧，以适应负重的需要，浅面的斜方肌使冈上肌的触摸变得较为困难。肩胛上神经损伤或麻痹时，冈上肌和冈下肌无力，表现为肩关节外展无力，难以外展至90°以上；冈上肌和冈下肌萎缩，表现为肩胛冈突出，而冈上窝、冈下窝凹陷明显，在肩胛上缘相当于肩胛上切迹处深压痛（图 1-2-6）。肩胛筋膜厚韧，与肩胛冈及肩胛骨各缘形成了上下骨筋膜室，将冈上肌和冈下肌分别包被其中，二者在肩胛颈处相通，发生于冈上窝或冈下窝的肿瘤被阻隔在各自的筋膜室中，肩胛骨本身的肿瘤由于肌肉和肩胛筋膜的阻挡一般也不会突至皮下；当然肩胛部皮下肿瘤一般也不会进入肩胛筋膜的深层。认识这些筋膜对肿瘤的自然屏障作用有利于在切除肿瘤时确定手术边界。

第二节　腋　　区

一、浅层结构

腋区位于肩关节下方，胸侧壁与臂上部之间。上肢外展时，臂上部与胸壁之间的凹陷为腋窝，其前界为腋前襞，后界为腋后襞。腋区皮肤较薄，青春期后长腋毛，富含皮脂腺与顶泌汗腺。

临床应用要点：此处皮肤顶泌汗腺是腋臭的主要原因，手术切除是治疗腋臭的主要办法，切除范围要足够大，除去绝大部分顶泌汗腺才能较彻底的除去异味，如果切除太少，容易复发。切除时注意将皮肤全层及部分浅筋膜一并切除，其后部有肋间臂神经通过，注意不要损伤。

二、深筋膜

深筋膜称腋筋膜，它由胸部深、浅筋膜在胸大肌下缘融合，并向外延伸形成。

临床应用要点：此处的深筋膜呈筛状，注意识别，在显露此层后，预示着进入了腋窝，注意深部结构的保护和显露。腋窝内的肿物位于腋筋膜的深面，淋巴瘤患者常有腋窝及锁骨下淋巴结肿大，在切开取病理时需要切开腋筋膜寻找淋巴结。

三、腋窝

（一）腋窝各壁

腋窝位于臂近侧部与胸部之间，呈尖朝向上内的锥形软组织腔隙。腋窝有一尖一底和四壁。腋窝尖是腋窝的出入口，形似三角，由第 1 肋、锁骨及肩胛骨上缘所围成，也称颈腋窝，是进入上肢的血管、神经必经之路。腋窝底由皮肤、浅筋膜和腋筋膜（深筋膜）所封闭。前壁是肌性壁，也称胸肌壁，由胸大肌、胸小肌及其筋膜构成。后壁也称肩胛壁，由背阔肌、大圆肌和肩胛下肌构成，肩胛骨作为支架。在肩胛骨与大圆肌之间有三角形空隙，其基底部为肱骨外科颈，三角区被肱三头肌长头分为外侧的四边孔和内侧的三边孔。外侧壁也称肱侧壁，由肱骨近侧段、肱二头肌沟及喙肱肌、肱二头肌长头的联合上部构成。内侧壁也称肋侧壁，由第 2～6 肋、肋间肌及前锯肌构成。

临床应用要点：腋窝四壁有各自的筋膜和边界，腋腔则由四壁围成，这对于腋部肿瘤定位有重要意义。由于四壁均有各自的筋膜，这些筋膜对肿瘤的阻挡作用可以使肿瘤的生长限制在筋膜室内，手术切除时可以较容易的确定边界而尽量减少污染范围，如腋前壁肿瘤和腋后壁肿瘤。但腋窝内的肿瘤则无明显屏障，又由于此处腔隙较大，所以肿瘤往往难以早期发现，临床应注意此处查体（图 1-2-7）。副乳常位于腋窝底，由于乳腺位于浅筋膜内，所以腋窝处的副乳也在这一层组织内，不会突入腋腔。

（二）腋窝内容

腋窝内除有较多的疏松结缔组织外，其主要内

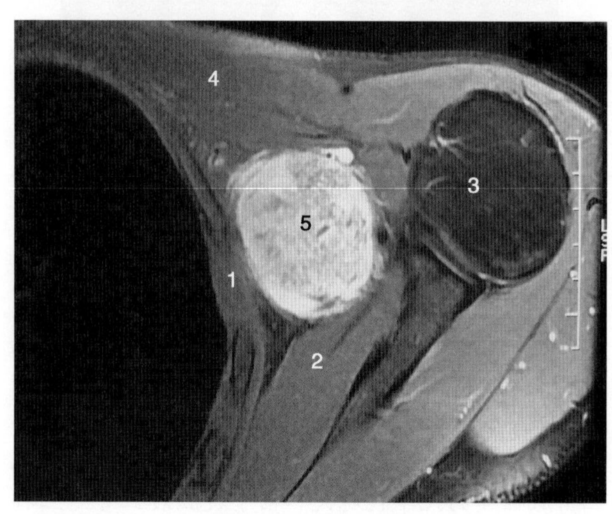

图 1-2-7　腋窝肿瘤

1. 胸壁；2. 肩胛下肌；3. 肱骨头；4. 胸大肌；5. 肿瘤

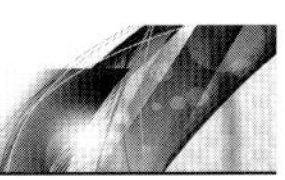

容有：腋动脉及其分支、腋静脉及其属支、腋淋巴结群、臂丛及其分支。围绕这些血管神经束及部分腋淋巴结的筋膜称为腋鞘，向下延伸到肘部。

1. 腋动脉及其分支 腋动脉为上肢的大动脉干，与腋静脉及臂丛关系密切。腋动脉是锁骨下动脉的直接延续，在第1肋外侧缘经腋窝上口进入腋腔，在相当于大圆肌下缘处更名为肱动脉。腋动脉按其与胸小肌的位置关系分为3段。

（1）第1段位于锁骨胸肌三角内，长约1.3cm，是腋动脉最短的一段。此段位置最深，暴露困难，其前方有喙锁筋膜及胸大肌锁骨部，后方有位于前锯肌表面的胸长神经和臂丛内侧束，外侧有臂丛外侧束和后束，内侧有腋静脉。91.2%的胸最上动脉直接起于腋动脉，也可与其他动脉共干，其中与胸肩峰动脉共干者常见。

（2）第2段位于胸肌三角内，直接位于胸小肌深面，长约2.7cm，臂丛的内侧束、外侧束和后束围抱腋动脉。腋静脉仍位于腋动脉内下侧，两者之间有臂丛内侧束及胸前内侧神经。此段通常有2～3条分支：①胸肩峰动脉，为一短干，位于胸小肌上缘附近，约89.8%直接起于腋动脉，少数与胸最上动脉或胸外侧动脉共干。胸肩峰动脉分出锁骨支、胸肌支、肩峰支和三角肌支至相应结构，其中肩峰支及三角肌支与旋肱前、后动脉分支相吻合；②胸外侧动脉，通常于胸小肌下缘附近，有61.7%直接起于腋动脉，可与其他动脉共干起于腋动脉，其中多见于与肩胛下动脉或胸肩峰动脉共干，分布于胸大、小肌。在女性发一乳房外侧支，绕胸大肌下缘至乳房，并与肩胛下动脉分支和肋间动脉分支相吻合。

（3）第3段位于胸肌下三角，长约7.4cm，是3段中最长和位置较浅的一段，易暴露。此段前方为正中神经及其两个头；外侧为肌皮神经，内侧有腋静脉，二者之间前为前臂内侧皮神经，后方为尺神经；桡神经和腋神经则位于动脉之后。此段动脉靠近肩关节囊，容易受到前脱位的肱骨头压迫。此段有3条分支：

1）肩胛下动脉：是腋动脉最大的分支，肩胛下动脉发出后，通常沿肩胛下肌下缘向后下行2～3cm，分为旋肩胛动脉和胸背动脉。旋肩胛动脉经三边孔至冈下窝与来自锁骨下动脉的肩胛上动脉、颈横动脉的分支相吻合。胸背动脉与胸背神经伴行，沿肩胛骨外侧缘下行至背阔肌。

2）旋肱后动脉：它紧贴外科颈与腋神经共同经四边孔至三角肌深面，分支至三角肌、肩关节，并与旋肱前动脉、肩胛横动脉、胸肩峰动脉和肱深动脉的分支吻合。

3）旋肱前动脉：向前外绕外科颈，行于三角肌深面。此动脉经结节间沟时，常可见分出一支沿结节间沟向上行至肩关节。

临床应用要点：随着老龄人口数量的增加，大动脉硬化已经很常见，动脉硬化所致的锁骨下动脉及腋动脉狭窄病例也较以前增多，但由于发病缓慢，侧副循环已经建立，所以患者往往没有缺血症状，只表现为双侧上肢血压差值较大，患侧桡动脉搏动消失或减弱，血管造影可以明确诊断。也有部分患者出现上肢发凉怕冷等缺血表现。一般情况下，无症状者可以不予外科处理，临床观察即可。

虽然腋动脉结扎可以有侧副循环建立，但实际上临床极少应用，这是因为目前血管外科技术已经非常成熟，即使是此段血管病变需要切除部分血管也可以通过血管移植或人工血管进行修复重建。

血管外科的飞速发展，血管造影技术的进步，血管的影像显示越来越真实清晰，可以发现一些原来不能发现的血管病变，目前临床上的血管造影可以清楚地显示腋动脉及其分支，另外一些血管走行及分支变异也很有临床意义。肩胛部及腋部肿瘤的主要营养血管可能有其中的一个或几个分支增粗扩张形成，术前血管造影可以明确并可以进行选择性栓塞，从而达到减少出血的目的；巨大恶性肿瘤切除时首先找到腋动、静脉主干，对其远近端分别进行控制，对肿瘤的供血血管进行结扎，然后再切除肿瘤，可以既安全又彻底地完成肿瘤切除。

腋窝处腋动脉损伤可以形成假性动脉瘤，表现为波动性的肿块，表面红肿，波动感阳性，穿刺为血液而非脓液，这是和脓肿的重要鉴别点。血管造影可以明确诊断。常见于肩部外伤及骨折脱位，早年还见于吸毒者。以前曾有将此处假性动脉瘤当做脓肿切开导致大出血的报道，临床上应予注意。

2. 腋静脉及其属支 通常在大圆肌下缘由贵要静脉延续而来，在肩胛下肌下缘附近接纳肱静脉后明显增粗，至第1肋外侧缘续为锁骨下静脉。有的可见双腋静脉，如果出现双腋静脉时，两静脉间总是有横支相连。在臂内收状态下，腋静脉位于腋动脉的前下方，臂外展时，则位于其前方。腋淋巴结的外侧群、中央群和尖群位于腋静脉的内侧排列。

临床应用要点：腋静脉在腋窝位于腋动脉的前内侧，故此部位的血管外伤较易发生动静脉瘘。腋静脉除在近侧端接受头静脉外，其他属支基本上与腋动脉的分支相同。由于腋静脉与腋淋巴结的关系密切,在乳癌根治术时,可结扎切断腋静脉的属支,但要保护腋静脉。由于腋静脉管壁薄,在锁骨胸肌三角处与喙锁胸筋膜相附着,因而血管常保持开放状态,损伤后可能发生空气栓塞。

腋动静脉瘘使上肢静脉内压力增高,此时表现为浅表静脉怒张,静脉回流障碍,手及前臂肿胀;胸廓出口压迫锁骨下静脉时腋静脉回流也受到影响,上肢浅静脉怒张及肿胀,活动后可缓解。

3. 腋窝的淋巴结　有 12 ~ 36 个,通常分为 6 群。

(1) 外侧群:位于腋窝外侧壁,沿腋静脉接收肩胛下静脉汇入处的远侧排列,故也称腋静脉淋巴结。除沿头静脉伴行的淋巴管外,接收上肢大部分的淋巴管。其输出管入中央群及尖群淋巴结。

(2) 后群:位于腋窝后壁,沿肩胛下血管排列。接收胸后壁和腹后壁(脐稍上方与第 2 腰椎水平以上)的淋巴管。其输出管入中央群及尖群。

(3) 前群:位于腋窝内侧壁,前锯肌浅面,胸小肌下缘,沿胸外侧血管排列,通常在 2 ~ 6 肋之间。接收胸前外侧壁和脐以上腹前壁的淋巴管以及乳房中央部和外侧部的淋巴管。乳癌转移首先侵犯本淋巴结,检查时可在腋前壁深面触及肿大的淋巴结。输出管入中央淋巴结及尖淋巴结。

(4) 中央群:是腋窝淋巴结中最大的一群,位于腋窝基底的中央,故也称中央淋巴结,多在腋动、静脉后下方的结缔组织中。接收前群、外侧群和后群的输出管;也直接接收纳乳房的部分淋巴管,输出管入尖群。肋间臂神经经中央淋巴结之间走行,淋巴结肿大时可压迫神经,出现臂内侧疼痛。

(5) 胸肌间群淋巴结:位于胸大、小肌之间,沿胸肩峰血管的胸小肌支走行。接收胸大、小肌以及乳腺底部的淋巴管。由于该淋巴结与胸肩峰血管的胸肌支关系密切,在行乳癌根治术时,切除胸大肌和胸小肌是确保切除胸肌间群淋巴结的可靠方法。

(6) 尖群:因其位于腋尖的腋静脉近端,胸小肌和锁骨下肌之间,故也称为锁骨下淋巴结。接收上述各淋巴结的输出管,直接收纳乳房的淋巴管。手、前臂和臂部桡侧的淋巴管可注入三角胸肌淋巴结,也可直接注入尖群。

临床应用要点:由于尖群在腋窝淋巴结中位置最高,为腋窝淋巴结的最后过滤站,如已受累,则其他各群淋巴结多已受累。尖群输出管组成锁骨下淋巴干,左侧的直接流入胸导管或直入左锁骨下静脉,右侧的注入右淋巴导管或直入右静脉角。

腋窝淋巴结收集了上肢及同侧胸腹壁的淋巴液,当上肢远端感染及炎症时会出现腋窝淋巴结肿大压痛,急性乳腺炎及脓肿也会造成腋窝淋巴结肿大;乳腺癌最常出现腋窝淋巴结转移,所以乳癌根治术重点清除腋窝各组淋巴结并进行系统病理学检查;淋巴瘤患者常表现为无痛性淋巴结肿大,所以腋窝的淋巴结触诊极为重要。

第三节　骨和关节

一、骨

(一) 锁骨

锁骨呈水平位,全长位于皮下。肩关节做任何活动,锁骨总是使肩关节和胸骨保持一定的距离,对上肢的活动度有重要意义。锁骨有胸锁乳突肌锁骨部及胸大肌锁骨部附着,其下面有肋粗隆,为肋锁韧带附着。外侧部分的上面粗糙有斜方肌之止端和三角肌之起端附着,下面后缘处有喙突结节,为喙锁韧带附着。

由于锁骨是肩带与躯干联系的唯一骨性桥梁,其干细而弯曲,故骨折较为常见,约占全身骨折的 5%。骨折常发生在外中段处,即喙锁韧带附着处的内侧,胸锁乳突肌锁骨头的外侧。当跌倒时掌心着地或肩外侧直接触地所产生的暴力,是造成锁骨骨折的主要原因。

锁骨的营养血管主要来自胸肩峰动脉的滋养动脉,滋养孔多在锁骨中段。锁骨滋养动脉以 2 ~ 3 支者较多,锁骨血供一般都较丰富。

临床应用要点:锁骨没有明显的髓腔,所以锁骨骨折时很少采用髓内钉固定,早年有的学者用斯氏针固定极为困难,目前已不再应用,以钛板内固定为首选;中 1/3 段是内外部移行交界的部位,直径小,无重要肌肉保护,位于两个相反方向的弧形交接处,所以是力学薄弱点,是容易造成骨折的部位。

锁骨骨折后移位的方向和受力有关,但也与肌肉附着特点有关,中段骨折后近端由于胸锁乳突肌的牵拉向上移位,远端由于重力作用向下移位,由于锁骨是上肢与胸壁之间的支撑,骨折后该作用消失,

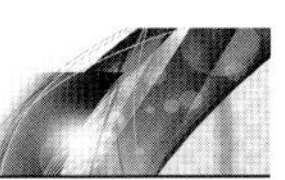

所以常见短缩重叠移位，但由于锁骨下方有锁骨下肌将锁骨下动脉及臂丛神经与之相隔，所以一般不会出现锁骨下动脉及神经损伤，也很少出现血管神经挤压的症状体征，一旦出现预示着创伤重，可能同时合并这些结构损伤。锁骨本身的病变如肿瘤可以发生病理骨折。

锁骨血管虽然丰富，但手术剥离范围过大是造成骨折不愈合的主要原因，所以保守治疗可以保护血供，有利于骨折愈合，手术不愈合的风险较高，在选择治疗方法时应予考虑。第1肋骨肿瘤切除或臂丛神经手术有时需要将锁骨切断，以利显露。

（二）肩胛骨

肩胛骨位于胸壁背侧上部，为三角形的薄扁骨，有三缘、三角、二面、二突。

上缘薄而锐，较短，近外端有肩胛上切迹，肩胛上横韧带与之成孔，肩胛上神经通过，有肩胛舌骨肌附于其上；内侧缘也称脊柱缘，有大、小菱形肌附着；外侧缘近腋窝故也称腋缘，最厚，其松骨质宽度可达1.6cm。腋缘上端有盂下粗隆，为三头肌长头起始处，其下方有小圆肌、大圆肌附着。

内侧角几乎呈直角，与第2肋高度相当，由上缘和脊柱缘相交而成，有肩胛提肌止于此；下角相当第7肋或第7肋间高度，呈锐角，易触摸，有大圆肌起于此；外侧角，其实不呈角状（或应称头），由上缘与腋缘相会而成，有朝前外方的浅凹称关节盂，与肱骨头相关节。肱二头肌长头起于盂上粗隆。关节盂内下方稍缩小称肩胛颈。

肩胛骨的腹面与2～7肋相贴，故也称肋面。形呈凹状也称肩胛下窝。窝之上半尤深，窝内有由内向外上数条斜嵴，有肩胛下肌附着。由于此面与肋骨有密切的局部关系，因此当肩胛骨骨折时常伴有肋骨骨折。肩胛冈是哺乳动物的肩胛骨所特有，它把肩胛骨背面分成上小下大的二窝，分别称为冈上窝和冈下窝，其中冈下窝中部最薄，约0.1cm，有同名肌位于此，两窝于肩胛颈附近借肩胛大切迹相通，肩胛上动脉和肩胛上神经经此至冈下窝。

肩峰是肩胛冈向外的直接延续，初朝外，继而向前，突出于肩胛盂之上形成“肩的顶峰”，易触摸，是肩关节脱位、测量上肢及确定肩宽的标志。外侧缘肥厚而隆凸，内侧缘有一卵圆形关节面与锁骨肩峰端形成关节，峰尖有喙肩韧带附着。喙突是肩胛上缘向前外的骨突，是肩关节内侧做弧形切口的有用标志。喙突有胸小肌、喙肱肌、肱二头肌短头附着，并借喙锁韧带固定锁骨于正常解剖位置。

肩胛骨血供丰富，主要来自由颈横动脉降支、肩胛下动脉分支、肋间动脉及腋动脉肌支等形成的肩胛骨周围动脉网。血供规律大致是：分布于肩胛骨背面的动脉粗于肩胛骨前面的动脉。其中较为显著的血管为分布于冈上窝的肩胛上动脉和分布于冈下窝的旋肩胛动脉，二者在冈下窝区域形成稠密的动脉吻合网，由动脉网发出骨膜细支，从肩胛骨周缘进入骨质的数量较中央部进入骨质的数量为多（图1-2-8）。

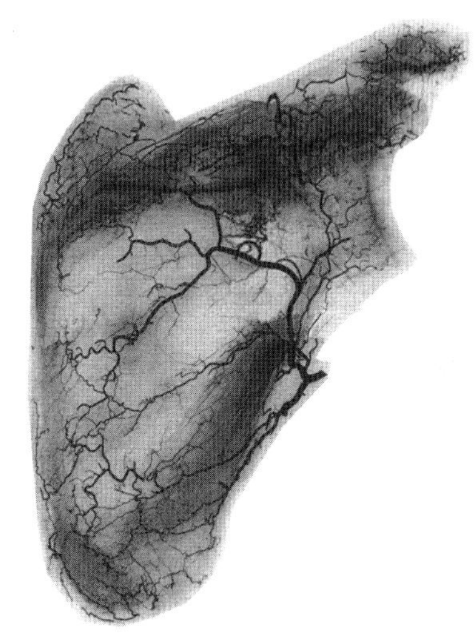

图1-2-8　肩胛骨的血供

临床应用要点：肩胛骨周缘含有较多的骨松质，血供丰富，所以肩胛骨骨折愈合良好；周围有丰富的肌肉覆盖，骨折常合并较严重的软组织损伤，甚至合并血管神经损伤和肋骨骨折，肩胛骨骨折后骨折块一般不会穿破肌肉，多不会影响肩胛骨的运动，所以多采用保守治疗。

肩胛骨也是软骨肉瘤的好发部位：由于骨膜对肿瘤的屏障功能差，原发于肩胛骨的肿瘤常侵犯至肩胛骨周围的肌肉内；由于冈上肌、冈下肌、肩胛下肌表面均有完整的筋膜包被，所以肿瘤多局限于肩胛骨和肌肉组成的骨筋膜室内；发生于肩胛冈和肩峰部位的肿瘤可以直接突出至皮下，这是因为这些部分直接与皮下筋膜相连接；发生于肩胛骨腹侧面的骨软骨瘤可以将肩胛骨顶起并影响肩胛骨在胸壁上的滑动，还有可能合并弹响；发生于肩胛骨背侧的骨软骨瘤则突出至皮下并易被发现，不会影响肩胛骨运动，无弹响；肩胛骨恶性肿瘤有可能腹侧和背侧均被累及。肩胛骨肿瘤的切除范围根据肿瘤部位和累及结构分为全肩胛骨切除、部分肩胛骨切除术等。发生于肩胛骨周围肌肉的肿瘤同样根据侵犯部位结构等决定手术范围。

（三）肱骨上端

肱骨上端有肱骨头、解剖颈、大结节、小结节和外科颈。

肱骨头呈球形，朝向上内并稍向后，覆盖有关节软骨，与肩胛骨关节盂相关节。肱骨头关节面缩窄的边缘称解剖颈，关节囊止于此。大结节较粗大，向外侧突出超过肩峰，故使肩部呈圆形，是肩部最外之骨点，转动上肢时透过三角肌也可触摸到。当肩关节脱位时，肱骨头内移，大结节不再是最外骨点，用直尺试验可直接按在肩峰与肱骨外上髁之间。大结节由上往下依次有冈上肌、冈下肌和小圆肌附着。当上肢在解剖位置时，小结节位于正前方，适在喙突的外下侧约 3.7cm 处。当内旋或外旋肱骨时可触到小结节，有肩胛下肌附着。由于小结节位于肱二头肌长头腱弯曲的内侧，当屈前臂时可起到滑车作用。此外，当小结节发育良好而有所谓结节上嵴时，往往是造成二头肌长头腱磨损的因素。结节间沟位于大、小结节之间，结节间沟长 3.2cm，深 0.4cm。结节间沟有肱二头肌长头腱经过，是其断裂或腱鞘炎的好发部位。从局部位置上看，结节间沟与外科颈关系密切。外科颈骨折的畸形愈合或随着年龄增长，通常在 45 岁后，由于骨质增生而使结节间沟变窄，都将引起其正常形态的改变，是造成肱二头肌腱鞘炎的诱发原因。所以，无论什么原因引起结节间沟正常解剖形态的改变，最终都将引起肩痛和肩关节的活动障碍。当肱骨外科颈骨折，用手术切开整复及内固定时，结节间沟若能获得准确复位，整复效果则较满意，预后良好。大、小结节借解剖颈与头分开。

外科颈位于大小结节之下 2～3cm 处，约一指宽的范围，此处显著缩细，是上端与体的移行区，也是肱骨头骨松质与肱骨干骨密质的接壤处，为肱骨结构上的薄弱区，易引起骨折，约占全身骨折的 1.7%。腋神经和旋肱前、后动脉与其紧密相贴，当肩关节固定或肱骨头良性肿瘤摘除术，做肩关节前上后方切口入路，切断三角肌并向下翻转时，注意勿损伤腋神经和旋肱后血管。肱骨扭转角系指肱骨头的轴线和肱骨下端滑车的轴线相交形成的夹角，男性的为 28.35°，女性的为 27.35°，此数据对有关肱骨假体人工关节及肱骨骨折、脱位后的功能位固定有参考意义。

二、关节

（一）肩关节

1. 肩关节的结构　由肩胛骨的关节盂和肱骨的肱骨头构成，也称盂肱关节，是典型的多轴球窝关节。关节盂浅，肱骨头的关节面比关节盂大 3 倍；肱骨头关节面角度约为 135°，而关节盂的角度仅为 75°，这些条件虽为肩关节的灵活运动提供了解剖学基础，但却使肩关节缺乏天然的稳定性，也是肩关节容易脱位的因素之一。

肩关节的关节囊松弛，在肩胛骨附于关节盂的边缘，且延伸到盂上粗隆的上方；在肱骨头附着于解剖颈，但在内侧则延伸到外科颈。关节囊前部的滑膜松弛，可向上、内方延伸至喙突根部，形成滑膜隐窝。

肩关节的韧带少且较薄弱，其中主要有：①喙肱韧带：起自肩胛骨喙突根部的外侧缘，斜向外下方，止于肱骨大结节的前面，其后下缘则紧贴关节囊，有悬吊肱骨头的作用；②盂肱韧带：是关节囊前方的增厚部分，分为盂肱上、中、下韧带。盂肱中、下韧带有限制肩关节外旋的功能，其中前者较为重要，亦有人称之盂肱内韧带，自关节盂的前缘连结至肱骨小结节前面。盂肱韧带有稳定肩关节的作用。约有 16% 的人缺如，无此韧带加强的肩关节，容易发生脱位。

肩关节的另一个特点是关节周围滑液囊多，几乎所有止于肩关节周围的肌腱均可见到滑液囊，如肩峰下囊、肩胛下肌囊、背阔肌囊、胸大肌囊等。

2. 与肩关节运动有关的结构　从解剖学角度来看，正常的肩关节运动必须具备两个条件：一是关节必须相对稳定，肩部良好的肌肉配布起着关键作用，其中以三角肌、肱二头肌长头腱尤为重要；二是肱骨头必须与关节盂密切接触，这一点对于形成完整的肩袖（肌腱袖）有着决定性的意义。

（1）肩袖：它是由起自肩胛骨，止于肱骨大结节的冈上肌、冈下肌、小圆肌和肩胛下肌的肌腱所形成，彼此交织以扁宽的腱膜形成一个半圆形马蹄状，牢固地由前、上、后附于关节囊，不易分离，故也称肌腱袖或腱袖。所谓肩袖间隙，通常是指肩胛下肌止端上缘与冈上肌腱之间一薄层带弹性的膜，喙肩韧带及关节囊加强肩袖间隙组织。肩袖间隙病变包括冈上肌腱或肩胛下肌腱止处撕裂，此时腱袖松弛，从而引起肩关节向下半脱位或不稳定等。可以看出，肩袖对稳定肩关节有其特殊的重要意义。

（2）三角肌：三角肌是维持肩关节稳定最主要的肌肉。

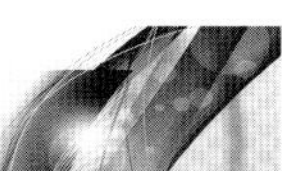

（3）肱二头肌：起于肩胛骨的盂上粗隆，越过肱骨头的中央偏内侧进入结节间沟，在沟的前面有横韧带防止肌腱滑脱，同时也与关节囊、肌腱袖密切相贴。肱二头肌长头腱像一稳定的吊带悬挂肱骨头，同时又可以防止运动时肱骨头与喙肩弓相碰。肱二头肌短头起于肩胛骨喙突，于臂的下份与长头合并成一肌腹，止于桡骨粗隆。从桡骨粗隆的解剖位置易于理解肱二头肌有协助屈和内收肩关节的功能，但主要为屈肘关节。

（4）喙肩弓：临床上称之为肩峰锁骨弧，属肩峰下区的一部分。它由喙突、喙肩韧带和肩峰所构成。弓下面呈平滑的凹形，并与肩峰下囊相邻，位于肩关节上方，是防止肩关节向上脱位的主要装置。由于喙突和肩峰，皆低于肱骨头之顶端，故也能起到防止肱骨头向前、后移位的作用。

（5）肩锁关节与胸锁关节：肩关节的正常运动有赖于肩锁、胸锁关节的同步、协调活动。

3. 与肩关节运动有关的肌肉　在临床上通常分为内群和外群，内群系指止于外科颈上方的冈上肌、冈下肌、小圆肌和肩胛下肌，也就是肩袖。外群系止于外科颈下方的胸大肌、大圆肌、背阔肌和三角肌。

4. 肩关节的运动　肩关节可做三轴运动，即冠状轴上的屈和伸，矢状轴上的收和展，垂直轴上的旋内、旋外运动以及环转运动。臂部还有一种特有的运动，即肩关节沿矢状轴或冠状轴的举直动作。举直动作是肩部一个比较复杂的动作，无论沿冠状面或矢状面的举直动作，肱骨头和肩胛骨部必须发生相应的内、外旋等动作。因此肱骨头、肩胛骨的运动受限制时，都会影响举直运动的完成。从解剖学角度来看，肩关节若能主动完成两种举直动作，可认为肩关节的功能基本良好。

臂外展超过40°～60°，继续抬高至180°时，伴随有胸锁与肩锁关节运动及肩胛骨旋转运动。肩关节正常活动范围：通常以臂部下垂，中立位为0°，此时外展90°（超过90°为肩胛骨的活动），内收45°，前屈90°，后伸45°～60°，内旋120°～135°，外旋30°～45°。

临床应用要点：肩关节活动范围大，肩关节病变时一般会影响运动范围，与对侧对比可以发现较轻微的运动异常，由于肩关节运动往往伴有肩胛骨的运动，所以需要将肩胛骨固定才能较准确地确定肩关节的运动范围。肩周炎时肩关节的屈伸、外展内收、旋转等各个方向运动都出现障碍，犹如肩胛骨和肱骨成为了一体，俗称冻结肩；肩袖损伤往往外展受限明显而屈伸多不受影响；冈上肌腱炎在上肢开始外展时并不痛，当外展至40°～60°时出现疼痛，外展超过120°时疼痛反而消失，这是因为在这个活动范围冈上肌腱通过肩峰下，病理状态下二者发生摩擦撞击产生症状，多存在肩峰退变、肩峰下间隙狭窄等。冈上肌腱内的痛风石破裂进入肩峰下滑囊可以诱发剧烈肩痛并伴有肩关节功能障碍。

肩峰成形术就是将肩峰外端的下面切除，达到扩大肩峰下间隙的目的，目前这个手术均在肩关节镜下完成。

（二）肩锁关节

肩锁关节由锁骨的肩峰端及肩峰的关节面构成。由于关节面倾斜，可以减少来自上方的外力对其造成损伤，同时也可防止锁骨肩峰端向下移位；反之，也正是由于关节面的倾斜，常发生锁骨上脱位。关节囊附着于关节边缘，有肩锁上、下韧带和喙锁韧带加强。喙锁韧带可分为锥状韧带和斜方韧带，前者似一倒置锥体形，其尖附着于喙突内侧端，底附着于锁骨外1/3下面的锥状结节；后者位于锥状韧带的前外侧，上端附于锁骨下面斜嵴，下端止于喙突上面。两部分的纤维方向均斜向内下，结构坚强有力，能有效地防止肩胛骨被推向内侧，对稳定肩锁关节极为重要。因此只有在喙锁韧带完全破裂时才会引起全脱位。所以，当肩锁关节脱位整复时，喙锁韧带必须修复。

正常情况下，肩锁关节间隙为0.2～0.5cm，肩关节脱位、关节内损伤、关节内积血时，都有可能使关节隙加宽。

有的肩锁关节内可见关节盘。

临床应用要点：由于肩锁关节有强大的韧带保护，所以一旦发生脱位，往往预示着暴力强大。如果仅有肩锁关节关节囊损伤，一般不会发生脱位，较稳定；如果合并了肩锁韧带损伤断裂而喙锁韧带完整则仅发生肩锁关节半脱位；只有肩锁韧带、喙锁韧带及关节囊均断裂才会出现肩锁关节完全脱位。所以，对于肩锁关节的治疗应根据损伤程度选择治疗方法，一般全脱位需要手术，手术的重点除关节复位外，修复喙锁韧带、肩锁韧带并维持至韧带愈合非常重要。

第四节　肩部血供和神经

一、肩部的血供

肩部的血供有两个来源：一为锁骨下动脉系的甲状颈干、肩胛上动脉的分支，可由冈上肌支、冈下肌支和肩胛下肌支的分支至肩关节；另一为腋动脉分出的旋肱后动脉、旋肱前动脉和肩胛下动脉和旋肩胛动脉的分支。旋肱前动脉绕外科颈前面，之后走行喙肱肌及肱二头肌深面，在三角肌深面与旋肱后动脉吻合，并有分支沿肱二头肌长头向上至肩关节。旋肱后动脉沿外科颈后面，经四边孔至三角肌深面，发支至肩关节。由于旋肱后动脉在三角肌深面发支，穿三角肌至肩峰与肩胛上动脉、胸肩峰动脉的肩峰支相吻合，在三角肌深面与旋肱前动脉及肱深动脉的分支相吻合。这样，在肩关节附近有来自锁骨下动脉、腋动脉的肩关节支及肱动脉的分支形成动脉网，对保证肩关节的血供具有重要意义。

临床应用要点：肩胛部血供丰富，此处切口易愈合，很少感染。当肩胛骨恶性肿瘤时肿瘤血供更为丰富，几乎是"血湖"，其供血主要来源可能是上述动脉的几支或1支，所以术前造影和栓塞可以明确来源血管，有一定临床意义。手术时要在周围正常组织内切除肿瘤，注意寻找、结扎切断这些血管，这样可以较少出血，以便彻底切除肿瘤。如果没有切断血供来源，误入肿瘤实质内，则出血汹涌、难以控制，这方面教训深刻，须注意避免。

二、肩部的神经

肩关节的神经支配有6支：

1. 肩胛下神经关节支　有1～4支，分布于肩关节前面。

2. 胸前神经关节支　胸前上神经在锁骨下肌的下方分出，分布于关节的上方，沿肱二头肌长头腱至关节；胸前下神经接受来自星状节的交感神经纤维，分布于关节囊的下部。

3. 肌皮神经关节支　通常在2支，分布于肩关节前面。

4. 后束和腋神经的关节支　后束的关节支至关节囊的前、下、内面；腋神经关节支至关节囊。

5. 肩胛上神经关节支　多数在冈上窝分出，支配关节囊的上后部。

6. 桡神经关节支　分布于关节囊的下部。

（阮默　杜心如）

参考文献

1. Charles L. Getz, Bradford O. Parsons, et al. What's New in Shoulder and Elbow Surgery. J Bone Joint Surg Am, 2011, 93: 1176-1181
2. Tan Z, Huang F. Research progress in influence of bony structure of glenohumeral joint on shoulder joint stability. Zhongguo Xiu Fu Chong Jian Wai Ke Za Zh, 2011, 25(6): 673-676
3. Nimura A, Kato A, Yamaguchi K, et al. The superior capsule of the shoulder joint complements the insertion of the rotator cuff. J Shoulder Elbow Surg, 2012, 21(7): 867-872
4. Masjedi M, Johnson GR. Alteration of scapula lateral rotation for subjects with the reversed anatomy shoulder replacement and its influence on glenohumeral joint contact force. Proc Inst Mech Eng H, 2011, 225(1): 38-47
5. Arai R, Kobayashi M, Toda Y, et al. Fiber components of the shoulder superior labrum. Surg Radiol Anat, 2012, 34(1): 49-56
6. Peterson SL, Rayan GM. Shoulder and upper arm muscle architecture. J Hand Surg Am, 2011, 36(5): 881-889
7. Provencher MT, LeClere LE, King S, et al. Posterior instability of the shoulder: diagnosis and management. Am J Sports Med, 2011, 39(4): 874-886
8. Jacobson JA. Shoulder US: anatomy, technique, and scanning pitfalls. Radiology, 2011, 260(1): 6-16
9. Martinoli C, Gandolfo N, Perez MM, et al. Brachial plexus and nerves about the shoulder. Semin Musculoskelet Radiol, 2010, 14(5): 523-546
10. Lapner PL, Lapner MA, Uhthoff HK. The anatomy of the superior labrum and biceps origin in the fetal shoulder. Clin Anat, 2010, 23(7): 821-828
11. Omi R, Sano H, Ohnuma M, et al. Function of the shoulder muscles during arm elevation: an assessment using positron emission tomography. J Anat, 2010, 216(5): 643-649
12. 刘松，秦士吉，张英泽. 肩锁关节脱位的手术治疗进展. 中华创伤骨科杂志，2013，1(4)：349-351
13. 杜心如，徐永清. 临床解剖学丛书——脊柱与四肢分册. 北京：人民卫生出版社，2014，10-23

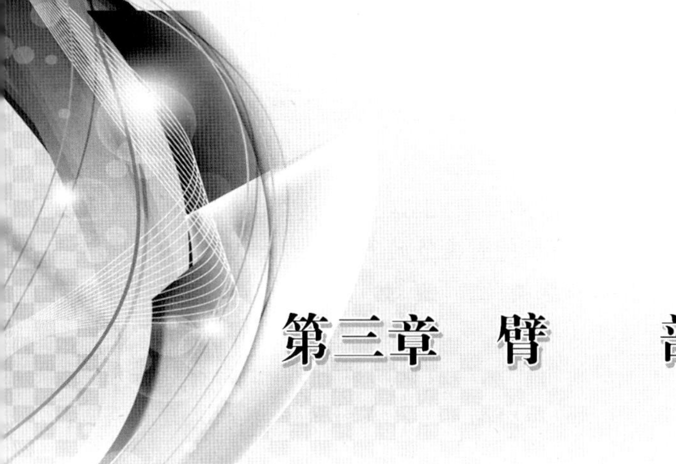

第三章　臂　　部

第一节　臂部软组织

一、浅层结构

1. 臂前区浅层结构　臂前区的皮肤薄、弹性好,浅筋膜薄而松弛。浅静脉主要有头静脉和贵要静脉。皮神经包括臂外侧上皮神经和臂外侧下皮神经(桡神经的分支)的终支,分布于臂外侧上、下部皮肤。肋间臂神经和臂内侧皮神经分布于臂内侧上、下部的皮肤,前臂内侧皮神经在臂下部与贵要静脉伴行。

2. 臂后区浅层结构　臂后区皮肤较厚,浅筋膜较致密。浅静脉多从臂内、外侧转向前面,注入贵要静脉和头静脉。皮神经包括臂外侧上皮神经(腋神经的皮支)的终支,分布于三角肌区和臂外侧上部的皮肤。臂后皮神经为桡神经的皮支,分布于臂后区中部的皮肤。肋间臂神经和臂内侧皮神经的终支分布于臂后区内侧上、下部的皮肤。前臂后皮神经(桡神经的皮支)经臂后区外下部穿出,分布于前臂后区皮肤。

临床应用要点:由于肋间臂神经不是臂丛神经的分支,所以即使全臂丛损伤,臂内侧皮肤仍有正常的感觉,所以不能因为臂内侧存留感觉区就否认全臂丛神经损伤。

二、深筋膜

臂前区的深筋膜较薄,向上移行为三角肌筋膜、胸肌筋膜和腋筋膜,向下移行为肘前区筋膜。臂筋膜也发出臂内侧肌间隔,伸入到臂肌前后群,附着于肱骨。臂前区深筋膜和臂内外侧肌间隔及肱骨围成臂前骨筋膜鞘,其内有臂肌前群和行于臂前区的血管神经等。臂后区的深筋膜较厚。臂后骨筋膜鞘由臂后区深筋膜,内外侧肌间隔和肱骨围成,内有肱三头肌、桡神经、肱深血管和尺神经。

三、臂部肌

臂部肌依位置可分为前群和后群,前群也称屈肌群,包括肱二头肌、喙肱肌和肱肌;后群为伸肌,仅肱三头肌。

临床应用要点:肱肌与肱骨相贴,儿童肱骨髁上骨折的骨折端常刺入肱肌肌腹内,继发血肿机化、骨化,形成骨化性肌炎,造成严重的肘关节功能障碍,被动锻炼可以使肱肌反复撕裂出血,加重和促使骨化,所以禁忌肘关节的强力被动屈伸练习。

臂部伸肌,仅一块肱三头肌,有三个头,一个肩胛头和两个肱骨头。肩胛头也称长头,以腱性起于肩胛骨的盂下粗隆;肱骨头即内、外侧头,其中内侧头以肌性起于肱骨后面桡神经沟以下的全部骨面以及两个肌间隔;外侧头大部是腱性起于肱骨后面桡神经沟上缘以上与小圆肌止端之间的骨面及外侧肌间隔。三个头于鹰嘴上方 14.2cm 处合并形成一扁腱,有两个止点,大部分(即主要部分)止于鹰嘴,腱下有鹰嘴腱下囊;小部分止于肘关节囊和前臂筋膜。

肱三头肌主要的功能是伸肘关节,尤其是在推动物体时,能维持已伸的肘关节继续伸直。当伸肘关节时,长头将肱骨头固定在肩胛盂上,为其他二头收缩建立了固定的支点。由于肱骨固定在肩关节上,使伸前臂能发挥最大的效益。此外,由于肱三头肌止端有一部分止于前臂筋膜,因此当肘关节在直角拉伸直时，鹰嘴处的止腱所产生的机械力最大，接近伸直时机械力相对减少，当完全伸直时其止于前臂筋膜的拉力最强，在肘后肌与前臂伸肌的协同下紧锁肘关节，维持其伸直的功能。因此可以理解关节在半屈位时，附于鹰嘴的肌腱最易破裂。此于临床所见搬运工人由于在工作时肘关节必须较长时间处于半屈位，三头肌经常在紧张收缩状态，这些因素可能造成肌腱慢性劳损，从而引起三头肌自发性撕脱。

临床应用要点：肱二头肌和肱三头肌是一对拮抗肌，共同维持肘关节的平衡，屈肘时肱二头肌收缩而肱三头肌松弛，伸肘时相反。当高位桡神经损伤时肱三头肌麻痹，此时不能拮抗肱二头肌收缩而出现屈肘畸形。肱二头肌断裂时，由于尚有肱肌屈肘作用，所以患者尚可进行屈肘动作，仅仅表现为屈肘力量较弱。

第二节　肱　骨　干

肱骨是上肢最粗长的管状骨，相当于身长的1/5。肱骨下端也称肱骨髁，有两个关节面，此关节面与肱骨之间形成向前旋转的45°～60°角，称下肱骨角。当肱骨髁横断骨折或下端的骺分离处理过程中，恢复其正常的下肱骨角是极为重要的。外侧部较小呈球形称肱骨小头，与桡骨头凹相关节，大的内侧部称滑车，接纳尺骨半月切迹（滑车切迹）。下端有三个凹陷：两个在前，分别称为桡骨头凹和冠状突凹，较浅；一个在后，较深呈三角形即鹰嘴窝，伸肘时容纳鹰嘴。肱骨下端鹰嘴窝与冠突窝之间的薄骨板常可穿孔，称为滑车上孔。肱骨下端后面光滑，内上髁的后面有一纵行浅沟，称尺神经沟，内上髁骨折常易累及。

一、臂肌的解剖学特点与临床意义

肱骨中上段的外侧有三角肌附着，三角肌的功能主要是肩关节外展。肱骨上段内侧有胸大肌、大圆肌、背阔肌附着，该肌群对肱骨的主要功能是使肩关节内收。肱骨中段的内侧有喙肱肌附着，该肌的功能是上臂内收。从肩胛骨起到桡骨粗隆止的肱二头肌功能是使肘关节屈曲并旋后；从肱骨上中段后侧、内侧和外侧起到尺骨鹰嘴止的肱三头肌功能是使肘关节伸直。以上是正常情况下各重要肌肉的功能，但如果骨折，上述肌肉常影响着骨折后的移位方向。

二、肱骨骨折的移位

骨折段的移位取决于暴力作用的大小、性质和方向，骨折的部位和肌肉的牵拉、骨折远段的肢体重量、不适当的搬运和治疗等因素。

外科颈骨折（图1-3-1）最常见，骨质疏松时更易发生，移位多变。

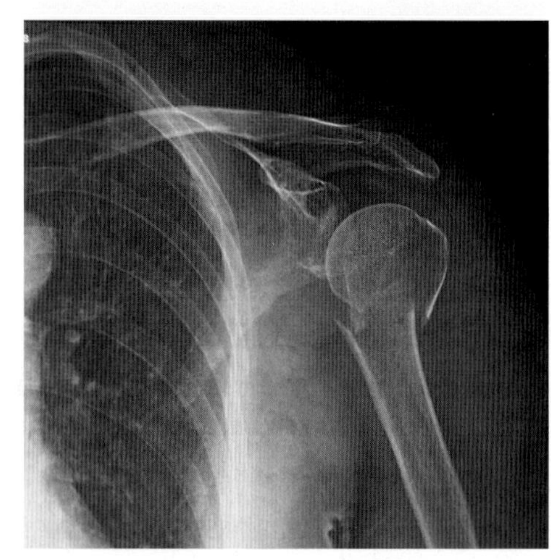

图1-3-1　肱骨外科颈骨折

肱骨上、中1/3骨折大都由直接暴力所致。多数为横行骨折或粉碎性骨折。此处的骨折常发生移位，但其移位的趋势有一定的规律，多与局部肌肉的

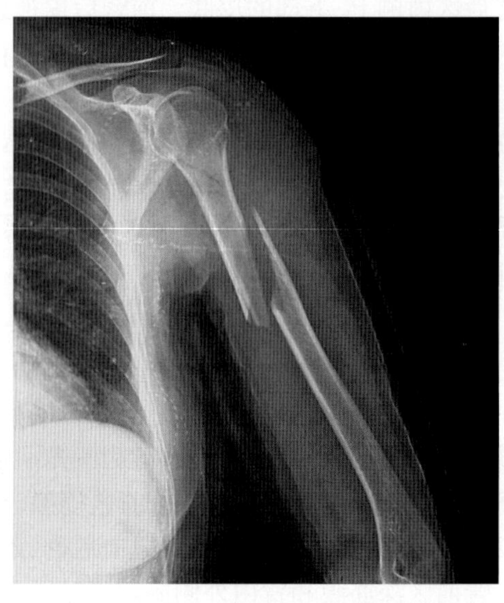

图1-3-2　肱骨干上段骨折

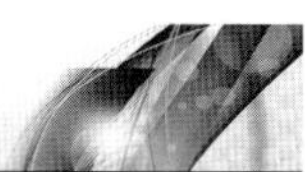

牵拉力有关。

骨折线在三角肌止点上时，近折段因受胸大肌、背阔肌和大圆肌的牵拉而向前向内移位。远折段因受三角肌、喙肱肌、肱二头肌及肱三头肌的牵拉而向上、向外移位（图 1-3-2）。

骨折线在胸大肌止点之上时，近折段因受冈上肌、冈下肌的牵拉而向上向外移位，远折段因受因受胸大肌、背阔肌和大圆肌的牵拉而向前向内移位。

骨折线在三角肌止点以下时，近折段因三角肌的牵拉而向前、向外移位；远折段因肱二头肌和肱三头肌的牵拉而向上移位（图 1-3-3）。

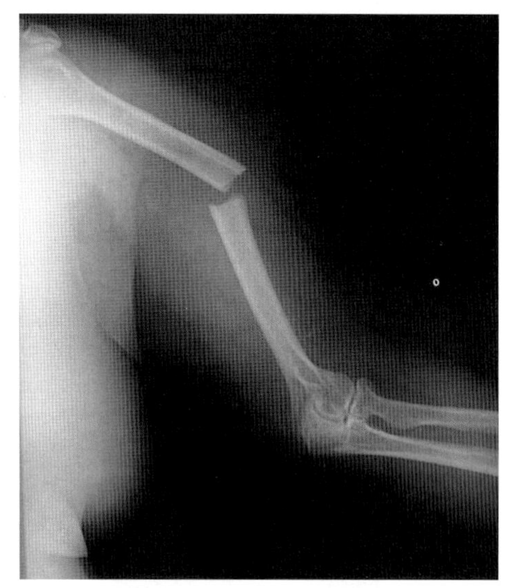

图 1-3-3　肱骨干中段骨折

第三节　臂部的血管和神经

一、臂部的血管

1. 肱动脉　肱动脉是腋动脉的直接延续，通常在桡骨颈处分为桡、尺动脉。由于肱动脉位于肱骨下端的前面，所以肱骨髁上骨折时，常伴有肱动脉的损伤。当肱骨髁上骨折时，需检查桡动脉的搏动是否有异常，排除肱动脉是否受压。若不及时处理则有引起 Volkmann 挛缩的可能。肱动脉与正中神经的毗邻关系，通常 79.3% 是上 1/3 肱动脉位于正中神经的内侧、中 1/3 在神经的深面、下 1/3 肱动脉则在神经的外侧；在变异的情况下，肱动脉位于正中神经浅面，即一般称为臂浅动脉或在臂部有 2 个动脉干，1 个在神经的浅面，1 个在神经的深面有 20.7%。在二头肌内侧沟显露肱动脉时，正常情况下，先见到正中神经，在神经的深面可找到肱动脉，如果先见到的是肱动脉，则应考虑有无动脉变异的可能，可能在正中神经的深面，还有一条肱动脉。

临床应用要点：在肱骨干内侧面中部，此处也是肱骨转移癌的常发部位，由于肿瘤细胞易在此处停滞并增殖成灶，引起局部骨质破坏，所以可出现较典型的局灶骨缺损影像。相对于肱骨上端，肱骨干供血较差，而肱骨下段又较上段差，所以肱骨下段骨折较易发生骨折不愈合，手术时更须注意保护血运（图 1-3-4）。

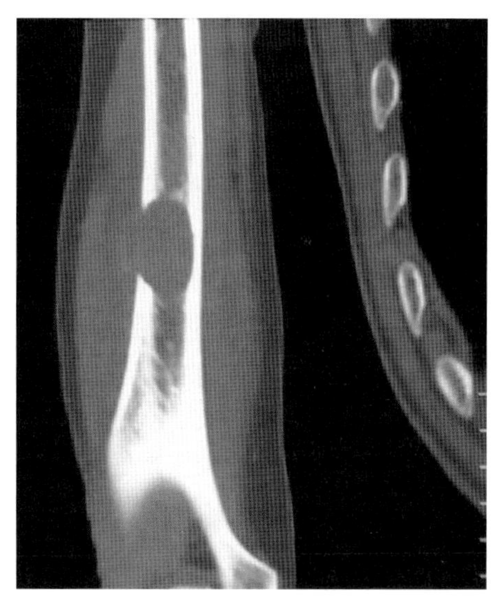

图 1-3-4　肱骨转移癌局灶骨破坏（CT，肺癌转移）

2. 臂部的静脉　浅静脉为位于外侧的头静脉和内侧的贵要静脉，深静脉为肱静脉。头静脉及贵要静脉是上肢主要回流静脉，手术必须保护之，损伤会引起上肢肿胀、回流障碍。肘正中静脉是深浅静脉的侧副通路，深部静脉回流受阻时血液可以由浅静脉回流。此部位静脉位置浅表粗大，即使肥胖患者也较易寻找，是常常用来穿刺的部位；化疗时深部静脉插管也是常选取该静脉作为置管部位。

肘部静脉与动脉相邻，尿毒症患者血液透析时需要人工动静脉瘘，头静脉和桡动脉吻合制成动静脉瘘，随着时间的延长，头静脉动脉化，壁增厚，内径增粗，增长迂曲，以适应透析需要。其内血流增速，类似动脉搏动，这是形态与功能相适应的结果（图 1-

3-5）。

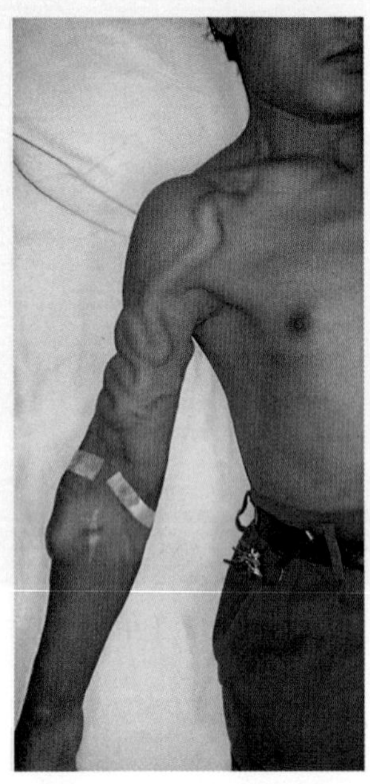

图 1-3-5　人工动静脉瘘

二、臂部的神经

臂部神经主要包括五大神经：腋神经、肌皮神经、正中神经、尺神经、桡神经。

1. 腋神经　支配三角肌和小圆肌。
2. 肌皮神经　支配喙肱肌、肱肌和肱二头肌。
3. 正中神经　在臂部不分支，至前臂分支。
4. 尺神经　在臂部不分支，至前臂分支。
5. 桡神经　在臂后部分支支配肱三头肌。

（丁自海　杜心如）

参 考 文 献

1. 徐达传. 骨科临床解剖学图谱. 济南：山东科技出版社，2005
2. 于彦铮. 局部解剖学. 上海：复旦大学出版社，2005
3. 杜心如，徐永清. 临床解剖学丛书——脊柱与四肢分册. 北京：人民卫生出版社，2014，25-34
4. 刘执玉. 系统解剖学. 北京：科学出版社，2007
5. 彭裕文. 局部解剖学. 第 7 版. 北京：人民卫生出版社，2008
6. Liu KY, Chen TH, Shyu JF, et al. Anatomic study of the axillary nerve in a Chinese cadaveric population: correlation of the course of the nerve with proximal humeral fixation with intramedullary nail or external skeletal fixation. Arch Orthop Trauma Surg, 2011, 131(5):669-674
7. George MS, Khazzam M, Kuhn JE. Humeral avulsion of glenohumeral ligaments. J Am Acad Orthop Surg, 2011, 19(3):127-133
8. Lord B, Sarraf KM. Paediatric supracondylar fractures of the humerus: acute assessment and management. Br J Hosp Med (Lond), 2011, 72(1):8-11
9. Singhal S, Rao V. Estimation of total length of humerus from its segments. Med Sci Law, 2011, 51(1):18-20
10. Tubbs RS, Beckman JM, Loukas M et al. Median nerve branches to the pronator teres: cadaveric study with potential use in neurotization procedures to the radial nerve at the elbow. J Neurosurg, 2011, 114(1):253-255
11. Cox CL, Riherd D, Tubbs RS. Predicting radial nerve location using palpable landmarks. Clin Anat, 2010, 23(4):420-426
12. Chaudhry T, Noor S, Maher B. The surgical anatomy of the radial nerve and the triceps aponeurosis. Clin Anat, 2010, 23(2):222-225
13. 杨津，李迪，夏长丽，等. 肌皮神经的解剖及其临床意义. 解剖学研究，2011，33(2)：124-130
14. 张世伟，徐卫国. 肋间臂神经综合征的研究进展. 中华乳腺病杂志，2014，8(4)：45-47

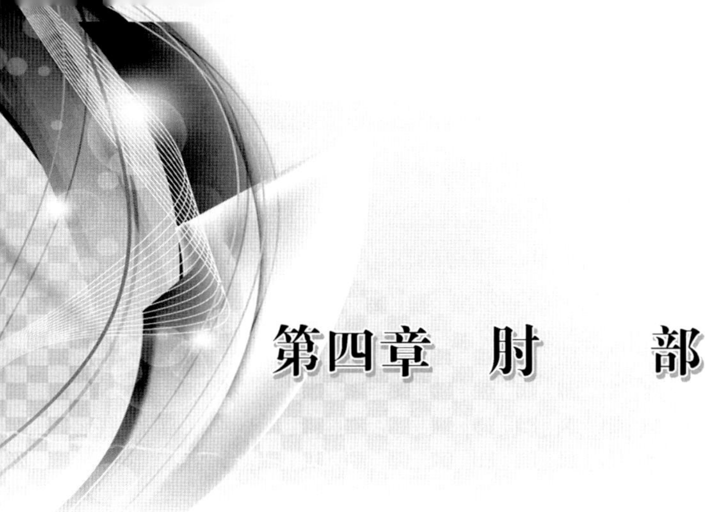

第四章 肘　部

肘部是指通过肱骨内、外上髁间连线的上、下各两横指画二环行线的区域。此区的主要结构为肘窝及肘关节。

第一节 肘部软组织

一、肘前区

肘前区皮肤较薄，隐约可见三角形凹陷，为肘窝。肘窝上界为肱二头肌和肱肌，下外界为肱桡肌和桡侧腕伸肌，下内界为旋前圆肌和前臂屈肌的肌隆起。

（一）浅层结构

肘部浅静脉及皮神经分布较有规律（图 1-4-1）。肘窝外侧为头静脉和前臂外侧皮神经，肘窝内侧为贵要静脉和前臂内侧皮神经。浅静脉隔皮肤可见，由于这些静脉位置表浅，口径粗大，其深面的肱二头肌腱膜将其与深层的血管神经隔开，此处为静脉穿刺及导管插入的重要部位。头静脉行于外侧，贵要静脉行于内侧，肘正中静脉连于中间。皮神经贴深筋膜，多行走于静脉的深面。前臂内侧皮神经伴贵要静脉下降。前臂外侧皮神经于肘横纹上 3.5cm 处的肱二头肌腱外缘穿出深筋膜，居头静脉后内方，沿肘部中、外 1/3 交界处下降。肘前区上方尚可见臂内侧皮神经和臂外侧下皮神经的末梢分支及肘浅淋巴结（也称滑车上淋巴结）。此淋巴结居于内上髁上方，贵要静脉的后内侧，接受手尺侧半及前臂尺侧半浅层淋巴管，手和前臂尺侧有感染时，此淋巴结可肿大。肘窝浅静脉关系不恒定，但头静脉与贵要静脉经由肘正中静脉相连者占 1/2 以上。

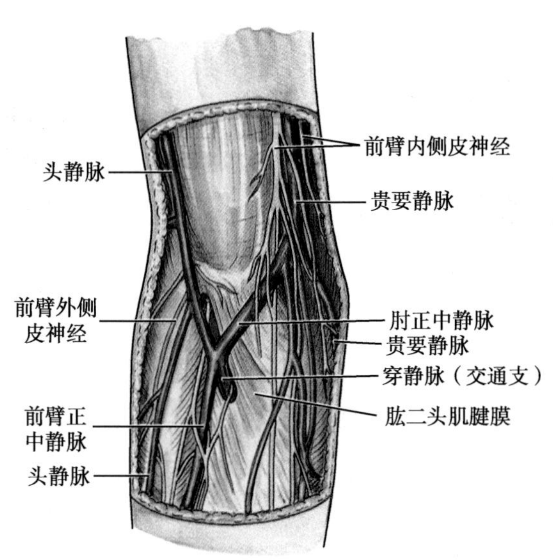

图 1-4-1 肘窝浅静脉和皮神经

（二）肘窝的结构

肘窝的结构包括肌肉、肌腱、血管和神经。当肘屈成直角、前臂极度旋后时，于肘窝中部可明显摸到肱二头肌腱及其腱膜，并可用两指将其提起。在腱的内侧，可扪及肱动脉的搏动，并可用指尖滚动其内侧的正中神经。此处的肱动脉是测血压时的听诊部位。

1. 肘窝的肌性结构　肱二头肌腱止于桡骨粗隆并在肘窝处发出肱二头肌腱膜向下内呈扇形越过旋前圆肌和前臂屈肌的表面，织入并增强前臂筋膜。此腱膜在肘部损伤时可限制肱骨内上髁的骨折移位，并使肱动脉在跨过肱骨下骨折块时受压成角；由于前臂筋膜较为致密，伸展性较差，也可阻止组织液及出血外渗，造成局部组织内压力增大，使骨筋膜室内压增高，严重者可造成缺血性挛缩。肘窝的外下界为肱桡肌及桡侧腕伸肌。将肱桡肌与肱肌牵开，

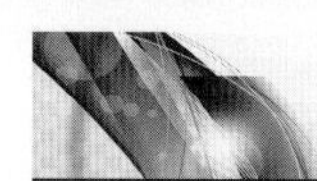

在其间隙内可清楚见到桡神经。肘窝的内下界为旋前圆肌及前臂屈肌的肌性隆起部分。

2. 肘窝的血管　肱动脉在肘窝内位于肱二头肌腱膜深面。肱动脉有两条伴行静脉，肱动、静脉恰位于肱二头肌腱的内侧，在血管的内侧为正中神经。肱动脉在平肘横纹下 1cm 左右，相当于桡骨颈的水平分为桡动脉和尺动脉。

桡动脉较细，起始段位于肱桡肌深面，发出桡侧返动脉绕桡骨颈向外后上行，行走于肱桡肌与旋后肌、肱肌之间，桡神经内侧，分支至肘关节和桡侧腕长、短伸肌、旋后肌等，并与肱深动脉的桡侧副动脉吻合。

3. 肘窝的神经

（1）正中神经：在肘窝内伴肱动、静脉走行，于肱二头肌腱与旋前圆肌沟内下行，继而穿越旋前圆肌的肱骨头与尺骨头。此处正中神经自背侧发出骨间前神经，与骨间前血管伴行。正中神经在肘部还发出：旋前圆肌支，平内上髁或在其上、下方发出；桡侧腕屈肌支，于髁下方发出，有的与其他肌支共干；掌长肌支和指浅屈肌支，二者常共干；指深屈肌支，其第 1 支由正中神经发出，其余多由骨间前神经发出。

（2）桡神经：桡神经在肱骨外上髁近侧约 10cm 处穿外侧肌间隔，与肱深动脉的前降支即桡侧副动脉伴行，继之走行于肱肌和肱桡肌之间的沟内，再于肱肌与桡侧腕长伸肌之间下行。常于外上髁下方 1cm 处分出浅、深支。在发出浅、深支之前，通常还发出肌支支配肱桡肌及桡侧腕长伸肌。有人发现，桡神经在此处还发出 1 支或多支支配肱肌，因此认为部分患者在肌皮神经损伤后仍保留有部分屈肘功能是由于肱肌同时接受桡神经肌支支配的缘故，但也有人认为是由于肱桡肌有部分屈肘作用所致。

桡神经分为浅、深支的部位一般为肱桡关节上、下 3cm 之间的范围。浅支进入前臂后为肱桡肌所覆盖。深支即骨间后神经，绕过桡骨颈后进入旋后肌的深、浅层之间，然后穿过旋后肌，沿前臂骨间膜背面走行。桡神经在肘部发出肱桡肌支、桡侧腕长伸肌支及桡侧腕短伸肌支。

4. 桡管　在肘前外侧部，由肱肌、肱桡肌、桡侧腕长伸肌、桡侧腕短伸肌、旋后肌、肱骨小头、桡骨头以及环状韧带和肘关节囊共同构成桡管。其上部开口位于肱桡关节平面近端，下方止于旋后肌深、浅层的远端。肱桡肌和桡侧腕长、短肌构成桡管上中部的外壁，并从外侧呈螺旋状绕至前方，构成桡管的顶。桡管的后壁为肱骨小头、桡骨头和肘关节囊。桡管长约 7cm，桡神经及骨间后神经从此通过，因此可受到 Frohse 腱弓的压迫。

桡神经自肱骨外上髁上约 10cm 处穿出外侧肌间隔至前臂前外侧入旋后肌腱弓，此段神经通道为桡管。其内主要有桡神经及其主要分支通过，桡管内侧壁为肱肌，外侧壁为肱桡肌。当肘关节肿胀或髁上骨折时，桡管的正常位置发生变化。

5. 旋后肌管

（1）旋后肌管的组成：旋后肌分浅、深两部分。浅层以腱性，深层以肌性起始于肱骨外上髁、环状韧带及肱桡关节的桡侧副韧带等，止于桡骨体上部。骨间后神经穿经其间，形成旋后肌管，入口处即 Frohse 腱弓，出口为旋后肌下口。旋后肌管的前壁为旋后肌浅层，旋后肌管后壁为旋后肌深层，全部为肌性，但其厚度不一，附着于桡骨体的部分可见裸区骨面，此肌层有时缺如。外、内侧壁均为旋后肌浅深层相融合的部分。融合处疏松，易分离。旋后肌管腔四壁皆为肌性，旋后肌管长度 30～40mm。此管自肘前外侧面由内上斜向外下绕过桡骨体至前臂后面，旋后肌管与桡髁连线的夹角为 30°左右（图 1-4-2～4）。

（2）旋后肌管的内部结构：均为骨间后神经、支配旋后肌的神经、血管及少量疏松结缔组织。骨间后神经出旋后肌下口后立即分为数支支配前臂伸肌；分两支者，其尺侧支支配尺侧腕伸肌及指总伸肌，桡侧支支配拇长伸肌、拇短伸肌及拇长展肌。

骨间后神经受压综合征的症状、体征：骨间后神经受压综合征合并肘外侧疼痛一般认为是骨间后神经在 Frohse 弓处受压所致。骨间后神经受压

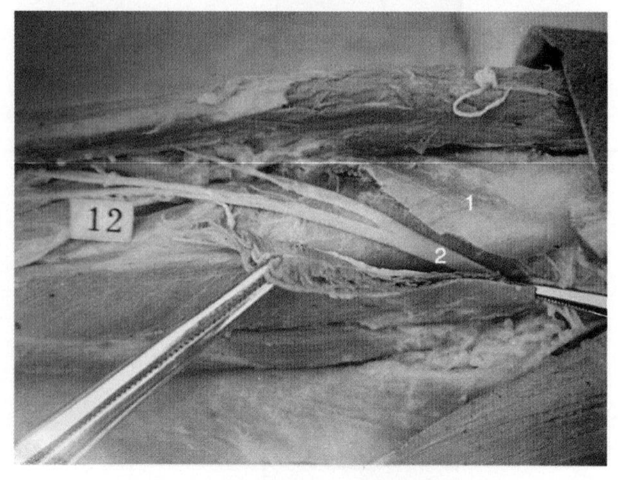

图 1-4-2　旋后肌管及其内容（12 号标本）
1. 旋后肌浅层；2. 骨间后神经

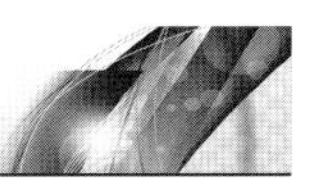

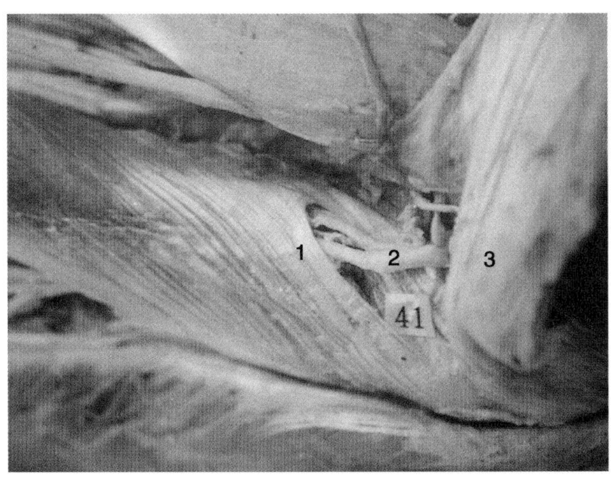

图 1-4-3　Frohse 腱弓（41 号标本）
1. 旋后肌腱弓；2. 骨间后神经；3. 桡侧腕短伸肌

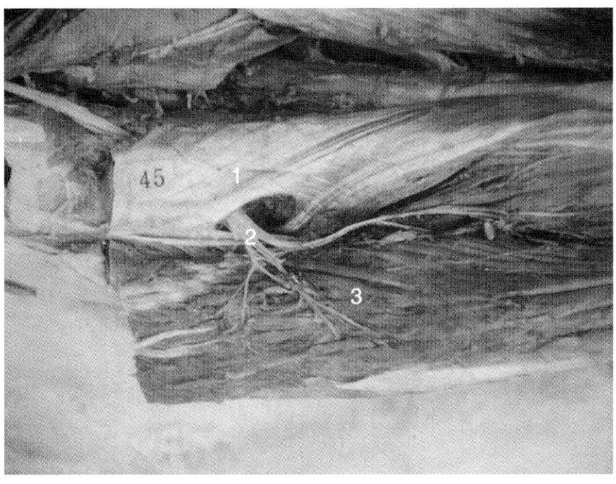

A

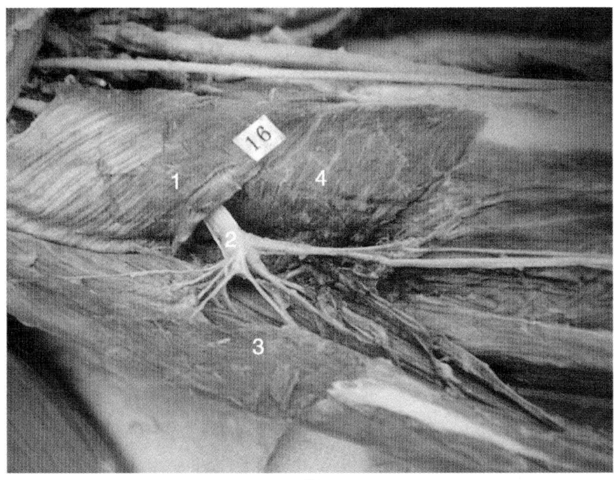

B

图 1-4-4　旋后肌出口
A. 腱性（45 号标本）；B. 肌性（16 号标本）；1. 旋后肌出口；2. 骨间后神经；3. 指总伸肌；4. 旋后肌深层

综合征的压痛部位应在肘前外侧面、髁间连线下 3～4cm 处，即相当于 Frohse 弓的部位。旋后肌下口也是压迫神经的结构，位于髁间连线下 5～8cm 处，表面有桡侧腕长、短伸肌及指总伸肌覆盖。有些病例，可在前臂后面，指总伸肌与桡侧腕长、短伸肌之间的间隙有压痛，此压痛点应在髁间连线 5～8cm 处。

桡侧腕长伸肌由桡神经支配，骨间后神经在入 Frohse 弓前发出桡侧腕短伸肌支和旋后肌支，在旋后肌管内多无分支，出旋后肌下口后分支支配尺侧腕伸肌、指总伸肌及拇长、短伸肌等，所以骨间后神经受压综合征伸腕功能减弱并桡偏，伸拇、指障碍。旋后肌虽受累，但由于肱二头肌的代偿作用而不出现明显的旋后障碍。由于不累及桡神经浅支，手的虎口区感觉正常。骨间后神经在桡骨头的前方隔环状韧带与之相邻，然后进入 Frohse 弓。所以孟氏骨折、风湿性关节炎、桡骨上段骨折时易并发骨间后神经受压，在临床上应予重视，以利早期诊治。

有关骨间后神经受压综合征的手术问题，旋后肌浅层厚度变化较大，切开时应注意。骨间后神经在旋后肌管内呈扁平状，与旋后肌深层接触面较大，易受损伤且不易修复。在旋后肌弓处骨间后神经排列较规律，于旋后肌下口处此神经可为一主干、两支或数支。杜心如观察骨间后神经走行后发现，其在旋后肌管内走行方向与此管方向一致，恰位于旋后肌弓与旋后肌下口中心的连线上，手术显露骨间后神经应遵循此标志，保护神经及其分支，以免损伤。

桡侧腕短伸肌肌支由桡神经或浅支，或骨间后神经发出后，走行于此肌浅面的桡侧缘。旋后肌管表面有桡侧腕长、短伸肌和指总伸肌覆盖，手术时应在桡侧腕短伸肌与指总伸肌间显露此管，显露 Frohse 弓时应注意将桡侧腕短伸肌向桡侧牵拉以保护此肌的神经不被损伤。

桡侧腕短伸肌腱弓及桡侧返血管也是压迫骨间后神经的解剖因素，手术时应将桡侧腕短伸肌腱弓或桡侧返血管一并处理。桡侧返血管一般应结扎，否则出血较多，影响视野，一旦遇到出血，不要忙乱钳夹，以免误伤神经。

二、肘后区

（一）肘后区浅层结构

从表面观察，肱三头肌从上方止于鹰嘴，可见到肌腱轮廓。鹰嘴明显突起。伸肘时，鹰嘴与肱骨内、外上髁三个骨点在一直线上，而屈肘 90°时此三点呈等腰三角形。

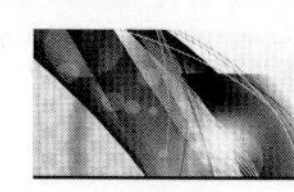

临床应用要点：当肘关节脱位时，三点的上述关系改变，而肱骨髁上骨折分离时，三点关系不变。理论上说，依此可判断肘部损伤是肘关节脱位还是骨折。但实际上，当肘部损伤引起明显肿胀，或骨折移位程度不同，仅依此来判断还远不够准确，必须结合放射检查综合判断。

肘后皮肤松弛，皮下组织薄。浅静脉和皮神经多为从前面绕行来的末梢。皮神经有臂后皮神经、前臂后皮神经、臂内侧皮神经及前臂内侧皮神经。静脉为头静脉及贵要静脉的属支。鹰嘴皮下囊位于鹰嘴后方与皮肤之间，起到润滑作用，由于反复摩擦和创伤，可引起滑囊炎，突出于皮下(图 1-4-5)。

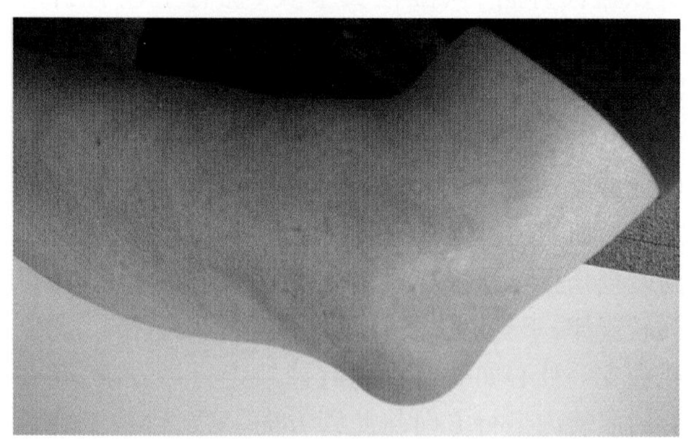

图 1-4-5　尺骨鹰嘴滑囊炎

(二) 肌肉

肱三头肌浅层集聚为长方形的腱板，会同深层纤维共同止于鹰嘴尖后面及侧缘，并与尺骨骨膜及前臂深筋膜融合。肱三头肌腱有时因剧烈运动而与肌质撕脱。

肱三头肌是一个完整的功能单位，但三个头均有独立的神经血管，而且入肌的部位均在上部，所以中下部正中纵行劈开肌肉一般不会对伸肘功能造成太大影响，这样可以直接显露肱骨下段的后部，适合髁间粉碎骨折的手术；由于肱三头肌腱膜呈片状，各头的肌纤维均止于腱膜，所以 Y 形切开肱三头肌腱膜，下端向下翻转也可以很好地显露肱骨下端及肘关节后部；还可以在肱三头肌的内、外侧缘将之完整游离，分别向侧方牵开显露肱骨下部，其优点是保证了肌肉的完整性。

(三) 尺神经

尺神经穿过臂内侧肌间隔后，贴肱三头肌内侧头表面下降，行于内上髁后方的尺神经沟内，浅面仅被坚韧的纤维膜及皮肤掩盖，这一骨-纤维结构的管道称为肘管。肘管的前壁(底壁)为肘关节的尺侧副韧带，后壁为连接尺侧腕屈肌的两个头的三角韧带，穿经处呈腱弓样，又称尺侧腕屈肌腱弓，内侧壁是肱骨内上髁及尺侧腕屈肌的肱头，外侧壁是尺骨鹰嘴和尺侧腕屈肌的尺头(图 1-4-6)。肘管内不仅有尺神经通过，而且还有尺侧返动脉后支，多在尺神经的外侧或前外侧。继之，尺神经由肘管向下通过尺侧腕屈肌肱骨头深面和尺骨头之间，并依附于指深屈肌表面。支配尺侧腕屈肌、指深屈肌的肌支一般在肘管内或其远端由尺神经发出，所以肘管综合征可以存在尺侧腕屈肌萎缩。但由于尺神经不发支支配前臂内侧，所以不会出现前臂内侧麻木等感觉障碍，这是肘管综合征与胸廓出口综合征的鉴别要点之一。

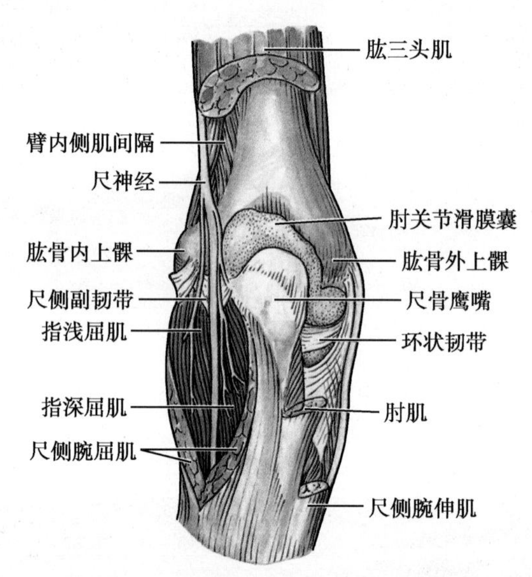

图 1-4-6　尺神经在肘管中的位置

1. 肘管综合征　肘管内有尺神经及尺侧下副动、静脉伴行，尚有少量脂肪组织填充。伸直时韧带松弛，肘管容积较大；屈曲时韧带紧张，肘管容积变小，尺神经可受压迫。尺神经紧邻内上髁后方，肘关节屈伸时，上下滑动为 4.9mm，内外滑动为 3.0 ~ 5.8mm，此范围也正是尺神经容易遭受摩擦的部位。屈肘时强力外翻并使前臂旋后，可见尺神经紧贴肘管骨性内侧壁，不仅被韧带压迫，还被尺侧腕屈肌肱头挤压固定。

肘管容积缩小或管壁病变，如内上髁撕脱骨折块或肿瘤占位压迫、肱骨滑车、尺骨滑车切迹内缘骨赘以及尺侧副韧带或弓状韧带增厚，特别是弓状韧带呈束带型者易引起尺神经受压，或因长期反复受到摩擦而引起迟发性尺神经炎，神经外观粗糙，呈充血水肿炎症表现。一些先天性因素，如肘外翻，尺神经沟表浅；某些职业如木工常年在肘屈曲强力外翻或前臂旋前位工作，均可对尺神经造成压迫。临床表现局部可出现硬结肿块，触压可引起手尺侧刺痛或麻木，严重者可呈爪形手，小指及环指尺侧半皮肤麻木，环、小指不能主动屈曲，拇指不能内收等。尺神经在尺神经沟内位置表浅，在平内侧韧带处发出1支关节支，在肘管内发支支配尺侧腕屈肌和指深屈肌尺侧半。运动支位于神经内深部，而手的肌支和感觉支则相对表浅，说明神经受压早期，最先表现为手部感觉和手内在肌功能障碍。尺神经在肘管内段由尺侧上副动脉和尺侧后返动脉供应。伸肘时肘管为圆形，屈肘时变扁，此时肘管压力明显升高，尺神经有向近侧移位、向前滑脱和拉紧趋势，肘关节屈曲时，尺神经经常与肱骨内上髁摩擦，并向上下和内外有一定滑动，还可以发生半脱位（5% ~15%）。

肘管综合征所致尺神经炎的临床表现为一渐进的过程，即早期表现可能只有感觉障碍，后期才表现为运动障碍，故肘管综合征的诊断要结合病史及临床表现综合考虑，力争早诊断早治疗。

2. 尺神经移位术　肱骨髁上骨折同时有向前或向外移位时，再如因肘外翻而致尺神经长期受牵拉，均可发生尺神经损伤。有的尺神经虽未断裂，也可引起尺神经麻痹，如骨折后，肘后内侧沟粗糙、高低不平，尺神经可因长期受摩擦而引

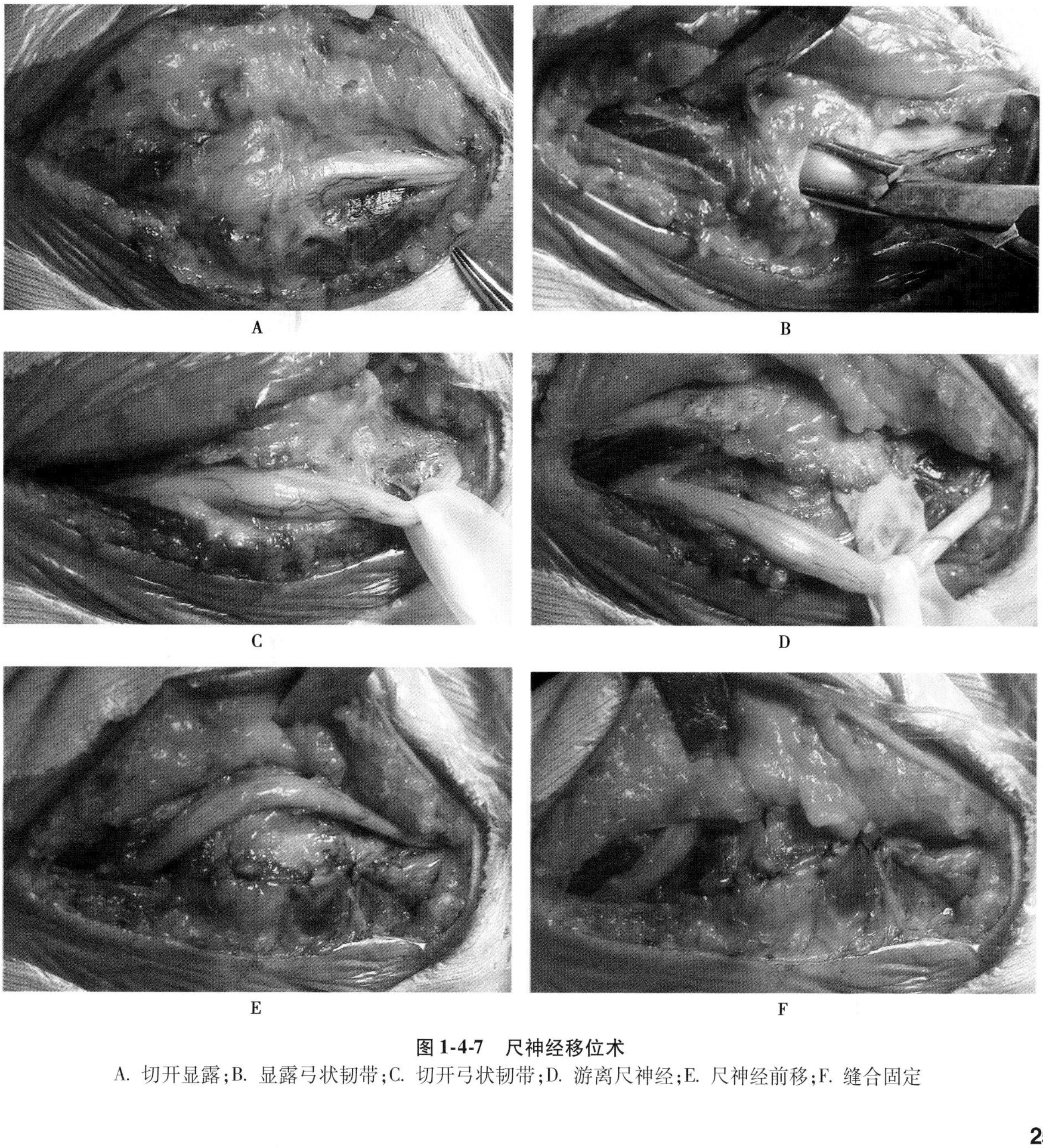

A　B　C　D　E　F

图1-4-7　尺神经移位术
A. 切开显露；B. 显露弓状韧带；C. 切开弓状韧带；D. 游离尺神经；E. 尺神经前移；F. 缝合固定

起神经炎，特别是屈肘时，尺神经更易受压。如果存在任何结构异常或因损伤、炎症等因素致使肘管容积减小，或因长期反复屈肘动作，即可引发肘管综合征。应手术切开减压，并将尺神经移位至肘前，使其位于前臂屈肌总腱的浅面。移位时不要损伤尺神经的关节支，为使移位后的尺神经有足够长度，同时不受其肌支的牵拉，手术时宜将包绕尺神经增厚的神经外膜切开松解（图1-4-7）。

临床应用要点：肘部尺神经接受尺侧上、下副动脉及尺侧返动脉后支的供应，3条动脉伴行尺神经行走距离分别为15cm、5cm、7cm。尺神经移位时应尽可能将其保护。尺神经在肘管内从周围组织分离后，伸直位时长度将有所增加。

第二节　肘部骨骼和肘关节

一、肘部骨骼

肘部骨骼由肱骨下端、尺骨上端及桡骨头组成。

（一）肱骨下端

肱骨下端宽扁的特殊形状以及冠状窝、桡骨窝及鹰嘴窝，使其结构变得脆弱，易于受损而骨折。肱骨末端膨大，内侧形成横圆柱形的肱骨滑车，外侧形成球状的肱骨小头。滑车有稍微倾斜的螺旋道，内侧缘肥厚，较低，外侧缘与肱骨小头有细沟相隔。下端两侧的隆起为内、外上髁。内上髁大而明显，较外上髁稍低。滑车远端距内上髁基底约1.5cm，分别与尺骨的滑车切迹及桡骨头构成关节。当肘关节完全伸直时，桡骨头与肱骨长轴位于一线，但尺骨则位于肱骨长轴之后。

肱骨下端宽度为5～6cm，肱骨滑车和肱骨小头宽度为4cm，肱骨滑车矢径为2cm；肱骨肘角（髁体角），即肱骨体轴与滑车下端的切线之间的夹角约为80°。

由于肱骨下端的横轴不垂直于肱骨干，而是向内方倾斜，滑车低于肱骨小头，同时鹰嘴的横轴与尺骨干形成一小于90°的外翻角，因此在肘关节伸直时，前臂与臂部并不在一条直线上，而是前臂外翻10°～15°，两者之间形成了外偏角，即提携角。肱骨的两上髁突出，内上髁尤甚，均位于肘关节之外。前臂屈肌及旋前圆肌的总腱起于内上髁，其后下面尚有尺侧副韧带的一部分附着；外上髁则为前臂伸肌总腱的起始部。外髁骨折后，由于前臂伸肌群对肱骨外上髁的牵拉，骨折块可发生不同程度的翻转移位，治疗不当可发生骨不愈合（图1-4-8）。

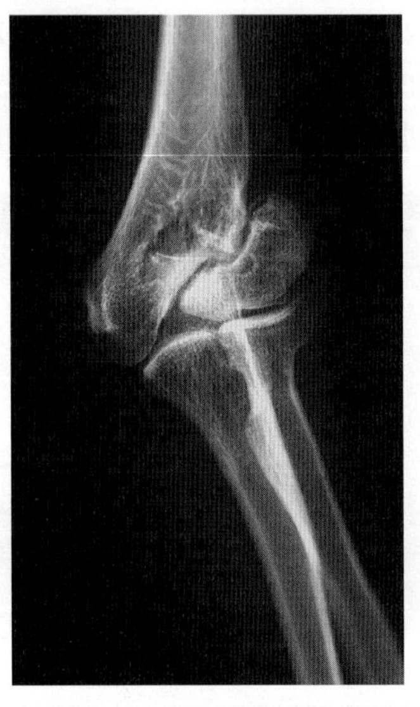

图1-4-8　肱骨外髁骨折不愈合

肱骨下端向前倾斜，与干之间成35°角，滑车和小头处于骨干轴线的前方。此角对稳定肘关节起到重要作用。肱骨髁上骨折时，此角发生变化。在复位时，力争恢复此角，以稳定肘关节及恢复其屈伸活动范围。

（二）尺骨上端

尺骨上端稍显粗大，其后上方的鹰嘴与前下方的冠突共同形成半月形的滑车切迹（图1-4-9）。鹰嘴上面粗糙近四边形，有肱三头肌及关节囊附着。鹰嘴皮下囊紧贴其上，鹰嘴骨折可使关节囊与滑液囊相通，被血液充满。内侧面有尺侧副韧带、尺侧腕屈肌及指深屈肌附着，外侧面有肘肌附着。冠突前面呈三角形，其下为尺骨粗隆，有肱肌和骨间膜斜索附着；前面内侧缘有尺侧副韧带及指浅屈肌附着；下方有旋前圆肌附着，外面为桡骨切迹，与桡骨头相关节，切迹后下的纵嵴为旋后肌嵴，有旋后肌起始。

（三）桡骨上端

桡骨头形如盘状，上面凹陷，称为桡骨头关节面，与肱骨小头相关节。桡骨头周围覆一层软骨，为环状关节面，与尺骨桡切迹形成关节。桡骨头完全居关节囊内，周围无任何韧带、肌腱附着。桡骨头的血供在骨骺愈合前完全靠附着于桡骨颈周围的滑液囊内的血管供给。桡骨颈干角约为166°，男女差别

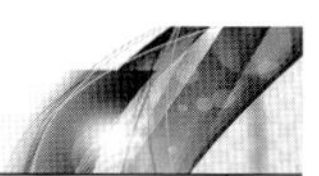

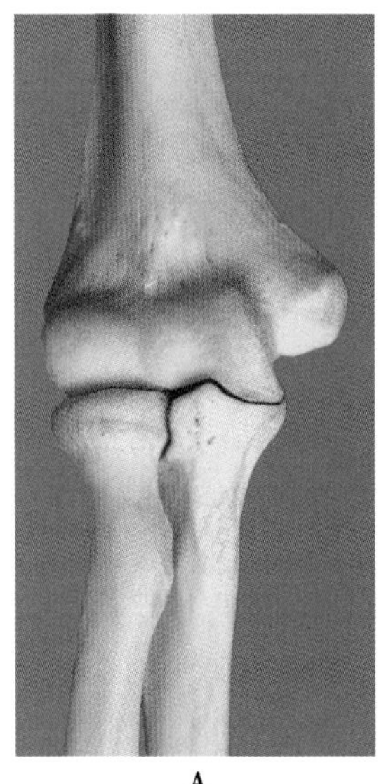
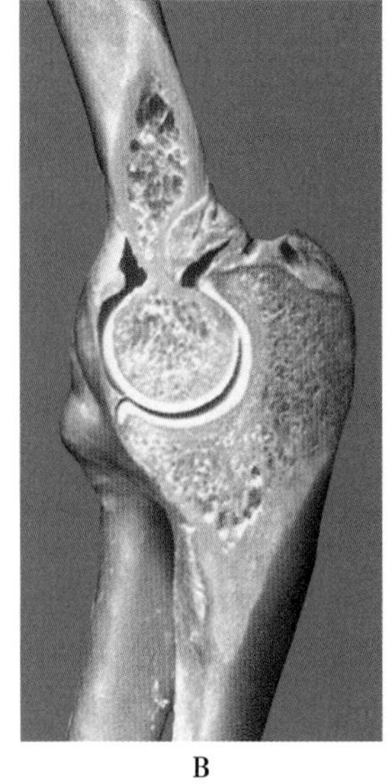
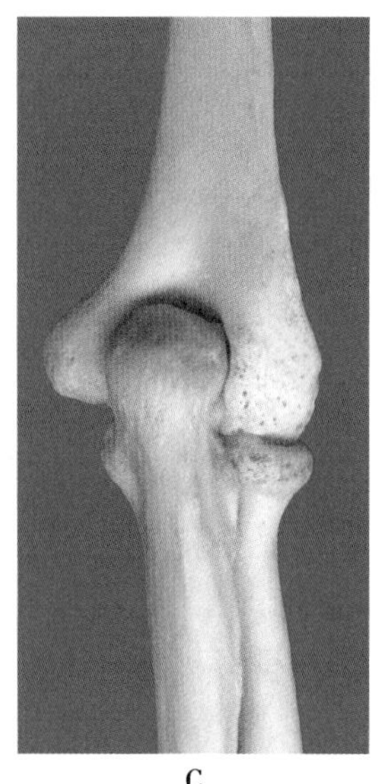

A　B　C

图 1-4-9　肘关节组成

A. 前面观；B. 肱尺关节矢状切面；C. 后面观

不明显。颈下内侧 2.5cm 处为桡骨粗隆，有肱二头肌腱抵止。由于桡骨头位于从手和前臂传至臂部的力线上，同时当前臂旋转和扭转时，桡骨头与桡骨颈受到冲击，所以桡骨颈骨折并非少见。骨折后桡骨头一般向前移位，与肱骨下端的前面相抵触，因而肘关节的屈伸及前臂的旋转运动均受到影响。桡骨颈发生骨折多为囊内骨折，可形成游离体，也可发生桡骨头缺血坏死，可伴有桡骨环状韧带断裂。

（四）肘部骨骼骨化过程

肱骨下端的骨化比较复杂，包括 4 个骨骺（图 1-4-10）。中国女性骨化中心一般较男性早 1～2 年出现，愈合早 2～3 年。中国人骨骺愈合一般较外国人早 2～3 年。

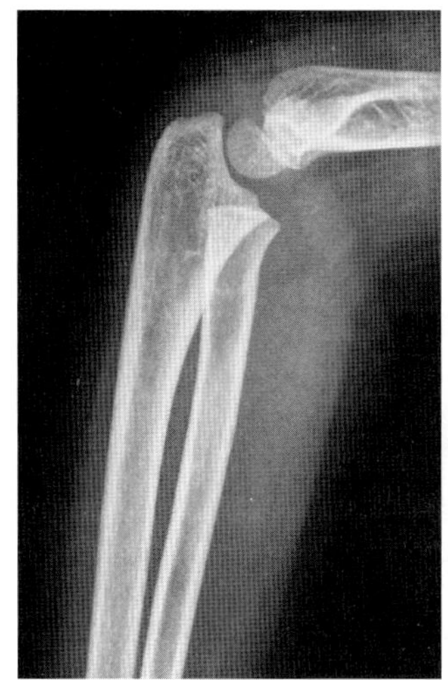
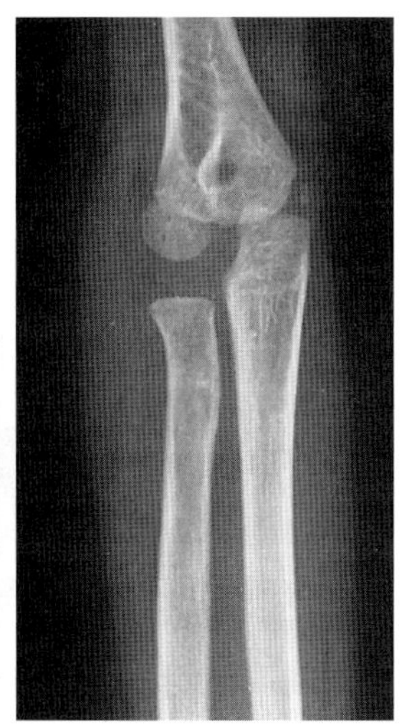

图 1-4-10　肱骨下端的骨化中心（X 线）

肱骨小头及肱骨滑车外侧半为同一骨骺，1～2 岁时即出现。肱骨滑车内侧半的骨化中心迟至 8～10 岁才出现。在 12 岁左右外上髁骨化中心出现。16 岁时，肱骨下端的骨骺除内上髁外大部与骨干愈合，肱骨小头、肱骨滑车及外上髁相融合成一整体。内上髁的骨化中心虽在 5～10 岁时出现，但至 17～18 岁时始与骨干愈合。内上髁有的迟至 25 岁还单独分离，被其所附着的肌肉牵下，因此内上髁与肱骨下端的主要骨骺完全分离。16～17 岁以前，分离的骨骺可包括肱骨小头、肱骨滑车及外上髁，而内上髁则因发生于另一骨化中心，同时又位于关节囊外，往往不被累及。肱骨下端骨骺的发育仅关系到肱骨长度的 1/5。肱骨内、外髁骨化中心与相应肱骨髁未愈合前，其间的骺板为对抗肌肉及韧带牵拉张力的薄弱点，易发生骨骺分离。

尺骨鹰嘴和冠突大部分由骨干的成骨中心延续而来，惟在鹰嘴尖部，相当于肱三头肌附着处的骨化系由次级骨化中心发育而来，属于牵引骨骺。此处的骨化在 9～11 岁出现，至 17 岁左右始与尺骨干愈合。鹰嘴骨骺较大，延展至滑车切迹。小儿的鹰嘴因发育不及成人坚强，发生脱位的机会较多。

桡骨上端的骨骺在 5～7 岁时出现，至 18～20 岁始与桡骨干愈合。桡骨上端的骨骺线横行，位于关节囊内。幼儿桡骨头与桡骨颈的横径几乎相等，所以牵拉前臂易造成桡骨头半脱位，但到 6～7 岁时，桡骨头显著增大，此时就很少发生桡骨头半脱位了。在肱二头肌附着的桡骨粗隆处另有一鳞片状骨骺。骨骺分离可影响关节的运动。可以看出，肘部骨化中心出现较晚，但愈合较早，对上肢长度的影响较小。

正常桡骨头的骨化中心远较肱骨小头出现为晚，由于肱骨小头骨骺的骨化中心与非骨化中心的软骨的比例远较桡骨头为大，而桡骨头又较肱骨小头为小，所以外翻挤压的应力直接施加于桡骨骺板。运动员重复快速的投掷动作，可引起桡骨头向前成角畸形。

桡骨粗隆不一定有单独的骨化中心，如有，则其出现的年龄为 15 ~ 17 岁。此骨化中心孤立出现的时间甚短，不易被观察到。肘部的骨骺在成人与儿童有较大的变异，儿童肘部有较多的骨骺，均覆以软骨，故骨骺损伤在幼儿较为常见。了解肘部骨骺位置及出现的年龄对于诊断、鉴别诊断此部位外伤甚为重要，否则易引起误诊，如误将未愈合的肱骨内上髁骨骺误为骨折。在诊断困难时，可拍摄对侧 X 线片以助于鉴别。

（五）肘部骨骺畸形或变异

1. 肱骨滑车上孔　在肱骨滑车之上，占4.2% ~ 12.8%，常覆以纤维膜（图 1-4-11）。滑车上孔多为横椭圆形，也可呈圆形或多边形等。滑车上孔的出现使之阻挡鹰嘴的作用减弱从而出现肘关节过伸。

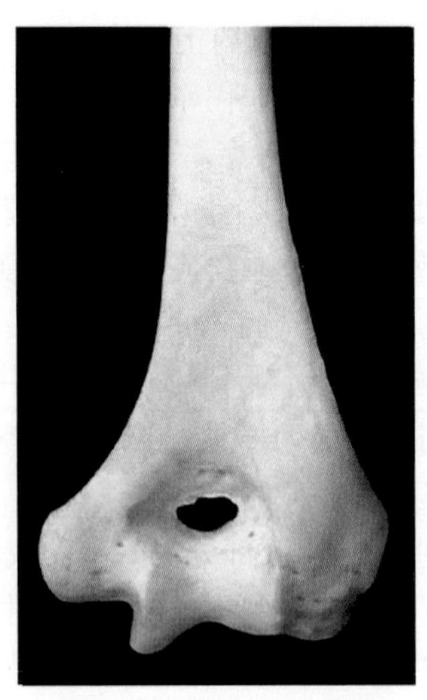

图 1-4-11　肱骨滑车上孔

2. 肱骨髁上突或滑车上突　为位于肱骨内上髁之上的一个突起，距内上髁 3 ~ 6cm，出现率为 0.7% ~ 2.7%，呈钩状，从肱骨髁前内侧面发出，向前下，常双侧同时存在，其长度一般不超过 2cm。

肱骨髁上突位于肱骨下 1/3 前内侧，呈鸟嘴状突起。多无症状，常在摄片时偶然发现，少数可引起正中神经受压症状，是造成正中神经卡压综合征的原因之一。应与骨赘、骨软骨瘤相鉴别。

二、肘关节

（一）肘关节解剖特点

在解剖上具有以下特点：①构成肘关节的骨骼一方呈凹面，另一方呈凸面；②肘关节的前后肌相当发达，屈伸运动有力，两侧骨骼因无肌肉覆盖，显得突出；③肘关节囊前后比较松弛，可使屈伸运动有充分余地；④在肘关节的骨性组成部分中，尺骨鹰嘴的骨松质最多，肱骨内、外髁次之，桡骨头的骨松质最少；⑤肘关节的两侧有坚强的侧副韧带保护，增加关节的稳定性，可避免向两侧脱位。所有这些解剖特点均有利于肘关节的屈伸运动。桡骨头骨折影响关节沿纵轴的旋转运动，限制前臂的旋前和旋后，而肱骨下端及尺骨鹰嘴的骨折则影响肘关节的屈伸运动。

（二）维持肘关节稳定的结构

1. 关节囊　关节囊在肱骨前面附于桡骨窝、冠突窝上缘，两侧附于滑车和小头缘，后面几乎达鹰嘴窝上缘附近，因而肱骨内、外上髁在关节囊外。关节囊向下附于桡骨颈和尺骨半月切迹关节面的周缘。关节囊前后部稍弱而松弛，尤以在鹰嘴两侧为甚，故关节有积液时多在此显现。关节囊的这一解剖特点同时也是肘关节后脱位的解剖因素之一。

2. 韧带　肘关节的韧带包括尺侧副韧带、桡侧副韧带及桡骨环状韧带。

（1）尺侧副韧带：尺侧副韧带可以稳定肘关节的内侧，防止其外翻（图 1-4-12）。

（2）桡侧副韧带：此韧带实际上是关节囊外侧的增厚部分，能稳定肘关节的外侧，并防止桡骨头向外脱位，如桡骨环状韧带及关节囊外侧松弛，可引起

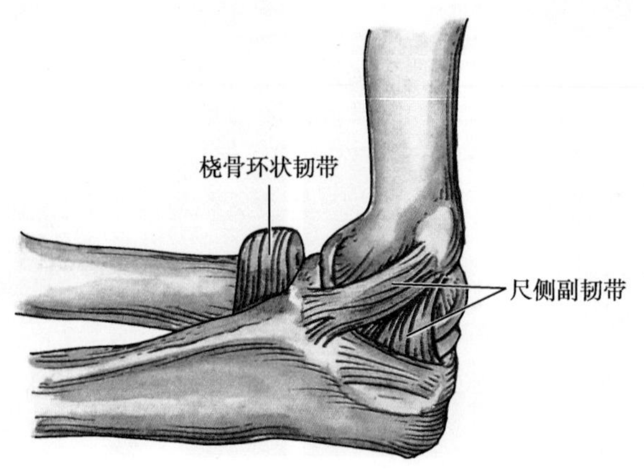

图 1-4-12　尺侧副韧带

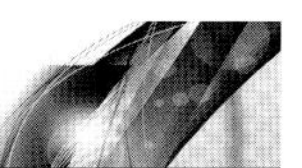

肘关节习惯性脱位。桡侧副韧带也是旋后肌及桡侧腕短伸肌的一部分起点(图 1-4-13)。

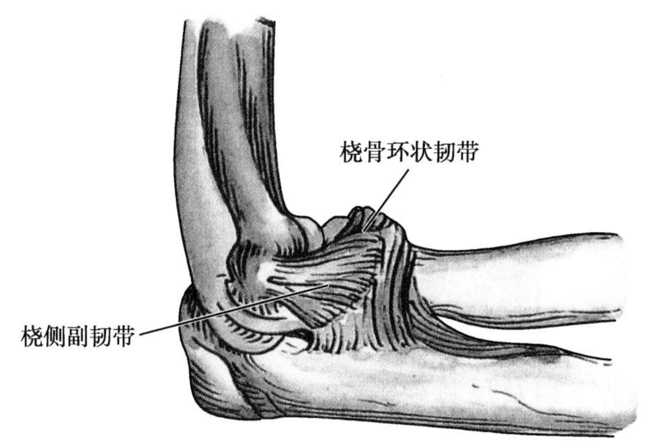

图 1-4-13　桡侧副韧带

(3) 桡骨环状韧带:由坚强的纤维构成,内面衬以一薄层软骨,围绕桡骨颈,对维持桡骨头的位置有重要作用(图 1-4-14)。韧带的前、后端分别附着于尺骨的桡切迹前、后缘,形成 3/4 ~4/5 环,与尺骨的桡切迹合成一个完整的环,桡骨环状韧带呈杯状,其直径上大下小,可防止桡骨头脱出。孟氏骨折时,由于前臂旋前,肘关节后伸,桡骨头可向前脱位,致桡骨环状韧带撕裂;桡骨或环状韧带虽完整,但其上下关节囊撕裂。如撕裂的桡骨环状韧带发生褶皱,嵌顿于脱位的桡骨头与尺骨桡切迹之间,手法复位不易成功。有时需手术切开复位,视损坏程度进行环状韧带修补,或利用阔筋膜进行桡骨环状韧带再建。

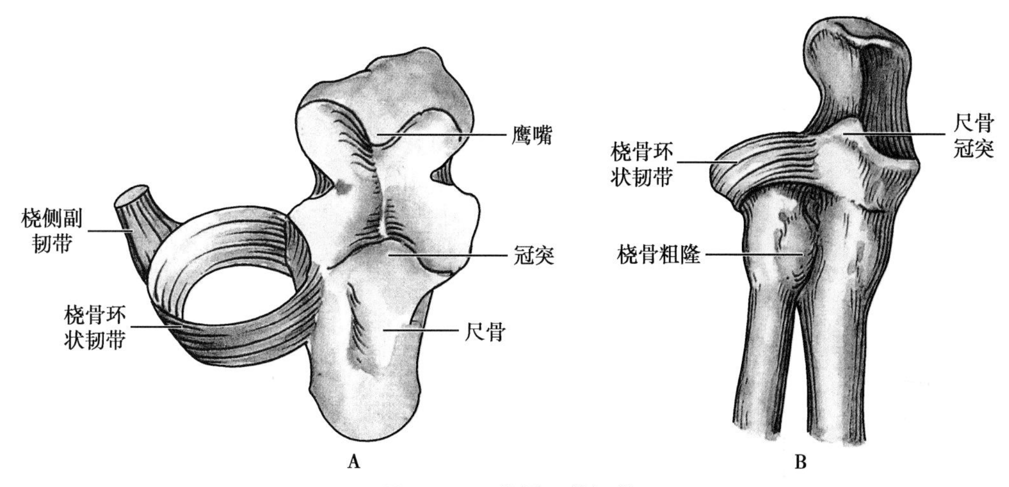

图 1-4-14　桡骨环状韧带

A. 上面观;B. 前面观

正常肘关节的稳定由关节的形状及适应性、关节囊韧带的完整性及周围肌平衡来维持。其中肱二头肌、肱肌及肱三头肌最为重要。肘关节的静力性软组织稳定结构包括侧副韧带复合及前关节囊。伸肘时,前关节囊提供约 70% 的稳定以防止分离。伸肘外翻应力由尺侧副韧带、关节囊及关节面平均承担,伸肘内翻时则为关节面、关节囊及桡侧副韧带所限制。屈肘时,关节囊及尺侧副韧带,是对外翻应力主要稳定结构。

临床应用要点:临床应注意以下几点:①桡骨头脱位,成年人与儿童有明显的不同。对于成年人,由于桡骨头与环状韧带特有的解剖关系,桡骨头脱位(如孟氏骨折),多数伴有环状韧带撕裂(图 1-4-15)。儿童桡骨头半脱位的情况则不同,多发生在 4 岁以下的幼儿,因幼儿桡骨头发育尚未完全,头颈直径几乎相等,环状韧带又较松弛,所以当肘关节伸直位牵拉前臂时,部分环状韧带嵌入桡骨头和肱骨小头之间,而出现症状,但环状韧带并未损伤,因此手法复位一般都比较满意。从解剖结构来说,若桡骨头脱位合并环状韧带撕裂,环状韧带必须修复;②桡骨头颈骨折,当患者跌倒扑地时,肘伸直而前臂在旋前位触地时所产生的暴力是由桡骨下端向上传导,使桡骨头骤然地冲击肱骨小头,桡骨头被挤压而往往发生小块骨折,但在临床上常被忽视,如不能及时治疗,将引起肘关节功能障碍(图 1-4-16)。故在肘关节创伤早期应予以足够重视,当检查桡骨头部分有压痛、肿胀和肘关节旋前旋后有障碍的病例时,均应考虑桡骨头骨折的可能。此时必须仔细观察肘关节各方位 X 线片,并与健侧 X 线片做对照,将会有助于明确诊断;③肘关节面的绝对光滑,是维持关节自由运动必不可少的解剖条件。当肱骨下端呈 T 或 Y 形的髁间骨折,都是关节内骨折,累及肱骨下端的关节面。此时严格的解剖复位以尽可能保持关节面的平滑,早期活动以减少关节周围的瘢痕形成,是保

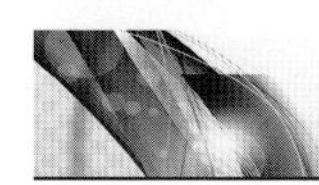

证肘关节运动功能顺利恢复和防止关节强直的重要措施；④关节腔窄小，前、后部借两侧狭小的裂隙相通。当关节化脓性病变时，肿胀的滑膜可将关节腔隙阻塞而显肿胀。所以肘关节的各种挫伤、关节内出血、渗液或骨折时，均须实行早期活动，以防止关节强直；⑤肘关节脱位肘关节后脱位明显多于前脱位（图 1-4-17）。

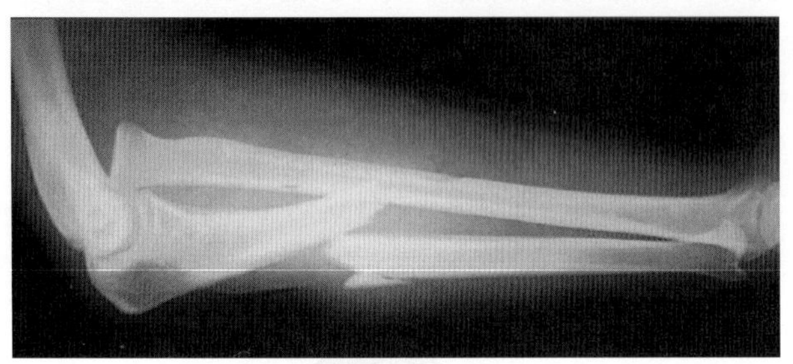

图 1-4-15　孟氏骨折

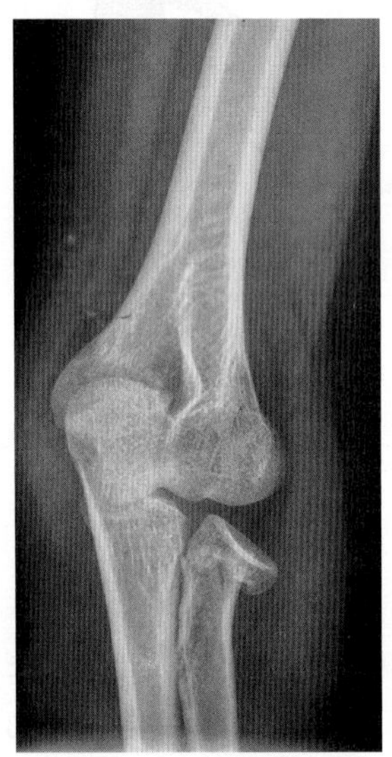

图 1-4-16　桡骨颈骨折

肘关节后脱位的解剖依据是：①有强有力的环状韧带，桡、尺骨不易分开，而肱骨下端与尺、桡间连接比较软弱，所以外力多同时推离尺、桡两骨；②肱骨下端前后径较短，所以尺、桡骨比较容易向后滑脱；③关节囊的前后部比较薄弱，两侧侧副韧带较坚强；④肘关节只有前后屈伸动作，没有侧方运动，且肘部受外力方向，大都顶向后上方，关节前面的冠突并不显著。对于儿童，由于冠突发育尚不完全，且仅有肱肌附着，因此很难抵抗尺骨上端向后滑动的力量。当出现肘关节后脱位时，由于冠突后移，止于冠突上的肱肌和肘关节囊前壁可被撕裂。

（三）肘关节的运动

从解剖结构上看，肱尺关节、肱桡关节以及桡尺

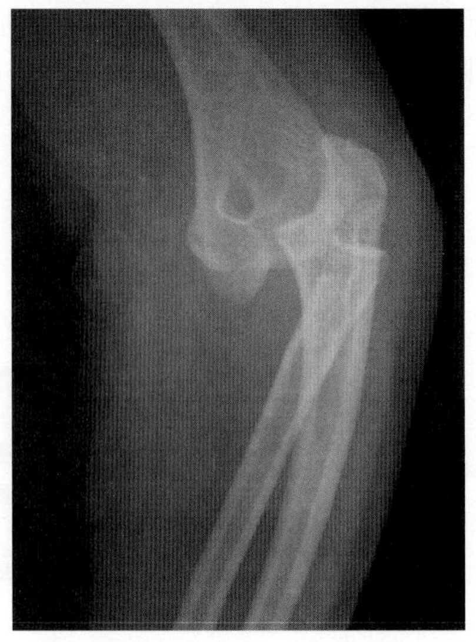

图 1-4-17　肘关节后脱位

近侧关节共在一个关节腔内，可看作为单一关节。但在生理功能上，肘关节却具有两种完全不同的功能，即屈伸（铰链活动）和前臂的旋前旋后运动。肘关节屈伸运动的幅度，取决于关节面的角度和周围软组织的制约。肱骨滑车关节面的角度值为 330°，尺骨滑车切迹关节面的角度位约 190°，二者的差额提供大约 140°的屈伸幅度。肱骨小头关节面的角度值约 180°，桡骨头凹关节而的角度约 40°，其差额也同样为 140°（图 1-4-18）。

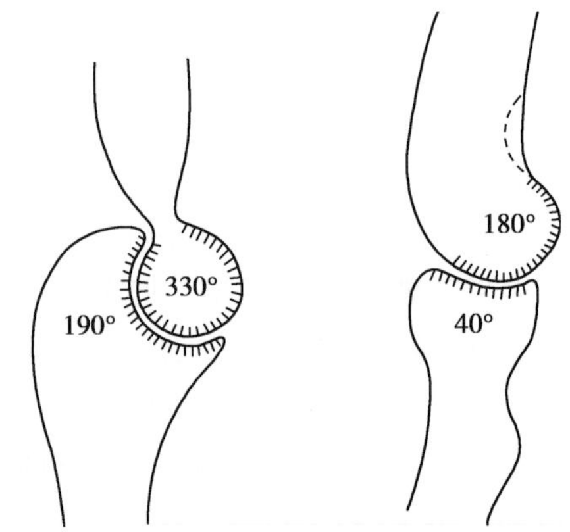

图 1-4-18　肱尺关节与肱桡关节的关节面角度值

屈伸运动通常以伸直位为 0°，屈伸范围为 0°（伸）⟷150°（屈）。在肘关节完全伸直位时，因侧副韧带被拉紧，不可能有侧方运动，如果出现异常的侧方运动，提示侧副韧带断裂或内外上髁骨折。前臂的旋前旋后运动，一般以拇指向上的中立位为 0°，正常的旋前范围为 0°⟷80° ~ 90°（旋前，手掌向后），旋后范围为 0°⟷100° ~ 110°（旋后，手掌向前）。在检查旋前、旋后动作时，肘关节必须紧靠胸

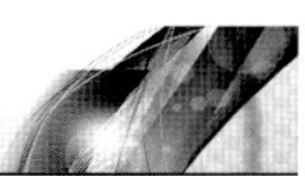

壁,并与对侧对比检查,否则肩关节的活动可以部分代偿。

肘关节的正常运动,有赖于肘关节稳定性的维持。维持肘关节稳定的主要因素有四个:①肱尺、肱桡关节的骨性结构的匹配和关节囊的完整;②桡、尺侧副韧带的完整性;③桡骨环状韧带的完整性;④关节前后的肌肉等。这些稳定因素中任何一个受到破坏,都会出现肘关节运动功能的障碍。如一些肘关节损伤的后遗症,所引起的关节囊或韧带的挛缩,肘关节的屈伸都会受限制而出现功能障碍。从骨和关节是运动的被动部分和肌肉是运动的主动部分的解剖关系看,关节主动运动障碍,提示有关肌肉或神经的损伤,被动运动障碍,则为关节本身或骨的疾病,故关节疼痛时,则需做主动和被动的结合检查。

旋前、旋后主要是由桡尺近侧和远侧关节的联合运动,在肘关节的运动功能检查中不能疏忽。人们从日常生活、劳动中都能深刻体会到旋前、旋后功能的重要意义。桡尺近侧、远侧关节结构的完好是旋前、旋后必备的解剖条件。因此肘部受伤后,如果主动屈伸无明显障碍,而前臂旋转运动有疼痛,应仔细检查桡骨头的正常解剖位置。通常被动旋前,主动旋后出现疼痛,则应考虑肱二头肌、旋后肌的相关疾病。

(杜心如)

参考文献

1. 靳安民,汪华侨.骨科临床解剖学.济南:山东科学技术出版社,2010
2. 陈浩,梁炳生.肘管综合征研究进展.国际骨科学杂志,2010,31(3):156-158
3. 崔青,张建华,刘西斌,等.肘管指数在肘管综合征治疗中的临床意义.解剖与临床,2010,15(6):420-422
4. 潘昭勋,崔岩,管清丽,等.肘关节尺侧副韧带前束等长重建的定位点解剖研究.中国临床解剖学杂志,2013,31(4):369-372
5. 杨稀月,黄格朗,陶宗欣.正常肘管的高频超声检测及临床意义.微创医学,2012,07(5):465-468
6. 段吉成.尺神经血液供应神经前置的解剖学研究.中国实用神经疾病杂志,2012,15(21):24-26
7. Neviaser A, Braman J, Parsons B. What's new in shoulder and elbow surgery. J Bone Joint Surg Am, 2013, 95(20): 1896-1901
8. Boniface KS, Ajmera K, Cohen JS, et al. Ultrasound-guided arthrocentesis of the elbow: a posterior approach. J Emerg Med, 2013, 45(5): 698-701
9. Ng ZY, Mitchell JH, Fogg QA, et al. The anatomy of ulnar nerve branches in anterior transposition. Hand Surg, 2013, 18(3): 301-306
10. Sampath SC, Bredella MA. Magnetic resonance imaging of the elbow: a structured approach. Sports Health, 2013, 5(1): 34
11. Martin S, Sanchez E. Anatomy and biomechanics of the elbow joint. Semin Musculoskelet Radiol, 2013, 17(5): 429-436
12. Sharpe F, Barry P, Lin SD, et al. Anatomic study of the flexor carpi ulnaris muscle and its application to soft tissue coverage of the elbow with clinical correlation. J Shoulder Elbow Surg, 2014, 23(1): 82-90

第五章　前　　臂

前臂范围通常从肘下3横指起到腕横纹之间，分为掌侧和背侧。掌侧包括尺、桡骨前面的软组织，其中主要为屈腕、屈指和旋前肌群；背侧包括尺、桡骨后面的软组织，其中主要为伸腕、伸指及旋后肌群。

第一节　前臂软组织

一、前臂浅层结构

前臂掌侧的皮肤菲薄，而背侧稍厚，活动性都较大。浅筋膜内有头静脉、前臂外侧皮神经、贵要静脉、前臂内侧皮神经以及不恒定的前臂正中静脉。皮神经包括前臂内侧皮神经、前臂外侧皮神经和前臂后皮神经。

临床应用要点：前臂内侧皮神经发自臂丛内侧束，其纤维来自 C_8 和 T_1，分布于前臂内侧前面和后面的皮肤。臂丛下干损伤或胸廓出口综合征时，此皮神经最易受累，出现前臂内侧区域皮肤麻木或痛觉迟钝。临床上遇到前臂内侧麻木者，需注意对胸廓出口部位的检查。前臂外侧皮神经来自 $C_{5\sim6}$，是肌皮神经的延续，其主干在前臂与头静脉相伴行，分布于前臂外侧皮肤。前臂后皮神经来自桡神经，分布于前臂后面，当桡神经损伤时，可出现前臂后部皮肤麻木，但由于前臂内、外侧皮神经的代偿和重叠分布而表现不明显。

前臂皮神经均为纵向走行，故纵向切开或创口多不会将其损伤，但在手术关闭创口缝合浅筋膜时常将皮神经连同筋膜一同缝合结扎，造成术后创口疼痛麻木，所以要注意辨认皮神经并牵开加以保护，不要一并缝合。前臂刀砍伤临床多见，多为横行切割伤，皮神经多被切断。临床多注重对深部肌腱、血管、神经的修复而对皮神经的修复不重视，术后常遗留感觉障碍。应重视对皮神经的修复，以最大限度地恢复切割平面以下的皮肤感觉。

前臂皮神经卡压症或单个皮神经损伤少见，主要根据麻木疼痛区域推测哪根神经损伤，根据Tinel征判断神经损伤部位。由于前臂皮神经位置浅表，Tinel征明显，可以作为损伤定位依据。

二、前臂深筋膜

前臂深筋膜与臂部和手部的深筋膜相延续，较为发达。前臂掌侧近肘部，深筋膜因有肱二头肌腱膜的参与而增强，并有屈肌群从其内面起始。前臂中部深筋膜较弱。在前臂下部，深筋膜增厚，纤维横行，包绕肌腱形成腕掌侧韧带。深筋膜背侧面较掌侧面厚而坚韧，在两侧与桡、尺骨紧密相连，连同桡、尺骨间膜共同构成前（掌）、后（背）两个骨筋膜间隙。前骨筋膜间隙内有屈指、屈腕、旋前肌群，正中神经、尺神经以及桡、尺血管。该间隙又分成掌侧浅、深间隙，位于指深屈肌和拇长屈肌浅面者为掌侧浅间隙，容纳指深屈肌和拇长屈肌的间隙为掌侧深间隙。这些骨筋膜间隙是前臂骨筋膜间隙综合征的解剖学基础。临床上在治疗前臂掌侧缺血性挛缩时，可见到掌侧深层肌肉明显的瘢痕挛缩，而浅层肌良好。由于这一解剖特点，在治疗前臂骨筋膜间隙综合征需切开筋膜减压时，必须同时切开前臂深筋膜和深部筋膜减压。前臂后骨筋膜间隙容纳伸指、伸腕和旋后肌群及桡神经。

前臂骨筋膜间隙的远侧，尤其位于屈肌深面的屈肌后间隙，即Parona间隙，此间隙位于指深屈肌与旋前方肌之间，常为手指或手部化脓性炎症扩展至

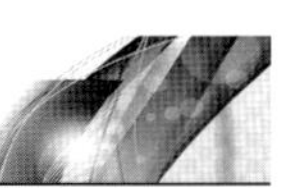

前臂。一旦发生脓肿，可因位置深导致脓肿波动感不显著，造成诊断上的困难。

临床应用要点：前臂骨筋膜间隙又称前臂骨筋膜间室，由深筋膜、尺桡骨及骨间膜组成，由于这些结构均缺乏弹性，缓冲空间有限，当软组织肿胀时不能有效的伸展，造成组织内压增高，继而影响软组织的微循环而出现代谢障碍，肌肉坏死，即骨筋膜室综合征。如果不能及时减压，组织循环不能恢复，肌肉坏死变性成为不可逆变化，以后肌肉被纤维组织代替，形成肌肉挛缩，导致前臂缺血性肌挛缩。

造成骨筋膜室综合征的常见原因是前臂严重受压，如醉酒、外伤、大动物咬伤、骨折复位后石膏或小夹板过紧，临床上后一种常见，所以前臂骨折后外固定一定要及时检查并调整松紧度。

这些筋膜具有屏障作用，可以阻挡肿瘤的扩散，确定肿瘤位于筋膜间室那一部位对确定手术切除边界具有重要意义。

三、前臂肌

前臂肌配布的形态有两个明显的特征：一是范围小而肌肉数目众多，共有20块，为全身各局部肌数之冠。由于肌肉众多，起点集中，以内外侧髁为轴心，向远端的手掌、手背延伸；二是在腕前后各肌均已形成肌腱，尽管形态各异，但在腕部逐渐收窄，这样使前臂由近端向远端保持逐渐缩细，而不显臃肿。

临床应用要点：临床常见前臂切割伤，由于尺、桡骨的阻挡，一般为掌侧或背侧切割伤，也有偏向尺侧或桡侧的切割伤，这种创伤由浅入深，皮神经、皮下静脉、深筋膜、肌腹、肌腱、血管神经均有可能离断，出现相应的功能障碍。严重者可伴有尺骨或桡骨骨折，手术需注意逐一辨认这些结构并修复，所以掌握这些结构的毗邻关系很重要。

前臂背面肌腱在腕背的排列关系由桡侧至尺侧依次为拇长展肌腱、拇短伸肌腱、桡侧腕长伸肌腱、桡侧腕短伸肌腱、拇长伸肌腱、指伸肌腱、示指伸肌腱、小指伸肌腱和尺侧腕伸肌腱。为了便于记忆，简化为四句话："展短长短长，尺伸在一旁，指总示指小，中间排一行"。掌握这种排列关系对腕背部创伤时寻找、辨认修复肌腱特别重要。

第二节　桡骨和尺骨

一、桡、尺骨的解剖特点

桡、尺骨为前臂骨，桡骨位于外侧，尺骨位于内侧。在肘关节的组成中，尺骨是稳定关节的主要组成部分，桡骨是次要部分；桡腕关节仅有桡骨参与。桡、尺骨骨干有骨间膜附着。

二、常见桡、尺骨畸形

1. 先天性桡、尺骨骨性结合　桡、尺骨近侧端融合，前臂固定于旋前位，多为双侧。表现为两种类型：一种是桡骨近端畸形，与尺骨融合达数厘米，桡骨较长，向前弯曲；另一种是桡骨外观基本正常，但近端向前或向后脱位，与尺骨近端融合（图1-5-1）。此型常为单侧性，可同时伴有多余拇指、拇指缺如或并指。

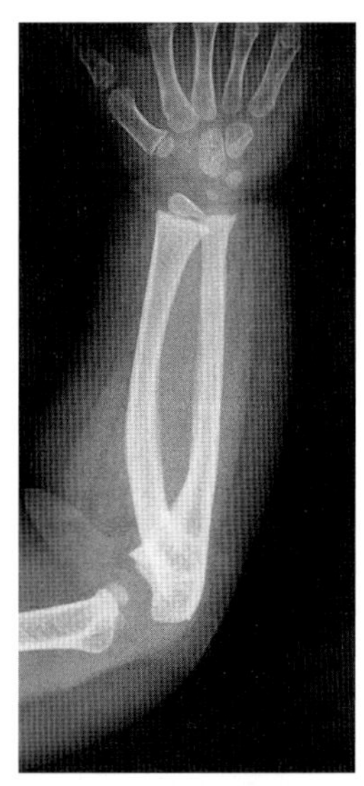

图1-5-1　先天性尺桡骨融合畸形

2. 先天性桡骨头脱位　较为罕见。Fassier等研究认为系桡骨头成骨不全所致。X线片示桡骨干很长，而尺骨弯曲。桡骨头脱位，小而圆，与肱骨小头的关节面甚浅。肱骨小头很小，正常尺骨近端与桡骨头相关节的尺切迹亦很小或缺如。临床表现为旋转受限。由于缺少与肱、尺骨相应关节面，不可能手法复位（图1-5-2）。

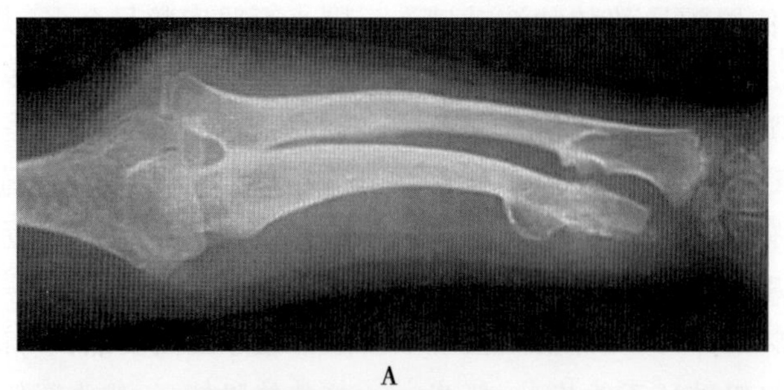

A

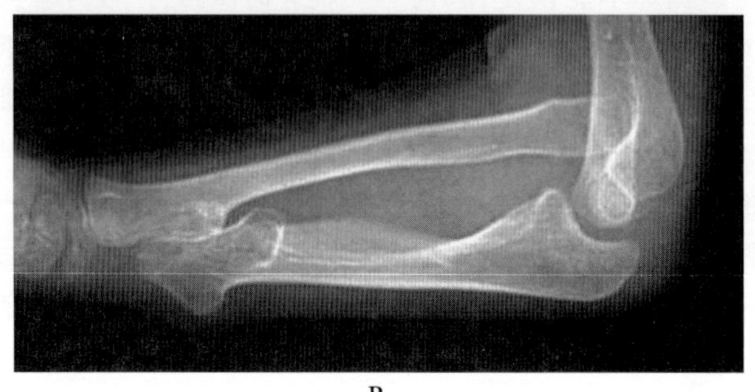

B

图 1-5-2　先天性桡骨头脱位
A. 正位片；B. 侧位片

第三节　前臂骨间连结

一、骨间膜

前臂骨间膜是一坚韧纤维膜，附于尺、桡骨的骨间缘（图 1-5-3）。骨间膜除提供肌肉附着处，对稳定桡尺远侧关节及维持前臂旋转功能起重要作用。前臂居中间位时，桡、尺骨间缘对峙，两骨距离最远（中部宽度为 1.5～2.0cm），骨间膜也绷得最紧。前臂旋前或旋后时，骨间缘移位，骨间膜松弛，两骨间的稳定性消失。治疗前臂骨折时，常采用小夹板和分骨垫以恢复骨间膜的张力并使骨断端保持稳定。

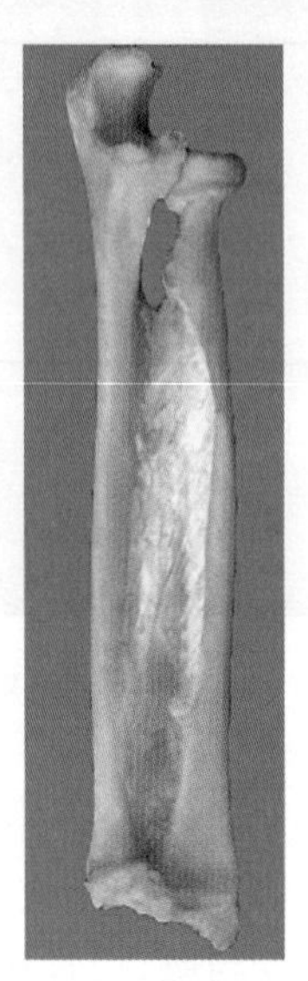

图 1-5-3　前臂骨间膜

二、前臂的旋转运动

前臂的旋转运动较为复杂。运动是沿着由桡骨头中心至尺骨茎突根部的旋转轴进行的。前臂旋前肌的收缩牵引桡骨干交叉于尺骨前方，旋后肌的收缩牵引桡骨复位于尺骨的桡侧。运动时，桡骨头在桡骨环状韧带内"自转"，桡骨远端围绕尺骨头"公转"，前臂骨间膜亦产生移位和变化。

1. 桡尺近侧关节的运动　在桡尺近侧关节，桡骨的环状关节面在尺骨的桡切迹上旋转。环状韧带约占纤维骨环的 3/4 圈，并被桡侧副韧带纤维所加强。桡骨环状韧带下缘有一方形韧带，其前、后缘与环状韧带相连，内缘附着于尺骨桡切迹的下缘，外缘连结着桡骨颈。桡骨头的旋转同时受到方形韧带的制约。旋前时方形韧带后部紧张，旋后时前部紧张。在肱桡关节，桡骨头关节凹及其内侧斜面沿肱骨小头及肱骨滑车沟而滑动，当旋前时，桡骨头关节面向桡侧倾斜，稍离开肱骨小头而只与滑车沟接触，以适应桡骨干交叉于尺骨前方。此时尺骨也在运动，旋前时，尺骨有轻度伸展，并向桡侧做短弧线运动。

2. 桡骨的旋转弓及其在前臂旋转中的意义　桡骨有两个弯曲，称旋转弓。桡骨颈斜向尺侧，桡骨干近段斜向桡侧，两段间形成的向外夹角称旋后弓，恰位于肱二头肌抵止的桡骨粗隆平面。桡骨远段又斜向尺侧，与近段形成的向内夹角称旋前弓，恰位于旋前肌粗隆处。两个旋转弓分别位于桡骨旋转轴的内、外，而且不在一个额状面上。旋后弓平面与额状面的夹角为 13.1°，旋前弓平面与额状面的夹角为 6.4°。肱二头肌收缩牵拉旋后弓旋后，旋前圆肌收缩牵拉旋前弓旋前，它们的存在可提供旋转力臂，从而发挥肌肉的效能。桡骨干骨折的整复，宜保持旋转弓的方位，如发生改变，前臂旋转将受到限制。

3. 桡尺远侧关节的运动　三角形的关节盘连接着桡骨的尺切迹与尺骨茎突根部。关节盘的作用：①使桡腕关节保持稳定；②便于桡骨环绕尺骨环状关节面旋转，同时带动全手的旋转；③关节盘为近位的尺骨头和远位的月骨和三角骨提供平滑的滑动面。旋前时，关节盘后缘紧张，旋后时，前缘紧张。

桡骨由旋后位转至旋前位时，尺骨头亦向背侧和桡侧作短弧线因此当进行旋前旋后运动时（如拧螺丝），前臂的旋转轴实际上居于自桡骨头中心至桡骨腕关节面尺侧缘，进而至第 2 掌骨的连线上。

临床应用要点：为了便于理解和记忆，可以将前臂旋转理解为桡骨围着尺骨转，也就是尺骨是轴，桡骨是轮，所以单纯尺骨骨折时旋转轴断裂，前臂的任何旋转动作都会使骨折端之间产生剪切运动，影响骨折愈合，这也是单纯尺骨骨折易发生不愈合的原因，消除这种剪切运动的最直接方法就是采用接骨板螺钉内固定，使骨折坚强固定。髓内钉很难达到这个目的，所以尺骨骨折首选接骨板螺钉内固定系统。外固定如果不能限制前臂旋转，骨愈合也很困难，所以石膏外固定必须要同时包括肘关节和腕关节。临床上常见石膏托固定范围不够的问题，应予以注意。相对而言，尺、桡骨双骨折由于前臂旋转不能或严重受到影响，反而使尺骨骨折端发生剪切运动的几率减少，尺骨骨折更易愈合。单纯的桡骨骨折，由于前臂旋转时上下端同时运动，骨折断端之间不会发生剪切应力，所以较易愈合。由于桡骨髓腔的特点，髓内钉不易操作，接骨板螺钉内固定系统也是首选。小夹板比较适合治疗尺、桡骨双骨折和单纯桡骨骨折。

对于前臂外伤患者常需要拍摄 X 线片，一定要注意应同时包括腕关节和肘关节，这样才会将尺桡骨全长和尺桡近远侧关节清楚显示，避免漏诊。临床上常见因为拍片范围太小而发生漏诊，延误治疗，需要注意（图 1-5-4）。

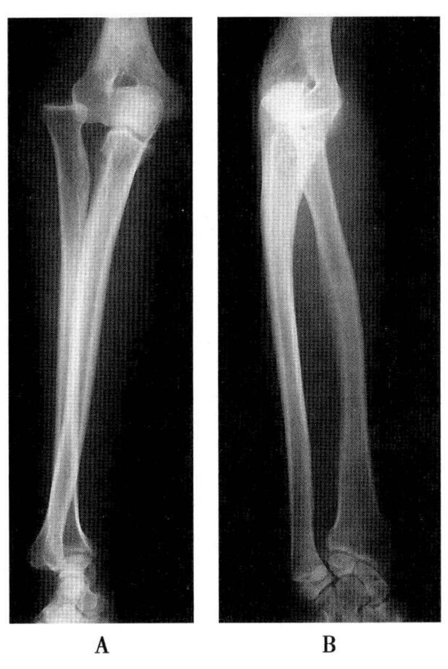

图 1-5-4　上下尺桡关节同时脱位
A. 正位片；B. 侧位片

第四节　前臂肌与桡尺骨骨折移位的关系

一、尺骨上 1/3 骨折合并桡骨头脱位

尺骨上 1/3 骨折合并桡骨头脱位（Monteggia 骨折）多因急跑时跌倒，肘关节伸直或微屈时手掌着地所致。冲击先达尺骨使之骨折，继传递到肱桡关节，环状韧带断裂，桡骨头多向前上方脱位，骨间后神经因牵拉或压迫有时发生麻痹。此损伤兼有骨折和脱位，因桡、尺骨借坚强的韧带和骨间膜相连，尺骨上 1/3 骨折后引起缩短和成角，必然影响桡骨头，使之脱位。桡骨头脱位的方向与尺骨成角的方向一致，即尺骨因肱肌的牵拉克服了肱三头肌的作用向前成角，桡骨头也因肱二头肌的牵拉和骨间膜的作用而向前脱位。向后成角和脱位者少见。如果桡骨头没有脱位，表明暴力作用较小，强韧的骨间膜对尺骨构成了一个限制，尺骨也不发生

重叠和短缩(图 1-5-5)。

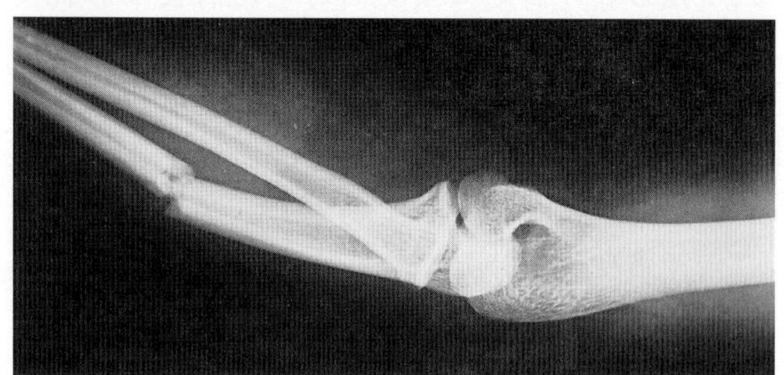

图 1-5-5　Monteggia 骨折

二、桡骨近 1/3 旋前圆肌止点以上骨折

近断端由于旋后肌和肱二头肌作用处于屈曲和旋后位,远断端因旋前圆肌和旋前方肌作用旋前并向尺侧移位,两断端向背侧成角。复位时需将远断端牵拉接近近端,将前臂充分固定于旋前位,才能防止旋转变形(图 1-5-6)。

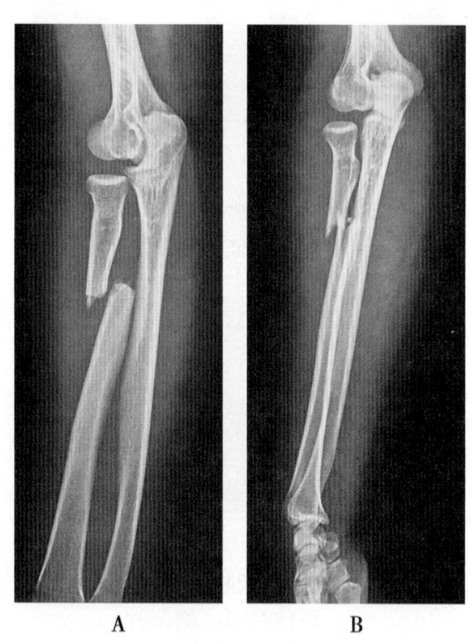

A　B

图 1-5-6　桡骨近 1/3 骨折
A. 正位片;B. 侧位片

三、桡骨中 1/3 旋前圆肌止点以下骨折

近断端由于旋前圆肌与旋后肌作用平衡而处于中间位,并因肱二头肌的牵拉稍前移;远断端因旋前方肌的作用居于旋前位稍偏向尺侧。应使前臂和手居于中间位即拇指向上固定,才可防止旋转变位(图 1-5-7)。

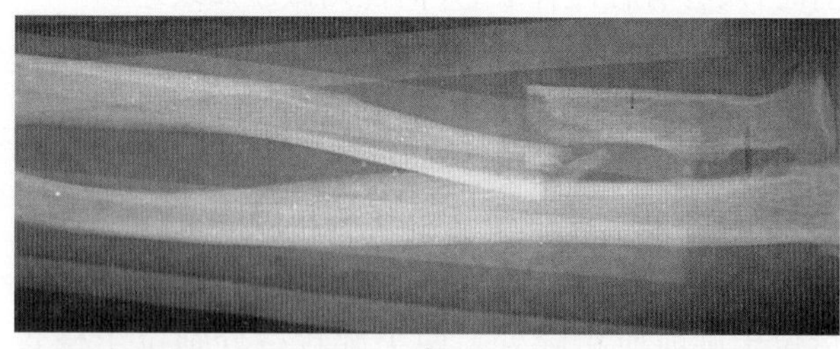

A

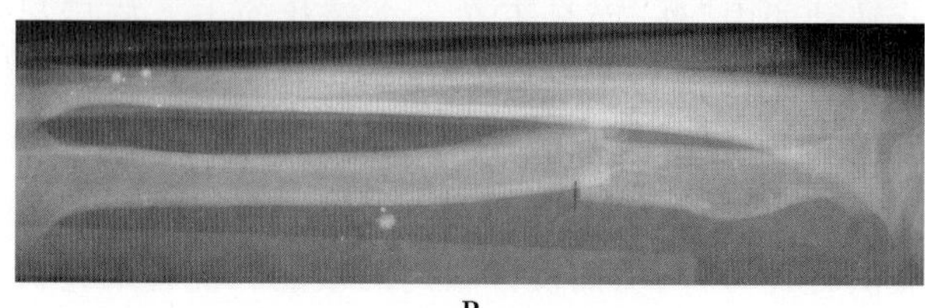

B

图 1-5-7　桡骨中 1/3 骨折
A. 正位片;B. 侧位片

四、桡尺骨双骨折

此类骨折常见,多因急跑跌倒、手掌着地或因外力直接作用于前臂引起。断端随力的方向、桡骨环绕尺骨的旋转位、骨间膜的作用和肌肉牵拉等因素而有不同变位,重叠、旋转、成角或侧方移位。当两骨靠近一个平面骨折时,两远断端常成角或短缩;当两骨在下 1/3 平面骨折时,两远断端亦因旋前圆肌的作用而彼此靠近。注意骨间膜有时嵌夹于断端间(图 1-5-8)。

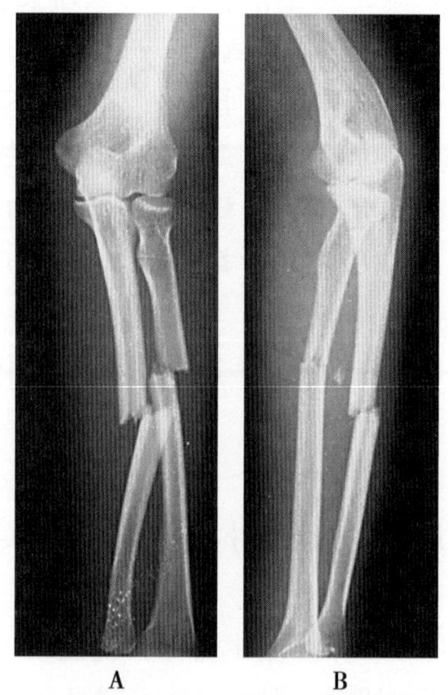

A　B

图 1-5-8　尺桡骨双骨折
A. 正位片;B. 侧位片

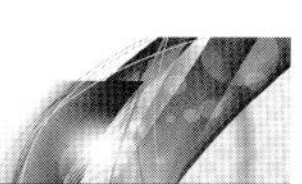

五、桡骨远端伸展型骨折

桡骨远端伸展型骨折（Colles 骨折）是一种最常见的骨折，多由身体向前扑跌、手掌撑地引起。骨折发生于桡骨下端距腕关节面 2～4cm 处。近断端常保持正常位，远断端随暴力方向和桡、尺侧腕伸肌的牵拉移向背上位，桡骨茎突与尺骨茎突相平甚或居其近侧，腕手呈餐叉式变形。由于桡骨腕关节面转向背侧，并因腕关节盘系于尺骨茎突上，有时伴有旋后扭转，所以腕部变宽，腕和手随桡骨向桡侧偏斜。这是伸展型骨折的典型体征（图 1-5-9）。

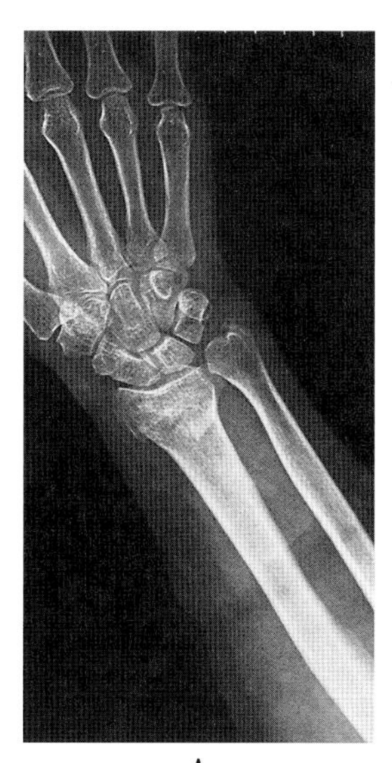

A

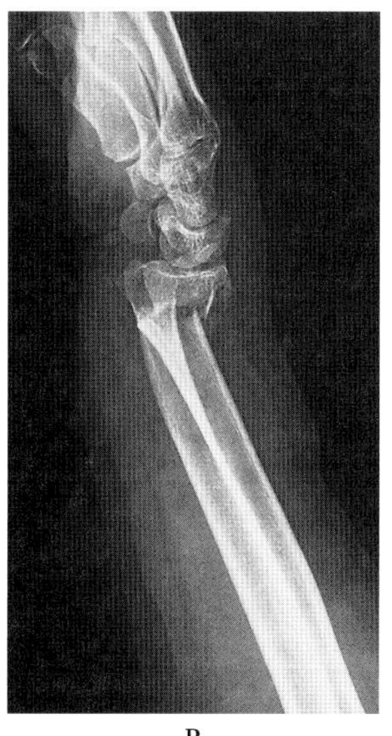

B

图 1-5-9　Colles 骨折
A. 正位片；B. 侧位片

六、桡骨远端屈曲型骨折

桡骨远端屈曲型骨折（Smith 骨折）系暴力作用于手背或腕背，断端被冲向前方，呈铲式变形，即 Smith 骨折或反 Colles 骨折。保持腕的正常角度：桡骨腕关节面向掌侧倾斜 5°～10°，向尺侧倾斜 15°～25°是整复的关键（图 1-5-10）。

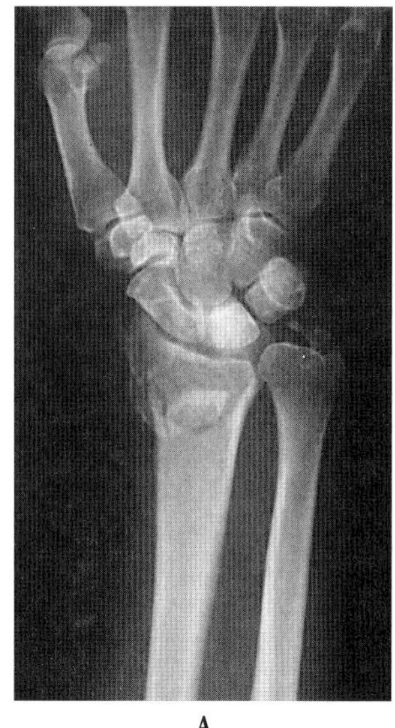

A

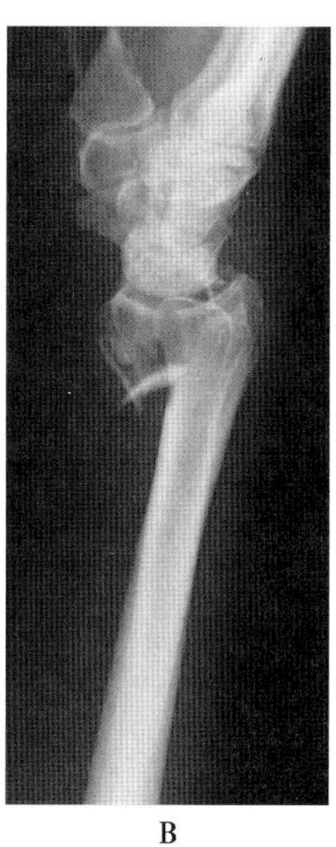

B

图 1-5-10　Smith 骨折
A. 正位片；B. 侧位片

七、桡骨中下 1/3 骨折合并下尺桡关节脱位

直接暴力及间接暴力均可引起桡骨中下 1/3 骨折合并下尺桡关节脱位（Galeazzi 骨折）。桡骨骨折多为横行或短斜行、长斜行。桡骨近端在旋前圆肌与旋后肌作用下处于中间位，桡骨远端因旋前方肌的作用旋前，向尺侧靠拢。下尺桡关节脱位，严重者造成三角软骨、下尺桡关节韧带及尺侧副韧带损伤，可引起尺骨茎突骨折（图 1-5-11）。

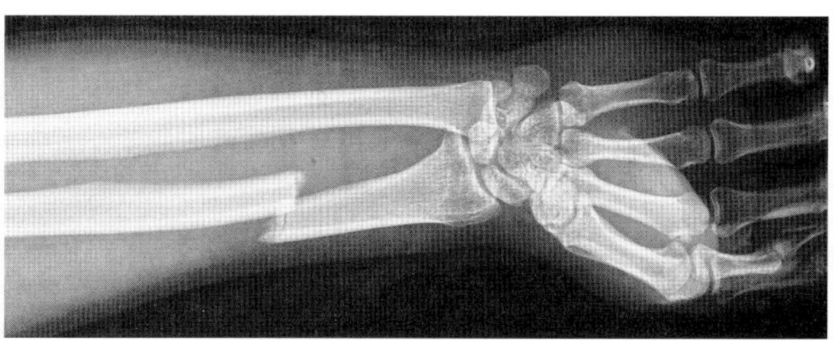

A

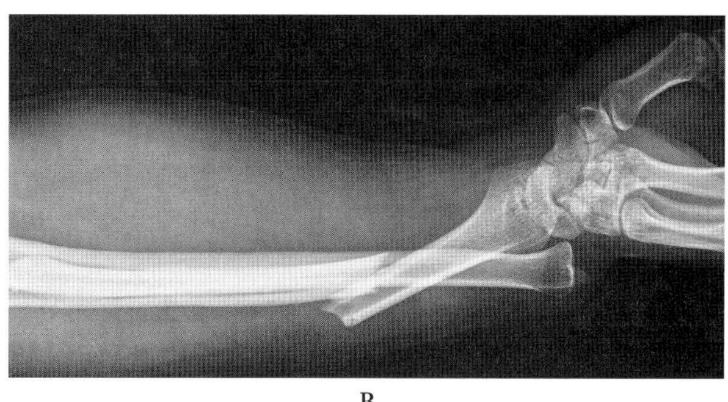

B

图 1-5-11　Galeazzi 骨折
A. 正位片；B. 侧位片

（杜心如）

参考文献

1. 靳安民，汪华侨. 骨科临床解剖学. 济南：山东科学技术出版社，2010

2. 许斌,董震,张成刚. 正中神经旋前圆肌肌支移位术的解剖与临床研究. 中华手外科杂志,2014,30(5):355-358
3. 杜心如,徐永清. 临床解剖学丛书——脊柱与四肢分册. 北京:人民卫生出版社,2014,58-68
4. 苗华,周建生. 骨科手术入路解剖学. 第3版. 合肥:安徽科学技术出版社,1999,135-143
5. 马泉,孔祥玉,杜心如,等. 桡神经深支出旋后肌管后的解剖学特点及临床意义[J]. 中国临床解剖学杂志,2007,25(2):182-183
6. Du X,Zhao L. Anatomic and clinical study of a neurovascular cause of lateral epicondylitis[J]. Journal of musculoskeletal research,2009,12(1):11-19

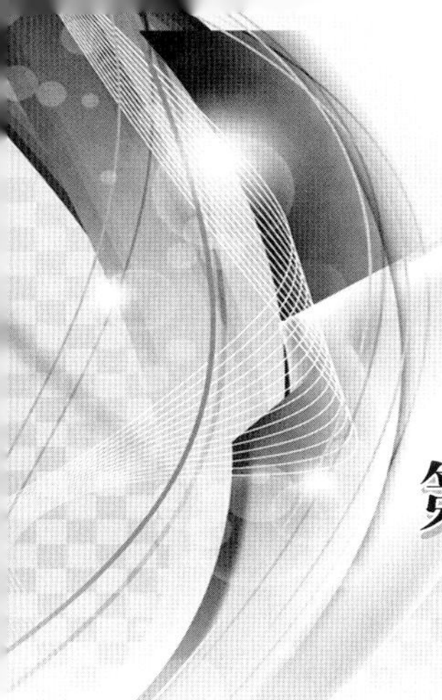

第六章 腕 部

腕部是前臂和手之间的移行区，其上界为桡、尺骨茎突上方 1.0cm 的横线，下界为通过豌豆骨下方与上线相平行的横线。腕部分为腕前区和腕后区。

腕部包括桡、尺骨远端，腕骨、掌骨基底、桡腕关节、腕中关节、腕掌关节及有关的软组织。前臂的肌腱及滑液鞘均经过腕部。这些结构借特殊变厚的深筋膜与腕骨保持密切的联系。这样的解剖关系，可以保持有力和美观，另一方面亦容许广泛的运动以适应手的多种复杂功能。

第一节 腕部软组织

一、腕掌侧结构

（一）腕管

1. 腕管的形态结构　腕管是由腕骨沟和腕横韧带共同形成的骨性纤维性隧道。腕骨沟是由于腕骨在形态结构上掌面窄而背面宽，形成向掌侧的凹陷。腕骨沟加上由舟骨结节、大多角骨结节形成的腕桡侧隆起，和由豌豆骨、钩骨钩形成的腕尺侧隆起而加深，腕骨沟和腕横韧带（屈肌支持带）围成腕管。腕骨沟是腕前向掌侧凹的弓，对固定屈肌腱运动时不致移位有重要意义。当腕骨沟整复时，保持其原有的解剖形态非常重要，不然将影响其功能。

2. 腕管的内容　通过腕管内有 9 条屈肌腱和 1 条正中神经。各结构与腕管面积之比为 1∶3.3，腕管的面积为腕管内容物的活动提供了一定的空间。

3. 腕管内容物的局部关系　9 条肌腱分浅、深层排列，并被两个腱滑液鞘所包绕，即腕桡侧滑囊和尺侧滑囊。拇长屈肌腱位于桡侧，位置较为恒定。浅层的指浅屈肌腱排列有两种形式：一是较为常见的示、小指腱偏后，中、环指腱靠前；另一种情况是小指至示指腱依次部分重叠，如果出现这种情况，肌腱多以扇形为主。位于深层的指深屈肌腱，主要依腕管半椭圆形排列，由示指至小指，部分相重叠，其中示指腱似扁形为主，紧贴拇长屈肌腱，与中指腱重叠较少，中指、环指、小指腱则近似椭圆形，复瓦状排列明显（图 1-6-1）。

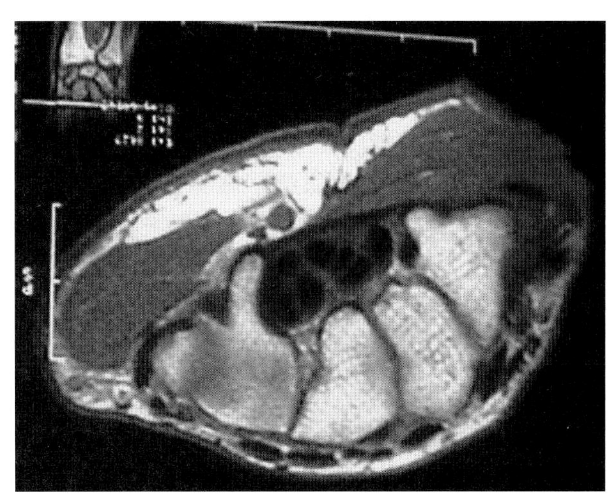

图 1-6-1　腕管内容（MRI）

正中神经在指浅屈肌腱浅面，位置较恒定，其中位于中、环指腱浅面者多见，也可在中指腱或示指腱浅面，但不管其局部位置如何，正中神经总是直接与腕横韧带相接触。腕横韧带是较为坚韧的纤维组织，弹力纤维少，加上其与正中神经特定的局部位置关系，任何引起腕横韧带变性的疾病，必将增加正中神经与腕横韧带的接触面而引起正中神经痛，尤其在腕背伸时更为明显，即腕管综合征。所以，腕横韧带是引起正中神经受压的主要解剖因素之一。正中神经在腕管内分成两股者仅占 4.8%，而绝大多数在腕横韧带远侧缘分成两支。其中鱼际肌支（正中神经返支）多数在腕横韧带远侧缘 0.4cm 处分出，腕管内分出者少见。在桡侧滑囊等滑液鞘做切口时，应止于距腕横韧带远侧缘一拇指幅宽以内，以避免损伤鱼际肌支，也符合解剖位置。

（二）腕尺侧管

腕尺管又叫 Guyon 管。主要由腕横韧带的尺侧段与腕掌侧韧带的远侧部共同构成。其前壁为腕掌侧韧带及掌短肌，后壁为腕横韧带及豆钩韧带，内侧壁为尺侧腕屈肌腱、豌豆骨及小指展肌，外侧壁为腕横韧带和钩骨钩。腕尺管长约 2cm，宽和高各 6～7mm，其内容纳尺神经、尺动脉和尺静脉。这些结构通常平行排列，从内向外分别为尺神经、尺静脉、尺动脉和尺静脉。腕尺管综合征的病因多由腱鞘囊肿、腕掌侧韧带增厚、小鱼际肌近端形成腱弓、腕尺管内异常肌肉、肌腱及钩骨骨折等引起。

（三）腕掌侧肌腱

前臂前群肌下行至腕部时，除旋前方肌外，均移行为肌腱。依其位置，可分为浅、中、深层。

1. 腕掌侧浅层肌腱　腕掌侧浅层肌腱均为屈肌腱，自桡侧向尺侧，依次为桡侧腕屈肌腱、掌长肌腱和尺侧腕屈肌腱。

2. 腕掌侧中层肌腱　腕掌侧中层肌腱仅为指浅屈肌腱。

3. 腕掌侧深层肌及肌腱　腕掌侧深层肌为旋前方肌，肌腱为指深屈肌腱和拇长屈肌腱。

（四）动脉和神经

1. 腕掌侧的动脉

（1）桡动脉：在腕部，桡动脉下行于肱桡肌腱与桡侧腕屈肌腱之间。

（2）尺动脉：尺动脉下行于指浅屈肌与尺侧腕屈肌之间，与尺神经伴行。

桡动脉与尺动脉在腕部尚发出较细的腕掌支及腕背支，彼此形成腕掌网和腕背网。腕部的血管吻合非常丰富，必要时结扎桡动脉或尺动脉，尚不致引起肢端的坏死。

2. 腕掌侧的神经

（1）正中神经：正中神经在腕部位于桡侧腕屈肌腱及掌长肌腱之间，或在掌长肌腱的深面、指浅屈肌腱的外侧，向下经腕管进入手掌。根据正中神经及其分支的走行情况，腕部横切口或因腕管综合征患者纵行切开屈肌支持带时，可能损伤正中神经掌皮支或其分支，引起掌部疼痛或不适，故手术时应在腕尺侧做弯形切口，将皮肤、皮下组织及屈肌支持带一起向外翻转。在腕部，由于屈肌腱和神经的位置相当紧密，在神经损伤时常伴有肌腱损伤，但是单独的肌腱损伤也非少见，这种损伤在前臂下 1/3、手掌和手指也可见。

正中神经在腕部位于桡侧腕屈肌腱和掌长肌腱之间，做正中神经腕部阻滞前，可使患者用力屈腕，以使 2 个肌腱明显突出。注射时先在尺骨茎突的水平划一横线，在上述两腱之间和腕部横纹之上垂直刺入皮肤，当注射针通过屈肌支持带后，可缓慢前进，边进边注射，如此时患者手部有异感，表示针头已触到正中神经。

（2）尺神经：尺神经在尺侧腕屈肌两头之间下行，位于指浅屈肌腱与尺侧腕屈肌腱之间，尺动脉在其外侧，以后经腕尺侧管，即在屈肌支持带的浅面入掌位于豌豆骨外侧的肌膜性管内，最后分为浅、深两末支（图 1-6-2）。

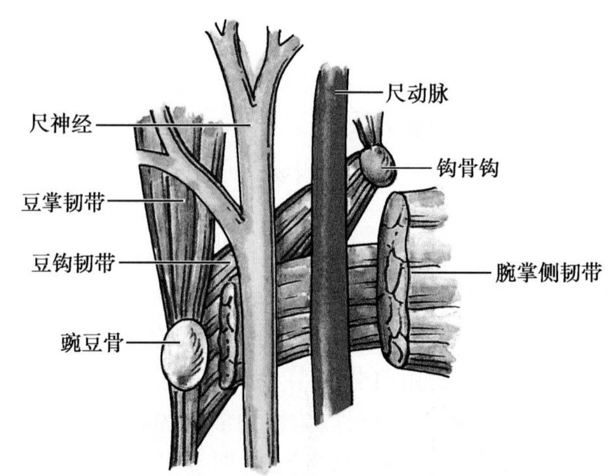

图 1-6-2　尺神经及其分支

尺神经的深支支配小鱼际诸肌、骨间肌，第 3、4 蚓状肌，拇收肌及拇短屈肌深头，并发出节支至桡腕关节，一旦损伤，严重影响手的功能。尺神经深支在行程中，豆钩管内仅有筋膜组织充填，豌豆骨及钩状骨骨折以及豆钩韧带撕裂所致增生粘连均可造成神经受压。第 5 掌骨基底骨折也可损伤神经、尺神经深支，还可因屈肌支持带增厚、腱鞘囊肿等引起腕尺侧管综合征，表现为小鱼际肌、拇收肌及骨间肌萎缩或麻痹、肌力下降。

进行尺神经腕部阻滞时，使患者手掌向上，在尺骨茎突水平所划横线处，辨认尺侧腕屈肌腱，注射针在此肌腱桡侧垂直进入，如针头触及尺神经，患者小指即有异感，如针头已达深筋膜下，患者小指尚未出

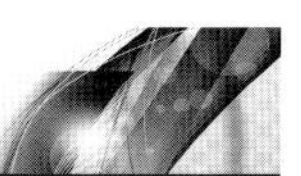

现异感,可将针头略微拔出,转向尺侧腕屈肌腱之后注入。

(3) 桡神经的浅支:桡神经的浅支在桡骨茎突上一掌宽处离开桡动脉,经肱桡肌腱的深面进入腕背,分为4~5支指背神经。此浅支主要为感觉神经,支配手背外侧及外侧2个半指背的皮肤,拇指达甲根,示指达中节指骨中部,中、环指不超过近侧指间关节。

桡神经浅支在行经腕部处分为内、外侧支,皆由解剖学鼻烟窝通过。做桡神经腕部阻滞时,使患者的腕部放在既不旋前也不旋后位置,拇指伸直并略向外展,这样解剖学鼻烟窝的界限较明显。用注射针先在鼻烟窝前界(拇短伸肌腱)皮下注射麻醉液少许,之后由鼻烟窝的前界至后界在皮下注射麻醉液,在鼻烟窝形成一个麻醉墙,如此通过鼻烟窝的桡神经内、外侧支的痛觉传导即被阻滞。

二、腕背侧结构

(一) 腕背侧肌腱和腱滑液鞘

1. 腕背侧韧带　又称伸肌支持带,是前臂背侧深筋膜的增厚部。从腕背侧韧带向深面发出5个纤维隔,至桡、尺骨的背面,构成6个纤维骨性管道,供前臂后群肌的肌腱及腱鞘通过。它们通过腕背时,与桡腕关节囊紧密相连。桡腕关节的关节囊背面只有背侧桡三角韧带加强,而其他部分非常薄弱,桡腕关节的滑膜易从这些肌腱间疝出,形成腱鞘囊肿。

在伸肌支持带下有9条肌腱,经过6个纤维骨性管达手背。每个管内均衬以腱滑膜鞘,即腕伸肌腱滑膜鞘。从桡侧向尺侧计有:第1鞘通过拇长展肌腱与拇短伸肌腱;第2鞘通过桡侧腕长、短伸肌腱;第3鞘通过拇长伸肌腱;第4鞘通过指伸肌腱和示指伸肌腱;第5鞘通过小指伸肌腱;第6鞘通过尺侧腕伸肌腱。上述6个腱鞘中,拇长伸肌腱鞘经常与桡侧腕伸肌腱鞘相互交通,故平常只有5个独立的腱滑膜鞘。这些管内的滑膜鞘如发生慢性炎症或粘连,往往影响肌腱的运动,发生于第1鞘者最常见。拇长展肌腱与拇短伸肌腱的狭窄性腱鞘炎较为常见,也称为桡骨茎突狭窄性腱鞘炎。桡骨茎突狭窄性腱鞘炎的炎症部位在桡骨茎突处,此部位有明确的压痛点,局部可有小的隆起,皮肤无红肿,使拇长展肌腱与拇短伸肌腱伸展的动作可使局部疼痛明显加重,因为这些动作可以刺激炎症腱鞘而诱发症状。

2. 腕背侧肌腱

(1) 浅层肌腱多起于肱骨外上髁的伸肌总腱,由外向内为:肱桡肌腱、桡侧腕长伸肌腱、桡侧腕短伸肌腱、指伸肌腱、小指伸肌腱、尺侧腕伸肌腱。

(2) 深层肌腱:拇长展肌腱、拇短伸肌腱、拇长伸肌腱、示指伸肌腱。

(二) 动脉

腕背动脉网,由桡、尺动脉的腕背支、骨间前动脉后支与骨间后动脉末支形成,动脉间吻合丰富,可利用它切取手背轴型与感觉皮瓣。

第二节　腕　骨

一、腕骨的形态

腕骨由8块骨组成、分为近侧排和远侧排,近排腕骨桡侧至尺侧分别为手舟骨、月骨、三角骨和豌豆骨;远排腕骨桡侧至尺侧分别为大多角骨、小多角骨、头状骨和钩骨。腕骨的背侧面凸,掌侧面横向凹,其凹陷程度取决于舟骨结节和三角骨的突出度,以及豌豆骨和钩骨钩的突出度。此凹陷形成的沟称作腕骨沟,与屈肌支持带构成腕管。

除豌豆骨外,其他所有腕骨均有6个面,各自的掌侧面和背侧面粗糙,有韧带附着。近侧面和远侧面相互关节,一般近侧面凸,而远侧面凹。内、外侧面与邻骨相关节。各骨之间有腕骨间韧带附着。

临床应用要点:手舟骨正常为一块,在发育异常时手舟骨为两块,称为二分舟骨,其分离部位多在中部,与舟骨骨折部位极为相近,需要特别注意识别(图1-6-3、图1-6-4)。由于在标准腕关节后前位片上,舟骨长轴远端向掌侧倾斜,与X线不平行,因此显示缩短,骨折线常不能很好显示而造成漏诊。腕舟骨位可以较好地显示骨折线,X线片中骨折线锐利,而二分舟骨的相对缘平行且光滑;另外,舟骨骨折的压痛点在鼻烟窝部,二分舟骨的压痛点则可能在原发损伤部位;还可以通过拍摄对侧腕关节片来鉴别二者,因为二分舟骨多为双侧变异。如果实在不能区别,可以暂时给予外固定,2周后拍片复查:如果是舟骨骨折则骨折线更为明显,局部压痛依旧;而二分舟骨则局部压痛消失或明显减轻,二分舟骨的形态无变化。CT 三维重建可以提供更多的信息来鉴别。

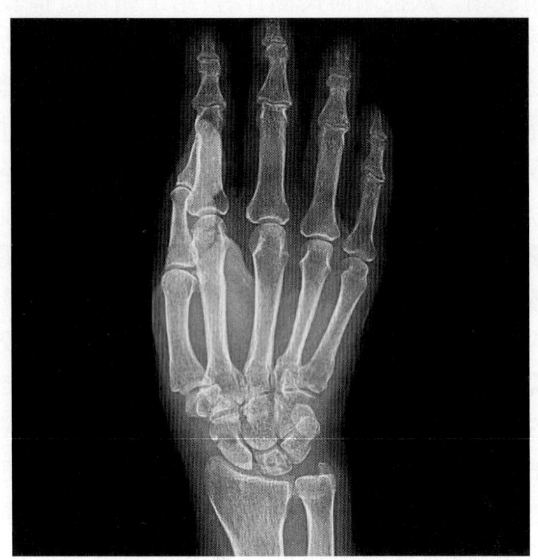
图 1-6-3 舟骨骨折

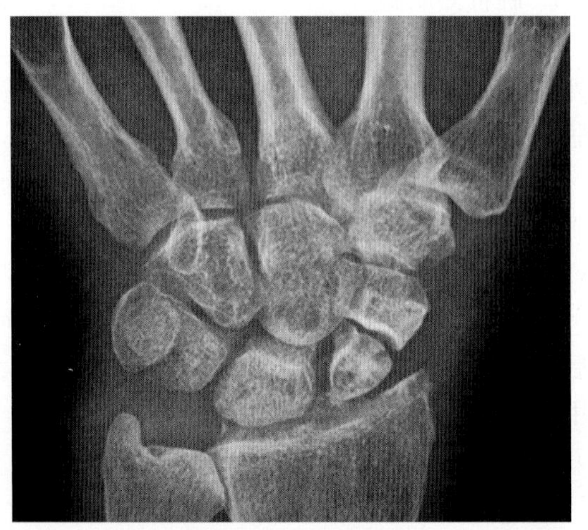
图 1-6-4 二分舟骨

二、腕骨的骨化

出生时,所有腕骨骨化中心仍未出现(图 1-6-5)。但不久头状骨骨化。以后大致每年出现 1 个腕骨骨化中心。1～2 岁时钩骨出现骨化中心,3～4 岁时出现三角骨及月骨的骨化中心,5 岁时出现手舟骨的骨化中心,6～7 岁出现大、小多角骨的骨化中心,10 岁(6～12 岁)出现豌豆骨的骨化中心(图 1-6-6)。腕骨的骨化中心顺序出现,如同自头状骨开始沿腕骨绕一圆周。有的每块腕骨可有两个骨化中心。

腕部骨骼发育规律如下:①女性骨骼发育多早于男性。由于各骨发育超前时间不等,有的骨骼均

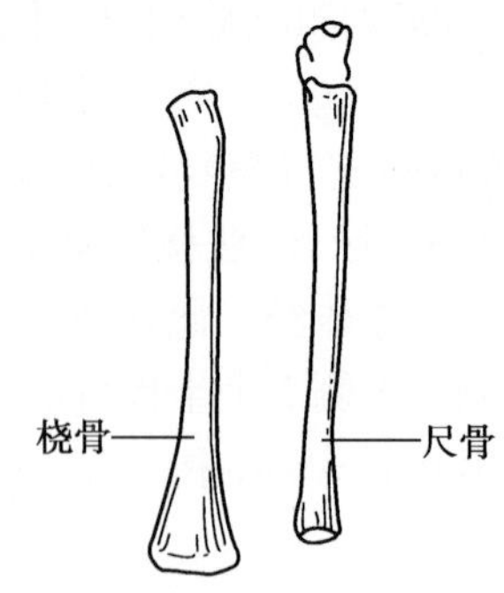

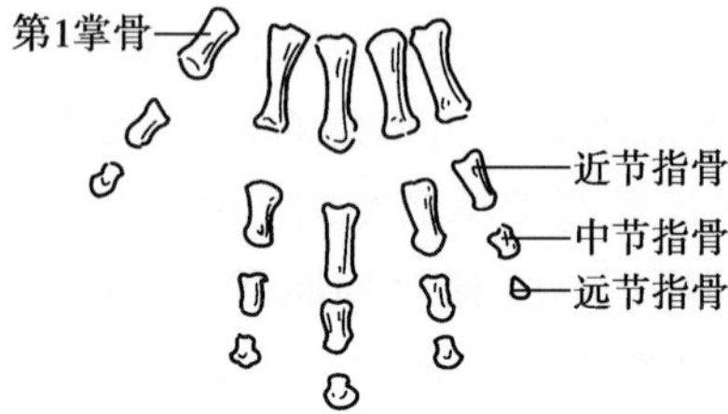

图 1-6-5 出生时腕骨尚未出现骨化中心

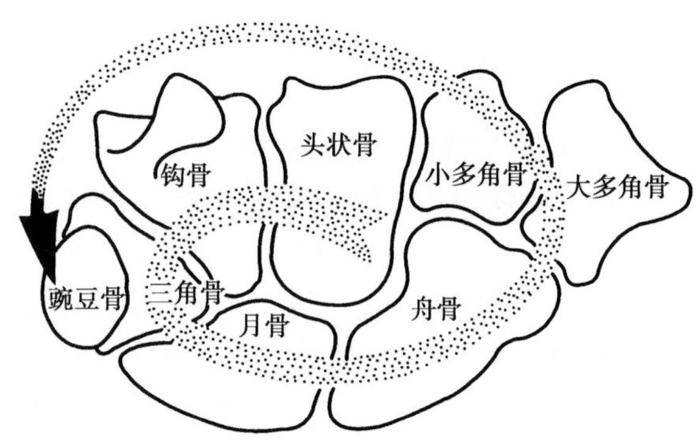

图 1-6-6 腕骨骨化中心出现的次序

值相差最长者可达 2 年以上,仅少数骨骺出现均值男女相等;②男性正常值范围较女性为大;③与美国 Gann 资料相比,我国儿童骨骺的出现时间较美国人延迟。必须说明,除头状骨、钩骨以外,其他各骨骨化中心的出现,可以有先后的改变。男性腕骨骨化中心的出现及骨骺愈合的时间皆晚于女性 1～2 年。

人体骨骼在发育过程中要经过结缔组织、软骨及骨几个阶段。在成人将不存在膜化骨的任何原始部分,但在成长过程中软骨是在多数骨骼上能见到的。利用 X 线检查可以正确地判断软骨于骨骼上存在时间的长短,软骨内骨化中心出现及其干骺闭合的时间。根据这些骨的发育情况来推测被检查者的年龄,称为骨龄测定。根据骨骼的发育年龄与患者的实际年龄作比较,可判断发育是否过早或过迟。

在临床上,一般多选择手、腕和肘部作为估计骨龄的代表部位。在 7 岁以前,主要观察腕部,腕骨在 7 岁以前平均每年出现 1 个骨化中心;7 岁以

后则观察肘部。正常人骨龄因个体、性别、种族和地区有所不同，健康儿童的骨化速度并不完全相同，造成骨龄的估计可能存在一定的误差。男性骨化中心的出现及骨骺闭合的时间均晚于女性1～2年。正常儿童两侧肢体骨化中心的出现非完全对称，左、右手只有半数是对称的，但骨骺闭合则绝大多数是两侧对称，因此在进行摄片时，需摄双侧腕关节以便进行对照。

第三节　腕部的关节

一、桡腕关节

桡腕关节为典型的两轴性椭圆关节，或髁状关节。由舟骨、月骨和三角骨共同构成一椭圆形关节面，与桡骨远端的腕关节面及尺骨头下方的三角纤维软骨构成的关节窝共同连结组成。桡腕关节腔相对宽大，与桡尺远侧关节和腕中关节之间，分别有三角纤维软骨及骨间韧带相隔，彼此不通。但是，有的由于三角纤维软骨穿孔，致使桡腕关节腔与桡尺远侧关节相通；或者骨间韧带不完整，致使桡腕关节腔与腕中关节腔相通。

二、桡尺远侧关节

桡尺远侧关节呈L形，其垂直部位于桡、尺骨下端之间，横部在尺骨头下端与关节盘之间（图1-6-7）。

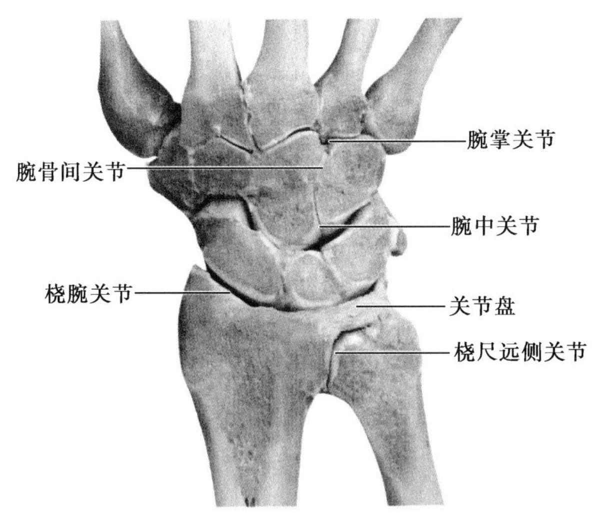

图1-6-7　桡尺远侧关节的组成

（一）桡尺远侧关节的构成

桡尺远侧关节由尺骨头环状关节面构成关节头，桡骨尺切迹及其自下缘至尺骨茎突根部的关节盘共同构成关节窝。腕关节盘或称三角纤维软骨，是一块位于尺骨头与三角骨之间狭长区域内的纤维软骨，平面略呈三角形，中央比周围薄，上下面呈双凹形。关节盘的中央厚3～5mm，但有的中央很薄，呈膜状，容易破裂，其较厚之尖端借纤维组织附着于尺骨茎突的桡侧及其基底小窝，一部分与尺侧副韧带相连。三角纤维软骨较薄的底附于桡骨的尺切迹边缘，与桡骨远端关节面相移行，形成桡腕关节尺侧的一部分，其掌侧及背侧与桡腕关节的滑膜相连。由于桡腕关节的关节囊下部与关节盘相融合，关节囊松弛无力，滑膜向上突出于桡、尺骨间并越过远端骨骺线形成囊状隐窝，容许做旋前和旋后运动。此关节盘除分隔桡尺远侧关节与桡腕关节外，也是尺、桡骨下端相互拉紧与联系的主要结构。关节盘的下面光滑平坦，与桡骨腕关节面之间的分界并不明显，上面因有一部分附着处，故游离面较小，表面也较粗糙不平。

（二）桡尺远侧关节的运动

桡尺远侧关节的主要功能为做旋前、旋后运动，如拨表、摇扇等均需要此种运动。正常时，桡骨能围绕尺骨作150°旋转运动。在桡骨远端骨折时，一般因桡骨远端向上移位，桡、尺骨远端间的关节盘往往受累，如不及时整复，则以后旋前、旋后的动作将受到影响。

（三）腕关节盘损伤

前臂旋转运动时，桡骨远端的尺切迹以尺骨头为轴心，在桡侧作弧形旋转，在旋转过程中，如腕掌部遭到阻力或掌部固定而前臂仍继续用力旋转，则其轴心将离开尺骨头而向桡侧方向移动，致使尺、桡骨的远端距离增加，再加上极度旋前或旋后时，关节盘的背侧或掌侧紧张度增大，从而造成关节盘撕裂。转动改锥、扣排球、旋转机器摇把等前臂极度用力旋转的动作，均可以引起关节盘破裂。

桡腕关节在工作中多呈旋前位，桡腕关节尺偏背伸时，三角骨的近侧面紧压关节盘的腕侧关节面，并在一定程度上限制了它的活动；同时在关节盘的尺骨面则因随同桡骨旋转，需要在尺骨头上滑动，如此在同一关节盘的上下两面出现了动与不动的矛盾。当前臂旋前、桡腕关节尺偏、背伸及手被固定时可发生关节盘撕裂。临床表现为局部肿胀、疼痛、尺骨头向背侧移位、桡尺远侧关节有异常活动。在手部固定并前臂旋转时，旋转应力以手部为杠杆而作用于桡骨，同时旋转中心不再是尺骨，这种情况可使桡尺远侧关节发生异常活动，如旋转力过大，则能引起关节盘破裂。

对腕关节盘损伤的患者可施行腕关节造影，穿刺部位在尺骨茎突内侧及局部皮下浅静脉的外侧，当针尖穿过腕背侧韧带及关节囊进入关节腔时，可有明显的减压感。正常时造影剂仅充盈于关节盘远侧的桡腕关节腔中，但当关节盘发生破裂时，则造影剂可通过破裂缝隙进入桡尺远侧关节及其囊状隐窝中。有30% ~50%的患者，由于退行性变而出现关节盘中心部穿孔，必须与外伤性撕裂相鉴别。穿孔大小1 ~14mm。

（四）桡尺远侧关节与桡尺近侧关节的比较

1. 相同点　①尺骨头如同桡骨头，除内侧的茎突外，大部形成一个圆盘，关节面占圆周的2/3，与桡骨下端内侧的尺切迹相接，桡骨尺切迹即围绕它旋转；②桡尺远侧关节不负重，由手部来的暴力并不经过它而经过桡腕关节传达至尺骨干，负重亦极轻微；③尺、桡骨上下端的骨骺线均位于关节囊内，桡骨上、下骺分离时，均有可能进入关节囊，在一定程度上影响旋前、旋后运动；④关节囊内的滑膜显得很松弛，向上超越关节上约0.5cm，形成一袋形隐窝，与桡尺近侧关节相似，可保证在运动上有较大便利。此隐窝前为旋前方肌所覆盖，因此前臂前侧的深部化脓性病变可影响桡尺远侧关节，而以后由于滑膜的融合，病变亦可波及桡腕关节。

2. 不同点　①桡尺远侧关节有两个韧带，1个起自尺骨茎突，至三角骨及豌豆骨，甚为坚强，如同枢轴；另1个为围绕桡尺远侧关节的疏松关节囊韧带，附于桡、尺骨相对关节面的边缘，称为桡尺掌、背侧韧带，当桡骨围绕尺骨旋前、旋后时，关节囊韧带亦跟随摆动；②桡尺远侧关节主要靠关节盘和桡尺掌、背侧韧带维持稳定，不像桡尺近侧关节有环状韧带环抱桡骨颈，因此在解剖结构上比较不稳定。腕背伸摔跌时，可使桡尺掌、背侧韧带断裂而引起桡尺远侧关节脱位，尺骨头向桡背侧移位；③桡尺近侧关节与肘关节相通。正常情况下，桡尺远侧关节与桡腕关节并不相交通，其间因有关节盘存在而互相隔绝。但在某些情况下，关节盘前、后留有窄缝或者甚至穿孔，这样桡尺远侧关节就与桡腕关节互相交通；④桡尺近侧关节为一在环状韧带内桡骨头自身转动的真正枢轴关节，而桡尺远侧关节在正常活动情况下尺骨不动，仅系桡骨的尺切迹围绕尺骨头并以其为轴心，做150°左右的弧形旋转，其周围并无桡尺近侧关节所具有的环状韧带，而仅以关节盘直接相连。

三、腕中关节

腕中关节亦称腕横关节，位于远近两排腕骨之间，略呈一横置的S形。从广义讲，它是腕关节的一个组成部分。在正常情况下，腕中关节和桡腕关节是不通的，如果创伤和退行性病变造成连接近排腕骨的韧带撕裂，则两个关节腔就会相通。腕中关节是双动关节，是由形态特征明显不同的两个部分组成：①滑动关节：即腕中关节的桡侧半，由舟骨与大、小多角骨相关节，故又称舟大小多角关节，关节活动范围小；②髁状关节：即腕中关节的尺侧半，由头状骨和钩骨的近侧面形成一髁状，与舟骨、月骨和三角骨形成的凹面相关节，关节活动范围大。

四、腕骨间关节

（一）近排腕骨间关节

近排腕骨间关节除豌豆骨与三角骨之外，舟骨与月骨和三角骨之间均没有独立的关节囊和关节腔，相邻骨之间借韧带相连。

创伤和退行性改变均可以造成近排腕骨间关节骨关节炎，成为腕尺侧痛的原因之一，以退行性改变更为多见。近排腕骨间关节的退行性改变多发生在豌豆骨和三角骨关节面的远侧、桡侧以及桡远侧，另外也可见于三角骨关节面的尺侧。

在正常情况下，有多方向的动力作用于豌豆骨，引起近排腕骨间关节的大量活动。近排腕骨间关节本身是一个很不稳定的平面关节，但是起止于豌豆骨和近排腕骨间关节囊的肌腱和韧带，对豆三角关节的稳定有重要的作用。由于尺侧腕屈肌腱的牵拉，豌豆骨的近侧和内侧不断受力，为了达到平衡，豌豆骨远侧和外侧的结构，包括腕横韧带、腕掌侧韧带、豆掌韧带和豆钩韧带就变得坚实。在腕关节屈曲时，作用于豌豆骨的力通过尺侧腕屈肌腱传递到豆掌韧带和豆钩韧带，所以，尺侧腕屈肌腱以及豆掌韧带和豆钩韧带对豌豆骨和近排腕骨间关节的稳定起一个平衡的作用，一旦这种平衡被打乱，就会引起近排腕骨间关节的功能紊乱，导致豌豆骨的脱位和继发近排腕骨间关节的退行性病变。所以，在进行Guyon管减压时，除了切除真正的病变以外，要尽量

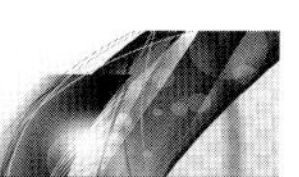

保护该关节周围的组织结构，如豆钩韧带等。

豌豆骨除了参与组成豆三角关节外，还是尺侧腕屈肌腱、韧带等软组织的附着点，起一个杠杆作用，类似髌骨，并有利于腕尺侧的稳定。豌豆骨切除后，虽然腕关节的活动范围和功能没有多大改变，但可降低腕关节的握力。因此尽量不要将其轻易切除，如有必要切除时，必须行骨膜下切除，并且重建豌豆骨周围的软组织，尤其是不要改变尺侧腕屈肌腱的止点。

（二）远排腕骨间关节

远排腕骨间关节由大、小多角骨、头状骨和钩骨通过其相邻的骨间韧带连接而成，包括大小多角骨间韧带、小多角头状骨间韧带和钩头骨间韧带。

五、腕关节的运动

腕关节的运动有：屈、伸、桡偏及尺偏。通常以解剖位前臂、掌指均伸直为0°，即中立位0°测量法，测关节各方向运动所达角度。旋转运动主要是桡尺骨之间的旋转带动腕与手旋转。

1. 掌屈　掌屈为前臂伸直时手掌向前运动之角度。以肱骨外上髁与桡骨茎突之连线为基准，测量第3掌骨背面与基线形成的角度。正常为50°～70°。日常活动为40°。

2. 背伸　背伸亦称后伸，为手掌向背伸运动之角度。以肱骨外上髁与桡骨茎突之连线为基准，测量第3掌骨背面与其形成的角度，正常为35°～60°。相当于拇指垂直外展时与手指夹角的平分角度，分角线与前臂长轴一致。日常活动为30°（图1-6-8）。

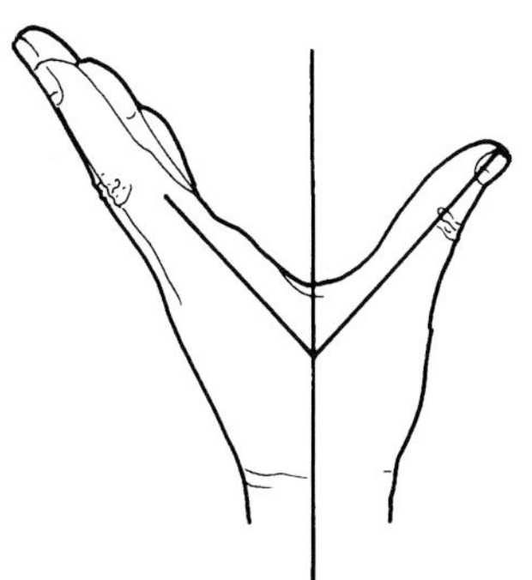

图1-6-8　拇指垂直外展

六、桡偏

桡偏为手掌向桡侧倾斜之角度。以肱骨外上髁与Lister结节内侧缘及月骨背侧突外缘连线为基准，测量第3掌骨长轴与此基线形成的角度（图1-6-9）。正常为20°。日常活动为10°。

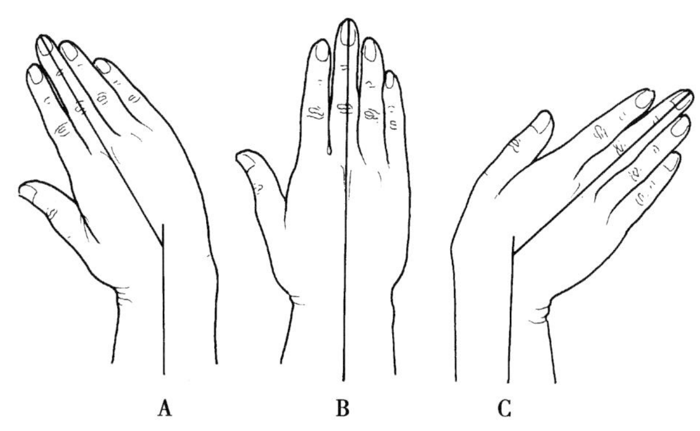

图1-6-9　腕关节桡偏与尺偏
A. 桡偏；B. 中立位；C. 尺偏

七、尺偏

尺偏为手掌向尺侧倾斜之角度。以肱骨外上髁与Lister结节内侧缘及月骨背侧突外缘连线为基准，测量第3掌骨长轴与此基线形成的角度，相当于拇指伸直水平外展时与手指夹角的平分角度，分角线与前臂长轴一致。正常为30°～40°。日常活动为15°。

（徐永清　杜心如　丁自海）

参考文献

1. 徐永清，钟世镇，徐达传，等. 腕关节韧带的解剖学研究. 创伤外科杂志，2006，8（1）：52-54
2. 徐永清，钟世镇，徐达传，等. 腕关节韧带解剖及组织学特性研究. 中华创伤骨科杂志，2005，7（12）：1147-1151
3. 徐永清，钟世镇，徐达传. 腕关节韧带解剖学及神物理学特性研究进展. 中国临床解剖学杂志，2000，18（3）：280-281
4. 朱跃良，徐永清，杨军，等. 腕和足韧带解剖学比较研究. 解剖与临床，2008，13（6）：387-390
5. 靳安民，汪华侨. 骨科临床解剖学. 济南：山东科学技术出版社，2010
6. 丁自海，裴国献. 手外科解剖与临床. 济南：山东科学技术出版社，1993
7. 杜心如，徐永清. 临床解剖学丛书——脊柱与四肢分册. 北京：人民卫生出版社，2014，71-88

第七章　手　部

手具有多重功能，又是最常见受伤部位，手外科的目的就是要恢复手结构的完整性，最大限度地恢复和保存手的功能。本章仅从灵活性和稳定角度讲解相关解剖内容。

第一节　手的姿势

手静止状态包括休息位和功能位，可使手部充分休息及处于运动前的最佳准备姿势。休息位是指手处于自然静止状态下的一种半握拳姿势，此时作用于手部的各组拮抗肌的张力呈现相对平衡状态。休息位是手最稳定的姿势，手在较长的时间内维持在这种姿势一般不至于发生疲劳（图 1-7-1）。

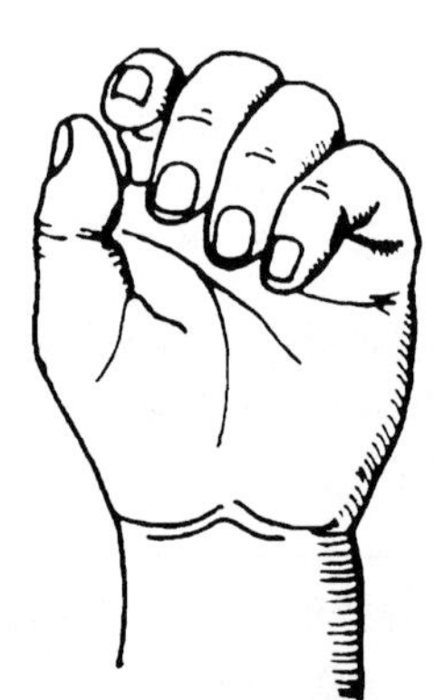

图 1-7-1　手的休息位

休息位时，腕关节背伸 10°～15°，伴有轻度尺侧偏斜，拇指轻度外展，指腹接近或触及示指远侧指间关节的桡侧缘，其他各指的掌指关节和指间关节皆呈半屈位，示指屈曲度较小，越向小指屈曲度越大。

手的功能位是手处于运动前能最大限度发挥其功能的位置或姿势。此时前臂半旋前位，腕背伸达 20°～25°，尺侧偏斜约 10°。拇指充分外展，掌指关节和指骨间关节微屈，处于对掌位。其他 4 指分开，关节屈曲程度不尽相同，即掌指关节屈曲 30°～40°，近侧指间关节屈曲 60°～80°，远侧指间关节屈曲 10°～15°（图 1-7-2）。

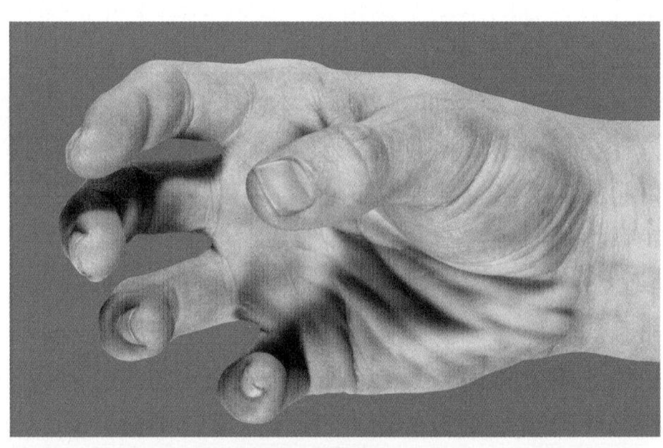

图 1-7-2　手的功能位
A. 前面观；B. 侧面观

功能位是手进行各种活动（如张手、握拳及捏物等）之前的准备姿势，根据需要手可迅速地发挥其功能。从整体上看，功能位反映出持握时所需要的关节运动范围最小，如果拇指和其他手指有单个或多个关节僵直，在此位置上恢复其有效的活动范围比较容

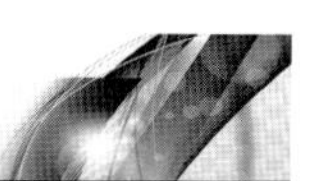

易,因为拇指对掌姿势几乎已经充分,只要那些仍能活动的关节稍加屈曲即可完成某一功能。所以,处理手外伤尤其是骨折时应将手固定于此种姿势。

临床应用要点:有时临床上为了保证肌腱、神经断裂处的缝合稳定,可采用保护性的制动位,即临时制动的非功能位,这种姿势只能短期使用。如在腕部正中神经、尺神经或屈肌腱被缝合后,腕关节保持40°制动屈曲位3周才比较安全。同时使掌指关节屈曲近80°,指间关节处于自然伸直位,这是因为在强迫屈曲位制动后,恢复手指的伸展功能很困难。当修复背侧组织时,腕关节需制动在伸直位,但掌指关节至少要有10°的屈曲。

第二节 手部软组织

手部皮肤为适应手部精细而复杂的功能,由于手掌侧和背侧的皮肤在功能上有差异,因此其结构也各不相同。

一、手掌部皮肤

为适应持握、摩擦等功能的需要,手掌角化层较厚,此层角质细胞可达数十层,体力劳动者更厚。角化层能有效地阻挡异物的侵入及耐受机械性摩擦。掌侧皮肤有许多皮纹,根据掌侧皮肤皮纹的粗细分为粗纹和细纹。粗纹包括掌近侧横纹、掌中间横纹和掌远侧横纹。掌侧皮纹的细纹很多,其中位于指腹处的称为指纹,指纹生来具有,存在明显的个体差别,并较为稳定,终身不变,这也是法医学常用的检验指标之一。

手掌侧皮纹增加了皮肤的摩擦力,有利于抓捏细小的物体。粗纹深面无浅筋膜,直接连于深部结构,这对固定掌侧皮肤具有重要意义。指掌侧横纹连于指屈肌腱鞘,故当此处刺伤后易发生腱鞘炎症。掌中横纹和掌远侧横纹指示着掌指关节水平,故在前臂做石膏固定时石膏绷带在手掌的长度应以这些横纹为限,超过这些横纹时手指活动受限,易发生掌指关节僵直。

掌侧皮肤厚而硬韧,弹性较差,不易移动。皮肤向深面发出许多纤维束穿过浅筋膜连于深筋膜、腱鞘等深部结构。这种紧密连接减少了皮肤的弹性和移动能力,有利于抓握物体。由于真皮与深部结构的连接纤维束存在,手掌侧部浅筋膜中的脂肪组织被分割成许多海绵状的皮下脂肪衬垫。这种衬垫在鱼际处较厚,掌心中央三角区较薄,粗皮纹深面缺如。皮下脂肪衬垫能保护深面的血管、神经和肌腱等结构,并增加手的抓握能力。由于上述结构特点,掌侧的皮肤缺损时常不能自行闭合,也难用其他部位的皮瓣转移代替缺损的创面,若任其自然愈合则易形成瘢痕影响功能。

临床应用要点:手掌侧皮肤无毛发及皮脂腺,但有丰富的汗腺。手术切口尽量不要在皮纹最低处,因为汗液浸渍,切口不易愈合,易感染。由于无皮脂腺,故手掌皮肤无油滑性。

手指远节掌侧的皮下组织又叫指髓。指髓可分为近、远侧两部,近侧指髓附着于远节指骨屈肌腱鞘的斜韧带上,相对活动,主要为脂肪组织和少量纤维束,内有大量的触觉小体。远侧指髓比较固定,被明显的纤维束固定于远节指骨粗隆上。指髓的纤维脂肪结构如同手指的衬垫,具有利于握取及吸收压力的作用,且触觉敏感。远侧指髓在指尖捏物时可以分散压力(图1-7-3)。真皮中含有丰富的神经末梢和特定感受器,故手部皮肤的感觉较腹部皮肤敏感20倍。

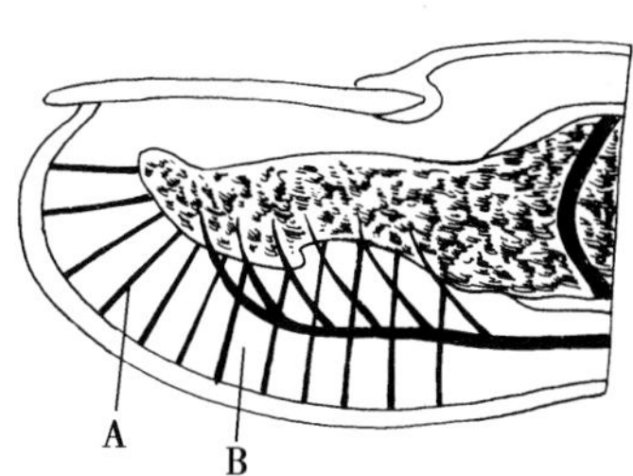

图1-7-3 手指远端的指髓间隙

二、掌腱膜

手掌的深筋膜在掌中部特别致密,称为掌腱膜。由于掌腱膜与皮下组织连成一坚厚的结构,可以看作为掌部屏障,对深部的血管、神经有保护的作用,特别是握硬物时,也不影响血管、神经的正常功能。但是,当手掌感染时却是一个炎症扩散的障碍,因为掌侧红肿的表现远不如在薄且松软的手背皮肤处明显,有可能造成感染定位上的错觉。

掌腱膜向深部发出两个明显的间隔,分别止于第3掌骨和第5掌骨,致将手掌分成鱼际间隙、掌中

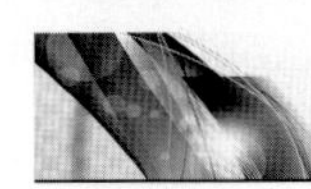

间隙和小鱼际间隙。掌腱膜是比较恒定的结构，而且与掌长肌之有无不存在因果关系，即当掌长肌缺如时，掌腱膜亦不减弱。

在手背有皮下间隙和腱膜下间隙。皮下间隙位居皮下和手背肌腱之间，较疏松，感染常可扩散至整个手背。腱膜下间隙位于手背腱膜和伸肌腱之深面，其两侧附着于第2、5掌骨，在掌骨小头处与伸肌腱膜相愈合。因此当因刺伤或掌骨骨髓炎等发生感染时，有蔓延至前臂的可能。

三、手肌

手肌包括内在肌和外在肌，前者包括鱼际肌、小鱼际肌、蚓状肌和骨间肌，后者包括从前臂下行的屈肌腱。

1. 鱼际肌　鱼际肌位于手掌桡侧，是作用于拇指的一组肌，包括拇短展肌、拇短屈肌、拇对掌肌及拇收肌。

2. 小鱼际肌　位于手掌尺侧，是作用于小指的一组肌，包括掌短肌、小指展肌、小指短屈肌及小指对掌肌。

3. 中央部肌及肌腱　包括蚓状肌、骨间肌及由前臂下行的屈肌腱。

手在握物前，指骨间关节必须伸展，如不能采取这种准备姿势，握物将遇到困难。正常握拳时，必须掌指关节和2个指间关节一同屈曲，骨间肌和蚓状肌瘫痪后，掌指关节仅能依靠指屈肌的作用，即在近、远侧指间关节充分屈曲后，才能使掌指关节屈曲。这种屈掌指关节和伸指间关节的功能，虽通过肌腱移位可以重建功能，但手的精细动作却难以恢复。

临床应用要点：掌骨干骨折较为多见，由于屈肌及骨间肌的作用，骨折多向背侧成角。近节指骨骨折多发生于骨干中部，由于骨间肌、蚓状肌的作用，骨折近侧断端呈屈曲位，而伸肌腱的张力作用，可使骨折断端向掌侧成角（图1-7-4）。如不予矫正，骨折掌侧成角处，正好抵在屈肌腱上，限制屈肌腱的活动，并发生粘连。

中节指骨骨折后发生的畸形，根据部位而有所不同，如骨折线位于指浅屈肌腱止点的近端，由于骨折远侧断端被指浅屈肌牵拉，骨折远侧断端屈曲，形成背侧成角畸形；如骨折线位于指浅屈肌腱止点的远端，则由于指浅屈肌的牵拉，使骨折近侧断端屈曲，形成掌侧成角畸形（图1-7-5）。

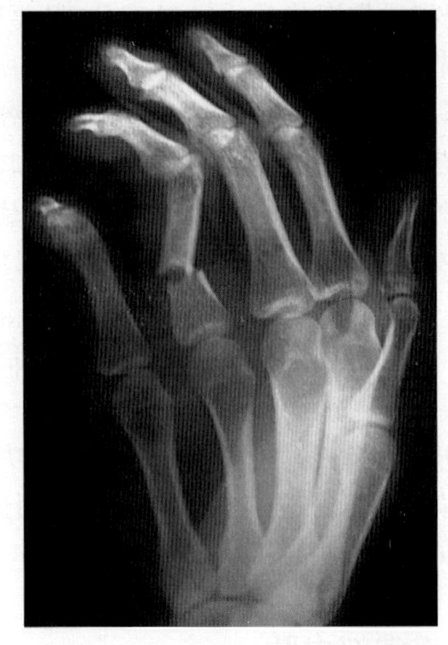

图1-7-4　近节指骨骨折后骨折断端移位

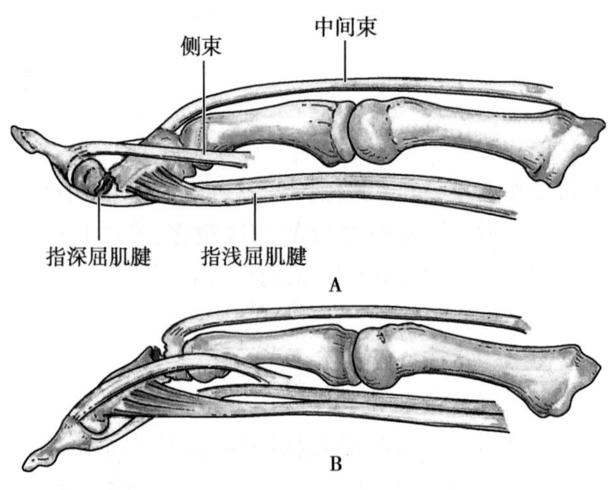

图1-7-5　中节指骨骨折后骨折断端移位
A. 伸指时；B. 屈指时

四、指屈肌腱

1. 指浅屈肌腱在腕部分散，彼此互不连接，当共同经过腕管到达手掌时，与其深面的指深屈肌腱伴行，直到手指腱鞘。指浅屈肌腱进入鞘管后，立即分成两半，合抱其下面的深肌腱，分成的两半在未附着中节指骨掌面两侧之前，于近侧指间关节部位，有相当长的一段又重新连结。指浅屈肌腱的止点紧靠手指腱鞘附着处，手指皮肤的横纹或稍位于远侧的割伤，常伤及此腱，指深屈肌腱完全被离断后，缩回至指根部，而指浅屈肌腱的两半则在其线形附着的起点远侧被离断。指浅屈肌腱附着于近侧指间关节的关节囊及近侧指骨远端的三角形短腱纽，可当做腱的真正附着部分，结果是指浅屈肌腱保存了它的

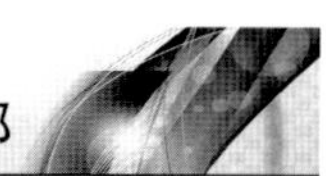

止点近侧部分，仍有相当功能，主要依靠关节部分残留的瘢痕维持。

指浅屈肌腱两半所形成的隧道，其宽度正好容纳指深肌腱通过。因此如在隧道内修复深肌腱，缝合反应会使肌腱在隧道内卡住，而于该处发生粘连。

当腕关节伸直而手指从充分伸直位到各指间关节完全屈曲时，指浅屈肌腱的任何一点向近端移动的距离一般为2.8cm。如指浅、深屈肌腱都完整，手指的屈曲应从近侧指间关节开始，继以远侧指间关节；如仅存在指深屈肌腱，运动的次序相反。指浅屈肌腱虽然对手指屈曲有一定作用，但切除后对手指屈曲影响较小，如果深、浅屈肌腱同时断裂，仅修复深肌腱比同时修复深、浅肌腱要好，因为在后一种情况下往往会引起粘连。

2. 指深屈肌腱及拇长屈肌腱　指深屈肌腱在掌指关节以上呈卵圆形，在指浅屈肌腱分裂成V形裂隙前，指深屈肌腱呈扁宽状，在V形裂隙尖处则明显变窄厚，其侧面与指浅屈肌腱相适应。在浅肌腱形成的裂沟中，深肌腱再度呈扁宽状，出裂沟后又变窄，随后呈扁平扇状止于远节指骨底。

指深屈肌腱外形上的改变与指浅屈肌腱分裂形成的“隧道”完全相适应。从力学观点看，腱纤维的扭转使腱更为坚韧，也便于力的传递。指深屈肌腱的构造说明其在屈指活动中较指浅屈肌腱更强而有力。

拇长屈肌腱在近节指骨近端也逐渐加宽，平指间关节处，腱明显狭窄但不增厚，最后腱束成扇形止于远节指骨底。拇长屈肌腱纤维束的排列与指深屈肌腱相似。

拇指先天性扳机指表现为拇指远侧指间关节固定性屈曲性挛缩，多为双侧性。由于幼儿并不感觉疼痛，常不引起家人注意，直至1~2岁后始被发现。约30%在出生后1年畸形可自动消失，故手术宜在2岁左右施行，延期手术将遗留15°屈曲畸形。罕见情况下可出现多指先天性扳机指，甚至在伸直位交锁，患儿不能握拳。

五、手部血管

1. 手部动脉　手部动脉主要直接来自尺动脉和桡动脉，此外前臂的骨间前动脉和骨间后动脉参与腕部动脉网的构成（图1-7-6）。个别个体尚存在较发达的正中动脉，供应手掌近侧浅层组织。

腕部动脉：包括腕掌网和腕背网。前者位于桡、

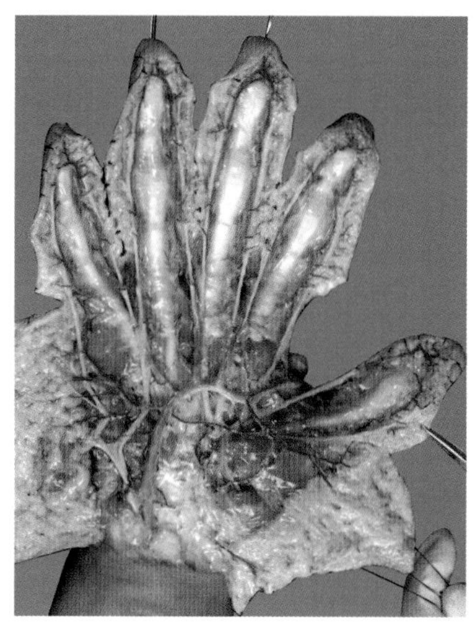

图1-7-6　手部动脉

尺骨下端和近侧排腕骨的前方，由来自桡动脉和尺动脉的腕掌支、骨间前动脉的分支以及掌深弓的数个返支共同构成。该动脉网分支营养腕骨、腕关节及桡、尺骨远端的掌面。后者位于腕骨的背面，由来自桡动脉和尺动脉的腕背支、骨间后动脉和掌深弓发出的近侧穿支共同构成。其中单独由桡动脉腕背支与骨间后动脉构成的动脉网占50%。该动脉网分支营养腕骨、腕关节及桡、尺骨远端的背面。

2. 手部动脉配布规律和交通　张绍祥（1991）完成的手部断面解剖研究证实，动脉在不同平面的配布具有规律性。在手掌近段（远侧列腕骨及掌骨底）的动脉排列成两层，即以尺动脉分支为主形成的腕掌网，以桡动脉分支为主构成的腕背网。在手掌中段（掌骨中、远1/3段）的动脉排列成三层，即以掌浅弓及指掌侧总动脉形成的掌浅动脉层；掌深弓及其掌心动脉形成的掌深动脉层；掌背动脉形成的背侧动脉层。通常描述的手掌及手背动脉的三层配布规律即存在于此段。在手掌远段（第2~4指的掌指关节及近节指骨底）的动脉排列成两层，即指掌侧总动脉、示指桡掌侧动脉形成的掌侧动脉层，掌背动脉形成的背侧动脉层。

一般认为，尺动脉主要供应掌浅层和尺侧3.5个手指，小鱼际和尺侧3个手指是其优势区。桡动脉及其分支主要供应掌深层、手背侧和桡侧1.5个手指，桡侧深层和拇指是其优势区。以层次划分桡、尺动脉的供区比较合理。

在手部，桡、尺侧方向上和掌、背侧方向上存在广泛的交通。在腕平面，桡、尺动脉分出的腕掌支和腕背支在腕掌、背侧构成的腕掌网和腕背网，为桡、

尺动脉之间的第1级交通通道。在掌骨底平面有掌深弓，为桡、尺动脉之间的第2级交通通道。掌深弓向近侧发出返支与腕掌网交通，向背侧发出穿支与掌背动脉交通，向掌侧发出分支直接与掌浅弓交通。在此平面上，以掌深弓为中心向六个方向交通形成立体动脉网络系统，因此可以认为，掌深弓是桡、尺动脉间最重要的交通通道。在掌骨中、远段的掌浅弓形成了桡、尺动脉之间的第3级交通通道，此通道主要连接桡、尺侧方向上的血管，掌浅弓或分支还发出远侧穿支与掌背动脉交通。

纵观手部的血管分布，可见其血供优势区在掌近段以背侧为主，掌中段以掌深层为主，掌远段以掌浅层为主。由近段至远段，血供优势由背侧逐渐转向掌侧，由掌深层转向掌浅层，根据血供优势转变的特点，在不同平面断掌再植时应选择适当的吻接血管，这对提高手术成功率有所帮助。

临床应用要点：临床上为了了解阻断桡动脉或尺动脉是否会发生手部某区域缺血性坏死（如前臂桡动脉岛状皮瓣或逆行皮瓣），常应用超声多普勒作手部血供的优势动脉、掌弓的连续性、血流方向及侧支循环的血流动力学测定。

3. 手指动脉　从理论上讲，每一个手指都有4条动脉供应，即2条指掌侧动脉和2条指背动脉，实际上能看到有明显主干的是2条指掌侧固有动脉，指背动脉除拇指的以外一般不发达，只是一些分散的细小分支。

手指掌侧固有动脉及其分支在走行和分布上是有规律的，尤其是掌侧固有动脉与指屈肌腱鞘的位置关系以及3个掌横弓与近、远侧交叉韧带和指深屈肌腱止点的位置关系非常恒定，在手术时可作为确定指掌侧固有动脉及其掌横弓的标志。中间和远侧掌横弓的外径较大且恒定，可根据不同长度和方向向近侧或远侧修复血管缺损。由于存在较大的背侧皮支，因此每一指节的背侧皮肤可视为潜在的带背侧皮肤血管的皮瓣。在做指甲近侧皮肤和其他软组织手术时应注意中间掌横弓发出的参与近侧甲弓形成的分支，以避免破坏手指远段皮肤的血供。由于掌侧固有动脉向背侧分支较多且粗大，在手指的手术切口应限于指掌侧固有动脉的掌侧面。

从功能上讲，手指的小血管有两种，一种为营养血管，它包括微动脉、毛细血管和微静脉，血流通过这些血管营养手指。另一种为调节血管，它包括微动脉和微静脉，二者直接相通，血流可借此通道直接由动脉进入静脉而不通过毛细血管网，对手指无营养作用，调节血管的微动、静脉吻合口处在体温升高时开放，寒冷时关闭，能起调节和维持正常体温的作用，通道的开放和关闭由交感神经控制。

4. 手部静脉　过去对手指静脉的重要性未给予足够的重视，但它的重要性在断指再植中已被证明，手指静脉性充血比动脉性缺血更易造成再植失败。

在掌部，手掌背侧浅静脉借两个较大的交通支与掌深静脉相连，一个是位于第1掌骨间隙的交通支，连接着掌浅静脉弓的外端与头静脉的起始部；另一个是位于小鱼际肌近端的交通支，连接着掌深静脉弓的内端与贵要静脉的起始部。掌深静脉没有静脉瓣。

（徐永清　丁自海）

参考文献

1. 靳安民，汪华侨. 骨科临床解剖学. 济南：山东科学技术出版社，2010
2. 杜心如，徐永清. 临床解剖学丛书——脊柱与四肢分册. 北京：人民卫生出版社，2014，90-122
3. 王斌，李洁，赵刚，等. 尺神经深支的影像解剖. 中华显微外科杂志，2012，35(2)：215-217
4. 丁洁，梁炳生，贾英伟，等. 正中神经掌皮支的局部解剖与临床意义. 中华手外科杂志，2013，29(4)：305-307

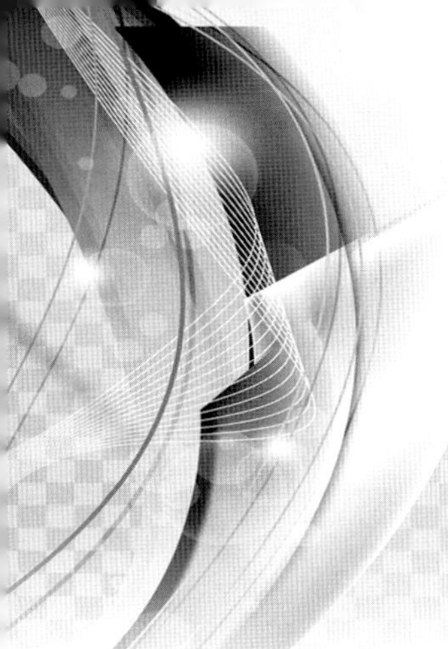

第二篇

下　肢　篇

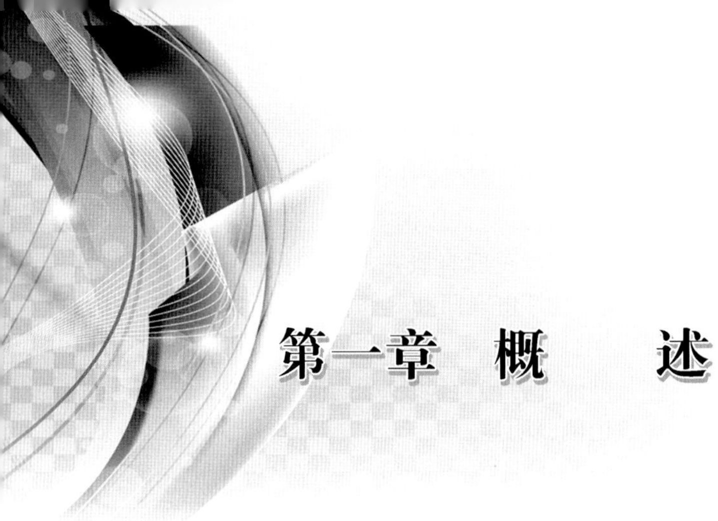

第一章 概　述

相对于上肢，下肢骨骼比上肢粗大，骨连结的形式较上肢复杂，稳固性大于灵活性。下肢的肌肉亦较上肢发达。

第一节　下肢的表面解剖

一、常用的骨性标志

（一）臀部与大腿部

1. 髂前上棘（anterior superior iliac spine）　为腹股沟韧带及缝匠肌的附着部，是常用的骨性标志，手术切口的选择及测量常以此为定位标志。

2. 髂嵴（iliac crest）和髂结节（tubercle of iliac crest）　从后面看，髂嵴最高点相当于第4腰椎棘突，在腰椎后路手术时常以此作为节段定位的参考。

3. 髂后上棘（posterior superior iliac spine）　为骶结节韧带、骶髂后韧带及多裂肌附着。可在臀部上方的凹陷内摸到，该点位于第2骶椎、骶髂关节的中部以及硬脊膜囊末端的水平。髂后上棘也是经常选用的取髂骨和骨髓穿刺部位。

4. 坐骨结节（ischial tuberosity）　站立时坐骨结节被臀大肌覆盖；在髋关节屈曲时，坐骨结节从臀大肌下缘显露到皮下，与皮肤之间只有一层脂肪垫和坐骨结节滑囊，所以可清晰地被触摸到。坐骨结节囊肿的患者可在此处触到肿大的囊肿（图2-1-1）。

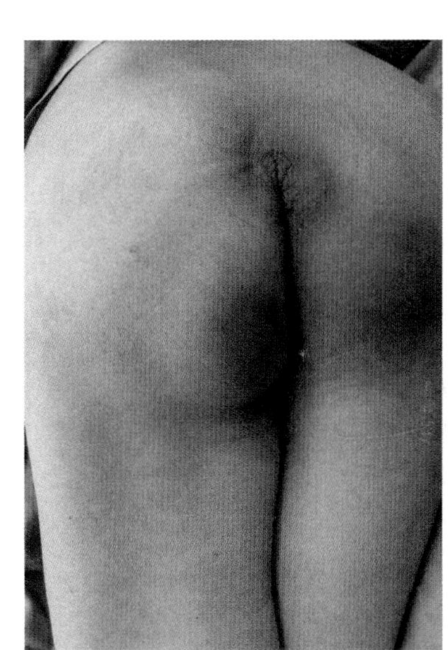

图2-1-1　坐骨结节囊肿

5. 股骨大转子（greater trochanter）　是髋部侧面凹陷前方的隆起。当臀中肌特别发达凸出时，大转子处呈一凹陷，以手按此处，屈伸下肢，即可感到大转子的滑动。由于阔筋膜张肌位于大转子和髂嵴间，当大腿内收时，髂胫束紧张，大转子上缘不易摸到；外展时，髂胫束松弛，大转子比较容易摸到。髂胫束挛缩的患者髋关节屈伸时可以清楚地感知大转子与髂胫束的摩擦和弹响，与髋关节内弹响明显不同，具有鉴别诊断意义。

（二）膝部与小腿部

1. 髌骨（patella）　位于股四头肌腱中，浅居皮下。当膝关节完全伸直时，股四头肌松弛，可摸到髌骨在股骨下端翘起并可移动。髌骨的下界在膝关节线的上方超过1cm。髌骨可以清楚触及，当骨折时其完整性破坏，可以触及骨折线及骨折块甚至骨擦感，对诊断有重要意义。

2. 股骨内侧髁（medial condyle of femur）和股骨外侧髁（lateral condyle of femur）　浅居皮下，为股骨分别向内侧和外侧的最突出部。

3. 胫骨内侧髁（medial condyle of tibia）和胫骨外侧髁（lateral condyle of tibia）　为胫骨上端向内外

突出，内侧髁较大，外侧髁较突出。屈膝时，在髌韧带两侧可以摸到。

4. 胫骨粗隆(tibial tuberosity)　也称胫骨结节。位于髌韧带下端，胫骨前嵴上端，是胫骨上端前面与体相接处一个三角形粗隆。为髌韧带附着，下部则粗糙，粗糙区可摸到，其与皮肤仅隔髌下皮下滑囊。

5. 腓骨头(head of fibula)　位置相当于腓骨在小腿后外侧面上部的轻度隆起，位于股骨外侧髁的后下方，在膝关节水平的下方不超过1cm处。

(三) 踝部与足部

1. 内踝(medial malleolus)和外踝(lateral malleolus)　外踝较内踝的位置向下并更向后。

2. 跟骨结节(calcaneal tuberosity)　为跟骨体后端突出，是跟腱的附着部。

3. 舟骨粗隆(tuberosity of navicular bone)　位于足内侧缘，是足舟骨内侧面一向下方的圆形粗隆，为胫骨后肌腱的附着部。

4. 第5跖骨粗隆(tuberosity of the fifth metatarsal bone)　位于足外侧缘，是第5趾骨底的外侧一乳头状突起，为腓骨短肌和第三腓骨肌的附着部。

二、软组织标志

(一) 臀部

1. 臀裂(natal cleft)　在上方起于第3、4骶椎，在下方分隔臀部。

2. 臀大肌(gluteus maximus)　身体直立时，臀部向后凸的隆起为臀大肌的轮廓。臀大肌的上缘约在髂后上棘外侧3cm处起于髂嵴，向下外到大转子尖，它的下缘与坐骨结节经臀襞中点到大转子下方约9cm处画线相对应。

3. 臀中肌(gluteus medius)和臀小肌(gluteus minimus)　臀中、小肌都位于臀大肌的上外侧和髂嵴前部的下方的浅窝内，当用一侧下肢站立时，可显示这两块肌。

(二) 大腿部

1. 臀襞(gluteal fold)　呈水平位，是大腿后面的上界，它不与臀大肌的下缘相对应，是由皮肤和深筋膜之间的纤维性结缔组织构成的。先天性髋关节脱位患儿双侧臀襞不在同一水平上。

2. 腹股沟襞(the fold of the groin)　为一斜行的皮肤皱襞，标志着大腿前部与腹前壁的分界线。其深面为腹股沟韧带。

3. 股四头肌(quadriceps femoris)　在大腿前面的凸起是由弯曲的股骨和覆盖大腿前面的股四头肌构成的。可以辨认股四头肌的三个头：在大腿屈曲和内收时，可见股直肌在大腿前面形成向下方的狭长隆起，位于缝匠肌和阔筋膜张肌所组成的夹角内；股内侧肌形成髌骨内侧上方的隆起；股外侧肌形成髌骨外侧上方的隆起，较股内侧肌位置稍向上，但不如股内侧肌明显。

4. 缝匠肌(sartorius)　可以从髂前上棘向下内追踪该肌到大腿内侧中部。在远侧部该肌如同一条纵嵴行向股内侧髁的后方。

5. 内收肌群(adductor group of thigh muscles)　大腿内侧上部的肌隆起是由内收肌群形成的。耻骨的下方可触摸到长收肌的起始肌腱。

6. 髂胫束(iliotibial tract)　用力伸下肢时，在大腿外侧可见髂胫束紧张于皮下，尤其在下段更为明显。

(三) 膝部

1. 腘窝(popliteal fossa)　当膝关节屈曲时，在膝的后方能看到大而深的窝。

2. 股二头肌(biceps femoris)　在腘窝的外上界，可摸到其肌腱止于腓骨头。

3. 半腱肌(semitendinosus)和半膜肌(semimembranosus)　在腘窝的内上界，可摸到它们的肌腱止于胫骨，其中半腱肌腱较窄，位置浅表且略靠外，而半膜肌腱粗而圆钝，位于半腱肌腱深面的内侧。

4. 髌骨内侧沟(medial groove of patella)和外侧沟(lateral groove of patella)　膝关节伸直时，髌骨内、外侧缘与股骨内、外侧髁间各有一沟，称髌骨内侧沟和髌骨外侧沟，当膝关节内有积液时，上述两沟消失，甚至膨隆。

5. 髌韧带(patellar ligament)　髌骨尖向下与胫骨粗隆间的隆起为髌韧带的轮廓。

(四) 小腿部

1. 小腿前群肌(anterior group of leg muscles)　形成小腿前外面的隆起，在足内翻和背屈时该隆起较明显。这些肌的肌腱在小腿的下1/3处。在胫骨前缘的外侧可看到胫骨前肌腱。

2. 腓骨长肌(peroneus longus)　当足外翻和跖屈时，在小腿的外侧面能看到腓骨长肌形成的狭长隆起。

3. 小腿三头肌(triceps surae)　腓肠肌和比目鱼肌形成的肌隆起。当足跖屈或提足跟、足尖着地站立时，可分辨这两块肌。腓肠肌的两个头在上方联合形成腘窝的下角。

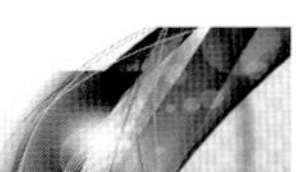

（五）踝部和足部

1. 小腿前群肌腱(tendons of anterior group of leg muscles) 足背屈时，在踝部自内向外侧可见胫骨前肌腱、踇长伸肌腱和趾长伸肌腱。足趾背屈与足内翻联合运动时胫骨前肌腱在足部明显突起，追踪该肌腱向下内可到达内侧楔骨。足背屈时，在胫骨前肌的外侧可辨认踇长伸肌腱。

2. 小腿后群肌腱(tendons of posterior group of leg muscles) 当足内翻和跖屈时，在内踝的上方靠近胫骨的内侧缘处可摸到胫骨后肌腱和趾长伸肌腱，但不清楚。小腿三头肌下端细窄为跟腱(tendon calcaneus)，可用拇指和示指捏起，并可向下追踪到其在跟骨后面的止点。趾长屈肌腱在跟腱内缘与内踝之间的中点，此腱在胫骨后肌的下方弯曲向前，并位于载距突的内侧面，然后行向前外到达足底中心，在足底分成4条肌腱到外侧4个足趾。

3. 跟腱内侧沟和外侧沟 跟腱内、外侧的深沟分别称为跟腱内侧沟和跟腱外侧沟。跟腱内侧沟中有胫后血管和胫神经，跟腱外侧沟内有腓骨长、短肌的肌腱。

4. 趾短伸肌(extensor digitorum brevis) 当足趾背屈时趾短伸肌的肌腹在足背外踝的稍前方形成一小隆起。有时该肌隆起特别明显。注意和肿物相鉴别(图2-1-2)。

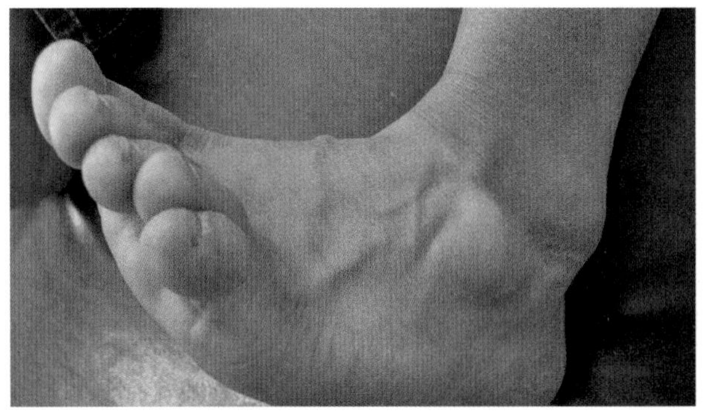

图2-1-2 趾短伸肌隆起

正常情况下肌腹肌腱成连续性且相互移行，双侧对称，当出现肌肉断裂时这种连续性消失，肌肉主动收缩时出现异常隆起的包块，肌腹处断裂多伴有明显出血，局部可见瘀斑，肌腱处断裂则出血不明显。软组织肿瘤最常见的主诉则是逐渐增大的包块。可以双侧对比更易发现。

第二节 下肢的先天性畸形

轻度的肢体畸形比较常见，通常并不引起严重的功能障碍，但这可能是存在其他严重畸形的征兆。有些畸形是遗传性的，也有些是环境致畸因子引起的。

1. 无肢畸形(amelia) 一个肢体或几个肢体完全缺失，多由肢芽发生受阻所致。

2. 残肢畸形(meromelia) 指一个肢体或多个肢体的部分缺失，由于肢芽的发育和分化停顿或紊乱所致(图2-1-3)。

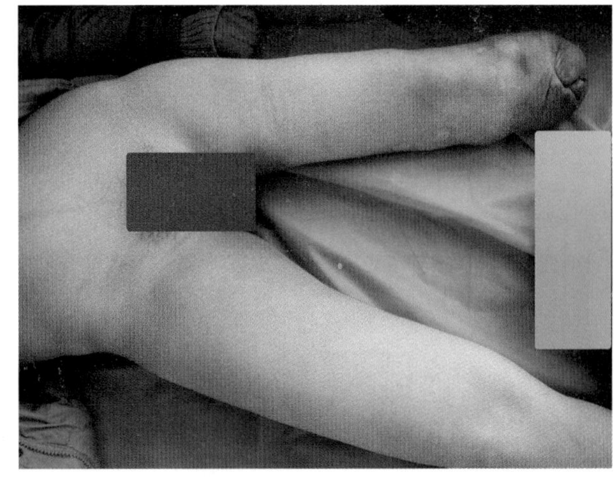

图2-1-3 残肢畸形

3. 短肢畸形(phocomelia) 肢体短小。

4. 短趾畸形(brachydactyly) 是由于各趾骨太短而引起的畸形，通常是显性遗传，并且常常与体形矮小伴随发生。常有第18染色体三体或基因突变(图2-1-4)。

5. 多趾畸形(polydactyly) 其额外趾通常都不完整，并缺少固有肌肉，因而无功能作用。足的多趾常长在腓骨侧。这种畸形较为常见，是显性遗传(图2-1-5)。

6. 并肢畸形(sirenomelus) 又称并腿畸形，两下肢合并在一起。这种畸形比较少见，可能与妊娠妇女妊娠早期服用某种安眠药有关。

7. 并趾畸形(syndactyly) 由于两个或多个趾之间未能分离开来所致。如果足板辐射状沟纹不退化消失，就会在趾间留下皮肤构成的蹼样结构，甚至趾骨相互融合(图2-1-6)。常见第2、3趾之间，是显性遗传或隐性遗传，这种畸形是肢体畸形中较为常见的一种。

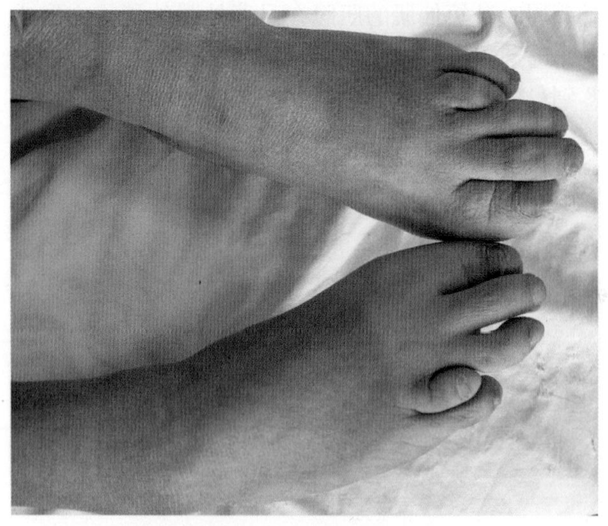

图 2-1-4　短趾畸形

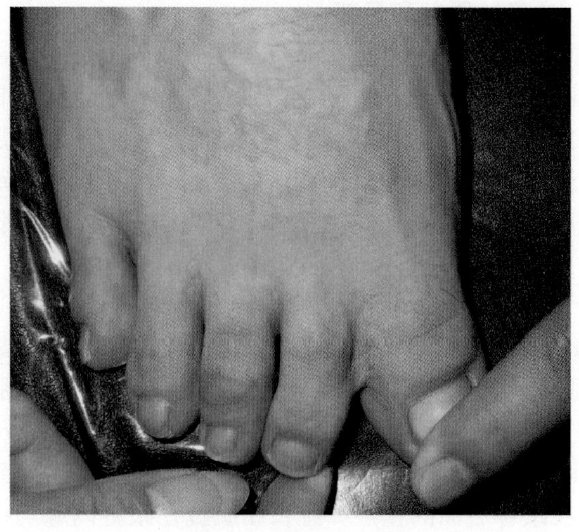

图 2-1-6　趾间蹼样结构

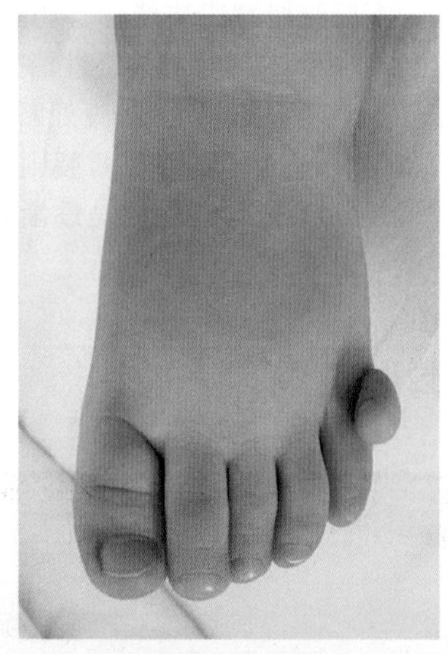

图 2-1-5　多趾畸形

8. 虾螯状畸形(Shrimp aojiang malformed)　由于中趾和第 3 跖骨缺失,致使足分成了左右两个相对的部分,左右两侧的趾部分或全部并合。这种畸形很少见。

9. 马蹄内翻足(talipes equinovarus)　其特征是足底内翻、足内收且跖屈。此畸形较多见,且男性发生率是女性的两倍。部分病例有明显的遗传因素,但也可能与腿在子宫内的不正常位置有关。

10. 先天性髋关节脱位(congenital dislocation of hip)　髋臼和股骨头发育不良,髋关节囊异常松弛。女性的发生率比男性高,其中有 15% 为臀位分娩,故认为是遗传因素和环境因素共同作用的结果(图 2-1-7)。

这些下肢畸形临床少见,但血管神经肌肉变异却较常见,由于手术前很难确定是否存在变异,所以

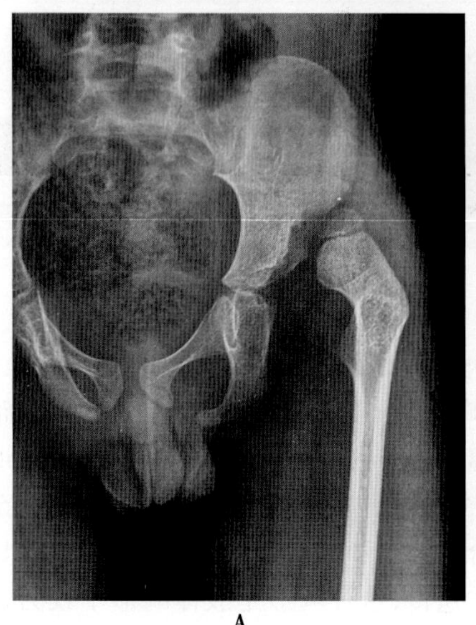

A

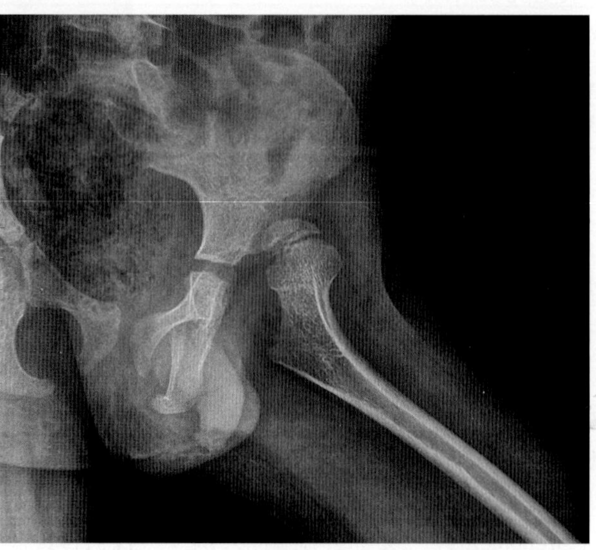

B

图 2-1-7　先天性髋关节脱位
A. 正位;B. 蛙式位

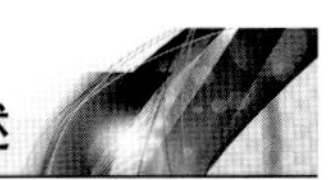

往往在手术时才能被发现并确诊，熟悉和掌握这些知识对于骨科疾病的诊治有重要意义。

（杜心如）

参考文献

1. 杜心如，徐永清. 临床解剖学丛书——脊柱与四肢分册. 北京：人民卫生出版社，2014，169-175
2. 毛宾尧，庞清江. 髋关节外科学[M]. 第2版. 北京：人民卫生出版社，2013
3. 陈孝平. 外科学[M]（下册）. 第2版. 北京：人民卫生出版社，2010
4. 孟镔，赵琛，胡军，等. 临床骨外科手术中常用体表标志的简便解剖学定位. 局解手术学杂志，2005，14(6)：399-400
5. 屈士斌，孟镔，翟大伟，等. 人体常用体表标志的简易解剖定位与临床应用. 局解手术学杂志，2010，19(5)：406-407
6. 乔建民，季庆辉，杨建华，等. 超声对踝关节中心解剖标志的研究. 中华临床医师杂志（电子版），2012，6(1)：226-228
7. 李海华，李强，吕洋，等. 体表标志划线法测量下肢关节角度的平行效度与和谐信度研究. 中国伤残医学，2011，19(3)：33-34
8. 王智渊，李皓桓. 全膝关节置换术中股骨头中心体表定位方法的研究. 中国骨与关节损伤杂志，2011，26(7)：626-627
9. 徐斌，倪勇，魏长娜，等. 超声引导下神经阻滞（三）——腰丛神经阻滞. 实用疼痛学杂志，2011，7(5)：373-376
10. 梅伟，金传刚，张毅，等. 下肢手术患者超声引导腰丛-坐骨神经联合阻滞的效果. 中华麻醉学杂志，2010，30(1)：119-120
11. 郑和平，徐永清，林加福，等. 膝降动脉穿支蒂股内侧皮神经营养血管皮瓣的应用解剖. 中华显微外科杂志，2010，33(4)：308-310
12. 李先花. 神经刺激器定位在老年人下肢手术中的应用. 当代医学，2010，16(7)：148
13. 林加福，郑和平，林涧. 股内侧肌穿支蒂股中间皮神经营养血管皮瓣的应用解剖. 中国临床解剖学杂志，2010，28(6)：614-617
14. 杨勇，贺占坤，郭新明，等. 小腿穿支皮瓣的应用解剖. 郑州大学学报（医学版），2013，48(2)：257-260
15. 叶伟光，王天龙. 超声引导联合刺激导管放置技术对全膝关节置换术后连续股神经阻滞镇痛效果的影响. 北京医学，2013，35(8)：664-666
16. 杨利伟，张礼容，王冬青，等. 3.0T MRI与X线片上分别测量膝关节间隙宽带的对比研究. 临床放射学杂志，2013，32(7)：1003-1007
17. 孔祥雪，阮玉婷，李鉴轶，等. 关节外科人体解剖学系列讲座（十三）踝关节前侧手术入路及解剖. 中华关节外科杂志（电子版），2013，7(3)：386

第二章　臀　　部

第一节　臀部软组织

一、浅层结构

（一）皮肤和浅筋膜

臀部的皮肤很厚，富含皮脂腺和汗腺，浅筋膜较发达，形成软垫，其厚度个体差异较大，内侧在骶骨后方及髂后上棘附近很薄，长期受压时，易形成压疮（图 2-2-1）。

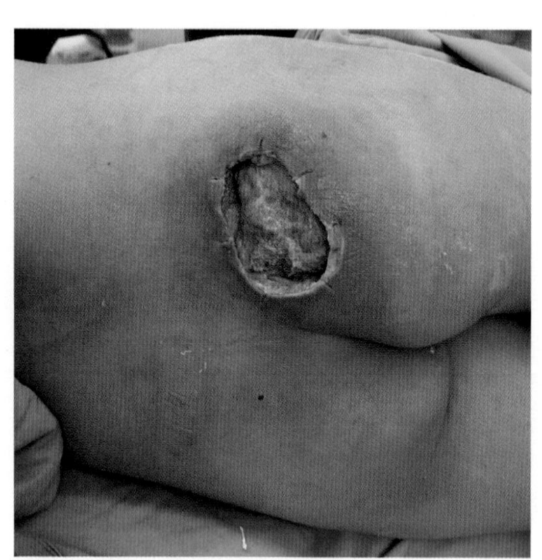

图 2-2-1　臀部压疮

（二）浅血管

臀部的浅动脉为皮动脉（cutaneous artery）和肌皮动脉（myocutaneous artery），皮动脉为一些细小的分支；肌皮动脉来自臀上、下动脉，这些动脉在浅筋膜中互相吻合成网。治疗骶臀部压疮常需要用旋转肌皮瓣修复创面，上述血管特点对设计皮瓣有参考意义。

（三）皮神经

臀部的皮神经有臀上、中、下皮神经和髂腹下神经的外侧皮支。

臀部浅筋膜内有大量纤维连接皮肤和臀肌，形成的纤维隔将脂肪分成许多小房，这可以使臀部皮肤与臀肌保持特有的外形，是人体美的重要部分（图 2-2-2）。

临床应用要点：在髂嵴后部臀上皮神经穿经腰

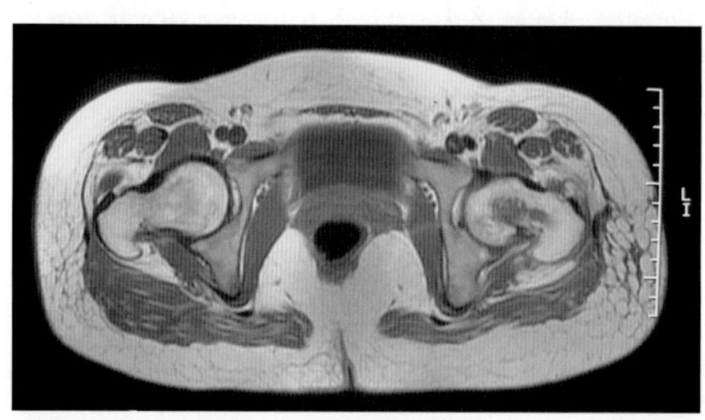

A

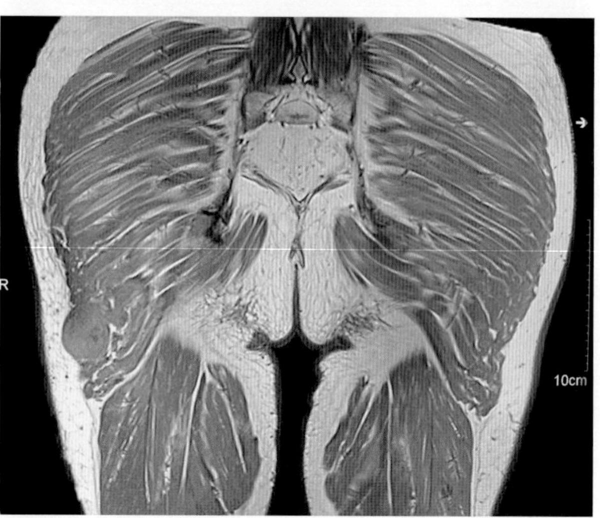

B

图 2-2-2　臀部皮下纤维隔
A. 横断面；B. 冠状面

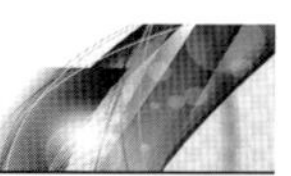

背筋膜处形成孔道，腰背筋膜深部的脂肪可以经此孔道疝出，加上炎症刺激，脂肪及纤维增生，可以形成较为固定的皮下结节，这些结节与臀上皮神经伴行，是造成腰骶部疼痛的原因之一，又称骶髂脂肪疝，不是脂肪瘤，应注意鉴别。

臀部肌内注射是常用的治疗技术，但由于目前胖人较多，臀部浅筋膜厚度多超过 3cm，常用的 6、7 号针头长度多在 32～33mm，所以注射很难达到肌肉内较深处，肌内注射成了皮下注射。由于药物吸收不良，易形成皮下钙化结节，应在临床工作中注意(图 2-2-3)。

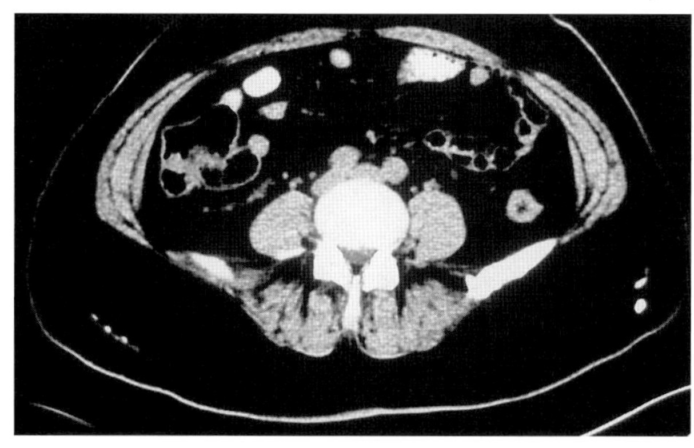

图 2-2-3 臀部皮下钙化结节

臀上皮神卡压症临床常见，又称臀上皮神经炎，中医也称为“筋跳槽”。实际上是臀上皮神经在跨越髂嵴处受到卡压引起的臀部疼痛，这种疼痛由髂嵴后部向臀后部、外侧部及大腿后部放射，但不会超过膝关节水平，局部封闭和热敷有一定效果。

臀上皮神经损伤是骨盆及腰骶部手术的一种并发症，切断后可遗留局部感觉障碍，但不会出现运动障碍。闭合此部切口皮下脂肪层时注意不要将神经支一并缝扎，以免疼痛。

二、深筋膜

臀部的深筋膜又名臀筋膜(buttocks aponeurosis)，上与髂嵴紧密相连，在臀大肌上缘分为两层，包绕臀大肌，由筋膜的深面向臀大肌的肌束间发出许多小的纤维隔，分隔各个肌束，因而筋膜与肌肉结合非常牢固。其内侧附着于骶骨的背面，外侧移行于大腿阔筋膜并参与髂胫束的形成。臀筋膜损伤时，可引起臀痛。

三、臀部肌

(一) 臀肌

1. 臀大肌(gluteus maximus) 是臀部最大和最浅的一块肌，略呈方形，臀大肌形成臀部的隆起，俯卧位伸髋做抗阻力后伸时可感知到它的收缩。臀大肌在跨过股骨大转子外侧时被腱膜替代，在此腱膜与大转子之间有臀大肌转子囊(trochanteric bursa of gluteus maximus)，该囊的下方还有数个小滑膜囊(2～3 个)，均位于臀肌粗隆附近与臀大肌肌腱之间，这些滑膜囊均称为臀肌股骨囊，可发生急性或慢性(以结核多见)炎症。髂胫束深面纤维在此滑囊上的摩擦是弹响髋的常见原因之一。臀大肌与坐骨结节之间往往有臀大肌坐骨囊。当身体站立时，坐骨结节被该肌覆盖；坐下时，则不被遮盖，因肌纤维不能耐受长期挤压。

臀大肌的血供为多源性，动脉来自臀下动脉(inferior gluteal artery)、臀上动脉(superior gluteal artery)、第 1 穿动脉(the first perforating artery)、旋股内侧动脉(medial femoral circumflex artery)和旋股外侧动脉(lateral femoral circumflex artery)，前三者为肌的主要动脉(图 2-2-4)。将臀大肌分为上、中、下三份，各动脉供应臀大肌的范围可有五种形式：①上份为臀上动脉，下份为臀下动脉，中份由两者共同供应(67%)；②上、中份由臀上动脉供应，下份由臀下动脉供应(18%)；③上份为臀上动脉供应，中、下份由臀下动脉供应(9%)；④完全由臀上动脉供应(4%)；⑤臀上动脉供应臀大肌的上、中、下份，臀下

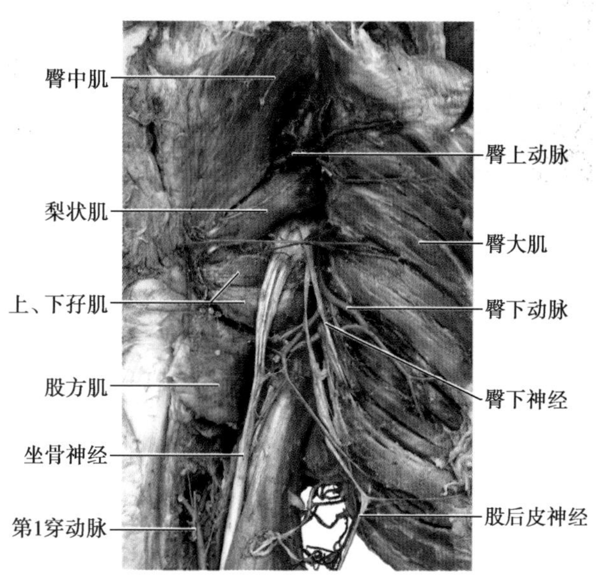

图 2-2-4 臀大肌血供

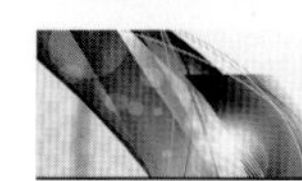

动脉为一细支供应臀大肌的下部(2%)。各血管在肌肉内有丰富的吻合。

臀大肌受臀下神经(inferior gluteal nerve)支配，臀下神经至梨状肌下孔处有1～3支，神经的入肌点多在肌的中、下部。

临床应用要点：臀部肌连同表面的皮肤可作肌皮瓣游离移植或移位，行乳房再造、修补压疮等。使用臀大肌上部肌皮瓣时，可以臀上动脉浅支为蒂；使用下部时，可以臀下动脉、静脉为蒂；如需较大肌皮瓣，可同时切取股后上部皮肤，并将股后皮神经保留在皮瓣内。

臀大肌肌肉丰厚，是强有力的伸髋肌，屈髋时也可以充分舒张以保证足够的活动空间。臀肌挛缩时肌纤维被纤维束带所取代，外形上可以见到臀肌失去原有形态，束带处呈凹陷状(图2-2-5)。这种纤维束带失去了收缩和舒张特性，所以伸髋无力。屈曲时髋关节必须外展以适应挛缩的臀大肌，使纤维束带滑过大转子才能完成屈髋动作，同时往往伴有二者摩擦产生的弹响。严重的臀肌挛缩髋关节必须在外展位才能屈曲，所以下蹲呈蛙式位，形似青蛙后腿。必须将挛缩束带切断松解才可改善屈髋功能。

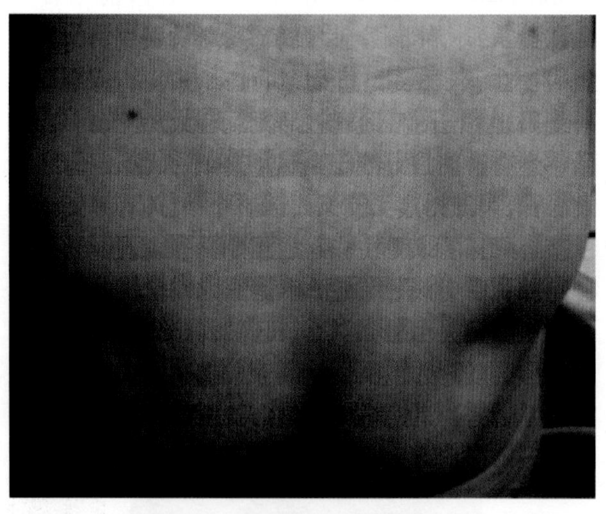

图2-2-5　臀肌挛缩的外形(双侧)

臀肌的神经支均位于深面，很少出现神经损伤，但腰椎间盘突出症时可能影响到支配该肌的神经根，可以出现部分肌纤维萎缩无力，但几乎不会出现整块肌肉萎缩，儿麻后遗症患者也多是部分臀大肌纤维萎缩，少数严重者可出现臀大肌整体萎缩。

臀部后路手术可以沿臀大肌纤维走行劈开肌肉，由于多神经支支配，多不会出现肌肉萎缩及麻痹，如果需要横断肌肉，最好在其起始部位而不在肌肉中部，否则关闭创口时缝合肌肉困难。

2. 臀中肌(gluteus medius)　前上部位于皮下，后下部为臀大肌所覆盖，呈扇形。臀上神经行于其深面，并支配该肌。臀中肌的作用主要为髋关节的外展肌，其前部肌肉收缩时使髋关节内旋，而后部肌肉收缩时则使髋关节外旋。在单足持重时，对固定骨盆起重要作用。臀中肌后部纤维平行于股骨颈，前部纤维垂直走行。支配臀中肌的神经走行在其深面，而支配臀小肌的神经走行在其浅面。

3. 臀小肌(gluteus minimus)　位于臀中肌深面，此肌在形态、功能、止点、血管分布和神经支配等方面都与臀中肌相同，故可视为臀中肌的一部分。

临床应用要点：臀中肌瘫痪使其外展髋关节的作用消失，患者单腿站立时，由于臀中肌不能起到稳定髋关节的作用，需要倾斜骨盆来维持站立姿势，会出现特有的体征，即健侧骨盆和臀皱襞下降，所谓的"Trendelenburg"征阳性。当臀中肌挛缩时，肌肉舒张受限，髋关节处于外展状态。患者侧卧位可以发现患肢内收困难，即Ober征阳性。

臀中肌及臀小肌无力可引起髋关节外展无力，患者行走不稳，易跌倒，是造成老年股骨颈骨折的重要原因。如何保护和锻炼此二肌肌力对预防老年人股骨颈骨折有重要意义。

臀部手术需要切断臀中肌时应在大转子附着处1cm的肌腱结合处，术后应仔细修复切开的臀中肌，同样也可以这样切开臀小肌，否则会引起臀中肌无力，髋关节外展困难，甚至不稳定，易跌倒。如果需要纵行切开臀中肌，则注意保护走行其内臀上神经及血管，否则会引起难以处理的出血，术后引起肌肉萎缩。

4. 阔筋膜张肌(tensor fascia latae)　位于髋部和大腿外侧，缝匠肌和臀中肌之间，该肌包在阔筋膜两层之间，上厚下薄，下方移行于髂胫束，移行区前低后高。支配阔筋膜张肌的神经为臀上神经。

阔筋膜张肌的作用为紧张髂胫束，协助内旋和外展大腿。切除或移植后，对大腿的运动影响不大，如以旋股外侧动脉升支为蒂，可制成相当大的肌皮瓣。

由于髂胫束主要作用为外展，当其挛缩时同样Ober征阳性，常见于小儿麻痹后遗症。另外阔筋膜张肌挛缩时髋关节屈伸时大转子与之摩擦，产生弹响，是髋弹响原因之一。

临床应用要点：阔筋膜张肌除可供游离移植外，根据其神经来源于骶丛和其位置关系特点，在单纯

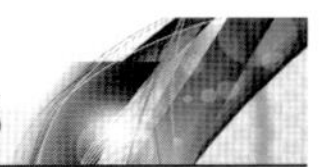

股四头肌瘫痪时，可将髂胫束分离，于抵止处切断，移接在髌骨上缘，与转移到内侧的肌合并使用，可以加强对髌骨的拉力和矫正拉力的方向，有利于恢复伸膝功能。

由于阔筋膜张肌腱膜厚韧，有明显的屏障作用，发生在其内的肿瘤往往被限制在此间室内，手术时可以将肿瘤扩大切除。

5. 梨状肌(piriformis)　起自骶骨前面及外侧面，肌纤维向外出坐骨大孔，横过髋关节的后面，止于股骨大转子顶端(图2-2-6)。

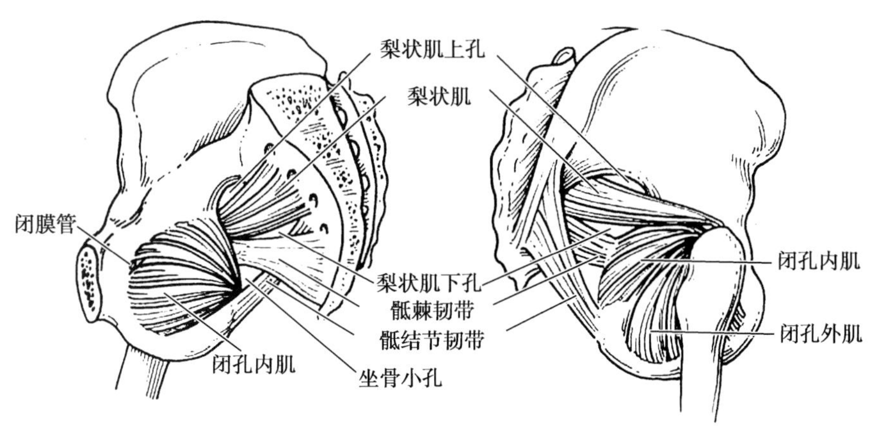

图2-2-6　梨状肌起点示意图

梨状肌上缘与坐骨大孔之间的间隙称为梨状肌上孔，由外向内依次为臀上神经、臀上动脉和静脉通过；梨状肌下缘与坐骨大孔之间的间隙称为梨状肌下孔，大部分情况下，由外向内依次为坐骨神经、股后皮神经、臀下神经和臀下动脉和静脉、阴部内动脉和静脉及阴部神经通过。有的坐骨神经由梨状肌上孔或梨状肌肌束之间通过。

梨状肌除有固定髋关节的作用外，还可使髋关节外旋和外展。在髋关节屈曲时，梨状肌受到牵拉和扭转，故在髋关节屈曲位时，遇到不协调动作或暴力，均可使梨状肌损伤。

临床应用要点：髋关节后路手术在切断外旋肌群时往往将梨状肌肌腱一并切断，手术后闭合创口时注意重点修复闭孔内肌止点而不是梨状肌止点，这是因为梨状肌虽然具有稳定髋关节的作用，但同时其下方有坐骨神经走行，修复止点有导致梨状肌下孔间隙减小，有卡压坐骨神经之虞。

6. 闭孔内肌(obturator internus)　位于小骨盆侧壁，起自闭孔膜的内面和闭孔周围的骨面，该肌上缘和闭孔膜与耻骨支下支的闭孔沟共围成一管，称闭膜管(obturator canal)，其中通过闭孔神经和闭孔血管。闭孔内肌起始后，肌束向后集中，穿过坐骨小孔向外，经梨状肌与股方肌之间，髋关节囊的后面，止于股骨大转子内面的转子窝。闭孔内肌在经过坐骨小切迹部时可形成一恒定的闭孔内肌腱下囊。闭孔内肌是髋关节的固定肌，并可外旋髋关节。

7. 上、下孖肌(gemellus superior and gemellus inferior)　上孖肌位于闭孔内肌的上方，下孖肌位于闭孔内肌的下方。上孖肌起自坐骨棘，下孖肌起自坐骨结节，两肌分别与闭孔内肌融合伴行，止于股骨转子窝。上、下孖肌亦为髋关节的固定肌，并可外旋髋关节。

临床应用要点：闭孔内肌遮盖坐骨上支内后部分，骨盆肿瘤手术有时需要在坐骨支处截骨，此时需要切断或将闭孔内肌牵开，闭孔内肌和坐骨支之间以滑囊相隔，所以较易辨认。该肌浅面为肌性，深面则为3～4束肌腱为主组成的腱肌性，表面光滑，血管较少，切断时出血较少。髋臼后下部及坐骨体部的肿瘤手术时需要显露并切断闭孔内肌肌腱及附着在此处的股方肌和上、下孖肌。

由于闭孔内肌筋膜的屏障作用，闭孔内肌肿瘤被封闭在闭孔内肌间室内，但由于耻骨支是肌肉起止点，所以肿瘤多可侵犯骨支而较少侵犯坐骨支。

闭孔内肌与上、下孖肌正位于髋关节囊后面，髋关节手术后入路时，需切断此三肌止点，方可暴露髋关节。由于上、下孖肌将闭孔内肌腱包裹，所以手术往往只看到上、下孖肌的肌纤维并不能看到闭孔内肌肌腱，但在切断过程中就会遇到粗大的腱性部分。由于该肌腱是髋关节后部重要的稳定结构，尤其是预防人工股骨头脱位有重要意义，所以手术关闭创口时一定将之修复，注意在切断时要在距止点1cm左右预留大转子的附着部分以利缝合，否则需要在大转子后部打孔重建止点或将闭孔内肌肌腱与臀中肌肌腱缝

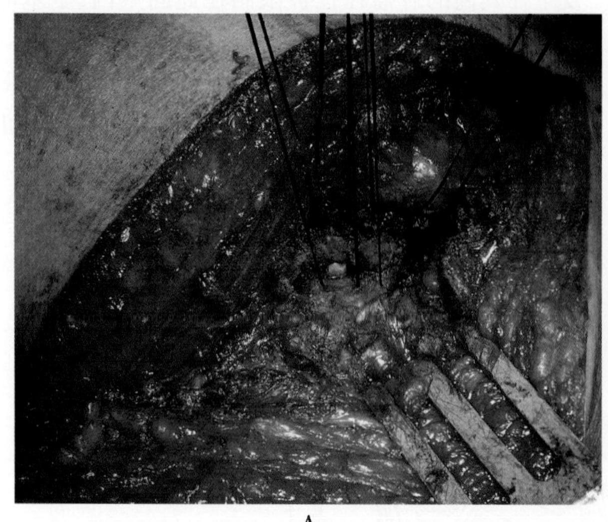
A

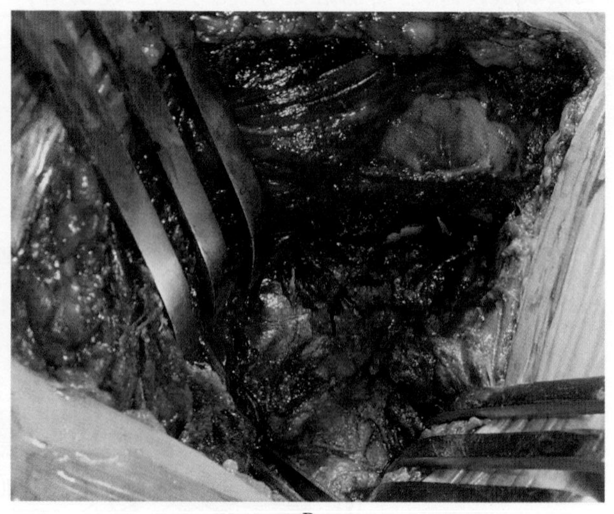
B

图 2-2-7　修复外旋肌止点（人工股骨头置换术）
A. 修复；B. 完成

合在一起。以往不注重修复闭孔内肌肌腱止点是造成人工髋关节术后脱位的原因之一（图 2-2-7）。

8. 股方肌（quadratus femoris）　起自坐骨结节外侧面，止于转子间嵴。该肌有时缺如。

股方肌的血供为多源性，其中主要为旋股内侧动脉升支，其他尚有臀下动脉的外旋支和股深动脉第 1 穿动脉的升支布于股方肌。各动脉在股方肌内彼此吻合，并在肌的前面和后面形成动脉弓。在使用股方肌骨瓣治疗股骨颈骨折时，注意保护这些血管。髋关节后路需要剥离股方肌时常有较明显的出血，注意沿其股骨附着处切断可以避开其供应血管，以减少出血。

9. 闭孔外肌（obturator externus）　起自闭孔膜外面及周围坐骨和耻骨的骨面，向后向外行走，经过髋关节的下方再转向其背面，止于股骨转子窝。该肌亦为髋关节的固定肌，并可外旋髋关节。受闭孔神经支配。

（二）臀肌间隙

臀肌之间由于血管神经的穿行，或疏松组织的充填，形成臀大肌深面的间隙、梨状肌上孔和梨状肌下孔等间隙。这些间隙沿血管神经通道或疏松组织互相连通，是炎症互相蔓延或盆腔内肿瘤向臀部浸润的解剖学基础。

1. 臀大肌深面的间隙　为臀大肌与深部肌之间的潜在间隙，此间隙的范围与臀大肌的中、外侧部相当，其中充以脂肪、结缔组织和血管神经。此间隙可沿神经血管经梨状肌上、下孔与盆内相通，下部内侧与坐骨肛门窝的脂肪组织相连，向下可沿坐骨神经至大腿后面。

2. 坐骨神经通道　又称坐骨神经出口，是梨状肌下孔的一部分，是坐骨神经穿经骨盆壁进入臀部的骨纤维性管道。

临床应用要点：臀大肌下间隙的这些重要结构被脂肪包被，在后路手术劈开肌肉时见到脂肪团说明已经进入了该间隙，此时特别注意保护位于其内的神经血管，坐骨神经呈纵向走行的粗索状，易辨认；臀下神经及血管则难以辨认，尤其静脉团易撕裂出血，需倍加注意。骨盆出口狭窄是指坐骨神经在此处受到压迫出现的一些症状体征的一组疾病，包括肿瘤、臀大肌深面瘢痕纤维粘连、炎症水肿等，与梨状肌综合征相似，目前术前难以鉴别诊断，手术中探查清楚后方可确诊。

第二节　髋　关　节

髋关节（hip joint）是典型的球窝关节，坚固而灵活。其结构与人体直立所需的负重与行走功能相适应，特点是：①髋臼周边有软骨性髋臼唇使之加宽加深，并超出半圆；②股骨头呈球状，与髋臼相匹配；③股骨头凹处有圆韧带与髋臼相连，增加其稳定性；④股骨颈狭长，与股骨干形成角度，具有力学意义及增加髋的运动范围；⑤周围有紧张而强大的韧带保护；⑥周围有丰厚的肌肉覆盖。因此髋关节远较肩

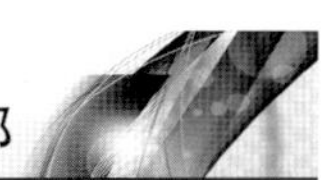

关节稳定,脱位机会少。稳定是负重的条件,活动是行走的需要,只有在稳定的基础上,活动才有意义。

一、髋臼

髋臼(acetabulum)是容纳股骨头的深窝,开口向前、外和下方,由髂骨、坐骨和耻骨三部分组成。新生儿的髂骨、坐骨和耻骨,在髋臼处以Y形的软骨板相连,它们有各自的初级骨化中心,Y形的软骨板的每一支均由次级骨化中心和骨生长板组成。次级骨化中心位于每支纵轴的中央区,其两侧为骺板,即所谓的双极性骺板。这和一般长骨骺板的分布显著不同。在髋臼内表面软骨内还有一个半球形骺板,并与Y形软骨的骺板共同发育生长,使髋臼逐步扩展加深。Y形软骨的次级骨化中心出现偏晚,且很快与骺端融合。12岁时软骨板开始骨化,至男性16~17岁,女性13~17岁,三骨在髋臼处完全愈合。Y形软骨骨化完毕标志着髋臼发育成熟(图2-2-8)。

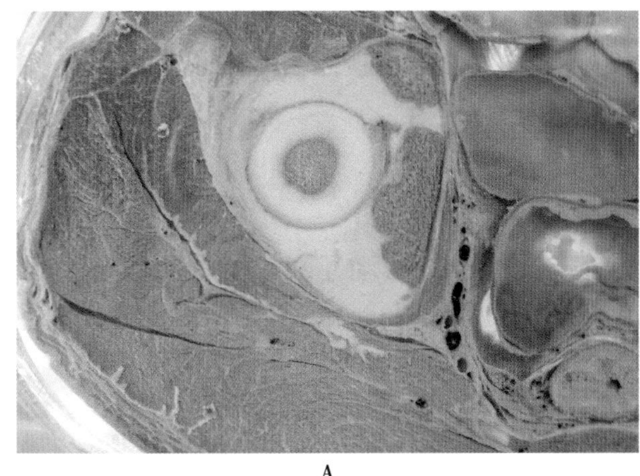

A

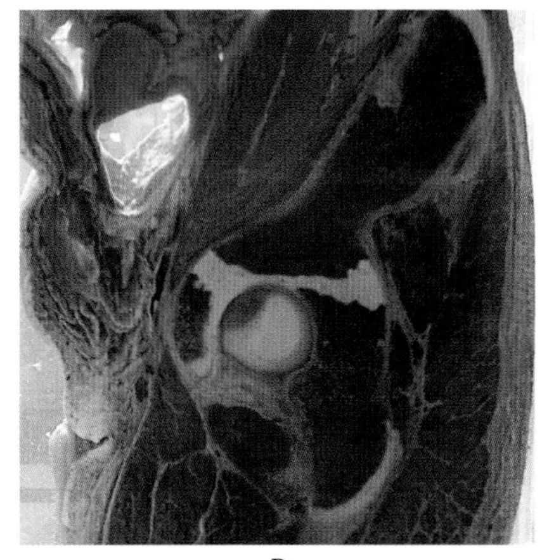

B

图2-2-8　髋臼骨骺

A. 横断面;B. 矢状面

髋臼关节腔在上后方最强最深。中央没有关节软骨覆盖的髋臼底部称为髋臼窝,窝表面覆盖有滑膜的脂肪组织所充填。先天性髋关节脱位中,可动性软骨盂唇如进入关节腔内,会妨碍股骨头纳入。髋臼窝骨组织壁本身很薄,可因疾病或外伤受到损害,导致股骨头的穿通而发生髋关节的中心性脱位。同样人工股骨头的研磨,也会引起该处破裂而脱位。

髋臼边缘有环形纤维软骨附着,该软骨盂唇呈环状与横韧带相连,横断面呈三角形,外侧面凸隆,内侧面凹陷而光滑。它使髋臼得以加深,软骨盂唇在后上方加厚并有滑膜覆盖,但在外上方则有一定的可动性。由于关节盂缘的口径小于髋臼缘,所以有时即使关节囊外伤性破裂,股骨头也不致脱出。在髋臼的内下方软骨缺如,形成髋臼切迹。切迹有横韧带封闭,两者间留有间隙,为血管的通道。另外,切迹亦未向上伸展,连接髋臼窝。在先天性髋关节脱位时,可发生髋臼发育不良,髋臼变得浅平,呈蝶形或三角形,髋臼倾斜度增大,臼内常有大量脂肪纤维组织或肥厚的股骨头圆韧带充塞,阻挡股骨头复位,此时股骨头和关节囊亦可同时产生发育不良等变化(图2-2-9)。

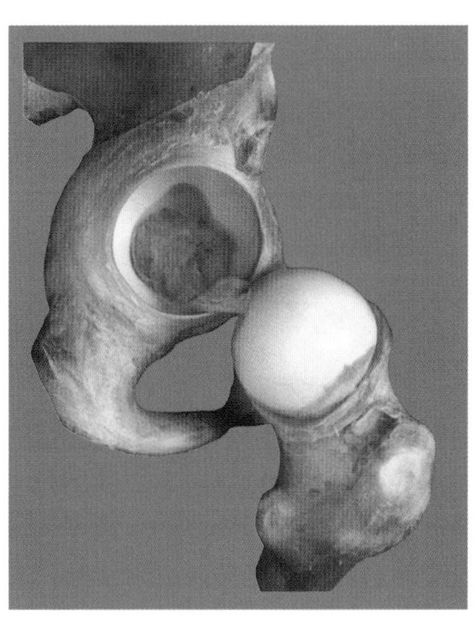

图2-2-9　髋臼及其韧带

二、股骨近端

1. 股骨头(head of femur)　股骨头除股骨头凹外均由透明软骨覆盖,股骨头的关节软骨厚薄不一致,可分为与髋臼软骨相接的压力区和不与之相接的非压力区，软骨层中部较厚，周缘较薄，软骨下有厚0.5～1cm的致密区。在股骨头的前面，关节软骨向外侧移行，止于头颈交界部。因此股骨头下方骨性部分并非来自骨骺，而是股骨颈的伸延部，呈舌状。实际上，成人股骨头的压力骨小梁系统是从股骨颈内侧皮质向上呈扇形分布，覆盖于其上的软骨在股骨头外侧部受压最大，而股骨头内侧部相对受压较小(图2-2-10)。

股骨头的形态学观测对于设计人工髋关节的股骨头大小有着不可替代的作用。由于股骨头直接测量较易，所以测量方法较为简单。

2. 股骨颈(femoral neck) 股骨颈的前面较平坦，后面光滑而凹陷；上缘稍短而钝圆，有若干营养血管孔存在。其前方皮质骨较厚，而后方皮质骨较薄。当下肢因外旋暴力导致股骨颈骨折时，后方较薄皮质骨较易折裂，且可因挤压而发生碎裂或压缩，导致骨质缺损，尤以老年骨质疏松者更甚(图2-2-11)。

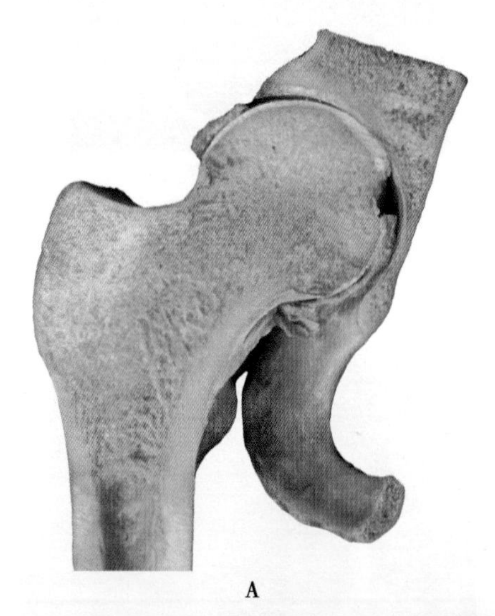
A

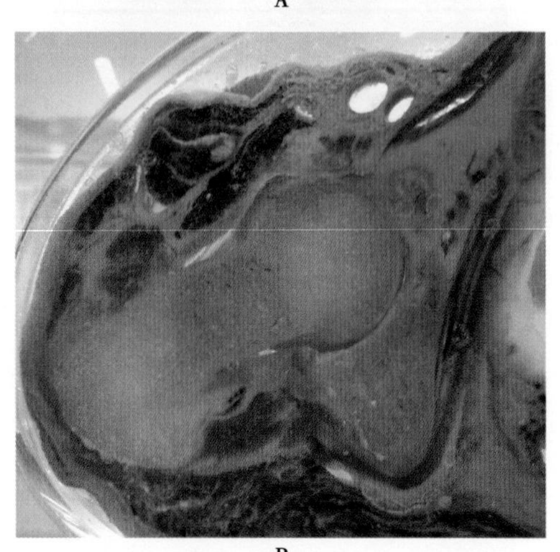
B

图2-2-10 关节软骨与股骨头的关系
A. 冠状面；B. 横断面

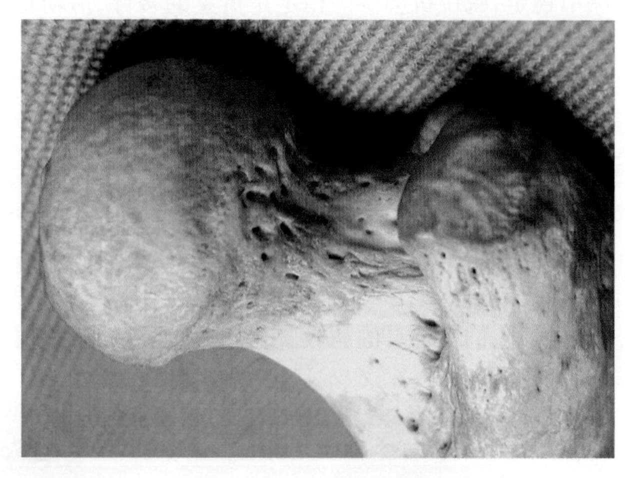

图2-2-11 股骨颈滋养孔

(1) 颈干角(neck shaft angle)：颈干角是股骨颈与股骨干之间形成的角度。

在成人如颈干角大于140°谓之髋外翻(图2-2-12)，如先天性髋关节脱位或脊髓灰质炎后遗症患者，由于股骨负载减少而有较大的颈干角；小于110°为髋内翻，如先天性发育异常、骨质软化症、佝偻病患者或转子间骨折畸形愈合，因股骨不能正常承受负载可使颈干角减小到90°左右(图2-2-13)。

(2) 前倾角(angle of declination)：在矢状面上股骨颈的长轴与股骨干的额状面形成的锐角，又称前扭转角。换句话说，前倾角就是股骨颈轴线与股骨髁间连线形成的角。

女性前倾角普遍大于男性，故女性先天性髋关节脱位的发病率高于男性5～8倍。左侧股骨颈前倾角普遍大于右侧，所以一般左侧先天性髋脱位发病率高于右侧1.3～2.0倍。

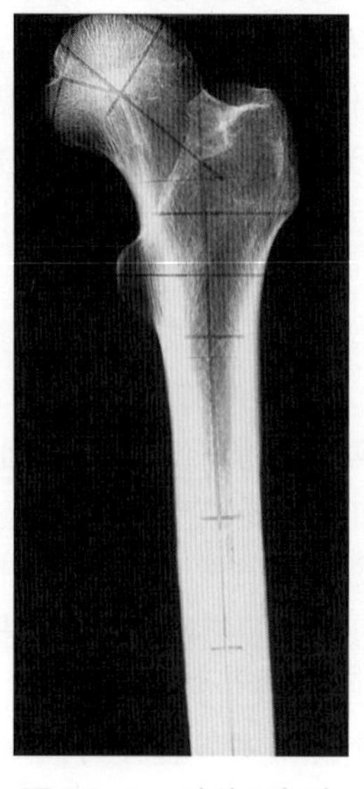

图2-2-12 髋外翻标本

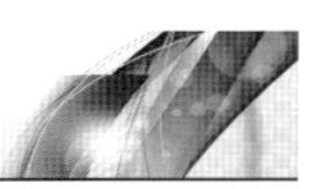

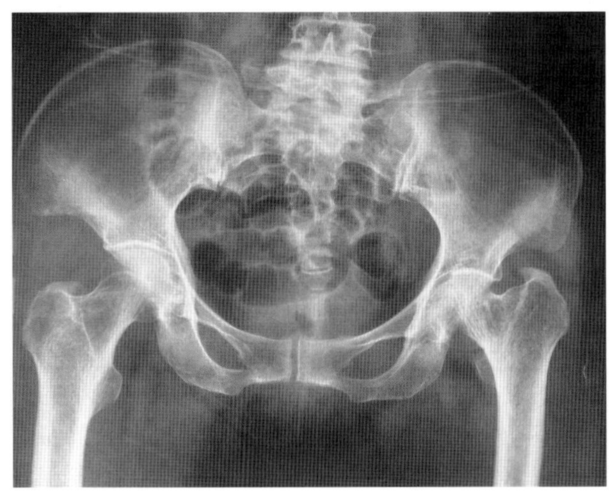

图 2-2-13　髋内翻(佝偻病,左侧)

临床应用要点:先天性髋关节脱位的患者,其前倾角常常大于正常人,甚至 40°~50°。但仅仅前倾角增大并不导致髋关节脱位,也不能提示前倾角增大是先天性髋脱位的一个原发因素。扁平髋的前倾角较大,为 27.6°。特大前倾角时,其股骨处于内旋位,可能与内八字步态有关。前倾角减少或成为后倾者,常见于先天性髋内翻患者,此时股骨处于外旋位,可能与外八字步态有关。

根据股骨力线的方向,上述颈干角和前倾角的正常位置最适应于负重的需要。所以在治疗股骨颈骨折或股骨转子间骨折等手术时,应注意维持或恢复正常的颈干角和前倾角,特别是颈干角,在进行股骨颈骨折内固定时,应予以注意。否则极易形成髋内翻畸形,造成髋关节运动的损害和正常步态的丧失。另外股骨颈内侧皮质骨最厚,故当股骨颈骨折内固定时,较理想的位置是靠近股骨颈的内侧部,钉端深至股骨头的致密区。

成人股骨颈的粗细程度有着很大的差别,这一点应引起临床骨科医生的注意,特别是在对股骨颈骨折行内固定手术及髋关节人工假体置换时更应高度重视。股骨颈骨折内固定手术原则中很重要的一条是在保证内固定牢靠的前提下要选择体积尽可能小的内固定物。在直径不变的情况下,内固定物对于不同粗细股骨颈骨质的相对破坏程度将有很大的不同。例如,固定股骨颈骨折的单根加压螺纹钉直径多为 7mm,则其横面积为 38.5mm^2。在固定最小横截面积为 1109.0mm^2 的股骨颈骨折时,加压螺纹钉占股骨颈横截面为 3.4%,而在固定最小横截面积为 377.0mm^2 的股骨颈骨折时,则要占到 10.2%。可见相同直径的内固定物在较细的股骨颈中同在较粗的股骨颈中相比,就要显得粗大的多,从而对骨质破坏的相对程度相差很大。

股骨颈表面由纤维组织性质的支持带和滑膜所覆盖。支持带缺乏正常骨外膜所具有的生发层,骨折愈合过程中看不到外骨痂,故判断其愈合情况主要根据骨折线消失或骨小梁通过而定。

(3) 股骨距(calcar femoris):是股骨上段髓腔内大、小转子之间的一块纵行骨板,其上起于股骨颈内后侧,向下止于小转子下股骨内侧皮质,前方附着于股骨前内侧,向后外行至大转子,最后融合于大转子骨松质内(图 2-2-14)。

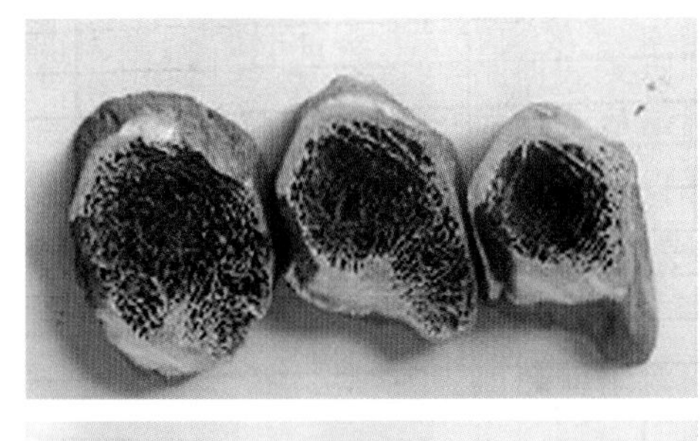

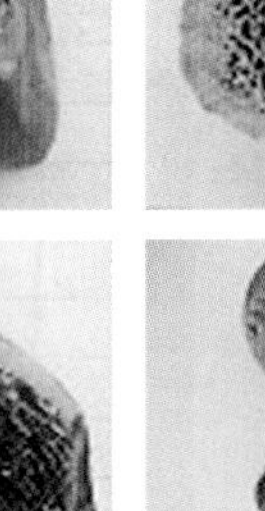

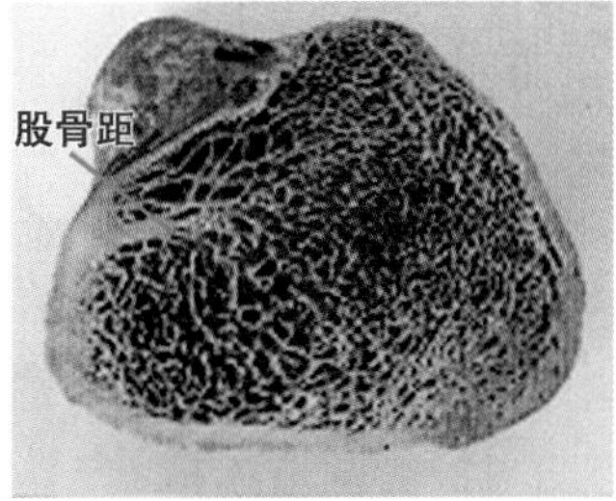

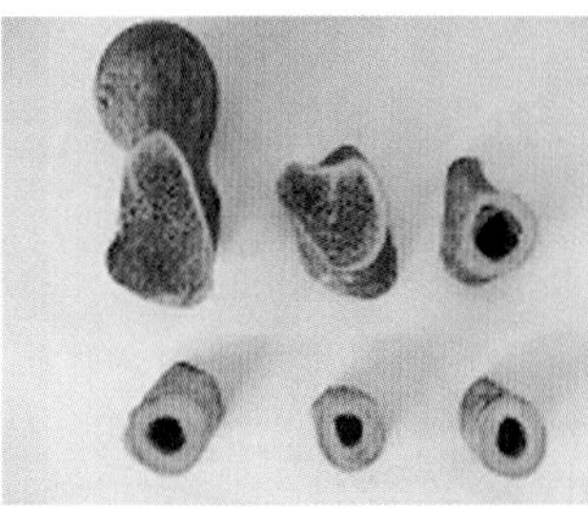

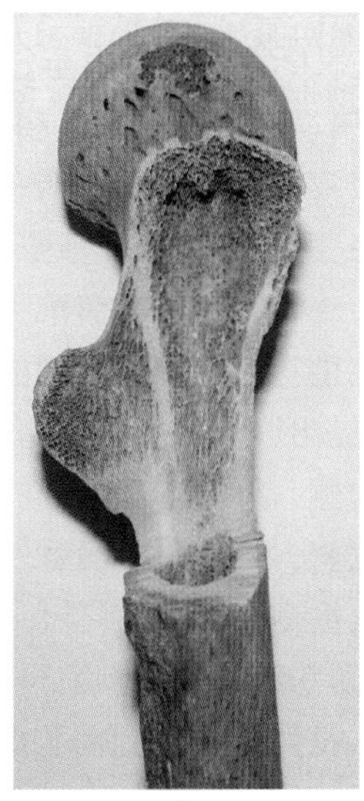

A　　B

图 2-2-14　股骨距(标本)
A. 横断面;B. 冠状面

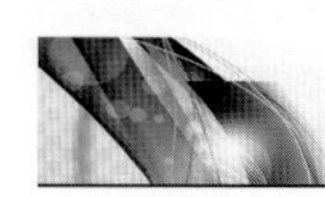

附着于股骨上段前内侧的股骨距近端为皮质骨结构。该部向上正好与受力较大的股骨颈内侧基底部相连，起加强股骨颈根部的作用。股骨距中远端近侧与来自股骨头的主要压力骨小梁相连，将髋部的压缩载荷直接传递到小转子下股骨内侧皮质，从而进一步减轻股骨颈的负担。股骨距远端的骨松质区有多层小梁骨板呈放射状纵向平行排列，中间有横向骨柱相连，或直接相互融合。这种结构能承受较高的纵向压缩力。股骨距起到了加强股骨转子区的作用，因此它是一个重要承载结构，除了加强股骨颈根部外，还与股骨上段的骨小梁系统相连，构成一个合理的承载系统。

临床应用要点：股骨距是股骨上段髓腔内侧的一块密质骨骨板，位于股骨颈干交界处，小转子的前外方，并与股骨颈抗张力骨小梁，抗压力骨小梁及股骨上段内侧皮质上下延续，在功能上是一个整体。1874 年，Merkel 首先发现这一结构。1957 年 Harty 正式提出股骨距这个概念。国内戴尅戎于 1983 年开展国人股骨距的大体解剖研究，将股骨距描述为“位于股骨上段髓腔内股骨颈干连接部内后方的多层致密骨构成的骨板，下极与股骨小转子下方的股骨干后内侧皮质相融合，沿小转子之前外侧垂直向上，上极与股骨颈之后侧皮质融合”。安永胜观察到股骨距与股骨上段骨小梁关系密切，全部标本均与抗压力骨小梁连接，大部分标本与抗张力骨小梁连接，将股骨距分为三型：Ⅰ型为股骨距与两组骨小梁均相连，Ⅱ型为股骨距与两组骨小梁致密成片，Ⅲ型为股骨距与抗压骨小梁相连，而与抗张骨小梁分离。同时将股骨距板状面轴线与股骨内外髁轴线投影间的夹角定义为距髁角，并进行了距髁角与前倾角的测量，证明二者有显著的正相关性，认为股骨距的力学意义为缩短股骨颈的实际长度，减少了颈干连接部的弯距，是直立负重时压应力作用的最大部位，增强了颈干连接部对应力的承受能力。

党瑞山等应用断面解剖的方法对股骨距进行精确观测，提出股骨距为纵行密质骨板，位于股骨颈干交界处内侧，是内侧骨皮质向髓腔内突出的部分，其内侧部致密，外侧分层，股骨距上缘宽度 16～27mm，基底部长度 32～55mm，外侧缘长度 43～63mm，上部厚度 2～6mm，中部厚度 3～7mm，下部厚度 2.4～5.5mm。股骨与股骨距面积都由上向下递减，但股骨距横断面积与股骨皮质横断面积之比明显下降趋势。说明由上向下随股骨上段表面骨皮质承受力递增时，股骨距承力相应递减，距髁角逐渐增大。说明股骨距缩短了股骨颈的实际长度，成为股骨上段负重结构的重要组成部分。一旦外伤致股骨距破坏，骨折难于复位，且不稳定，内固定易失效，重建股骨距则有重要意义。

股骨距是由环行骨板组成的哈氏系统和骨间板组成，并不是骨松质结构，戴尅戎等提出了将股骨外旋 30°以上才可观察到股骨距，认为股骨距是真性股骨颈根部的概念，保护股骨距对其在粗隆间骨折及人工髋关节置换术有重要意义。

杜心如对股骨距进行了 X 线研究，在正侧位和标准内、外 45°斜位 X 线片显示股骨距影像特征并对股骨距的特征及其与各组骨小梁的关系进行了研究。外斜位片显示：在股骨颈内下方，颈干交接处，与主要抗压力骨小梁向下延伸相连，下部与小转子影像部分重叠存在一尖端向下的三角形纵向密度增高区，密度高于骨小梁，接近皮质，此增高区即是股骨距骨板影像（图 2-2-15）。主要抗压力骨小梁和次级抗压力骨小梁可清晰显示，这两种骨小梁相交于股骨距上部，恰好为 Ward 三角下角。抗张力骨小梁密度明显较低。股骨距与向外侧大粗隆延伸的次级抗张力骨小梁相连，骨小梁由内向外密度逐渐减低，变稀疏。股骨颈内部主要抗压力骨小梁向下逐渐变窄，达股骨距相交处密度明显减低。

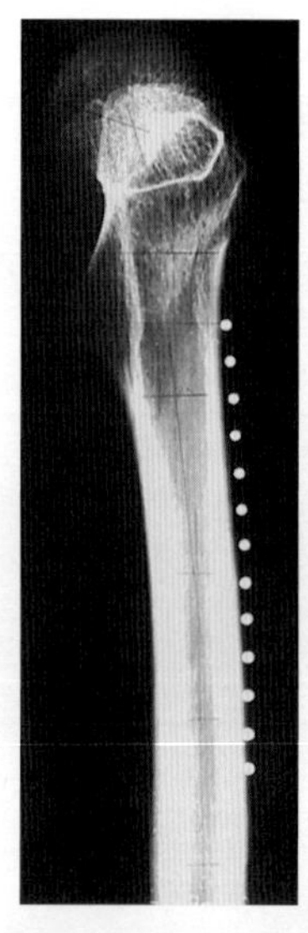

图 2-2-15　股骨距外斜位片

一般拍照条件下，正位拍片由于股骨距与前方的股骨颈皮质重叠，不能完整显示其全部，尤其是不能显示与各组骨小梁的关系，临床上常用的 45°斜位片由于股骨距处于切线位，其板状轴有扭转，可将股骨距与骨皮质分别显示，对于显示骨小梁和股骨距的关系可以起到良好的补充作用。

外斜位片显示股骨距和骨小梁的关系，股骨距位于斜向的次级抗压力骨小梁基底，二者相连，可能为同一结构。我们推断次级抗压力骨小梁就是股骨距的骨松质部分。

股骨距位于主要抗压力骨小梁向下的延伸线上，骨小梁的宽度和密度递减，与斜向次级抗压力骨小梁和股骨距相交处恰为 Ward 三角基底，在股骨距的上极存在薄弱区，这可能是股骨颈骨折好发生于该部位的原因之一。也说明股骨距和股骨内侧皮质在功能上为一体，是最重要的抗压应力传导结构。

老年性骨质疏松患者是股骨颈骨折和粗隆部骨折的高危人群，股骨颈皮质变薄，骨小梁稀疏。随着年龄的增长，股骨距与股骨颈相交处的薄弱区愈明显。拍片显示其骨质变化，尤其是补充股骨上段外斜位片，显示股骨距和骨小梁的变化。

对于股骨颈骨折的患者，采用内固定时，可参考外斜位拍片，对于股骨距密度明显减低或阴性显示的患者，内固定物应尽可能贴近股骨颈下内侧皮质，以获得股骨距的有力支撑。术后加拍外斜位片，对于评价内固定效果可以提供更为准确的指标，螺钉位置经过次级抗压力骨小梁下部和股骨距皮质部分者，螺钉不易松动，效果可靠。

对于外斜位显示股骨距明显萎缩而髓腔明显扩大的患者，选用髋关节人工假体置换时，结合正侧位 X 线片的测量，选用合适的假体，扩髓时最大可能的保护股骨距和股骨颈后内侧皮质，手术可获得最佳效果。

临床应用要点：假体植入前，为保留股骨距，股骨颈截骨平面距离小转子最内点垂直直线距离不应短于 2cm，手术时应避免过分向后内侧扩髓损伤股骨距，对于防止人工假体下沉、松动具有重要意义（图 2-2-16）。对于严重骨质疏松患者，双斜位片显示股骨距主要由骨小梁成分组成者，股骨距薄弱，手术中尤应注意扩髓的角度和方向，以防止由于内侧缺乏支撑，造成假体柄穿出股骨内侧皮质。

髋关节置换手术中过度扩髓，清除股骨距，可能造成小转子损伤，假体安装失败。股骨距位于髓腔内部，无机成分相对稳定，影像真实，以其特点分型提示股骨距密度存在较大个体差异，这与年龄，体重，劳动强度及骨质疏松程度有关。股骨距作为应力传导和转子区加强结构，在双侧下肢，其作用是一致的。

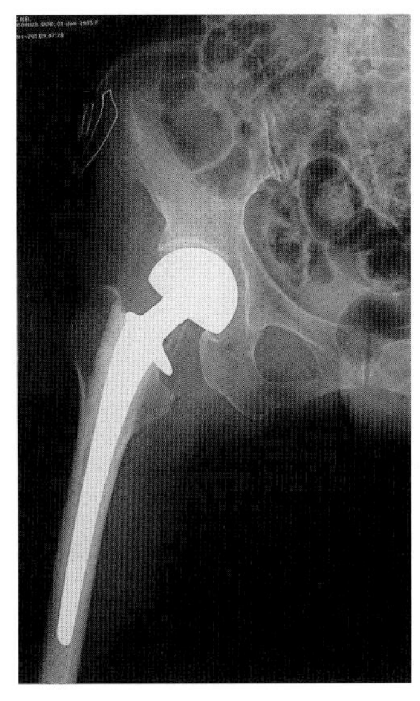

图 2-2-16　保护股骨距（人工股骨头置换术）

肿瘤可以破坏股骨距，使股骨颈承受力的能力下降，易造成病理骨折（图 2-2-17）。

3. 大转子（greater trochanter）　为股骨干上外侧的方形骨性突起，其内侧与股骨颈之骨松质连接，后上部游离与股骨颈形成转子窝。其外侧面及缘是来自臀部、骨盆和闭孔的肌肉附着点。这些肌肉对旋转和外展下肢起重要作用。大转子的尖部正对着髋关节的中心。

4. 小转子（lesser trochanter）　位置比大转子低，位于股骨干的内后面。大小转子间在前方为转子间线，在后方为转子间嵴。他们均为关节囊及旋转髋关节肌肉的附着点。

临床应用要点：小转子与股骨距成为一个整体，转子间骨折常将小转子连同股骨距一同撕脱，形成游离骨折块，手术复位时如果将其复位固定则股骨内侧完整性恢复，为骨折愈合创造条件，如果不能复位，此处呈现缺损，则容易出现内固定失效、髋内翻等并发症（图 2-2-18）。

5. 发育　出生时股骨头是骨骺软骨，1 岁时出现一个骨化中心在其外上方处，逐渐成骨，18 ~ 20 岁与股骨颈完全融合。股骨颈由骨干伸延而来。大转子在 2 岁开始骨化，于 18 ~ 19 岁与股骨颈融合。小转子亦有独立的骨化中心，约 12 岁时出现，18 岁左右与骨干融合。

临床应用要点：股骨头骨骺依赖正常血供，当股骨头骨骺缺血时会发生坏死，结果股骨头发育障碍，出现股骨头扁平，异常应力、破坏和修复等复杂的病理过程会导致一系列病变，如颈干角减小、关节面不

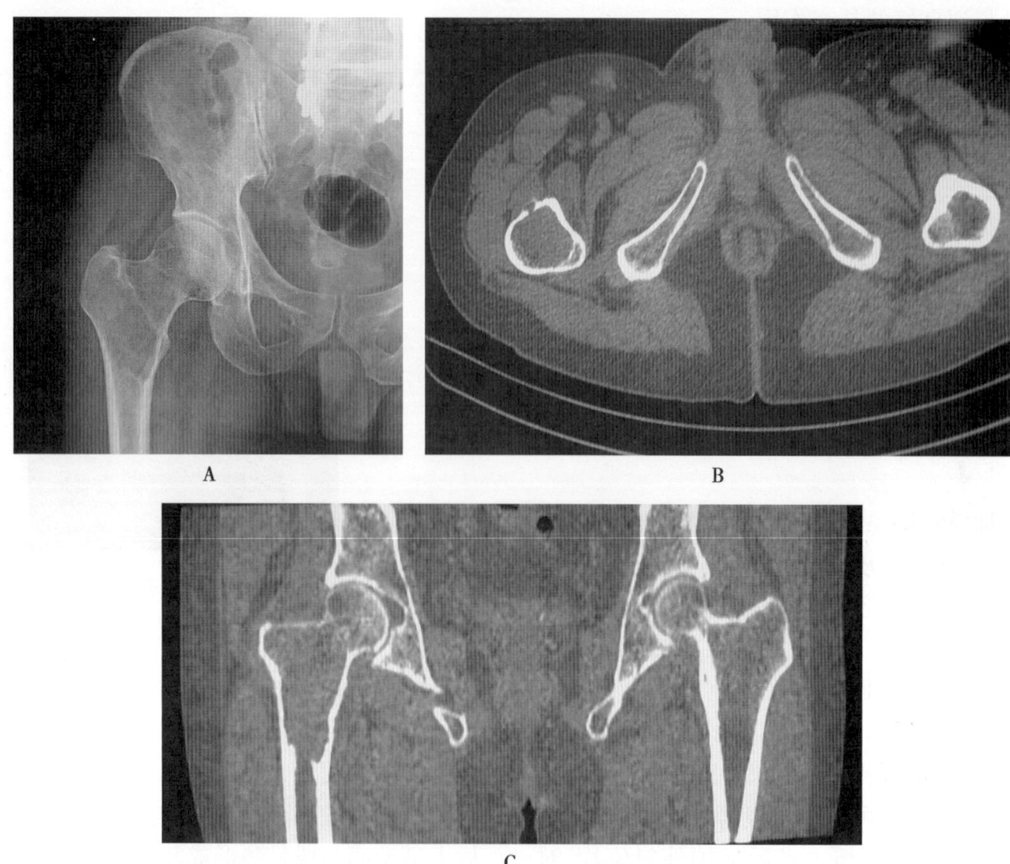

图 2-2-17　股骨距破坏（多发性骨髓瘤）
A. 例 1，X 线；B. 例 1，CT；C. 例 2，CT 重建

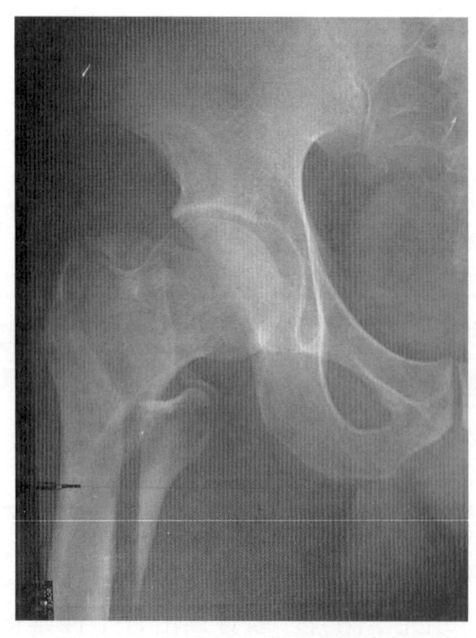

图 2-2-18　转子间骨折股骨距撕脱

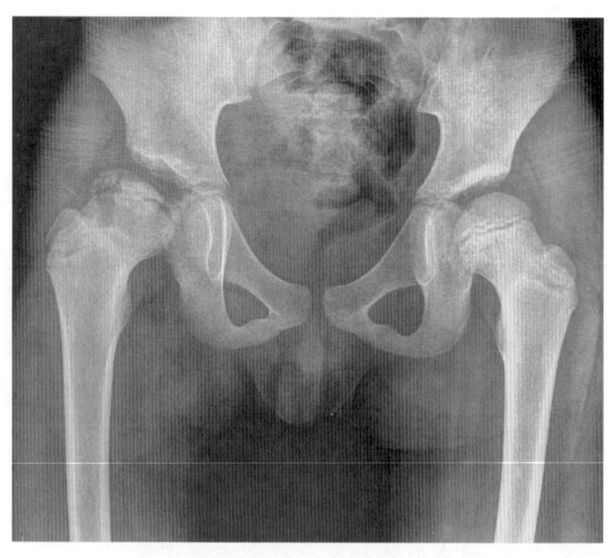

图 2-2-19　扁平髋

平滑、髋内翻等，这就是所谓的儿童股骨头骨骺缺血性坏死，又称扁平髋（图 2-2-19）。一般情况下，大小转子骨骺很少发生缺血坏死，但在外伤、手术或炎症累及骨骺时会出现发育障碍，表现为转子形态畸形甚至缺如。

三、关节囊、滑膜和韧带

1. 关节囊（hip joint capsule）　髋关节囊外层由致密纤维组织构成，称纤维层。内层为滑膜层，二者实为统一的整体。关节囊近端附着于髋臼边缘的髋

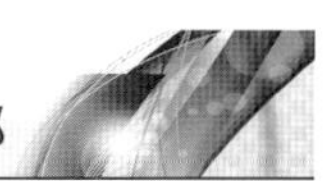

臼唇和横韧带；远端在前面止于转子间线、股骨大转子、小转子根部或附近，在后面止于转子间嵴之上内1～1.2cm，相当于股骨颈后部外、中1/3交界处。故股骨头及颈的前部全在关节囊内，而颈的后部只有中、内2/3位于囊内。因此股骨颈骨折时，其骨折线通过后外侧部时可形成关节囊内外的混合型骨折，而其他均为囊内骨折。

关节囊的纤维在浅层为纵行，在深层为横行，尚有一部分为斜行或螺旋形。浅层的一部分纤维与坐骨囊韧带和耻骨韧带相融合，但不直接附着于骨面。深层纤维于关节囊的远端和后面部较为丰富。在股骨颈中部的深层纤维呈环状增厚，紧贴关节囊滑膜层表面，似一悬带或衣领环绕股骨颈，略向关节腔突出，故称作轮匝带，具有约束股骨头从关节囊内滑出的作用。整个纤维层的前部及上部较坚厚，有较大的抗力，有阻止人体直立时股骨头向前方移滑的作用；其后部及下部则较薄弱，附着部也较松弛，加上该处又无坚强的韧带与肌肉加强，在暴力作用下，股骨头常可从这一薄弱点脱出，发生髋关节的后脱位（图2-2-20）。

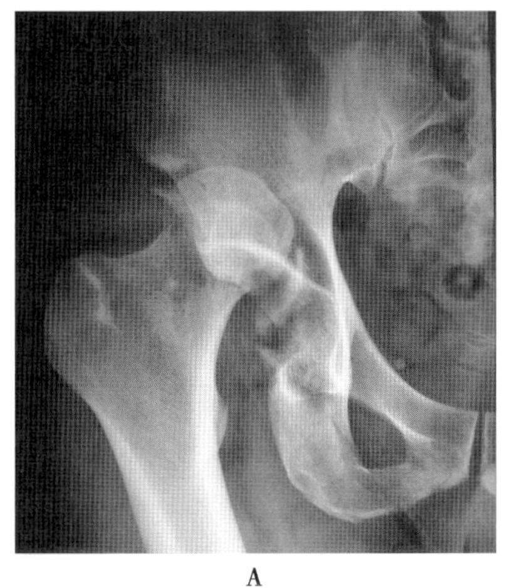

A

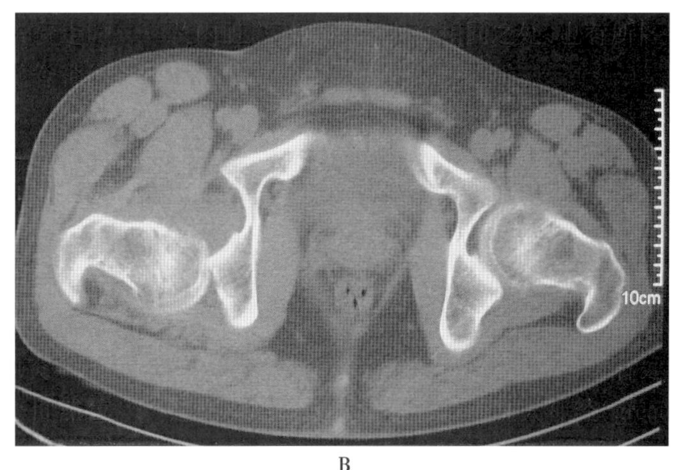

B

图2-2-20　髋关节后脱位

A. X线；B. CT

2. 滑膜（hip synovial）　髋关节的滑膜层分布非常广泛，它起自股骨头关节软骨面周缘，向下覆盖于股骨颈在关节囊内的部分，由此再向上逐渐到关节囊的内表面，覆盖髋臼缘、髋臼窝内的脂肪组织，并包绕股骨头韧带。在股骨颈的返折部，滑膜形成数条纵行皱襞，或称支持带，直至股骨头关节软骨面周缘，其深面有分布到股骨头和股骨颈的血管分布通过。所以，当股骨颈骨折时，如滑膜完整，其下面的血管分支未受损伤时，将对骨愈合起着积极的作用。

滑液囊主要有两个：一为髂腰肌滑囊，位于髂腰肌腱与关节囊之间，80%与关节相通；二为臀大肌转子滑囊，位于臀大肌与大转子之间，为结核菌好侵犯之处。这些滑囊均有助于髋关节运动，减少摩擦，起润滑作用。

临床应用要点：股骨头坏死常伴有髋关节内压增高，由于少数情况下髂腰肌滑囊与关节腔相通，所以会伴发该滑囊囊肿，此种情况也是一种髋关节滑膜疝，另外过度活动或外伤也会导致髂腰肌滑囊炎，由于该滑囊位于腹股沟中点的深面，浅部与股神经相毗邻，常伴有股神经压迫症状，手术切除该囊肿时除注意保护股神经血管外，还要注意深面的是否与髋关节相通，修补缺损的髋关节囊前壁是预防复发的重要措施（图2-2-21）。

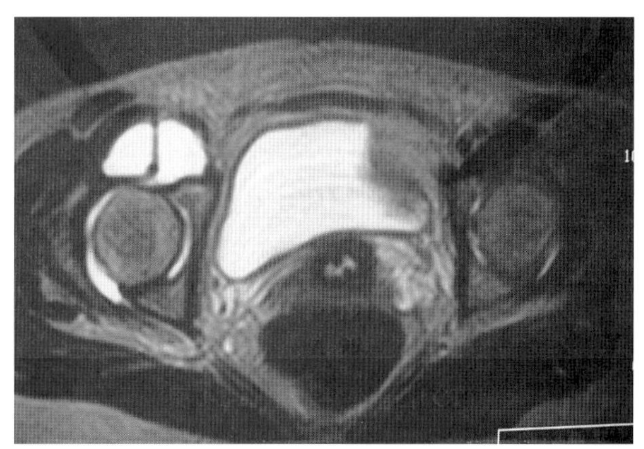

图2-2-21　髂耻滑囊炎

3. 韧带　关节囊内者有髋臼横韧带、股骨头圆韧带、轮匝带。囊外者有髂股韧带、耻股韧带、坐股韧带。

（1）髂股韧带（iliofemoral ligament）：是全身最坚强的韧带，位于髋关节的前方，与关节囊有着密切的交融联系。起自髂前下棘的下部和髋臼缘，呈扇形向下扩展分为两囊，内侧囊垂直向下止于下段转子间线。髂股韧带的内侧部和外侧部厚而坚韧，但两囊之间的中间部及关节囊处薄弱。部分髂股韧带延伸为扁平的三角形囊带，附着于全部转子间线，其外形如倒 Y 形，故又常称为 Y 形韧带，其外侧囊有时又称为髂转子韧带。髂股韧带使髋关节囊前壁加厚，防止股骨头前脱位。髂股韧带在髋关节屈曲时松弛，在伸髋及其他运动时均呈紧张状态，可阻止髋关节的过伸活动。其内侧囊限制髋关节的外展，外侧囊除限制外展外，还可以限制外旋。人体直立时，髂股韧带又有限制骨盆在股骨头上向后滑动的作用，以达到躯干重心的平衡和髋关节的稳定。因此髂股韧带对防止髋关节的脱位等有着重要意义。

（2）耻股韧带（pubofemoral ligament）：位于关节囊的下方，呈三角形，比较薄弱。起自髂耻隆起、耻骨体、耻骨上支、闭孔嵴及闭孔膜，通过股骨头的前方向外下到达股骨颈，与关节囊及髂股韧带内侧囊的深面发生融合。作用与髂股韧带相似，限制髋关节的过伸及过度外展和外旋活动。

（3）坐股韧带（ischiofemorale ligament）：包括三角形的纤维囊，位于髋关节的后面，较薄。起自髋臼下后方的坐骨体，与关节深层关节囊的环状纤维发生融合，向上外，止于大转子底，纤维呈螺旋形，加强关节囊后部，防止髋过度内收和内旋，但远较髂股韧带薄弱。

（4）股骨头韧带（ligament of head of femur）：为髋关节腔内略为扁平的三角形纤维带，通过其尖部附着于股骨头凹的前上部，韧带的基底部分为两束，分别止于髋臼横韧带和髋臼切迹的两侧。股骨头韧带外有滑膜被覆，该韧带的发育程度常因人而异，偶然仅有滑膜皱褶存在，个别的甚至缺如。当髋关节半屈曲再内收时，韧带紧张；而当髋关节外展时，韧带则松弛。常因韧带太弱而不能行使韧带所应具有的功能，故有人认为它对髋关节的正常运动和稳定性没有作用。股骨头韧带内含血管，在成人期有助于股骨头的血液供应，但也有人对此持否定观点。也有人认为此韧带起着关节垫（articular pad）的作用。

（5）髋臼横韧带（transverse ligament of acetabulum）：位于髋关节腔内，在髋臼切迹下方，与髋臼唇连接，实际上属于髋臼缘的一部分，坚韧可动，增强髋关节头与窝的嵌镶关系。此韧带与关节囊和股骨头韧带基底部的两个束带有融合。横韧带由强有力的扁平纤维带所组成，呈桥状横跨髋臼切迹的两侧，并形成一孔道，有血管和神经通过。

（6）轮匝带（orbicular zone）：是关节囊内层横行纤维的增厚部，位于股骨颈之后下，其外侧部肥厚，略向关节腔突出。正好托住股骨头，增加其稳定性。此韧带有一部分纤维分别与耻股韧带及坐股韧带愈合，但不直接附在骨面上。

髋关节囊前方得到坚韧的髂股韧带、下方的耻股韧带和后方较薄的坐股韧带加强。当髋关节内收屈曲时，股骨头位于薄弱的关节囊后部，如受到暴力易于后脱位。如坐位时膝关节前方受到向后的暴力会引起髋关节后脱位。髋关节的休息位是屈曲 10°、外展 10°、外旋 10°，此时关节囊和所有肌肉松弛，关节腔容积最大。单纯屈髋，关节囊的纵行纤维松弛，而在伸直位时则扭曲和紧张，股骨头完全进入髋臼而限制其活动，这一位置所谓紧包装位置（closepacked position）。

临床应用要点：髋关节脱位常合并关节囊破裂和损伤，当关节复位后必须固定或制动 6～8 周，以利关节囊愈合，否则关节囊破裂处愈合不良会发生在此脱位，反复的关节脱位会继发关节囊松弛，所以治疗复发性髋关节脱位必须修复和紧缩关节囊。先天性髋关节脱位继发关节囊松弛和挛缩，所以复位的前提是松解和修复关节囊；陈旧性股骨颈骨折往往伴有关节囊的挛缩，术前牵引和术中松解关节囊尤为重要，否则复位困难或人工股骨头安装困难或术后脱位。常规人工股骨头置换多采取后入路，在切开后关节囊时要尽可能保留，以利闭合创口时重建关节囊的完整性，避免术后发生脱位。由于后入路前关节囊完整，所以人工股骨头较易发生后脱位而不会发生前脱位；反之，如果采取前入路进行人工股骨头置换术，则前关节囊切开而后关节囊完整，此种情况下术后有可能发生前脱位而不会发生后脱位。由于髋关节囊与髂股韧带、坐股韧带与合成一个整体，所以在临床工作中韧带和关节囊作为一层结构切开和缝合。

股骨头韧带连接股骨头凹，股骨颈骨折时该韧带与股骨头相连，股骨头取出时常将股骨头韧带残留在髋臼内，人工股骨头复位前要将之清理，否则有可能影响复位甚至脱位。在一些股骨颈骨折的病例，股骨头韧带则已经断裂，取出股骨头时则较容易。在清理股骨头韧带残端时，注意只将影响复位的韧带

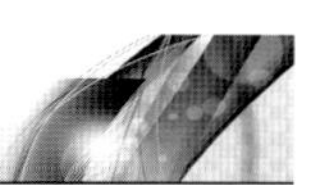

部分切除,不要损伤与其相连的髋臼横韧带,否则会破坏髋臼的完整性。行全髋关节置换术时需要磨掉髋臼内的关节软骨,此时更要注意保护髋臼横韧带,其完整性对于髋臼假体的稳定有重要作用。

髋臼发育不良临床常见,指的是髋臼较正常浅,从而股骨头包容较差,其结果导致股骨头与髋臼对应关系发生紊乱而发生髋关节骨关节炎,由于发育不良的程度不同,患者出现症状的年龄也不相同,但多在青壮年就会出现髋关节痛(图 2-2-22)。

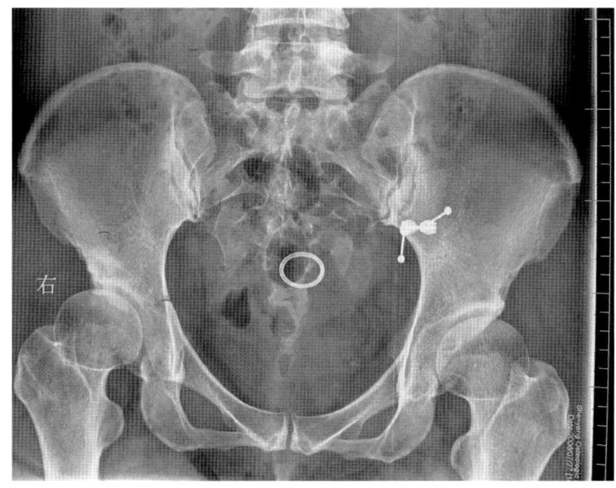

图 2-2-22　髋臼发育不良

四、髋关节的血管和神经

(一) 血管

1. 动脉

(1) 髋臼的动脉:闭孔动脉的后支在髋臼切迹处发分支到髋臼窝。旋股内侧动脉发出髋臼支。此外,髂内动脉发出的营养支,臀上动脉的深支供应髋臼的上部和关节囊的上部。臀下动脉的关节支供应髋臼的后下部及其附着的关节囊。

(2) 股骨头的动脉:其血液供应具有重要的临床意义,成年人股骨头的血液供应来自囊外动脉环发出的颈升动脉和圆韧带动脉。囊外动脉环由旋股内、外侧动脉围绕股骨颈基底形成。旋股内动脉构成环的前部。

(3) 股骨颈基底部的血管环:由臀上血管、旋股内和旋股外侧血管、臀下血管所形成的血管环在关节囊附着处发出四组分支:①骨营养血管:通过转子部骨孔进入骨内;②肌支:至附近肌肉;③关节囊支:沿关节囊壁与髋臼血管网相吻合;④进入关节囊内的支持带血管。以后者最重要。这些血管沿股骨颈骨面向上直至股骨头下沟。沿途发出骨支进入股骨颈,其终末支经头下沟穿入骨内供应股骨头。

旋股内侧血管为股骨颈基底血管环后方的主要来源。该血管经髂腰肌与内收肌之间,绕过股骨颈至关节囊后侧,发出后下支持带血管(小儿为下干骺端血管),然后绕过股骨颈基底,与臀上血管吻合,发出后上支持带血管(小儿为外侧骺血管,在 7 岁以前是股骨头最重要的血供来源)。小儿先天性髋脱位复位后,用蛙式位石膏固定时,该血管可被挤于转子间凹与髋臼之间或髂腰肌腱与耻骨、髋臼缘之间,过度内旋位亦可因肌肉的压迫而使血管受阻,影响血供。在小儿,因骺板的屏障作用,上述血管均沿骨骺板边缘进入股骨头。它们的干骺端分支与头部分支在骨内并不相互吻合。

虽然小儿的骺板对干骺端的感染有限制扩散作用,但由于股骨颈位于关节囊内,因此股骨上端化脓性骨髓炎常并发化脓性髋关节炎。

2. 静脉　一般认为正常髋关节的静脉分布与同名动脉者同。根据 Hassion(1962)、Green(1982)对股骨颈内造影观察髋关节的静脉引流,可归纳为:①臀静脉(vein glutaea):收集股骨头颈的静脉血,汇集形成 1 ~ 3 条静脉,汇入臀下或臀上静脉;②旋股内侧静脉(medial femoral circumflex veins):在股骨颈的基底部,呈环状或丛状,收集股骨颈的静脉血汇入闭孔静脉或股静脉;③旋股外侧静脉(lateral femoral circumflex veins):在大小转子间线或稍下,收集转子部的静脉血汇入股静脉;④髓腔中心静脉(marrow cavity central vein):是骨髓腔内静脉窦或小静脉汇集而成,正常时显影不清楚,淤血时则明显增粗;⑤营养静脉(nutrition vein):为大转子下 4 ~ 6cm 处收集干骺部来的静脉血,汇入股静脉。

髋关节骨外静脉包括:旋股内、外侧静脉,闭孔静脉,臀上、下静脉,股骨颈后静脉,髂腰静脉,股骨头韧带静脉,股骨颈升静脉;骨内静脉包括:前、后、上、下骺静脉和干骺静脉。关节囊内存在丰富的滑膜下静脉网,髋关节周围形成两个彼此有吻合的环状结构,1 个在囊内,1 个在囊外,这种立体的环状构筑,有利于整个髋关节的静脉回流。

髋关节周围血管主要由两大血管系统构成,即来自于后方的髂内动脉及其分支及髂内静脉及其属支,和来自前方的髂外动脉及其分支及髂外静脉及其属支。前者主要有臀上、臀下动静脉和闭孔动静脉,主要分布于臀肌,外旋肌和髋臼等部位。后者主要有旋股内、外侧动静脉和旋股血管升支,主要分布于股骨头颈和股骨大转子及其周边的肌肉。髂内血管系统的臀上、臀下动、静脉分布于髋关节的后上方，闭孔动静脉出闭孔分布于髋关节的后内侧。旋股动静脉具有由内向外、由下向上走行的规律。两套血管系统间具有广泛的吻合支。主要表现在臀下动脉、闭孔动脉与旋股外侧动脉之间的吻合以及毛细血管网之间的吻合。在股骨头无菌性坏死时，常可见到臀下动脉或闭孔动脉的异常增粗，部分代偿了旋股动脉系统的不足。髋关节周围的血管主要分布在髋关节的前内侧、后上方，髋关节的外侧血管分布稀疏。

原晓景等认为，从血管损伤的角度讲，前外侧及后外侧切口对髋周血管的干扰较大，血管损伤的机会也会有所增加，对于保留股骨头的髋关节手术有可能影响股骨头的血液供应。经髋关节外侧入路进行手术不仅失血少，由于对供应股骨头颈的血管干扰最小，所以，对股骨头颈的血供影响也最小。带血管蒂骨瓣植入以改善股骨头血供的手术，在选择手术入路时不仅要考虑就近原则，同时还要考虑髋关节周围血管分布的规律以及手术对股骨头血供的影响程度。当然，髋关节手术入路的选择还应服从于手术的目的及术式的要求。

（二）神经

1. 闭孔神经（obturator nerve） 由第2～4腰神经组成，与闭孔动脉一起经闭孔离开骨盆，被短收肌分为前、后支。

2. 股神经的耻骨肌支及其关节支。

3. 坐骨神经股方肌支及其关节支。

4. 臀上神经（superior gluteal nerve）。

5. 骶丛（sacral plexus）。

上述的神经为感觉支，并与膝关节的感觉支同源，所以临床上的髋关节疾病，常首先表现为膝关节疼痛。临床上所应用的闭孔神经前支加上股方肌肌支切除治疗髋痛症有一定的效果。但由于髋关节是多神经支配，所以其最终疗效并不确定。

临床应用要点：闭孔神经发支支配髋关节和膝关节，当髋关节出现病变时，除有可能出现髋部疼痛外，还有时出现膝关节痛，但膝关节并无病变，这是一种扩散痛。所以膝关节痛患者要想到这种可能，儿童更易出现这种情况，常见于髋关节结核等疾病。

五、髋关节运动范围及有关的肌肉

髋关节由丰厚的肌肉覆盖，这些肌肉对髋关节的稳定性和活动起着重要作用。

（一）髋关节的运动方向与有关肌肉

1. 外展 主要由臀中肌、臀小肌和阔筋膜张肌，三者均由臀上神经支配。平均活动范围是36°。

2. 内收 主要有大收肌、长收肌、短收肌、耻骨肌、股薄肌等，均由闭孔神经支配。活动范围约25°。

3. 屈曲 主要是髂腰肌，由腰丛和股神经支配。股直肌、缝匠肌、长收肌和耻骨肌亦参加屈曲运动。前二者受股神经支配，后二者则由闭孔神经支配。正常屈曲范围128°～135°。

4. 伸直 主要是臀大肌，由臀下神经支配。股后部肌肉和大收肌坐骨部亦参加其伸直活动。均由坐骨神经支配。正常伸直立即中立位为0°，但可以过伸20°。

5. 内旋 阔筋膜张肌，臀小肌的前份纤维。旋转范围约35°。

6. 外旋 主要是臀大肌、闭孔外肌、股方肌、闭孔内肌、梨状肌和上、下孖肌等，闭孔外肌由闭孔神经支配，后五者由骶丛支配。旋转范围是51.3°。

（二）肌肉作用与髋关节活动的动态关系

髋关节的活动有赖于各肌肉的协同，即一组肌肉紧张，而另一组松弛。而且，在各个方向的活动中，肌肉的功能也不是一成不变的。每一个方向的运动伊始，都受到附近肌肉的影响。如外展肌群从伸直位开始使髋外展时，其前份纤维起内旋作用，后份纤维起外旋作用。又如闭孔内肌是外旋小肌，从屈曲位开始外旋时则先起外展作用，而臀中肌的前份纤维则起内旋作用。同样，在屈髋时，臀大肌部分纤维在大转子外滑向前部而起内收作用。

（三）肌肉作用与髋关节的稳定性

髋关节主要功能是负重和行走，其中两个因素是必不可少：①一个稳定的无痛的关节作为负重的支点；②良好有效的外展肌。二者之一有问题都会产生骨盆的倾斜。要维持骨盆的水平位置，外展肌的作用因得到与之拮抗的腰方肌和骶棘肌的牵拉而加强。所以，保护外展肌的功能对维持髋关节稳定性有着重大意义。关节囊周围的小肌肉，参与髋关节的各种方向活动，更重要的是在维持人体直立时加强关节囊的张力，以增加髋关节的稳定性。

临床应用要点：髋关节病变一般多会引起疼痛和关节运动受限，表现为双侧髋关节活动范围不同，4字试验阳性、Thomas征阳性等，这对于诊断有重要意义。对于髋关节手术，恢复稳定性是最重要的。

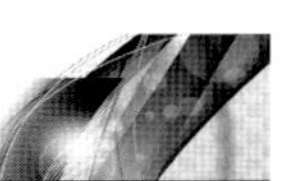

第三节　臀部的血管和神经

分布到臀部的血管有臀上、下动脉，阴部内动脉以及来自大腿的旋股内、外侧动脉和股深动脉的第一穿支等，其中主要为臀上动脉、臀下动脉。神经有臀上神经、臀下神经和坐骨神经。

一、臀部血管

（一）臀上动脉和静脉

臀上动脉发自髂内动脉后干，穿梨状肌上孔至臀部，分为深、浅支。

1. 臀上动脉浅支（ramus superficialis arteriae gluteae superioris）　可视为臀上动脉主干的延续，从梨状肌上缘和臀中肌后缘之间浅出，至臀大肌深面的间隙分为上、中、下支，其主干长约 9mm，外径 3mm，其伴行静脉有 1～2 支，外径约 5mm。

2. 臀上动脉深支（ramus profundus arteriae gluteae superioris）　自主干起始后，行于臀中肌深面，主干长约 1.3cm，分为上、下两支，有两条静脉伴行。

临床应用要点：髂后部手术需要对臀上血管加强保护，一般情况下不要结扎其主干血管，尽可能保留主支，这样可以维护臀肌血供和代谢，半骨盆切除术时如果结扎臀上血管常常引起皮瓣坏死和不愈合。臀部软组织恶性肿瘤血管丰富，臀上血管常常是瘤体的供血血管，所以术前造影或栓塞髂内动脉可以减少手术出血，肿瘤切除时如果必须结扎臀上血管就要先在其穿出坐骨大孔处找到并先结扎后切断，或者先结扎不切断，如果先切断，近端回缩至盆腔内就会导致不能控制的大出血，所以其他手术则尽力避免其损伤，熟悉其走行和毗邻是成功的关键。

（二）臀下动脉和静脉

臀下动脉（inferior gluteal artery）发自髂内动脉前干，其主干经梨状肌下缘穿臀中肌走行于臀大肌内，主要分布于臀大肌的下部和中部，沿途发出肌皮穿支支配相应区域的皮肤。臀下动脉约 6% 缺如，由臀上动脉浅支代替。臀下静脉与动脉伴行。

臀下动、静脉在出梨状肌下孔处位于坐骨神经内侧，当行坐骨神经通道扩张术时，应注意勿伤及此动、静脉。但臀下动脉出骨盆处存在多种变异情况。

临床应用要点：髋关节后路手术需要将臀大肌纤维劈开进入其深层的间隙，一般不会遇到臀下动脉主干，但遇到分支时可以结扎切断但不宜用电凝止血，因为有再次出血的可能。坐骨神经的手术要注意保护臀下动脉。坐骨支及髋臼后下部的显露时先找到并在其外侧游离坐骨神经，然后再切断附着在坐骨支及髋臼后下部肌肉肌腱。

（三）阴部内动脉和静脉

阴部内动脉（internal pudendal artery）常与臀下动脉共干起自髂内动脉前干，较臀下动脉细，沿梨状肌和骶神经丛的前方下降，经尾骨肌与梨状肌之间出梨状肌下孔至臀部，随即绕过坐骨棘穿入坐骨小孔至坐骨肛门窝，布于会阴部，静脉与之伴行。

二、臀部神经

1. 坐骨神经　坐骨神经（ischiadic nerve）为全身最大的神经，在神经的起始处横宽约 2cm，起自腰骶神经丛，经坐骨神经通道穿至臀部，位于臀大肌和梨状肌的前面，上孖肌、闭孔内肌、下孖肌和股方肌的后面，向下至大腿。坐骨神经可分成胫神经及腓总神经两部分。腓总神经起于第 4、5 腰神经及第 1、2 骶神经的后股；胫神经起于第 4、5 腰神经及第 1～3 骶神经的前股。此两部合并，包在一个总的结缔组织鞘内，成为坐骨神经。但这两部分可在自骶丛至股后下 1/3 处的任一点上分开。

坐骨神经的组成：L_4～S_3 占 82.7%，L_4～S_1、L_5～S_3、其他分别占 10%、4.6% 和 2.7%。腓总神经的组成：L_4～S_2、L_4～S_1、L_5～S_2 和其他分别占 37.5%、35.6%、10.6% 和 16.3%。胫神经的组成：L_4～S_3、L_4～S_2 和其他分别占 76.9%）、13.5% 和 9.6%。

坐骨神经在臀部与梨状肌关系密切，二者间关系常有变异，据综合文献报道，坐骨神经与梨状肌的关系可分为七型：Ⅰ型为坐骨神经穿梨状肌下孔至臀部，占 66.3%；Ⅱ型为胫神经穿梨状肌下孔，腓总神经穿梨状肌肌腹，为常见变异型，占 27.3%；Ⅲ型为坐骨神经穿梨状肌肌腹；Ⅳ型为胫神经穿梨状肌，腓总神经经梨状肌上缘；Ⅴ型为坐骨神经出梨状肌上缘；Ⅵ型为胫神经出梨状肌下缘，腓总神经出梨状肌上缘；Ⅶ型为骶丛穿梨状肌出盆后，再分出坐骨神经；Ⅲ～Ⅶ型占 6.4%（图 2-2-23）。

坐骨神经一般自梨状肌下孔穿至臀部，被盖于臀大肌深侧，约在坐骨结节与大转子之间中点处下

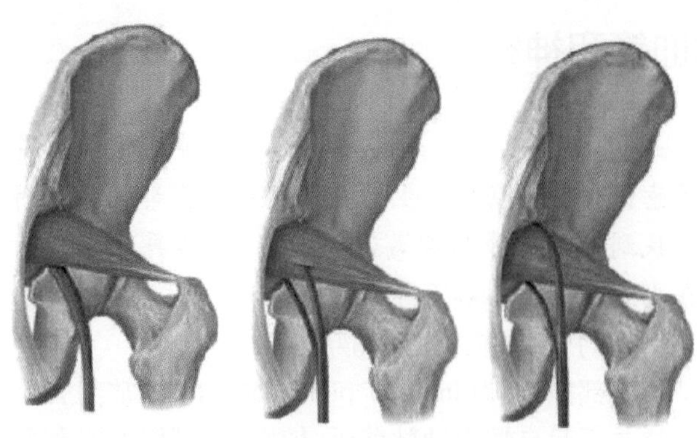

图 2-2-23　坐骨神经与梨状肌关系

降，临床上常用此点作为寻找坐骨神经的标志，继经上孖肌、闭孔内肌腱、下孖肌及股方肌的后面至股部，在此神经的内侧有臀下动脉及股后皮神经。

坐骨神经的分支：①关节支：自坐骨神经上部发出至髋关节，由关节囊的后部穿入。此关节支有时直接起于骶丛；②肌支：于股上部自坐骨神经发出的肌支，计有支配股二头肌长头、半腱肌、半膜肌及大收肌诸支。所有的肌支都是从此神经本干的内侧发出的，只有支配股二头肌短头的一条神经除外，所以手术暴露坐骨神经时，它的外侧缘是比较安全的。

坐骨神经的血供为多源性节段性，在臀部可分为根部滋养血管和干部滋养血管。根部滋养血管从坐骨神经起始部的上前方进入，由臀外侧动脉和臀上、下动脉发出；干部滋养血管由臀下血管、阴部内血管或它们发往髋关节后的分支发出。臀部坐骨神经干的滋养血管有 1 ~ 3 支不等，外径约 0. 5mm，多在梨状肌下缘以下进入神经干，滋养血管进入神经干的部位 80% 在干的后内侧，20% 在神经干的后部或前部。

临床应用要点：坐骨神经痛是腰椎椎间盘突出症的常见症状，临床上一些引起坐骨神经痛的疾病尚未被认识，梨状肌综合征就是其中之一。由于梨状肌是封闭坐骨大孔的一块肌肉，由肌和腱混合组成，构成了梨状肌上、下孔的边界，坐骨神经自梨状肌下孔穿出。当梨状肌肥大、炎症等病变时会刺激走行在其下方的坐骨神经，引起坐骨神经痛。梨状肌与坐骨神经的关系多变，其中以坐骨神经以一支或多支穿经梨状肌肌质内，当梨状肌痉挛或持续收缩时，卡压坐骨神经引起疼痛。除上述因素外，在梨状肌下方有异常神经束带和变异的血管束跨越、卡压坐骨神经，引起坐骨神经痛。

梨状肌综合征的临床特点：臀痛和坐骨神经痛。臀痛更为剧烈和明显，VAS 评分在 7 分以上，坐骨神经痛，但没有出现足下垂者。无腰痛及腰部活动受限。可以左右侧交替出现疼痛，劳累、受凉及潮湿症状加重，热敷后可缓解症状。平卧时病痛多不能缓解，部分病例行走可缓解症状。下蹲、排便或咳嗽时可以加重臀部疼痛症状，但多不会引起坐骨神经痛。严重病例，深吸气也可使疼痛加重。

直腿抬高试验阴性，可疑阳性。梨状肌处压痛。梨状肌紧张试验阳性。梨状肌处利多卡因封闭或阻滞可以使症状缓解或减轻。X 线、CT、MRI 可以显示腰椎、骨盆正常，无椎间盘突出症，无股骨头坏死，无骶髂关节炎，无臀部肿物。治疗需要应用神经营养药物、封闭、梨状肌阻滞等，无效则手术治疗，梨状肌部分切除，坐骨神经松解，在手术时注意对其周围结构的保护。

我们的临床经验，梨状肌综合征是解剖变异和病理因素综合导致，但解剖变异术前不能诊断，只有术后才能确定，其中梨状肌压迫坐骨神经和腓总神经穿经梨状肌是常见的变异(图 2-2-24)。

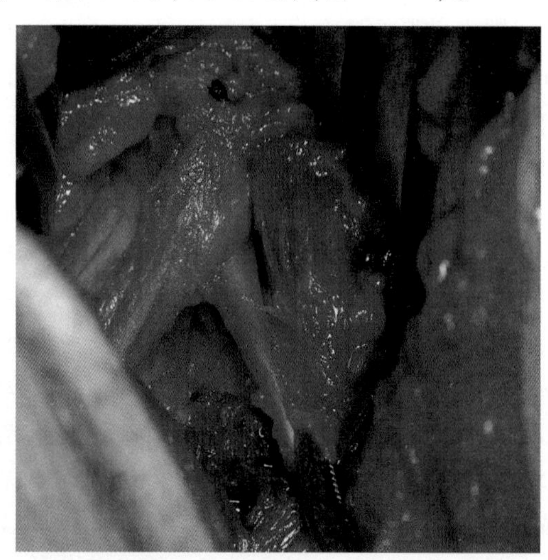

图 2-2-24　梨状肌综合征(手术)

坐骨神经后表面常有坐骨动脉伴行，半骨盆切除术时需要注意结扎坐骨动脉，否则出血不易自止，也可以结扎坐骨神经断端以达到止血目的，坐骨神经的神经鞘瘤多是累及其中的一束，而其他正常的纤维则被压迫成为了瘤体包膜或位于肿瘤一侧，所以手术时应仔细分离瘤体和包膜，尽可能保留这些纤维，以减少神经功能障碍的发生。

2. 臀上神经　臀上神经(superior gluteal nerve)自第 4、5 腰神经和第 1 骶神经后股发出。经梨状肌上孔至臀部，与臀上动脉伴行，在臀部分为上、下两支。上支较小，与臀上动脉深上支伴行，神经位于动脉下方，布于臀中肌，有时亦发小支至臀小肌；下支较大，与臀上动脉深下支伴行，横过臀小肌中部，发支至臀中肌和臀小肌，终支向前外，至阔筋膜张肌的后内侧部，在该肌深面弯向前下，距髂前上棘后下方约5cm处，呈爪状分支进入该肌。下支横径约2mm。

3. 臀下神经　臀下神经（inferior gluteal nerve）自第5腰神经和第1、2骶神经前股发出，经梨状肌下孔至臀部，有2%的个体臀下神经穿过梨状肌肌腹至臀部，如遇梨状肌损伤、肿胀或痉挛时可影响该神经。神经在臀部分为1～3支（1支者25.2%，2支者55.2%，3支者19.6%），在臀大肌深面进入臀大肌，并发皮肤支，支配臀下部和股后上部皮肤。

4. 阴部神经　阴部神经（pudendal nerve）来自2～4骶神经前股，自梨状肌下孔穿出后，与阴部内血管伴行，位于血管内侧，绕坐骨棘进入坐骨小孔至坐骨肛门窝，布于会阴部。出盆处位置相当于髂后上棘与坐骨结节连线中1/3者占46.6%；在中、下1/3交界处者50.0%；在下1/3者占3.3%。此点距髂后上棘和后正中线的距离分别为79.6mm和55.3mm。

临床应用要点：上述三神经均位于臀肌深面，又均伴行同名血管，所以很少单独出现损伤，髋部手术在显露时既要注意保护血管，同时又要保护这些神经。如果需要结扎血管，一定先将神经游离出来再进行操作，阴部神经维持是二便功能的重要神经，损伤后出现二便障碍；臀上神经损伤出现臀中肌臀小肌瘫痪萎缩，表现为髋关节外展无力；臀下神经损伤则出现臀大肌萎缩，表现为臀部外形改变，臀下襞较对侧低，臀大肌收缩无力。一般没有感觉障碍。

5. 股后皮神经　股后皮神经（posterior femoral cutaneous nerve）由第1、2骶神经后股的一部分和第2、3骶神经前股的一部分合成，经梨状肌下孔，随坐骨神经和臀下动脉至臀部，其主干下行至大腿。在臀大肌深面，在坐骨神经内侧或背侧下降。神经横径在臀大肌下缘中点处约3.2mm。在臀部发臀下皮神经至臀下部皮肤，有2～3支，自臀大肌下缘发出，绕臀大肌下缘向上，分布于被覆该肌下部及外侧部的皮肤；发会阴支至会阴，分布于股后上部及内侧部的皮肤，有一长会阴支，弯曲向前内侧经半膜肌、半腱肌起始部的后侧，坐骨结节的前面，穿过固有筋膜，至会阴浅筋膜层，达会阴前部，在男性分布于阴囊，女性分布于大阴唇的皮肤。会阴支与阴囊后神经及肛门神经之间，有时有交通支。

股后皮神经主干在臀部和股部的长度，臀大肌下缘以上为臀部，长92mm，臀大肌下缘以下为股部，长121mm。股后皮神经主干在臀部分为上、中、下段，其中中段的前后径为1.2mm，横径为2.4mm。

6. 臀下内皮神经　臀下内皮神经（inferior medial gluteal nerve）自第2、3骶神经后股发出，穿骶结节韧带下部，绕臀大肌下缘，分布于覆盖臀大肌下部及内侧部的皮肤。此神经有的起于阴部神经，有时缺如，由起于第3、4或第4、5骶神经的小支代替，也有时被股后皮神经的分支代替。

根据杜心如的观察，此神经应为臀中皮神经。

（杜心如）

参 考 文 献

1. 马信龙，张清功，马剑雄，等. 应用三维重建测量股骨颈前倾角的计算机方法研究. 生物医学工程与临床，2009，13（5）：382-386
2. 李锋. 股骨颈前倾角CT测量方法的比较研究. 医学影像学杂志，2004，14（10）：833-835
3. 安永胜，杜心如，石友民，等. 外斜位X线片显示股骨距影像特征. 中国临床解剖学杂志，2005，23（4）：393-395
4. 安永胜，杜心如，李桂萍，等. 内斜位X线片显示股骨距影像特征及其临床意义. 中国临床解剖学杂志，2004，22（5）：503-506
5. 杜心如，卢世璧. 股骨上段髓腔解剖学研究进展. 中国临床解剖学杂志，2004，22（6）：674-676
6. Woodley SJ, Mercer SR, Nicholson HD. Morphology of the bursae associated with the greater trochanter of the femur. Bone Joint Surg Am，2008，90（2）：284-294
7. James BS，Donald J，Guilermo C. Morphological analysis of the proximal femur using quantitative computed tomography . International Orthopaedics（SICOT），2007，31：287-292
8. Philip Robinson，Lawrence MW，Anne A，et al. Obturator Externus Bursa：Anatomic Origin and MR Imaging Features of Pathologic Involvement. Radiology，2003，228：230-234
9. 杜心如，徐永清. 临床解剖学丛书——脊柱与四肢分册. 北京：人民卫生出版社，2014，176-245.
10. 陆利冲，骆旋，王东进，等. 髋关节外展外旋对股动静脉解剖关系的影响. 实用医学杂志，2013，29（15）：2485-2487

第三章　股　　部

股部(亦称大腿),前上方以腹股沟与腹部分界;后上方以臀沟与臀部分界;下端以髌骨上缘上方2横指处的水平线与膝分界;内侧以阴股沟与会阴分界。经股骨内、外上髁各作一垂直线,可将大腿部分为股前区与股后区。有人把股前区缝匠肌内侧缘以内的部分叫做股内侧区,其余部分仍称股前区,两者合起来称为股前内侧区。

第一节　软　组　织

一、浅层结构

(一) 皮肤和浅筋膜

股部皮肤薄厚不均,内侧较薄而柔软,皮脂腺较多,外侧和后部较厚。此部皮肤面积广,位置隐蔽,是皮瓣的良好供区之一。

股部浅筋膜亦厚薄不一,股前部浅筋膜内含脂肪较多,在腹股沟韧带下方分为浅、深两层。浅层为脂肪层,深层为膜性层,分别与腹前壁下部的脂肪层(Camper 筋膜)和膜性层(Scarpa 筋膜)相续。深层在腹股沟韧带下方约 2cm 处与股部深筋膜(阔筋膜)相融合,并向内侧沿精索的外侧斜行,附着于耻骨结节和耻骨弓,最后与会阴浅筋膜相续。由于 Scarpa 筋膜与会阴浅筋膜、阴茎浅筋膜及阴囊肉膜相续,骨盆骨折合并有尿道损伤时,渗出的尿液可在会阴浅筋膜的深面或阴茎、阴囊浅、深筋膜之间扩散,也可蔓延至腹前壁浅筋膜深层的深面,但向下不可能超越浅、深筋膜的融合处。

浅筋膜中富含脂肪,有浅血管、皮神经、浅淋巴管和淋巴结等分布。

(二) 大腿的浅动脉

股部有许多浅动脉,它们的起始、行程、管径大小与临床上皮瓣的设计有着密切的关系。

1. 股前内侧区的浅动脉　①旋髂浅动脉;②腹壁浅动脉;③阴部外动脉;④股内侧浅动脉;⑤隐动脉;⑥股外侧浅动脉。

2. 股后区的浅动脉　①穿动脉的股后皮支;②股后皮神经伴行动脉;③腘动脉升皮支;④闭孔动脉股后皮支。

(三) 大腿的浅静脉

股部的浅静脉位于皮下组织中,有多数交通支穿过深筋膜,与深静脉相交通。其可分为两类:一类为大隐静脉及其属支,另一类为浅动脉的伴行静脉。

1. 大隐静脉(great saphenous vein)及其属支　大隐静脉是体内最长的静脉,长度为 73.3cm,其中股段长 38.1cm。起自足背静脉弓的内侧缘静脉,在内踝之前大约 1.0cm 处沿小腿内侧上升,在胫骨前嵴后方约 3.5cm 处与隐神经伴行(神经位于静脉的前方),继而在股骨内上髁后方约 2.0cm 处进入大腿,沿大腿内侧部与股内侧皮神经伴行,向上至卵圆窝在腹股沟韧带下方约 3.4cm 处穿过筛筋膜,注入股静脉(注入股静脉内侧面的占 62.0%,其余的注入前面或前内侧面)。据报道有 1.0% 的大隐静脉在大腿前面上行,约在大腿中 1/3 处穿深筋膜达深层,从股动脉外侧经其后方,越过卵圆窝外缘注入股静脉。

股部大隐静脉瓣膜为 3.2 个,以 3 ~ 4 个(72.0%)最常见,绝大多数为双叶瓣。主要分布于腹股沟韧带下方 10cm(42.0%)或 10 ~ 20cm(17.0%)范围内,最恒定的一个瓣膜位于大隐静脉末端注入股静脉入口处。瓣膜在配布上有一定规

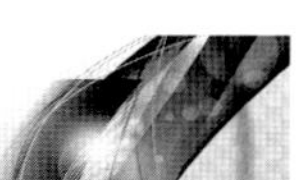

律，多在大隐静脉与深静脉的交通支及其属支开口处的下方，以大腿中、下 1/3 区瓣膜分布最密。瓣膜的这种配布规律，对于大隐静脉移植的利用具有一定的参考意义，大隐静脉常被作为外周和冠状动脉外科移植物。

大隐静脉在股部属支很多，主要有阴部外静脉、腹壁浅静脉、旋髂浅静脉、股内侧浅静脉和股外侧浅静脉。此外，还有一些较小而不恒定的属支，收纳邻近淋巴结、皮肤和皮下组织的静脉血。

大隐静脉除接受上述五种属支外，还有约 1/4 接受阴部外深静脉的回流，其汇入点在卵圆窝内，注入大隐静脉的内侧面，注入处有时可见瓣膜。

大隐静脉与深静脉间有多个交通支，在股部可见 1.5 支。这些交通支有瓣膜，可调整下肢静脉血流，当浅静脉发生阻塞或结扎皮下静脉时，深静脉的血流量即增多；当深静脉回流受阻时，交通支瓣膜关闭不全，深静脉血液反流入浅静脉，结果浅静脉扩张，并逐渐变性，导致大隐静脉曲张和溃疡。外科手术作为大隐静脉曲张的治疗方法之一，主要是剥除曲张病变的静脉，外科处理这些静脉时，交通支应同时进行结扎。

2. 浅动脉的伴行静脉　每支浅动脉均有 1 ~ 2 支伴行静脉，伴行静脉的管径多数大于或等于伴行动脉，少数略小于伴行动脉，这些静脉最后汇入浅静脉或深静脉。

临床应用要点：大隐静脉曲张常见，是下肢静脉逆流性疾病，主要是因为其静脉瓣关闭不全使静脉血倒流，远端静脉血淤滞继而出现病变，静脉壁扩张、增厚、变性等一系列变化，出现不规则的膨胀和扭曲，由于大隐静脉位于皮下，可以在其走行部位周围见到这些变化静脉团，如蚯蚓状（图 2-3-1）。另外由于静脉淤血，小腿血液循环障碍，局部皮肤出现色素沉着、皮肤皮下硬结、湿疹及顽固性溃疡等。

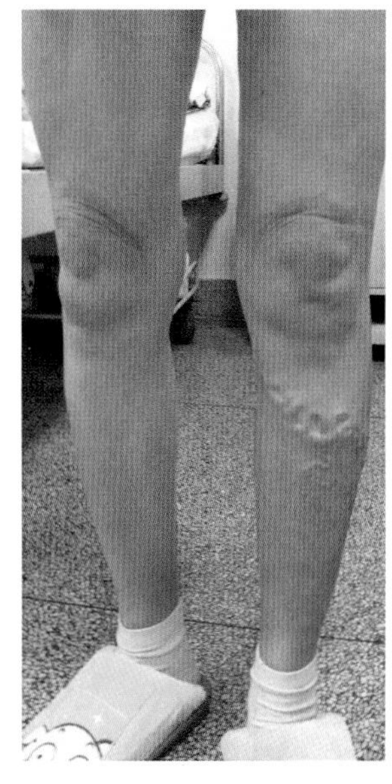

图 2-3-1　大隐静脉曲张静脉团

造成大隐静脉曲张的原因较多，先天性静脉壁薄弱和静脉瓣结构不良是解剖学原因。重体力劳动、长时间站立、长期腹压增高均可使静脉内压力增高。持续存在则导致静脉瓣关闭不全，继而出现病变。穿弹力袜或弹力绷带加压包扎可以缓解甚至预防其发生，如八路军的绑腿就是很好的预防措施，妊娠妇女穿弹力袜可以预防静脉曲张都是同样的道理。

单纯的大隐静脉曲张是在深静脉回流通畅的情况下浅静脉病变，但在临床实践中，常伴有深静脉回流障碍的静脉曲张，如原发性深静脉瓣关闭不全，其瓣膜发育异常和结构不良同样是发病的解剖学因素。在这种情况下，深静脉回流障碍，血液会通过浅静脉回流，所以此时的大隐静脉曲张是其表现之一；同时深浅静脉的交通支静脉瓣功能也会存在问题，所以需要进行鉴别诊断。当然下肢深静脉血栓形成也是其中一种疾病。

为进一步了解浅静脉瓣膜、交通支瓣膜和深静脉回流情况，临床上对大隐静脉曲张的患者进行下述试验，以资鉴别。

浅静脉瓣膜功能试验：先让患者平卧，下肢抬高使静脉回流排空，然后在相当于大隐静脉汇入股静脉处即大腿根部位捆扎一止血带，这样就压住了大隐静脉，再让患者站立观察是否出现静脉曲张，如果不出现曲张静脉说明交通支瓣膜功能完好，此时释放止血带如果很快出现自上而下的曲张静脉则说明大隐静脉瓣关闭不全。

深静脉通畅试验：在站立位时在大腿根部绑一止血带，此时大隐静脉回流受限，待静脉充盈后让患者蹬腿 10 次或做下蹲动作，如果充盈的静脉明显减轻，说明深静脉回流通畅，如果不减轻甚至更明显说明深静脉不通畅。

这两试验均是利用了静脉瓣使血液单向回流，但当出现病变时该功能障碍的原理设计。可以对大隐静脉曲张进行初步检查。血管超声及造影是更好的辅助检查。

（四）大腿的皮神经

1. 股外侧皮神经（lateral femoral cutaneous nerve）　来自第 2、3 腰神经前支的后股，出现于腰大

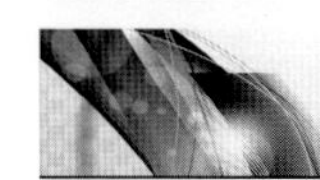

肌外侧缘，斜向下外方，横过髂肌至髂前上棘（22.9%）或至髂前上棘内侧（58.3%）或至其外侧（18.8%），经腹股沟韧带深面至股部，穿缝匠肌分为前、后支（60.0%）或前、中间、后支（40.0%），先在阔筋膜的深面下行，继穿出阔筋膜，至浅筋膜内（图2-3-2）。国外有资料显示，该神经的缺如可达8.8%。

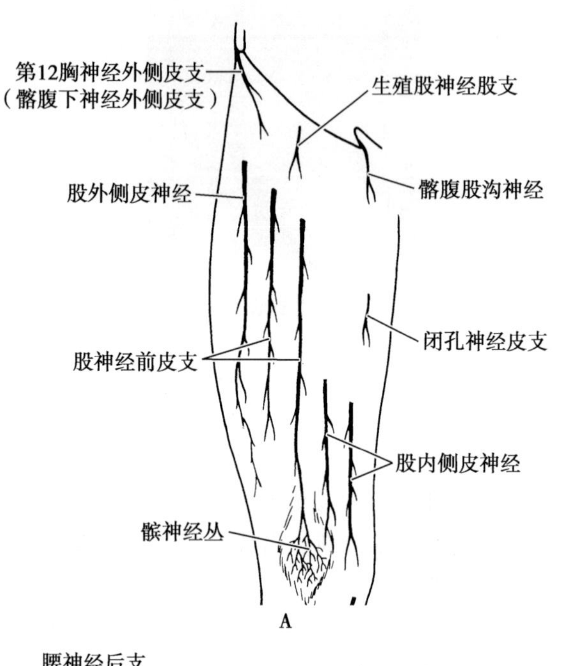

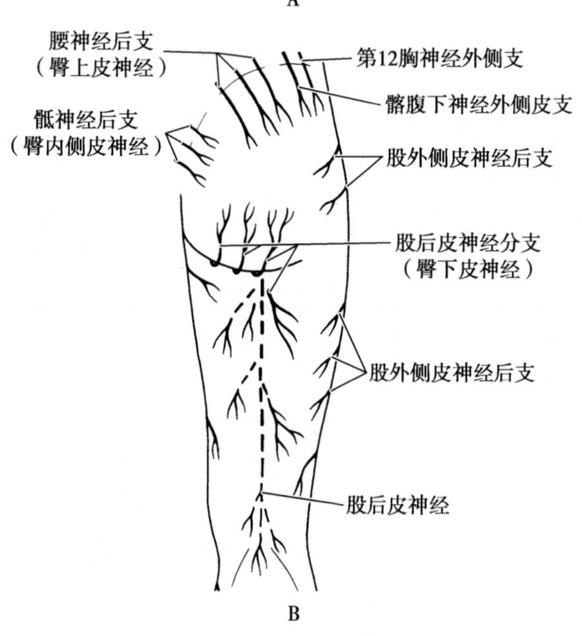

图 2-3-2　股部的皮神经
A. 前面；B. 后面

临床应用要点：股外侧皮神经炎又称感觉异常性股痛或 Roth 综合征，其病因可能为股外侧皮神经在髂前上棘内侧经过腹股沟韧带处的骨纤维管或穿出阔筋膜处被卡压所致。临床上医源性股外侧皮神经损伤更为常见，取髂骨手术或髋关节前外侧入路有可能切断该神经。

由于股外侧皮神经是腰丛的一个分支，神经来自 $L_{2\sim3}$，在腰丛分支后于腰大肌与腰方肌之间进入髂窝，在髂嵴内面髂肌表面由后向前走行，于髂前上棘内侧约 1cm 部位向前穿经腹股沟韧带深面和缝匠肌起始部，穿经处形成纤维管道，该神经穿经处最为表浅，位于髂前上棘下 1～2cm 处，穿出后股外侧皮神经向后上及前上分为 2～3 支，支配大腿外侧皮肤。该神经为感觉神经，受损后不出现运动障碍，但大腿外侧剧烈疼痛及股外侧麻木是其突出特点。

由于该神经在髂前上棘处，所以最可能造成卡压的体位是俯卧位，这在手术时较易发生，尤其应用较硬的体位垫或衬垫不平整，手术时间较长，如脊柱侧弯，腰椎后路手术时，该处受到持续性的压迫，易引起股外侧皮神经卡压。腰部手术或脊柱侧弯矫形术后佩戴支具过紧，或型号过小都可能造成股外侧皮神经卡压。

预防：宽松的内裤和腰带是预防措施之一。对于应用腹带的患者松紧适度或注意在髂前上棘处垫软垫；对于手术俯卧位患者将此处垫好并注意使髋不要过度屈曲，在膝前适当垫高可以减低髂前上棘处所承受的压力；对于必须采取俯卧位的患者，如背部烧伤患者，在髂前上棘处垫好软衬或适当的悬空是非常有效的方法；对于体瘦的患者也可以在髂前上棘处贴防压疮敷料，另外注意此处局部按摩。手术时注意先找到并游离该神经是有效的保护措施。

对于股外侧皮神经卡压症状不能缓解的病例，手术松解是有效的办法，可以在局麻下进行，常卡压部位是穿经缝匠肌起始部的骨纤维管道，切开该管道并向两端松解神经外膜，症状往往立即缓解。另外应用神经营养药物。

2. 股神经前皮支　可分为两部分即股中间皮神经和股内侧皮神经。

3. 闭孔神经皮支　在股中部经股薄肌和长收肌之间穿至浅层，支配股内侧下 2/3 的皮肤。

4. 生殖股神经股支　来自生殖股神经，沿髂外动脉外侧下降，越过旋髂深动脉，经腹股沟韧带深面，在股血管鞘内，沿股动脉外侧至股部，至腹股沟韧带稍下侧约 2.5cm 处，穿出鞘前壁及阔筋膜，或自卵圆窝穿出，分布于股三角上部前面的皮肤。有时在腹股沟下方，发分支与股外侧皮神经的前支和股神经的皮支交通。

5. 髂腹股沟神经　起自于第 1 腰神经的腹侧

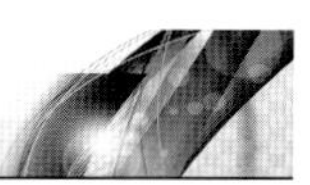

支，从腰大肌的外侧缘穿出，与髂腹下神经共干，位于该神经的下方。斜行越过腰方肌和髂肌前面上份，在髂嵴前端附近穿腹横肌及腹内斜肌，并支配该肌，继而进入腹股沟管，位于精索下方，与精索一起穿出腹股沟管浅环至浅筋膜，分布于大腿上部内侧的皮肤。并发分支分布于男性阴茎根部和阴囊上方的皮肤，称为阴囊前神经或分布于女性阴阜和大阴唇附近的皮肤，称为阴唇前神经。

6. 股后皮神经　来自第1、2骶神经前支和第2、3骶神经后支。与臀下血管及坐骨神经伴行经梨状肌下孔出骨盆；在臀大肌深面，沿坐骨神经后或内侧下行；至股后部，在股二头肌长头的浅面、股后固有筋膜的深面达腘窝；在膝关节后面，穿出深筋膜并与小隐静脉伴行达小腿后面的中部，终末支与腓肠神经相交通。其分支都位于皮下，主要发出会阴支、臀下皮神经、股后及小腿后的皮支等分支，分布于会阴部、股后部、腘窝及小腿后面上部的皮肤。股后皮神经主干在股部的长度为12.1cm，在股部中段的前后径为0.7mm，横径为2.2mm。偶见股后皮神经与坐骨神经之间存在交通支。

临床应用要点：这些皮神经均有各自的支配区，当损伤后可出现相应部位的感觉障碍，如疼痛麻木等，不会出现运动障碍。由于神经的重叠支配，所以麻木范围较实际支配区要小，另外在皮神经走行的部位神经干叩击征阳性（Tinel征），这对于确定诊断很重要。大腿部皮神经在浅筋膜的深面，深筋膜的浅层，大腿脂肪较厚，所以一般情况下不会出现单独一个皮神经损伤，往往和其同源的其他神经共同损伤，这对鉴别诊断有意义。各种原因的神经炎往往累及多个皮神经，所以麻木范围涉及多个区域，大小不一，这也是需要鉴别的疾病之一。

皮神经纵向走行，股部切口方向多与皮神经一致，所以在切开皮肤及浅筋膜层后注意辨认并牵开保护，如没有必要不要切断，切断术后会出现麻木。在关闭创口时注意不要把皮神经缝合了，不然术后会出现麻木疼痛等，这是常见的错误，应该注意。

（五）大腿的淋巴结和淋巴管

1. 淋巴结

（1）浅淋巴结：大腿的浅淋巴结主要位于大隐静脉根部附近，包括腹股沟浅淋巴结（superficial inguinal lymph node）。腹股沟浅淋巴结位于阔筋膜浅面的皮下组织内，在体表容易触摸到，特别在下肢有感染时，此群淋巴结肿大，更易触及。腹股沟浅淋巴结沿腹股沟韧带下缘和大隐静脉末端排列。

（2）深淋巴结：大腿的深淋巴结分布于大腿深血管的周围，包括股淋巴结、股深淋巴结和腹股沟深淋巴结。

临床应用要点：下肢的淋巴回流对于感染扩散、肿瘤转移有重要意义。脚气感染（足癣）多是溶血性链球菌感染，极易造成皮肤淋巴管炎，局部红肿疼痛，无界限；也可以造成淋巴管炎，此时受累的淋巴管呈一条纵行红线，局部压痛，其汇集的淋巴结肿大，压痛；也可向上累及腹股沟淋巴结，造成局部肿大疼痛；下肢的感染可导致腹股沟淋巴结炎症性肿大，这是因为炎症物质经淋巴回流引起的反应；下肢的恶性肿瘤也常出现淋巴结转移，这种转移可以是跳跃性的，也可以按淋巴回流规律出现；身体其他部位的恶性肿瘤也可以出现下肢淋巴转移；淋巴结的无痛性增大多提示为淋巴瘤（图2-3-3）；慢性淋巴管炎、下肢放疗后均可引起淋巴管阻塞，造成淋巴回流障碍，出现下肢象皮样肿胀，表现为皮肤硬韧、粗糙，整个肢体弥漫性肿大，运动受限等（图2-3-4）。所以临床查体时一定要注意腹股沟淋巴结的触摸，腘窝淋巴结正常情况下不能触及。淋巴结活检最常选取腹股沟浅淋巴结，一般选择最肿大的，位置表浅的，远离重要血管神经的淋巴结。由于淋巴管之间吻合丰富，切除一个或数个淋巴结并不会造成淋巴回流障碍。

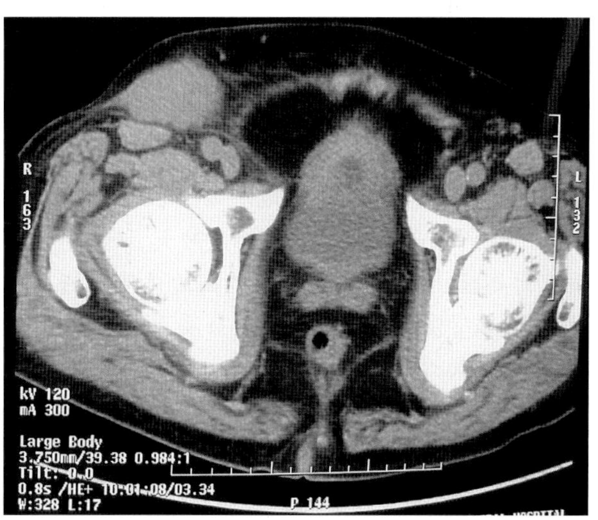

图2-3-3　淋巴瘤（右腹股沟淋巴结肿大）

2. 淋巴管　下肢的淋巴管有浅、深两组。浅淋巴管收纳皮肤的淋巴，沿浅静脉干的方向走行，注入局部淋巴结。深淋巴管收纳下肢肌、肌腱、深筋膜、骨膜和关节的淋巴，沿深部血管走行，多注入局部淋巴结。深、浅淋巴管之间有丰富的吻合。

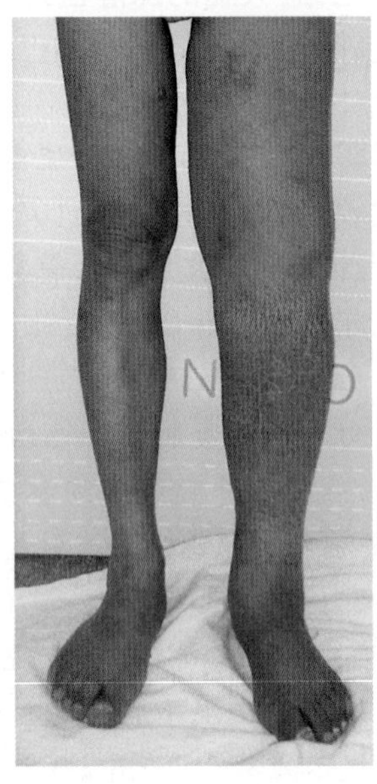

图 2-3-4 下肢象皮肿

临床应用要点：淋巴管与血管、神经的区别要点：在手术切口分开脂肪组织后，用手术显微镜观察，可根据形态学的特点分辨淋巴管、小静脉和小神经。淋巴管的外形不匀称，呈串珠状或藕节状，半透明，管壁上常有滋养血管分布，管腔内有透明液体。淋巴管周围被以脂肪，前后面（浅面和深面）脂肪较薄，且有疏松结缔组织鞘包裹。分离纤维鞘，淋巴管即可出现。淋巴管若被颜色充满，可看见瓣膜的存在，瓣膜有长有短，瓣膜附着的地方，则出现浅色区域。

小静脉的外形较匀称，管壁薄，透过管壁可见到浅红色或暗红色血液。小神经的表面呈条纹状，对光线反光强，颜色白亮，质地坚实。但在手术操作中，由于切口小，管道细，区分难度较大，必要时可按手术需要，切断验证。淋巴管流出的是清澈透明的淋巴液，血管流出来的是红色的血液，神经是实心的神经束，应细心分辨。

二、深筋膜

大腿深筋膜又称阔筋膜（fascia lata），坚韧致密，为全身最厚的筋膜。包裹整个大腿，上方附于髂前上棘、腹股沟韧带、耻骨结节、耻骨联合、耻骨弓、坐骨结节、骶结节韧带、骶中嵴及髂嵴外唇，并与臀筋膜及会阴筋膜相延续；下方止于胫骨内、外侧髁、胫骨粗隆、腓骨头及膝关节周围的韧带和肌腱，并与小腿筋膜、腘筋膜相续。阔筋膜在大腿各部厚薄不一，内侧份较薄，外侧份最为发达，其明显增厚形成一扁带状结构，称髂胫束。

1. 髂胫束　髂胫束（iliotibial tract）在大腿外侧，厚而坚韧。起自髂嵴前份的外侧唇，下端止于胫骨外侧髁、腓骨头和膝关节囊下部。其上部为两层，包裹阔筋膜张肌，并与之紧密愈着而不易分离，称为肌质部；下部前份为上述两层愈合而成，后份与臀大肌肌腱相延续，形成上宽下窄的腱性结构，称为腱质部。

髂胫束下部过于挛缩或有附着于髌骨外方止点的异常时，往往是髌骨向外脱位的可能原因，切断后可减少一部分向外牵引之力，因而是治疗上述原因引起的髌骨习惯脱位的一种有效办法。

临床应用要点：髂胫束挛缩使髋关节外展受限，屈髋时髂胫束与大转子摩擦产生弹响和不适，当患者外展大腿时症状减轻，而内收大腿困难，甚至不能双腿并拢。切断松解髂胫束是治疗的有效方法。

2. 隐静脉裂孔　隐静脉裂孔（saphenous hiatus）又称卵圆窝（oval fossa），是腹股沟韧带中、内 1/3 交界处的下方约一横指处，阔筋膜形成的一个卵圆形凹陷，为阔筋膜浅层的薄弱处，大隐静脉于此穿过阔筋膜浅层而注入股静脉。

临床应用要点：隐静脉裂孔又是股管的底，所以股疝时疝出的组织可从此处突至皮下，形成一个包块，注意和肿瘤鉴别。

3. 肌间隔　阔筋膜向大腿深面发出股内侧、股外侧和股后三个肌间隔，伸入各肌群之间，附着于股骨粗线。大腿外侧的筋膜沿股外侧肌与股二头肌之间向深部发出一层厚的筋膜突，称为股外侧肌间隔，分隔股前群肌和股后群肌，该肌间隔比较发达，抵止于股骨粗线的外侧唇。在大腿内侧，自阔筋膜向深部发出一筋膜突，称为股内侧肌间隔，分隔股前群肌和股内侧群肌，较薄弱，抵止于股骨粗线的内唇。在大腿后面还有一股后肌间隔，分隔股后群肌和股内侧群肌，此隔不明显。这三个肌间隔与股骨骨膜及阔筋膜共同形成三个骨筋膜鞘，即前鞘、后鞘及内侧鞘。前鞘内有股前群肌，股、动静脉，股神经及腹股沟深淋巴结、淋巴管；后鞘内有股后群肌，坐骨神经及深淋巴结、淋巴管；内侧鞘内有股内侧肌群，闭孔动、静脉和闭孔神经。各鞘之间不完全独立，而是相互交通，故某一鞘发生感染，其脓液可蔓延至其他各鞘。

临床应用要点：阔筋膜、肌间隔和股骨共同围成了股部的三个骨筋膜室，其内有各自的肌肉血管神

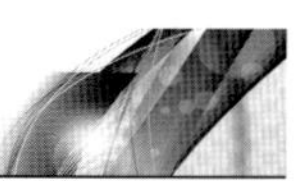

经等结构，由于筋膜坚韧，缺乏弹性，所以其能够扩张的空间有限，当挤压、创伤，骨折、炎症等病理情况下骨筋膜室内压力增高，当超过一定限度就会出现其内的肌肉代谢障碍，血液循环障碍，反过来这种障碍又会使室内压力更高，形成恶性循环。如果不能阻断这种恶性循环，肌肉坏死，神经功能障碍，这就是大腿的骨筋膜室综合征。股部前骨筋膜室综合征较其他两个筋膜室综合征多见，充分切开阔筋膜减压是重要措施，股骨干骨折往往同时伴有较重的软组织挫伤，复位内固定后往往更易导致骨筋膜室内的压力增高从而诱发骨筋膜室综合征，为了避免此种并发症，充分止血和放置引流管是重要的预防措施。

阔筋膜也是很重要的肿瘤屏障，皮下肿瘤不易穿过阔筋膜进入深面，深面的肿瘤也不易穿至皮下。尤其是良性肿瘤几乎被阻挡，而恶性肿瘤虽然也被阻挡，但恶性程度高的肿瘤仍可穿破阔筋膜，所以一旦发现肿瘤同时位于皮下和阔筋膜下间隙，多预示着可能是恶性肿瘤（图 2-3-5）。

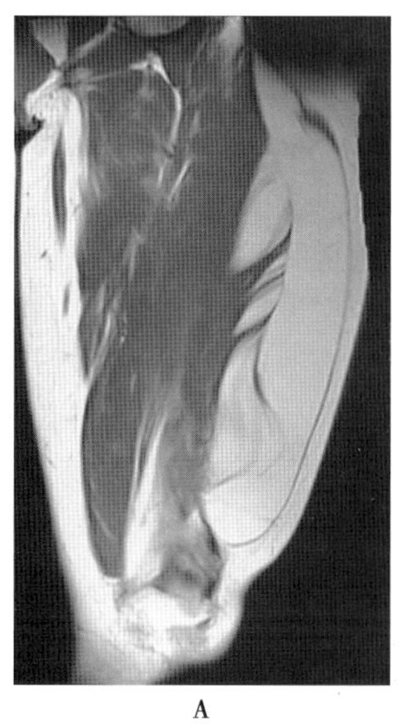

A

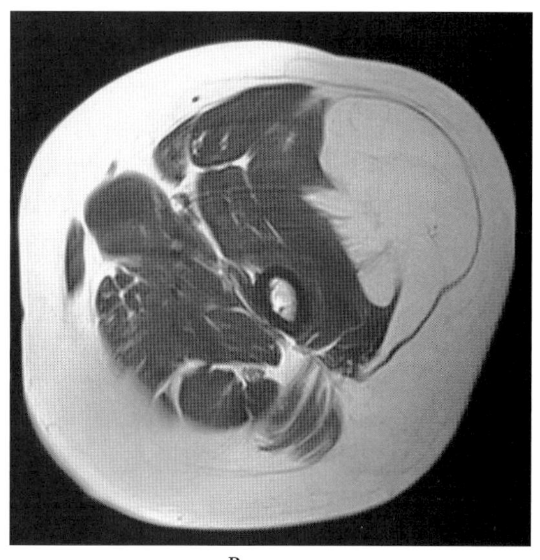

B

图 2-3-5　阔筋膜的屏障作用（脂肪瘤）

A. 冠状面；B. 横断面

三、大腿肌

（一）股前群肌

股前群肌位于内、外侧肌间隔和阔筋膜之间，包括缝匠肌和股四头肌。

1. 缝匠肌（sartorius）　位于股前内侧面的皮下，为全身最长的肌肉，呈扁带状（图 2-3-6）。以不明显的窄短腱在腹股沟韧带外侧端及阔筋膜张肌之间起自髂前上棘前面及其下方的骨面，在阔筋膜的深面，肌纤维行向下内到股内侧面，在关节运动轴的稍后方跨过膝部，在膝下转向前并形成扁薄腱，大部分在股薄肌和半腱肌的上方和前面，共同形成“鹅足”止于胫骨上端内侧面，部分移行于膝关节囊和小腿内侧深筋膜。

缝匠肌的作用为屈髋和屈膝关节，并使已屈曲的膝关节旋内。切取此肌后，有髋肌和股后部肌代偿，对功能的影响不明显。该肌位置表浅，血管神经束有规律地从肌内侧缘入肌，标志明显，显露并不困难，皮肤接触面较宽，有相应的肌皮动脉供养皮肤，

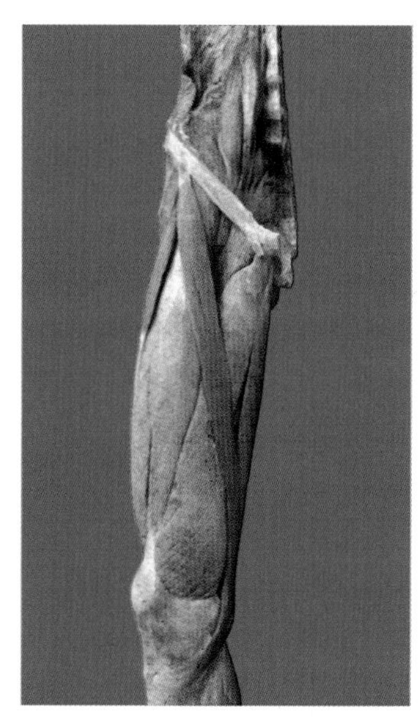

图 2-3-6　髋肌、大腿肌前群及内侧群

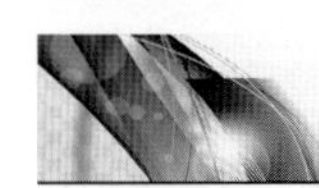

可制成较长宽的肌瓣或肌皮瓣。在切取肌起端时，应注意股外侧皮神经在髂前上棘内下方 7.0mm 处由内向外越过缝匠肌，当处理该肌止端时，要注意髌尖平面行于缝匠肌与股薄肌之间的隐神经，以免损伤。

2. 股四头肌(quadriceps femoris)　位于大腿前面及外侧，是全身最大的肌肉，包绕股骨的绝大部分，由股外侧肌、股内侧肌、股中间肌和股直肌四部分组成。四块肌的起点中一个头(股直肌)起自髂前下棘，其余三个头均起自股骨，在股骨下端四肌互相融合成一强大的股四头肌肌腱，包绕髌骨的前面和两侧，向下续为髌韧带，止于胫骨粗隆。

传统上股四头肌的动脉供应归于一支分支血管——四头肌动脉，其通常来源于股深动脉或旋股外侧动脉，偶尔直接发自于股动脉。

股四头肌是强大的伸膝关节肌，此外，股直肌还具有屈髋的功能。在股四头肌的 4 个组成部分中，股内侧肌最为重要，它不但参与小腿整个伸直过程，特别在伸直最后 10°~15°时尤为重要。这最后几度包括拧紧动作，是全部伸直过程最重要阶段，因此股内侧肌对膝关节起稳定作用，保护关节免受损伤。股直肌具有伸小腿、屈大腿的作用，但屈髋尚有强大的髂腰肌，伸小腿尚有股四头肌的其他三个头。

(1) 股外侧肌的形态及功能：股外侧肌位于股直肌和股中间肌的外侧，阔筋膜张肌下部和髂胫束的内侧，居股前骨筋膜室的外后部。股外侧肌与阔筋膜张肌及髂胫束间有少量疏松结缔组织及脂肪。此肌内侧上部的肌束与股中间肌相连；内侧下部的前份呈腱性与股中间肌分开，内侧下部的后份与股中间肌共附于介于两肌之间的同一腱膜。

股外侧肌以腱膜和肌肉起始于股骨粗线外侧唇，肌纤维行向前下方与股四头肌另外三块肌在髌骨上方汇成股四头肌腱，向下包绕髌骨延续为髌韧带止于胫骨粗隆。该肌与股四头肌的另外三块肌共同协调收缩与舒张；由于股神经在腹股沟处呈马尾状分散发支分别支配股四头肌的各部分，股外侧肌往往有 1~2 个独立的神经支，所以股四头肌各部分根据身体需要又可独立收缩舒张，使得膝关节运动既灵活又稳定。

股四头肌功能的实现不仅靠其本身结构和功能的完好，其周围的滑动装置和股外侧肌副头亦是不可缺少的辅助结构。股外侧肌和股中间肌的肌纤维分别附于股外侧肌深面腱膜的浅、深面，冠状切面观肌纤维呈羽状排布(图 2-3-7)。这种排列使股外侧肌与股中间肌的外份既能有足够的收缩长度产生强大的收缩力，又能使二肌运动的协调性增强。

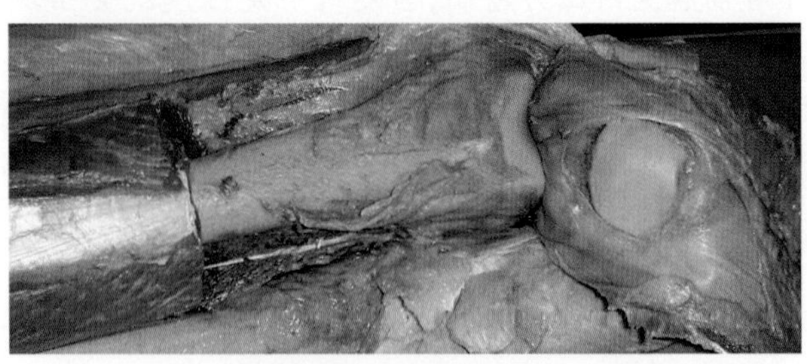

图 2-3-7　股外侧肌中间腱膜及肌纤维羽状配布

(2) 股四头肌滑动装置形态及功能：股四头肌与阔筋膜间充满疏松结缔组织及脂肪，以前下部及股外侧肌与髂胫束之间为甚，肥胖者较多，形成股四头肌周围间隙。股直肌上部浅面以腱膜起始。股直股深面亦以腱膜向下延伸并包绕肌纤维，至髌骨上方延续为股直肌肌腱并与其他三肌融合成股四头肌肌腱。股外侧肌外侧表面的中上部为腱膜，其内侧面中下部为腱膜并向内侧延续为腱性游离缘，与股中间肌表面的腱膜相邻，覆盖于股中间肌前面的外侧部分。股内侧肌中下部与股中间肌融合较紧密，不易分离。在股中下部，股中间肌及其腱膜、股外侧肌及其腱膜及股内侧肌形成了腱性凹槽，表面衬以疏松结缔组织，容纳股直肌(前面已有描述)，此槽即是股四头肌间隙。股直肌在此间隙内能独立滑动(图 2-3-8)。

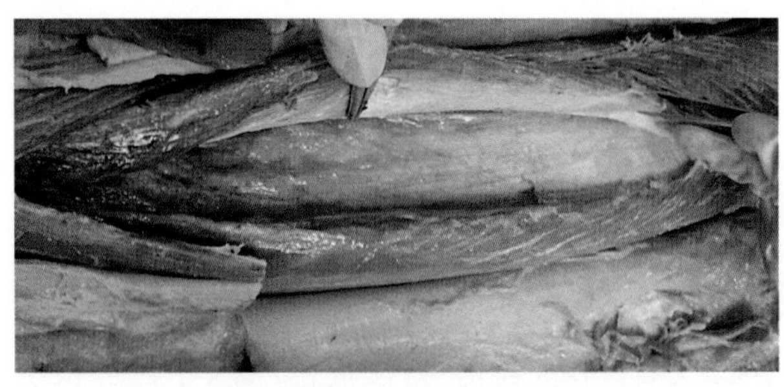

图 2-3-8　股四头肌滑动装置

股四头肌滑动装置包括股四头肌周围的疏松结缔组织及脂肪、股四头肌各肌间的肌间隙、髌上囊及其深面的脂肪垫。股四头肌各肌均有完整包膜，相互间隔以脂肪或以腱膜相邻。伸屈膝关节时股直肌在股四头肌间隙内滑动，股四头肌在股四头肌周围间隙内滑动。外伤、骨折及肌肉撕裂均可损伤此滑动装置。股骨干骨折可伴有股中间肌及腱膜撕裂、股四头肌间隙内积血，继发股四头肌粘连。

股外侧肌腱膜、股外侧肌与阔筋膜张肌及髂胫

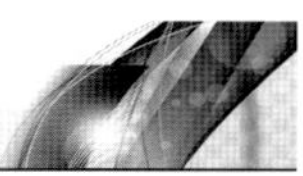

束之间(阔筋膜张肌下间隙内)的疏松结缔组织,均属于股四头肌滑动装置的重要组成部分,有不可替代的作用。

(3) 髌上囊及其深面脂肪垫形态及临床意义:髌上囊位于股四头肌腱深面与股骨下端前面脂肪垫之间,向上延伸至股中间肌深面,侧面不超过股四头肌腱两侧缘,髌上囊与膝关节腔相通者74%,不相通者26%,髌上囊上缘位于股骨内、外上髁连线上10cm,其最大纵、横径分别为4cm,3cm。髌上囊深面脂肪垫位于髌上囊深面与股骨下端之间,向上达股中间肌深面,两侧扩展至股内、外侧肌与股骨下端之间,下缘至股骨髌面上缘,几乎包裹股骨下端,上窄下宽、上薄下厚、富含脂肪,其上界达股骨内、外上髁连线上12cm,高于髌上囊上缘,该脂肪垫中部的厚度0.5~1.0cm。股外侧切口下部分剥离骨膜时可损伤髌上囊及其深面的脂肪垫。

临床应用要点:正常情况下,髌上囊及深面的脂肪垫对髌股关节起到缓冲作用,当屈膝股四头肌收缩时髌骨向股骨髁关节面靠近并接触,髌上囊及深面的脂肪垫可以使这种接触逐渐增加,伸直膝关节股四头肌松弛时髌骨则不和股骨髁接触。当膝关节积液时,髌上囊肿胀,髌骨被漂浮起来,此时可以感知到髌骨的浮动感,即浮髌征阳性。由于少数髌上囊和膝关节腔不相通,所以这种情况下髌上囊部肿胀。另外髌上囊上缘可达髌骨上缘10cm左右,所以股骨中下段骨折时骨折端可以刺破髌上囊而出现膝关节积血,临床上应注意和膝关节损伤进行鉴别。

(4) 股外侧切口的解剖与临床:股外侧切口需要通过阔筋膜张肌下间隙,需要切开股外侧肌和股中间肌,但多不累及股四头肌间隙,所以股外侧切口对滑动装置有一定的损伤作用;股后外侧切口不进入股四头肌间隙,对股四头肌滑动装置无影响,所以一般不会影响股四头肌功能;股前外侧切口需要牵开股直肌,切开股中间肌肌腱,手术必须通过股四头肌间隙,损伤股四头肌滑动装置,术后往往出现不同程度的股四头肌粘连。所以对于股骨干骨折手术切口的选择,以后外侧首选,外侧次之,前外侧切口尽量不用,当然临床上还需考虑其他因素,确定选择何处切口。

股外侧切口为骨科常用手术切口,可以很好地显露股骨干全长及股外侧病变,尽管也有一些缺点,如切口后部肌肉失神经支配等,但仍不失为股骨干骨折、肿瘤、炎症、接骨板内固定的首选切口。

股外侧切口的层次结构:由浅入深依次纵行切开的结构为皮肤、浅筋膜、髂胫束、股外侧肌表层腱膜、股外侧肌及其深面的腱膜、股中间肌、股骨骨外膜到达股骨干外侧面。在切口断面上观察,股外侧肌纤维起始于股外侧肌表层腱膜的深面,自外上向内下斜行附于股外侧肌深部腱膜的浅面。股外侧肌肌纤维与其深部腱膜夹角15°±5°。股中间肌的肌纤维亦以斜行自内上向外下走行,附于该腱膜深面。在切口断面处,两肌之间的腱膜以纵行纤维为主,厚0.9mm,以腱膜断面为中轴的股外侧肌和股中间肌的肌纤维呈羽状配布。股外侧切口在股中部,从股外侧肌表面至股骨骨外膜间距2.3cm。股外侧切口上部经过股四头肌间隙者占21.7%,占78.3%未经过该间隙。切口下部剥离骨膜及扩大显露股骨下端时易损伤髌上囊及髌下脂肪垫。

在股中部横断面上,可以观察到在股中段外侧部过大转子尖的垂线处,皮肤至股骨外膜距离最短,是体表到达股骨干切口最短捷的部位。此断面观察股外侧切口层次依次为皮肤、浅筋膜、阔筋膜、阔筋膜下间隙、股外侧肌腱膜、股外侧肌、股外侧肌和股中间肌间腱膜、股中间肌、股骨骨外膜。在此断面上股外侧肌和股中间肌的肌纤维均呈横断面。

股外侧肌本身的病变如肿瘤需要切除部分肌肉,由于在股四头肌中股外侧肌所占体积虽大,但手术切除后对膝关节的活动影响并不大,这是因为另外三部分和膝关节的稳定结构及股外侧肌副头的代偿作用。

临床应用要点:股骨下段骨髓炎外侧切口切开引流时尤其注意不能进入髌上囊和关节腔,放置引流管时最易发生这种错误,污染关节腔后果严重,所以冲洗管应放置在近端偏上位置,引流管放置在远端偏下位置。外固定穿针时先确认髌上囊外侧缘并保护好以确保不通过关节腔。

(二) 股内侧肌群

包括耻骨肌、长收肌、短收肌、大收肌和股薄肌,均起自闭孔周围的耻骨支、坐骨支和坐骨结节等骨面,分层排列,抵止于股骨粗线内侧唇和胫骨粗隆内侧(图2-3-32)。此肌群的功能为内收大腿和使大腿旋外。

临床应用要点:股内收肌群由闭孔神经支配,单独的闭孔神经损伤很少见,所以临床常见的股内收肌群麻痹无力很少是由于闭孔神经原因引起的,更多的是脑梗死引起的肢体障碍。

股内收肌群共同在一个骨筋膜室内,肌间隔是肿瘤屏障，所以此部位的肿瘤切除需要注意这种解剖特点，内收肌群的恶性肿瘤向上侵及耻骨支坐骨支，由于股内收肌群在此处的起始多为肌性，与骨面之间缺乏肿瘤屏障，所以常常侵犯耻骨支坐骨支，尤其易造成耻骨支骨破坏，手术时需要将耻骨支一并切除。

先天性髋关节脱位或陈旧性股骨颈骨折常合并股骨上移短缩，伴发股内收肌挛缩，所以手术时要松解挛缩肌肉，将内收肌在耻骨支止点切断术是常用的方法。

（三）股后肌群

股后肌群包括股二头肌、半腱肌和半膜肌，均起自坐骨结节，跨越髋、膝两个关节。

1. 股二头肌（biceps femoris）　位于股后部的外侧，是一块长梭形肌，有长、短两头。长头起腱与半腱肌腱融合，起自坐骨结节和骶结节韧带下份。短头以肌质起自股骨粗线外侧唇和大腿外侧肌间隔，两头汇合后向下方移行为肌腱，后者越过腓侧副韧带的外侧，止于腓骨头。腱与腓侧副韧带之间有一恒定的股二头肌下腱下囊。股二头肌的短头也可以缺如，添加的细条纤维可起始于坐骨结节，股骨嵴或内侧髁上线。

股二头肌的作用为屈小腿和小腿在半屈状态下使小腿外旋，长头还有伸和外旋大腿的功能。股二头肌长头切取后，其伸和外旋大腿的功能可由臀大肌和髋部肌代偿，加上其位置表浅，容易切取，故股二头肌长头可作为肌瓣或肌皮瓣的供体。

2. 半腱肌（semitendinosus）　位于股后部的内侧皮下，其深面为半膜肌。其起腱与股二头肌长头的起腱愈合，起于坐骨结节和骶结节韧带下部，肌腹扁平稍呈梭形，上端稍粗，向下逐渐变细，移行为一长腱，该腱经过股骨内侧髁后面，在股薄肌和缝匠肌肌腱的深面和下方，止于胫骨内侧面上份。上述三肌的止端腱相互愈合，其外形如鹅掌，在这 3 个肌腱的深面，与胫侧副韧带之间，有一个大的滑膜囊，叫鹅足囊（anserine bursa），该囊经常与缝匠肌固有囊相通。

半腱肌具有屈小腿和伸大腿的作用，在膝屈曲时还可以内旋小腿。切取此肌后，此功能可由半膜肌、股二头肌以及臀大肌、腓肠肌等代偿，且位置表浅，有较长的肌腱便于剪裁，是肌瓣的良好供体，有人利用半腱肌的肌腱重建膝关节陈旧性前交叉韧带断裂，还可用以覆盖修补坐骨部压疮或外伤损伤。

3. 半膜肌（semimembranosus）　位于股后肌群的最内侧，半腱肌的深面，上部以扁薄且长的腱膜起自坐骨结节，肌束向下集中于一短肌腱，经膝关节的后内侧至小腿，止于胫骨内侧髁的后面及腱结节（tuberculum tendinis），也有部分腱纤维止于腘斜韧带、腘肌筋膜。

半膜肌的功能除伸大腿、屈小腿及使小腿旋内以外，在屈小腿时，还可向前牵引膝关节囊。半膜肌切取后可有其他肌代偿，且位置表浅，有较长的腱膜可供选用，是肌瓣和肌皮瓣的良好供体。

临床应用要点：半腱肌、半膜肌及股二头肌均是伸髋屈膝的肌肉，所以切除一块肌肉一般不会影响屈膝功能，这对累及单一肌肉的肿瘤切除手术有意义。在这两个肌群之间的深面为坐骨神经，此处间隙巨大，肿瘤往往很大才被发现，注意识别，必要时进行影像学检查，以免漏诊（图 2-3-9）。坐骨神经的手术可以行股后部纵向切口，由于股后皮神经在阔筋膜深面，所以在切开次层后注意保护。

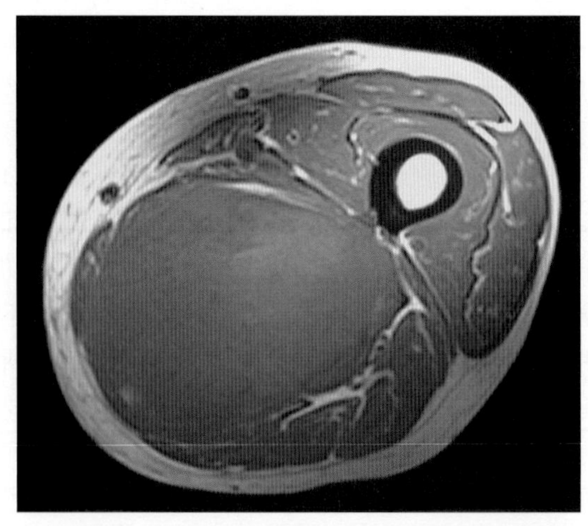

图 2-3-9　股后部肿瘤（不典型脂肪瘤）

第二节　股　骨

股骨（femur）为全身最粗大的长骨。股骨可分为干和上、下两端。

股骨干（shaft of femur）上部为圆柱形，下部逐渐呈三棱柱形，由于人体重力线通过髋关节的后方，因而股骨干并不是直的，而有一个向前凸弯的弧度。股骨干前表面圆隆而光滑，后面的中部有一纵嵴，称为粗线(linea aspera),供肌肉和肌间隔附着。粗线分为内侧唇和外侧唇,内、外侧唇向上逐渐分开,外侧唇向上外延续为粗糙的臀肌粗隆(gluteal tuberosity);内侧唇向上又分为两条线,一条终于小转子,称为耻骨肌线,为耻骨肌的附着部;另一条终于转子间线。内、外侧唇向下也逐渐分开,外侧唇较明显,终于外上髁;内侧唇移行于内上髁;内、外唇间形成一三角形平面,为腘面(popliteal surface)。股骨干的中2/4横断面近似圆形,上和下1/4变粗,横断面呈长方形。粗线的上下端附近有1～5个滋养孔。滋养孔的方向,以向上走行者居多(99.0%),向下走行者极少。由于股骨干被肌肉包绕,通常从体表不能触摸到。

临床应用要点:股骨干骨折行手术切开复位时,股骨粗线是骨折端复位对位的解剖标志。骨折后行内固定时,接骨板不能放在前面,在粗线处注意保护滋养动脉。股骨滋养动脉穿经股骨皮质的通道有时较为粗大,在股骨X线侧位片上显示为细窄透明带,注意和骨折线相鉴别;CT则表现为圆形低密度区,注意和骨质破坏进行鉴别(图2-3-10)。

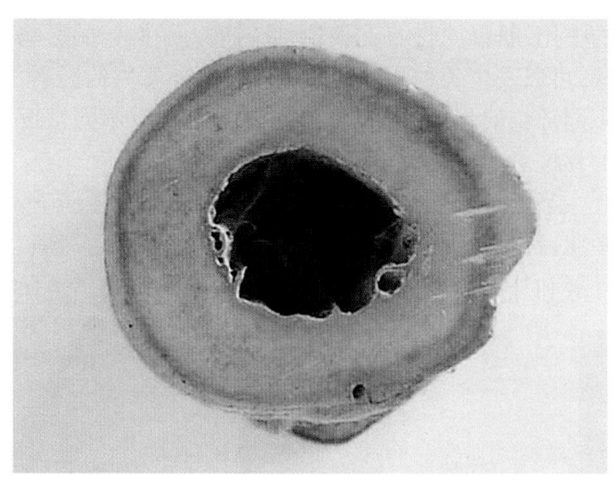

图2-3-10　股骨滋养孔

1. 股骨上段髓腔解剖特点及临床意义　目前在我国使用的多是西方国家设计生产的假体,由于国人股骨上段髓腔的形态与西方人种的差异,常出现假体与之不完全匹配的情况,所以了解国人股骨上段髓腔的形态学特点对设计制造适合国人使用的人工髋关节至关重要。

2. 股骨髓腔角度　在侧位片上,髓腔上部弯曲向后,下部弯曲向前(相当于股骨上段),这在内斜位片上和外斜位片上也可以显示,说明股骨上段并非直筒形,而是有一定弧度,这在人工假体设计时有参考意义。

3. 髓腔的形态　小转子附近髓腔较宽,弓向后,而股骨干部分髓腔则弓向前,整体上呈S形。内斜断面标本观察,髓腔呈S形,上部弓向后,下部弓向前,髓腔上部分可见后内方的股骨距及前方的有效髓腔,下部髓腔前后径较一致。外斜断面标本观察,上部可见主、次压力骨小梁及主、次张力骨小梁,髓腔无明显变窄,前内及后外侧骨皮质厚度相近(图2-3-11)。

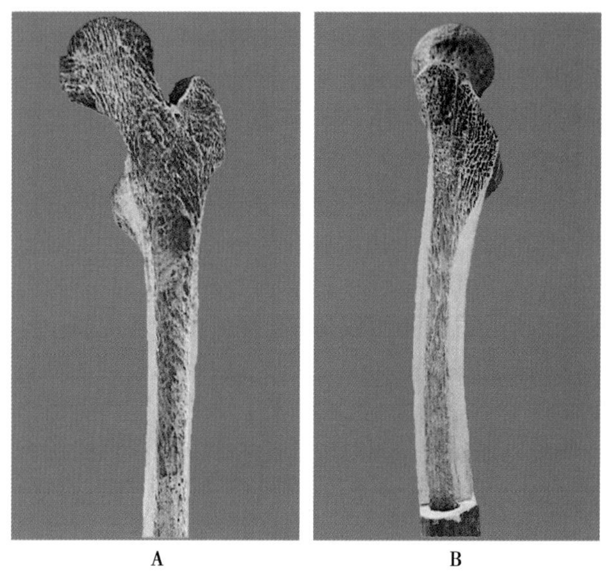

图2-3-11　股骨干髓腔形态特点

A. 冠状面;B. 矢状面

正常股骨髓腔从侧位X线片可见到在股骨上段存在两个弯曲,上部弯曲是由股骨颈和股骨粗隆部位所形成,其开口向前,而股骨粗隆部和股骨粗隆下髓腔则形成开口向后的弯曲。在股骨中段,由于股骨弓向前,股骨髓腔呈开口向后的弧形,故整个髓腔形态从侧位上呈S形。说明髓腔并不是直的,所以目前直柄的假体有时难以匹配,在设计时应考虑到这个特点。根据在45°内、外斜位片上也可以看出两个弯曲,说明股骨上段髓腔的两个弯曲在不同的投影位片都能显示。提出在设计股骨柄时,应将之设计成弯曲型,以适应髓腔形态。目前临床通用的股骨柄多为直柄,这种柄与股骨髓腔多不匹配。术中用直柄形的髓腔锉多损伤股骨骨皮质,结果则导致股骨髓腔不适合的扩大或股骨骨皮质的破坏,骨质疏松患者,其骨皮质变薄,手术时则更易受到损伤,这可能是手术失败的原因之一,也可能是晚期假体松动、下沉的原因之一,这也可能是造成股骨骨折、假体穿出股骨的原因之一。

4. 股骨干骨皮质厚度　相同水平面，其前后、内前和内后、外前、外后骨皮质厚度相近，而其前侧骨皮质，略薄于后侧骨皮质，在同一水平面，小转子下方20mm处其内侧骨皮质和前外侧骨皮质较厚，而外侧、前、后侧骨皮质、内前、内后皮质较薄。在峡部近端，内、外侧骨皮质厚度相等，前侧骨质小于后侧骨皮质。内后、外后、外前骨皮质较厚，而内前骨皮质较薄，其形态为椭圆形。在峡部四周骨皮质相等，此部位髓腔呈圆形。在峡部远端呈椭圆法，四周骨皮质较小。在峡部明显的标本，峡部皮质最厚，上、下皮质均较薄，自上而下逐渐增厚。在侧位片，前后皮质无明显增厚，较为一致，前侧皮质较后侧骨皮质薄。

5. 股骨上段髓腔特点　人工股骨柄假体的设计重点在于股骨上段髓腔的形态特点，国内外对此进行了大量研究。杜心如、卢世璧观察到，在有峡部的标本中，其正位片显示峡部，而侧位片和双斜位片均未见到相应部位的髓腔变窄。股骨髓腔的峡部只是在一个平面出现，而其前后径及双斜径并无明显变细。可能是股骨的形态特点之一。对于拟行股骨头置换术的患者，术前拍摄股骨全长的正侧及双斜位片，观察髓腔特点，以选择更合适的假体。二是要注意股骨皮质变薄的情况，提示手术中注意，以免假体穿破骨皮质或用锉将髓腔捅破。

股骨髓腔内外部分并非对称，以峡部髓腔平分线为中心线，内侧所占比重较大。说明针对股骨髓腔设计人工股骨柄时，可根据此指数设计为对称型、外侧偏大型和内侧偏大型三种类型。

6. 骨质疏松时髓腔扩大，峡部不明显。髓腔扩大是股骨骨皮质吸收所致，峡部不明显时其四周骨皮质均较薄。假体手术时要考虑到峡部不明显时如何使股骨柄远端与股骨髓腔形态相匹配，对骨质疏松的老年人，选择假体前要拍照股骨全长的正侧及双斜位片，对髓腔形态有较全面的评估，以选择适合的假体，同时注意骨皮质变化，提示术者操作时轻柔，避免暴力，以免捅破或锉漏骨皮质。骨质疏松标本其髓腔扩大是全方位的，其骨皮质吸收以髓腔内面明显（图2-3-12）。

7. 股骨干骨折移位的解剖学基础　股骨干骨折是指股骨小转子下2.0～5.0cm至股骨髁上2.0～4.0cm范围的股骨骨折。股骨干骨折以中部骨折居多，可分为横形、斜形、螺旋形，也可为粉碎性骨折或青枝样骨折。除青枝样骨折外，均为不稳定型骨折。股骨在正常行走时承受轴向、弯曲和扭转应力，并有大量肌肉包绕，在它们收缩时可产生强大的作用力。股骨的近端和远端参与髋关节和膝关节，股骨干的骨折能明显地影响到其中一个关节，尤其是膝关节。骨折多因直接暴力打击而造成，骨折断端因受暴力的作用、肌群的收缩、下肢本身的重力及搬运的影响等，可以发生各种不同的移位。若除外暴力的因素，不同部位的骨折，由于肌肉的收缩可发生不同情况的移位。

当股骨干上1/3骨折时，上断端由于髂腰肌、臀中肌、臀小肌和一些外旋小肌肉的牵引，产生屈曲、外展和外旋移位。上断端越短，移位越明显。下断

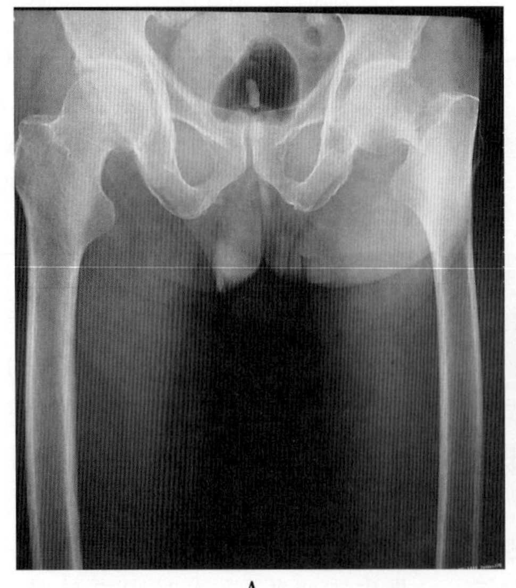

A

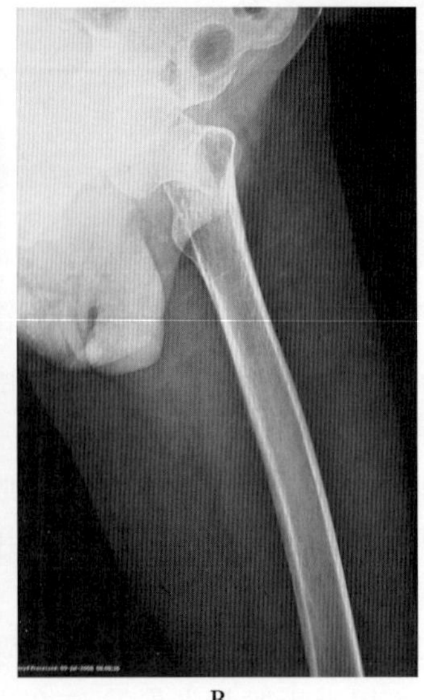

B

图2-3-12　骨质疏松股骨髓腔形态特点

A. 正位片；B. 侧位片

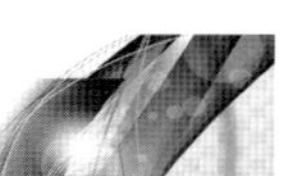

端由于内收肌群、股四头肌和股后肌群的牵引而向上、内、后方移位(图2-3-13)。

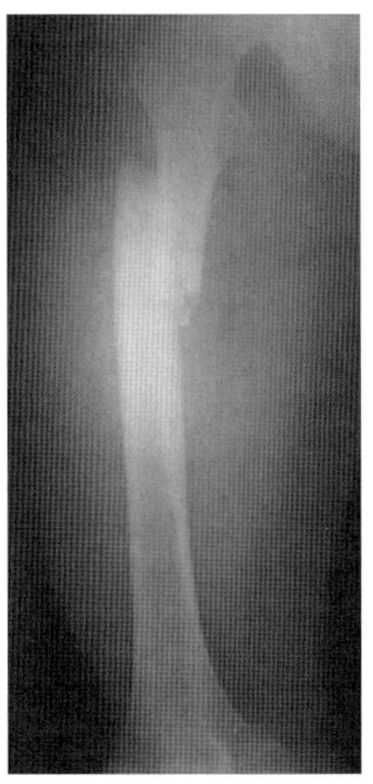

图2-3-13　股骨干上1/3骨折移位

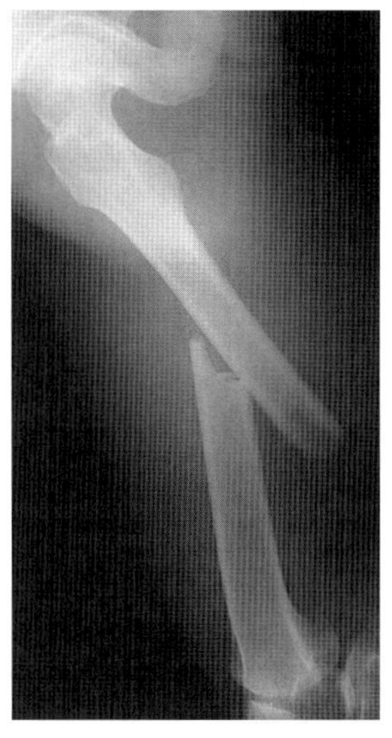

图2-3-14　股骨干中1/3骨折移位

当股骨干中1/3骨折时,上断端受肌肉影响的情况与上1/3骨折时相似,因此上断端移位与上1/3骨折时移位相同;因股骨粗线处有较多的肌肉附着,骨折后两断端常有肌肉牵连着,故下断端不能远离上断端,由于收肌群的牵引,把股骨下端拉向上、内,而使断处向外成角状突出(图2-3-14)。

当股骨干下1/3骨折时,上断端因内收肌的作用略向前内方移位;下断端由于小腿腓肠肌与膝后方关节囊的牵拉而向后屈曲,断处位置越低越显著。同时因股四头肌与股后群肌牵引而向上,有压迫或损伤腘动、静脉及坐骨神经的危险(图2-3-15)。

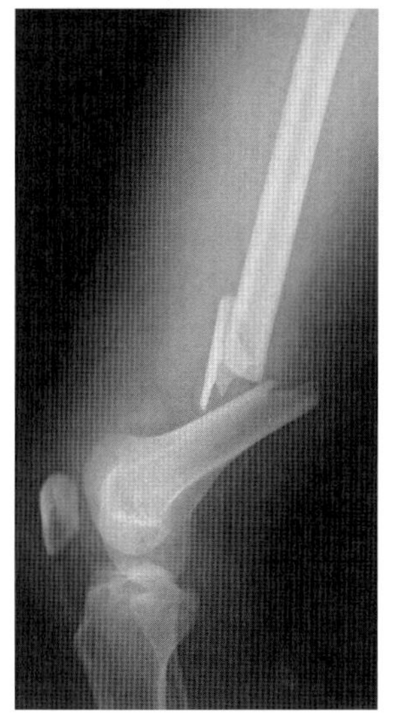

图2-3-15　股骨干下1/3骨折移位

第三节　大腿的血管、神经及局部结构

一、股前区

(一)肌腔隙与血管腔隙

腹股沟是股前区与腹部的分界,它与髋骨之间的间隙,被髂耻弓(iliopectineal arch,于腹股沟韧带和髂耻隆起之间的韧带)分隔为两部分,即外侧的肌腔隙和内侧的血管腔隙。此两腔隙位于腹股沟韧带的深面,是腹、盆腔与股前区的重要通路。

1. 肌腔隙(lacuna musculorum)　较大,前界为腹股沟韧带外侧部,后外侧界为髂骨,内侧界为髂耻弓。腔隙内有髂腰肌、股外侧皮神经和股神经通过。髂腰肌与髂耻隆起之间有一滑液囊,称为髂耻囊,此囊多与髋关节相通。

临床应用要点:当腰椎结核形成髂腰肌脓肿时,脓液可沿腰大肌及其筋膜流至髂腰肌止点,相当于大腿根部,并可压迫股神经;髂骨骨髓炎时也往往伴有髂腰肌脓肿,由于炎症刺激,患者呈被动屈髋体位,同时合并股神经受压的症状体征;由于腰大肌和髂肌及股神经共同包被在同一骨筋膜室内,创伤及血肿可导致剧烈的疼痛、伸髋受限及股神经受压,发生此部位的肿瘤也常常被局限在此骨筋膜室内并造成神经受压(图 2-3-16);股神经松解及探查术常需要切开髂筋膜及切除部分髂腰肌纤维。由于此处隐蔽,潜在间隙巨大,所以许多肿瘤被发现时已经很大,注意识别。一般情况下,髂窝饱满需提高警惕,双侧对比很有意义。

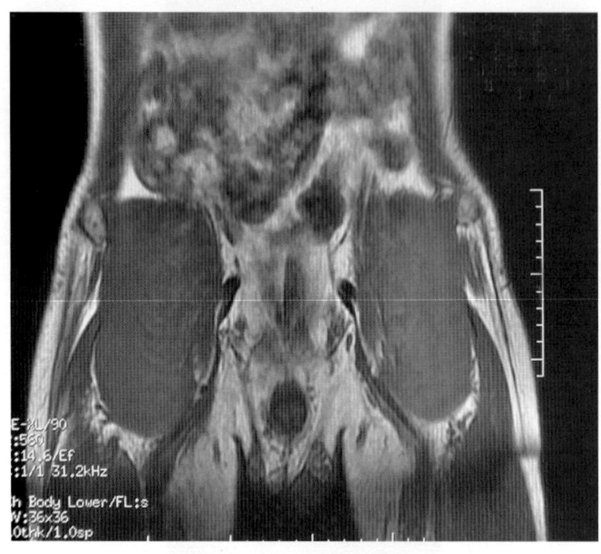

图 2-3-16　髂窝肿瘤

2. 血管腔隙(lacuna vasorum)　较小,前界为腹股沟韧带内侧部,后界为耻骨肌筋膜和耻骨梳韧带,外侧界为髂耻弓,内侧界是腔隙韧带。腔隙内有股动脉、股静脉、生殖股神经及淋巴管通过。动脉在外侧,静脉在内侧,动脉外侧有生殖股神经股支,静脉内侧有一空隙为股环。

临床应用要点:股动脉及股静脉穿刺操作均在此部位进行,其位置毗邻关系很重要,如果进行股动脉穿刺,可以以搏动最明显处进针;股静脉穿刺则在搏动的内侧进针。骨盆骨折、肿瘤的手术常要显露股动静脉,切开腹股沟韧带即可找到,由于血管周围均存在疏松结缔组织,深面于耻骨支、耻骨肌之间很容易分离,所以可以很容易地将血管游离并牵开。

(二) 股三角

股三角(femoral triangle)位于股前内侧区上 1/3 部,呈底向上、尖向下的倒三角形凹陷,向下与收肌管相续。其上界是腹股沟韧带;外下界为缝匠肌的内侧缘;内下界为长收肌的内侧缘;后两者的交点约距腹股沟韧带下方 10~15cm。前壁是阔筋膜;后壁凹陷,自外侧向内侧是髂腰肌、耻骨肌和长收肌及其筋膜。股三角内的结构由外侧向内侧依次为股神经、股鞘及其包含的股动、静脉,股管、淋巴管、淋巴结及脂肪组织等。股动脉居中,于腹股沟韧带中点深面由髂外动脉延续而来。外侧为股神经,内侧为股静脉。这种位置关系便于股动脉压迫止血、股动、静脉穿刺及股神经麻醉时的定位。

1. 股鞘(femoral sheath)　是由位于股血管前方的腹横筋膜与后方的髂腰筋膜向下延续包绕于股动、静脉上段周围形成的筋膜鞘,位于腹股沟韧带内侧半和阔筋膜的深面。整体呈漏斗形,长 3~4cm,向下与股血管外膜融合,延续为股血管鞘。其外侧壁有生殖股神经的股骨支穿过;内侧壁向外侧倾斜,被大隐静脉和淋巴管穿通;鞘内充填了大量包埋着血管的结缔组织。股鞘内有两条纵行的纤维隔将鞘腔分为三部分:外侧部容纳股动脉,中间部容纳股静脉,内侧部最小称股管,容纳腹股沟深淋巴结和脂肪。

2. 股管(femoral canal)　位于股鞘的内侧份,为一漏斗状的筋膜间隙。长 1.2cm,中部宽 7.3mm。股管的前壁为腹股沟韧带、镰状缘的上角和筛筋膜;后壁为耻骨梳韧带、耻骨肌及其筋膜;内侧壁为腔隙韧带、股鞘内侧壁;外侧壁为股静脉内侧的纤维隔。股管的上口称股环(femoral ring),呈卵圆形,其前上界为腹股沟韧带、后下界为耻骨肌筋膜和耻骨,内侧界为腔隙韧带,外侧界为股静脉内侧的纤维隔,横径 9.2mm。股环是上通腹腔的通道,其上覆盖薄层疏松结缔组织,称为股环隔或内筛板。隔的上面衬有腹膜,呈一小凹,称股凹,凹内有淋巴结及脂肪。股环隔被许多淋巴管所横贯,从而连接腹股沟深淋巴结和外部的髂淋巴结。股管上口实际是在股凹的下方。临床发现股疝的疝环实际上是腹横筋膜的狭窄环。股管的下端为盲端,称股管下角,由股管内侧壁与外侧壁愈合而成。

如将腹股沟韧带至隐股点的全长分为三等份,股管下角到达下 1/3 者(低位型)占 8.0%,到达中 1/3 者(中位型)占 87.0%;在上 1/3 者(高位型)占 5.0%。股管内除有腹股沟深淋巴管、淋巴结外,其余空间为脂肪组织所填充,使下肢静脉回流血量增加时,有一定的扩张余地。当腹压增高时,腹内脏器可经股管,于隐静脉裂孔处突出,形成股疝。女性股管较男性大,这可能是因为女性骨盆较宽,但股血管较小,因此女性形成股疝的机会更多。由于股环前、后、内三面均为韧带性结构,不易延长,因此股疝易发生绞窄。值得注意的是,股环上方常有腹壁下动脉和闭孔动脉的吻合支在陷窝韧带附近。有时此吻合支异常粗大,甚至代替了正常的闭孔动脉,称为异常闭孔动脉,出现率为 18.0%。行股疝修补术时,

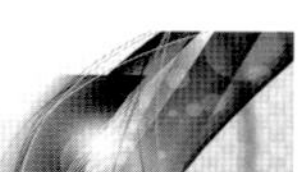

特别是切开腔隙韧带时，应特别注意避免损伤此动脉造成大出血。

3. 股动脉(femoral artery)　是髂外动脉的直接延续，在腹股沟韧带中点的后方经血管腔隙至股三角，沿髂耻沟从股三角的底到达尖端，继经收肌管下行，出收肌腱裂孔移行为腘动脉。股动脉全长为31.9cm。其外径自起点向下逐渐变小：起始部为8.5mm，发出股深动脉后为6.0mm，在收肌管上口处为5.6mm，在收肌管下口处为5.4mm。

股动脉在血管腔隙的部分，位于股静脉与髂耻韧带之间，与静脉包在共同的血管鞘中。股动脉在股三角内位置较浅，走行于股鞘的外侧部，其前面有阔筋膜、浅筋膜、腹股沟淋巴结。旋髂浅静脉在浅筋膜内跨过股动脉，生殖股神经股支在股鞘外侧部行走一短距离后，从动脉的外侧转到前面。股动脉和髋关节囊间隔以髂腰肌腱，和耻骨肌间隔以股静脉和股深血管，和长收肌间隔以股静脉。股动脉在收肌管的部分，其前面为收肌管的前壁及缝匠肌；前外侧有股内侧肌；后面与长收肌和大收肌相接。靠近股三角尖端处，其前面尚有股内侧皮神经从外向内跨过，隐神经初居动脉的外侧，继而越过其前方至内侧。股动脉外侧是股神经，至耻骨肌神经从动脉上部后面行向内侧。股静脉在股三角近侧位于股动脉内侧，在股三角尖远侧位于股动脉后部。

在股三角内，股动脉分支有旋髂浅动脉、腹壁浅动脉、阴部外动脉、股内侧浅动脉等浅动脉和股深动脉、旋股内侧动脉、旋股外侧动脉及各种肌支等深动脉。

临床应用要点：临床上，血管外科常将股动脉近端到股深动脉起始处常称为股总动脉(common femoral artery)；而远侧端至股深动脉起始处常称为股浅动脉(superficial femoral artery)。注意这些称谓与解剖学上的差异。

股动脉的分支：

(1) 股深动脉(deep femoral artery)：是股动脉的最大分支，外径5.9mm，多于腹股沟韧带下方3～5cm处起于股动脉的后壁(38.9%)或后外侧壁41.5%(图2-3-17)。发出后，先向后外侧，继而向内弯行，经髂腰肌与耻骨肌表面，沿股内侧肌内侧缘向下行至长收肌与大收肌间，最后穿大收肌至股后区，并和腘动脉上肌支吻合，其终末部分有时称为第4穿动脉。沿途发出旋股内侧动脉、旋股外侧动脉、数条穿动脉及一些肌支到邻近肌肉。

(2) 旋股外侧动脉(lateral femoral circumflex artery)：外径为5.2mm，多起自股深动脉上端外侧壁79.8%，部分直接起自股动脉或与旋股内侧动脉共干起自股动脉(20.1%)，偶有无旋股外侧动脉干，其分支(升、降支)分别起自股动脉的。发出后，50.0%旋股外侧动脉向外侧以十字交叉穿过股神经分支间，并于股神经深侧大约1.1cm处走行，到达缝匠肌、股直肌及髂腰肌之间，除发出肌支到邻近肌肉外，还分为升、降支(部分还有横支)而终。动脉干在分为升、降支前，常有一支肌皮动脉直接从旋股外侧动脉干发出。

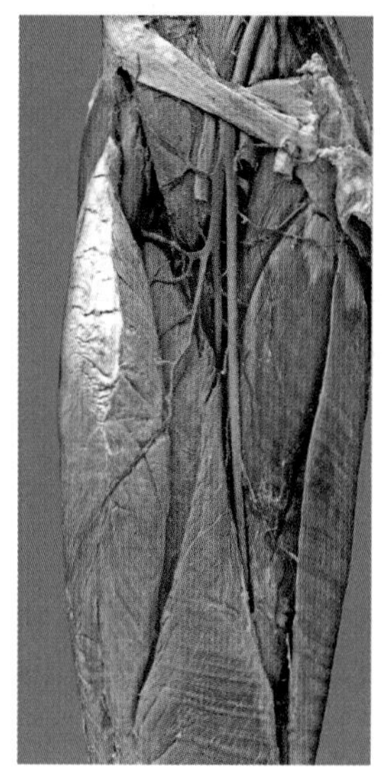

图2-3-17　股动脉及其分支

(3) 旋股内侧动脉(medial femoral circumflex artery)：外径为4.4mm，多起自股深动脉上端后内侧壁(71.7%)，部分直接起自股动脉或与旋股外侧动脉共干起自股动脉(28.3%)。起始后行向内侧，横过股动、静脉后方，至髂腰肌与耻骨肌之间分为浅、深两支。

(4) 穿动脉(perforating arteries)：有1～6支，多为3支(55.5%)或4支(26.0%)，依次自股深动脉发出，因穿大收肌附着部达股后部而得名。近年来有资料显示穿动脉也可起自股动脉近端或远端。

各穿动脉沿途发出分支滋养邻近的肌肉和股后部皮肤，并发出滋养动脉营养股骨。由于各穿动脉均紧贴股骨干，故股骨干骨折时易损伤这些动脉，且动脉位置较深而不易控制其出血。

(5) 膝降动脉(descending genicular artery)：又称膝最上动脉，多数在收肌管内由股动脉发出(92.0%)，少数可由膝上内动脉发出(8.0%)。自起始处至收肌结节长为10.5cm，外径为2.5mm。该动脉自发出后，在股内侧肌内下行，经大收肌腱

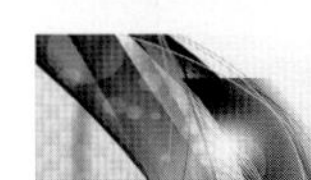

前方至膝关节的内侧，与膝上内动脉吻合构成膝关节网。膝降动脉起始部发出隐支，沿途尚发出肌支和关节支。

临床应用要点：股部穿动脉常在股骨粗线处穿经，当股骨干骨折显露骨折断端时常可能涉及这些动脉，尤其采用后外侧切口时更易发生，一旦发生穿动脉断裂，断端回缩，止血困难，又由于该血管较为粗大，出血汹涌，遇到这种情况时不要心存侥幸，希望用压迫止血，事实上达不到止血目的。正确处理方法是在填塞压迫的同时切开出血点上下的肌肉附着，扩大显露，找到血管断端结扎。预防大出血的措施为在股骨粗线处确认腱性及肌肉附着，边切边处理，遇到穿血管如果不能避开就结扎。作者体会掌握穿动脉的穿经部位对手术帮助很大。

4. 股静脉（femoral vein）　由腘静脉向上延续而成，起自收肌腱裂孔，全程与股动脉相伴。在股三角尖处，位于股动脉后方，至股三角底部则转至股动脉内侧，向上至腹股沟韧带中点稍内侧深面延续为髂外静脉。

临床应用要点：临床上血管外科常将将其股深静脉汇入口以下的股静脉部分称为股浅静脉（superficial femoral vein）或股静脉，而汇入口以上的部分称为股总静脉（common femoral vein）。

股浅静脉的瓣膜数多为2.0个，股静脉共有2～9个，平均4～5个；瓣膜多集中在收肌腱裂孔至股深静脉汇入处一段，常有3～4个瓣膜；自股深静脉汇入处至隐股点的一段静脉无瓣膜；自隐股点以上的股静脉最多只有一个瓣膜，而单侧或双侧缺如者却占36.8%。因此胸腹部加于下肢静脉的压力，在隐股点以上的静脉中仅由一个瓣膜来支撑，或直接作用于大隐静脉最上方的瓣膜和股深静脉开口处下方的瓣膜上，这样就容易产生大隐静脉曲张或深静脉功能不全。

股静脉的属支有浅静脉及深静脉两种：浅静脉除大隐静脉外，腹壁浅静脉、旋髂浅静脉及阴部外静脉等亦可汇入股静脉；深静脉主要有股深静脉及其属支。

5. 股神经（femoral nerve）　是腰丛的最大分支，由第2～4腰神经前支的后股组成，沿腰大肌下行，在该肌下部的外侧缘穿出，在髂筋膜深面于腰大肌和髂肌之间下行到达腹股沟区，经腹股沟韧带中点稍外侧从深面穿经该韧带，于股动脉的外侧进入股三角区。于股三角内，主干很短，先分为前、后股，然后再分为肌支、皮支和关节支。股神经在腹股沟韧带上方即分出前、后股的较少见。

（1）股神经前股的终末支：

1）至耻骨肌的肌支：来自近腹股沟处股神经前股的内侧，至腰大肌前面行向下内，经股鞘后面，于耻骨肌前面进入该肌。

2）至缝匠肌的肌支：多为2～3支。常与股中间皮神经共干，分开后肌支自缝匠肌上部进入该肌。

3）股神经前皮支：有2～3支。分为股中间皮神经和股内侧皮神经：①股中间皮神经（intermedial femoral cutaneous nerve）：在股三角近侧处，分为内侧支和外侧支。在股前中线上、中1/3交界处内侧支穿出阔筋膜，外侧支常先穿缝匠肌再穿阔筋膜。两支在股前方下行，支配股前内侧下2/3的皮肤直达膝部，并加入髌神经丛。外侧支和生殖股神经的股支相结合，因其穿过缝匠肌，发一肌支支配该肌；②股内侧皮神经（medial femoral cutaneous nerve）：沿股动脉外侧向内下方穿行，在股三角远侧端横越过动脉前方，分为前、后支。分支前，在大隐静脉附近发出少数小支穿阔筋膜后分布于股内侧皮肤，其最上一支经卵圆窝下降至股中部到达皮下。前支在缝匠肌内走行，于股内侧中、下1/3交界处穿出阔筋膜下行，支配膝内侧皮肤，并穿越到髌骨外侧和隐神经的髌下神经相联系，加入髌神经丛。后支沿缝匠肌后缘下行到达膝内侧，穿出阔筋膜，发出分支分布于股内侧远端直至小腿中部的皮肤，其分支与隐神经分支结合，同时参与了收肌神经丛的形成。

（2）股神经后股的终末支：分为隐神经和至股四头肌的肌支及膝关节支。

1）隐神经（saphenous nerve）：为股神经最长的皮支。自股神经后股分出后，在股三角内于股动脉外侧下行，进入收肌管并越过动脉前方至动脉内侧，在收肌管下端穿大收肌腱板离开该管，继而伴随隐动脉行于缝匠肌与股薄肌之间，于膝关节内侧穿出深筋膜，伴大隐静脉下降至小腿内侧，在小腿下1/3处分为2支：1支沿胫骨内侧缘继续下行至内踝部；另1支经内踝前方分布于足内侧缘，远端可达第1跖趾关节。隐神经在大腿中部收肌管内，发出分支到缝匠肌下神经丛；离开收肌管后，于缝匠肌下方发出髌下支加入髌丛；隐神经还和腓浅神经内侧支相吻合。

2）股内侧肌支：常为3～7支。在股三角内自后股发出，于缝匠肌深面，沿隐神经外侧下行至大收肌腱板的浅面，经股内侧肌的内侧进入该肌，并常有一分支沿股内侧肌前面下降至膝关节。

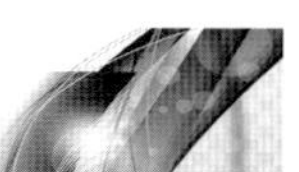

3）股中间肌支：常为2～6支。于股部中点处，在该肌的上部前面进入该肌，并有分支至膝关节。

4）股外侧肌支：常为2～6支。被股直肌遮蔽，于股外侧肌前缘与旋股外侧动脉降支伴行，至该肌的下部进入肌内，亦有分支至膝关节。

5）股直肌支：常为2支。自该肌的上部深面进入肌内。发出髋关节支与旋股外侧动脉的升支伴行至髋关节。

6）膝关节支：常为股神经的终末支之一。自股中间肌支分出，在股内侧肌与股中间肌之间下降至膝关节肌，并发支至膝关节。

临床应用要点：股神经受损后的主要出现股四头肌麻痹和隐神经区域感觉障碍。表现有：屈膝无力，坐位时不能伸膝，行走困难，膝反射消失，股四头肌萎缩，髌骨突出。大腿前面和小腿内侧面皮肤感觉障碍。股神经的不完全病变，可能发生疼痛，膝部比较明显。股神经的探查手术在腹股沟韧带中点部位，纵切口，切开该韧带和髂腰肌筋膜，由于神经主干很短，腹股沟韧带下方就分散成数束，所以股神经手术要注意这种特点，尽量多保护好这些分支。

（三）收肌管

收肌管（adductor canal）又称Hunter管，是位于大腿内侧中1/3段，缝匠肌的深面，断面呈三角形的管状间隙，长6.0～7.0cm，其前壁是张于股内侧肌与长收肌、大收肌间的股收肌腱板（lamina vastoadductoria）；外侧壁为股内侧肌；后壁为长收肌和大收肌。收肌管有上、下两口：上口称上收肌腱裂孔，位于股前内侧面，接股三角尖，该孔前界为收肌腱板的近侧缘，外侧界为股内侧肌，后上界为长收肌；下口称下收肌腱裂孔，通腘窝上角，其边缘由大收肌浅层的下缘及其肌腱和股骨内上髁围成。管内通过的结构有隐神经、股动脉、股静脉以及周围的淋巴管和淋巴结等。

临床应用要点：收肌管内的股血管周围为疏松结缔组织，所以手术分离较易，此处的肿瘤切除常需要切开收肌管浅面的腱膜并将股动静脉游离并保护好，隐神经也要一同游离。收肌管内的肿瘤可能压迫隐神经而出现小腿内侧疼痛或麻木，由于此处位于肌肉深面，肿瘤较小时不易触及，是漏诊的原因之一（图2-3-18）。

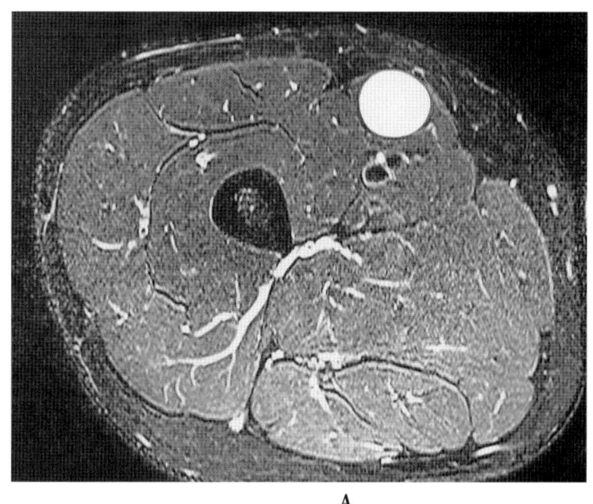

A

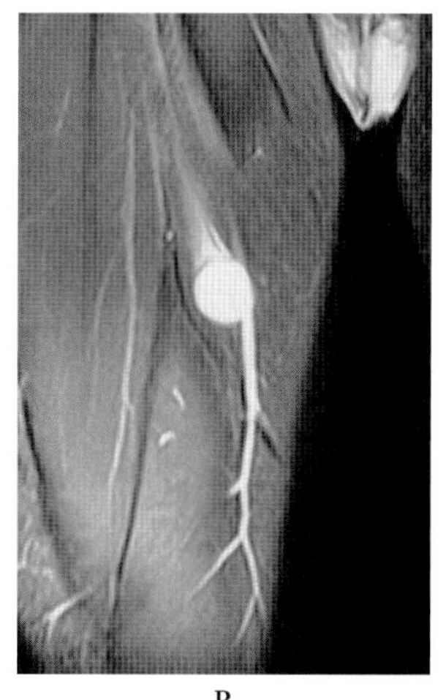

B

图2-3-18　内收肌管神经鞘瘤（MRI）

A. 横断面；B. 冠状面

二、股内侧区

（一）闭孔神经

闭孔神经（obturator nerve）位于股内侧间隙，起于第2～4腰神经腹侧支的前股，来自第3腰神经的纤维最多，而来自第2腰神经的纤维最少。闭孔神经在骨盆缘处下行自腰大肌内侧缘穿出，在髂总动脉后方和髂内静脉外侧越过骶髂关节，在闭孔内肌上沿骨盆外侧壁走行，至闭孔膜上部，与闭孔血管共同穿闭膜管至股部。在闭膜管处（51.8%），或在骨盆内（23.2%）、股部（25.0%）分为前、后两支，经过闭孔外肌处，至短收肌以远，分出关节支至髋关节和膝关节，并供应股部和小腿内侧皮肤。

闭孔神经的损伤：单独闭孔神经受损极少见，可因肿瘤压迫、髋关节前脱位或分娩而致神经受损，也可由少见的闭孔肿瘤压迫造成损伤。或与股神经一起在腹膜返折近腰丛发出处，另一种神经压迫综合

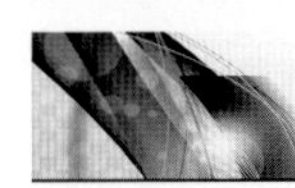

征可导致股内侧慢性疼痛，这在运动员中常见。症状表现为内收肌瘫痪，大腿不能内收，旋外无力，两下肢交叉困难，感觉症状不显著。

（二）闭孔动脉

闭孔动脉（obturator artery）是髂内动脉前干的分支，起始于脐动脉的稍下方，沿骨盆侧壁前行，经盆内筋膜与腹膜之间，闭孔静脉与动脉伴行，至闭孔上部入闭膜管，出骨盆至股部，分为前、后支。沿途分出耻骨支和髂支。前支沿闭孔前缘下降，与闭孔动脉的后支吻合成动脉环，并与旋股内侧动脉吻合，分布于闭孔外肌、耻骨肌、内收肌和股薄肌等。后支沿闭孔后缘下降，在髋臼切迹处发出髋臼支，入髋关节至股骨头。后支的末端与前支吻合成动脉环。

三、股后区

坐骨神经（sciatic nerve）位于股后部，是全身最粗大的神经。在骨盆处起始于第4腰神经至第3骶神经，起始处宽约2.0cm。经梨状肌下孔出骨盆于臀大肌深面越过该肌下缘，进入股部，在大转子和坐骨结节之间下行，继而在股二头肌深面行于股后部，于腘窝上角处，分为胫神经和腓总神经。胫神经位于内侧，较大，在腘窝垂直下行；腓总神经位于外侧，较小，行于腘窝上方、沿股二头肌腱内侧弯曲向前下方绕过腓骨颈。坐骨神经分叉点常变异，一般位于股中下1/3近腘窝上角处，分支也可发生在以上任何水平，但以下较少见。坐骨神经干横断面呈椭圆形。坐骨神经的体表投影：自坐骨结节与大转子尖连线中、内1/3交点，向下至腘窝上角的连线，是坐骨神经在股后部的投影。

在常见型坐骨神经中组成腓总神经和胫神经的部分，是分包在较厚的神经外膜样结缔组织中。因此在显微外科应用上，对坐骨神经内的胫神经和腓总神经，可以作为两条完全分开的神经看待。

临床应用要点：由于坐骨神经在臀部走行及位置深，所以一般情况下不会由于体位造成损伤。但由于体瘦患者或长期卧位或臀肌挛缩的患者，坐骨神经明显表浅，在平卧位使用大便器时，大便器的边缘往往卡压坐骨结节与大转子之间，如果排便时间较长尤其是不能自行翻身者，则有可能卡压坐骨神经造成损害。所以在护理工作中要注意这种情况，并酌情应用软垫将大便器边缘垫好，体瘦患者尤其注意。

腓总神经在腓骨颈处就位于皮下，此处位置表浅，是腓总神经最易受伤的部位。患者侧卧位时，此处往往是着力点，是造成腓总神经卡压的部位，如侧卧位手术。对于需较长时间侧卧位患者应将腓骨颈处用气垫圈悬空，避免受压。手术中电刀负极板避免贴敷在此处。对于软质负极板贴敷在小腿后面时较紧，而硬质负极板其边缘往往可能卡压在腓骨颈处而损害神经。小腿石膏托或管形石膏往往在腓骨颈处过紧而造成腓总神经损害。所以要注意石膏松紧适度，并将腓骨颈石膏边缘切除或用衬垫垫好。腓浅神经在小腿中下1/3的外侧浅出，此处腓浅神经是造成损害的部位，中高筒靴边缘有可能卡压此神经。对于下肢皮牵引的患者，小腿部的捆绑带过紧是造成腓浅神经损害的原因。

腓总神经损伤时，可能出现足下垂或小腿外侧麻木。腓浅神经受损则仅有小腿外侧及足背麻木。坐骨神经受损则可能出现自臀部至小腿外侧的放射痛，即坐骨神经痛。这些损伤有可能同时存在或单独存在。结合体位及症状可以推测神经受损部位。

预防：对于体瘦者，使用大便器应注选择型号大的，接触身体的地方应使用衬垫。对于腓骨颈处一定注意防止受压。下肢皮牵引时，牵引带正确使用，松紧适宜，内衬海绵保护腓骨颈处。

（杜心如）

参考文献

1. 柏树令. 系统解剖学（第8版）. 北京：人民卫生出版社，2013
2. 张一模，杜心如. 股外侧肌副头的形态及其临床意义. 河北医学，1999，5（7）：12-14
3. 杜心如，赵玲秀. 股四头肌腱与肌骨髁接触的解剖学观察及其临床意义. 中国临床解剖学杂志，1999，17（3）：241-242
4. 刘君，周永连，吴曙军. 成人坐骨神经及其主要分支的超声图像特征. 南京医科大学学报（自然科学版），2010，30（2）：216-217
5. Barrett T, Arthurs OJ. Adductor magnus: a post-operative illustration of its dual nerve supply. Clin Anat, 2010, 23(1): 115-119
6. Carai A, Fenu G, Sechi E, et al. Anatomical variability of the lateral femoral cutaneous nerve: findings from a surgical series. Clin Anat, 2009, 22(3): 365-370
7. Fukaya E, Kuwatsuru R, Iimura H, et al. Imaging of the superficial inferior epigastric vascular anatomy and preoperative planning for the SIEA flap using MDCTA. J Plast Reconstr Aesthet Surg, 2011, 64(1): 63-68
8. Huang D, Wang HW, Xu DC, et al. An anatomic and clinical

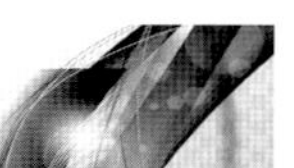

study of the adductor magnus tendon-descending genicular artery bone flap. Clin Anat,2011,24(1):77-83

9. Kim JS,Lee HS,Jang PY,et al. Use of the descending branch of lateral circumflex femoral artery as a recipient pedicle for coverage of a knee defect with free flap:anatomical and clinical study. Microsurgery,2010,30(1):32-36
10. Kosiyatrakul A,Nuansalee N,Luenam S,et al. The anatomical variation of the lateral femoral cutaneous nerve in relation to the anterior superior iliac spine and the iliac crest. Musculoskelet Surg,2010,94(1):17-20
11. Manickam B,Perlas A,Duggan E,et al. Feasibility and efficacy of ultrasound-guided block of the saphenous nerve in the adductor canal. Reg Anesth Pain Med,2009,34(6):578-580
12. Tunali S,Cankara N,Albay S. A rare case of communicating branch between the posterior femoral cutaneous and the sciatic nerves. Rom J Morphol Embryol,2011,52(1):203-205
13. Vieira EL,Vieira EA,da Silva RT,et al. An anatomic study of the iliotibial tract. Arthroscopy,2007,23(3):269-274
14. Waligora AC,Johanson NA,Hirsch BE. Clinical anatomy of the quadriceps femoris and extensor apparatus of the knee. Clin Orthop Relat Res,2009,467(12):3297-3306
15. Zlotorowicz M,Szczodry M,Czubak J,et al. Anatomy of the medial femoral circumflex artery with respect to the vascularity of the femoral head. J Bone Joint Surg Br,2011,93(11):1471-1474
16. Raphael Sinna,Hassene Hajji,QuentinQassemyar,et al. Anatomical background of the perforator flap based on the deep branch of the superficial circumflex iliac artery (SCIP Flap):a cadaveric study. Eplasty,2010,10:e11
17. Nelzen O,Fransson L. Varicose vein recurrence and patient satisfaction 10-14 years following combined superficial and perforator veinsurgery:a prospective case study. Eur J Vasc Endovasc Surg,2013,46(3):372-377
18. Pasta G,Nanni G,Molini L,et al. Sonography of the quadriceps muscle:Examination technique,normal anatomy,and traumatic lesions. J Ultrasound,2010,13(2):76-84
19. Ko SB,Lee SW,Park CM,et al. Clinical analysis of femur shaft insufficiency fractures. Clin Orthop Surg,2012,4(3):227-233
20. Bandyopadhyay M,Biswas S,Roy R. Vessels in femoral triangle in a rare relationship. Singapore Med J,2010,51(1):e3-e5
21. Sananpanich K,Atthakomol P,Luevitoonvechkij S,et al. Anatomical variations of the saphenous and descending genicular artery perforators:cadaveric study and clinical implications for vascular flaps. Plast Reconstr Surg,2013,131(3):363-372
22. Tubbs RS,Miller J,Loukas M,et al. Surgical and anatomical landmarks for the perineal branch of the posterior femoral cutaneous nerve:implications in perineal pain syndromes. Laboratory investigation. J Neurosurg,2009,111(2):332-335
23. 杜心如,徐永清.临床解剖学丛书——脊柱与四肢分册.北京:人民卫生出版社,2014,211-245

第四章　膝　　部

膝部的解剖学范围是从相当于髌骨上缘两横指的水平到胫骨结节水平面。

第一节　膝　前　区

一、浅部组织

膝前部的皮肤较薄，活动性好。由于皮下的浅层板状筋膜，此部的皮肤亦具有耐磨性。

膝关节处的深筋膜与深部组织联系密切。在前方与髌骨骨膜、髌韧带及胫骨结节相贴，两侧与股骨及胫骨髁相贴，在髌骨及髌韧带两侧则参与组成髌支持带，后方为腘窝顶。向上与阔筋膜相连，向下与小腿深筋膜相连。

临床应用要点：从临床角度看，髌前滑囊是一个重要结构，它位于皮肤与髌骨和髌韧带之间，有时则在深筋膜和覆盖髌骨的肌腱之间。滑囊内有纤维带分隔。这个滑囊的存在，使皮肤具有较大的滑动性和抵抗外来压力的能力。在做股骨髁上截肢加肌腱成形术时，滑膜囊负担残端的负重作用。

髌前皮下滑膜囊位置表浅，膝前外伤易引起该滑囊积血及创伤性滑囊炎；另外摩擦也易引起慢性滑囊炎；感染时易引起化脓性滑囊炎，过去女佣人常要跪下擦地，多患此症，又称“女佣膝”。出现滑囊炎后髌骨前方出现明显囊性肿块，波动感阳性，无移动，而关节腔内则无肿胀，这与膝关节内积液不同，注意鉴别（图 2-4-1）。

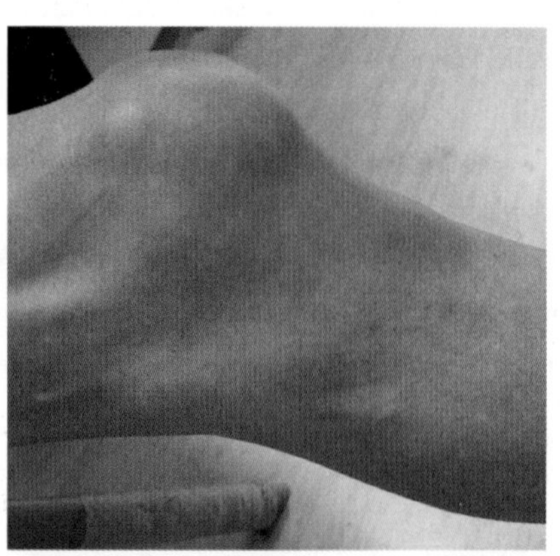

A

B

图 2-4-1　髌前皮下滑囊炎
A. 大体；B. MRI

对于髌前皮下滑囊炎，很少自行吸收，需要穿刺抽液或切开引流，慢性滑囊炎多存在滑膜增厚，需要手术完整切除滑囊。

在膝的内侧部，隐神经在缝匠肌腱与股薄肌之间的深筋膜处穿出，发出髌下支，位置约在膝关节线下一指宽处，并与股外侧皮神经，股中间皮神经以及股内侧皮神经的分支构成髌丛，在做膝内侧切口时，需尽量避免损伤其主干，以免引起该区的皮肤麻木。另外，缝匠肌、股薄肌和半腱肌在膝下内侧附着，构

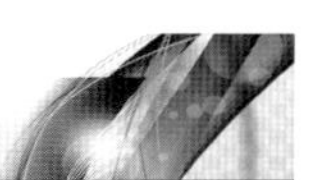

成所谓鹅足结构(goose foot structure)。鹅足滑囊位于缝匠肌、股薄肌及半腱肌的联合腱止点与胫骨内侧副韧带之间,由于3个肌腱有致密的纤维膜相连,形同鹅足而得名。由于膝关节活动范围大,受伤机会多,如直接打击、屈伸扭转、膝部反复摩擦劳损都可引起该滑囊充血;滑液渗出过多致肿胀等无菌性炎症;囊内压力增高而产生疼痛。甚至与周围组织粘连,形成瘢痕卡压,引起疼痛,也有的形成腱鞘囊肿。

二、股四头肌肌腱和伸直装置

股四头肌的髌上肌腱部分,髌骨和髌腱共同组成膝关节的伸直装置。股四头肌中的股直肌腱附着于髌骨底部的前缘,但大部分纤维覆盖髌骨向下伸延而构成髌韧带。股中间肌在髌骨底接近髌面,股骨髁上骨折时常引起该肌与骨折处粘连而影响膝的屈曲。股内、外侧肌腱分别止于髌骨内、外上缘,但内侧肌腱比外侧者较低,约占内缘的上2/3。这样,股四头肌收缩时,其力线与股骨轴线不一致,倾向于把髌骨拉向内侧,与膝的自然外翻产生的使髌骨向外脱位的力量相平衡,保持了髌骨的稳定性。同样,股四头肌肌腱在髌内侧的扩张部也是内侧强于外侧,防止了髌骨的向外脱位。

(一)股四头肌肌腱内表面的形态

股四头肌肌腱主要由股直肌和股中间肌的肌腱组成,股内侧肌腱位于其内侧,股外侧肌腱位于其外侧。股四头肌肌腱位于髌骨正上方,其腱性光滑表面呈近似三角形或椭圆形,与髌骨相连,在髌骨内面上缘与股四头肌腱光滑表面之间有富含脂肪的滑膜皱襞,其表面内、外侧及上方也有滑膜皱襞附着(图2-4-2)。

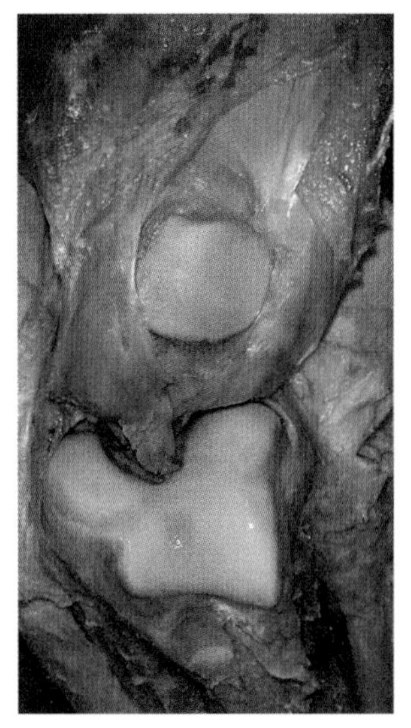

图2-4-2　股四头肌腱内表面形态

(二)股四头肌肌腱周围的滑膜皱襞

在股四头肌肌腱内表面四周有富含脂肪组织的滑膜皱襞附着,尤以髌骨上极与股四头肌肌腱相连结处明显,该处滑膜皱襞填充了髌骨上极与肌腱相连结处的空隙,股骨髁与股四头肌肌腱之间借此滑膜皱襞相隔(图2-4-3)。

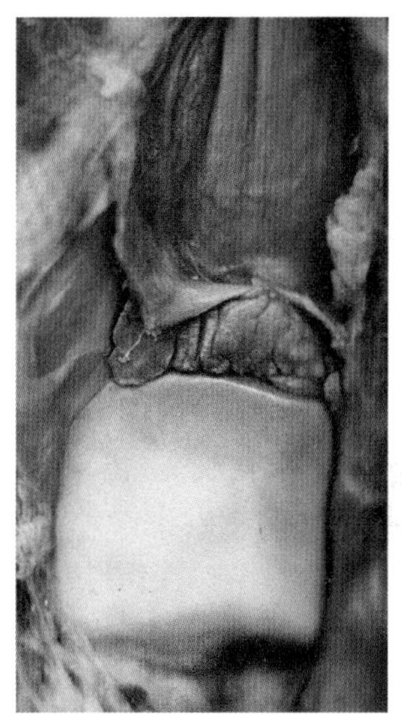

图2-4-3　股四头肌腱周围的滑膜皱襞

(三)腱股接触

当膝关节伸直时,髌骨位于股骨髁间凹部位,髌骨软骨面与股骨髌面的软骨面相接触(以下称髌股关节),此时股四头肌肌腱并不和股骨髁接触。当膝关节屈曲时,髌骨向下移动,股四头肌肌腱也随之向下移动,屈曲60°~90°时,位于髌骨上方的股四头肌肌腱的滑膜皱襞首先与股骨髁接触。当膝屈曲90°时,股四头肌肌腱与股骨髁软骨相接触,此时髌骨进入髁间窝内,当膝屈曲90°以上至完全屈曲时,股四头肌肌腱与股骨髁密切接触,此时接触面积最大。在髌上囊完整情况下,膝关节屈曲时,股四头肌肌腱隔以该囊与股骨髁接触,此种接触为间接接触。

临床应用要点:髌骨半脱位、髌骨倾斜病理状态下的膝关节屈伸活动时,髌骨在下降过程中出现抖动并撞击股骨髁,这种抖动首先牵拉髌上囊及滑膜皱襞,股四头肌肌腱向外侧移位,股四头肌肌腱与股骨外侧髁的接触增大,而与股骨内侧髁接触减少。当完全屈曲时,髌骨进入髁间窝正常位置,股四头肌也随之内移,腱股接触恢复至正常状态,但在恢复过程中股四头肌肌腱及其内面的滑膜皱襞由外向内滑动并产生扭曲。当Q角增大时,股四头肌肌腱与股骨外侧髁接触增加,而与股骨内侧髁接触减小,偏离其正常轨迹;当Q角减少时,股四头肌肌腱内移与股骨内侧髁接触增大,与外侧髁接触减少,偏离其正常轨迹。

1. 股四头肌肌腱与股骨髁接触的形态及其生理意义 股四头肌肌腱与股骨髁存在正常接触,这种正常接触随着膝关节屈曲角度的不同而有所变化。生物力学试验表明,屈膝关节时髌骨内面的压力增加,腱股接触的压力也增加,说明腱股接触是髌股关节的重要部分,对降低压力起代偿作用。杜心如观察到,随着屈曲角度的增加,股四头肌及其滑膜皱襞与股骨髁的接触面积逐渐增加,其周围滑膜皱襞缓冲腱股压力,这样就使压力分散,平均接触面积内的压力保持在较低水平,使二者之间的接触逐渐增大而且呈递增趋势,所以股四头肌腱及其周围的滑膜皱襞是缓冲髌股关节压力的重要结构。滑膜皱襞滑液及完整的髌上囊可以减小腱股接触之间摩擦,有利于二者滑动,对缓冲腱股接触间的压力起重要作用。故腱股接触对股四头肌发挥正常功能起不可替代的作用。

2. 髌骨半脱位、Q角变化时腱股接触的病理意义 髌骨倾斜及半脱位时,股四头肌外移,偏离正常轨迹,此时腱股接触发生变化,出现错位现象。在膝关节运动中,股四头肌腱发生滑动、扭曲,髌骨在复位过程中产生抖动,并牵拉挫伤滑膜皱襞,可以引起滑膜皱襞炎症及水肿,甚至渗出致关节积液。而肿胀的滑膜皱襞又可能引起腱股接触改变,使之运动轨迹更加异常。这是一种恶性循环,故髌骨半脱位、髌骨软化症时出现关节积液及滑膜炎症。此时只有停止运动,使滑膜避免继续挫伤,才能促使修复。故治疗髌骨半脱位、髌骨软化症应避免屈伸运动,尤其是增加其压力的运动,如下蹲及上、下楼梯等。这样有助于滑膜创伤性炎症的消除,这可能治疗髌骨软化症的机制之一。

当Q角减少或增大时,腱股接触均发生外移或内改变,亦出现错位现象,引起腱股接触紊乱,与生物力学试验得出的结论一致。故治疗髌骨软化症使髌骨结节内移位术时Q角应在正常生理范围内,Q角不应矫正过度,以免影响疗效。

腱股接触紊乱与髌股关节紊乱在髌骨软化症中同时存在,二者互为因果,相辅相成。故髌骨顺位术,如膝内侧支持带紧缩、外侧支持带松解术、胫骨结节内移术既能治疗髌股关节紊乱,也可改善腱股接触。股四头肌锻炼,尤其是股四头肌内侧头肌力的锻炼,既能使髌骨向内侧移位,也可牵拉股四头肌肌腱向内移位,使腱股接触恢复。所以既能恢复髌股排列,又能恢复腱股接触,这可能是髌骨顺位术、选择性股内侧肌电刺激治疗髌骨软化症疗效好的原因之一。

3. 股外侧肌腱与股骨外侧髁接触 股外侧肌腱内面位于股四头肌肌腱内面的外侧,呈椭圆形占80%,圆形占16%,其周围有滑膜皱襞附着,股外侧肌腱与股四头肌腱内面以滑膜皱襞相隔。极少情况下股四头肌肌腱内表面与股外侧肌腱连成一片。

4. 正常情况下股骨外侧髁与股外侧肌腱内面接触 在伸直状态下股外侧肌腱内面与股骨外侧髁不接触,当膝关节屈曲至30°时股外侧肌腱内面的下缘及内侧缘与股骨外侧髁边缘相接触,至90°时股外侧肌腱内面与股骨外侧髁完全接触。屈曲时,股外侧肌腱内面在股骨外侧髁外侧部分滑动并保持密切接触。在股骨髁外侧边缘部为接触区域,此部位为薄层软骨覆盖,面积约1.0cm×0.8cm大小。髌骨半脱位时股外侧肌腱内面与股骨外侧髁接触发生变化,股外侧肌腱内面向外侧移动,屈曲30°~90°此接触减小,甚至不接触,髌骨向外侧脱位越多,接触面就越小直至失去接触。

股外侧肌腱内面与股骨外侧髁存在腱股接触 随着对髌股关节病认识的深入,人们对相关解剖做了进一步的研究,提出了股四头肌肌腱与股骨髁存在腱股接触,并认为该腱股接触是减轻髌股关节间压力的代偿机制。据杜心如观察,股外侧肌腱位于髌骨外上方,在屈曲30°~90°时其内面与股骨外侧髁相接触,并相互滑动,说明股外侧肌腱内面与股骨外侧髁接触是客观存在的,也是一种腱股接触。由于股外侧肌腱内面位于股四头肌肌腱内面的外下方,屈膝关节时与股四头肌肌腱股骨髁接触相比,该部分首先与股骨外侧髁相接触,这种接触可能是缓解髌骨外侧面压力的一种正常机制,这在生理状态下保护髌骨外侧关节面,使之避免过高应力起着重要作用。

股外侧肌腱内面滑膜皱襞的生理作用 在股外侧肌腱内面,均有滑膜与脂肪组成的皱襞附着,其中间部位即股外侧肌腱内面与股骨外侧髁接触的区域。当股外侧肌腱内面与股骨外侧髁接触时,其周围的滑膜皱襞也随之与股骨外侧髁部接触,随着应力的增加,该部分的接触面也增加,尤如弹性垫,起到了缓冲压力的作用,故该部分滑膜皱襞可视为股

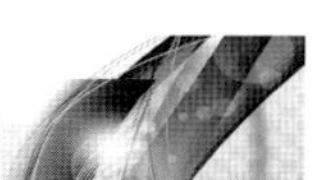

外侧肌腱内面的缓冲装置。该皱襞隐窝内的滑液随压力增加而被挤出，滑囊及滑液可润滑股外侧肌腱内面，可减小其与股骨外侧髁的摩擦，有利于二者相互滑动。故可认为，股外侧肌腱内面滑膜及滑囊与髌上囊一样，对股四头肌发挥正常功能起着重要作用。

5. 髌骨半脱位时股外侧肌腱内面与股骨外侧髁接触的变化及其临床意义　髌骨半脱位时髌骨外移，股四头肌肌腱及股外侧肌也随之外移。这样，股外侧肌腱内面与股骨外侧髁正常的接触将随之减少或消失，该接触区所受压力减少，其代偿作用减少或消失，髌骨外侧面所受压力增加，这可能是引起髌骨外侧关节面压力增高的原因之一。当股内侧肌萎缩，Q 角增大等病理情况下，可以使股内外侧肌的拉力不平衡而引起与股骨外侧髁接触减少使其丧失代偿作用。故治疗髌骨半脱位，髌骨软化症时，除重视恢复正常髌骨排列外，锻炼股四头肌尤其是增加股内侧肌肌力，对恢复股四头肌肌腱及股外侧肌腱的正常代偿作用，减少髌骨外侧面压力有重要作用，这也可能是选择性股内侧肌电刺激治疗髌骨软化症疗效显著的原因之一。髌骨外侧支持带松解内侧支持带紧缩缝合术、胫骨结节内移术既可恢复髌股的正常对应关系，又可使股外侧肌腱与股骨外侧髁的接触恢复至正常状态，所以疗效确切。由于股四头肌与髌骨联成整个的功能系统，恢复髌骨排列的手术与恢复其周围结构代偿作用，二者相辅相成，不可偏费。

第二节　膝　后　区

膝后区又称腘窝（popliteal fossa），其前面是骨性纤维结构，两侧是肌腱，后面是强大的筋膜，使其中的神经血管得到保护。腘窝如菱形，上下角分别称为股骨三角和胫骨三角。其界限在上外侧与上内侧分别为股二头肌和半膜肌、半腱肌，缝匠肌、股薄肌，大收肌的一部分也参与上内侧结构。下外侧与下内侧分别为腓肠肌的外、内侧头（图 2-4-4）。

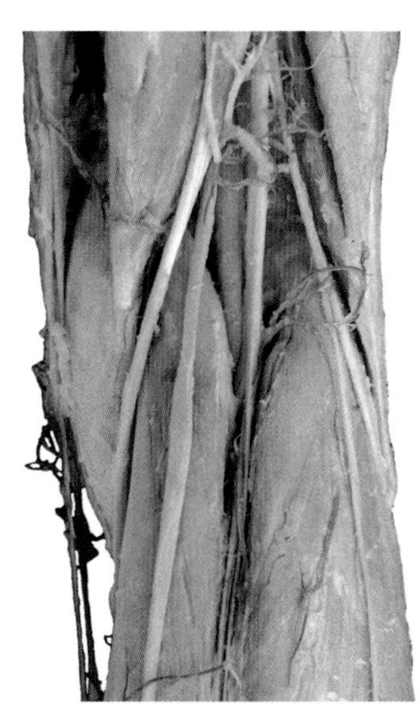

图 2-4-4　膝后区

一、腘窝的结构

腘窝的顶部是一层薄而强大的深筋膜，即腘筋膜。其中央有小隐静脉及股后皮神经穿过。腘筋膜是大腿阔筋膜的延续，并向下移行成为小腿固有筋膜。腘筋膜向股骨发出纤维间隔，附着于粗线的内、外唇，形成腘绳肌各肌腱性部分的鞘套和神经、血管鞘套。由于此筋膜由纵行与横行纤维交互编织而成，所以非常致密。当此部化脓感染时，脓液被筋膜封盖，使腔隙压力增大，患者极为疼痛。

腘窝上三角的外侧壁是股二头肌的长头和短头，在其内侧有一深筋膜的纤维隔直达股骨粗线的外侧唇。股二头肌肌腱圆形，十分强大，从股骨外侧髁后面通过而止于腓骨小头。其内侧壁由半膜肌、半腱肌、缝匠肌和股薄肌组成，被深筋膜包裹而成一束，并固定于股骨的内侧唇。屈膝时，半腱肌、半膜肌与大收肌构成一个三角，此窝的前面为大收肌腱，后面为半腱肌腱、半膜肌腱与股薄肌腱，上方为缝匠肌边缘，下方为腓肠肌内侧头和股骨内侧髁，如向前牵引大收肌腱，向后牵引上述三条肌腱，可以通往腘窝的疏松结缔组织。

腘窝下三角的外侧壁由腓肠肌外侧头，内侧壁由腓肠肌内侧头组成。此三角非常狭窄，比目鱼肌起源于此三角的尖部，腘动、静脉通过此肌的弓形腱而进入小腿区域，这一通道可使腘窝的感染进入该区。

二、腘窝的内容

腘窝内含重要的神经、血管以及滑液囊等。

（一）神经

1. 胫神经（tibial nerve）　位于腘窝的最浅面，出腘窝下三角，在腘肌下缘移行于比目鱼肌后称为胫后神经。胫神经的上部位于腘动脉的外侧，而在下部居于腘动脉之内侧。胫神经的分支有皮支、肌支和关节支。

2. 腓总神经（common peroneal nerve） 在腘窝上外侧沿股二头肌肌腱的内缘下行，并且有1/3为该肌所覆盖，然后便越过腓肠肌外侧头的后面而贴近膝关节纤维性关节囊，进而在腓骨小头后面绕过其下之颈部，与骨膜紧贴，进入腓骨肌管之中。

临床应用要点：腓骨头及颈骨折也是造成腓总神经损伤的原因，该部位的肿瘤及囊肿也常卡压腓总神经出现足下垂，所以临床上应寻找神经损伤的原因并进行相应的处理。一般情况下要先显露腓总神经并游离牵开才能进行肿瘤或囊肿的切除，骨折复位及内固定也必须将腓总神经的保护作为重要事项。

腓总神经损伤时，可能出现足下垂或小腿外侧麻木。腓浅神经受损则仅有小腿外侧及足背麻木。坐骨神经受损则可能出现自臀部至小腿外侧的放射痛，即坐骨神经痛。这些损伤有可能同时存在或单独存在。对于腓骨颈处一定注意防止受压。下肢皮牵引时，牵引带要正确使用，松紧适宜，内衬海绵，保护腓骨颈处。

腓总神经卡压症往往需要手术治疗，以腓骨颈为中心沿腓总神经走行切口，切开皮肤浅筋膜，在深筋膜深面找到腓总神经，并向上下游离，切开其穿行的腓骨长肌腱弓，直至神经绕至腓骨前面（图2-4-5）。

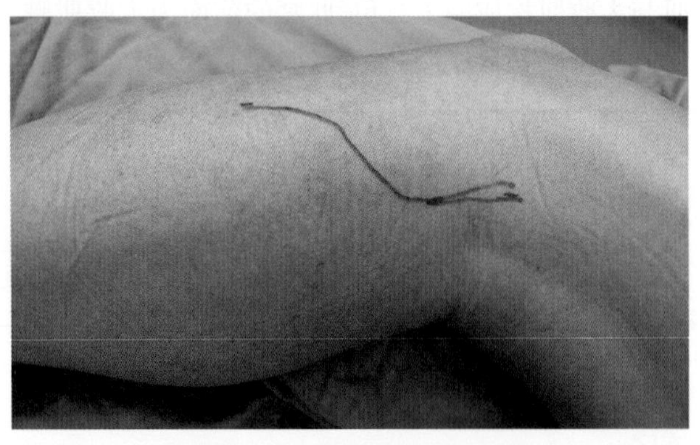

图2-4-5 腓总神经手术切口

（二）腘动脉和静脉

1. 腘动脉（popliteal artery） 股动脉由大收肌腱裂孔进入腘窝后而易名。腘动脉从半腱肌的外缘向外斜行，于股骨髁间窝水平居于膝后中央，然后垂直向下到达腘肌的下缘，多数在腘肌下缘以上1.4cm范围内分两个终支至小腿腘动脉下端的平面，最高者可达腘肌上缘1.1cm，最低的可至腘肌下缘以下1.9cm。腘动脉长17.5cm，起端的外径为5.4mm，终端的外径为4.9mm。

腘动脉终支分为胫前动脉（anterior tibial artery）和胫后动脉（posterior tibial artery）。腘动脉的全程均位于腘窝的深层而与膝后关节囊相贴近，有三组分支：从股骨内、外侧髁水平面发出膝上内侧和外侧动脉，发出关节支并包绕膝部，互相吻合；在膝后关节囊韧带处发出膝中动脉，主要供应肌肉、关节和关节囊；在膝下发出膝下内、外侧动脉，在内、外侧副韧带的覆盖下，包绕膝关节，并有吻合支到达髌韧带。腘动脉这些分支与膝最上动脉、旋股外侧动脉的降支相互吻合。腘动脉的上段无分支发出。股骨髁上骨折也容易刺伤腘动脉的上段，引起严重后果。结扎腘动脉引起肢体坏死率可达72.5%，所以，应尽量避免。

毗邻关系：腘动脉上段的深侧与股骨腘平面相接，在骨面与血管之间有脂肪组织和淋巴结；下段与膝关节囊和腘肌相邻。腘动脉的浅侧为腘静脉和胫神经，腘静脉位于动脉的后外侧，胫神经在腘静脉的后外方，从腘动脉的外侧至其内侧。腘动、静脉紧密相接，共同包于血管鞘内。

腘动脉分支为肌支和关节支，肌支除分支至股二头肌和半膜肌外，腓肠动脉是最粗大的肌支，对建立小腿的侧支循环有重要意义。腓肠动脉是营养腓肠肌的两个头及一部分皮肤的血管，其升支与第3或第4穿动脉吻合；另一些分支穿入小腿后面肌群，与胫后动脉、腓动脉以及胫前动脉的胫后返动脉等吻合。

2. 腘静脉（popliteal vein） 股静脉通过大收肌弓状裂孔后也易名为腘静脉，由胫前、后静脉汇合而成，并在此处接受小隐静脉。后上升至腘窝下部，居于腘动脉与胫神经之间，在腘窝中部和上部位于腘动脉的后外侧及胫神经的前内侧，继续向上至股部中、下1/3交界处，穿过内收肌管的腱裂孔移行于股静脉。腘静、动脉包于一个结缔组织鞘内，因此腘动脉瘤由于压迫静脉而出现膝关节水肿、疼痛和强直。腘静脉损伤往往与腘动脉损伤同时发生，极易发生动、静脉瘘。

临床应用要点：腘窝是一个组织间隙，不是一个骨筋膜室，所以此处的肿瘤切除很难找到外科边界，需要先寻找并保护好腘动静脉及神经的情况下才能切除。由于血管更为深在，与股骨后面相贴，膝关节脱位最易合并腘动静脉损伤，断裂或者血栓

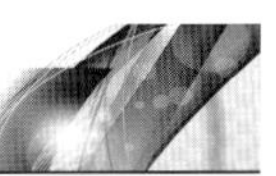

形成，造成小腿及足严重的血液循环障碍，后果严重，需要早诊断，及时处理。由于血管外科治疗的进步，目前可以通过血管移植或人工血管置换术重建其连续性。

（三）滑膜囊

滑膜囊（synovial capsule）由于此区肌肉与肌腱众多，所以滑膜囊也多，但由于过度的运动刺激也易使此部产生病变。

1. 后内侧滑膜囊　包括：①半膜肌滑膜囊，位于腓肠肌内侧头，范围较大，多达关节线并与关节腔相通；②腓肠肌内侧头滑膜囊，位于股骨内侧髁后面，多与半膜肌滑膜囊和关节腔相通；③缝匠肌、股薄肌和半腱肌各有一滑膜囊，彼此分开，并被内侧副韧带相隔离。

2. 后外侧滑膜囊　包括：①股二头肌滑膜囊；②腘肌滑膜囊；③腓肠肌外侧头与关节囊之间还有一滑膜囊，覆盖于股骨外侧髁的后面，有时也与关节腔相通；④在膝后腘斜韧带处，有时可见一关节滑膜囊的憩室疝出。

临床应用要点：在膝关节周围有很多滑液囊，囊内衬以滑膜细胞，含少量黏液以减少相邻组织之间的摩擦，滑液囊可减轻组织损伤，但也可成为损伤的产物，即形成囊肿。腘窝囊肿临床常见，多是半膜肌腱、半腱肌与腓肠肌等的滑膜囊慢性扩大形成（图 2-4-6）。有时膝关节后方的关节囊局部薄弱或缺损，关节内的滑膜自此处疝出，向腘窝突出形成囊肿，也称膝关节滑膜疝（图 2-4-7）。所以临床上行腘窝囊肿切除时除了注意尽可能完整剥除囊肿壁外，还应注意膝关节后壁有无缺损或薄弱并修补之，如不修补缺损腘窝滑膜囊肿极易复发。由于腘窝囊肿多与膝关节其他疾病并存，尤其是骨关节炎，是因关节滑液增多，膝内压增高，后关节囊破裂，滑囊疝出所致。临床表现多为感觉腘窝部不舒适或胀痛，活动时有疲劳感，无意中发现肿物存在。查体见腘窝处有一囊性包块，伸膝站立时明显，无压痛或仅钝性压痛，有波动感不明显，B 超和 MRI 可以确诊。腘窝滑膜囊肿多是由于肌腱摩擦刺激引起，大多数为刺激性滑囊炎，滑囊黏液膨胀。

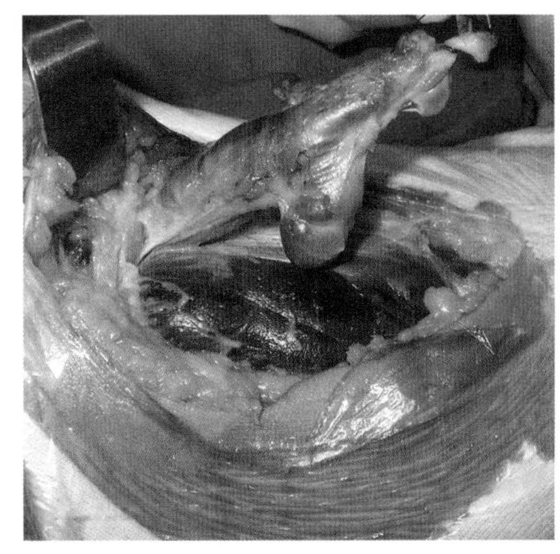

图 2-4-6　腘窝囊肿

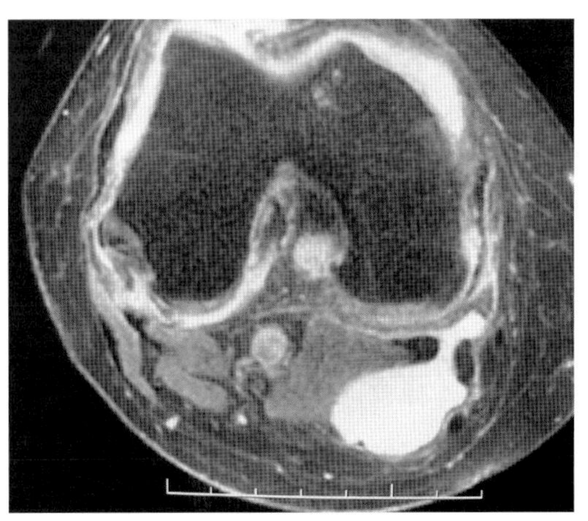

图 2-4-7　膝关节滑膜疝疝口（MRI）

第三节　上胫腓关节

上胫腓关节为一平面关节，由腓骨小头前面和扁圆形关节面与胫骨外侧髁后外侧的关节面组成，围以关节囊。有时与膝关节相交通，但不少人通过滑液囊与膝关节相交通。关节的大小、形态和活动性都有较大的变异性，其关节面方向可从水平到垂直约 90°范围内变化。上胫腓关节有少许的活动，其稳定性有赖于胫腓骨间膜的纤维。目前认为，上胫腓关节尚有一定的负重作用，因此不宜随便切除。

上胫腓关节具有一定的活动度，虽然不直接参加膝关节的组成，但从功能上对膝关节稳定起着一定作用。由于该关节位于胫骨外后方，所以胫骨外侧切口的手术一般不会受影响。

第四节　膝关节的结构

膝关节包括胫股关节和髌股关节两部分。它的特点是：①主要活动为屈与伸，但也可以沿纵轴做一定旋转运动；②结构复杂，含有半月板，交叉韧带等成分；③关节前面有人体最大的籽骨——髌骨，以加强关节的功能；④滑膜面积大，病变也多；⑤膝关节位于下肢的枢纽，仍以负重为主要功能。

膝关节是股骨下端与胫骨上端的连结，腓骨不介入。关节的前面是髌骨，位于髌韧带内。股骨与胫骨之间有纤维软骨性的半月板，在关节囊内有前后交叉韧带。

一、股骨下端

股骨下端由两个近似圆形的内、外侧髁组成。两髁均向前稍突，但向后则突出更明显，外侧髁适于屈伸，内侧髁适于旋转，两髁的前后轴线不平行，呈前窄后宽，当股骨垂直时，内侧髁比外侧髁在下方超出0.5cm，这种结构刚好补偿了股骨纵轴的内倾斜。两髁的前面与髌骨后面相关节，形成滑车，称髌面，当小腿伸直时，以容纳髌骨。两髁的后面由髁间窝把二者分开，髁间窝底粗糙，有两个压迹，交叉韧带附于其上。

股骨内侧髁（condylus medialis femoris）关节面长而狭，且较外侧关节骨面更向后凸。关节面的矢状线与关节面横轴呈120°交角，较外侧髁的100°为大，致膝关节在伸直过程中内侧髁有较大的滑动，并产生股骨内旋运动。两髁的软骨呈不规则弧形，致膝关节在屈伸运动时并无固定的横轴。

股骨外侧髁（condylus lateralis femoris）关节面位于髁间窝外侧，在关节面中点自髁间窝至外侧缘为左右径，中部前后光滑面长度为前后径，为外侧髁前后滑动的轨道。关节面前后径大于左右径。股骨外侧髁关节面均为隆起形，与胫骨外侧髁和外侧半月板构成关节。单云官等测量股骨外侧髁关节面中点前后径为38.0mm，左右径为28.1mm。

在股骨髁侧位观，后面弯度比前面大，但下方关节面比上方关节面平坦。整个股骨髁的弯曲半径均不相同，因此髁的旋转没有一个真正的轴。

两髁关节面与股骨轴线在内侧相交成一角，称股内角，正常时为100°。但股骨机械轴线与股骨解剖轴线不平行，所呈角度约为6°。

两髁关节相连处接触髌骨的部分为髌面，外侧髁的髌面大而高起，与髌骨关节面较大的外侧部分相接触，并防止髌骨外脱位（图2-4-8）。股骨内及外侧髁的上方分别有内及外上髁，内上髁上方有三角形粗面供内收肌肌腱附着，称为内收肌结节。内侧髁的后上方及外侧髁的后外侧分别为腓肠肌内、外侧头的起点处。

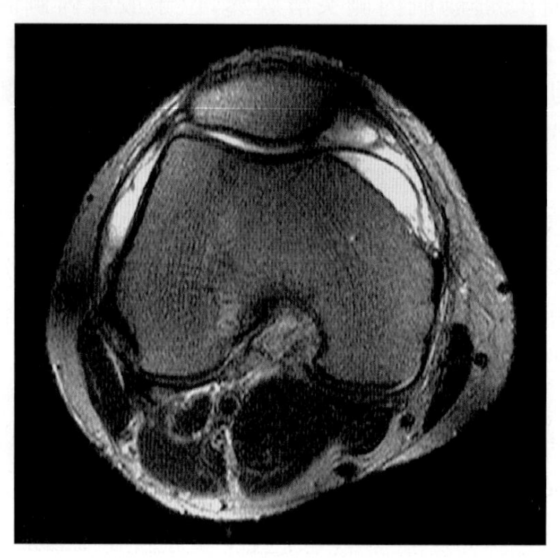

图2-4-8　髌面形态特点（MRI）

二、胫骨上端

胫骨上端向后倾斜20°，且向两侧膨大而形成胫骨内、外侧髁，亦称胫骨平台。髁的关节面成浅凹而与股骨髁相接触，内侧髁关节面呈卵圆形且微凹，外侧髁则如三角形且微凸。所以，如无半月板，股骨两髁与胫骨平台不匹配。胫骨外侧髁的前外侧面观稍为隆起，称髂胫束粗隆（Gerdy结节），为强大的髂胫束后部附着点标志。外侧髁的后下方有小关节面与腓骨小头形成上胫腓关节。内侧髁后方则有一深的横沟，为半膜肌主要附着处。胫骨关节面之前下约一拇指宽处为胫骨粗隆，为髌韧带附着处。

胫骨两髁各有一突起组成的髁间隆起，其高度稍有变异。在隆突之前后分别为髁间前区与后区。交叉韧带的胫骨端和半月板的前后角附于其上。但是，髁间隆起本身并非任何韧带之附着点。当交叉韧带受到突然而强大的张力时，常在髁间前区的底部发生骨折，使髁间隆起移位。因此临床上看到髁间隆起骨折常意味着交叉韧带损伤，多数患者同时

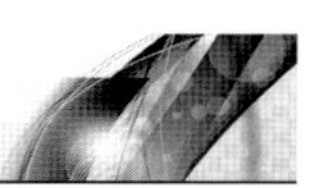

伴有半月板前角的撕裂。

胫骨平台骨折具有以下特点:①关节内骨折,骨折线波及关节面,常有骨折块移位和胫骨平台塌陷以及关节软骨的损伤;②可能合并膝关节内特殊结构的损伤,如半月板,交叉韧带和侧副韧带的损伤,临床上常常因为骨折而延误了这些特殊结构的诊断和治疗,导致上述不良后果的产生。作为一种关节内骨折,治疗上有相当高的要求,如果治疗不当,将导致创伤性关节炎,关节不稳定和丧失功能等不良后果。

人工全膝关节置换术中,胫骨近端截骨面被假体覆盖的面积大小对应力在假体-骨界面的传导有重要影响,国外研究认为只要有85%的胫骨近端截面面积覆盖就足以获得胫骨假体的良好固定。更大的胫骨近端截面覆盖将对人工全膝关节置换的长期效果非常有利,因为应力向胫骨近端传导以及假体的稳定性都将随着胫骨近端覆盖面积的增大而提高。

Ward认为胫骨截骨面与假体的匹配性差,意味着有更多的胫骨截骨面没有能得到胫骨假体的覆盖,磨损的聚乙烯颗粒有更多的机会进入胫骨假体与截骨面之间。而聚乙烯颗粒进入截骨面和假体之间,可能会诱导膝关节假体周围的骨溶解,进而导致胫骨假体松动。已有研究提示,如果要使远期的假体下沉和松动减少,应使胫骨假体与胫骨截骨面获得最大的覆盖,使更多的皮质骨得到覆盖,并且在胫骨假体和截骨面骨松质之间使用骨水泥来增加界面之间的接触。

计算机辅助设计的人工膝关节,是对CT影像和数据进行有限元分析的方法,设计出有限元模型并制造出人工关节,使人工关节更适合于人体的生物力学和运动功能。利用计算机辅助设计技术进行个体化膝关节假体的设计,利用计算机虚拟装配技术进行膝关节假体虚拟手术安装,对假体应力状态进行计算机辅助工程分析等产品验证,能更好地模拟人工膝关节的真实性。

三、髌骨

髌骨(patella)稍呈三角形,为人体最大的籽骨。髌骨发生于股四头肌腱内,其底朝上尖朝下。髌骨的前面粗糙,股四头肌腱与髌韧带的纤维覆盖其上。通常股四头肌腱主要附着于髌骨的底和两边,其腱性纤维向两旁扩展而与阔筋膜构成髌骨支持带。髌韧带主要附着于髌骨尖部的前面与后面。

髌骨后关节面的软骨厚薄不一,最厚可达7mm,中央有一纵行嵴把髌骨分为外、内两部分。由于髌骨上下两部向前方弯曲,故在外、中关节面里又可分为上、中、下部,总计7个关节小面(图2-4-9)。当膝伸直时,髌上两个关节面与股骨关节面相接,半屈膝时则为中部两关节面为主,全屈时为下部关节面,而此时内侧关节面与股骨髁间窝之内缘的半月形软骨面相接触。这种多关节面结构在功能上对运动有利,但也易造成损伤。

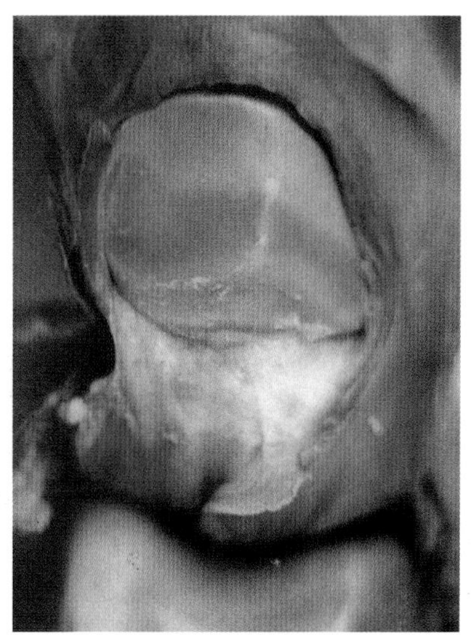

图2-4-9　髌骨软骨面

髌骨在股骨髁前起着滑车作用,同时压股骨向后,防止股骨前移,在逐渐伸膝过程中,髌骨逐渐前移,已加大力臂,这在膝伸直到最后30°时,尤为明显,并可使膝过伸5°~10°,使身体重力垂线移到膝关节轴之前,以加强膝关节的稳定作用。

髌骨骨床对髌骨假体起着承载作用。若骨床过厚或过薄,均可使髌骨骨床和髌骨假体总厚度大于或小于术前时的髌骨总厚度。太厚会引起张力过大,屈膝活动减小,甚至出现髌骨向外侧半脱位,太薄会出现伸膝无力,关节前后不稳。国外有学者认为置换后的髌骨过厚或过薄都可能造成髌骨骨折。因此有必要对需置换的髌骨总厚度进行术前评估,对健侧髌骨行侧位X线测量,以确保髌骨骨床和髌骨假体的总厚度与置换前的髌骨总厚度基本一致。张斌等认为相差厚度不应超过2mm。罗滨等分析认为髌骨骨床最好选择在12~15mm,临床上可根据不同患者的体型、大小,适当调整其厚度。如薄髌型患者,可保留至12mm或以下厚的骨床;对厚髌型患者，则可保留至 15mm 或以上的骨床。髌骨可因发育缺陷成二分或三分髌骨，其中以上端二分髌骨多见。

临床应用要点：髌骨软化症是膝前痛的常见原因之一，其病理特点为髌骨软骨软化、水肿、破碎，进而出现软骨下骨裸露、骨硬化、滑膜水肿，出现无菌性炎症、关节渗液等病理变化。临床表现为前膝痛，尤其以髌骨后疼痛为著，打软腿，股四头肌萎缩、反复的膝关节积液，上下楼梯及下蹲困难或症状加重。病变进一步发展成为髌股关节病（图 2-4-10）。

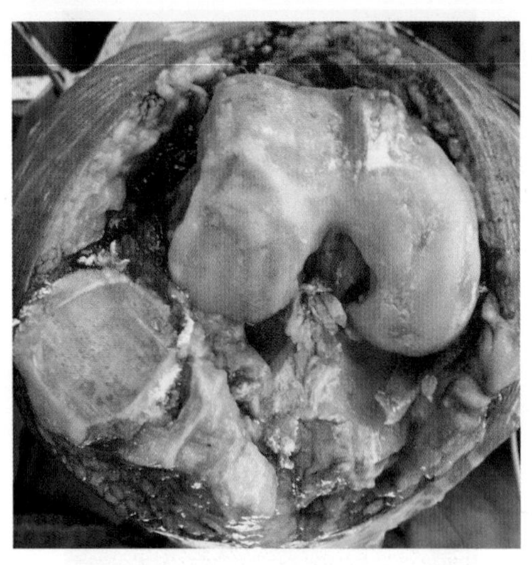

图 2-4-10　髌股关节病

髌骨软化症不是原发病，而是髌股关节生物力学紊乱所致：如股四头肌角（Q 角）过大、股四头肌内侧头萎缩其肌力减弱、髌外侧支持带挛缩、髌骨发育异常等，导致髌骨半脱位或髌骨外侧关节面后旋致髌股关节外侧关节面软骨压力高度集中及过度磨损，使髌股关节软骨产生退行性改变，关节液成分改变及滑膜无菌性炎症等一系列病理改变而形成髌骨软化症。

在诸多的病因中，髋股关节排列不良即髌骨不在髁间窝中央而导致髌股关节生物力学紊乱是引起髌骨软化症的主要原因，这是由于髌骨内外侧拉力不平衡所造成的。从髌骨软化症患者的 X 线轴位片可看到不同程度地存在髌骨倾斜及髌骨半脱位。这种患者往往存在不同程度的股四头肌萎缩，尤其是股内侧肌萎缩，这又加重了髌骨内外侧拉力不平衡，其结果使髌骨半脱位、髌骨倾斜更加严重，形成恶性循环（图 2-4-11）。

由于髌骨运动轨迹的改变，髌骨外侧关节面压力集中，使外侧关节软骨长期不正常的磨损，进而出现破坏和软骨下骨硬化而内侧关节面软骨则由于缺乏应力刺激而引起失用性软化。

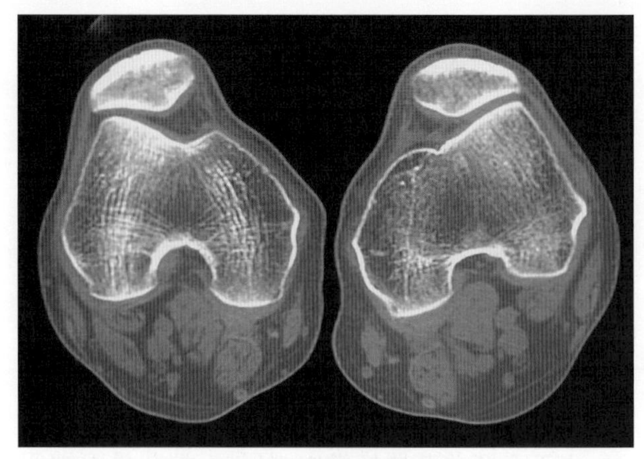

图 2-4-11　髌骨半脱位

四、滑膜

膝关节具有全身最大的滑膜，内衬于关节囊内面。滑膜囊起自关节软骨的边缘，然后返折于关节囊内。部分滑膜隆起形成皱襞，按其位置分为三组：①髌上皱襞：位于髌上囊与关节腔之间；②髌内皱襞：为关节囊内侧部的带状突起；③髌下皱襞：又称滑膜韧带，位于前交叉韧带前方。这些皱襞为胚胎的膜性残留，在 20% ～40% 正常人中出现。上述三组皱襞中，髌下皱襞几乎不会引起临床症状。

髌上皱襞的存在，常是关节游离体滞留在髌上囊的原因。髌上皱襞由于容易滑入髌下关节面，故多引起膝关节内干扰症状，临床上称之为膝关节滑膜皱襞综合征。髌上滑膜皱襞位于髌上囊与膝关节腔之间，上界为髌骨上缘关节囊，下界为股四头肌腱前部，内外界为髌骨上窝关节囊；根据皱襞的不同形态和位置，分为以下五种类型：A 型：为完全隔膜型，滑膜皱襞连接上、下、左、右界形成封闭的隔膜，分隔髌上囊和关节腔；B 型：为双囊型，髌上囊上部中央的关节囊向下突出分隔，形成内、外侧两个囊；同时滑膜皱襞形成隔膜封闭内侧或外侧髌上囊；C 型：为中孔型，滑膜皱襞形成隔膜封闭髌上囊，在隔膜中央或侧方可见边缘完整的孔道连通髌上囊和膝关节腔；D 型：为双襞型，滑膜皱襞在髌骨上缘至髌骨上窝关节囊的内外两侧形成的半月形隔膜；E 型：为单襞型，滑膜皱襞在髌骨上缘至髌骨上窝关节囊的上方、内上方、外上方或内外上方形成连续的弧形隔膜(图2-4-12)。

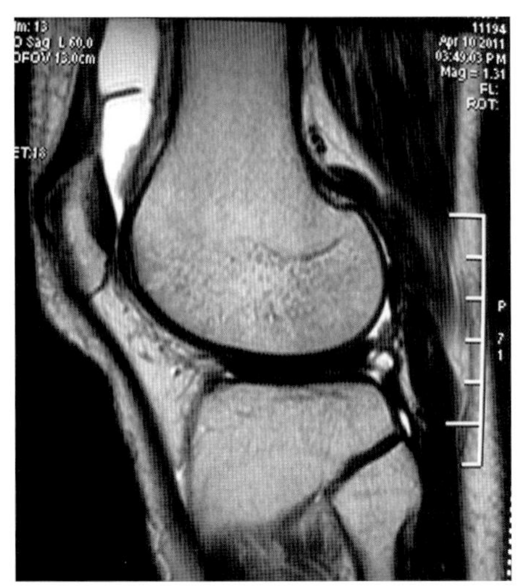

图2-4-12　髌上囊内隔膜(MRI)

髌内皱襞来源于陷窝内侧壁在内侧支持带的下方,在股内侧肌的斜行肌纤维水平。髌内皱襞斜行,向下平行与髌骨内侧缘,进入滑膜,包绕髌下脂肪垫。髌内皱襞不应该和其他位于内侧沟的四个滑膜结构相混淆:中上滑膜皱襞,这是髌上皱襞的一部分,它是横向的,在髌骨上方。翼状襞是纵向的褶皱滑膜,髌骨的轴位片显示它是和中间皱襞分开的。横行皱襞在中间沟的底部可见,前内侧滑膜边缘,经常被内侧半月板前角覆盖,这可以造成股骨内侧髁与半月板碰撞的症状。

由于膝内结构复杂,几乎全部由滑膜被覆,所以构成许多隐窝。髌上囊(suprapatellar bursa)是最大的隐窝,其余5个在关节腔的前面,4个在关节腔之后,分别为前上、前上内侧、前上外侧、前下内侧、前下外侧、后上内侧、后上外侧、后下内侧和后下外侧隐窝。其中前上隐窝是滑膜从股四头肌腱后面移行于股骨而构成,并与髌上囊有交通。这些隐窝常为脓、血汇集之处,也是游离体隐藏之所。做关节切开排除脓液或关节镜手术时,常要加后切口才能清除后方隐窝的病变。

膝关节滑膜腔的容积较小,但加上髌上囊则可达60ml,在稍屈位时可达88ml。正常膝关节滑液为4~5ml。

临床应用要点:膝关节滑膜丰富,血运也很丰富,当受到创伤、炎症等刺激时会出现滑液分泌增加,造成关节积液(图2-4-13),一般情况下创伤性渗出为血性液体,大约在1小时后才能显现,而滑膜出血关节内骨折出血则快得多,在数分钟或十分钟内即可充满关节腔,这是关节积血与关节积液的鉴别点之一。慢性炎症如结核常常出现滑膜大量增生,主要表现为滑膜肥厚;化脓性膝关节炎则表现为关节内积脓;有时滑膜增生脱落至关节腔内,由于滑液的营养而继续增长并转化为软骨样组织,可形成游离体(图2-4-14),造成弹响和关节交锁,如果数量很多,超过3个,这就是滑膜软骨瘤病(图2-4-15)。所以治疗滑膜软骨瘤病应完全切除滑膜而不能单纯取出游离体。现在许多膝关节手术可在关节镜下完成。

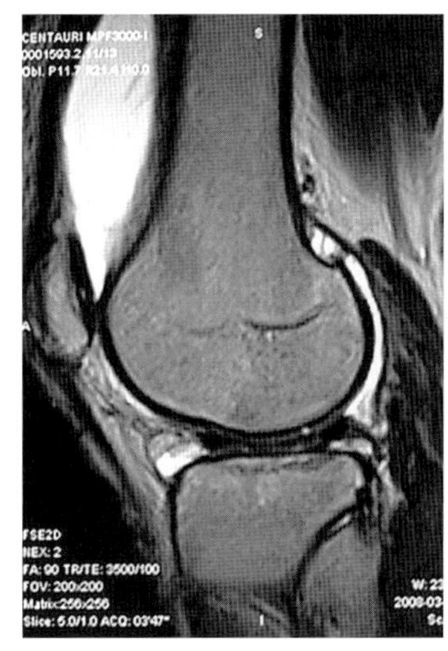

图2-4-13　膝关节积液

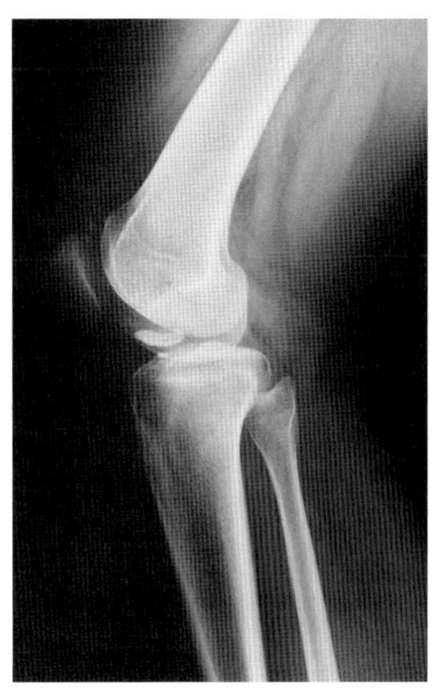

图2-4-14　膝关节游离体

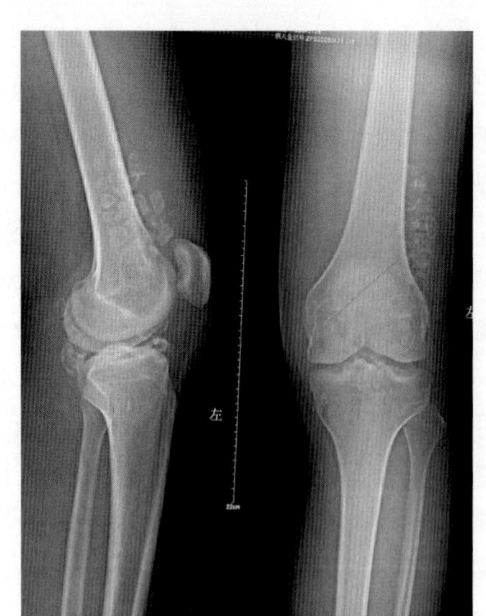

图 2-4-15 膝关节滑膜软骨瘤病

五、膝关节内脂肪垫

在滑膜与关节囊之间，常有一层脂肪，便于关节活动。这些脂肪组织充填关节面不相适应的空间，形成脂肪垫。脂肪垫尚有润滑关节的功能，但脂肪垫肥厚变硬时，可侵入关节腔引起关节活动功能障碍。

六、滑膜囊

膝关节周围有许多肌腱，因此滑膜囊也相对多些。

1. 膝前滑膜囊 有髌上滑膜囊、髌前皮下滑膜囊、髌下皮下滑膜囊和髌韧带下滑膜囊。

2. 膝后或腘窝滑膜囊 常见的有腘肌囊、腓肠肌内侧头下囊、半膜肌囊、腓肠肌外侧头下囊。

3. 膝关节内侧滑膜囊 有 6 个。鹅足囊：位于缝匠肌腱、股薄肌腱、半腱肌浅面与胫侧副韧带之间，此囊胎儿时期即已出现；半膜肌固有囊：位于半膜肌的深鹅足囊与关节囊之间，有时与关节腔相通；半膜肌囊：位于腓肠肌内侧头的浅部，与关节腔相通占 1/3；腓肠肌内侧囊：位于腓肠肌内侧头起始部的深面，与关节腔及半膜肌囊相通；半膜肌与胫侧副韧带之间的滑膜囊以及半膜肌与半腱肌之间的滑膜囊。

4. 膝关节外侧滑膜囊 有 5 个：腘肌腱滑膜囊、腓肠肌外侧囊、位于股二头肌深面与腓骨小头之间的滑膜囊、位于腓侧副韧带与股二头肌附着点之间的滑膜囊以及位于腓侧副韧带与腘肌腱之间的滑膜囊。

其中腘肌腱滑膜囊常与关节腔相通，因此滑膜亦在此伸延。腘肌腱在外侧半月板、胫骨上端和胫腓上关节处通过此滑膜囊与关节腔相通。该滑膜囊又成为关节腔在半月板上下交通的要道。有时滑膜囊与上胫腓关节腔相通，膝关节腔内的炎症可蔓延到该处。

七、关节囊

膝关节囊(capsular genussunshang)上起自股骨髁间线，但两侧仅高于关节边缘 1.2cm，所以股骨的内外上髁均在关节囊外，下止于胫骨关节面的远侧边缘的 0.3～0.6cm。关节囊薄而松弛，但质韧，关节囊周围与坚强的韧带相接，前面是股四头肌肌腱、髌骨、髌韧带和髌骨支持带；外侧面有从腘弓状韧带来的纵行纤维使关节囊加厚和增强，腓侧副韧带不与关节囊相接但起加强作用，腘肌在其下缘位于纤维囊与滑膜囊之间，关节囊内侧面的纵行纤维连接于股骨与胫骨侧面，并与内侧半月板的中 1/3 连结，其中从股骨到半月板之间的纤维相对地坚韧，从半月板到胫骨的纤维较为薄弱。胫侧副韧带加强关节囊内侧的后方；关节囊的后面起自股骨腘平面的下缘，所以髁间窝位于关节囊内但在滑膜囊外。关节囊的后部较薄，但得到腘斜韧带和腘弓韧带的纤维而增强，腓肠肌内外侧头也起加固作用。纤维膜深面的部分纤维，与半月板的周缘及邻近的胫骨两髁边缘相连，称其为冠状韧带。

八、韧带

膝关节的韧带为各关节中最复杂，根据功能可分为伸膝韧带、侧副韧带、交叉韧带和腘韧带四组(图 2-4-16)。

(一) 伸膝韧带

为伸直装置的主要部分。

1. 髌韧带(ligament of patella) 为股四头肌腱的延伸部，是全身最强大的韧带之一，位于膝关节囊正前方。髌韧带上起自髌尖及其后方的粗面，内侧起点低于外侧 1.25cm，向下止于胫骨粗隆及胫骨前嵴的上部，长约 8cm，髌韧带的中部即为关节平面。髌韧带两侧有自股内侧肌和股外侧肌延续来的内、外侧支持带，以加强关节囊并防止髌骨向侧方滑脱。

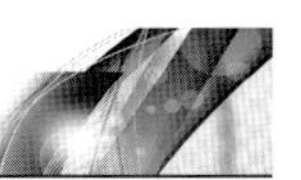

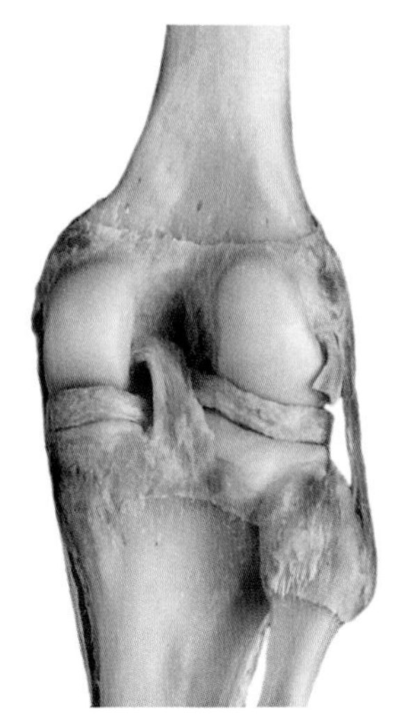

图 2-4-16 膝关节的主要韧带

髌韧带浅及深面皆有滑膜囊，称髌下皮下浅囊（亦称膝脂体）及髌下深囊。伸膝时，此韧带松弛；屈膝时则紧张。

2. 髌内、外侧支持带 又称髌副韧带（accessory ligament of patella）。分为浅、深两层，浅层垂直，深层横行，均属股四头肌腱的纤维腱性扩张成分，所以又称股四头肌腱扩张部。内外侧支持带的表面有膝固有筋膜覆盖，并在外侧与髂胫束、内侧与缝匠肌的腱性纤维相连，使其力量加强。股四头肌腱和髌骨，本不属韧带，但由于与上述两韧带相连，共同组成伸直装置。

（二）侧副韧带（collateral ligaments）

限制膝关节的侧向运动，保持膝关节的稳定性。

1. 腓侧副韧带（fibular collateral ligament） 起自股骨外上髁上方，止于腓骨小头下方。该韧带圆索状，十分强大，不与关节囊外侧相连，与关节囊及半月板间有腘肌肌腱相间隔，而膝下血管从其深面穿过。该韧带在屈膝时松弛，其余位置均紧张。但是由于股二头肌腱附着于该韧带的后缘，当屈膝时，股二头肌腱把该韧带向后拉紧。Marshall 认为，股二头肌腱有纤维包绕并止于腓侧副韧带，膝屈位时可拉紧韧带，保持膝关节稳定。腓侧副韧带一般不易损伤，若发生时，常伴腓总神经的牵拉损伤，应予注意。

2. 胫侧副韧带（tibial collateral ligament） 起自股骨内侧收肌结节之下，止于胫骨的内侧，相当于胫骨结节水平。该韧带呈宽阔的带状，其前部纤维较直，与关节囊分离，其间有疏松结缔组织和 1～3 个黏液囊，半膜肌腱在该韧带与胫骨之间扩展，而膝中下血管在这扩展部与韧带之间穿行。其后部纤维向下、后方斜行，至内侧半月板水平斜向前方止于胫骨。因此，后部韧带在中部宽阔，并与关节囊、半月板紧紧相连。

胫侧副韧带的前、后两部，在关节屈伸时发挥着不同的作用：当膝关节屈曲时，韧带的后部松弛，前部长纤维后移；伸直时则前后两部皆拉紧。为适应这种前后滑动，在韧带的长纤维与关节囊及胫骨间皆有滑膜囊存在。

当两侧副韧带松弛时，受到膝过度外展和内收的暴力，均可导致相应韧带的损伤。膝关节一般有轻度的旋外，易导致损伤胫侧副韧带。

临床应用要点：膝侧副韧带损伤是常见的运动损伤，外侧副韧带多是由于膝关节伸直位受到内翻应力所导致的，由于不和外侧半月板直接相连，所以一般不会合并半月板损伤；内侧副韧带损伤则常由外翻应力导致，由于和内侧半月板直接相连成一体，所以常合并内侧半月板损伤。如果韧带损伤不完全，部分残存的韧带仍能起到稳定膝关节的作用，所以可以采取保守治疗，如制动、石膏托固定等；如果韧带完全断裂，膝关节侧向不稳定，必须手术修复韧带。当内侧副韧带断裂时，膝关节外翻应力下关节内侧间隙张开，松弛明显；而外侧副韧带损伤则内翻应力时关节外侧间隙张开，临床检查有时由于股部肌肉收缩上述体征不明显，可在麻醉下检查或在内翻外翻应力下拍片更为客观。

（三）交叉韧带

位于关节囊内，但在滑膜囊之外。位于股骨内、外侧髁及胫骨内、外侧髁的髁间窝中，膝关节滑膜囊后层的后方，居关节腔之外。所以，它们位于膝关节前面的滑膜囊后壁之外。

1. 前交叉韧带（anterior cruciate ligament） 起自胫骨上端关节面的髁间隆起的前部，与内、外半月板的前角以及胫骨内侧髁相邻，斜向后上方，向外止于股骨外侧髁的内面。此韧带分别与内侧半月板的前端和外侧半月板的前端相愈合。前交叉韧带在膝屈曲时长约 2.7cm。前交叉韧带可防止胫骨向前移动，并与侧副韧带、关节囊后方增厚部一起限制膝部过伸。并在小腿固定的情况下，防止股骨内旋。前交叉韧带在膝关节任何位置下保持紧张，以维持膝关节的稳定性。在屈膝做前抽屉试验时，前交叉韧带的前内侧部限制其活动，后外侧部在膝伸直时，限制膝过伸活动。

前交叉韧带是膝关节内起稳定作用的重要结

构，一旦损伤，可继发膝关节内软骨、半月板损伤，关节退变等后果。

临床应用要点：前交叉韧带损伤后膝关节出现前后方向的不稳定，在走路时胫骨股骨间出现错动，前抽屉试验阳性，即膝关节在屈曲90°位时将胫骨上端向前牵拉出现胫骨前移现象。当创伤严重时常合并内侧副韧带及内侧半月板损伤。前交叉韧带损伤多需手术修复，关节镜下重建韧带。

2. 后交叉韧带（posterior cruciate ligament）　居前交叉韧带的后内侧，较前交叉韧带短而强韧。起自胫骨上端髁间隆起的后部，外侧半月板的后角，接近腘切迹，然后斜内上方，向内跨过前交叉韧带的后方，止于股骨内侧髁的内侧面。当膝关节伸直时，后交叉韧带松弛，而屈膝时则紧张。其功能是使胫、股两骨紧密相接，防止胫骨在股骨上面向后移动。后交叉韧带断裂后可产生胫骨后向不稳。屈膝90°位，推小腿上端向后（后抽屉试验）可见后移约1cm。

临床应用要点：后交叉韧带损伤是较为常见的膝关节韧带损伤，通常由相对低能量的运动损伤及高能量的交通伤所致。轻度、单纯的后交叉韧带损伤可通过保守治疗取得较好疗效，但重度及复合的后交叉韧带损伤，使得股胫关节失去正常的对合关系，对膝关节的生物力学影响大且保守治疗无效，需要手术重建后交叉韧带。

九、半月板

半月板（meniscus）由纤维软骨组成。上面微凹，与股骨内、外侧髁相适应；下面平坦，与胫骨平台关节面相接；外缘肥厚，借冠状韧带与胫骨两髁相连；内缘菲薄而游离。半月板外侧缘与角部肥厚而凸隆，含毛细血管网，又称血管区，由膝下内外侧动脉的分支供应，外侧缘借冠状韧带与胫骨两髁的周缘相连。但其外缘因有充分血供，切除后可由周缘血管结缔组织再生，形成类似半月板的纤维软骨组织。内侧区为无血管区，内缘锐薄而凹陷，但内缘由滑液营养，因而半月板损伤后愈合困难。上面光滑而凹陷，与股骨的两髁相接；下面平坦，覆盖在胫骨两髁的关节面上。半月板的外1/3中含较粗大的胶原纤维束，呈环形排列；内2/3含放射状的胶原纤维束，其表面有与关节面平行排列的较细的纤维束。这些与半月板所承受的力相一致，即其中部主要承受压力，外周主要承受张力。一般半月板无神经支配。半月板分内外两个，分述如下（图2-4-17）。

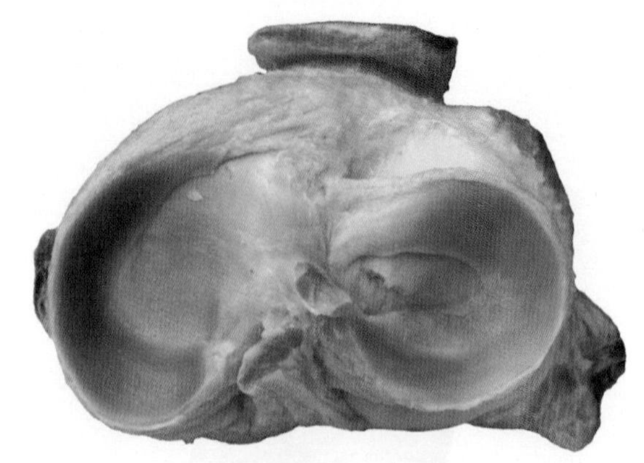

图2-4-17　半月板

1. 内侧半月板（medial meniscus）　呈C形，较之外侧半月板薄而大。前角窄而薄，后角宽阔而稍厚，前端于前交叉韧带的前方附着于胫骨髁间前区；后端于外侧半月板和后交叉韧带附着部之间与胫骨髁间后区相连；周缘与关节囊的纤维膜及胫侧副韧带相愈合，因此胫侧副韧带的损伤常合并半月板撕裂。

2. 外侧半月板（lateral meniscus）　近似环形，前后角的距离很接近，较内侧半月板小而厚。中部宽阔；前后部则较狭窄。前端于前交叉韧带的后外侧，附着于胫骨髁间外侧结节的前方，有一部分与前交叉韧带愈合；后端与胫骨髁间外侧结节的后方相连，并与后交叉韧带愈合。后角的后端发出一粗大的斜行的纤维束附着于股骨内侧髁，紧贴于后交叉韧带的前后方分别为半月板股骨前韧带和半月板腓侧韧带。外侧半月板的前缘以膝横韧带与内侧半月板相连。外侧半月板外侧缘有一沟，为腘肌腱所通过，因此外侧半月板与腓侧副韧带隔开，活动性较大。

盘状半月板（discoid meniscus）是一种外侧半月板畸形，单侧比双侧多见。盘状半月板的成因，一说为胚胎早期的半月板均为盘状，以后受股骨髁压迫才成半月状，如其软骨盘中央吸收受阻，则维持该形状至成人；盘状半月板几乎都发生在外侧。中国人外侧半月板损伤率高，可能与盘状半月板出现率高有关。而内侧盘状半月板非常少见。

半月板囊肿（图2-4-18）是关节滑液异常蓄积在半月板包膜下或半月板内而形成，伴或不伴有临床症状，经关节镜和外科手术诊断，其发病率1%～2%和7%～8%。目前，半月板囊肿形成原因与以下两个方面有关：①先天性或外伤性因素，致使滑膜细胞移植入半月板内部，产生滑液从而形成半月板

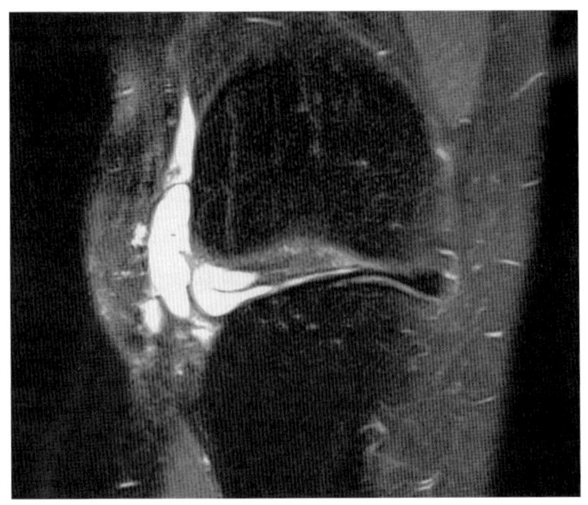

图 2-4-18　半月板囊肿

囊肿;②因外伤后半月板引起纤维性中断,局部渗出淤积,且吸收缓慢,逐渐形成囊性小腔,随着渗液增加,囊肿则逐渐扩大。

3. 半月板的功能　半月板位于胫骨平台表面,能吸收部分体重的作用力和地面的反作用力,起缓冲作用。半月板有一定的活动度,在膝关节伸直装置中对最后伸直拧紧的功能起重要作用。半月板使关节面不匹配的股骨下端和胫骨上端紧密配合。使膝关节稳定并发挥其活动功能。

4. 半月板损伤的机制　内侧半月板由于与胫侧副韧带后份相连,活动度少,一般不超过 1cm。而且股骨内侧髁在内侧半月板上旋转范围较大,当膝关节位于半屈位置,股骨骤然内旋进而伸直,正像足球运动员起脚侧身劲射那样,膝屈曲旋转,内侧半月板先向关节中心移动,突然膝伸直,使其处于股骨与胫骨挤压的中间,特别是中后部受压最重,也最易撕裂。半月板撕裂伤多数发生在无血管区,如需治疗,最好是切除;如半月板撕裂发生在血管区。则具有修复和治愈的可能。目前多主张在关节镜下做半月板部分切除,而不主张全切除术。

内侧半月板的形状像一个 C 形,附着于胫骨平台,首先通过冠状韧带,冠状韧带牢固地附着于内侧副韧带。外侧半月板呈圆形附着于周围的关节囊,外侧半月板的附着没有内侧半月板稳定,使其在受到创伤时更容易被撕裂。半月板周围的环形纤维抵抗环向应力,放射状纤维抵抗切应力。在膝关节外侧部,外侧半月板吸收 70% 的负荷,在膝关节内侧部,内侧半月板吸收 50% 的负荷。半月板的血供由膝动脉供应外周 10% ~25%,通过毛细管丛供应,半月板的其余部分血供是通过扩散或类似机械泵作用供血。

除了常见的半月板损伤外,骨关节炎合并半月板退变和径向脱位也很常见,这与骨质增生同时存在的病变,是骨关节炎的一部分(图 2-4-19)。

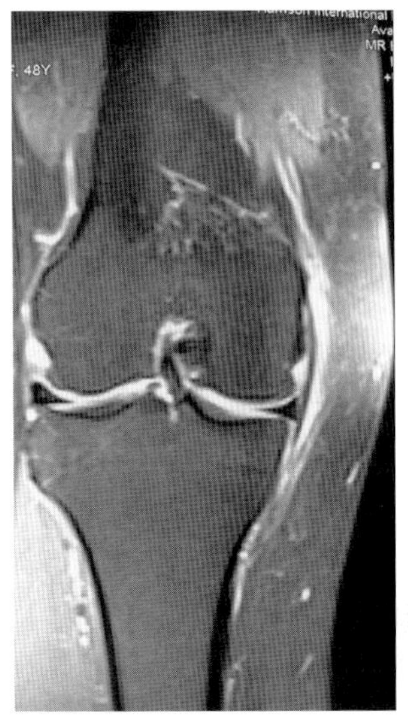

图 2-4-19　半月板径向脱位

十、血管和神经

1. 动脉　膝关节的血运十分丰富,依靠环绕膝关节的动脉网,此网由股深动脉发出的旋股外侧动脉降支,股动脉发出的膝最上动脉,腘动脉发出的膝上、中、下动脉,及胫前动脉上端发出的胫前返动脉等支组成,偶尔尚有胫后动脉分支参与。由于血管的来源多,使膝关节在任何体位都能得到充足的血液供应。

膝关节动脉网由上述各动脉围绕膝关节互相吻合而组成浅、深血管丛。浅丛围绕髌骨,在髌骨上缘居股四头肌前与皮下组织中,在髌骨下方居髌韧带深面两侧脂肪中。深丛则紧绕胫骨上端及股骨下端并分支至骨端及关节。在股骨髁、髁上、髁间及胫骨髁皆有许多动脉穿入骨内,以营养骨骺。膝关节动脉网的存在,保证了膝关节在任何活动状态下都可有足够的血液供给,但在腘动脉外伤时,膝以下虽有部分血供,但供血量一般不足以营养小腿组织,故小腿组织仍可因缺血而发生坏死。

临床应用要点:腘动脉紧贴股骨下端及胫骨上端后面,且有关节支固定,在股骨下端或胫骨上端骨折,或膝关节外伤脱位时,腘动脉最易损伤(图 2-4-20)。腘动脉损伤是一个比较严重的问题,如损伤后即刻结扎血管,多数将发生小腿坏疽(95% ~100%),肢体成活时也常继发血管功能不全。当动脉损伤并形成搏动性血肿，或伤后数天才进行结扎，坏疽即很少发生。如果发展成假性动脉瘤，数月后才进行动脉结扎，发生坏疽的危险则很小。

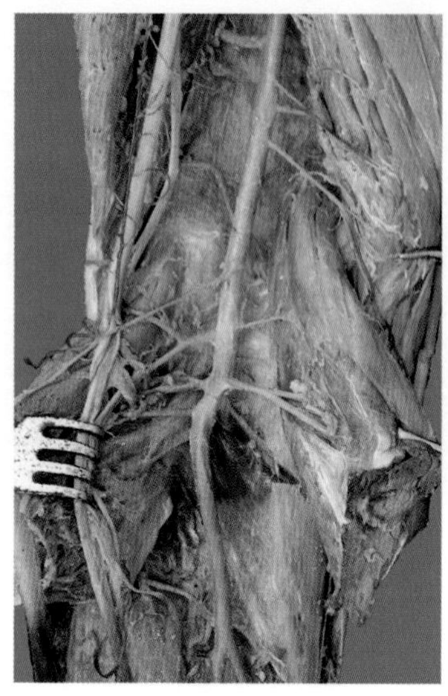

图 2-4-20　腘窝的腘动脉分支

腘静脉与腘动脉伴行并位于同一筋膜鞘中。腘静脉瓣膜是阻止血液倒流的最后一道屏障，功能不全会造成小腿深静脉高压，再通过功能不全的交通静脉倒流入浅静脉，引起浅静脉曲张。在这种情况下，腘静脉瓣膜的重建是十分关键的。

2. 神经支配　膝关节前部由股神经的肌皮支分布(占 100%)。另外，还有隐神经、股二头肌肌支及闭孔神经支配；后部由坐骨神经、胫神经、腓总神经及闭孔神经分支支配。

(杜心如)

参考文献

1. 郭吉敏，刘鹏程，邹立秋，等. MRI 诊断半月板囊肿的价值及临床意义. 临床放射学杂志，2009，28(9)：1318-1321
2. 白伦浩，李雷，金国鑫，等. 磁共振对盘状半月板的诊断价值. 中国医科大学学报，2004，33(4)：360-364
3. 霍芊竹，代远斌，黄淑君. 下肢主要静脉的应用解剖及其临床意义. 重庆医科大学学报，2009，34(10)：1411-1414
4. 罗浩，张卫光，敖英芳，等. 膝关节前交叉韧带后外束股骨止点位置的解剖. 解剖学报，2012，43(2)：232-235
5. 王建章，陈崇民. 关节镜下膝关节盘装半月板损伤的治疗. 中外健康文摘，2011，8(6)：197-198
6. Sekiya I. Cadaveric knee observation study for describ ing anatomic femoral tunnel lacement fortwo bundle anterior cruciate ligament reconstruction. Arthroscopy，2006，22：356-361
7. Snoeckx A，Vanhoenacker FM，Gielen JL，et al. Magnetic resonance imaging of variants of the knee. Singapore Med Pictorial Essay，2008，49(9)：734-743
8. Steven Claes，Evie Vereecke，Michael Maes，et al. Anatomy of the anterolateral ligament of the knee. Journal of Anatomy，2013，223：321-328
9. Michael Osti，Peter Tschann，Karl Heinz Künzel，et al. Posterolateral Corner of the Knee. Microsurgical Analysis of Anatomy and Morphometry，2013，36(9)：1114-1120
10. KotaroFujino，Goro Tajima，Jun Yan，et al. Morphology of the femoral insertion site of the medial patellofemoral ligament. Knee Surg Sports Traumatol Arthrosc，2015，23(4)：998-1003
11. Tajima G，Nozaki M，Iriuchishima T，et al. Morphology of the tibial insertion of the posterior cruciate ligament. J Bone Joint Surg Am，2009，91：859-866
12. Gupta AK，Forsythe B，Lee AS，et al. Topographic Analysis of the Glenoid and Proximal Medial Tibial Articular Surfaces. The American Journal of Sports Medicine，2013，41(8)：1893-1899
13. 杜心如，徐永清. 临床解剖学丛书——脊柱与四肢分册. 北京：人民卫生出版社，2014，247-268

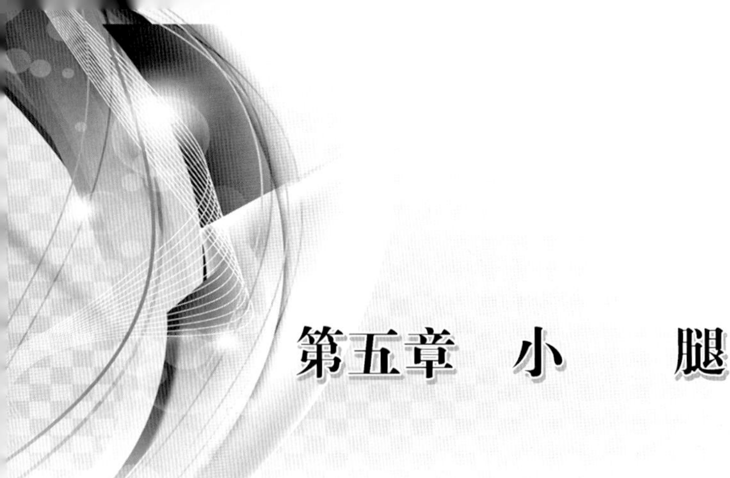

第五章 小 腿

小腿上界为平胫骨粗隆的环行线，下界为平内、外踝基部的环行线。其体表标志是：胫骨粗隆，腓骨小头，外踝，内踝。

第一节 小腿软组织

一、浅层结构

小腿的浅层结构包括皮肤和浅筋膜，向上与大腿、向下与踝足部同名结构相延续。胫骨前界大部分长度都可以清楚地扪及，下部被胫骨前肌腱遮盖。

（一）小腿的皮肤和浅筋膜

小腿的皮肤较大腿的稍厚且多毛，移动性小，血供较差，损伤后愈合较慢。浅筋膜疏松，含少量脂肪，轻度水肿时，胫前至内踝上方易出现压痕，称指凹形水肿，常见于肾病、心功能不全及下肢静脉回流障碍等疾病。以胫骨前缘和小腿三头肌的内、外两个侧缘的轮廓线为界，小腿的皮肤和浅筋膜可分成内侧区、外侧区、后区三部分；自上而下可分为 3 段，即上 1/3 段、中 1/3 段和下 1/3 段，每段再等分为上、中、下区。

（二）小腿的浅动脉

1. 内侧区的浅动脉　小腿内侧区的动脉起源广泛，有股动脉、胫后动脉和胫前动脉起源。

2. 外侧区的浅动脉　小腿外侧区皮肤浅动脉来源有胫前动脉、腓动脉等。从这些动脉发出到皮肤的浅动脉多为肌皮动脉，各皮支穿出深筋膜后在真皮下和深筋膜表面相互吻合成网。

3. 后区的浅动脉　小腿后区皮肤的浅动脉主要发自腘动脉，计有腘窝外侧皮动脉、腘窝中间皮动脉和腘窝内侧皮动脉。

临床应用要点：小腿的皮动脉虽然较多，但胫骨前方皮肤及皮下筋膜血运仍较差，此处创伤后容易出现皮肤坏死，造成骨外露，所以在手术时尽可能保护皮动脉以利创口愈合。

（三）小腿的浅静脉

小腿的浅静脉位于小腿皮肤与深筋膜之间的脂肪组织内，静脉壁的中膜较其他静脉厚，主要由平滑肌、弹性纤维和一些结缔组织纤维组成。小腿浅静脉包括与皮动脉伴行的小静脉和位于浅筋膜内的大隐静脉、小隐静脉及其属支。浅动脉的伴行静脉一般与同名浅动脉伴行，多为两条小静脉伴一条动脉，外径稍大于伴行动脉，近端汇入深静脉，远端与浅静脉末梢相交通。

1. 小隐静脉（small saphenous vein）　小隐静脉作为足外侧缘静脉的延续，在距离跟骨结节 5～10cm 处接受足背静脉弓及足跟的皮下静脉。起始后，经外踝后下方沿跟腱外侧缘上行，在大腿下 1/3 以上注入大隐静脉、股深静脉或膝外上静脉（25.4%）；少数小隐静脉在膝横皱襞以下注入大隐静脉、腘静脉或腓静脉（6.1%）。

临床应用要点：小隐静脉曲张也很常见，曲张静脉主要在小腿后部至腘窝处，常和大隐静脉曲张同时存在（图 2-5-1）。

2. 大隐静脉（great saphenous vein）　大隐静脉为全身最长的浅静脉，起始于足背静脉弓的内侧缘静脉，并接受足底和足跟部的小静脉，在内踝前约 1.0cm 处沿小腿内侧上行，绕过膝关节后，再沿大腿内侧上行进入股部。大隐静脉与隐神经关系密切。

大隐静脉及其属支在小腿部与深静脉之间有 1～3 支交通支，浅、深交通支中有向深开放的静

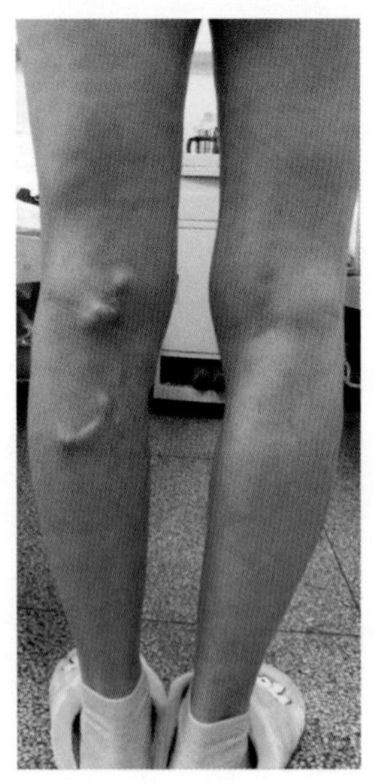
图 2-5-1 小隐静脉曲张

脉瓣。

（四）小腿的皮神经

小腿的皮神经大部分来自股神经和坐骨神经的两大分支主要有以下五种分支。

1. 隐神经（saphenous nerve） 是股神经最大的皮支，自股部穿收肌腱板出收肌管后，发出参与形成髌周神经丛的髌下支，继而在股骨内侧髁后方，缝匠肌与股薄肌之间与膝降动脉伴行下降，穿出深筋膜后伴随大隐静脉沿小腿内侧下行，在小腿下 1/3 段上区的高度分为两支：一支继续沿胫骨内侧缘下降至内踝后方；另一支经内踝前面下降至足的内侧缘，少数可到达第 1 跖趾关节。隐神经的平均长度为 33. 9cm。以发出髌下支为界，分为上、下段。隐神经下段长为 16. 2cm；下段宽度，起始处 2. 2mm，中点 2. 1mm，分支处 2. 2mm。

临床应用要点：由于大隐静脉和隐神经在小腿前方伴行，大隐静脉剥脱手术容易将神经一并结扎造成局部疼痛及损伤区域麻木；目前常用大隐静脉作为心脏冠状血管搭桥术的移植材料，手术需要取静脉时要注意将隐神经分离并保护好；有的患者在大隐静脉穿刺时剧痛甚至麻木，这可能与隐神经受激惹有关。故对于穿刺不成功、穿破静脉、局部渗液等问题应更换穿刺部位。对于一些刺激强的药物渗漏更应积极处理，否则除引起静脉炎外，隐神经损伤更会引起局部顽固疼痛、麻木等症状。对于相关皮神经卡压减压松解应采取纵切口，保护好静脉再进行神经的操作，这样既可减少出血，术野清晰，又可减少术后血肿形成的几率。

同样小腿手术创口闭合浅筋膜时注意不要将皮神经缝合。

2. 腓肠外侧皮神经（lateral sural cutaneous nerve） 腓总神经在腘窝内发出腓肠外侧皮神经，起点位于距腓骨头平面上方 7. 1cm，小腿后正中线外侧 1. 8cm 处，其在小腿固有筋膜与腓肠肌外侧头之间下降至小腿中部穿出深筋膜，分布到小腿远端外侧和后面的皮肤。腓神经交通支自腓肠外侧皮神经的下端近腓骨小头处发出，斜跨过腓肠肌外侧头的浅面在小腿中点处与腓肠内侧皮神经汇合，形成腓肠神经。91. 0% 的交通支与腓肠内侧皮神经结合，结合点变动很大，自腘窝至小腿下 1/3 的距离间，任何一点均可看到。此神经可缺如（16. 7%）。

3. 腓浅神经（superficial peroneal nerve） 腓浅神经起于腓总神经分叉处，最初行于腓骨长肌与腓骨短肌之间，继而行于腓骨长、短肌与趾长伸肌之间，在小腿中、下 1/3 交界处穿出深筋膜，随即分为足背内侧皮神经和足背中间皮神经。足背内侧皮神经向下内侧行，跨过小腿横韧带及十字韧带的表面分布于足内侧的皮肤及第 2、3 趾背的相对缘；足背中间皮神经经十字韧带的表面，分布于第 3 ~ 5 趾相对缘。

临床应用要点：腓浅神经卡压症常由于创伤、局部摩擦、肿物等造成，部位常在小腿外侧中下 1/3 神经穿出深筋膜的部位，由于此段主要是感觉神经，所以没有运动障碍，只表现为足背及小腿外侧及外踝区域麻木，需要与腰椎间盘突出症及腓总神经卡压症进行鉴别。小腿外侧的手术注意保护该神经。

4. 腓肠神经（sural nerve） 腓肠神经多数由腓肠外侧皮神经的交通支与腓肠内侧皮神经吻合而成（81. 5%），或由腓肠内侧皮神经单独形成（13. 3%），少数由腓神经的交通支单独形成（5. 2%）。腓肠神经干起点不恒定，大多起于小腿上 2/3（60. 0%），沿跟腱外侧缘伴小隐静脉下行，经外踝及跟骨间，在外踝的下侧转向前行，改称足背外侧皮神经（lateral dorsal cutaneous nerve of foot）。腓肠神经分布于小腿下 1/3 部后外侧面及足外侧缘的皮肤。

5. 腓肠内侧皮神经（medial sural cutaneous nerve） 腓肠内侧皮神经在腘窝发自胫神经，随小隐静脉下降于小腿深筋膜深面（88. 0% 位于静脉内侧，12. 0% 位于静脉外侧），行于腓肠肌两头之间的沟内，在小腿中点附近穿出深筋膜，接受腓神经交通支后则称腓肠神经。腓肠内侧皮神经可游离的长度

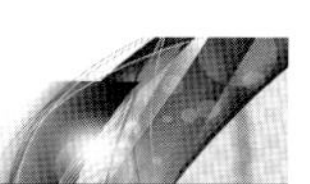

为24.0cm，横径1.5mm，分布到小腿后面的下部，足及小趾外侧缘的皮肤，尚可与股后皮神经有支相连结。此神经可缺如(6.7%)。

临床应用要点：腓肠神经位于内外腓肠肌肌腹之间的凹槽内，自上而下纵向走行，其周围有丰富的血供，所以腓肠神经皮瓣就是以神经及周围血管为轴进行旋转修复。由于腓肠神经位置恒定，较为粗大，其绝对支配区是外踝后下的足外缘皮肤感觉，切取后感觉缺失不显著，所以常用于做自体神经移植的供应神经。

(五) 小腿的淋巴管和淋巴结

1. 小腿的淋巴管　①胫骨前集合淋巴管；②胫骨后集合淋巴管；③小腿外侧深集合淋巴管。

2. 小腿的淋巴结　①浅淋巴结，包括腘浅淋巴结；②深淋巴结。

临床应用要点：皮肤的淋巴管炎又称丹毒，局部红肿痛明显，由于此部的毛细淋巴管没有明显边界，所以红肿也没有边界，常见于足癣继发感染。小腿的浅淋巴管炎则是炎症沿着淋巴管由远端向近端扩散，所以表现为一条红线，有压痛，如附近淋巴结肿大，说明炎症已经扩展至淋巴结。

二、深筋膜

(一) 小腿深筋膜的结构

小腿深筋膜与阔筋膜相延续，筋膜纤维多与肢体纵轴相一致，间有少量环形及斜行纤维，对小腿深层结构有保护和支持作用。小腿深筋膜在近段和前部较厚而致密，胫骨前肌和趾长伸肌的一些肌束起于其深面；后部较薄，覆盖在腓肠肌和比目鱼肌表面。往外侧，与前、后小腿肌间隔相连，后两者分别附于腓骨前、后缘，小腿深筋膜还有许多细弱的延伸部分包裹各肌。另外，小腿还有一宽的横行的肌间隔，即小腿深横筋膜，行于小腿后群肌浅、深两层之间，上方与比目鱼肌腱弓相连，向下逐渐坚韧，尤其在跟骨与内踝之间的部分更坚韧。

(二) 小腿肌间隔和骨筋膜室

小腿深筋膜向深层发出肌间隔，并与骨、骨间膜及深筋膜一起将小腿分成三个骨筋膜室，内含肌肉、血管和神经(图2-5-2)。在小腿的外侧，由筋膜的深面向腓骨的前缘和后缘发出两个肌间隔：前方的叫小腿前肌间隔，介于趾长伸肌与腓骨长、短肌之间，扩张性较小；后方的叫小腿后肌间隔，分隔腓骨长、短肌和踇长屈肌。小腿前、后肌间隔，腓骨外面的骨膜和小腿深筋膜的外侧部共同形成一骨纤维鞘，即外侧室，室内含有腓骨长、短肌，腓浅血管和腓浅神经在此室内，分支到邻近的肌肉和皮肤。小腿前面的肌群和后面的肌群被小腿骨间膜隔开。骨间膜的前面、胫骨前外侧面的骨膜、小腿深筋膜前部和小腿前肌间隔共同形成一骨纤维室，即前室，内含小腿前群肌、胫前血管及腓深神经。骨间膜后面、胫腓骨后面的骨膜、小腿后肌间隔和小腿深筋膜的后部共同围成一骨纤维室，即后室，室内含有小腿后群肌。小腿后群肌分为深、浅层，因此小腿深筋膜的后面也分为两层：浅层位于腓肠肌浅面，称腓肠肌筋膜；深层位于比目鱼肌和小腿深层屈肌之间，这层筋膜的两侧与胫腓骨的骨膜和小腿后面的筋膜浅层相愈合，所以后室被小腿筋膜深层又分为浅、深两个室，位于浅面的室包含小腿三头肌，并向下逐渐窄小，包绕跟腱及周围的脂肪组织。位于深面的室，含有踇长屈肌、胫骨后肌、趾长屈肌、胫后血管和胫神经。在内踝后上方，趾长屈肌腱越过胫骨后肌腱浅面，向外侧形成腱交叉。小腿深筋膜深层又称小腿深横筋膜，上方与比目鱼肌腱弓相连，向下逐渐坚韧。

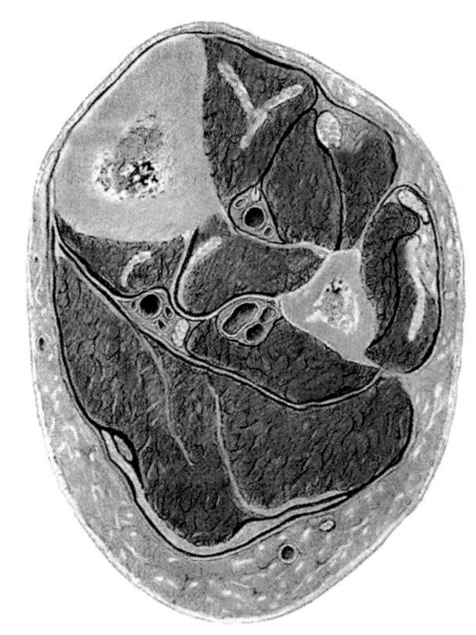

图2-5-2　小腿的肌间隔和骨筋膜鞘

(三) 小腿的肌间隙

小腿深筋膜在深层包绕神经血管干的周围形成肌间隙。

1. 小腿腘管　小腿腘管位于小腿后面浅层肌与深层肌之间，其前方为胫骨后肌，后方为比目鱼肌，内侧为趾长屈肌，外侧为踇长屈肌。入口由腘肌和比目鱼肌腱弓围成。出口有两个，即前口与下口：前口位于腘肌下缘，为小腿骨间膜上方的裂孔；下口位于比目鱼肌内侧缘移行为跟腱处和胫骨后肌之间。管内通过胫后动脉、胫后静脉和胫神经。该管入口与腘窝相通，经下口与踝管相通，是炎症相互蔓延的通道。

2. 肌腓骨下管　肌腓骨下管为小腿腘管的分支，介于蹬长屈肌与腓骨之间，管内有腓动脉及其伴行静脉通过。

临床应用要点：小腿骨筋膜室由骨、骨间膜、深筋膜组成，空间有限，缓冲余地很小，当受压、外伤及肌肉肥大时就会使室内压增高从而导致一系列肌肉循环障碍，这就是小腿骨筋膜室综合征。由于三个骨筋膜室缺乏交通，所以并不是每个室都发生骨筋膜室综合征，临床上注意鉴别并及时切开相应部位的深筋膜进行减压（图 2-5-3），后筋膜室由于有深层筋膜，所以也要同时切开此层筋膜，否则达不到充分减压的效果。慢性骨筋膜室综合征常由于肌肉肥大引起，多见于运动员及不科学超量训练，易发生在前和后骨筋膜室。

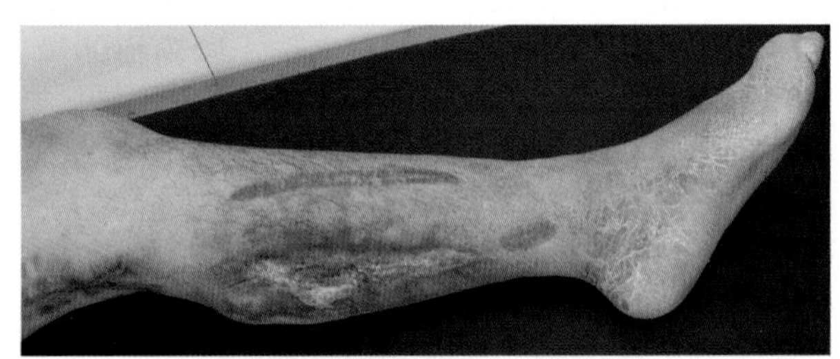

图 2-5-3　小腿骨筋膜室综合征切开减压

三、小腿肌

（一）小腿前群肌

小腿前群肌位于小腿前骨筋膜室内，共有 3 块长肌，均受腓深神经支配（图 2-5-4）。

1. 胫骨前肌（tibialis anterior）　是前群最大的一块肌，位于前区内侧部，位置表浅，在胫前外侧易于摸到。其肌腹在小腿下 1/3 移行为肌腱，紧靠胫骨外侧面的前部下行，经小腿横韧带和十字韧带的深面最内侧的滑液鞘越过踝关节的前方和足背的内侧，绕过足内侧缘，止于第 1 跖骨底和内侧楔骨的内下侧，在抵止处的深面常有一滑液囊，叫胫骨肌腱下囊。当足背屈时可在小腿下 1/3 的前面扪及肌腱隆起，可超越胫骨前缘，跖屈时则回缩。

胫骨前肌由腓深神经支配，神经纤维来自 $L_{4,5}$ 脊髓节段。肌腱在小腿下 1/3 处紧靠胫骨，当胫骨中、下 1/3 交界处骨折移位时，有可能嵌入骨断面。

胫骨前肌为重要的足背屈肌，由于下端抵止于

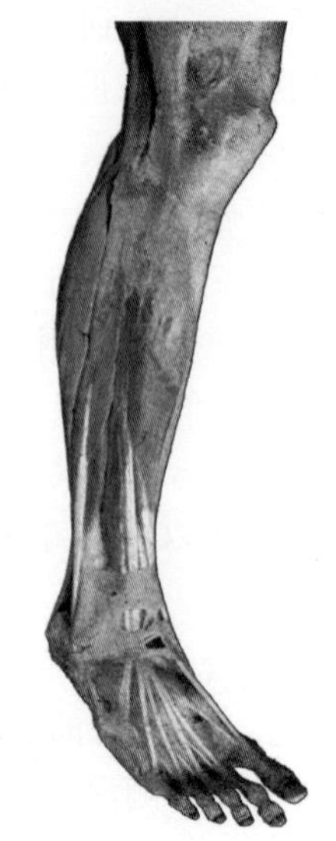

图 2-5-4　小腿前群肌

足的内侧缘，还有使足内翻及轻度内收的作用。当两种运动结合时，如行走，其活动最明显。

2. 趾长伸肌（extensor digitorum longus）　位于前区的外侧部皮下，肌腹位于小腿的上 2/3，在肌内侧缘小腿中、下 1/3 交界处移行为一长的总腱，经伸肌下支持带的外侧管至足背，分为 5 个腱：内侧 4 腱分别到第 2～5 趾背，形成趾背腱膜，止于末节及中节趾骨基底部的背面；最外侧 1 个腱止于第 5 跖骨基底部的背面，称第 3 腓骨肌（peroneus tertius）。

趾长伸肌的作用为伸 2～5 趾，由于通过踝关节的前面，还能使足背屈。第 3 腓骨肌的作用是使足背屈、外翻和外展，第 3 腓骨肌腱转位可用于代替瘫痪的胫骨前肌，增强足的背屈和内翻作用，矫正足外翻、跖屈畸形。

3. 蹬长伸肌（extensor hallucis longus）　位于胫骨前肌和趾长伸肌之间，其上端被该两肌覆盖，下端位于皮下。起于腓骨内侧面下 2/3 和小腿骨间膜，肌束向下移行为一长腱，穿过伸肌上、下支持带深面，在近踝关节处跨至胫前血管内侧，止于蹬趾末节趾骨基底部的背面。

蹬长伸肌的主要作用是伸蹬趾及使足背屈并兼有轻度使足内翻。当用力伸蹬趾时，只要有较小的外力即可使远节趾背伸，而要伸近节趾骨则需要相当大的外力。

（二）小腿外侧群肌

小腿外侧群肌包括腓骨长肌和腓骨短肌，位于由小腿前、后肌间隔、深筋膜外侧部及腓骨外侧面围成的外侧室内。在行走和站立时，该肌群对保持小腿和足的平衡有重要作用。

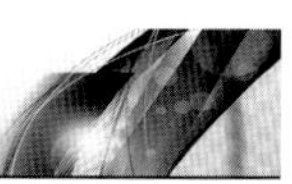

1. 腓骨长肌(peroneus longus)　位于小腿外侧皮下,紧贴腓骨的外侧面,在趾长伸肌之后、比目鱼肌和拇长屈肌之前,下方遮盖腓骨短肌,经腓骨短肌的后面,行于外踝的后方,经腓骨肌上、下支持带的深面绕过外踝后方进入足底,止于内侧楔骨和第1跖骨基底部跖侧面的外侧。

腓骨长肌收缩时,使足外翻、跖屈及外展。腓骨长肌肌腱在功能上与胫骨前肌腱共同形成一环形腱弓,对维持足的横弓及调节足内翻和外翻运动有重要意义,临床通过腓骨肌腱移位来治疗马蹄足外翻。

2. 腓骨短肌(peroneus brevis)　起自腓骨下2/3外侧面及小腿前、后肌间隔,上部肌束被腓骨长肌遮盖,垂直下降终于肌腱,与腓骨长肌腱一同下降,先居其内,后居其前,行至外踝后方和腓骨肌上支持韧带的深面,沿跟骨外侧而向前行,止于第5跖骨底粗隆外侧。

腓骨短肌作用是使足外翻、跖屈和外展,其外展作用大于腓骨长肌。腓骨短肌限制足的内翻,因而缓解运动拉紧的韧带张力,同时参与足外翻有助于增加小腿和足之间的稳定性。

(三) 小腿后群肌

小腿后群肌在人类特别发达,这是由于此肌群对维持人体直立姿势有关。分浅、深两层,由深横筋膜隔开。

1. 浅层　包括小腿三头肌和跖肌,它们形成小腿后方明显的隆起(图2-5-5)。

小腿三头肌(triceps surae):腓肠肌和比目鱼肌融合成一共同的腱止于跟骨,通称为小腿三头肌。

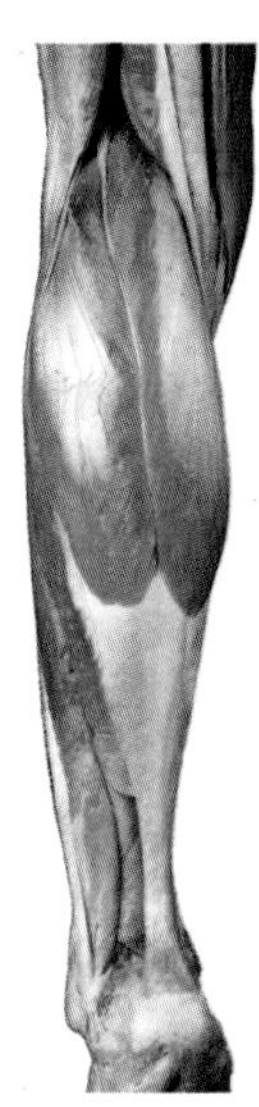

图2-5-5　小腿后群肌(浅层)

腓肠肌(gastrocnemius):位于小腿后面皮下,比目鱼肌的表面,当以足尖站立时可在小腿后面看到其隆起的肌腹轮廓。有内、外两个起头:内侧头起自股骨内侧髁腘面的上方;外侧头在腘肌腱及膝关节腓侧副韧带附着点上方起自股骨外侧髁。腓肠肌内侧头肌腹略大于外侧头,两个头起始的肌束向下,在小腿中线腓骨头平面下2~3cm处互相愈着,继而移行为较厚的腱膜,此腱膜再与比目鱼肌腱愈着,构成一粗大的肌腱,即跟腱(tendon calcaneus),抵止于跟骨结节。外侧头,甚至整个肌偶尔缺如;较常见的变异有第3个头,起于股骨腘面。腓肠肌的作用为屈膝关节,使足跖屈并稍使足内翻。腓肠肌在行走、跑、跳中提供推力,并可参与姿势的维持。解剖和临床资料表明,切取其中一个头后,对一般步行、劳动均无明显影响,故腓肠肌是较理想的供肌之一。在处理外侧头时应注意行于外侧头与股二头肌肌腱之间有重要的腓总神经通过,避免误伤。

比目鱼肌(soleus):位于腓肠肌深面,宽而扁,在腓肠肌下部两侧可见到该肌的两个侧缘。起于腓骨上端、腓骨头、比目鱼肌腱弓、胫骨比目鱼肌线和胫骨体后面内侧缘中1/3,肌束向下移行为一腱,为构成跟腱的主要部分。

比目鱼肌的作用如腓肠肌,但较腓肠肌强大。它富含慢性、抗疲劳(Ⅰ型)肌纤维,因此该肌主要与站立时小腿与足之间稳定有关。比目鱼肌的作用为使足趾屈,因有腓肠肌协同作用,部分或大部分转移后对功能影响不大,临床以比目鱼肌转移瓣修复充填小腿后面跟腱及胫骨前面中1/3的组织缺损。

临床应用要点:小腿三头肌是提跟骨的重要动力肌,骤然收缩常导致肌肉断裂,以腓肠肌撕裂常见,常发生在肌腹部位,所以出血较多,在2~3天后出现广泛的瘀斑,由于位置较浅,有时能够触到断裂处的凹陷。B超和MRI有重要意义。一般先行保守治疗,也可以修复断裂肌肉(图2-5-6)。

2. 深层　位于深横筋膜的深面,包括腘肌、蹈

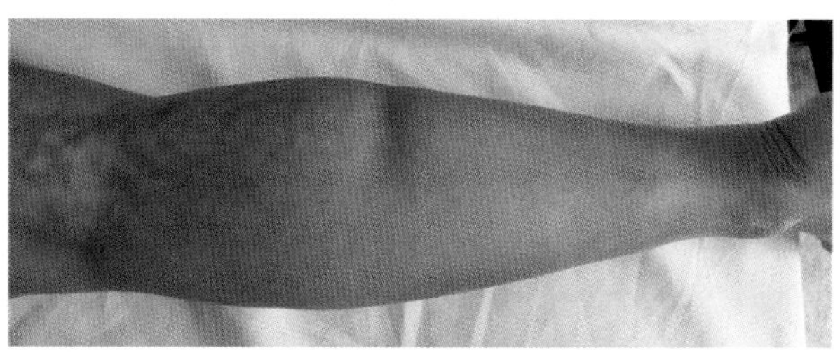

图2-5-6　腓肠肌断裂

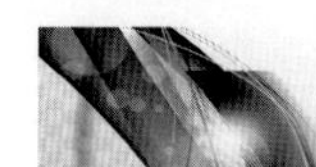

长屈肌、趾长屈肌和胫骨后肌(图 2-5-7)。

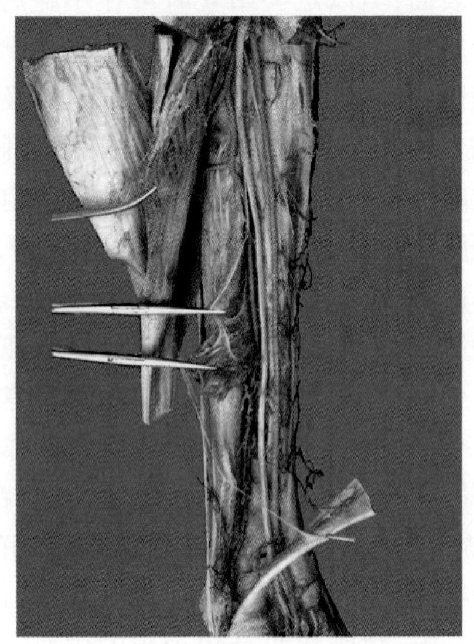

图 2-5-7　小腿后区肌肉、血管和神经(深层)

(1) 腘肌(popliteus):位于腓肠肌的深面,胫骨上端的后面,为一扁三角形肌,形成腘窝底的下部。以一长 2.5cm 的坚固肌腱起自股骨外侧髁的外侧面,同时还以肌束自膝关节囊起始,肌纤维斜向内下方,经腓侧副韧带和外侧半月板之间达到胫骨上端的后面,止于胫骨比目鱼肌线以上的骨面。在腱起始处与膝关节囊之间,有一恒定的腘肌囊,此囊常与膝关节滑膜囊交通。

腘肌的作用是在不承重的膝部屈曲时,起部分内旋小腿的作用,但是它的单独作用在临床上不能被分离出来。腘肌以股骨为轴内旋胫骨,或当胫骨固定时,以胫骨为轴外旋股骨。腘肌可在外旋股骨和屈膝关节时回缩外侧半月板的后角,可在这些运动中保护半月板不会在股骨与胫骨间被压伤。

(2) 踇长屈肌(flexor hallucis longus):位于小腿后面深层的外侧,小腿三头肌的深面,其内侧为胫骨后肌,外侧为腓骨长短肌,肌腹遮盖胫骨后肌的大部。肌纤维起自腓骨后面下 2/3 及其邻近的小腿骨间膜、小腿后肌间隔,肌纤维向下斜行,在肌的中间形成一条贯穿肌腹后面全长的肌腱,到屈肌支持带平面完全形成肌腱,该肌腱在胫骨下端的后面行于一浅沟,在踝管的四个骨纤维管中行于最后一管道,其前方为胫后血管神经管。踇长屈肌有屈踇趾,使足跖屈及内翻的作用。足内侧纵弓较高也与该肌的牵拉有关。

(3) 趾长屈肌(flexor digitorum longus):位于胫骨后面,胫骨后肌和拇长屈肌的内侧,小腿三头肌的深面,呈羽状。肌纤维起自胫骨后面中 1/3 及小腿固有筋膜深面,肌束向下移行为肌腱,在胫骨下端的后面从浅面与胫骨后肌腱相交叉,即从胫骨后肌腱的内侧行至其后外侧,在屈肌支持带深面行于其单独的骨纤维鞘,与前方的胫骨后肌与后方的血管神经间隔相邻。

趾长屈肌的主要作用是屈第 2 ~ 5 趾,同时使足内翻,内收及跖屈。踇长屈肌和趾长屈肌都是跖屈肌,但其作用没有腓肠肌和比目鱼肌强。当足离地时,两块肌都屈足趾,主要作用于远节趾骨;在安静站立时,趾长屈肌活动最小,此时足纵弓在静止状态,趾长屈肌的作用较小;但当足趾离地或趾尖点地运动时,趾长屈肌活动明显加大。

(4) 胫骨后肌(tibialis posterior):位于小腿三头肌的深面,其部分肌腹被浅面的踇长屈肌和趾长屈肌所覆盖。肌纤维起自小腿骨间膜上 2/3 及邻近的胫腓骨骨面,肌束向下移行为一长腱,该腱向下方行于趾长屈肌的深面,经分裂韧带的深面行于前方第 1 个骨纤维鞘至足内侧缘,止于足舟骨粗隆、内侧及中间楔骨、第 2 ~ 4 跖骨底,尤至第 4 跖骨的束最强壮。肌腱与足舟骨之间,有一胫骨后肌腱下囊,肌腱在跟舟韧带下处常含有一籽骨。

胫骨后肌是后群肌中最强大的足内翻肌,对足的前半部来说又是最强大的内收肌,此外还有维持足纵弓及使足趾屈的作用。

临床应用要点:上述肌肉对维持踝关节位置及足弓、行走意义重大,当一块肌肉或一组肌群或支配肌肉的神经出现病变时会造成肌力下降或肌肉萎缩,由于肌力不平衡拮抗肌会过度收缩,出现相应的姿势畸形。最常见的腓总神经损伤后腓骨长短肌无力使足外翻不能,患者走路时足内翻,胫骨前肌及趾长伸肌、踇长伸肌无力出现足下垂。儿麻后遗症常出现跟腱挛缩,踝关节处于跖屈状态,胫骨前肌无力萎缩及腓骨长短肌无力而呈现马蹄内翻足畸形。所以综合分析并逐一对肌肉力量进行检查很重要。熟练掌握小腿肌肉解剖是关键。

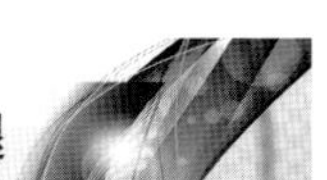

第二节 胫骨和腓骨

一、胫骨

胫骨(tibia)为三棱柱形的长管状骨,位于小腿内侧,可分为一体两端。

胫骨体(shaft of tibia)呈三棱柱形,可分为前缘、骨间缘、内侧缘三缘及内侧面、外侧面、后面三面。前缘自胫骨粗隆的外侧缘弯向内下方,终于内踝的前缘,全长位于皮下,其上部锐薄,下部钝圆。骨间缘又称外侧缘,锐薄,自腓关节面的前侧,向下终于腓切迹的前缘,大部为连接胫、腓骨的小腿骨间膜所附着。内侧缘起自内侧髁的后面,向下达内踝的后缘,此缘中部锐利,其上部为膝关节胫侧副韧带及比目鱼肌附着处。

内侧面介于内侧缘与前缘之间,较宽阔,朝向前内方,几乎全部位于皮下。其近侧段为缝匠肌、股薄肌、半腱肌及胫侧副韧带的前部所附着,同时有大隐静脉斜行越过此面。外侧面介于前缘与骨间缘之间,朝向前外方,宽阔而光滑。其近侧 3/4 微凹,为胫骨前肌的附着处;远侧 1/4 微凸,从内向外依次有胫骨前肌腱(前缘的外侧)、踇长伸肌、胫前血管、腓深神经、趾长伸肌及第 3 腓骨肌越过。后面介于外侧缘与内侧缘之间,其上部宽阔,有一粗糙的、斜向下内的比目鱼肌线,为比目鱼肌、腘筋膜及深横筋膜附着处。自该线中部向下发出一纵嵴,将趾长屈肌和胫骨后肌分隔开来。比目鱼肌线的稍下方可见滋养孔。

胫骨体中、下 1/3 交界处较细,为骨折好发部位。此外,胫骨体的上部略弯向内侧,下部则弯向外侧。因此整复骨折时,须注意此点。

临床应用要点:胫骨骨折临床常见,多见于中下段,由于此部位胫骨供血较差,骨折后长损伤滋养动脉,所以骨折愈合能力较差,是常见的骨不愈合的部位之一;手术治疗骨折如何保护骨膜使骨折尽快愈合是关键措施之一,剥离骨膜会使骨折端血供丧失,即使内固定坚强、解剖复位也可能出现不愈合,所以尽可能少的剥离骨膜尤为重要。

有时胫骨滋养孔粗大(图 2-5-8),可在 X 线片或 CT 显示,注意不要误为骨破坏或骨折,胫骨前缘有时在 X 线片上显得很厚,是一种正常的变异(图 2-5-9),需要与骨膜增生鉴别,胫骨结节处也常呈现局部骨隆起,是一种正常变异(图 2-5-10)。

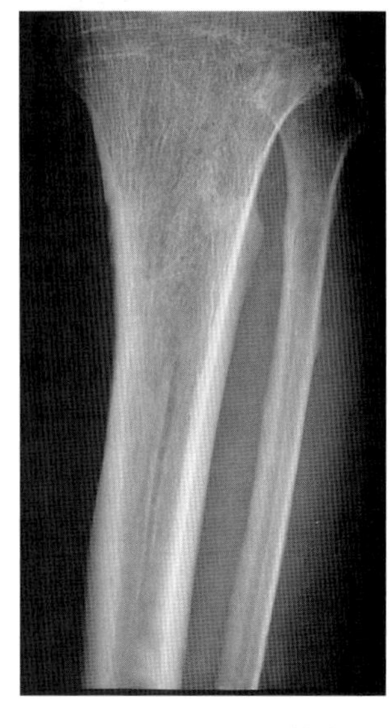

图 2-5-8 胫骨滋养孔

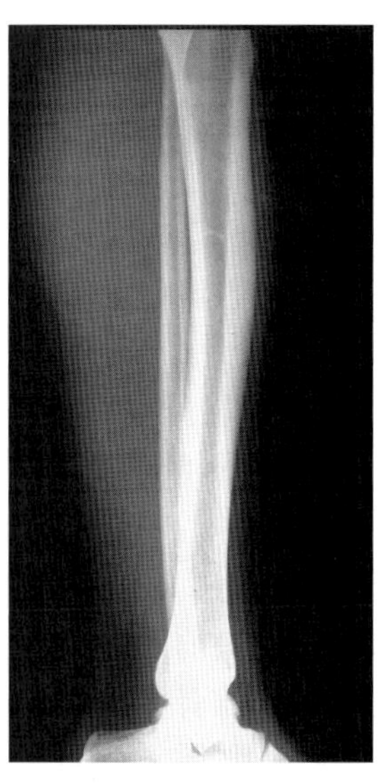

图 2-5-9 较厚的胫骨前缘

二、腓骨

腓骨(fibula)为长管状骨,较胫骨细,位于小腿外侧,不直接传递体重。

(一)腓骨上端

膨大成锥形,称为腓骨头(head of fibula)。其内侧面有一圆形关节面,称为腓骨头关节面,朝向内上前方,与胫骨外侧髁的腓关节面构成胫腓关节。腓骨头的上内侧呈结节状,称为腓骨头尖,为肌及韧带

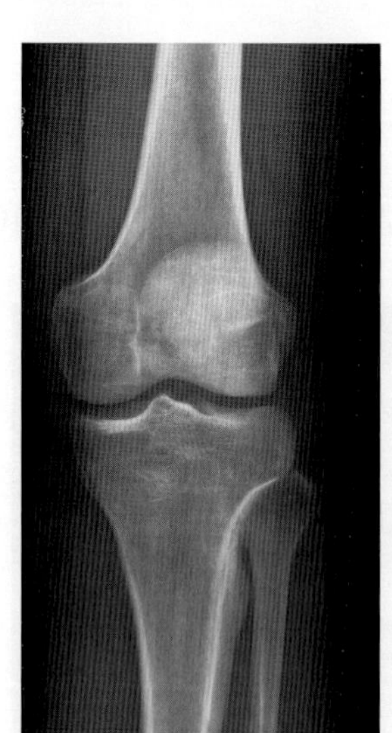

图 2-5-10　胫骨结节

的附着处，在膝关节下外方约 2.0cm 处可触及。腓骨头的外侧面有一粗隆，为股二头肌及腓侧副韧带的附着处。腓骨头的后面有腓总神经越过，故在腓骨头切除时，应避免损伤腓总神经。

（二）腓骨体

腓骨体（shaft of fibula）呈三棱柱形，有三面及三缘。

临床应用要点：单纯腓骨骨折少见，中上段多与胫骨骨折同时发生，有时还可能是踝关节骨折脱位的一部分，常被误诊。腓骨下段骨折常是踝关节骨折脱位的一部分，所以对于单纯腓骨骨折一定要注意检查膝关节及踝关节，以免漏诊。由于腓骨要承担约 1/6 体重，所以腓骨骨折后也应进行复位及内固定，腓骨中下段的完整对踝关节稳定极为重要，所以当取腓骨做移植材料时一定要在外踝上 10.0cm 以上处截取。

第三节　胫骨和腓骨间的连结

胫骨和腓骨的上端由滑膜关节相连，骨体和下端由韧带连结相连。

一、胫腓关节

胫腓关节（tibiofibular joint）由胫骨外侧髁后下方的腓关节面与腓骨头构成，几乎为平面关节。两关节面均被覆透明软骨；关节囊附着于两骨关节面的周缘，前壁较厚，后壁较薄。关节囊周围有腓骨头韧带（ligament of head of fibula）加强，该韧带分为前、后两部分：前者为腓骨头前韧带（anterior ligament of head of fibula）为 2～3 条扁平带，位于股二头肌腱的深部，自腓骨头前面斜行向内上方至胫骨外侧髁的前面；后者为腓骨头后韧带（posterior ligament of head of fibula）肥厚，自腓骨头后面斜行向上方至胫骨外侧髁的后面。该韧带没有完全与关节囊分离。

二、小腿骨间膜

小腿骨间膜（crural interosseous membrane）为一坚韧的纤维膜，连于胫、腓骨体的骨间缘之间，分隔小腿肌前群和后群，并成为某些肌肉的附着处。大部分纤维起自胫骨，斜向外下方止于腓骨。小腿骨间膜上端由一稍大的卵圆形孔，通过胫前动脉；下端也有一孔，通过腓动脉的穿支。向下与下端胫腓连结的骨间韧带相延续；前方为胫骨前肌、趾长伸肌、䟴长伸肌、第 3 腓骨肌、胫前血管和腓深神经；后面为胫骨后肌和䟴长屈肌。

小腿骨间膜除连结胫、腓骨外，还有传递重力的作用，当重力到达胫骨时，其中一部分即借骨间膜传至腓骨。

临床应用要点：骨间膜在传导应力方面起着重要作用，当胫骨或腓骨骨折时，暴力可以沿着骨间膜传导导致腓骨或胫骨骨折，这是间接外力导致胫腓骨双骨折的机制之一，往往骨折部位不在同一平面，呈现斜行或螺旋形骨折，可能同时伴有骨间膜损伤（图 2-5-11），而直接暴力导致的胫腓骨骨折骨折线往往在同一水平，骨折常呈粉碎性（图 2-5-12），所以在治疗这类骨折时一定要分析骨折机制并给予相应的治疗。

三、胫腓连结

胫腓连结（tibiofibular syndesmosis），临床上常称为胫腓联合，由胫骨的腓切迹与腓骨下端的内侧面构成，其下部与踝关节之间和来自踝关节滑膜的延伸部分隔约 4.0mm。胫腓连结借下列韧带紧密相连。

1. 胫腓前韧带　胫腓前韧带（anterior tibiofibular ligament）为一坚韧的三角形韧带，位于胫腓骨下端的前面。起自胫骨下端踝关节面的边缘，斜向外

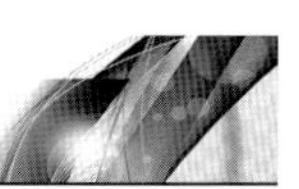

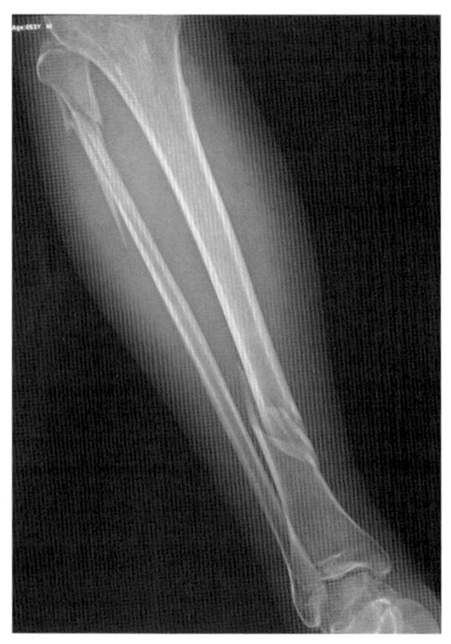

图 2-5-11　间接暴力所致胫腓骨骨折

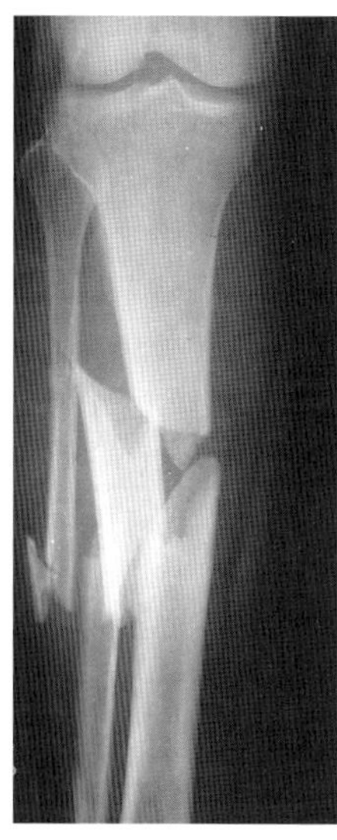
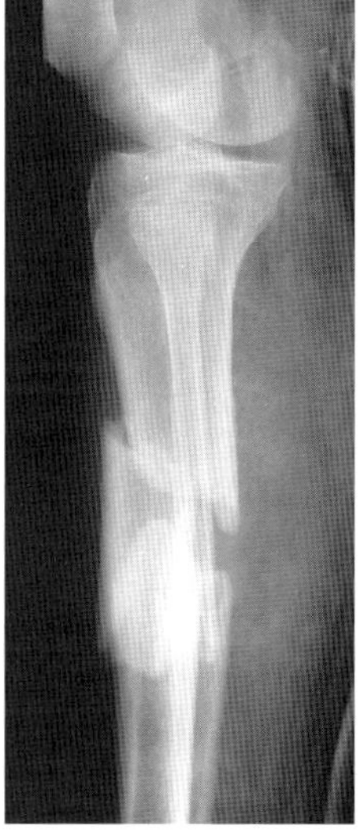

图 2-5-12　直接暴力所致胫腓骨骨折

下方,止于腓骨下端的前缘及附近的骨面上。韧带的前部与跟腓前韧带的起始部相移行;后部接骨间韧带。

2. 胫腓后韧带　胫腓后韧带(posterior tibiofibular ligament)较强韧,连于胫、腓骨下端的后面。前部与骨间韧带相连;下部愈合于胫腓横韧带。

3. 骨间韧带　骨间韧带续于小腿骨间膜,由许多强韧的短纤维构成,连结胫、腓骨下端的相邻面之间,是胫、腓骨之间最强韧的结构。

4. 胫腓横韧带　胫腓横韧带(transverse tibiofibular ligament)起自胫骨后面的下缘,斜向前外下方,止于外踝的内侧面。此韧带对保持踝关节的稳定性,防止胫、腓骨沿距骨上面向前脱位有重要作用。

四、胫腓骨间连结的运动

胫腓联合伴随着踝关节的运动而运动,踝关节背屈时,宽的距骨滑车面进入踝穴,此时下胫腓后韧带如同绞链,腓骨按纵轴内旋约 30°,腓骨向外上移位,下胫腓前韧带紧张;踝关节跖屈时,较小的距骨滑车进入踝穴,由于韧带的弹性作用,腓骨外旋并向内下移位,踝穴恢复原有大小。从跖屈位到背屈位踝间距增加 1.5mm,胫骨在距骨上有 5°~6°的内旋。

临床应用要点:胫腓联合对于维持踝关节稳定及运动极为重要,下胫腓联合韧带与内、外侧副韧带共同维持踝穴的稳定,踝关节骨折脱位常合并下胫腓联合韧带的损伤,是晚期常形成踝关节创伤性关节炎的原因之一。

胫骨腓切迹位于胫骨远端前、后结节之间,呈垂直的凹沟,这种解剖特点提供了胫腓联合的内在稳定。但由于腓切迹的深浅不一,只有 75.0% 的腓切迹呈凹沟状,部分平坦,有的还可呈凸起状,从而使下胫腓联合分离的放射学诊断变得复杂而困难。

胫腓韧带提供了胫腓联合的外在稳定,胫腓前韧带从胫骨前缘以近 45°角斜行止于腓骨下端前侧;胫腓后韧带由两部分组成,浅层从胫骨后缘斜行止于腓骨远端后面,覆盖着胫距关节后面,深层为胫腓横韧带,由胫骨下关节面的后缘横行插入外踝内侧后部,类似于盂唇加深了胫距关节;骨间韧带在胫骨关节面上 0.5~2.0cm 处连接于胫骨和腓骨,是最短的一部分韧带,上连于胫腓骨间膜,下连于胫距关节上突的滑膜。

有研究报道在维持胫腓联合稳定的过程中,胫腓前韧带提供 35.0% 的稳定力,骨间韧带提供 22.0% 的稳定力,胫腓后韧带浅层提供 9.0%、而深层提供 33.0% 的稳定力。其中任意两条韧带断裂则致胫腓联合明显不稳,依次切断胫腓前韧带、骨间韧带、胫腓后韧带,将造成不同程度的胫腓联合分离和胫骨的旋转。而国内文献报道,单纯的胫腓韧带损伤不出现胫腓联合分离。

有关损伤机制认为外旋暴力是造成胫腓联合韧带损伤的主要原因,但外展暴力和过度背屈同样可以造成胫腓联合韧带的损伤。当足向外向后旋转时,应力首先作用到胫腓前韧带,如果韧带比作用外力强,则其不会撕裂,韧带附着处可发生撕脱骨折,如果作用外力大于胫腓前韧带的张力和弹性，韧带将发生撕裂。应力继续作用则骨间韧带和骨间膜依次损伤，而胫腓后韧带通常保存完整。

外展位损伤时，应力首先作用于足内侧，可造成三角韧带破裂和内踝横行骨折，连续外力作用导致胫腓前韧带和胫腓后韧带破裂或其骨附着点撕脱，同时在踝穴或踝穴平面以上发生腓骨骨折；足过度背屈时，距骨的宽大部分挤入踝穴，胫骨内旋、距骨外旋并推挤外踝，使其向外、后旋转，胫腓前韧带被拉紧，外力继续存在时，则发生胫腓前韧带本身撕裂，同时伴有不同程度骨间韧带撕裂以至胫腓联合不同程度的分离（图 2-5-13）。

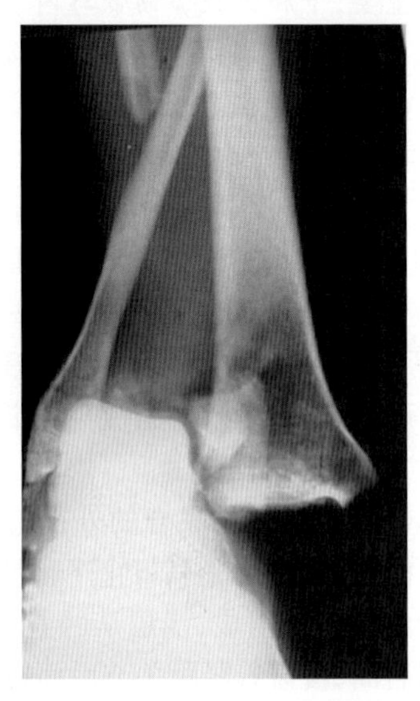

图 2-5-13　胫腓联合分离伴踝关节脱位

胫腓联合韧带损伤的临床特点主要是踝部扭伤后在胫腓联合前侧出现肿胀、疼痛和压痛；腓骨中段挤压和足外旋在胫腓联合处出现疼痛。

X 线检查应常规检查踝关节正位、侧位和踝穴位，必要时加摄应力位片。X 线片上观察：①内踝关节面与距骨关节面的间隙；②胫骨前结节与腓骨的重叠阴影；③胫腓联合间隙。在正常情况胫腓联合间隙小于 6.0mm，胫腓重叠阴影前后位上大于等于 6.0mm，踝穴位大于等于 1.0mm，其中以胫腓联合间隙小于 6.0mm 最为敏感。靳安民认为胫腓联合间隙及内踝与距骨间隙，在前后位 X 线片上分别为 2.0～6.0mm 和 2.0～3.0mm，如二者均大于 5.0mm，即可诊断胫腓联合韧带损伤。丛锐认为正常踝穴位，腓骨与胫骨前结节的重叠阴影不小于同一水平腓骨宽度的 1/3，胫腓联合间隙不超过 3.0mm，内踝与距骨间隙小于 3.0mm，如任意两者之间的距离发生改变，均可说明胫腓联合韧带损伤。陆宸照等认为正常前后位 X 线片，胫骨前结节与腓骨的重叠阴影约 8.0mm，胫骨后结节与腓骨内缘相距大于 2.0mm，如重叠减少及下胫腓联合间隙大于 3.0mm，应考虑胫腓联合韧带损伤、分离。

近年来，随着影像学的发展，超声、CT 以及 MRI 均已广泛用于下胫腓联合韧带损伤的检查。超声作为低消费无创检查，其敏感性可达 67.0%，CT 通过冠状面和矢状面扫描，结合三维重建可发现 2.0～3.0mm 的分离损伤，而 MRI 检查更能清晰地显示韧带损伤情况。

第四节　小腿的血管和神经

一、小腿的血管

（一）小腿前区的血管

包括胫前动脉及其伴行的胫前静脉。

1. 胫前动脉（anterior tibial artery）　为腘动脉的两终末支之一（99.0%），约在腘肌下缘处自腘动脉分出，先在后骨筋膜室内，行于胫骨后肌两头之间，穿过小腿骨间膜上端裂隙进入小腿前区，在小腿的上 1/3 位于胫骨前肌与踇长伸肌之间，在下 2/3 则位于胫骨前肌与踇长伸肌之间，主干在小腿横韧带以下延续为足背动脉。极少数胫前动脉可从腓动脉发出。

在胫前动脉的行程中，其上段走行于胫骨前肌与趾长伸肌之间，沿骨间膜前面下降，其下段在踝关节以上紧贴胫骨外侧面，行于胫骨前肌与踇长伸肌之间，此处较接近体表，至踝关节时，在小腿横韧带上方踇长伸肌腱从前方与其交叉。腓深神经与胫前动脉全程伴行，神经位于动脉的外侧。胫前动脉的体表投影为从胫骨粗隆和腓骨头之间的中点至内、外踝之间中点的连线。

胫前动脉的分支包括胫后返动脉、胫前返动脉、肌支、穿支、内踝前动脉和外踝前动脉。

2. 胫前静脉（anterior tibial vein）　胫前静脉有 2 条（占 93.3%）同名动脉伴行，1 条者占 6.3%。胫前静脉起自足背静脉网，是足背动脉伴行静脉的延续，在胫腓骨之间离开伸肌区，穿过骨筋膜近端，在腘肌下缘处与胫后静脉结合形成腘静脉。小腿深静

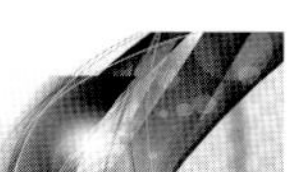

脉均有瓣膜，多为 8～9 个，并借交通支与浅静脉相连。

（二）小腿外侧区的血管

小腿外侧区的动脉为来自胫前动脉的节段性小分支，其中较大的一条是腓浅动脉，其与腓浅神经伴行。

1. 腓浅动脉（superficial peroneal artery）　在腓骨头下方 4.7cm 处起自胫前动脉，进入外侧区后在腓浅神经的外侧下降，在小腿中点与腓浅神经一起穿出深筋膜进入皮下。

2. 腓浅静脉（superficial peroneal vein）　腓浅动脉有 2 条同名静脉伴行。

（三）小腿后区的血管

主要包括胫后动脉及其分支，胫后静脉与胫后动脉伴行。

1. 胫后动脉（posterior tibial artery）　在胫骨与腓骨之间的腘肌下缘处自腘动脉分出，为腘动脉的直接延续（98.5%），极少数起自腓动脉（1.5%）。起始部位于比目鱼肌腱弓、小腿骨间膜及趾长屈肌、胫骨后肌所围成的孔隙中，继而下行于小腿浅、深屈肌之间，小腿深横筋膜前面。胫后动脉与胫神经伴行，神经开始位于其内侧，在分出腓动脉后即转到其外侧。胫后动脉向下沿趾长屈肌外侧缘下降到小腿下 1/3 的部位，位于小腿三头肌腱的内侧缘，在内踝和跟骨内侧结节之间的中点，踇展肌的深面分为足底内、外侧动脉。胫后动脉的体表投影为腘窝中点至内踝与跟腱之间中点的连线。

胫后动脉在小腿的分支主要包括旋腓骨支、腓动脉、胫骨滋养动脉、穿支、交通支、内踝支及跟支等。

2. 胫后静脉（posterior tibial vein）　由足底内、外侧静脉合成；与胫后动脉伴行，接受来自腓肠肌的静脉，尤其是比目鱼肌静脉丛，以及来自浅静脉的交通支和腓静脉，后者是其最大的属支；向上至腘肌下缘与胫前静脉汇合成腘静脉。

3. 腓静脉（peroneal vein）　腓静脉与其同名动脉伴行，接受来自比目鱼肌和浅静脉的分支。

临床应用要点：下肢闭塞性脉管炎多发生于下肢，以小腿动脉受累常见，引起足及小腿组织缺血，甚至坏死，常有足背动脉搏动减弱或消失，动脉血管造影可以明确血管病变部位及范围等，另外下肢血压下降也是特点之一，可以作为鉴别诊断的一种方法（图 2-5-14）。血管外科的发展，对于局限性病变，可以应用球囊扩张、支架等方法进行治疗。

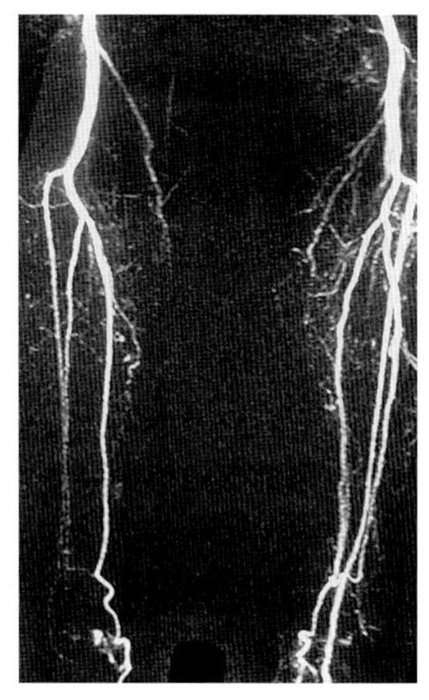

图 2-5-14　小腿动脉血管造影

二、小腿的神经

（一）小腿前区的神经

腓深神经（deep peroneal nerve）在绕腓骨颈处从腓总神经分出，穿过小腿前肌间隔进入小腿前区，下降于趾长伸肌与胫骨前肌之间，沿骨间膜前侧与胫前动脉伴行。腓深神经至踝关节前侧，分出肌支及关节支：肌支分布于胫骨前肌、踇长伸肌、趾长伸肌和第 3 腓骨肌；关节支分布于踝关节。腓深神经终末支又分为内、外侧支：内侧支沿足背动脉外侧至第 1 跖骨间隙，与腓浅神经的内侧支交通，并分为两条趾背支，分布于第 1、2 趾相对缘，并发细支分布于邻近骨、骨膜、第 1 骨间背侧肌及跖趾关节、趾间关节；外侧支向外侧行，在趾短伸肌的深面，形成一膨大，由此膨大发出分支分布于踇短伸肌、趾短伸肌、跗骨关节及外侧 3 个跖骨间隙，在跖骨间隙内发小支，分布于邻近骨、骨膜及第 2～4 跖趾关节。

腓深神经分布于胫骨前肌群，骨筋膜室综合征影响了小腿前部时可导致此神经受损，造成踝背屈和伸趾无力，感觉减弱仅限于第 1 趾间隙处。

临床应用要点：腓深神经损伤造成胫骨前肌、趾长伸肌及踇长伸肌无力肌萎缩，可以出现足下垂，感觉障碍仅限于第 1～2 趾的相对缘皮肤，不会出现足背麻木和外翻无力，需要与腓总神经损伤相鉴别。

（二）小腿外侧区的神经

腓浅神经（superficial peroneal nerve）起于腓总神经分叉处，最初位于腓骨长肌深面，向下行于腓骨长、短肌及趾长伸肌之间，在小腿中下 1/3 处，穿出深筋膜至浅筋膜层内下降，并分为足背内侧皮神经和足背中间皮神经两个终支。

腓浅神经行于小腿外侧群肌之间时分出肌支至腓骨长肌及腓骨短肌，腓浅神经在穿过小腿深筋膜时可能受压损伤。

（三）小腿后区的神经

胫神经（tibial nerve）是坐骨神经较大的分支，经腘窝中线垂直下降，行至腘窝处变得表浅，初位于腘动脉外侧，至腘窝中点跨过腘动脉后方至其内侧；到达腘肌下缘，伴腘动脉通过比目鱼腱弓前方进入小腿深面。在小腿，胫神经和胫后血管伴随下行至内踝之间，胫神经近侧位于腓肠肌和比目鱼肌深面，在小腿下1/3仅被皮肤及深筋膜覆盖。胫神经最初位于胫后血管内侧、继而越过血管后面行于其外侧，直至神经最终分叉处。胫神经行程的大部分位于胫骨后肌表面，在远端与胫骨后面相邻。胫神经终于屈肌支持带深面，并分成足底内侧神经和足底外侧神经两终支。

临床应用要点：单纯胫神经损伤少见，多为直接损伤或腘窝手术牵拉所致，由于腓肠肌肌支发出的水平较高，所以腘窝下部手术一般不会造成腓肠肌萎缩无力，但会出现比目鱼肌、胫骨后肌、踇长屈肌与趾长屈肌无力，患者出现跖屈无力，同时足底肌无力及足底麻木，这与腓总神经损伤不同。

（杜心如）

参考文献

1. 杜心如，徐永清. 临床解剖学丛书——脊柱与四肢分册. 北京：人民卫生出版社，2014，272-299
2. 周强，谭德炎，戴正寿. 腓浅神经的行程与腓骨骨折的手术入路. 中国骨伤，2008，21(2)：95-96
3. Canella C，Demondion X，Guillin R，et al. Anatomic study of the superficial peroneal nerve using sonography. AJR Am J Roentgenol，2009，193(1)：174-179
4. Schacht V，Luedemann W，Abels C，et al. Anatomy of the subcutaneous lymph vascular network of the human leg in relation to the great saphenous vein. Anat Rec(Hoboken)，2009，292(1)：87-93
5. Chan YW，Ng RW，Wei WI. Anatomical study and clinical applications of free posterior tibial flap in the head and neck region. Plast Reconstr Surg，2011，128(3)：131-139
6. Hamilton PD，Brown M，Ferguson N，et al. Surgical anatomy of the proximal release of the gastrocnemius：a cadaveric study. Foot Ankle Int，2009，30(12)：1202-1206
7. Huang D，Wang HW，Xu DC，et al. An anatomic and clinical study of the adductor magnus tendon-descending genicular artery bone flap. Clin Ana，2011，24(1)：77-83
8. Jack MC，Newman MI，Barnavon Y. Islanded posterior tibial artery perforator flap for lower limb reconstruction：review of lower leg anatomy. Plast Reconstr Surg，2011，127(2)：1014-1015
9. Klammer G，Schlewitz G，Stauffer C，et al. Percutaneous lateral ankle stabilization：an anatomical investigation. Foot Ankle Int，2011，32(1)：66-70
10. Lee JH，Lee BN，An X，et al. Anatomic localization of motor entry point of superficial peroneal nerve to peroneus longus and brevis muscles. Clin Anat，2011，24(2)：232-236
11. Panagiotopoulos K，Soucacos PN，Korres DS，et al. Anatomical study and colour Doppler assessment of the skin perforators of the anterior tibial artery and possible clinical applications. J Plast Reconstr Aesthet Surg，2009，62(11)：1524-1529
12. Schweighofer G，Mühlberger D，Brenner E. The anatomy of the small saphenous vein：fascial and neural relations，saphenofemoral junction，and valves. J Vasc Surg，2010，51(4)：982-989
13. Riedl O，Frey M. Anatomy of the sural nerve：cadaver study and literature review. Plast Reconstr Surg，2013，131(4)：802-810
14. Okamoto K，Wakebe T，Saiki K，Tsurumoto T. The nerves to the plantaris muscle and a bipennate part of the soleus muscle. Anat Sci Int，2013，88(1)：17-24
15. Van den Bergh FR，Vanhoenacker FM，De Smet E，et al. Peroneal nerve：Normal anatomy and pathologic findings on routine MRI of the knee. Insights Imaging，2013，4(3)：287-299
16. McKeon KE，Wright RW，Johnson JE，et al. Vascular anatomy of the tibiofibular syndesmosis. J Bone Joint Surg Am，2012，94(10)：931-938
17. Dikos GD，Heisler J，Choplin RH，et al. Normal tibiofibular relationships at the syndesmosis on axial CT imaging. J Orthop Trauma，2012，26(7)：433-438
18. Hermans JJ，Beumer A，de Jong TA，et al. Anatomy of the distal tibiofibular syndesmosis in adults：a pictorial essay with a multimodality approach. J Anat，2010，217(6)：633-645
19. 杜心如. 容易误为病变的四肢变异及鉴别要点. 中国全科医学，2013，16(3)：85-87

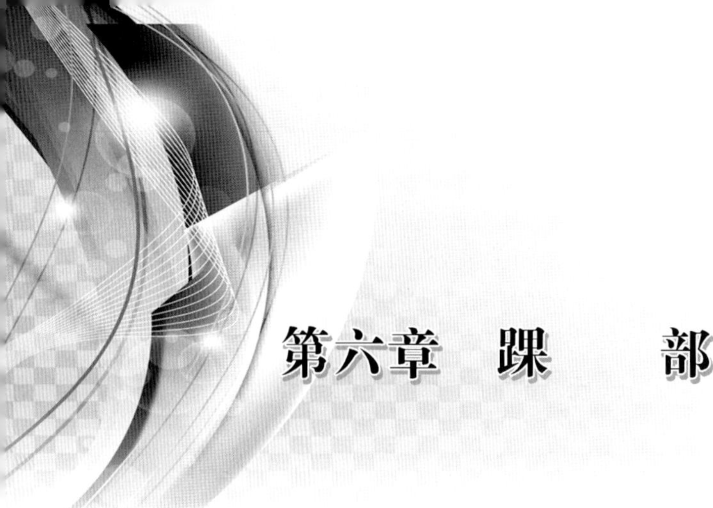

第六章 踝 部

踝部浅筋膜内缺乏脂肪，皮肤紧贴在深部组织上，因而各骨和肌腱的轮廓均可分辨。内、外踝为此区的重要标志，踝部借内、外踝将组织分为前、后两区。

第一节 踝 前 区

一、浅层结构

1. 皮肤和浅筋膜　皮肤薄，皮下组织疏松，活动性大。浅筋膜中缺乏脂肪，浅静脉、肌腱等皮肤深部的结构清晰可见。

2. 浅血管　大隐静脉起自足背，至踝前区已形成主干，位于内踝前缘约1cm处，距胫骨前肌腱约1.5cm，位置较恒定，常在此处行静脉切开。皮肤的动脉来自足背动脉的皮支和胫后动脉或腓动脉的穿支。

3. 浅神经　踝前区的皮神经主要为腓浅神经，该神经由小腿外侧中、下1/3交界处穿出深筋膜，随即分为2支，于浅筋膜内经踝关节前方下行分布于足背、趾背皮肤。在踝前区均行于足背动脉外侧，可用动脉搏动点作为神经阻滞定位标志。

临床应用要点：此处皮肤薄，浅筋膜较少且疏松，心力衰竭、站立位时间过长、局部炎症及创伤，下肢血液循环受阻等情况均易出现指凹性水肿。严重损伤后易出现皮肤缺损并造成肌腱外露或骨外露，又由于踝关节活动度大，此处瘢痕常影响关节运动，所以皮肤缺损常需皮瓣修复而不能勉强缝合。

足背皮神经紧邻皮肤和肌腱及骨面，当局部受压、穿紧鞋时易出现神经卡压造成麻木。单一神经支受压出现相应的皮肤区域感觉障碍，而末梢神经炎则累及多个皮神经末梢，呈现袜套样感觉障碍。这是二者鉴别点之一。

二、深层结构

（一）深筋膜

踝前区的深筋膜向上续于小腿下部的深筋膜，至此区增厚，形成伸肌的支持带（图2-6-1），并向深部骨面发出纤维隔，形成骨纤维管，由于小腿诸肌的肌腱和血管神经的分支及属支经过骨纤维管而抵止于足部，故骨纤维管具有约束肌腱和保护血管神经的作用。

1. 伸肌上支持带　又称小腿横韧带，为一宽的筋膜带，位于踝关节前上方，为小腿筋膜的横行纤维增厚而形成。伸肌上支持带外侧附于腓骨远端前缘，内侧附于胫骨前缘，深面有两个间隙，内侧间隙

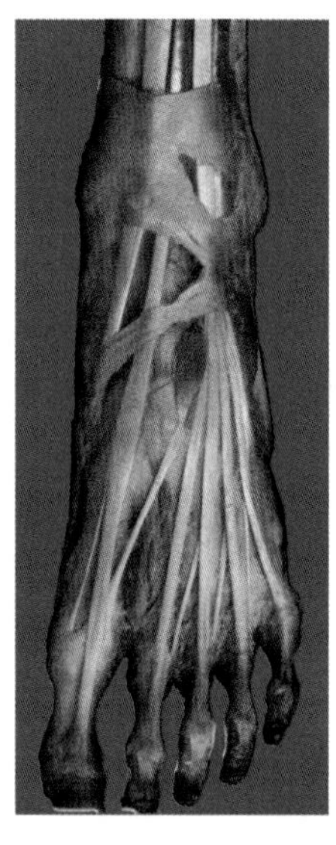

图2-6-1　伸肌支持带和足腱鞘（标本）

中有胫骨前肌腱以及深面的胫前动、静脉和腓深神经;外侧间隙中有跗长伸肌腱、趾长伸肌腱和第 3 腓骨肌腱。此处只有胫骨前肌腱有滑膜鞘。

2. 伸肌下支持带　又称小腿十字韧带,位于踝关节前面及足背,呈 Y 形带。外侧束在跟骨沟前方附着于跟骨外侧面前份,纤维束行向内侧,由后外向前内侧分前后两层,包裹第 3 腓骨肌和趾长伸肌腱及鞘,形成外侧纤维管。内侧束分为内侧上束和内侧下束,内侧上束向内上方,附着于内踝的前缘;内侧下束向内下方,越过足内侧缘,与足底腱膜相续。伸肌下支持带向深面发出纤维隔,形成 3 个骨纤维管,有小腿的伸肌肌腱及血管神经通过。其排列顺序依次由内向外侧,内侧管为胫骨前肌腱;中间管为跗长伸肌腱、足背动脉和腓深神经;外侧管为趾长伸肌腱和第 3 腓骨肌腱。

临床应用要点:小腿横韧带及小腿十字韧带约束共同形成前踝管。足踝部扭伤、骨折、脱位等可引起前跗管综合征。以腓深神经功能障碍为主,临床表现为足背部疼痛或酸胀,第 1、2 趾趾蹼及趾背侧皮肤感觉减退,前跗管表面压痛,Tinel 征阳性,或趾短、跗短伸肌萎缩。

(二) 腱滑膜鞘

踝关节周围的腱滑膜鞘,随小腿肌肉的分群而分三群,即前群、内侧群和外侧群。前群位于小腿伸肌上、下支持带的深面,分别包绕各伸肌腱的周围,内侧为胫骨前肌腱鞘,其近侧端达伸肌上支持带的上缘,远侧端至伸肌下支持带的远侧缘;中间鞘为跗长伸肌腱鞘,其近侧端越过伸肌下支持带上缘,远侧端达第 1 楔跖关节处;最外侧为趾长伸肌和第 3 腓骨肌腱鞘,近侧端越过伸肌下支持带的上缘,远侧端平齐外侧楔骨中点。

临床应用要点:踝部滑膜鞘处是腱鞘囊肿的好发部位,多由于肌腱与滑膜过度摩擦导致滑液分泌过多引起,所以囊壁为滑膜组织,囊内为黏液性滑液,质韧囊性感,与皮肤无粘连,固定不移动,常在肌腱走行部位,一般无症状,B 超可以与肿瘤相鉴别。由于很难将滑膜完全切除,所以复发几率较大。另外滑膜也是腱鞘巨细胞瘤的常发部位,所以对于此处软组织肿块应提高警惕。

(三) 腓深神经

腓深神经(deep peroneal nerve)在此区内位于足背动脉的外侧并与之伴行,经伸肌下支持带深面,跗长伸肌腱与跗短伸肌之间下行,分内、外侧支,在此区内,外侧支行向外侧,在趾短伸肌深面,发支至跗短伸肌、趾短伸肌和跗骨间关节。

临床应用要点:由于足背动脉、腓深神经与肌腱共同走行在踝前筋膜鞘内,此处肿瘤、腱鞘囊肿、跗骨骨质增生均可卡压腓深神经,出现第 1~2 足趾相对缘皮肤感觉障碍,表现为麻木疼痛等,由于足部侧副循环的代偿,足背动脉受压不会造成血运障碍,也没有足肌萎缩。切除此处肿瘤、囊肿时注意保护足背动脉和腓深神经。

第二节　踝　后　区

踝后区的上界为内、外踝基部的连线;下界为足跟后下缘;前界上部为两踝尖端的平行线,下部为两踝尖端至足跟后下缘的连线。有些结构跨前、后两区,为了叙述方便,一并归入踝后区。

一、浅层结构

皮肤与浅筋膜,踝后区的皮肤上部活动性大,足跟部的皮肤角化层厚。浅筋膜较疏松,跟腱两侧有较多的脂肪组织,跟腱与皮肤之间有跟皮下滑囊,跟腱止端与跟骨骨面之间有跟腱滑囊。

二、深层结构

(一) 深筋膜

1. 屈肌支持带(flexor retinaculum)　又称分裂韧带。位于踝关节内侧,由内踝和跟骨之间深筋膜增厚形成。此韧带与跟骨共同围成踝管,韧带向深面发出纤维隔,将踝管分为 4 个通道(图 2-6-2)。踝管内通过的结构由前向后依次为:①胫骨后肌腱;②趾长屈肌腱;③胫后动、静脉和胫神经;④跗长屈肌腱。胫后动、静脉和胫神经在踝管内或穿出踝管后,分成足底内、外侧动、静脉和足底内、外侧神经,分布于足底。

踝管是小腿后区与足底间的一个重要通路,感染时可借此相互蔓延。由于外伤或其他原因,管内容积变小,内容物受压而产生一系列症状,临床称之踝管综合征。

临床应用要点:踝管综合征常见的原因是囊肿,肿瘤等占位性病变,压迫胫神经出现相应的神经功能障碍(图 2-6-3),主要表现为足底麻木、疼痛,足底肌萎缩,以足内侧肌群萎缩明显,踝管处可触及压痛

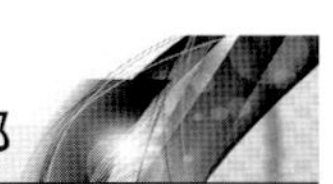

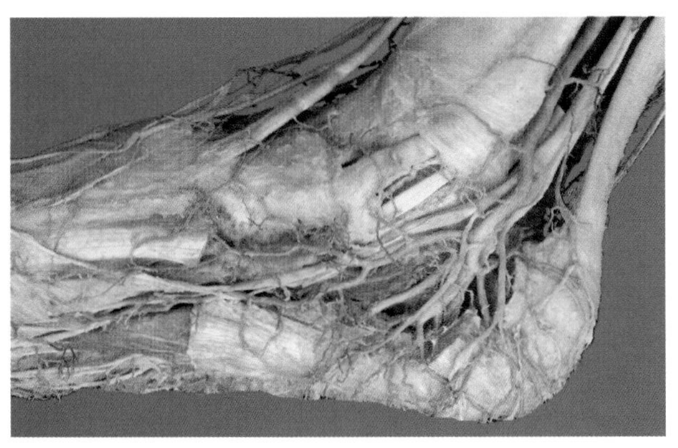

图 2-6-2　踝管内容

点及 Tinel 征阳性，不会出现足背麻木疼痛表现，应注意鉴别。虽然胫后动脉也可能受压，但由于侧副循环代偿而不出现缺血症状。手术治疗以切开屈肌支持带、切除肿物、松解神经为主要目的，注意保护胫神经在此处的分支，一般不用切开胫骨后肌腱鞘，如果在切除囊肿时需要将这些腱鞘切开一部分，也要注意尽可能保留后踝处的腱鞘完整，不然容易造成肌腱滑脱弹响，影响行走。不用修复屈肌支持带，一般不会造成踝关节不稳。

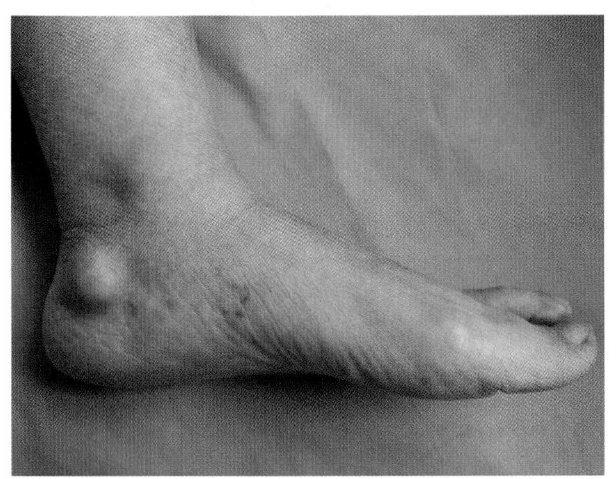

图 2-6-3　踝管综合征（囊肿）

2. 腓骨肌上支持带　位于踝关节的外侧面，起自外踝后缘，止于跟骨外侧面，固定腓骨长、短肌的肌腱，该韧带向上与小腿外侧深筋膜相续，向下移行于腓骨肌下支持带。

3. 腓骨肌下支持带　位于跟骨外侧面，前上方与伸肌下支持带的外侧束相延续，后下方附着于跟骨前部的外侧面，有些纤维与跟骨腓骨滑车表面的骨膜融合形成一纤维隔至跟骨，分隔腓骨长、短肌的肌腱。当腓骨肌支持带松弛、破裂，腱沟过浅或腓骨长肌腱过于松弛，腓骨长、短两肌腱可向前滑脱至外踝的前部，在足背屈和外翻时，特别显著。

临床应用要点：腓骨肌下支持带形成的腓骨长、短两肌腱腱鞘对固定约束肌腱起到至关重要的作用，可以防止肌腱滑脱，维持踝关节的稳定。跟骨骨折时此肌腱腱鞘往往被卡压在外踝尖和跟骨外侧面之间，造成腓骨长短肌肌腱腱鞘炎，需要将跟骨外侧骨丘部分挖除以扩大空间才能解决卡压问题；跟骨外侧切口必须保持肌腱腱鞘完整性，这样才能防止腱鞘滑脱的发生，创伤所致腱鞘破裂肌腱滑脱往往需要腱鞘重建。

（二）肌腱和腱鞘

通过踝后区的肌腱可分三组，即内侧组、外侧组和跟腱。前两组包有腱鞘。

1. 内侧组　位于屈肌支持带的深侧，为通过踝管的 3 条肌腱，自前向后分别为胫骨后肌腱、趾长屈肌腱和　长屈肌腱，趾长屈肌和　长屈肌肌腱间隔有神经血管束，三腱均包有腱鞘。

2. 外侧组　位于腓骨肌上、下支持带的深面，有包绕腓骨长肌肌腱和腓骨短肌肌腱周围的腱滑膜鞘。

3. 跟腱（tendon calcaneus）　位于后方，是小腿三头肌的总腱，向下附于跟结节。趾肌的细长腱移行于跟腱内侧或单独抵止于跟腱。跟腱止点与跟骨后面之间有跟腱（滑液）囊，此囊比较恒定。跟腱的内侧有小腿后群深层的肌腱和胫后动、静脉以及胫神经通过，外侧有腓骨长肌和腓骨短肌腱通过。

临床应用要点：跟腱断裂临床常见，多由于暴力、创伤、切割伤等，撕裂常在退变基础上发生，所以常发生在 30 岁以上的中年人，且往往有剧烈运动史，局部可有肿胀瘀斑，断裂处凹陷（图 2-6-4），断端不整齐，修复较为困难；由于胫骨后肌腱、趾长屈

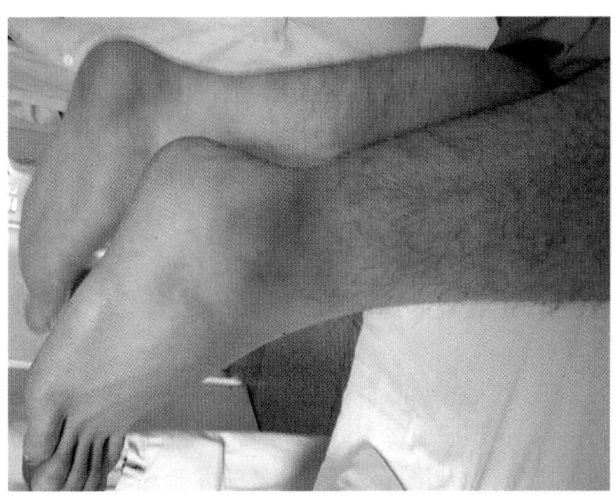

图 2-6-4　跟腱断裂

肌腱、踇长屈肌腱均有屈踝关节的作用，跟腱即使在完全断裂的情况下踝关节仍能屈曲，不要误认为跟腱没有断裂。新鲜断裂可以直接缝合修复，陈旧断裂多存在不同程度的短缩，需要利用修复材料重建跟腱完整性。修复时注意保护和修复跟腱周围腱膜，外固定至少6～8周以利跟腱愈合。

（三）血管

踝后区的动脉来自胫后动脉和腓动脉，各动脉的分支在跟结节周围形成跟动脉网。胫前动脉的穿支，穿骨间膜与上述两动脉分支吻合。

第三节　踝　关　节

踝关节主要功能是负重，运动功能亦相当重要。其运动主要限于前后方的屈伸，当踝处于伸位时该关节可有部分的内、外翻运动。在日常生活中，如上下楼梯及跳跃运动，都有踝关节及屈伸运动的参与。如该关节被固定，虽不影响其负重功能，但却给生活带来许多不便。故此，不能忽视踝关节的特殊结构与运动功能。

内踝的形状与外踝基本相似，均为前缘较后缘长。但内踝的基底部较外踝稍窄。由于内踝较短，故较外踝坚强。内踝与外踝两关节面向前成角约25°，从而使踝穴形成前宽后窄，此形状与距骨体形状相符。

临床应用要点：内踝下方变异的游离骨块常呈圆形或三角形，边缘光滑，与相对应的内踝尖边缘平行光滑，而内踝骨折则骨折线锐利，这是鉴别要点之一。

一、踝关节的组成

（一）腓骨下端

腓骨下端的外踝参与组成踝关节，外踝较内踝长，其平面低于内踝约1cm，外形呈锥形。其内侧面的前上部有微凹的关节面，称为踝关节面，与距骨相关节。

由于腓骨下端参与踝关节的组成，构成踝穴的外侧壁，其本身的轴线与腓骨干纵轴之间相交成向外的10°～15°角，另外腓骨可以传导1/6体重，所以凡涉及外踝部位的腓骨骨折均应正确对位，防止发生侧方、前后、旋转或重叠移位，需要内固定或外固定以保持踝穴的稳定。即便在切取腓骨做游离移植或植骨时，也需保留下段腓骨10cm以上，以保持踝关节的稳定。

临床应用要点：腓骨下段骨折常是踝关节骨折脱位的一部分，复位时一定重视外踝及腓骨下端的解剖复位及内固定，注意保持与腓骨干纵轴的夹角，钛板一定要预弯或选择与之相适应的钛板，直板会使这个角度丧失或变小，髓内针也不能满足临床要求，所以手术治疗外踝骨折时往往首选钛板内固定系统。

（二）距骨

距骨分头、颈、体三部分。距骨体的垂直切面为楔形，上方的滑车呈鞍状，与胫骨下端的骨嵴相对应。从水平面看，距骨上方关节面的内侧缘，前后都有一弧度，前方的弧度较后方的小，而外侧缘又有一弧度，因此当踝关节在背屈时，距骨可在踝穴中有轻微的旋转活动。另外，与踝穴的形状相似，距骨体也是前宽后窄。当踝关节跖屈时，距骨体的窄部进入踝穴的宽部，此时踝关节十分不稳固，因此踝关节易在跖屈位发生损伤。距骨头有3个关节面，完全为软骨所覆盖，上关节面为鞍状，与胫骨下关节面相接；外侧关节面为三角形，占距骨体外侧的2/3，与外踝的关节面相对；内侧关节面为半月形，占距骨体内侧面的1/3。在上关节面中央沟的后方，还有一小关节面与胫腓横韧带横过处相对，距骨头的3个关节面是互相延续的，关节面的边缘是关节囊及韧带的附着处。

距骨体下部有与跟骨上面相应的前、中、后关节面。距骨头呈半球形，与舟骨构成关节。距骨体下方有一条自后内向前外经过的深沟，称距骨沟，与跟骨的相应深沟合成一个骨性隧道叫跗骨窦。距骨无肌肉附着，但负担体重的传导，所以距骨滑车关节面向下的骨小梁向前后呈放射状。

距骨的骨化中心一般在出生前即出现。有时距骨尾部呈游离骨块，注意和骨折相鉴别。

临床应用要点：距骨的供血血管主要由韧带关节囊附着处进入，所以血供较差，骨折后不易愈合或发生骨坏死，又因为其四周均是关节软骨并形成了距胫、距跟、距舟关节，所以骨折后一定要解剖复位并固定，从临床角度上可以将距骨看成下肢与足部力学转换的枢纽，其重要性不可替代。踝关节骨折脱位、距骨缺血性坏死均可以引起踝关节创伤性关节炎（图2-6-5）。

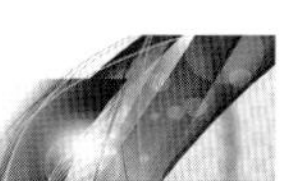

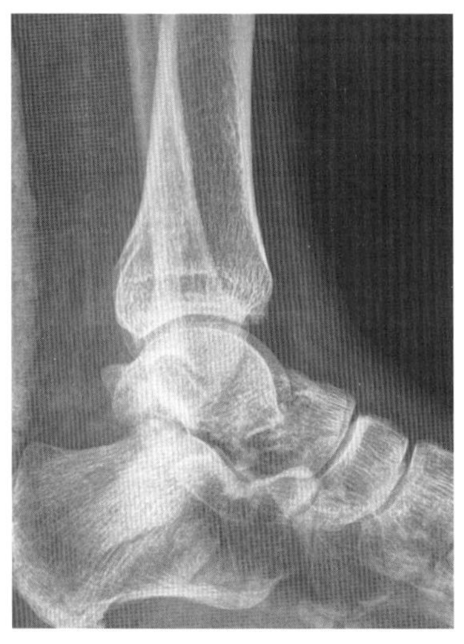

图 2-6-5　距骨骨折

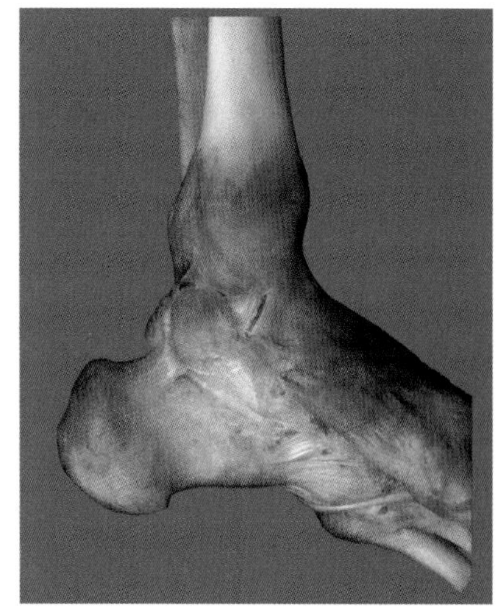

图 2-6-6　踝关节内侧韧带

（三）关节囊与韧带

1. 关节囊　踝关节关节囊前侧由胫骨下端前缘至距骨颈，后侧由胫骨下端后缘至距骨后结节，关节周围的韧带与关节囊无明显分界，关节的韧带均由关节囊的纤维增厚所形成。关节囊的前后较松弛，在前侧有少量纤维，后侧关节囊韧带最薄弱，仅有少量纤维连接于胫骨后面、下胫腓后韧带及距骨后面。关节囊两侧较紧张，附于关节软骨周围，内侧有三角韧带纤维相连，并得到加强，外侧为距腓前韧带、距腓后韧带加强。跟腓韧带位于关节囊之外，如同膝关节的侧副韧带一样，使踝关节囊更加坚强。其后部有少量纤维连接胫骨后缘与距骨后突，充填于胫距后韧带及腓距后韧带的间隙内，在下面与前面附于距骨头之后，使距骨颈被包在关节囊内。

2. 韧带

（1）胫侧副韧带（tibial collateral ligament）：又称三角韧带（triangular ligament）或内踝韧带，是踝关节内侧唯一的韧带，最坚韧并与关节束紧密相连，对防止踝关节外翻起到重要的作用（图 2-6-6）。

三角韧带的主要作用是限制距骨向外侧移位，当三角韧带完整时距骨向外移位不超过 2mm。三角韧带非常坚固并与踝关节囊紧密相连，当踝关节受到外翻，外旋暴力时常发生内踝骨折而不发生三角韧带断裂，但其前部纤维可出现撕裂。当三角韧带完全断裂时，X 线显示踝关节处于外翻位，因为此时距骨向外旋转，距骨上关节面与胫骨下关节面之间呈向内开放的角度。

临床应用要点：踝关节扭伤最常见，其中单纯的韧带损伤占相当部分，踝关节内侧韧带损伤以不完全断裂多见，由于此处位置表浅损伤后局部出现压痛、肿胀、瘀斑等表现，一般不会出现明显的踝关节功能障碍，单行走时症状加重，X 线往往没有骨折和脱位征象，这类韧带损伤可以将踝关节维持在内翻位并外固定 3～4 周，以利韧带愈合，如果不固定和早期下地负重会使损伤的韧带遭受异常应力，影响愈合，继发韧带松弛进而影响关节的稳定，最后踝关节更易发生扭伤，所以一定要重视不全扭伤的早期处理。内侧韧带完全断裂常是踝关节骨折脱位的一部分，可以表现为内踝骨折，但也可以内踝完整而韧带完全撕裂，这种情况下 X 线没有阳性征象或仅仅有踝关节内侧间隙增宽，不要误为正常而漏诊（图 2-6-7）。

（2）腓侧副韧带（fibular collateral ligament）：又称外踝韧带。该韧带起自外踝，分为 3 股纤维止于距骨前外侧，跟骨外侧和距骨后方。因这 3 束纤维

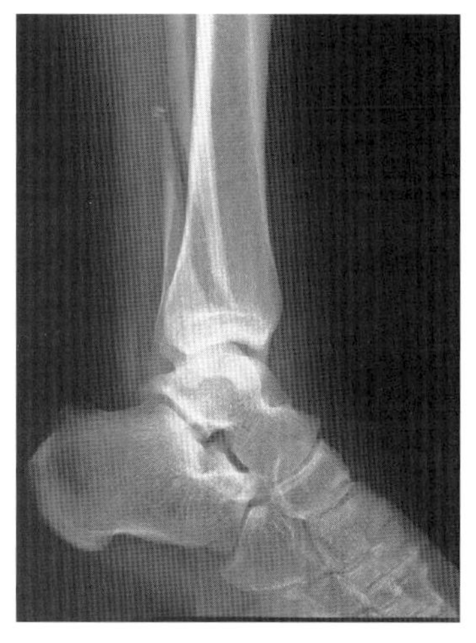

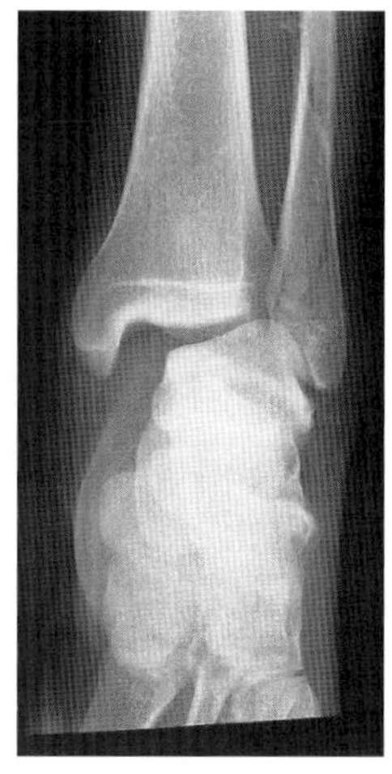

图 2-6-7　踝关节骨折脱位（内踝无骨折）

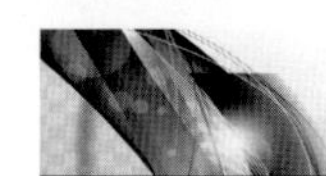

较为明显,故分别命名为距腓后韧带、跟腓韧带和距腓前韧带(图 2-6-8)。

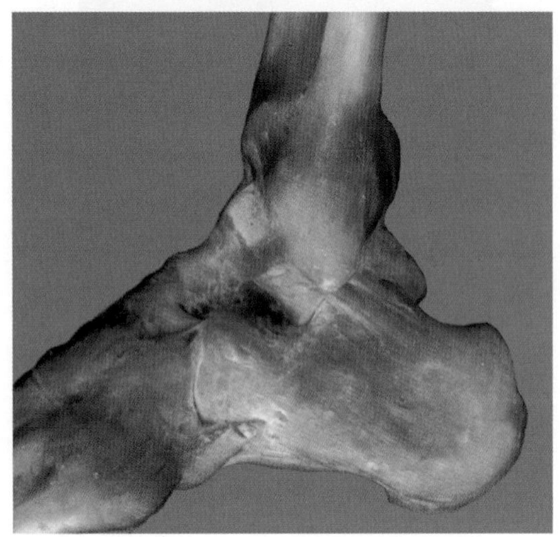

图 2-6-8　踝关节外侧韧带

在腓侧副韧带中,跟腓韧带最易断裂。当踝关节受到内翻暴力时,跟腓韧带首先断裂,踝关节外侧关节囊也可部分或全部撕裂,暴力继续可使下胫腓韧带出现分离倾向。因此临床上跟腓韧带与下胫腓前韧带的损伤多同时存在。距腓前韧带单独损伤则较少见,跟腓韧带伴距腓前韧带损伤最多见,可引起踝关节不稳、习惯性扭伤及踝关节过度活动等。踝关节脱位、内翻骨折或踝关节内侧发生挤压骨折时,腓侧副韧带可发生断裂。

临床应用要点:同内侧副韧带损伤一样,踝关节外侧副韧带损伤同样多见,以不完全断裂多见,多在跖屈位内翻外力所致,应在背伸位外固定 3 ~4 周,如果早期处理不当也易引起慢性关节不稳定,继发创伤性关节炎。

(3) 下胫腓韧带:下胫腓韧带紧连胫腓骨下端,加深由胫腓骨下端所形成的关节窝,是维持下胫腓关节乃至踝关节稳定的重要韧带。该韧带非常坚强,由胫腓下前韧带、骨间韧带、胫腓下后韧带和胫腓下横韧带四部分组成。

以上的韧带对维持踝关节的稳定性起到了重要作用。同一般的屈戌关节一样,踝关节囊增厚所成的韧带也是两侧坚韧,前后薄弱。由于踝关节后方除跟腱止于跟骨外,其余肌腱均止于跗中关节之前,这种结构使关节没有一个肌腱装置去对抗胫腓下端向前移位。而人体在足趾站立时,身体重量使这种向前脱位的倾向大为增加,故只有靠骨骼及韧带的对抗才可以防止前脱位。因此踝关节中一般韧带的方向是向下向后。例如内侧的跟胫韧带、三角韧带的后部纤维,外侧的跟腓韧带和距腓后韧带的方向均朝后,而且都较坚强,有防止小腿骨骼向前移位的作用。

临床应用要点:踝关节骨折脱位往往存在下胫腓韧带损伤,所以在手术时一般需要在胫腓骨下端用皮质螺钉固定以利韧带愈合,但也要注意胫腓骨间存在一定的间隙以保持踝穴宽度,如果固定过紧会使踝穴变窄,一般在足背伸位使距骨最宽处进入踝穴时拧入螺钉以防止过紧的情况发生(图 2-6-9)。

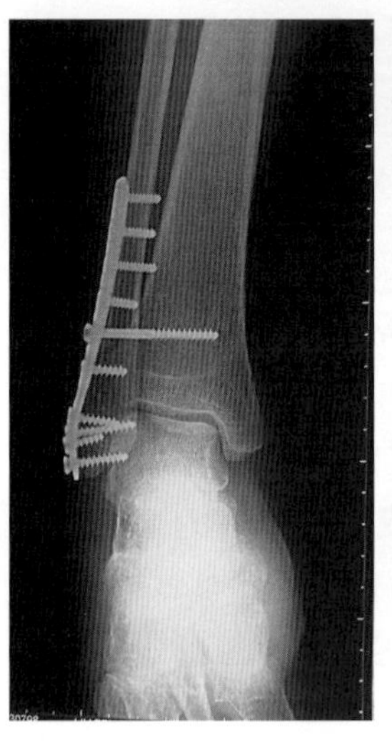

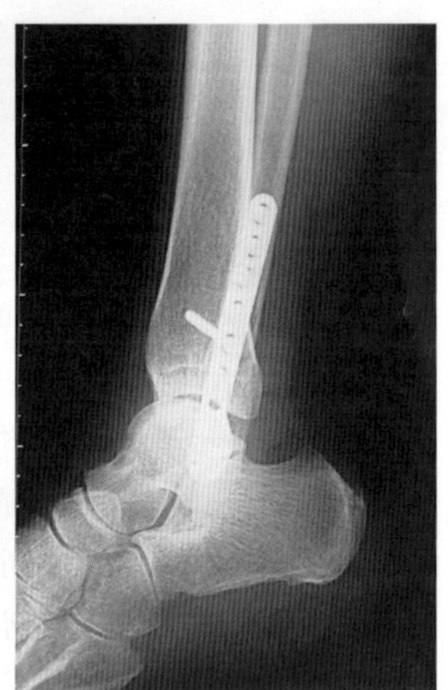

图 2-6-9　下胫腓皮质螺钉固定

二、踝关节的运动

要描述踝关节的运动范围,首先需要了解踝关节的中立位。踝关节的中立位(0°)是足的外缘和小腿垂直。一般正常人踝关节可背伸 26° ~27°,跖屈 40° ~45°,平地步行时踝关节背伸 10°,跖屈 15° ~20°,共 30°活动范围。跖屈时还可有轻微的旋转、内收、外展与侧方运动。

1. 背伸　在中立位足沿横轴上升,做使足背接近小腿的运动为踝关节背伸。背伸动力是由小腿前部肌肉收缩引起的。这些肌肉包括胫骨前肌、踇长伸肌、趾长伸肌和第 3 腓骨肌。足部在背伸时,关节囊及跟腓韧带紧张,距骨上关节面较宽的前部正好嵌入踝穴之内,并使踝穴紧张,关节处于比较稳定的状态。踝间距离增大,最大可达 1.5cm。此时外踝则靠胫腓下韧带的弹性压力紧压距骨,可防止其在水平面上的旋转运动。继续背伸时距骨后突向下移动,短的距胫韧带牵拉距骨内面朝向内踝,所以在足背伸到一定程度后总出现足的外翻。

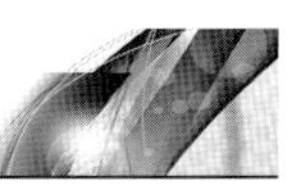

2. 跖屈　在中立位足沿横轴下降，做使足远离小腿的运动为踝关节跖屈。踝关节跖屈的动力是腓肠肌、比目鱼肌、跖肌、胫后肌、腓骨长短肌，趾长屈肌和踇长屈肌。跖屈时，距骨体的窄部进入踝穴的宽部，与胫腓骨下关节面及内、外踝关节面相接，腓骨下降、内旋并向前移动，踝穴变窄。此时距骨与内、外踝关节面接触，下胫腓联合韧带松弛，踝关节变得不稳定。此位置下距骨可在踝穴中自由活动，距骨在后面可以向侧方旋转，并可稍在水平面上转动，足跟可做内、外翻活动，这时的踝关节不稳定，容易发生外伤。内翻的动力是胫骨前肌和胫骨后肌，外翻的动力是腓骨长、短肌。当足部极度跖屈时，距骨隆突移向前方，突出足背，几乎有一半不和胫骨下关节面接触，距骨形成一突向下方约78°的弧形。

一般认为，踝关节的运动幅度总体在60°～70°。这种差别既包括了个体差异，通常男性背伸较女性大5°～15°，而女性跖屈较男性大5°～10°。

踝关节的运动沿内踝内侧面发生，其轴线由内踝尖端中点经跗骨窦至外踝尖端前缘，与人体矢状轴呈68°～88°夹角，与冠状轴约有20°夹角。因运动偏移，所以踝关节运动也不是单一的，是多方向运动。Leardini（2001）等研究发现，踝关节背伸25°时伴有4°的外翻和6°的外展，而跖屈30°时伴有6°内翻和4°内收。

根据踝关节的解剖结构，可以知道踝关节以跖屈内翻位最易发生损伤，原因是：①踝关节的内踝短，外踝长；②踝关节在跖屈时因距骨窄部进入踝穴宽部而处于不稳定状态；③腓侧副韧带较三角韧带薄弱，容易撕裂；④使足内翻的胫前后肌比使足外翻的腓骨长短肌的力量强。

临床应用要点：踝关节骨折脱位往往是间接暴力所致，骨折移位和足所在的位置、暴力方向有关。根据解剖学特点和受伤机制可以更好地理解踝关节骨折脱位的分型，以便进一步正确治疗。

虽然有几种分类方法，但Lauge-Hansen分类更强调不同位置下不同暴力方向所产生的不同骨折脱位形态，从而指导临床根据所见到的X线形态推测受伤机制，有利于制定诊疗方案。

旋后内翻型：旋后指的是受伤时足所在的位置，即足底朝向前内，也就是足在跖屈内翻位，内翻是暴力方向，即足在旋后位时遭受内翻力，这种骨折脱位的特点是先出现外踝骨折或外侧韧带断裂，然后距骨在踝穴内不稳定内翻撞击内踝，出现内踝骨折，骨折形态特点外踝骨折在踝关节水平或以下的水平形撕脱骨折而内踝骨折方向则自踝穴内向角斜向内上（图2-6-10）。

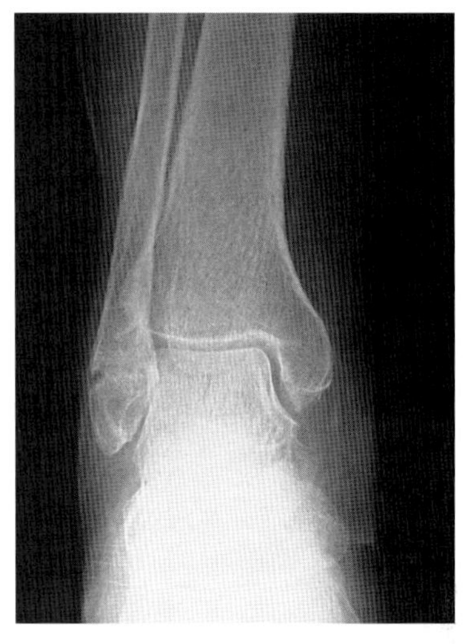

图2-6-10　旋后内翻型踝关节骨折脱位

旋后外旋型：旋后指的是受伤时足所在的位置，即足底朝向前内，也就是足在跖屈内翻位，外旋是暴力方向，即距骨在旋后位时以内后为轴在踝穴内外旋，这种骨折脱位的特点是先出现下胫腓前韧带断裂，距骨再撞击外踝导致骨折，外踝骨折位于下胫腓联合水平，自前下向后上，暴力继续使下胫腓后韧带断裂及后踝骨折，最后出现内踝骨折或内侧韧带断裂，骨折形态特点外踝骨折在踝关节水平以上的斜后上而内踝则为撕脱骨折，骨折水平在踝关节水平以下或仅有韧带断裂（图2-6-11）。

旋前外展型：旋前指的是受伤时足所在的位

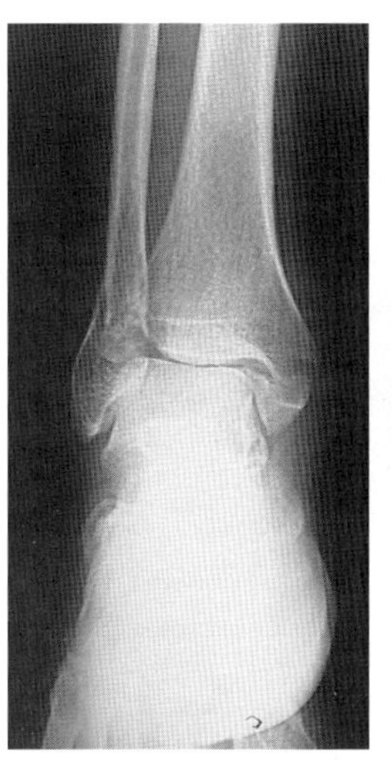
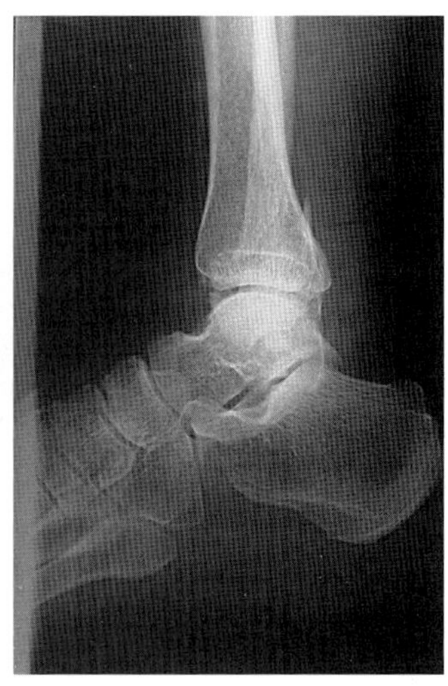

图2-6-11　旋后外旋型踝关节骨折脱位

置，即足底朝向后外，也就是足在背伸外翻位，外展是暴力方向，此时内踝首先遭受张力性暴力，造成内踝撕脱骨折或韧带断裂，暴力继续造成下胫腓韧带断裂或其附着部撕脱骨折，即前踝或后踝骨折，然后距骨外翻撞击外踝出现骨折。这种骨折脱位的特点是内踝呈撕脱骨折，骨折水平在踝关节水平以下或仅有韧带断裂。外踝骨折位于下胫腓联合水平或稍上，骨折线为斜行或出现蝶形骨块（图2-6-12）。

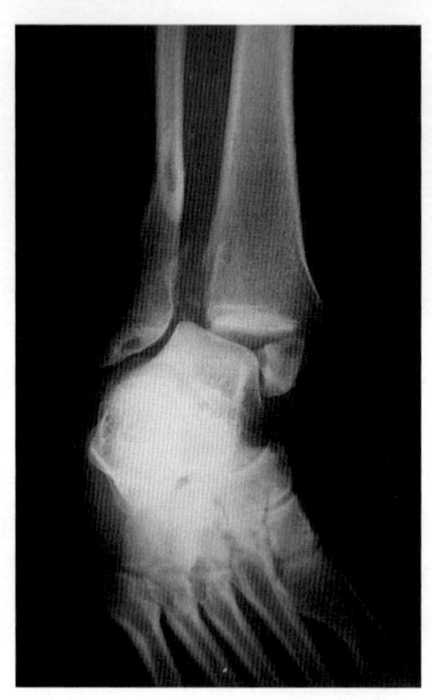

图2-6-12　旋前外展型踝关节骨折脱位

旋前外旋型：旋前指的是受伤时足所在的位置，即足底朝向后外，也就是足在背伸外翻位，外旋是暴力方向，即距骨在旋后位时以外后为轴在踝穴内外旋，此时内踝首先遭受张力性暴力，造成内踝撕脱骨折或韧带断裂，再出现下胫腓前韧带断裂，距骨再扭

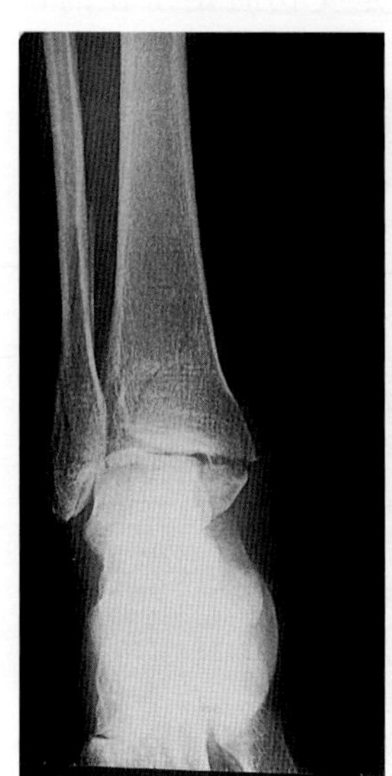

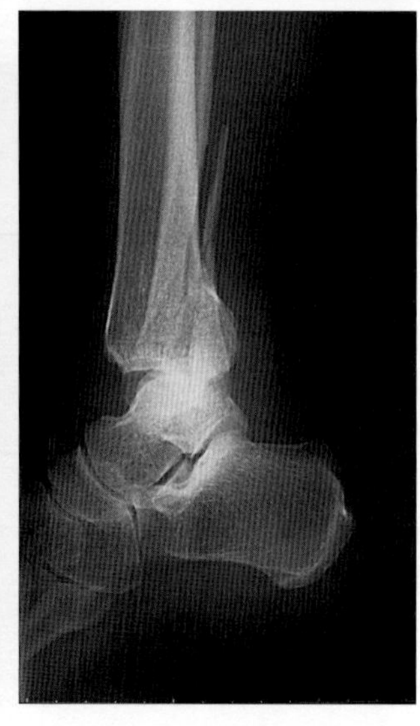

图2-6-13　旋前外旋型踝关节骨折脱位

转外踝导致外踝上方6～10cm腓骨骨折，暴力继续使下胫腓后韧带断裂及后踝骨折，骨折形态特点外踝骨折在踝关节水平以上6～10cm的斜后上而内踝则为撕脱骨折，骨折水平在踝关节水平以下或仅有韧带断裂（图2-6-13）。

（杜心如）

参考文献

1. 丁晶，甘煜东，郭远发，等. 踝关节周围血管网的应用解剖学研究. 昆明医学院学报，2007，(6)：86-88
2. 唐举玉，李康华，任家伍，等. 跟外侧神经的形态特点及其临床意义. 中国临床解剖学杂志，2009，27(1)：20-23
3. 王一兵，王增涛，吴昊，等. 踝前皮瓣的临床解剖与手术设计. 中国临床解剖学杂志，2006，24(4)：447-449
4. Abu-Hijleh MF，Harris PF. Deep fascia on the dorsum of the ankle and foot：extensor retinacula revisited. Clin Anat，2007，20(2)：186-195
5. Duscher D，Wenny R，Entenfellner J，et al. Cutaneous innervation of the ankle：An anatomical study showing danger zones for ankle surgery. Clin Anat，2014，27(4)：653-658
6. Chitra R. The relationship between the deep fibular nerve and the dorsalis pedis artery and its surgical importance. Indian J Plast Surg，2009，42(1)：18-21
7. Plaass C，Abuharbid G，Waizy H，et al. Anatomical variations of the flexor hallucis longus and flexor digitorum longus in the chiasma plantare. Foot Ankle Int，2013，34(11)：1580-1587
8. Neuschwander TB，Indresano AA，Hughes TH，et al. Footprint of the lateral ligament complex of the ankle. Foot Ankle Int，2013，34(4)：582-586
9. Marsland D，Dray A，Little NJ，et al. The saphenous nerve in foot and ankle surgery：its variable anatomy and relevance. Foot Ankle Surg，2013，19(2)：76-79
10. Yablon CM. Ultrasound-guided interventions of the foot and ankle. Semin Musculoskelet Radiol，2013，17(1)：60-68
11. Hromádka R，Barták V，Popelka S，et al. Regional anaesthesia of the foot achieved from two cutaneous points of injection：an anatomical study. Acta Chir Orthop Traumatol Cech，2009，76(2)：104-109
12. Heck J，Mendicino RW，Stasko P，et al. An anatomic safe zone for posterior ankle arthroscopy：a cadaver study. J Foot Ankle Surg，2012，51(6)：753-756
13. Son KH，Cho JH，Lee JW，et al. Is the anterior tibial artery safe during ankle arthroscopy? anatomic analysis of the an-

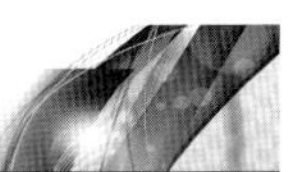

terior tibial artery at the ankle joint by magnetic resonance imaging. Am J Sports Med,2011,39(11):2452-2456

14. Woo SB,Wong TM,Chan WL,et al. Anatomic variations of neurovascular structures of the ankle in relation to arthroscopic portals:a cadaveric study of Chinese subjects. J Orthop Surg,2010,18(1):71-75

15. 杜心如. 踝关节骨折脱位的常见问题. 中国全科医学,2013,16(2):62-67

16. 杜心如. 滑膜炎的临床特点及治疗. 中国全科医学,2013,16(7):72-79

第七章 足 部

足部分为足背部、足底部和足趾部。足背与足底两侧以足的内、外侧缘为界。

第一节 足 背 区

足背区皮肤较薄,透过皮肤可见足背的浅静脉。足背的各肌腱较明显,利用足的各种动作,可显示各肌腱的轮廓。足背屈并内翻时,可显示胫骨前肌腱;足背屈并伸趾时,可见踇长伸肌腱和趾长伸肌腱分别止于各趾;足背屈并外翻时,可见第 3 腓骨肌腱。第 3 腓骨肌与外踝间前方的隆起为趾短伸肌腹,该肌与踇短伸肌部分位于趾长伸肌腱深面,有的人趾短伸肌与踇短伸肌的肌腹特别发达,形成较大肌隆起,应与外伤性肿胀、腱鞘囊肿等相鉴别。

一、浅层结构

1. 皮肤和浅筋膜　足背皮肤较薄。浅筋膜疏松,缺乏脂肪,容易发生肿胀。

2. 浅动脉　足背区的浅动脉,主要来自足背动脉及其分支发出的皮支,在皮下吻合成网,供应足背的皮肤。足背两侧尚有来自胫后动脉和腓动脉的分支,亦参与皮下动脉网的形成(图 2-7-1)。

足背动脉在踇长展肌腱及趾长伸肌腱之间走行,除直接发出足背皮支外,其主要分支也发出纤细的足背皮支,形成丰富的皮肤动脉网,有利于带血管蒂的足背游离皮瓣移植。

3. 浅静脉　足背浅静脉呈网状,位于皮下浅筋膜中,于足背内侧缘汇成大隐静脉,在足背外侧汇成小隐静脉,大、小隐静脉间的静脉在足背远侧形成足背静脉弓。足背浅静脉与浅静脉弓及大、小隐静脉在踝关节前面与足背浅静脉弓之间有吻合,这些浅静脉中缺少静脉瓣。足背浅静脉与深静脉间也有许多交通支。

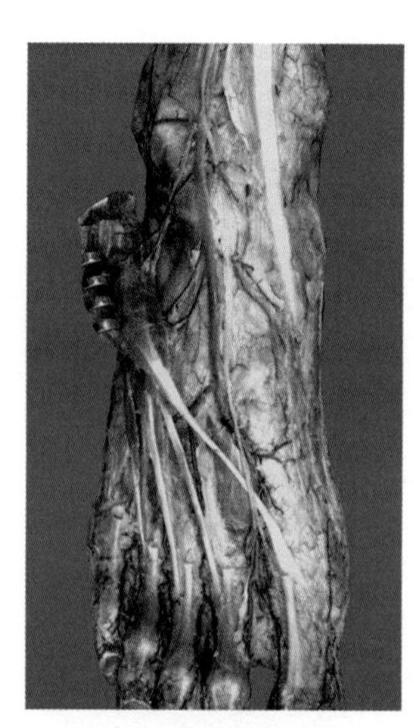

图 2-7-1　足背动脉皮支

4. 皮神经　足背的皮神经来源于腓浅神经、腓深神经、腓肠神经和隐神经(图 2-7-2)。足背中部的皮肤由腓浅神经支配,内侧及外侧皮肤分别为隐神经及腓肠神经支配。腓深神经与足背动脉伴行,分支供给足背各肌肉,其皮支在第 1、2 趾间隙内穿出。这些神经浅出深筋膜后,先贴深筋膜表面向末端行走,越近末端,位置越浅。

临床应用要点:足背的皮神经走行呈纵向并与浅静脉交叉,但多位于浅静脉的深层,手术时注意牵开并保护,缝合创口时注意不要将皮神经结扎缝合,以免出现疼痛麻木。足背切割伤常呈横行,容易将肌腱、浅静脉及皮神经一并损伤,修复时注意识别并尽可能吻合皮神经。足背肿物、腱鞘囊肿等可以压迫皮神经出现相应的症状体征。

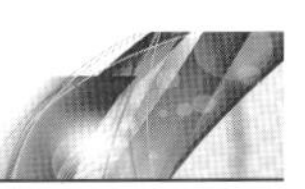

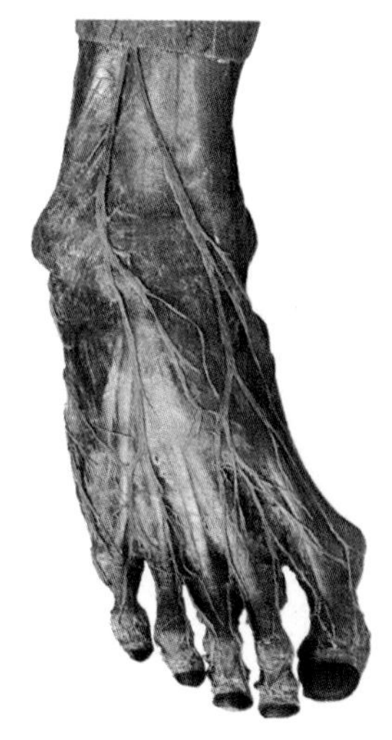

图 2-7-2　足背的神经

二、深层结构

（一）足背深筋膜及其间隙

足背深筋膜可分浅、深两层。浅层为伸肌下支持带的延续，此层筋膜很薄，但很坚韧，并在两侧与足底筋膜相连，前方覆盖并加强伸肌腱鞘；深层又名足背骨间背侧筋膜，覆盖于骨间肌的背面，与跖骨背面的骨膜相愈着。浅、深两层筋膜共同构成的间隙，称足背间隙，间隙内通过趾长伸肌腱、趾短伸肌及其肌腱、腓深神经及足背动脉和静脉。

（二）足背肌和肌腱

足背肌不发达，为足背固有肌。

1. 趾短伸肌　位于足背皮下，趾长伸肌腱的深面，为弱小的扁肌。肌束起始后向前内方走行，相当于5跖骨粗隆平面移行为4个细腱，腱与趾长伸肌腱斜行交叉，止于末节趾骨基底的背侧。此肌收缩时，可伸中间3个趾，并向外侧牵引。

2. 踇短伸肌（extensor hallucis brevis）　位于趾短伸肌的内侧，起点与趾短伸肌同，为弱小的梭形扁肌，有一个独立的肌腹和一条肌腱，肌纤维斜向前内方，移行于细腱，止于踇趾第1节趾骨基底部的背面。其作用为伸踇趾。

3. 踇长伸肌腱　起于腓骨内侧面下2/3及邻近骨间膜，介于胫骨前肌及趾长伸肌之间，止于踇趾远节趾骨基底的背面，能伸踇趾及背伸足。

4. 趾长伸肌腱和第3腓骨肌腱　起于腓骨前面上2/3和邻近骨间膜、胫骨上端、前肌间隔及小腿深筋膜，肌束向下移行于一长的总腱，经伸肌下支持带的外侧管至足背，分为5个腱。内侧4个腱分别止于第2～5趾的末节趾骨及中节趾骨的基底部的背面，最外侧一个腱止于第5跖部基底部的背侧，为第3腓骨肌腱。

5. 胫骨前肌腱　起于胫骨外侧面上2/3、邻近骨间膜及深筋膜的深面，肌腱经伸肌上支持带和伸肌下支持带深面的内侧管至足背，绕过足的内侧缘，止于内侧楔骨及第1跖骨基底部。

临床应用要点：足背肌腱断裂临床上常见，表现为断裂肌腱外形消失，主动伸趾伸踇障碍，屈趾屈踇正常，肌腱近端常回缩较远至踝关节近端，而肌腱远端则回缩不明显。由于常伴发皮神经浅动静脉损伤，所以可以有较明显的出血及相应区域麻木或感觉障碍。

（三）足背区深部的动脉

足背区的动脉主要来自足背动脉。此外，还有来自胫后动脉、腓动脉和足底动脉的分支。

足背动脉是胫前动脉经过小腿横韧带的深面，在踝关节之前并在两踝之间的延续，与腓深神经伴行，足背动脉前方有踇长伸肌腱越过，经距、舟及第2楔骨的背面及踇短伸肌腱的深面达第1跖骨间隙近端，分为第1跖背动脉和足底深支。足背动脉在足背分出跗动脉及弓形动脉，后者又分出第2～4趾背动脉。

足背动脉可缺如，但各作者对缺如的标准不一致。事实上，即使足背动脉缺如，胫前动脉仍延续到足背。当足背动脉末端与第1跖背动脉及足底动脉弓不直接连续时，即可定为典型足背动脉缺如。这时不仅足背动脉极细，而且走行偏离正常位置，为踇长伸肌腱覆盖，搏动不易触及。Yamada（1993）报道足背动脉缺失率达6.7%。

足背动脉变异有：①足背动脉走行偏于正常位置的外侧者占6%；②足背动脉走行偏于正常位置的内侧者占42%；③足背动脉细小或不存在占5.1%；④足背动脉由腓动脉穿支代替者占3%～4%；⑤足背动脉由腓动脉穿支与胫前动脉共同合成者占0.9%。

临床应用要点：足背动脉搏动位置浅表，易于触摸，双侧对比更有意义，所以是下肢检查的常规项目，一般情况下搏动有力，但在下肢动脉栓塞、损伤、受压、闭塞性脉管炎等病变时足背动脉搏动减弱，神经性间隙性跛行没有下肢动脉病变，所以足背动脉搏动正常，这是与动脉缺血性疾病的鉴别点之一。

足背动脉搏动是否减弱是鉴别下肢动脉疾病和腰椎管狭窄症的重要特征之一，在不能触及足背动脉搏动或双侧足背动脉搏动有差异时，除了想到是否存在动脉疾病外，还要想到患者是否存在足背动脉变异所致的搏动差异，因为足背动脉变异时常存在双侧足背动脉搏动不对称，不明显或较弱，位置偏离正常位置等问题，此时应进一步进行动脉超声检查及血流图测定，以资鉴别，如果患者下肢血流正常则可能是足背动脉变异。

（四）足背区深部的静脉

足背区的深静脉均与相应的动脉伴行，一般均较动脉细或相等。静脉主干与浅静脉间的吻合少，在第1跖骨间隙基底部的穿支，为连接足背深静脉与足背静脉弓的主要途径。

临床应用要点：足部血供丰富，各动脉之间有丰富的吻合支，所以正常情况下单一动脉支结扎或断裂不会出现供血障碍，但在闭塞性脉管炎、糖尿病血管病变时各级血管存在硬化及闭塞，影响组织代谢，出现缺血表现，足背动脉搏动减弱甚至消失，由于足趾为肢体最远端部位，缺血后很难形成有效的侧副循环通路，易出现坏死，坏死后不会再生，需要截肢（图2-7-3）。

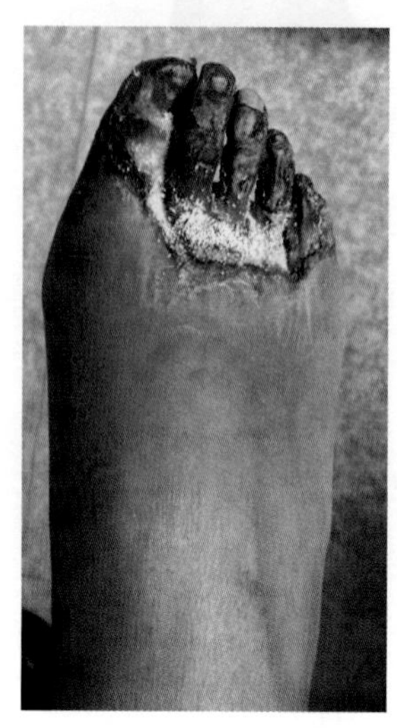

图2-7-3　糖尿病足趾坏死

第二节　足　底　区

足底内侧缘隆起，外侧缘、足跟和跖骨头区着地。后为足跟后缘，两侧为足内、外侧缘。

一、浅层结构

（一）皮肤和浅筋膜

足底皮肤由于各区负重和承受的压力不向，其结构亦有不同。在足跟、足外侧缘、跗趾基底部的皮肤厚且呈角化，这些部位是身体重力的支持点，容易因摩擦增厚而形成胼胝；其他部分则较薄，并很敏感，富于汗腺。浅筋膜内有许多纤维隔贯穿将皮肤与足底深筋膜紧密相连。纤维隔形成密闭的小房，小房内含脂肪，足跟部皮肤与跟骨及跟腱间有弹性脂肪组织为跟垫。跟垫是负重的重要结构，当足跟皮肤损伤时，常影响行动。

临床应用要点：足底皮肤通过纤维隔与深部的骨组织连接成一个整体，行走时使足底与足踝成一体，更加稳定。足受力点皮肤厚韧，当这些部位出现病变时切口要避开着力部位，否则术后局部易出现摩擦疼痛，对由于深部病变如骨突导致的局部胼胝，应以切除骨突为主，单纯的消除局部皮肤不能使胼胝消失。足跟处的跟垫具有很好的弹性，能够缓冲足底与跟骨之间的撞击力，作用犹如铁路钢轨与枕木之间橡胶垫。当体重太大时，跟垫负重大，会较早出现退变导致跟痛症，另外局部湿冷、外伤、劳累等各种因素均可导致跟垫病变而出现跟痛症。足底组织致密，在病变较小时触摸不清，局部炎症肿胀不明显，但可能出现足背肿胀。

所有支持足弓的肌肉除胫骨前肌腱外，均在足底起弓弦作用，而使足变短。在体重压力下，可使跗骨各关节互相交锁并挤压，体重的压力经距骨颈及距骨头传达至跗骨弓。在以上各肌中，最重要者为内侧的胫骨前、后肌腱及外侧的腓骨长、短肌腱，与足的内、外踝有关。

（二）足底的血管和神经

至足底的血管和神经为胫后动、静脉和胫神经的分支（图2-7-4）。

1. 动脉

（1）足底内侧动脉：自胫后动脉起始后，前行于跗收肌及趾短屈肌之间，主干开始位于跗展肌的深面，在分裂韧带下方约2.3cm处分为浅、深两支。

（2）足底外侧动脉：为胫后动脉的较大终支，自跗展肌深面入足底后，斜向外侧，足底外侧动脉初行于足底第1、2层肌肉之间，位于趾短屈肌的深面，至第5跖骨底的前外侧，在第5跖骨粗隆前1.5cm处，发出小趾固有趾底动脉后，即转而向内，行于第

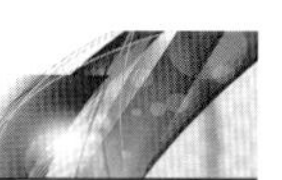

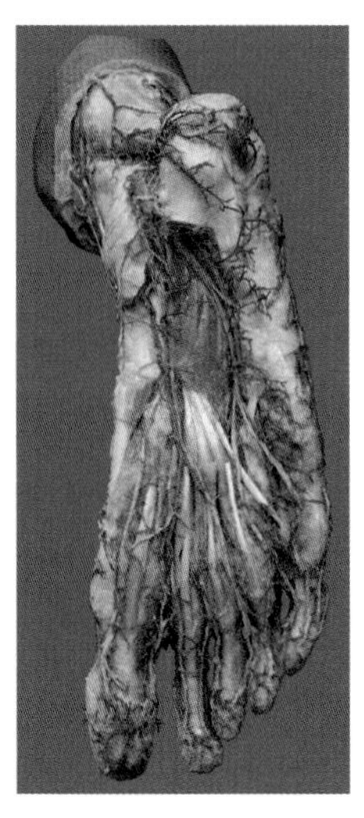

图 2-7-4　足底动脉

3 层及第 4 层肌肉之间。至第 1 跖骨间隙近端与足背动脉之足底深支吻合成足底弓。

足底外侧动脉和神经的位置是恒定的，动脉位于神经的外侧，而足底内侧动脉和神经的相互位置可以有不同变化，最常见者是动脉位于神经的内侧（59.5%），少见者是动脉位于神经的外侧（9.4%），或在神经的浅面（6.8%），也有时动脉在其起始部分成 2 支，分别位于神经的两侧（24.3%）。

在足底如沿趾短屈肌两侧沟切口，过深可能损伤血管。在足底内、外侧动脉中，以足底外侧动脉为重要，足底弓的血源主要来源于此血管。

2. 神经

（1）足底内侧神经：在分裂韧带深面发自胫神经，与足底内侧血管伴行，终末支趾底固有神经分布于内侧 3 个半趾的皮肤。先后发出踇趾内侧固有神经及第 1～3 趾底总神经，各神经又分为两条趾底固有总神经，分布于第 1～4 趾的相对缘。

（2）足底外侧神经：从胫神经起始后，与足底外侧动脉伴行，经踇展肌深面，斜向前外侧，行于趾短屈肌与跖方肌之间，至足底外侧沟处，前行至第 5 跖骨底处分为浅、深两支。此神经的趾底固有神经布于外侧 1 趾半皮肤。足底外侧神经供给足底大部分肌肉，损伤后所引起的后果远较足底内侧神经严重。

临床应用要点：由于足底肌几乎均有足底内外侧神经支配，跖管综合征可能出现足底肌萎缩，其中以踇展肌萎缩最为多见。跖管内肿瘤压迫足底内外侧神经及血管引起一系列症状体征（图 2-7-5），跖管综合征减压术时注意对足底内外侧神经及其分支的保护。足横弓对足底血管神经的保护具有重要意义，先天性踇指畸形造成的横弓塌陷使第 1 跖骨不能有效地负重，须由第 2 或第 3 跖骨替代负重，还有其他原因如体重过大、长途行走，足肌软弱等可能使横弓塌陷，前足增宽，这样第 2 或第 3 跖骨头负重压迫其跖侧横韧带及软组织而产生疼痛，疼痛部位就在跖骨头处，相对应的皮肤也会产生胼胝，这就是松弛性跖痛症。还有一种跖痛症发生在第 3、4 跖骨头之间，由于位于此处的第 4 跖神经长期受压、牵拉形成神经瘤或炎症而出现的局限疼痛，这就是压迫性跖痛症。这是因为第 4 跖神经位于此沟内，由内外侧跖神经组成，走行较为曲折，位置相对固定，又恰位于横韧带前缘，由足底急转至足背分支，所以行走时该神经支较其他神经支固定不易产生位移而容易受到刺激发生病变，从理论上讲其他神经也可以发生，但极少见。故可理解为压迫性跖痛症就是第 4 跖神经的卡压综合征。

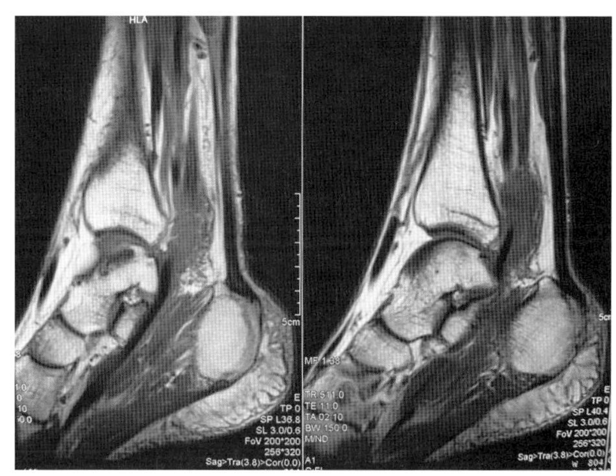

图 2-7-5　跖管综合征

跟骨的变异：载距突有时向后上方增大，与距骨体内侧面下方增大的骨块相连，称为距跟骨桥，两骨可完全愈合（图 2-7-6），有的以纤维软骨或纤维组织相连，甚至形成关节，这种变异可以产生某些临床症状。于跟骨、舟骨、骰骨三骨相连处，有时出现第 2 跟骨（ossa calcanei second）。

临床应用要点：跟骨骨折常见，复位困难，预后较差，移位及复位的判断标准以侧位片上的跟骨结节关节角（Bohler 角）和跟骨轴位片的跟骨宽度。跟骨内骨小梁的走行和分布规律是判断有无骨破坏的重要依据，跟骨病变时骨小梁及骨皮质破坏，失去原有的小梁影像，X 线片侧位和轴位片很重要，三维 CT 重建可以提供更多信息（图 2-7-7）。

（三）足舟骨

足舟骨（navicular bone）呈舟形，介于距骨头与

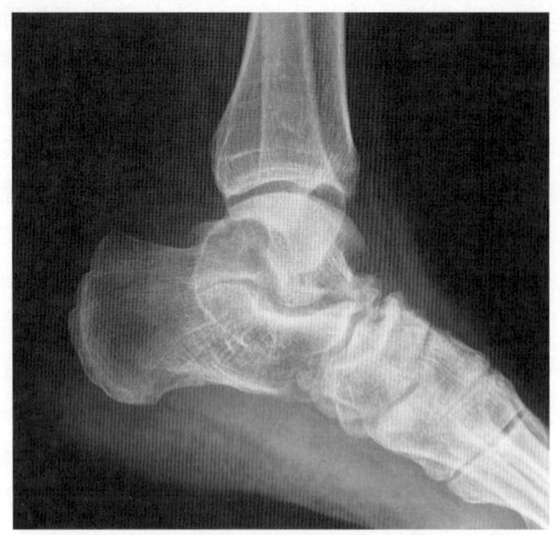
图 2-7-6　距跟骨桥

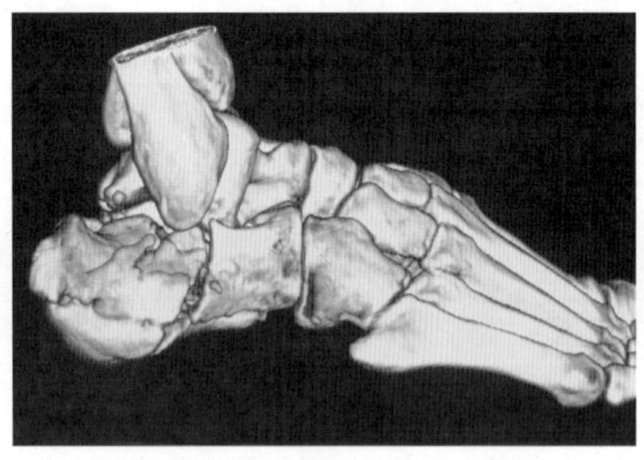
图 2-7-7　跟骨骨折(三维 CT)

三块楔骨之间,分为上、下、内、外、前和后面。

足舟骨的变异:副舟骨(图 2-7-8)或胫外侧骨(external tibial bone)位于舟骨内侧的附近,多为双侧,常在扁平足患者见到。舟上骨多位于舟骨的后上方附近,其两侧常对称。此外,可出现舟骨与距骨愈合;舟骨粗隆异常增大及舟骨粗隆骨骺分离,后两种变异往往是形成青少年扁平足的原因。

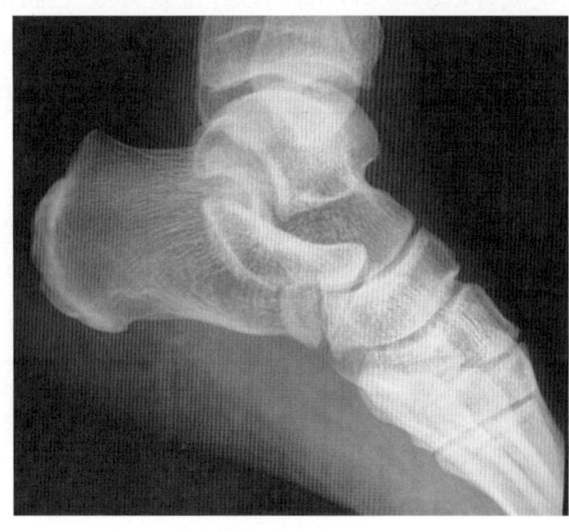
图 2-7-8　副舟骨

临床应用要点:副舟骨畸形常见,常在足内侧出现一骨性隆起,可以有压痛,X 线可以见到游离的圆形或三角形骨块,其边缘光滑,舟骨的相对缘与之平行并光滑,与骨折线明显不同(图 2-7-9),注意鉴别;舟骨缺血性坏死往往表现为变扁并继发跗足骨间骨关节炎(图 2-7-10)。

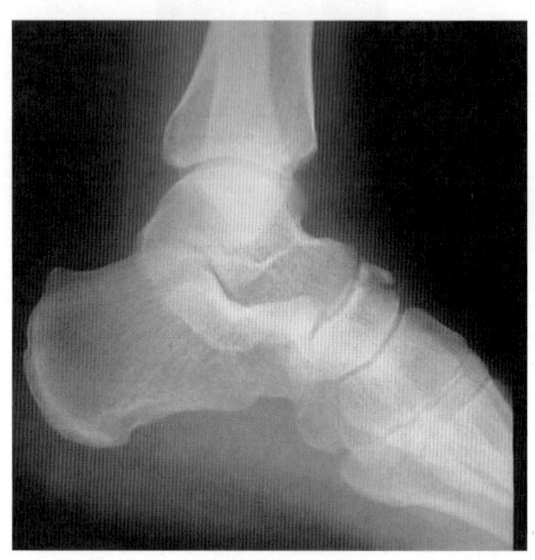
图 2-7-9　足舟骨骨折

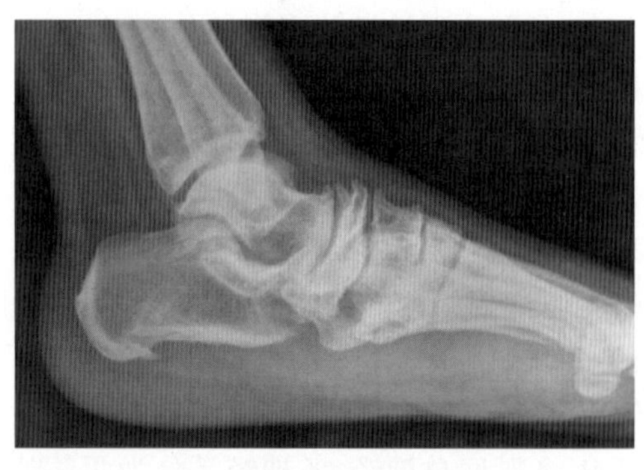
图 2-7-10　足舟骨坏死

(四) 楔骨

楔骨(cuneiform bone)有 3 个,均呈楔形,位于足舟骨与第 1、第 2 及第 3 跖骨之间。

楔骨的变异:介于内侧楔骨与中间楔骨之间,有的出现楔间骨(ossa intercuneiformia),似豌豆大小。楔骨与骰骨之间,楔骨与跖骨或舟骨之间,有时相互愈合。

(五) 骰骨

骰骨(cuboid bone)呈不规则的立方形,居足的外侧缘,前面较窄,由一垂直的微嵴,分为内、外部,分别与第 4 及第 5 跖骨底相关节。

骰骨的变异:骰骨有时与跟骨或足舟骨愈合。在骰骨的下方,腓骨长肌腱内,有时可出现小骨块,

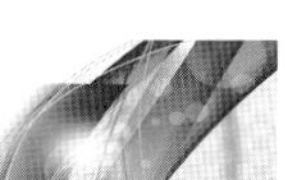

称为副腓骨(ossa peronea accessoria)(图 2-7-11),需要与骰骨骨折相鉴别(图 2-7-12)。

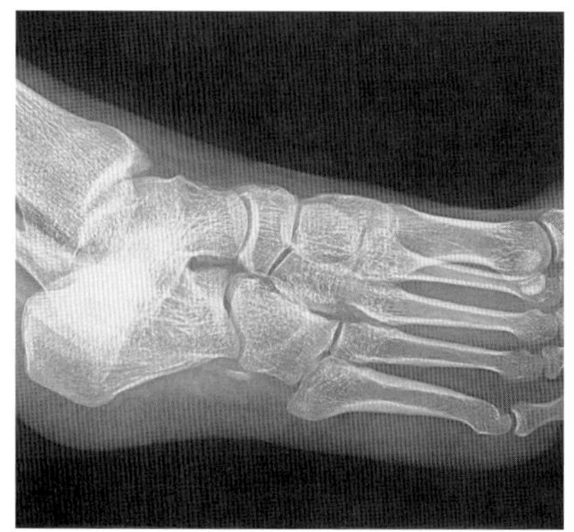

图 2-7-11 副腓骨

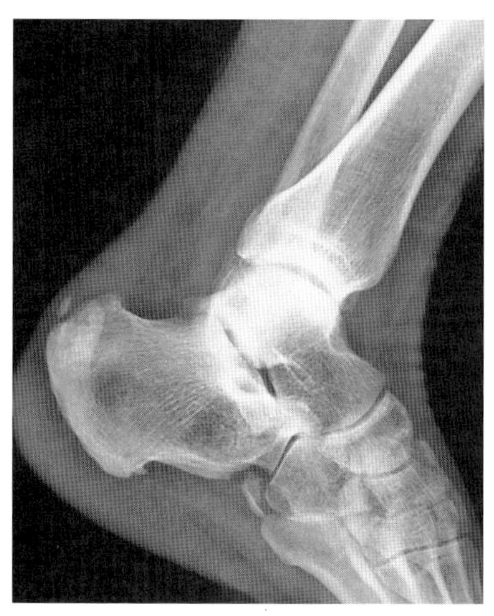

图 2-7-12 骰骨骨折

临床应用要点:跗骨间相互形成关节,非常稳定,可以将跗骨作为一个功能整体,由于这些骨呈块状,所以很少出现骨折,但在强大暴力下常表现为脱位和韧带附着处撕脱骨折,这种骨折片往往很小,易漏诊,应注意识别(图 2-7-13,图 2-7-14)。

二、跖骨

跖骨(metatarsal bones)为短管状骨,共有 5 个,位于跗骨与趾骨之间。

跖骨的变异:于第 1 及第 2 跖骨之间,有时出现跖间骨(ossa intermetatarseum)多为双侧,跖间骨可分别与第 1 跖骨或第 2 跖骨愈合。第 1 跖骨有时很短。

临床应用要点:跖骨属长骨,髓腔中间细小两端膨大,骨皮质于骨干中部最厚,表面有骨膜附着,骨膜正常不显影,但在疲劳骨折、骨髓炎、骨样骨瘤时骨膜增生出现骨膜反应,对临床诊断有参考意义(图 2-7-15)。

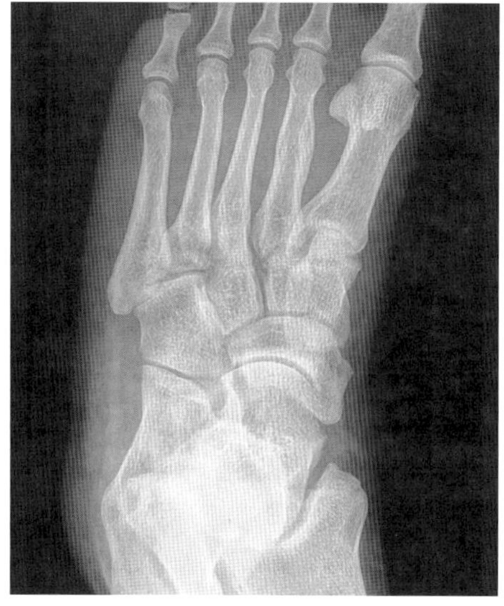

图 2-7-13 楔骨间关节脱位

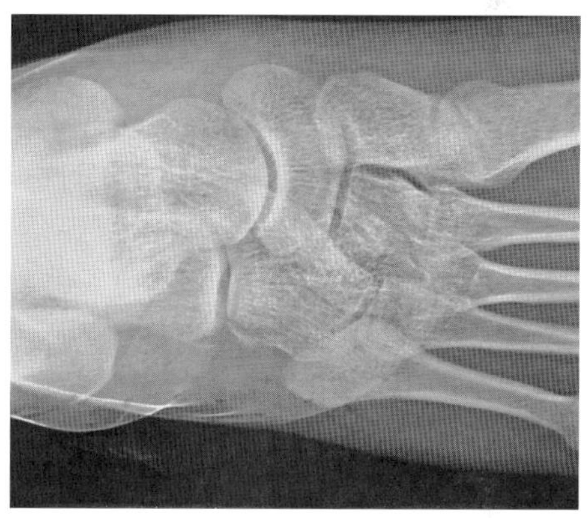

图 2-7-14 楔骨骨折

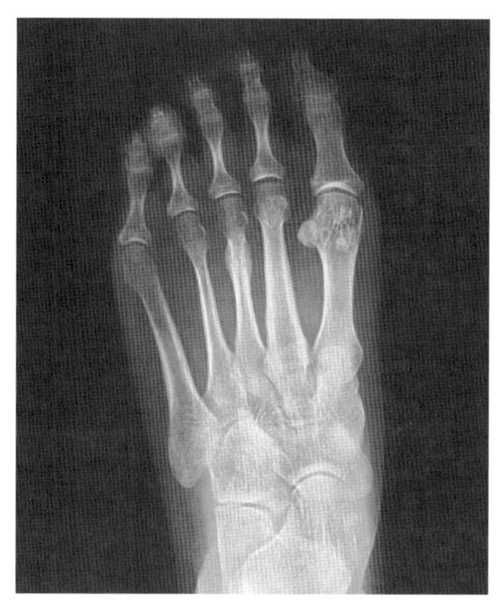

图 2-7-15 跖骨疲劳骨折

第2、3跖骨常由于过度负重导致疲劳骨折，外伤可以造成跖骨骨折，治疗跖骨骨折需要复位及内固定。

三、趾骨

趾骨(phalanges of toes，phalanges of foot)总数为14个，除踇趾为2节外，其他各趾均为3节。每节趾骨都与指骨相似，分为趾骨底、趾骨体和趾骨头，顶端为趾骨滑车。

第三节　足的关节和韧带

26块足骨间形成许多关节，具有活动和减轻振荡的功能，足的骨和关节经常作为一个整体发挥作用，当某个或某些关节发生病变时，除影响足的活动，还可影响身体的平衡。足的关节包括跗骨间关节、跗趾关节、跖趾关节和趾关节。足部的韧带有关节副韧带、骨间韧带和独立的韧带，这些韧带对关节活动、维持足弓起重要作用，有的韧带还参与关节的构成。

一、跗骨间关节

跗骨间关节(intertarsal joints)由各相邻跗骨间相互形成关节，除具有关节囊和副韧带外，由于足功能的需要，不少关节间有骨间韧带，以加强跗骨间关节的牢固性，但也限制了各关节的活动。跗骨间关节包括距跟关节、距跟舟关节、跟骰关节、跗横关节、楔舟关节、楔骨间关节、舟骰关节与楔骰关节等。

临床应用要点：跗骨之间的关节或连结对于维持足的稳定起到重要作用，熟悉这些关节对于跗骨间脱位的诊治有重要意义，一般情况下，跗骨间关节间隙较窄，关节面对应、平行，脱位时这种解剖关系消失，可以根据压痛部位结合X线所见确诊。治疗跗骨间脱位应在整复后内固定加外固定直到愈合。如不复位畸形愈合会遗留创伤性关节炎导致足痛，影响行走(图2-7-16)。

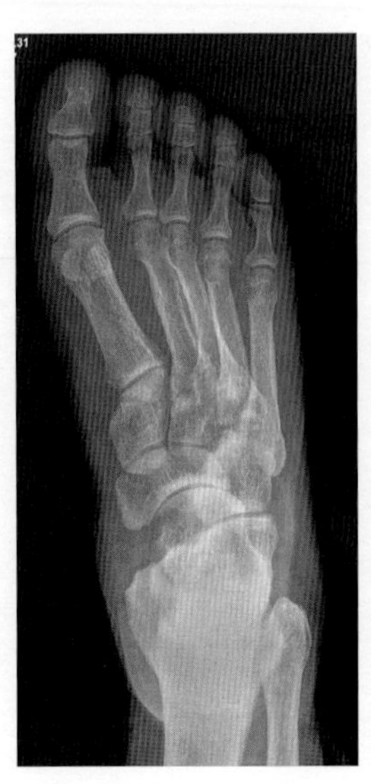

图2-7-16　跗骨间脱位

二、跗跖关节

跗跖关节(tarsometatarsal joint)或Lisfrance关节，可分三部分，分别位于内侧楔骨前面与第1跖骨底之间，中间、外侧楔骨前面与第2、3跖骨底之间及骰骨前面与第4、5跖骨底之间。

三、足弓

足弓(arch of foot)由足骨的跗骨、跖骨及其连结的韧带，形成凸向上方的弓。足弓有纵弓和横弓。

(一) 纵弓

纵弓可分内侧纵弓和外侧纵弓。

1. 内侧纵弓　由跟骨、距骨、舟骨、3个楔骨、第1～3跖骨及籽骨以及各骨间的关节所成。内侧纵弓的后端在跟骨结节，前端在第1～3跖骨头处，弓顶位于距骨头和舟骨下面，于直立姿势时，有前后2个支点(负重点)，前支点为第1～3跖骨头；后支点位于跟结节的下面。内侧纵弓主要由胫骨后肌、趾长屈肌、踇长屈肌、足底的小肌、跖腱膜及跟舟足底韧带等结构维持。由于此弓的曲度较大，而且弹性较强，故有缓和振荡的作用。内侧纵弓的高径：男性为47.2mm；女性为40.8mm。

2. 外侧纵弓　由跟骨、骰骨和第4～5跖骨及其间的关节构成。外侧纵弓较低，其最高点为距跟关节及跟骰关节。维持外侧纵弓的结构主要有腓骨长肌、小趾的肌群、足底长韧带及跟骰足底韧带等。此弓曲度较小，弹性较弱，主要与维持身体的直立姿势有关。外侧纵弓的高径：男性为22.7mm，女性为21.0mm。

（二）横弓

由各跖骨的后部和跗骨的前部构成，由于各骨的背面宽，跖面窄，连结在一起后，跖侧面形成深凹，内侧缘高，外侧缘低，当两足并拢后，即合成一完整的拱形横弓。其宽度男性为6.6～9.8cm，女性为6.3～8.8cm。横弓主要由腓骨长肌腱和䠀收肌的横头等结构维持。

足弓具有弹性作用，可缓冲行走时对身体所产生的振荡，同时还有保护足底的血管和神经避免受压迫等作用。如维持足弓的组织过度劳损、先天性软组织发育不良或骨折损伤等，均可导致足弓塌陷，形成扁平足（图2-7-17）。

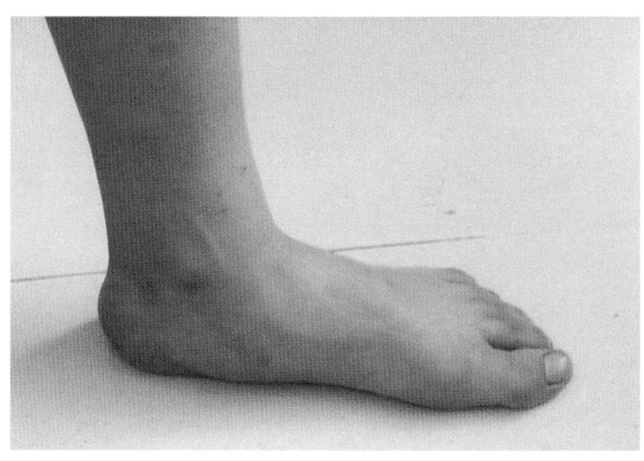

图2-7-17　扁平足

临床应用要点：足痛临床常见，前足痛多由于横弓塌陷引起的足受力异常所致，常在着力点有胼胝，可根据此特点分析疼痛原因，足骨异常也是重要原因之一，可以拍片证实。跟痛症多由于跟垫炎或跖腱膜炎引起，与骨质增生并无直接相关，可以拍片观察有无跟骨骨刺（图2-7-18），MRI可以显示跟垫（图2-7-19），可以除外一些肿瘤等疾病。

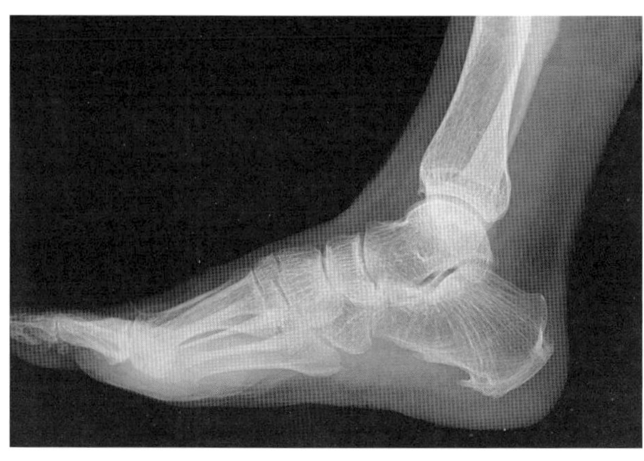

图2-7-18　跟骨骨刺

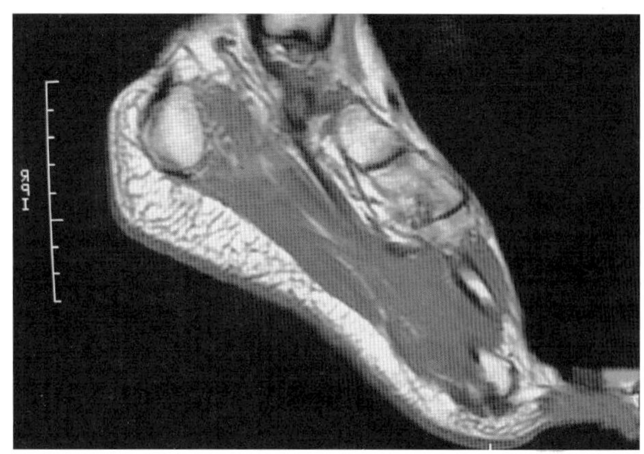

图2-7-19　跟垫（MRI）

（杜心如）

参考文献

1. 刘海昌，黄显军，夏春林，等．腓深神经和足背动脉关系在足背复合组织瓣中的意义．中国临床解剖学杂志，2008，26（6）：604-606，611
2. 张奉琪，张英泽，潘进社，等．䠀长伸肌腱移位治疗䠀外翻的应用解剖学．中国临床解剖学杂志，2007，25（1）：39-42
3. 朱跃良，徐永清，丁晶，等．足韧带的解剖学研究及其临床意义．中国临床解剖学杂志，2008，26（6）：607-611
4. Aktan Ikiz ZA，Ucerler H. The distribution of the superficial peroneal nerve on the dorsum of the foot and its clinical importance in flap surgery. Foot Ankle Int，2006，27（6）：438-444
5. Mitra NK，Habbal OA，El-Hag AH，et al. Bilateral Absence of the Arcuate Artery on the Dorsum of the Foot：With anomalous origin of dorsal metatarsal arteries. Sultan Qaboos Univ Med J，2007，7（2）：153-155
6. Singh BN，Burmeister W，Machado K，et al. Variations of the origin of the arcuate artery. J Am Podiatr Med Assoc，2013，103（3）：181-184
7. Mahato NK，Murthy SN. Articular and angular dimensions of the talus：inter-relationship and biomechanical significance. Foot，2012，22（2）：85-89
8. Mahato NK. Morphology of sustentaculum tali：Biomechanical importance and correlation with angular dimensions of the talus. Foot，2011，21（4）：179-183
9. Vazquez T，Rodríguez-Niedenfuhr M，Parkin I，et al. Anatomic study of blood supply of the dorsum of the foot and ankle. Arthroscopy，2006，22（3）：287-290
10. Wahee P，Aggarwal A，Harjeet，et al. Variable patterns of cutaneous innervation on the dorsum of foot in fetuses. Surg

Radiol Anat,2010,32(5):469-475

11. Donovan A,Rosenberg ZS,Bencardino JT,et al. Plantar tendons of the foot:MR imaging and US. Radiographics,2013,3(7):2065-2085

12. Tzika M, Paraskevas GK, Kitsoulis P. The accessory deep peroneal nerve: a review of the literature. Foot, 2012, 22(3):232-234

13. 杜心如,徐永清. 临床解剖学丛书——脊柱与四肢分册. 北京:人民卫生出版社,2014,308-333

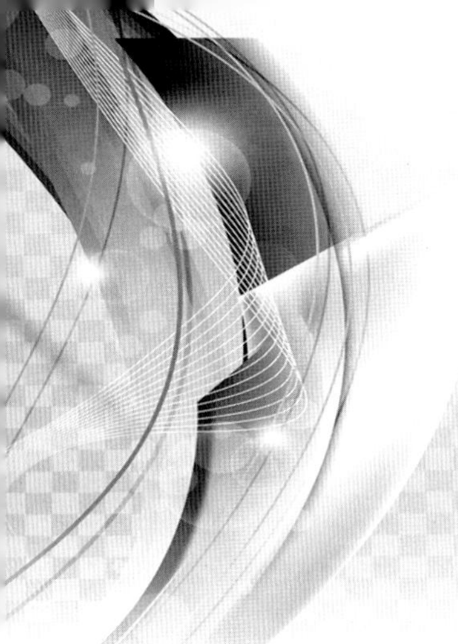

第三篇
脊　柱　篇

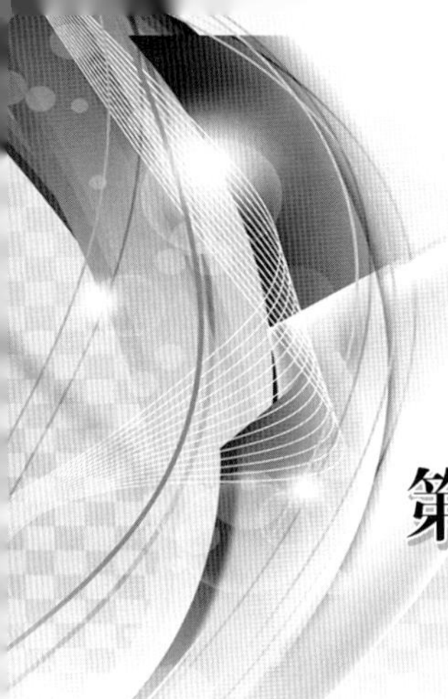

第一章　脊柱的基本结构及连结

脊柱作为人体中轴骨，直立时起到承重，行走时传导应力，缓冲振荡等作用，同时保护了脊髓脊神经及内脏。其结构特点有相同之处，也有所区别。

第一节　脊柱体表标志

一、整体体表标志

沿脊柱后正中线可以通过触摸辨认棘突（spinous process）。双上肢自然下垂，双肩处于自然位置，正常情况下，双侧肩峰及正常的肩部圆隆的轮廓等高对称，双侧斜方肌外缘所形成的颈后侧轮廓对称，双侧斜方肌外形一致。先天性高肩胛症患者其颈部不对称。斜方肌瘫痪或斜颈时这种对称特点也消失（图 3-1-1）。

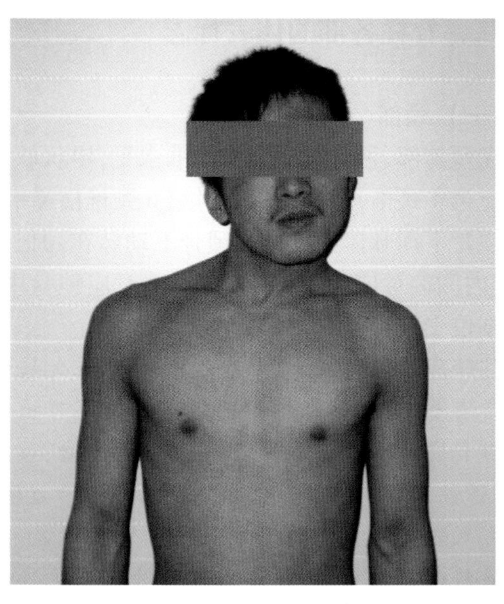

图 3-1-1　斜颈外形

枕骨后正中突起为枕外隆凸（external occipital protuberance），有的枕外隆凸特别明显，呈一骨性隆起（图 3-1-2），此时应注意与骨瘤相鉴别。一般情况下，枕骨骨瘤多不在后正中位置，借此可予鉴别。沿枕外隆凸向两侧触摸，可摸到另外一个隆起，此处为上项线的外侧端，是斜方肌在枕骨的附着处，此处也是枕动脉（occipital artery）和枕大神经（greater occipital nerve）浅出筋膜的部位。枕大神经卡压症患者，此处可有压痛，Tinel 征阳性，高血压患者此处有时也有明显压痛，按摩此处疼痛可缓解。下颈椎的棘突可以触摸，其中以第 7 颈椎棘突最为明显，可作为定位的标志，但有的第 6 颈椎棘突和第 1 胸椎棘突较大，触摸时也特别明显，所以临床上要注意这种变异，以免发生定位错误。

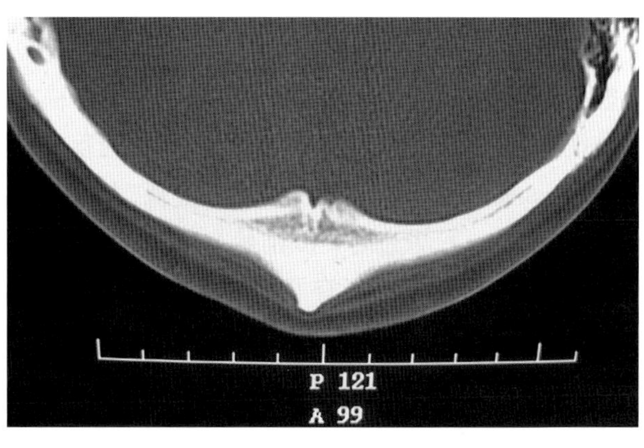

图 3-1-2　巨大枕外隆凸（CT）

肩胛骨内侧缘可触及，在上肢自然下垂状态时，双侧肩胛内侧缘纵行，几乎与后正中线平行，表面光滑，可触及附着在其上的大、小菱形肌，菱形肌劳损的患者此处可有压痛点。肩胛骨内侧缘上方可触及肩胛骨上角,此处是肩胛提肌附着部位,颈肌或肩胛提肌劳损的患者常在此处有压痛,在肩胛骨内侧缘的下端可触摸到肩胛骨下角,是前锯肌附着在肩胛骨的部分。当前锯肌瘫痪时,肩胛下角及肩胛内侧缘常向后翘起,如果嘱咐患者双手推墙,则翘起更明显。

在肩胛骨表面可触摸到冈上肌、肩胛冈(scapular spine)及冈下肌、大圆肌,体质消瘦患者其表面标志明显,一目了然;体胖患者多不明显。一般情况下,双侧肩胛上角(superior angle of scapula)连线平第2胸椎棘突水平,双侧肩胛下角(inferior angle of scapula)连线平第7胸椎棘突水平,双侧肩胛骨对称。胸椎棘突排列整齐,从后观呈一纵行隆起,而双侧竖脊肌亦对称分布在其两侧,用手指自上而下逐个触摸棘突,可感知棘突及附着于其上的棘上韧带。棘上韧带损伤或炎症时,可在某一棘突部位有压痛和叩击痛。由于棘上韧带位置表浅,常常触及韧带的剥脱感或弹响、滑动,压痛程度大于叩击痛。单个棘突偏离多可能是棘突发育偏斜,无明显临床意义。正常情况下,双侧胸廓对称,对于体瘦的患者,可以清楚地触摸到肋骨,双侧肋骨对称,最下方可触摸到第12肋及第11肋末端,这可以作为计数肋骨的定位标志,但有的第12肋骨发育短小或缺如而不能摸到,此时可能将第11肋误认为第12肋而发生定位错误,故需结合胸椎正侧片所显示的肋骨形态的影像特点进行定位,以免误判。

在腰部,中线两侧可触摸到粗壮的竖脊肌,呈纵行肌性隆起。后正中线多凹陷成一纵沟,这是由于向前生理弯曲和双侧肌隆起共同形成的,腰椎棘突及棘间韧带在此沟内排列,在竖脊肌中部的外侧可触及深面的第2、3腰椎横突末端,第3腰椎横突综合征患者此处有深压痛。在腰骶部可见到菱形的凹陷(Micheal region),其外侧为髂后上棘,上部为第4、5腰椎棘突,下部为第2骶椎棘突,腰骶后凸畸形时此凹陷消失,髂嵴与竖脊肌交界处为竖脊肌的外侧缘,腰肌劳损时此处常有压痛,第4、5腰椎棘突可以触及,腰椎间盘突出症的患者常在第4、5腰椎棘旁有压痛和叩击痛。

正常脊柱从后面看是直线,即枕外隆凸、胸腰棘突至骶骨棘突连成一直线。脊柱侧弯时,此直线变成了曲线,脊柱的一段或几个棘突偏离中线,向侧方弯曲。另外在矢状面上往往伴有胸后凸生理弯曲减少或消失,腰椎的旋转等病理改变,所以脊柱侧弯(scoliosis)是一种三维畸形(图3-1-3)。脊柱侧弯时双肩峰不等高,双侧肩胛骨不等高,不对称,双肩胛下角不在同一平面;脊柱侧弯患者一侧胸廓向后隆起,另一侧向前方旋转,这在弯腰时显得特别明显,被称为剃刀畸形。这是由于侧弯时胸椎相连的肋骨向后旋转所形成的。

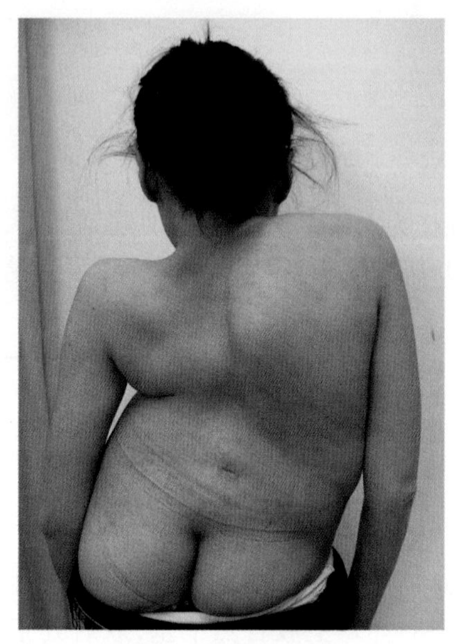

图3-1-3 脊柱侧弯

临床应用要点:临床上有人将棘突偏斜作为一种疾病并声称能够通过手法按摩使之纠正复位,这是不可能的,是一种错误观点。

二、脊柱各部的体表标志

(一) 颈部

在颈前部,舌骨对应第3颈椎水平,甲状软骨上缘对应第4颈椎,环状软骨正对第6颈椎横突平面。

锁骨下动脉体表投影 锁骨下动脉在颈根部走行,其内侧端对应胸锁关节,外侧端对应锁骨中点,其顶端位于锁骨上1~1.5cm处。

临床应用要点:肌营养不良患者中,一侧胸锁乳突肌常有萎缩;肌萎缩侧索硬化症患者也可出现一侧胸锁乳突肌萎缩;先天性肌性斜颈的患者,该肌挛缩,其弹性消失,代之以硬结或条索样物,触之硬韧,这在成人或年龄较大的儿童斜颈中较为明显,而在非肌性斜颈则不明显,此体征可作为鉴别肌性斜颈和骨性斜颈的特点之一。

(二) 胸部

胸前部正中最上端可见到胸骨上端的颈静脉

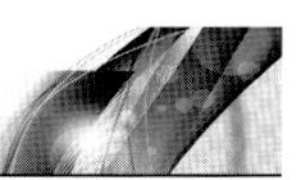

切迹(jugular notch)及双侧胸锁关节,一般情况下,颈静脉切迹水平相当于第2胸椎水平,两侧胸锁关节深面有大血管通过。胸骨柄最突起处为柄体交界处的胸骨角(sternal angle),此处相当于第4胸椎水平。胸骨角处的两侧为第2肋软骨,可作为计数肋骨的标志。在胸骨的两侧可以依次触到肋骨及肋间隙,在男性胸大肌发达,乳头一般位于锁骨中线第4肋间隙处,女性由于乳房发育状况不同,其乳头位置多变。在胸骨下端可触及剑突(xiphoid process),深压剑突则有不适感。胸骨下陷的患者此处常呈一明显凹陷,剑突畸形患者可见巨大而外突的隆起。

正常情况呼吸时胸廓均匀扩张,肋骨上下移动,深呼吸时更加明显,强直性脊柱炎时,由于肋椎关节受累而影响肋骨的运动,所以呼吸时肋骨活动幅度减小,可以用通过乳头水平的胸廓周径大小变化来测定呼吸动度,称呼吸差,即吸气与呼气时胸廓周径差值。呼吸差的正常值范围为6~8cm,如果小于4cm,表明肋椎关节受累,对强直性脊柱炎有诊断意义。严重病例,呼吸差仅为1~2cm。脊柱侧弯的患者由于胸廓变形,所以双侧乳头也不对称而发生相应的改变(图3-1-4)。颈髓完全损伤的患者肋间肌麻痹,胸廓不能扩张,胸式呼吸消失。

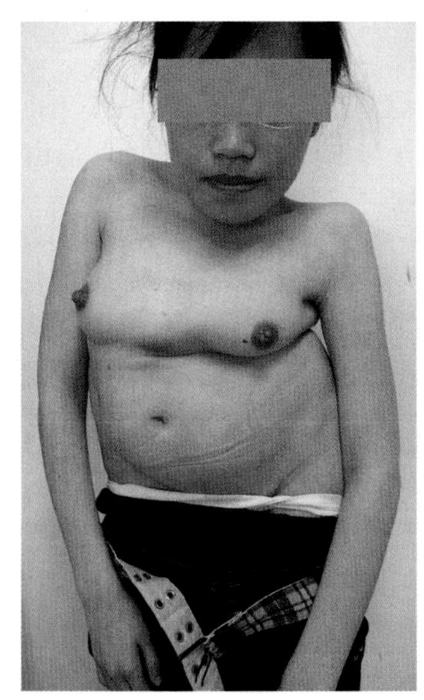

图3-1-4 脊柱侧弯胸部不对称

(三)腹部

腹部与腰椎相对应,可以理解为腰椎的前部分。体瘦及腹肌发达者可见到明显腹直肌(retus abdominis)、腹正中线,甚至腱划(tendinous intersection)。而体态肥胖者则只见到膨隆的腹部。在我国由于近年肥胖人群的攀升,腹部脂肪堆积,使腹部的触摸较为困难。国人体胖者多为上腹膨隆明显,下部脂肪下垂,甚至遮盖会阴部,这在老年人明显。

脐(umbilicus)的位置较为固定,一般位于第3、4腰椎水平。在下腹部可触及髂嵴及髂前上棘,腹壁在髂嵴处附着较为紧密。髂嵴为常用取骨部位。髂前上棘下方1cm处为股外侧皮神经主干走行部位,在下腹正中可触及耻骨结节,耻骨结节与髂前上棘连线为腹股沟韧带(inguinal ligament),该韧带中点处可触及明显搏动,即为股动脉。此搏动的外侧为股神经走行部位,其内侧为股静脉走行部位。

临床应用要点:由于性别差异,髂嵴形态不同,双侧髂嵴最高点连线水平也有所变化。如果该水平与第4腰椎体下缘相当,说明L_5所处位置较深,男性多见。如果该水平与第5腰椎中下部相对,说明第5腰椎所处位置较高,女性多见。在第5腰椎位置较深的病例,其$L_{4\sim5}$椎间盘突出症发生率较高,而$L_5 \sim S_1$椎间盘突出的发生率较低;而第5腰椎位置较高的患者,其$L_5 \sim S_1$椎间盘突出症的发生几率较高。因此,可以结合腰椎正位片及骨盆片来确定腰椎定位,这对腰椎手术定位及判断腰椎间盘突出症的部位及高危因素有临床意义。

(四)骶尾部

在尾部可触到明显的骨性物,即为尾骨末端。向上可触及骶骨外侧角,双侧骶骨外侧角连线相当于骶管裂孔(sacral hiatus)的部位,此孔是骶管麻醉及骶管注射的部位。巨大尾骨者可触到明显的骨性物,有时尾骨向侧方倾斜,多无明显症状,属于正常变异。

骶骨骨折及骶骨巨大肿瘤患者,骶尾部有明显的压痛和叩击痛。由于骶骨肿瘤在X线显示不佳,常被误诊,临床需注意,及时进行CT、MRI检查。尾骨骨折患者,尾骨有明显触痛和叩击痛,骶尾骨交界处即相当于骶尾关节,骶尾韧带损伤的患者骶尾关节两侧处有压痛。正常情况下,尾骨尖端不会低于双侧坐骨结节水平。

第二节 椎骨及其连结

正常情况下，椎体上下终板平行，同一节段的椎弓根对称。椎体及椎弓根等正常形态对于疾病鉴别有重要临床意义。压缩性椎体骨折的椎体上下终板不平行而成角状倾斜；爆裂椎体骨折的椎体除在矢状径和横径上失去原有的轮廓外，比相邻上下椎体都大，但高度比上下椎体小；骨质疏松骨折时椎体上下终板均向椎体内凹陷；肿瘤破坏椎体骨小梁及骨皮质但不会破坏终板及椎间盘，而椎体结核却常常破坏椎间盘，使相邻椎间隙变小甚至消失，这是脊柱肿瘤与结核的重要鉴别点之一；椎体前面上下缘是退行性变的好发部位（骨质增生），也是强直性脊柱炎肌腱附着点被破坏的部位，骨质增生可使椎体前面凹陷更加明显，而强直性脊柱炎则由于椎体上下缘被侵蚀而呈现方椎畸形。正常椎弓根同节段左右对称，同侧则排列成一条直线，当椎体爆裂骨折合并椎板骨折移位时椎弓根间距变大；肿瘤破坏椎弓根时椎弓根正常影像消失。椎弓根上切迹浅而下切迹深，这种特点可以在手术影像定位中帮助辨认椎体的头侧或者尾侧。

一、椎骨的结构

椎骨内部为海绵状的骨小梁，外壳是一层骨密质（骨皮质），有许多血管孔穿过。椎体内的骨小梁丰富，椎弓及其突起处则较少。椎弓及其突起骨皮质处厚。椎体内有 1～2 个大的、前后方向的椎体静脉管（图 3-1-5）。由于椎体以骨松质为主，故沿脊柱长轴的过大压力可造成椎体前部塌陷，即压缩性骨折，骨质疏松时即使外力很小骨折也会很明显（图 3-1-6）。

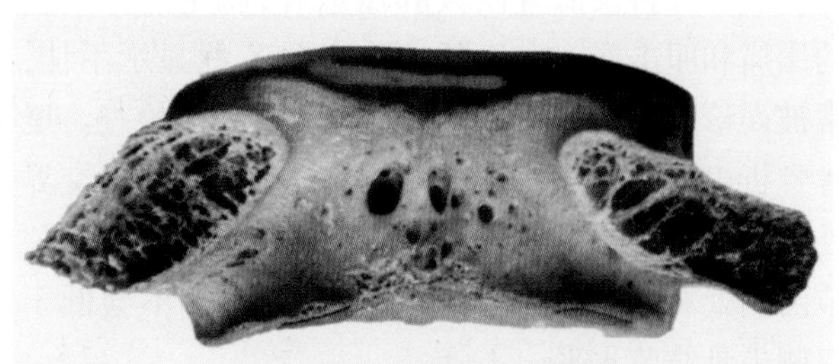

图 3-1-5 椎体静脉管

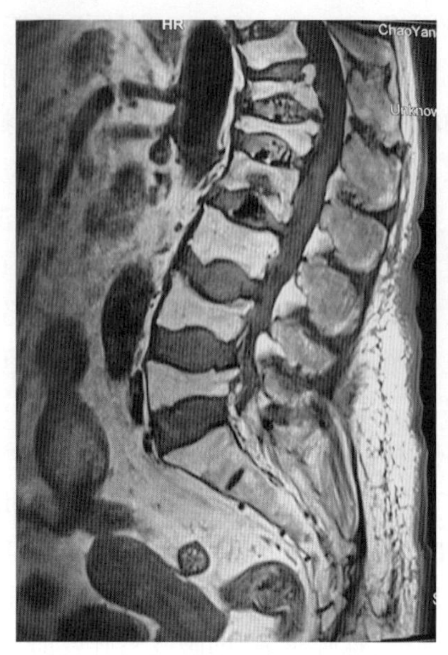

图 3-1-6 骨质疏松性压缩性骨折

二、椎骨的连结

（一）椎体间连结

椎体间连结结构包括椎间盘和韧带。椎间盘位于相邻两椎体之间，韧带纵行附着在椎体和椎间盘的前、后面，将二者连在一起。

1. 椎间盘 椎间盘共有 23 个。椎间盘通过薄层的透明软骨与椎体相连。椎间盘是由软骨终板、纤维环和髓核三部分构成（图 3-1-7）。

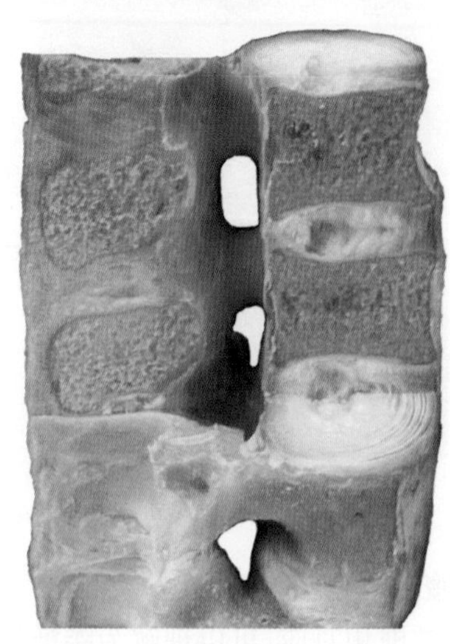

图 3-1-7 椎间盘的结构（矢状切面）

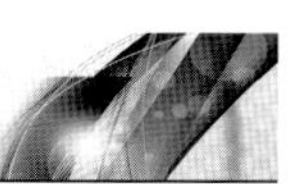

椎间盘的高度：椎间盘的形状影响脊柱的继发弧度构成。不同部位的椎间盘高度不一，即使在同一椎间盘，其高度亦不一。

由于颈椎和腰椎的椎间盘前厚后薄，因而构成颈椎和腰椎的生理前凸。胸椎椎间盘前后部近乎同一厚度，由于胸椎椎体本身的形状，使胸椎呈生理后凸。腰骶角受 L_5 ~ S_1 椎间盘影响，并因个体和男女性别而异。

腰椎间盘占脊柱腰段长度的 30% ~36%，颈椎间盘占脊柱颈段的 20% ~24%，胸椎间盘占脊柱胸段的 18% ~24%。这种椎间盘的形态不仅关系到脊柱的继发弧度，也直接影响到人体坐、立位的姿态和功能运动。

椎间盘节段的融合：相邻于脊柱融合的椎间盘节段，改变机械应力、改变了相邻的椎间盘的基质成分。椎间盘中多种溶质的浓度梯度以及分子合成和代谢，在短期制动内即受到很大程度的影响，这表明在融合后椎间盘代谢活性下降，可能有部分细胞死亡。

2. 椎间盘及其周围结构的影像学特点　椎体及附件在 X 线片可较好地显示，其正常形态在数字影像上很清晰；CT 在横断面更好地显示骨质情况，目前已成熟的三维 CT 技术可以将椎体等结构完整重建，还可以在横断面、矢状面、冠状面显示，对骨性结构的辨认特别直接，一目了然；MRI 在显示骨结构方面不如 CT，但在显示椎体及附件与脊髓神经根毗邻关系及骨髓变化方面有独到优势。

椎间盘在 X 线片上不显影，表现为椎间隙，颈椎正常椎间隙上下基本相等，胸椎也是如此，在腰椎椎间隙较大，自上至下逐渐增大，但腰骶椎间隙变小。椎间盘突出多不能在平片上发现阳性所见，结核易破坏椎间盘可表现为椎间隙变窄甚至消失同时伴有椎体破坏；先天性椎体分节不良，如融合椎椎间隙很窄但椎体无破坏；肿瘤不破坏椎间盘所以椎间隙正常。

（1）椎间盘及其周围结构的 CT 表现：CT 对确定脊柱骨性成分的细节最为清晰，能从影像学上精确的测量椎管的大小、椎骨的病变和神经根的形态。

1）椎骨：可显示椎骨各部。椎体由周围薄骨皮质和内部蜂窝状的骨松质组成。在轴状位椎体呈卵圆形或肾形，其后缘略平直或凹陷。在椎弓根层面，椎管呈环状骨性结构，而在椎板层面，椎骨呈不完整的环状结构。

2）椎间盘：通常椎间盘的周缘 CT 值比中央高。L_{1-2} ~ L_{4-5} 腰椎椎间盘的厚度为 8 ~ 13mm，L_5 ~ S_1 椎间盘厚度小于 10mm。CT 检查时，应先做 CT 腰椎和椎间盘定位片，层厚为 3mm 以下，方可清晰显示椎间盘形态。L_1 ~ L_2 ~ L_4 ~ L_5 椎间盘形态大致相似，呈肾形，CT 值在 50 ~ 110Hu。年轻人椎间盘后缘略凹，凹陷部分与后纵韧带的走行一致。随年龄的增长，后缘可变平直，与椎间盘的退变有关。L_5 ~ S_1 椎间盘在 CT 图像上与其他椎间盘表现不同，呈后缘较平直或轻度膨出。

3）关节突关节及韧带：CT 可显示出 2 ~ 4mm 的关节突间隙。当退变时可见关节突关节增生内聚和黄韧带肥厚，造成神经根管和椎管狭窄。

在 CT 图像上难以将前纵韧带、后纵韧带与椎体及椎间盘区分开，只有发生钙化时，可清楚显示为高密度影像。黄韧带在 CT 图像上的密度介于硬膜囊和椎间盘之间，与肌肉的 CT 值相似。腰椎黄韧带的厚度在 3 ~ 5mm，较颈段、胸段黄韧带厚。棘间韧带由于其邻近脂肪组织的衬托，在适当的层面可显示其较高的组织密度。

4）腰椎椎管的 CT 像：不同节段椎管的形态不一，L_1、L_2 腰椎椎管多呈卵圆形，L_3、L_4 腰椎椎管约为三角形，L_5 腰椎椎管的多呈三叶草形。腰椎椎管前后径为 17mm，横径为 24mm。L_4、L_5 和 S_1 侧椎管为侧隐窝，CT 图像清楚显示这些结构。在 CT 平扫时椎管内静脉丛不易与周围组织相区别，但增强扫描时，可使硬膜外间隙明显增强。在硬膜囊的前方和前外侧见到较明显的脂肪，尤其在侧隐窝处其硬膜外脂肪可达 3 ~ 4mm 厚。由于在神经根附近有较多的脂肪组织，在低密度的脂肪组织的衬托下，神经根及鞘在这些部位显示清楚。

（2）椎间盘及其周围结构的 MRI 像：

1）骨性脊柱：椎体大部分为骨松质组成，其内有骨髓基质，骨髓中水和脂肪分子及部分缓慢流动的血液，故 MRI 信号强度与骨髓内脂肪含量的多少有关。椎体边缘及附件的骨皮质在 T_1 和 T_2 加权上呈低信号，中央骨松质与正常椎间盘及脑脊液的信号相比，在 T_1 加权像上为较高信号，在 T_2 加权像上呈中等或略低信号。在脂肪抑制技术上呈低信号。在增强 MRI 中信号强度无变化。

在矢状面图像上，椎体的前缘及后缘可见条状前纵韧带及后纵韧带，在 T_1 加权像、T_2 加权像和部分旋转梯度回波图像上呈低信号。

椎间孔的界限是：①上、下方为椎弓根；②前外侧为椎体的后外方；③前内侧为椎间盘；④后外侧为上关节突关节。在 SE 序列横轴及矢状方位 T_1 加权像上，神经根表现为贴近椎弓根的由脂肪围绕的低信号。

2）椎间盘：在 SE 序列 T_1 加权像上，椎间盘中心部比周围部分信号强度略低，外周部分纤维环与前、后纵韧带汇合处的信号更低。在 T_2 加权像上信号强度恰好相反。纤维环和后纵韧带的信号相近，往往难以区分。髓核呈高信号。髓核的水分含量随年龄增长而减少，在 T_2 加权像上信号强度逐渐减弱。在 30 岁以上，90% 在 T_2 加权像上椎间盘中央见一呈水平走向低信号呈夹心饼干样征象，属退变。

3）椎管内结构：

硬膜外间隙：硬膜外脂肪在 T_1 及 T_2 加权像上呈高信号强度。硬脊膜为致密纤维组织，在 MRI 上，硬脊膜难与蛛网膜区分开。

蛛网膜下腔：充满脑脊液，在 L_2 以下蛛网膜下腔比较宽，在 T_1 加权像呈低信号强度，在 T_2 加权像呈高信号强度，明显高于脊髓，因而脊髓结构可清晰显示。

脊髓马尾：脊髓位于蛛网膜下腔的中央，其末端为圆锥，圆锥的末端可在矢状面图像上清楚显示，止于 L_1、L_2 腰椎平面。在 T_1 加权像呈中等信号强度，在 T_2 加权像信号强度比椎间盘和脑脊液低，为此二者易区分。脊髓的灰质与白质的 MRI 信号亦有不同，在横断面 T_2 加权像上，中央灰质呈 H 形高信号，而周围白质信号较低。脊髓圆锥向下移行为纤维性终丝。终丝的信号强度类似或低于脊髓信号。约 5% 的正常人终丝内含有不同量的脂肪，信号明显较高。马尾神经由上至下逐渐变少，旁正中矢状位显示神经根呈扇形从后上向前下方向延伸。正常腰椎椎间盘及其周围结构 CT 和 MRI 像（图 3-1-8）。

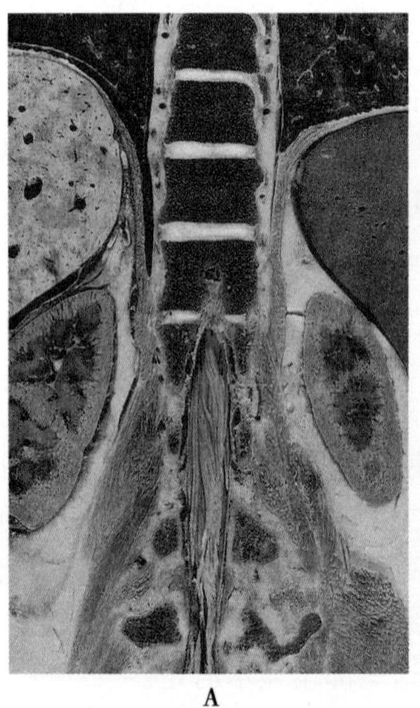

A

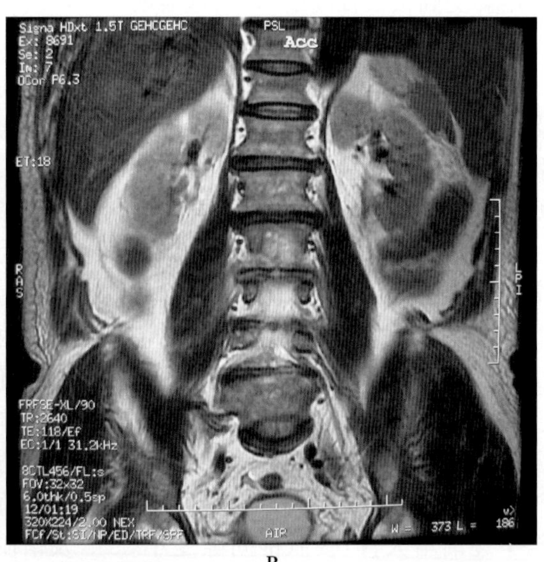

B

图 3-1-8　腰椎和椎间盘

A. 标本；B. MRI

（3）椎间盘变性：

1）纤维环断裂：纤维环断裂可引起腰背痛，同时还是纤维环膨出和椎间盘突出的原因之一。Yu 等人提出将纤维环断裂进行如下的分类：同中心断裂（concentric tears）相邻板层间有月牙状或卵圆形液体潴留；放射状断裂（radial tears）从纤维环表层至髓核全层断裂；横断裂（transverse tears）由于环状骨突（ring apophysis）近旁的 Sharpey 纤维断裂，Sharpey 纤维内有不规则的液体潴留。

MRI 可显示放射状断裂和横断裂两种，断裂部分在 T_2 加权像上呈高信号，称高信号区（high intensive zone，HIZ）。HIZ 与腰背痛有很高的相关性。在纤维环的 T_2 加权像上，纤维环内的高信号区不仅位于后部正中，还见于纤维环后外侧和外侧部（图 3-1-9）。

2）椎间盘纤维环膨出（bulging）：纤维环全部膨出多见于年轻人。髓核不移向纤维环断裂处，不形成椎间盘突出。椎间盘从相邻椎体的整个外缘轻微膨出，通常是非局限而是整体或左右对称性的膨出。没有变性和纤维环断裂的椎间盘从椎体外缘膨出不超过 2.5mm，超过该值多伴有纤维环断裂。

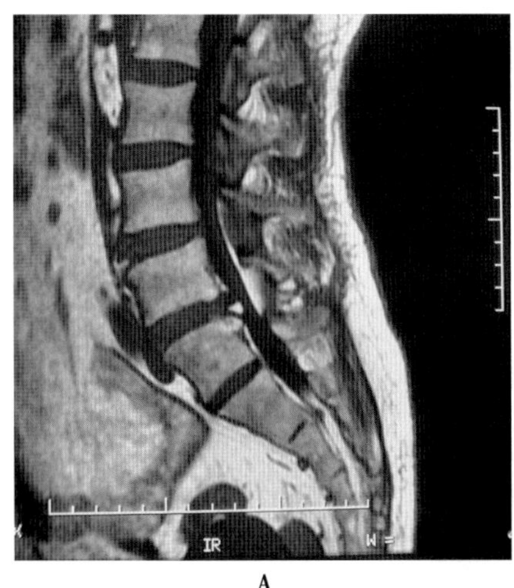
A

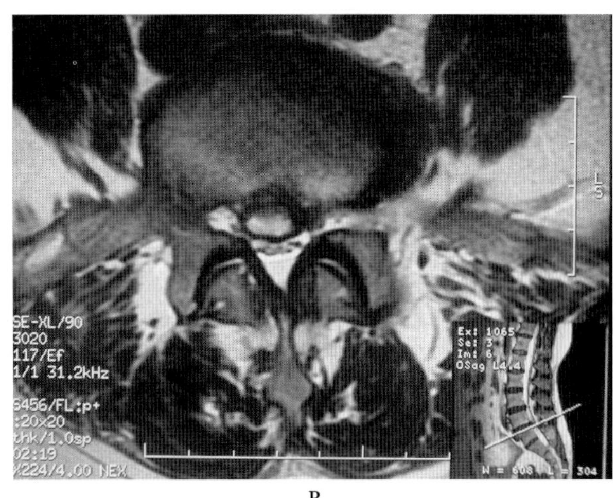
B

图 3-1-9　纤维环断裂($L_{4\sim5}$ HIZ 信号)
A. 矢状面;B. 横断面

3）软骨终板的退变:软骨终板随着年龄的增长而变薄、钙化和不完整。中年以后,软骨终板可发现裂隙。在大部分病例,这些裂隙开始于软骨终板中央和软骨终板与椎体之间,或软骨终板与髓核间。软骨终板薄弱处并存纤维环后部的小裂隙,成为髓核突出的通道。由于软骨下出血,纤维环退变,椎体边缘骨赘增生而形成椎骨的继发改变。

变性椎间盘邻近椎体(终板)可呈以下三种类型的信号改变(Modic Ⅰ~Ⅲ型),Ⅰ型 T_1加权像为低信号,T_2加权像为高信号;Ⅱ型 T_1加权像呈高信号,T_2加权像呈中等信号;Ⅲ型 T_1加权像与 T_2加权像均表现为低信号。上述三种类型的异常信号分别反映了它们相应的病理改变,Ⅰ型主要在邻近椎体的骨髓中出现血管化的纤维组织,使椎体 T_1、T_2弛豫时间延长;Ⅱ型由于邻近椎体中黄骨髓成分明显增多,致使椎体 T_1显著缩短,T_2也变短;Ⅲ型系骨质硬化,造成椎体 T_1延长、T_2缩短。X 线片可显示Ⅲ型的骨质硬化性改变,但尚不足以显示Ⅰ、Ⅱ型在病理上微妙的变化,它们在 X 线上无明显的骨质异常改变。

4）髓核的退变:20 岁以下的正常人椎间盘内髓核的含水量为 85%~90%,在生理退变过程中基质合成减少,含水量减少,致椎间盘变性、脱水,高度下降。MRI 呈 T_2加权像正常的高信号区缩小,矢状位可表现高信号区内条带样低信号——“夹心蛋糕”,随着退变的进展,髓核内 T_2和 T_1加权像均表现为低信号——“真空现象”或钙化。

(4）椎间盘突出症:

1）椎间盘突出的病理类型:椎间盘突出没有统一的分类,为制定治疗方案,一般按是否破出纤维环外层和后纵韧带以及是否与椎间盘相连进行分类(图 3-1-10~13)。

2）横断面上突出的方向分类:椎间盘突出除按突出程度进行分类外,从诊断和治疗的角度还要根据横断位像上突出的方向进行分类。根据横断位像上突出方向进行椎间盘突出分类为:①后正中型;②外侧型;③椎间孔内外侧型;④椎间孔外外侧型。

突出类型和临床症状之间的关系:颈椎和胸椎的后正中型椎间盘突出引起脊髓病变,后外侧型椎间盘突出引起神经根病变。腰椎的后正中型椎间盘突出引起多个神经根和马尾受损,后外侧型引起单个神经根受损。临床上接近 90% 的腰椎间盘突出部位在椎间盘的后外方。其主要的病理变化是压迫

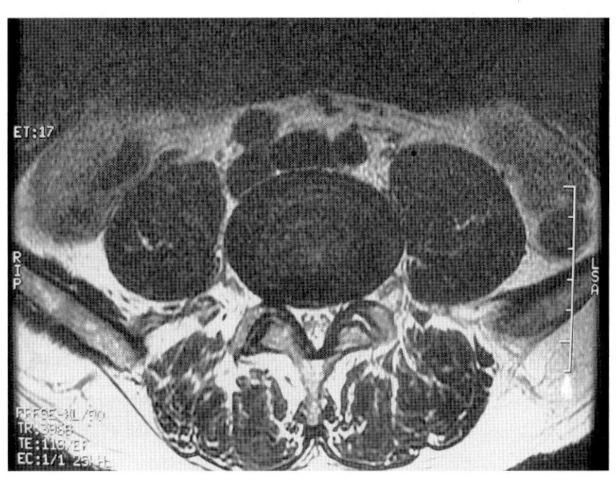

图 3-1-10　椎间盘膨出

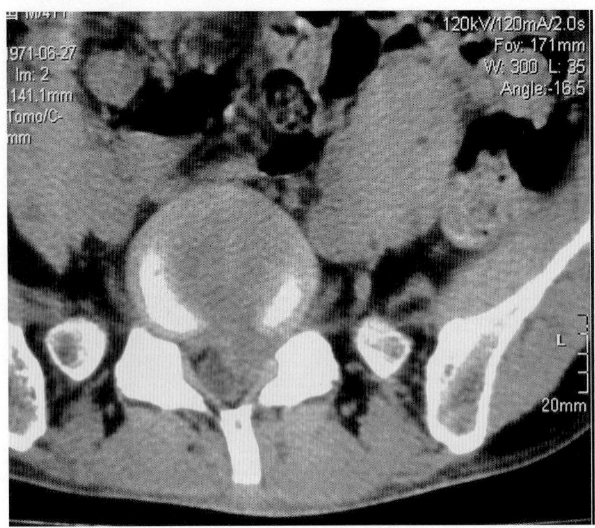

图 3-1-11 椎间盘突出

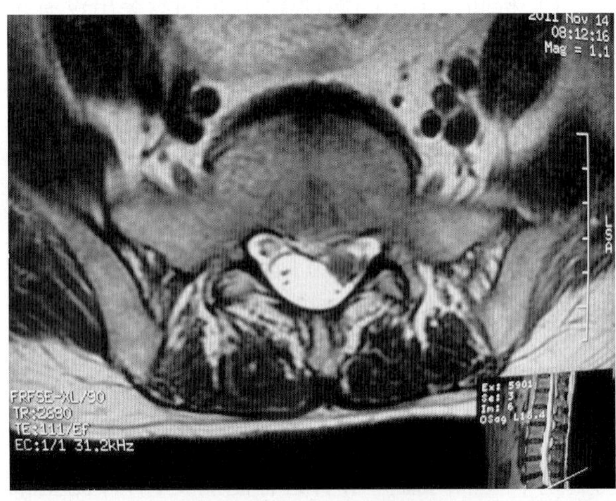

图 3-1-12 椎间盘脱出

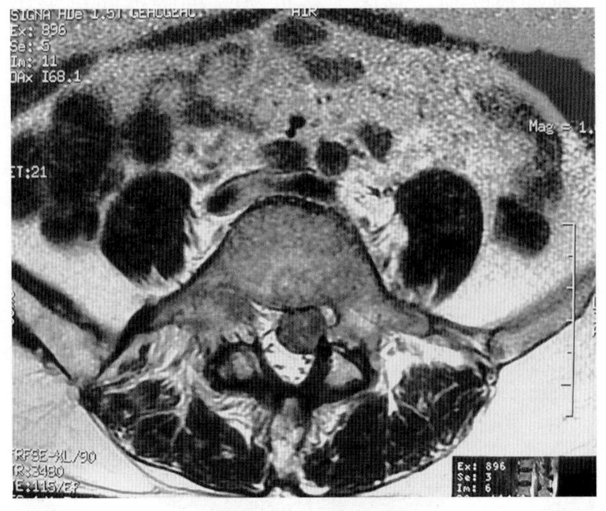

图 3-1-13 椎间盘髓核游离

和刺激了位于其后方椎管或侧隐窝内的神经根，产生相应的神经根性疼痛及功能障碍。

（5）椎体后缘骨骺离断：椎体后缘骨骺离断为椎体终板软骨源性和骨软骨性骺环撕脱骨折。椎体后缘软骨源性终板和骺环骨折，多发生于青年和中年人（图 3-1-14）。

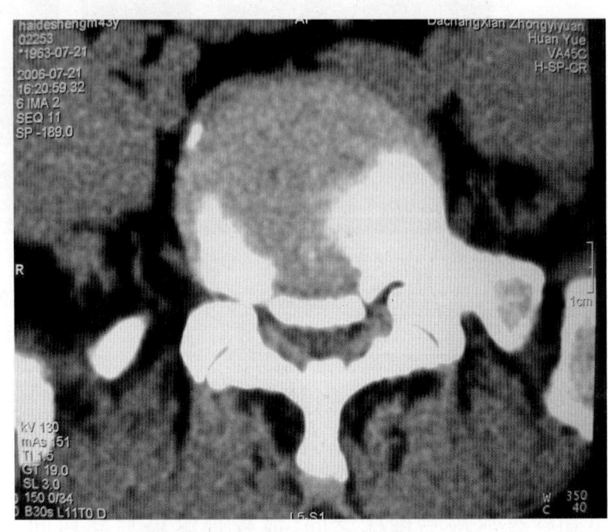

图 3-1-14 椎体后缘骨骺离断

椎体后缘骨骺离断常发生于 L_4、L_5 腰椎常伴有腰椎间盘突出，特别发生于少年时期。这些向后突入椎管的骨块在早期由纤维组织相连，以后骨化后形成骨性突起。CT 或 MRI 检查可见椎间盘上层面或下层面有软骨源性兼或骨性突起。

（6）Schmorl 结节：髓核经软骨终板突入相邻椎体内叫 Schmorl 结节，多数无症状，但近年也有引起腰痛的报道。Schmorl 结节在 X 线片和 CT 上表现为与椎间盘相连的边界清楚的结节性病灶，该结节的边界有硬化缘。在 MRI 上，此硬化缘显示为结节状病灶边缘的低信号影（图 3-1-15）。

（7）椎间盘钙化：椎间盘钙化常见于假性痛风（图 3-1-16），一般不引起症状。

（二）椎体间韧带连结

1. 前纵韧带　前纵韧带的宽度和厚度在不同部位有明显差异，在上颈椎区最窄，呈索状，随着向下延伸逐渐变宽，在下腰椎区前纵韧带向两侧延伸几乎覆盖椎体和椎间盘的前外侧面。在颈、腰段较厚，胸段较薄。前纵韧带由 3 层纵行纤维构成，深层纤维仅跨越相邻 2 个椎体，中层纤维跨越 2 ~ 3 个椎体，浅层跨越 4 ~ 5 个椎体。前纵韧带不同部位与深部结构附着紧密程度不同，韧带中部与椎体结合疏松，而与椎体上下边缘附着坚固。在椎间盘前部中

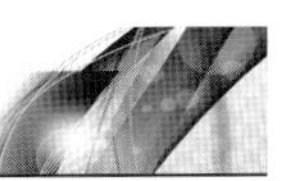

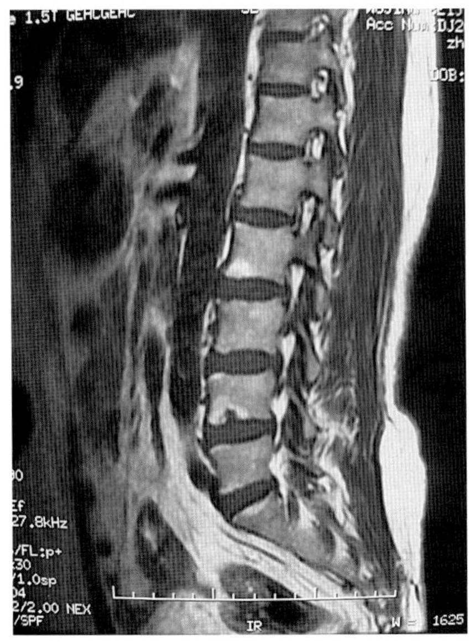

图 3-1-15　Schmorl 结节（MRI，L_4）

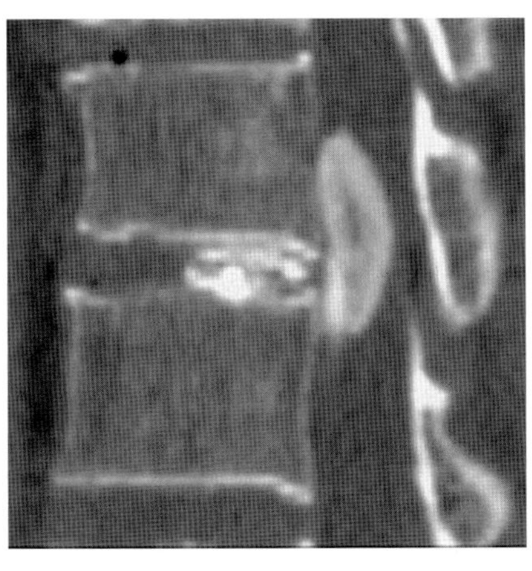

图 3-1-16　椎间盘钙化

央处，前纵韧带与纤维环连接疏松，容易剥离。前纵韧带具有较强的张应力，能限制脊柱过伸，此韧带可防止脊柱过度伸展。

2. 后纵韧带　后纵韧带位于椎管前壁内面，从枢椎延伸到骶骨，上部与覆膜相续，下端移行为骶尾后深韧带。锯齿样外形是后纵韧带最大的特点，即在椎体处窄而在椎间盘处宽，形似锯齿。在椎弓根之间，特别是在下胸段和腰段，后纵韧带形成不依附于椎体后面的增厚结缔组织带，它呈弓弦状跨越椎体后方凹面，允许小血管在其深面进出。在椎间盘后方及其边缘，后纵韧带分成两层。浅层跨越数个椎体，深层连接两个相邻椎体，并向两侧沿着椎间盘后面向外延伸出椎间孔。向外侧延伸的深层部分与椎间盘的关系非常密切，延伸部分的边缘附着非常牢固，在中央形成一个疏松附着的菱形区域，甚至在一些标本实际上形成一个直径与椎间盘后缘相当的筋膜裂隙，因此在椎间盘水平后纵韧带非常容易剥离，髓核向后方或侧后方突出与该结构特点相关。由于韧带中央部较厚，椎间盘突出时胶体样的髓核突出并在韧带下向两侧蔓延。颈段后纵韧带骨化出现率较高，即可出现脊髓压迫症状。

胸腰椎压缩骨折时前纵韧带由于未受到牵拉损伤多能保持完整，这对限制椎体前方骨折块移位有重要意义；爆裂骨折往往为垂直和屈曲暴力造成，所以前纵韧带也能保持完好而且可以限制骨折块移位，这两类骨折可以通过俯卧位和撑开使前纵韧带伸展达到骨折块复位的目的；过伸暴力易造成前纵韧带断裂，这种伸展类型的骨折必须用加压而不是撑开的固定方式治疗，否则会使骨折椎体移位加重而出现严重后果。所以从解剖学角度理解骨折发生机制可以有助于制定诊疗方案。

三、椎弓间连结

椎弓间连结包括成对的黄韧带、横突间韧带、棘间韧带和不成对的棘上韧带。

1. 黄韧带　黄韧带呈黄色，位于相邻两个椎骨的椎弓板之间（图 3-1-17）。黄韧带上部附着于上一椎板前面下 2/3，下方附于下位椎板的上唇和背部，在中线有一裂隙，成为小血管通道。黄韧带前面凹陷、光滑，后中央部与棘间韧带相连，向外至关节突关节内侧缘，其侧缘构成椎间孔后壁。颈部的黄韧带较薄（2 ~ 3mm），胸部的较厚，腰部的最厚（4 ~ 5mm）。构成黄韧带的主要成分是弹性纤维（占 60% ~80%），其弹性在脊柱过屈状态下可比中立位延长 40% 左右。由于黄韧带的预张力作用，不会发

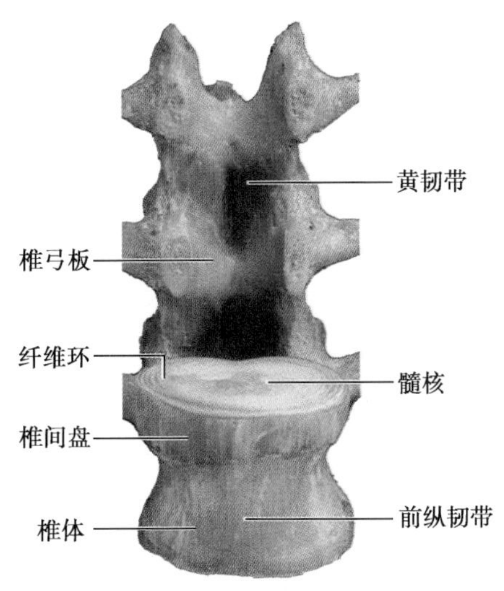

图 3-1-17　黄韧带

生皱褶而突入椎管，黄韧带的作用是限制脊柱过度前屈并参与维持椎骨之间的正常位置。黄韧带退变肥厚，引起椎管狭窄。黄韧带钙化少见，一旦出现常引起脊髓压迫症。

2. 横突间韧带　是横突之间的纤维连接，其主要作用是限制脊柱过屈，在侧屈时承受最大应力。通常难以将横突间韧带与节段肌肉的腱性止点扩展部相区分，其实在有些区域，该韧带就是肌肉止点的扩展。

3. 棘间韧带　是连接毗邻棘突的膜性纤维结构，前方与黄韧带连接，后方与棘上韧带和项韧带相连。棘间韧带的纤维向后下倾斜排列，连于上一棘突的基底部与下一棘突的尖端之间。在颈、胸段薄弱，腰段较发达。中老年人的棘间韧带常存在裂隙或松弛现象，可能与创伤或退变有关。棘间韧带可限制脊柱过度前屈。屈曲性损伤脊柱骨折该韧带常断裂。

4. 棘上韧带　是附于棘突尖的坚固纤维束，起自第7颈椎棘突尖，向下延伸到骶正中嵴，两侧与背部筋膜相延续，前方与棘间韧带会合。棘上韧带浅层纤维可跨越多个棘突，中层纤维跨越2～3个棘突，深层纤维仅跨越2个棘突。由于棘上韧带具有一定的弹性，故脊柱前屈时棘上韧带被拉直，后伸时可复原，但是由于棘上韧带没有弹力纤维，因此过屈牵拉可致其损伤。在不同节段，棘间韧带的宽度和厚度不同。多数人在第4腰椎～第1骶椎区域的棘上韧带较薄弱，甚至缺如，由竖脊肌纤维左右交叉附着替代，这可以适应该处大的活动度，由于力学负荷转移到其他结构上，因此该区域的棘间韧带损伤较常见。棘上韧带有很强的张应力，其作用与棘间韧带相同。

棘间韧带及棘上韧带有维持脊柱稳定的作用，主要限制脊柱过屈，所以脊柱屈曲损伤均先伤及该两韧带，即使是轻度椎体压缩骨折，也常常发现棘间韧带及棘上韧带断裂，椎体爆裂骨折更易损伤之，另外还常见黄韧带断裂。由于韧带愈合困难，所以保守常会遗留脊柱不稳定，这是造成慢性腰痛原因之一，所以脊柱骨折积极手术治疗尽快恢复脊柱稳定性有积极意义。

脊柱后路手术显露应保护棘上韧带完整，可以纵向劈开而不是切断；闭合创口时要将棘上韧带重新缝合在棘突上，重建其完整性，这样可以最大限度恢复脊柱稳定结构。目前新兴起的棘突间弹性固定装置也必须保护棘上韧带完整，恢复其在棘突上的附着点。

棘上韧带位置表浅，临床上最常见棘上韧带慢性损伤，由于可能存在局部炎症或剥脱，常在损伤处有压痛，但叩击痛并不明显，这与深部病变叩击痛明显而局部压痛不明显有一定区别，可作为判断病变位置及部位的依据之一。

颈段棘上韧带又称为项韧带。项韧带是一个双层弹性纤维板，可含纤维软骨。它起自枕外隆凸，呈弓弦样向下跨越至第7颈椎棘突。其前缘形成矢状纤维层，连接所有颈椎棘突并分隔两侧肌肉，并作为斜方肌的附着点。长期慢性损伤、出血或炎症可能造成项韧带钙化，多发生在下颈椎节段。项韧带的主要作用是维持头颈部的直立位。

项韧带上部并不连续，甚至缺如，所以颈椎后部一侧的肿瘤可以通过缺损处侵至另一侧（图3-1-18）；感染也可能由一侧扩展至另一侧；颈椎后路手术显露时要仔细辨认两侧的颈肌，由于上部没有项韧带，正中由疏松结缔组织替代，所以用电刀将此处疏松结缔组织切开即可，由于此处为乏血管区，所以出血少，但一旦偏离中线，切开肌肉则出血很多，临床操作时应注意。

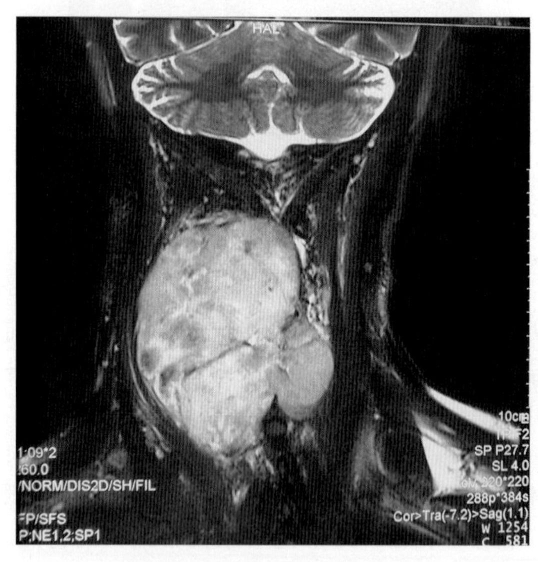

图 3-1-18　肿瘤穿过项韧带缺损处进入另侧（滑膜肉瘤）

四、关节突关节

关节突关节属滑膜关节，有一定的活动度。关节突关节面有透明软骨覆盖，其大小、形态和方位随脊柱的不同水平而异。关节囊薄而松弛，附着于相对上、下关节突关节面周缘，颈椎关节突关节的关节囊最为松弛，向下逐渐变短并紧张。在腰椎关节突关节囊内可存在脂肪垫、类半月板和(或)结缔组织缘(关节囊的皱褶),这些结构在腰段脊柱运动时可能会起缓冲作用。

关节突关节的关节面方向决定了不同区域脊椎的运动特点。在颈椎,关节面呈卵圆形,上关节突关节面朝向后上,下关节突关节面向前下,与水平面角度大约为45°,在下颈椎几乎水平,因此颈椎的运动范围大但稳定性差,易受外力作用而产生脱位及关节交锁。在胸椎,关节突的关节面几乎呈冠状位,较稳定不容易发生脱位,但容易发生关节突骨折和交锁。在腰椎,关节突关节面几乎呈矢状位,上关节突关节面朝向后内,下关节突关节面朝向前外,该位置允许伸屈活动,同时有一定程度的侧屈,腰椎的关节突关节非常稳定,受外力作用后容易导致关节突或峡部骨折而较少发生脱位。

五、脊柱的曲度

1. 维持脊柱正常曲度的因素　维持脊柱正常曲度的因素甚为复杂,作用于脊柱的肌可分为脊柱肌和脊柱外肌,如脊柱肌软弱或瘫痪,则脊柱外肌将对姿势维持起重要作用。腹肌和背肌及髋关节的屈、伸肌平衡地将骨盆前倾角维持在30°。竖脊肌和腹直肌是两组重要的抗重力肌肉,屈髋则重心前移,竖脊肌发生反射性收缩;伸髋则重心后移,腹直肌收缩;四肢运动时,这两组肌肉的反射性收缩,维持骨盆正常前倾角,使躯干稳定。

2. 脊柱曲度的生理意义　脊柱如同一个大弹簧,有缓冲振荡的能力,生理曲度还扩大了躯干重心基底的面积,加强直立姿势的稳定性,脊柱腰段曲度前凸,对负重和维持腰部稳定甚为重要。

骨盆前倾角对于脊柱曲度的稳定增长同样重要,如前倾角大于30°,就发生腰椎前凸或形成病理性凹背。

有曲度的脊柱比没有曲度的脊柱稳定,脊柱胸段和骶尾骨向后弯曲,可增加胸、盆腔的容积,其内部脏器可有活动余地,这些都是生理上所必需的。

脊柱骨性结构性正常和完整对维持脊柱生理曲度起至关重要作用,各种脊柱畸形均可能出现不同程度的脊柱曲度改变,脊柱侧弯最为常见,如半椎体引起的脊柱侧后突畸形等(图3-1-19);椎体病变如青少年椎体骨骺炎出现胸椎后凸畸形等。另外,椎间盘病变也可以影响脊柱曲度,如腰椎间盘突出症引起的脊柱侧弯,此时畸形多较轻微。由于脊柱是一个三维整体,所以畸形也是三维病变。

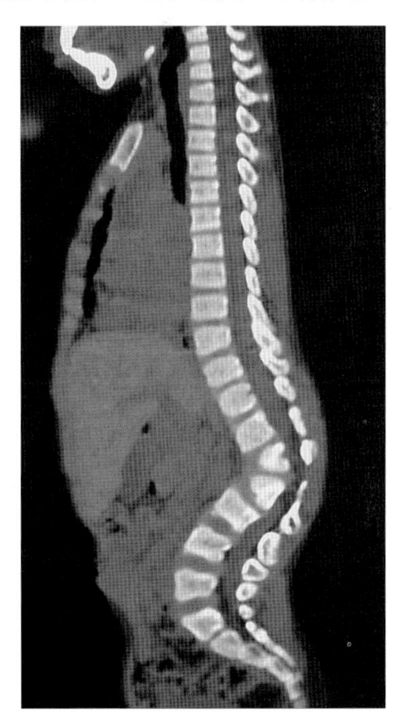

图3-1-19　胸腰部侧后凸畸形(椎体畸形)

(杜心如)

第三节　脊柱的血液供应

一、脊柱的动脉

节段动脉,脊柱的动脉供应具有明显的节段性,存在于第2胸椎到第5腰椎之间的区域,相邻节段间存在吻合。每个椎骨都接受来自节段动脉多组营养血管的供应,这些营养血管包括椎体前中央、后中央、两侧和椎板前及椎板后5组分支,其中前中央及椎板后两个分支来自脊柱外血管。这些分支之间存在横行的动脉吻合,从而形成椎体腹侧、背侧网和椎弓腹侧、背侧网。按其分布的部位又可分为椎骨内动脉和椎骨外动脉。

成对节段动脉包括肋间动脉、腰动脉,直接发自主动脉。起自主动脉的后面,绕过椎体的中部向背外侧走行。节段动脉在椎体的前外侧面首先发出两支或更多的前中央支,直接穿过椎体的皮质骨进入内部的骨松质。节段动脉也发出纵行动脉供应前纵韧带。当接近横突时,它分成背侧支和外侧支(图3-1-20)。

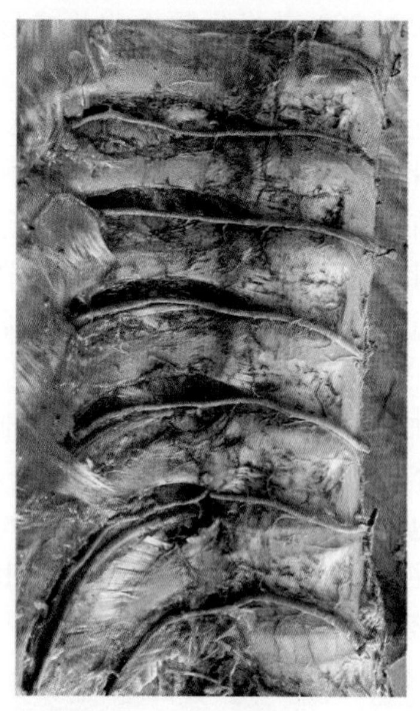

图 3-1-20　脊柱的节段性动脉分布

背侧支向外侧走行到达椎间孔，在此发出脊支，成为椎骨以及椎管内容的主要血供来源。脊支可以以单支的形式进入椎间孔，也可以是来自节段血管背侧支的一小分支，它最终形成 3 个终支，分别是后中央支、板前支及居中的神经支。后中央支在椎间盘的后外侧表面分成头支和尾支，供应两个相邻的椎体，这些分支还为在同一水平上的后纵韧带和相应的硬膜提供血供。很明显，每个椎体的背侧由来自两个椎间隙的 4 支动脉供应。在这些动脉进入椎体后面以前，与对侧的相应动脉连接，同时还与来自其他椎间隙水平的动脉分支连接，形成了一系列的菱形吻合环。椎板前支沿着椎弓的内面走行，发出细小分支供应椎板、黄韧带以及局部的硬膜外组织。进入椎间孔的神经支又称根动脉或脊膜支，供应软脊膜、脊髓和神经根。在颈椎和上胸椎可以辨别出一些较大的根动脉，其中最大的根动脉是在上腰椎或下胸椎的非对称性的节段动脉。它伴随脊神经前根斜行向上，在脊髓圆锥区域加入脊髓前动脉。

背侧支发出进入椎间孔的分支以后，在横突之间还发出细小分支到关节突关节囊。此后，背侧支分成外侧支和内侧支，外侧支在竖脊肌的较大部分网状分布，而内侧支向后走行在人字嵴内凹处，供应紧密覆盖椎板的肌肉，同时也发出细小的分支到骨质，其中最大的一个分支通过紧紧位于关节囊背内侧的一个滋养孔进入椎板。

起自主动脉的节段动脉以最小的直径环绕各自的椎体走行，处于与相邻两个椎间盘等距的位置，所以在椎间盘腹侧水平操作时，一般不会伤及节段动脉。

脊柱动脉供血丰富，有由于节段动脉直接发自主动脉，血压较高，所以脊柱手术出血多，结扎节段动脉是减少出血的重要措施，一般情况下连续不超过 3 个节段不会影响脊髓及神经根血供，尽可能少结扎。但目前尚无由于结扎节段动脉而出现脊髓缺血导致功能障碍的临床报道。

髂腰动脉系统血压高，局部血管吻合极为丰富，所以该部位的骨折脱位出血量大，早期制动是减少出血的基本办法。L_5椎体肿瘤、骶骨肿瘤、髂骨肿瘤的瘤体血管多来自其中的分支，在恶性肿瘤即使小分支也会变得十分粗大，所以术前血管造影并选择性栓塞动脉是减少手术的重要措施。还可以术中临时阻断主动脉髂外动脉、结扎一侧髂内动脉等方法减少出血。即使这样，手术出血也很汹涌，结扎止血效果不明显，用大纱垫填压止血并快速切除肿瘤是减少出血的关键，所以骶骨肿瘤的手术要备血充足，操作迅速、控制降压，配合默契。

二、脊柱的静脉

脊柱的静脉数量多，广泛吻合成丛，按其所在部位可分为椎管内、外静脉丛，其共同特点是无瓣膜，血液可双向流动；管壁薄；同一段血管口径不同，局部可膨大成窦状；不与动脉密切伴行。

1. 椎管外静脉丛　椎管外静脉丛以横突为界分为前丛和后丛。前丛接受椎体前方和侧方穿出的静脉，后丛接受节段动脉后侧分支供应区域(肌肉和椎板后)的血液回流。椎管外后静脉丛构成一套成对的静脉系统，两侧的椎管外后静脉丛之间有横行的吻合支通过棘突间相交通，接受通过椎间孔出来的椎内静脉丛的节段性属支，最终汇入腔静脉系和奇静脉系的腰静脉和肋间静脉。椎外后静脉丛在颈后区域最为丰富，接受通过椎静脉来的各属支的回流血液，汇入颈深静脉和颈内静脉。

2. 椎管内静脉丛　椎管内静脉丛也称硬膜外静脉丛，从尾椎一直分布到枕骨大孔，所经之处均被硬膜外脂肪包裹，由胶原纤维网支持。椎管内静脉丛的壁非常薄以至于难以通过大体解剖来观察它们的分布范围和排列模式。

椎管内静脉丛以相互交叉连接的方式形成前后梯形的空间结构沿椎管扩展。前部的椎管内静脉丛位于前外侧，主要由两个连续的通道组成，在椎弓根的内缘沿着椎体后面走行，越过椎体后中央部向内侧延伸与对侧形成交叉吻合，硬膜外静脉丛前部在吻合处接受位于椎体后正中凹处骨松质内的椎体内静脉窦的血液，这些椎体内静脉窦非常大且是不成对，观察椎体以及其血管的横断面，可见有大的血管通道直接将椎体内骨松质、椎体内静脉窦以及前外侧丛相连接。硬膜外静脉丛的后部也是由两个通道组成，分别位于椎弓和黄韧带前面、中线两侧，有穿过黄韧带的交通支相吻合(图 3-1-21)。

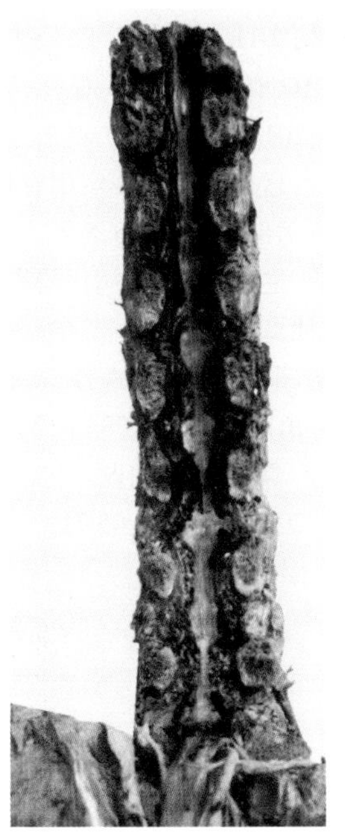

图 3-1-21　腰椎的静脉

硬膜外静脉丛向外连接主要是经过椎间孔的静脉，最终注入该节段的腰静脉或肋间静脉。这些静脉窦没有瓣膜，可以根据不断变化的腹腔和胸腔内压力向任何方向传输血流，该硬膜外静脉丛可能是无瓣膜的腔静脉和奇静脉系统的附属系统。硬膜外静脉丛已经被证明可以运输大量的血流而不引起血管曲张，这要归功于支持它的胶原纤维。

在枕下和上颈椎区域的椎体静脉窦最大，在这里它们接收大量来自窦椎神经的神经末梢，同时与球状的动静脉吻合向连接，可能具有压力感受器的功能。

椎管内静脉汇集成椎间静脉，出椎间孔后与椎管外静脉汇合，最终开口于椎静脉、肋间后静脉、腰静脉和骶外侧静脉。硬膜外静脉丛与盆腔器官、大脑之间的血液倒流为盆腔肿瘤的转移提供了通路。

脊柱的静脉系统成为连接上、下腔静脉的另外一个侧副循环通路，由于身体的静脉除上、下肢外均缺乏瓣膜，这样可以使躯体静脉血液及时回流不会出现局部充血和淤血，如腹压增高时椎管内血流就可向上回流至上腔静脉。可以这样理解，椎管内外静脉系统与其他静脉系统连成一体，那里压力低就向那里回流，最后进入心脏。

临床应用要点：脊柱手术所采取的体位对术中出血有很大影响，仰卧位和侧卧位由于不会压迫胸腹腔所以对术中出血影响较少；俯卧位时必须保持腹部悬空，使之离开床面，具体做法可以用海绵垫在髂嵴和胸部垫起，不要在腹部两侧加垫，目前脊柱后路手术体位支架就是基于此原理设计。另外在腹股沟处防止股静脉受压，髋关节屈曲在 30°较为合适，可以减少下肢血液回流至背部从而减少出血。临床上常见脊柱后路手术时腹部直接压在手术床上，此时一旦切开皮肤，剥离肌肉，创口处压力减小，血液涌到术区，椎管内操作静脉出血迅速，加上用吸引器吸血犹如水泵，所以出血较多。另外术前空腹和灌肠清除肠道内积粪可有效地减小腹腔内压；保持大小便通畅可以减少腹腔压力骤然升高，可以减少术后引流量，预防硬膜外血肿发生；所以正确理解脊柱静脉特点对减少手术出血和并发症有指导意义。

Queckenstedt 实验是通过压迫颈静脉或腹腔内血管来观察蛛网膜下腔的通畅，由于硬膜压力的增加引起脑脊液压力的增高，而硬膜压力增加正是由于充盈的硬膜外静脉丛扩张引起。

三、脊柱的神经

分布于脊柱的神经主要有脊神经后支和窦椎神经。

1. 脊神经后支　脊神经后支的内侧支分布于椎骨外侧骨膜、关节以及神经弓的韧带连接；内侧支在进入乳突副突骨性纤维管之前发出 1～2 支关节支分布于关节突关节的上部，出骨性纤维管后发返支钩绕纤维管的内侧，向上分布于关节突关节的下部，主干继续向下发出关节支到下位关节的上内侧。

2. 窦椎神经　窦椎神经主要分布到椎管内结构。窦椎神经几乎都是起源于邻近脊神经的交感干交通支，起点在胸腰交感干的全长，但在颈部可起自椎动脉的血管周围丛。

同一个椎间孔可有多达 5 支窦椎神经进入，其中 1 支较粗，其他是细支。在上颈椎和骶椎常常没有粗大支。大部分窦椎神经在椎间孔内位于脊神经节腹侧，并在该处发出许多细小分支。进入椎管后，发出许多与节段动脉的后中央支分布区域几乎一致的分支，每支神经通过直接的上、下分支支配两个椎间盘，向下的分支在椎间盘的背面发自窦椎神经进入椎管处，较长的上分支沿着后纵韧带边缘上行到达上一水平椎间盘，从这些分支中再分出1～3支支配硬脊膜的前面。

发生在病变椎间盘局部的轻度疼痛的病理解剖基础可能就是单一窦椎神经在此处的丰富分布。硬膜前部有窦椎神经分支分布，但是硬膜后部正中位置无神经分布，因此是理想的无痛性穿刺部位。

（杜心如　孔祥玉　隋鸿锦　马泉）

参考文献

1. 丁自海，杜心如主编. 脊柱外科临床解剖学. 济南：山东科学技术出版社，2008，1-5
2. 靳安民，汪华侨. 骨科临床解剖学. 济南：山东科学技术出版社，2010，76-306
3. 郭卫. 骨盆肿瘤外科学. 北京：北京大学医学出版社，2008，73-81
4. 牛晓辉，郝林. 骨肿瘤. 北京：人民卫生出版社，2010，101-104
5. 田慧中，艾尔肯阿尔木，李青. 颈椎外科技术. 广州：广东科学技术出版社，2011，81-91
6. 刘少喻，田慧中，丁亮华. 颈椎手术要点与图解. 北京：人民卫生出版社，2010，64-67
7. 王亦璁. 骨与关节损伤. 第4版. 北京：人民卫生出版社，2011，525-560
8. 王岩主译. 坎贝尔骨科手术学. 第11版. 北京：人民军医出版社，2011，624-763
9. 陈仲强，袁文. AO脊柱手册——原理与技巧. 济南：山东科学技术出版社，2011，83-147
10. 陈仲强，袁文. AO脊柱手册——临床应用. 济南：山东科学技术出版社，2011，137-165
11. 董荣华，王文宝，赵合元，主编. 实用脊柱外科内固定. 天津：天津科学技术出版社，2006，5-9
12. 梁福民，殷好治，主编. 腰椎疾病比较影像学. 济南：山东科学技术出版社，2005，14-15
13. 杜心如，徐永清. 临床解剖学丛书——脊柱与四肢分册. 北京：人民卫生出版社，2014，383-412
14. 杜心如，陈新宇. 常见骨科问题：骨质增生是怎么回事. 中国全科医学，2012，15(10)：65-71

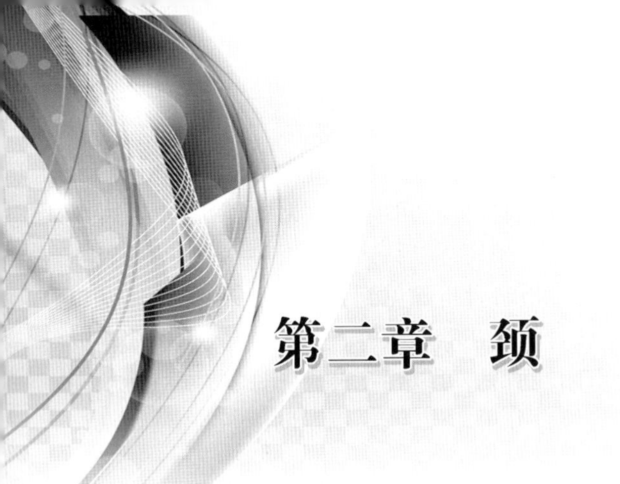

第二章 颈 椎

第一节 颈椎的结构

一、寰椎

寰椎无椎体,枢椎的齿突实际上即是其椎体,可以认为寰椎是绕"自身的椎体"旋转。前、后弓均呈扁平状,但前弓前后方向略扁,横切面长轴呈垂直位;后弓上下方向略扁,横切面长轴成水平位。因此前弓受水平方向的力易骨折,后弓受垂直方向的力易骨折。后弓的椎动脉沟有时可形成骨环,寰椎椎动脉环是椎动脉入颅前的最后一个通道,其大小可以反映通过的椎动脉的口径。骨环或骨孔的形成,容易压迫椎动脉,可出现椎动脉受压症状体征。

寰椎侧块与枕髁形成寰枕关节,点头主要由此关节完成。下方为几乎圆形、平或略凹的下关节面,朝向后内侧,与枢椎上关节面形成寰枢外侧关节。寰椎横韧带将寰椎椎管分为前、后两部分,前方容纳齿突,后方有脊髓及其被膜。

寰椎横突大而扁平,尖端不分杈,其长度仅次于第7颈椎,有肌肉附着,为寰椎旋转运动的支点。

临床应用要点:前、后弓与侧块连接处较细,是力学上的薄弱处,此处易发生骨折,即 Jefferson 骨折,如果前后弓均骨折,多会伴发寰椎侧块向外侧移位,出现寰枢外侧关节脱位(图 3-2-1)。

寰椎后路显露具有一定风险,为了安全,以后弓的后结节作为定位标志首先显露,然后向两侧锐性剥离,安全距离为正中至外侧15mm。寰椎后弓切除减压时,切除范围应掌握一侧15mm以内,这样不致损伤走行于椎动脉沟上的椎动脉。

颈部体检注意检查患者是否点头受限,如不能点头,说明寰枕关节有问题;如果摇头不能,说明寰枢关节病变,常见于齿突骨折、脱位、肿瘤等疾病;如果点头摇头均受限,可能为上述关节均受累及,常见于强直性脊柱炎。根据这些特点选择进一步检查手段。

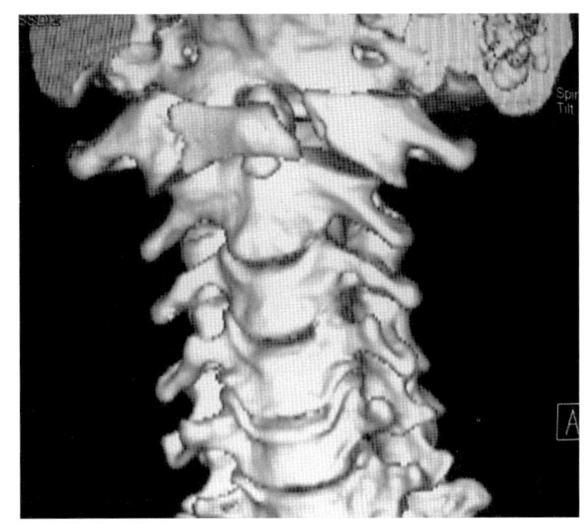

图 3-2-1 Jefferson 骨折

寰椎环的矢状径为3cm,脊髓及齿突的直径均约为1cm,各占寰椎环矢状径的1/3。因此剩余的间隙尚可允许寰椎有一定程度的移位,这也是许多齿突骨折患者没有脊髓受压的原因之一,如寰椎向前移位超过1cm,即有脊髓损伤的危险。寰椎环越大,这种危险性就越小。

二、枢椎

第2颈椎是头颈部运动的枢纽,故称枢椎。其特点有一自椎体向上的圆锥形突起,称齿突(dens)。

1. 齿突　成人齿突的高度为14.0mm(11.6~16.8mm)。齿突基底部较细,骨皮质较薄,易发生骨折,齿突基底骨折(Anderson Ⅱ型)约占2/3,常引起寰枢椎不稳，由于此处缓冲空间较大，常不伴有脊髓受压症状体征，容易误诊漏诊。

2. 椎体　实际上是由寰椎椎体和枢椎的融合部及其间的原始椎间盘组合而成，后者常终生保留在枢椎椎体内部，有时在CT或MRI可以见到，不要误为病变。

3. 椎弓　一般称椎弓根　短而粗，上关节面的部分位于其上，并向外下突出至横突。椎弓根的上方有一浅沟，与寰椎下面的浅沟形成椎间孔；其下方有朝向前下的下关节突，与第3颈椎的上关节突构成关节；关节的前方有深而光滑的椎弓根下切迹，与第3颈椎椎弓根上切迹形成椎间孔，内有第3颈脊神经穿过。当枢椎受到后伸压缩性外力时，后柱载荷增加，椎弓根处的力学杠杆作用增大，易引起椎弓骨折（Hangman骨折）（图3-2-2）。

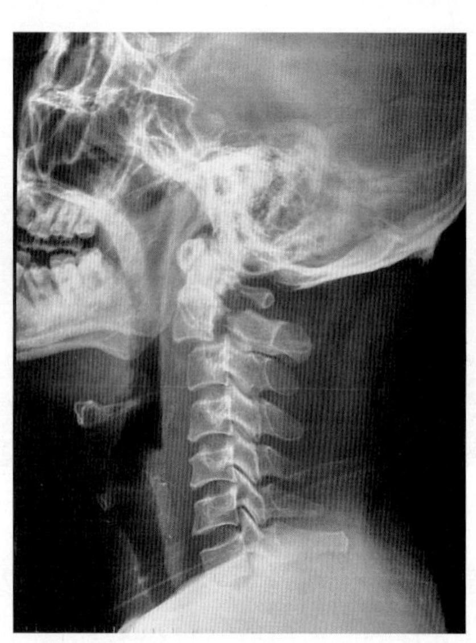

图3-2-2　Hangman骨折

4. 影像学特点　普通颈椎正位片由于下颌骨影响上颈椎显示，但开口正位X线片可以清楚显示齿突及寰枢外侧关节，侧块内侧缘，双侧寰枢外侧关节间隙对称，齿突居中，但在一些病例会出现齿突偏斜现象，这并不能诊断为齿突脱位或半脱位，因为齿突偏斜属于较多见的变异，另外投照位置偏差也是重要原因，一般以正中牙缝作为另一参照标志。颈椎侧位片可以清楚显示寰椎前弓、齿突及寰齿间隙、寰椎后弓、枢椎椎体、椎弓及棘突。成人寰齿间隙一般在1～3mm，超过3mm应警惕有无寰齿脱位，儿童由于软骨较厚所以寰齿间隙较宽，但不会大于5mm，超过此数据就应警惕是否为寰齿半脱位；CT可以显示齿突与前弓的位置关系，对诊断寰齿关节脱位有重要意义，三维可更进一步确定脱位程度，MRI显示齿突与颈髓的关系。可明确有无脊髓压迫，还可以显示咽喉壁、颅底、前后弓等结构。肿瘤常有骨破坏及软组织肿块；骨折除见到骨折线外，还可能伴发脱位；结核可能存在咽后脓肿，这些均在X、CT、MRI资料上有阳性所见，可以相互补充印证，所以对上颈椎病变应综合分析影像特点，以帮助诊断和鉴别诊断。

三、第3～6颈椎

第3～6颈椎，即通常所说的颈椎。

1. 椎体　椎体呈扁椭圆形，由上向下逐渐增大，前下缘稍凸出。椎体横径较矢状径为大，由于钩椎关节的存在使其上、下面呈马鞍状。颈椎椎体后缘较前缘高0.5～1.0mm。椎体的前上缘呈斜坡状，前下缘呈嵴状突起，覆盖于相邻下位椎体的斜坡上，所以椎间隙并非水平位，而是前方低于后方，这种位置特点在前路椎间盘手术切除时应注意，应将上位椎体下缘咬除才可以较好地显露椎间盘，同时可以避免下位椎体骨质切除过多而椎间盘上部残留。

椎体上面侧方有嵴样隆起，称为钩突，与上位椎体下面侧方斜坡的相应钝面形成钩椎关节，又称Luschka关节（图3-2-3）。钩突与椎体上面形成100°左右的夹角。钩突能限制椎体侧方移动，保持颈段稳定。

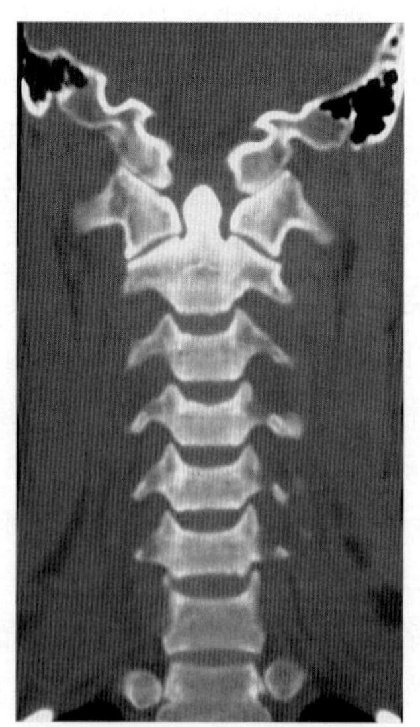

图3-2-3　颈椎钩突及钩椎关节（冠状面重建）

临床应用要点：颈椎椎间盘因为钩突的阻挡不易向外突出。如钩突斜度过大，可向外使横突孔狭小，影响椎动脉的通过；退变钩突可呈尖刺状（32.6%）、蜂状（30%）、角块状（13.9%）或其他形状，

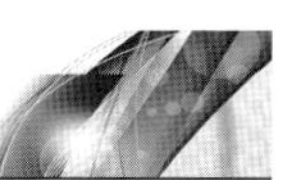

严重者可导致椎间孔径、椎管管径及横突孔径狭窄。

颈椎椎间盘退变后，椎体边缘常产生骨赘，第4～6颈椎位于颈椎曲度顶点，活动多，承受应力大，是骨赘最好发生的部位。骨质增生属防御性机制，也是一种修复过程，一般不会产生症状，仅当其突入椎管或神经根通道后，才引起椎管狭窄，对脊髓或神经根产生压迫（图3-2-4）。

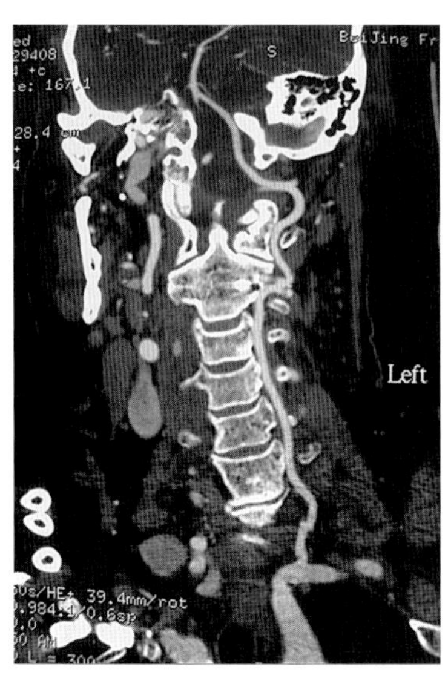

图3-2-4　钩突增生与横突孔及椎动脉的关系（造影）

2. 椎弓根及椎板　椎弓根较细，与椎体后外缘呈45°相连接，上、下缘各有一较狭窄的凹陷，为椎弓根上切迹和椎弓根下切迹。因椎弓根止于椎体上、下面之间的中部，故两切迹几乎等深。相邻节段上下切迹形成椎间孔，有颈脊神经和伴行血管通过。

四、第7颈椎

第7颈椎又称隆椎，棘突长而粗大，几乎与第1胸椎的棘突相等。第7颈椎横突厚长而明显，位于横突孔后外侧，且尖端向下。横突孔常很小，仅通过椎静脉，第7颈椎上、下关节突的关节面较其他颈椎更倾斜，具有胸椎的结构特征。

第二节　颈椎变异

一、颅椎连接部畸形

颅椎连接部（cranio-vertebral junction）又称枕颈部，是指枕骨大孔区域及寰、枢椎。由于此部畸形常伴发寰枢椎脱位或出现高位脊髓受压症状，故成为脊柱外科中不可忽视的问题之一。

1. 先天性寰枕融合　又称寰枕分节不全或寰椎枕骨化，是指两骨在发育过程中未能如期分离，枕骨胚节远端与寰椎节近侧半形成一体（图3-2-5）。在寰枢椎先天性畸形中较为常见，约占40%。

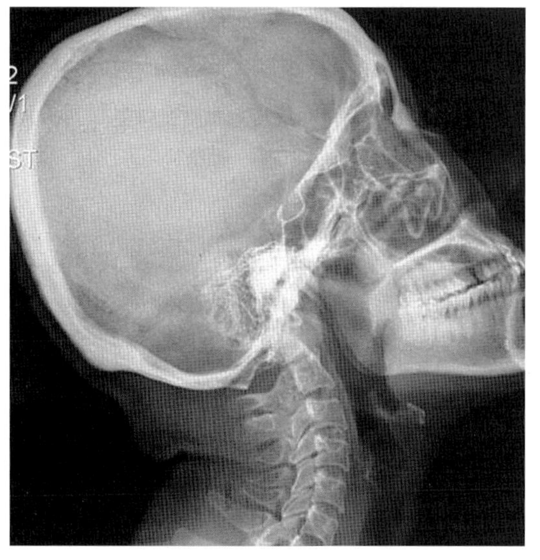

图3-2-5　先天性寰枕融合

此种畸形可表现为两种：①完全性：即寰椎前、后弓与枕骨大孔边缘完全相连；②部分性：常见，大多数为颅底与前弓融合，也有与后弓、横突及侧块融合的，或一侧枕髁与寰椎上关节面融合而另一侧分开。寰枕融合可合并扁平颅底或颅底凹陷。寰椎与枕骨大孔融合后呈外翻形，也可能因寰椎后弓陷入枕骨大孔而成内翻形。融合不仅包括寰枕关节，也可以包括枢椎齿突，并且有时寰枕前膜与寰枕后膜也可发生骨化，成为融合的一部分。前膜骨化可能从外侧部起始，逐渐向正中线扩展。后膜骨化可能从后弓上面椎动脉沟的后方或从寰枕后膜的中部起始，以后向前、后方伸延。由于骨化延展的程度不同，两骨间可出现大小不等的孔或裂隙。

寰枕融合虽可能保留某一关节，但已丧失正常的运动功能。当寰椎后弓与枕骨大孔发生融合，后弓可内陷而压迫其前方的延髓和脊髓，椎动脉可以经椎管、寰椎横突后方之沟、舌下神经管或枕骨外侧入颅。当寰椎后弓边缘向椎管内翻，可使椎管狭窄加重；向外后翻时，对脊髓压迫较轻。寰枕膜因长期遭受压迫，形成半环状坚韧的纤维束带。枕骨偏移伴有旋转，可使寰枕融合高度不等而致斜颈。此外，此畸形还会导致寰椎横突孔的变异等异常。

齿突到寰椎后弓或枕骨大孔后缘的距离为延髓有效通道的前后径，此距离如果小于19mm则可能出现神经症状。寰枕部畸形的主要临床表现为枕骨大孔区综合征，即：①后组脑神经受累，如声音嘶哑，吞咽发噎，言语不清，胸锁乳突肌无力或萎缩；②颅压增高；③小脑体征（如眼球震颤、共济失调）；④颈神经及颈髓受压症状（图3-2-6）。

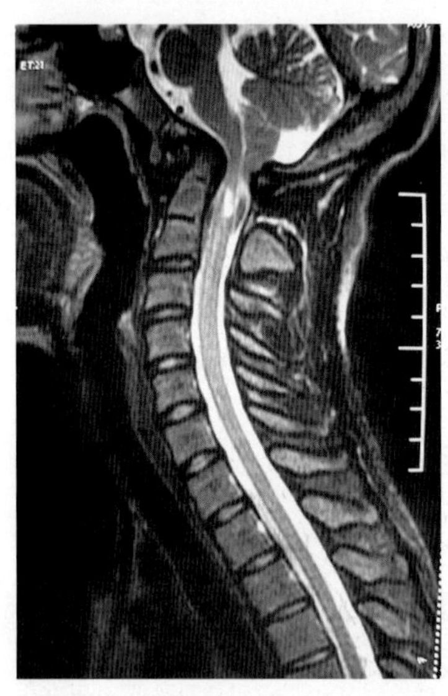

图3-2-6　寰枕部畸形小脑脊髓受压

2. 齿突畸形　齿突畸形在寰枢椎畸形中最为常见，占一半以上，包括齿突缺如、齿突发育不良、齿突终末小骨和齿突骨等。

（1）齿突缺如（aplasia of odontoid）：极罕见，均为个案报道。一般不出现症状，常因轻微外伤引起颈部不适，头被动活动及寰枢椎活动可加剧，可偶然发现（图3-2-7）。齿突缺如可为先天性。齿突缺如因寰枢椎之间仅有韧带联系，可出现不稳而致脱位。先天性齿突缺如应与后天性者相鉴别，后者可因骨折后齿突吸收或与感染有关。

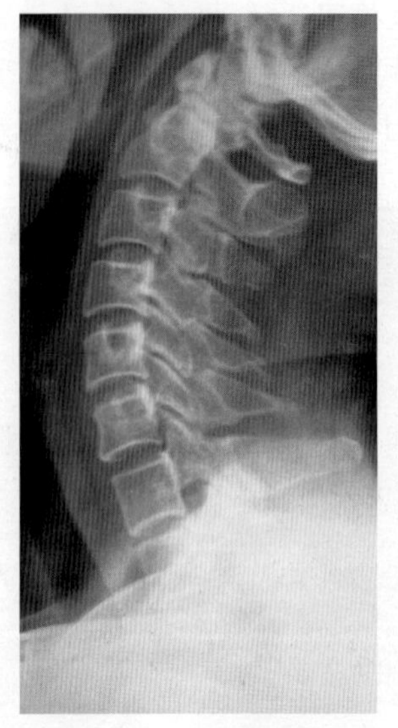

图3-2-7　齿突缺如

（2）齿突发育不良（dysplasia of odontoid）：齿突高度有不同程度的减低，顶端钝圆，其后方的寰椎横韧带相对松弛，不能维持寰齿关节的稳定（图3-2-8），故易引起自发性寰椎脱位。

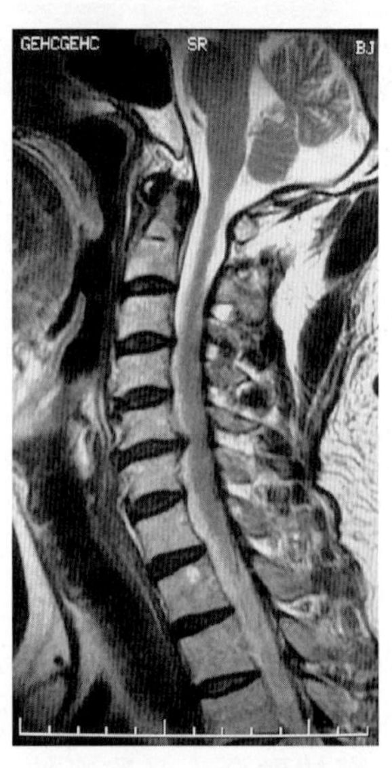

图3-2-8　齿突发育不良

（3）齿突终末小骨（ossiculum terminale）：齿突存在，但其尖端有一游离小骨，是因颈椎发育中，近端的骨化中心未融合所致（图3-2-9）。

（4）齿突骨（os odontoideum）：也称游离齿突。齿突骨较小，呈卵圆形，与齿突基底之间有一明显的裂隙。其形成可能是其间的间叶组织持续存在而不发生软骨化，当其余的软骨骨化时，此残留的间叶组织不能承受头部运动施加的应力，结果齿突近侧部分与基底分离（图3-2-10，11）。

齿突两侧骨化中心不融合及与枢椎本体之间不融合，出现双齿突骨（图3-2-12）。

齿突骨的出现，使作为寰椎横韧带、翼状韧带及齿突尖韧带的附着点的齿突强度减弱，导致寰枢关节变弱。此种畸形可能不伴有症状，仅有颈部不适，但可能发展为部分或完全性四肢瘫，甚至突然死亡。

3. 寰椎沟环　此畸形占2%～3%。其作用是对椎动脉第三段起固定、制动作用。根据沟环的形态分为全环型和半环型（图3-2-13）。全环型为骨性

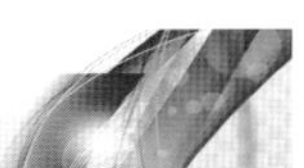

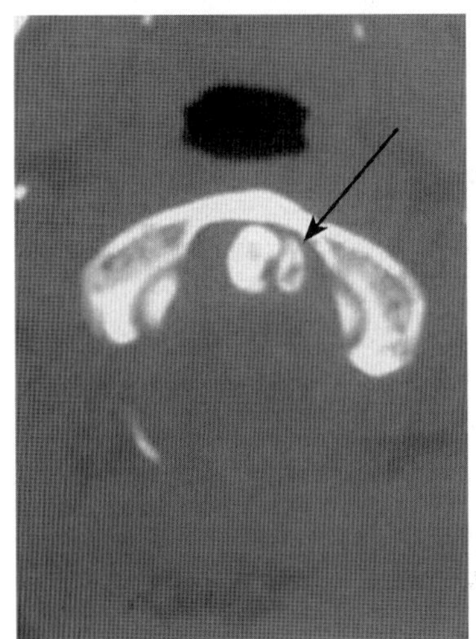

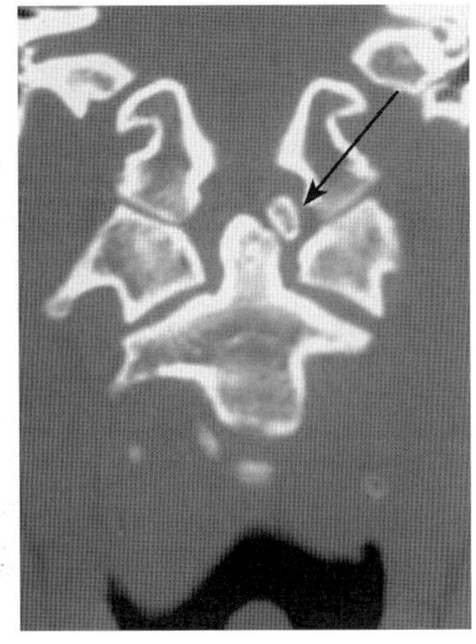

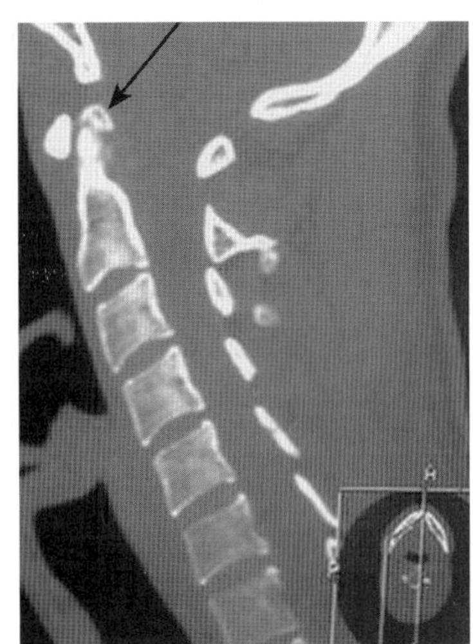

图 3-2-9　齿突终末小骨

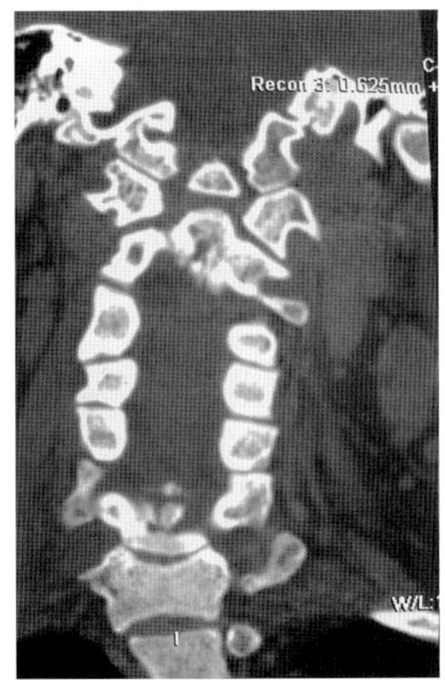

图 3-2-10　齿突骨(冠状面)

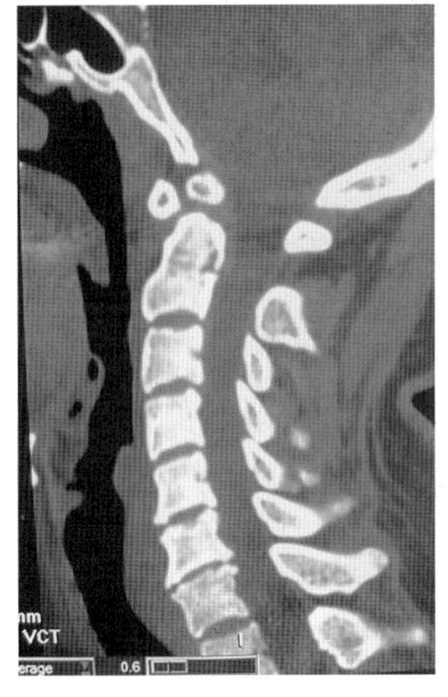

图 3-2-11　齿突骨(矢状面)

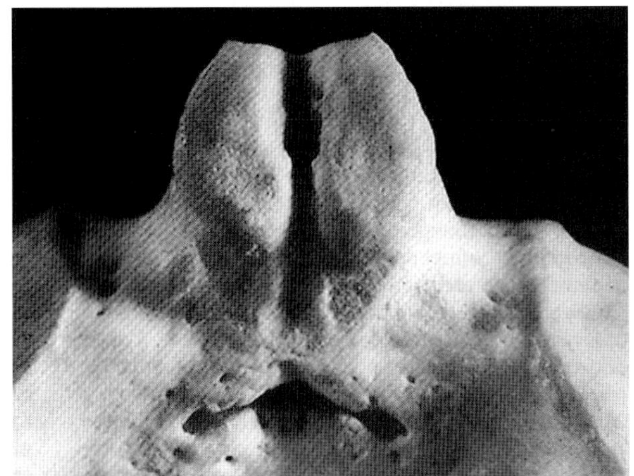

图 3-2-12　双齿突骨

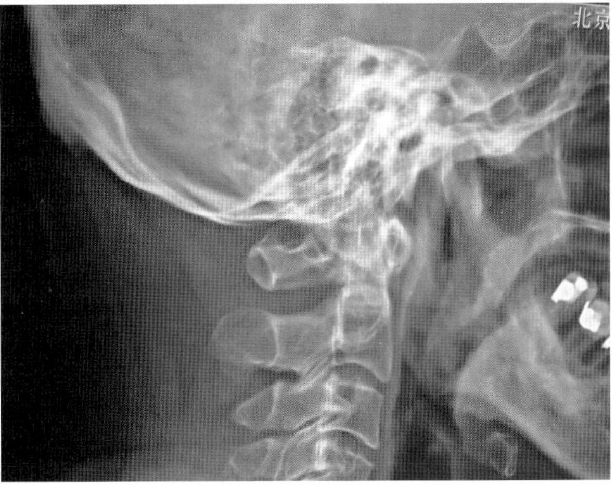

图 3-2-13　寰椎沟环

结构呈环状覆盖于椎动脉沟上方，椎动脉从中穿过。半环型为骨性结构未能完全覆盖椎动脉沟。其中，以前半环型多见，后半环型及侧环型少见，前、后半环同时存在者更为少见。可为双侧或单侧，左侧多于右侧。在沟环存在下，椎动脉易因曲折、痉挛和压迫而出现远端供血不足症状；并且由于椎动脉周围丰富的交感神经节后纤维，使症状更加复杂化。主要表现为头晕、猝倒、上颈痛、眼部症状（如视力模糊、疲劳感）、耳部症状（如耳鸣、听力下降）等。

4. 扁平颅底　颅底角大于 148°时称为扁平颅底，其不同于颅底凹陷，本身不会引起症状，常合并颅底凹陷。颅底角测量方法：从蝶鞍中心向鼻额缝和枕骨大孔前缘各做一连线，其夹角正常为 118° ~ 147°之间（Boogard 法）（图 3-2-14）。

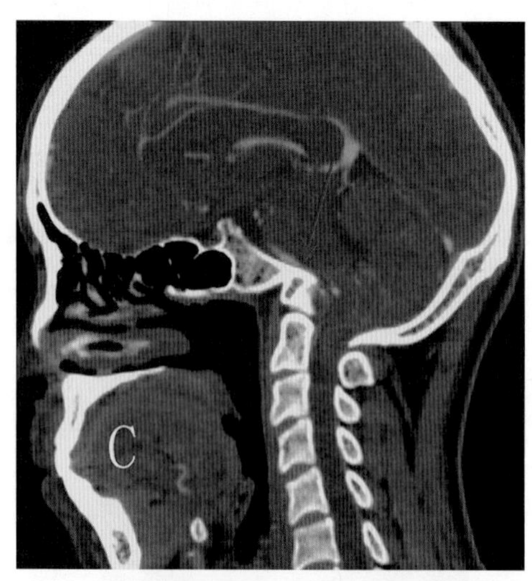

图 3-2-14　扁平颅底

5. 颅底凹陷　是由于枕骨基底部向上凹入颅腔，致齿突凸起甚至突入枕骨大孔，使后者前后径缩短，颅后窝容量减低，引起小脑、延髓受压，后组脑神经被牵拉，或伴发其他骨骼畸形引起寰枢椎脱位而出现症状（图 3-2-15）。

颅底凹陷有原发性和继发性两种。原发性为一种先天性发育畸形，较多见。其出生时虽已有发育缺陷存在，但畸形却是在直立行走后，头颅压迫颅底发生塌陷时出现。继发性少见，可见于佝偻病、骨质软化症、成骨不全及畸形性骨炎（Paget 病）等。

大多数病例在成年后始出现临床症状，病情发展缓慢。其外观特征为颈项短而粗，后发际降低。常出现后组脑神经、小脑、延髓受压或椎动脉供血不足、颅压增高症状。

颅底凹陷可与寰枕融合、枢椎发育不良、枢椎后

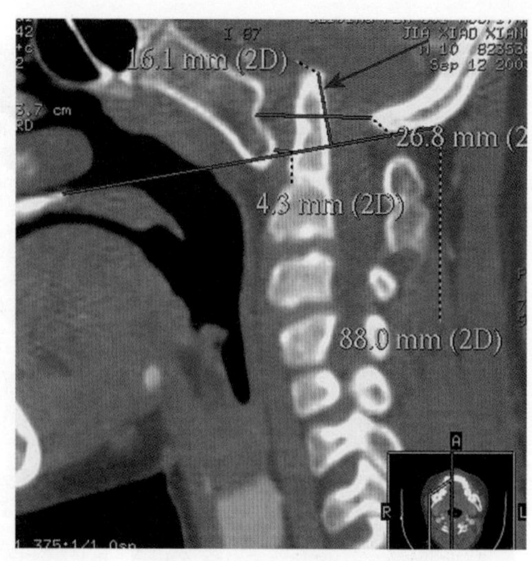

图 3-2-15　颅底凹陷

弓裂及 Klippel-Feil 综合征同时存在，常在 Morquio 综合征、软骨发育不良、脊柱骨骺发育不良或成骨不全等疾患时发现。

6. 枕椎　为第 4 枕节未与其前的枕生骨节融合而形成。可从其关节面的倾斜方向与寰椎不同而区别，第 1 颈脊神经从其后弓之下穿出，其横突上也没有椎动脉孔。常不引起神经症状（图 3-2-16）。

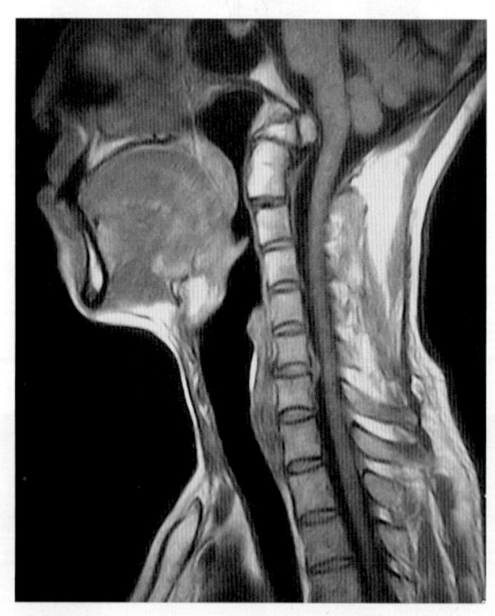

图 3-2-16　枕椎

二、颈椎先天融合畸形

颈椎先天融合畸形是指两个或两个以上颈椎椎体互相融合，可为完全性，或仅限于椎体、椎弓的一部分（图 3-2-17）。由 Klippel 和 Feil 于 1912 年报道，故又称 Klippel-Feil 综合征。其病因尚不清楚，

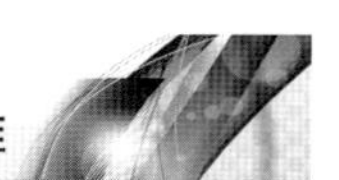

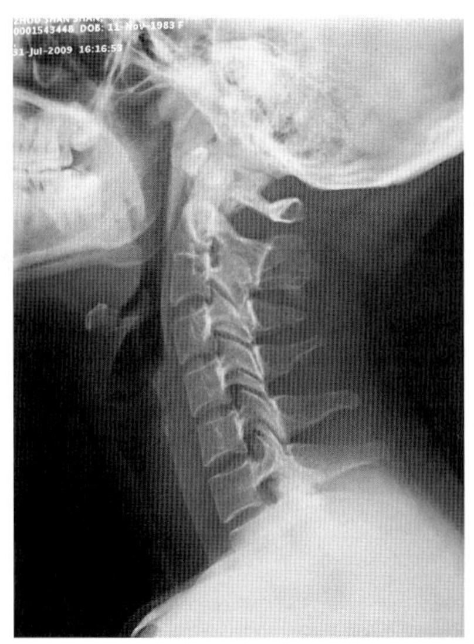

图 3-2-17 颈椎先天融合畸形

部分病例有家族史，可能与胚胎 3～7 周时中胚层分节缺陷有关。

据统计，Klippel-Feil 综合征中有 3/4 病例融合开始于寰枕、寰枢或第 2、3 颈椎，而以第 2、3 颈椎及第 6、7 颈椎最常见。超过 40% 的融合同时发生在前、后及侧部，18.2% 单独发生在前部，9.2% 单独发生在后部，31% 单独发生在侧部（图 3-2-18）。

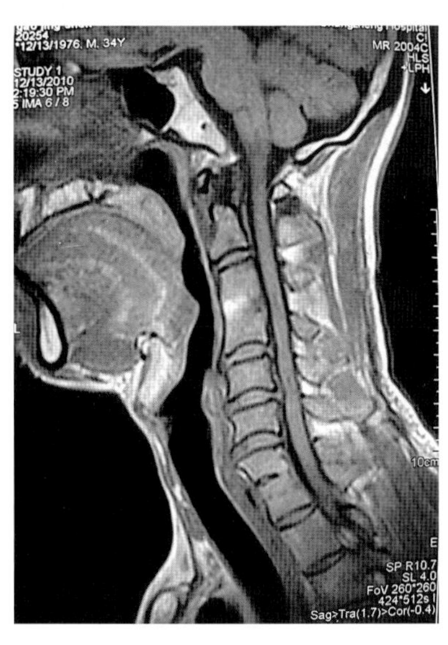

图 3-2-18 颈椎先天融合畸形（$C_{3\sim4}$，$C_7\sim T_1$ 椎体融合 MRI）

Klippel-Feil 综合征以短颈、后发际降低及头颈部活动受限为特征，称为颈部三联症（图 3-2-19）。短颈患者的颈部长度较正常人明显为短，尤其是五短身材或体型稍胖者；后发际降低主要由短颈引起；头颈部活动受限与颈椎椎节融合有关，一般情况下由于未融合椎节的代偿作用仅表现为轻度受限，表现为侧弯及旋转受限，而屈伸受限较轻。

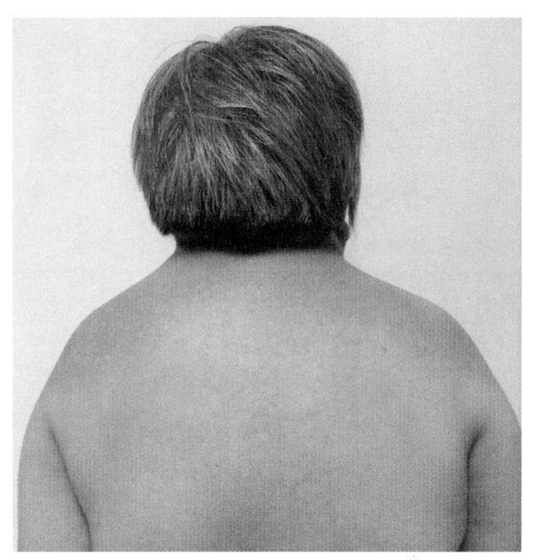

图 3-2-19 短颈（Klippel-Feil 综合征患者）

三、半椎体

颈椎半椎体畸形少见，其可分为前半缺如、一侧缺如或不规则缺如，或相邻几个半椎体发生融合（图 3-2-20）。椎体前半缺如，可形成楔形，颈椎局部后凸。一侧缺如尤其是出现两个半椎体时，可出现严重脊柱侧弯。椎体后方缺如时，则出现后凸成角畸形。除外观畸形和活动受限外，其临床表现可因畸形程度及部位不同，出现包括锥体束征、肢体麻木、大小便障碍等脊髓神经症状。临床确诊时，应作高质量 X 线正侧位片，CT 或 MRI 检查，以明确脊髓有无受压等。

四、蝴蝶椎

椎体内残存的胚胎期脊索，可造成椎体较大范围的缺损。如果此遗留物位于中央且延及椎体之全长，则造成椎体矢状裂隙。在正位像上，椎体中央部很细，或者为两个不相连的楔形骨块，其形状很像蝴蝶的两翼，而称为蝴蝶椎。在形态上，可看做是半椎体畸形的一种特殊类型。胸椎及腰椎为好发部位，而颈椎则少见。按椎体缺损情况不同，可把蝴蝶椎分为两类：

第一类（双 D 形）只有恒存的矢状裂隙，较常见。正位像上，椎体被分为两半，每一半的形状都很

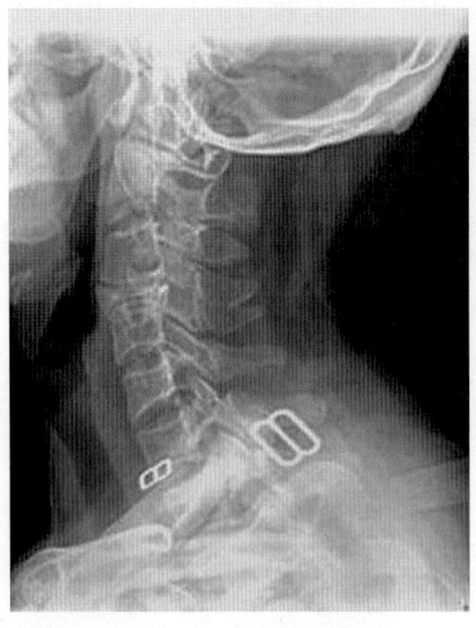

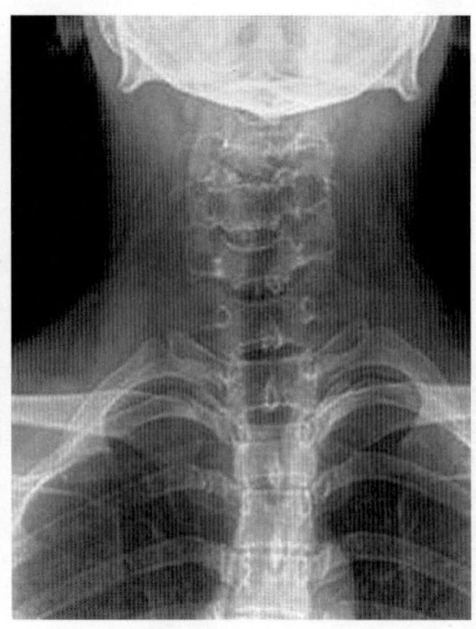

图 3-2-20 颈椎半椎体

像 D 字。两半之间也可有不同程度的骨性联合。邻近椎体呈代偿性生长,向蝴蝶椎的中心凹陷部凸出,其间隙可正常或狭窄。蝴蝶椎的侧位像与正常椎体相似,仍为方形,其所不同处为两半椎体间骨性联合处将显出浓度加大像。

第二类(双楔形)为由部分后部半椎体及恒存的矢状裂隙及冠状裂隙所形成,而椎体前半缺如或发育不良,常常合并脊椎后凸及侧弯畸形。邻近的椎体间隙可正常或狭窄。在正位像上,椎体由两个楔形所组成,其尖端皆向内,可相互联合或不联合。在侧位像上,椎体后半宽而前半窄或缺如,故而呈楔形。

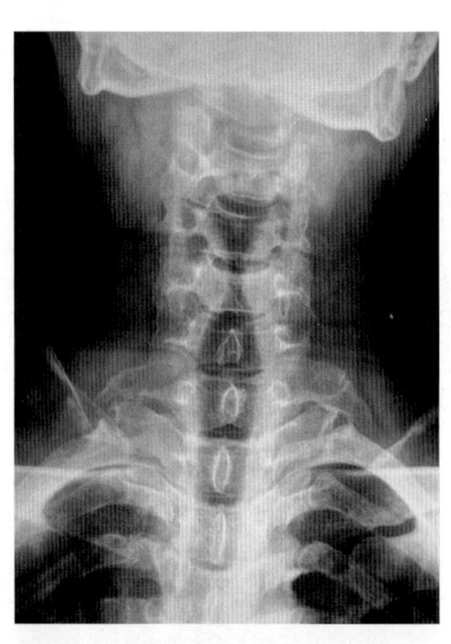

图 3-2-21 颈肋

五、颈肋

颈椎上的肋骨在进化中早已退化,但仍有 0.074% ~0.56% 的人在颈椎上仍残存颈肋(cervical rib),多见于第 7 颈椎(图 3-2-21),偶见于第 5 或第 6 颈椎,罕见于第 3 颈椎。颈肋女性较男性多一倍。两侧同时有颈肋者约占 50%,如系单侧,右侧多于左侧,约为 3∶1,主要是由于右利手的人较多,劳动强度较大,右侧臂丛距肋骨距离较近以及右侧锁骨下动脉略高的缘故。

宋知非等根据颈肋的形态,将颈肋分为四型:Ⅰ型:第 7 颈椎横突游离端增长和增粗。Ⅱ型:不完整颈肋,其游离端有纤维索带与第 1 肋相连者为Ⅱa 型,其游离端无纤维索带与第 1 肋相连者为Ⅱb 型。Ⅲ型:完整的颈肋,其前端以关节面和第 1 肋相连者为Ⅲa 型,其前端以软骨或骨与第 1 肋相连者为Ⅲb 型。Ⅳ型:除上述外的其他特殊形态。

颈肋综合征是指由于颈肋存在使臂丛神经、锁骨下动脉受压而引起上肢运动、感觉功能障碍或血液循环障碍的一组症状与体征。在临床根据其表现分为以下几种类型:①臂丛下干受压型:表现为尺神经、正中神经内侧头、前臂内侧皮神经支配区的运动和感觉障碍;②臂丛中、下干受压型:除有上述临床表现外,尚有正中神经外侧头支配区的感觉障碍;③全臂丛受压型:表现为臂丛上干、中干、下干支配区的运动和感觉障碍;④非典型型:可表现为慢性心绞痛型、椎动脉受压型、交感神经刺激型和锁骨下动、静脉受压型等。

颈肋的临床体征包括:①锁骨上窝饱满感:正常情况下,双侧锁骨上窝多呈对称性凹陷,如有颈肋,会出现患侧锁骨上窝消失，或略向上隆起，呈饱满状；②锁骨上窝加压试验阳性：即压迫患侧锁骨上窝时，由于臂丛神经干的挤压，引起疼痛及手臂麻木感，尤以深吸气时明显；③肌肉萎缩：主要为尺神经支配区即小鱼际肌、骨间肌和前臂尺侧肌群，其次为正中神经支配的鱼际肌，偶尔发生在肱二头肌及肱三头肌等；④手部缺血症状：如颈肋压迫锁骨下动脉，可出现手部肿胀、发凉、苍白等；严重时手指发绀，甚至指尖坏疽样改变；⑤艾迪森(Adson)征：即让患者端坐，头略向后仰，深吸气后屏住呼吸，将头转向患侧。检查者一手抵住患者下颌，略给阻力，另一手摸着患侧桡动脉，如脉搏减弱或消失，则为阳性。

X线摄片应包括整个颈椎或整个胸椎。颈肋常常表现为长短不一的颈肋畸形或第7颈椎横突过长，有的可与横突相互融合，其边缘不整齐，但颈肋也可形如正常的第1肋；如为两侧颈肋，两侧的长短、粗细常不对称可见，有的可见颈肋与第1肋形成假关节。

六、颈脊椎裂

颈脊椎裂(颈椎椎板裂)占脊椎裂的5.9%～9.5%。第1～7颈椎均可发生脊椎裂，以第6颈椎多见，约占70%。多位于后正中部两侧椎弓相接处，可为缺陷(图3-2-22)。也可发生在椎体，呈冠状裂隙，而将椎体分为前后两半。颈脊椎裂一般无临床症状，在拍颈椎X线片时偶尔发现。若涉及两个以上颈椎，则可能发生蛛网膜粘连或硬膜囊膨出，并出现相应临床症状。双侧椎弓裂多于单侧椎弓裂。本病常合并其他颈椎先天性畸形，如先天性椎弓根缺如、关节突发育不良等。

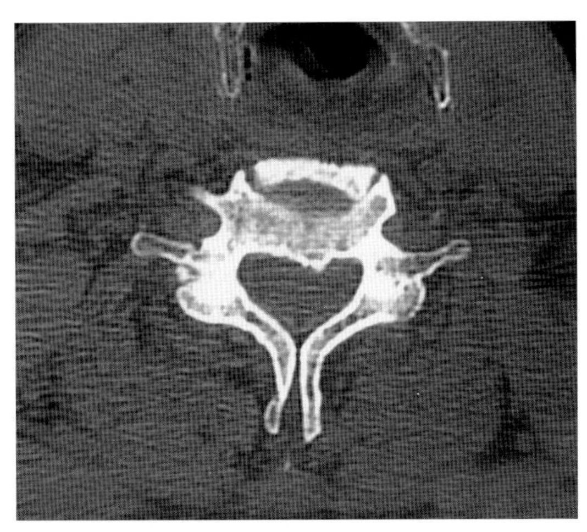

图3-2-22　颈椎椎板裂

颈椎椎弓裂无滑脱者，可出现颈椎不稳的临床症状，主要表现为颈枕部和肩部疼痛。部分病例可无任何临床症状，仅在X线检查时发现颈椎弓裂合并颈椎滑脱。体检时可发现患者颈椎活动受限，颈椎活动可诱发或加重临床表现。

X线片见颈椎椎弓裂，椎间孔扩大，可伴有关节突和横突发育畸形。一般情况下，临床表现和X线检查足以明确本病的诊断。必要时可行屈动力性摄片、三维CT和MRI检查，X线检查包括颈椎正侧位片及斜位片。

七、横突间假关节

在颈椎的形成过程中，发育完全的颈椎两侧横突末端前方各有一前结节。正常情况下仅第6颈椎横突前结节发育较大，称其为颈动脉结节。由于颈椎横突间距小，当椎体相邻横突前结节过度发育时，即会相互贴近形成假关节。

本畸形形成部位无重要的组织、器官，不会出现邻近组织压迫症状，故临床上一般不予重视。X线正位片所见应与关节突关节的增生相鉴别，侧位及斜位片观察，其构成关节的骨质结构常常突出于椎体前方，且与相邻椎体横突关系密切，具有特征性。

八、先天性寰枢椎脱位

寰枢关节是脊柱中活动度最大的关节，因而也是最不稳定的关节。寰枕融合和第2、3颈椎融合的存在表明寰枕关节和第2、3颈椎间关节活动丧失，头颈部活动时，寰枢关节将承受更大的应力，从而增加寰椎横韧带和翼状韧带的紧张，日积月累，韧带被逐渐拉长松弛，寰枢关节不稳，并进而酿成半脱位或脱位(图3-2-23)。

九、小脑扁桃体疝畸形

为小脑扁桃体疝进入椎管内，延髓和第四脑室延长并部分地向椎管内移位(图3-2-24)。可分为三型：Ⅰ型：小脑扁桃体不同程度地下疝到颈部椎管内，延髓未下移或有轻度下移；Ⅱ型：小脑扁桃体和部分下蚓部下疝到颈部椎管内，脑桥、延髓和第四脑室延长并下移，延髓和第四脑室下部亦下疝到颈部椎管内；Ⅲ型：同时伴有颈部脊柱裂和脊膜膨出。

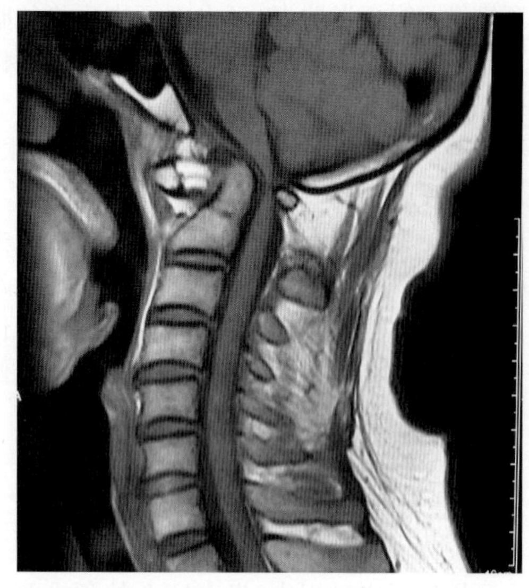

图 3-2-23　先天性寰枢椎脱位(MRI)

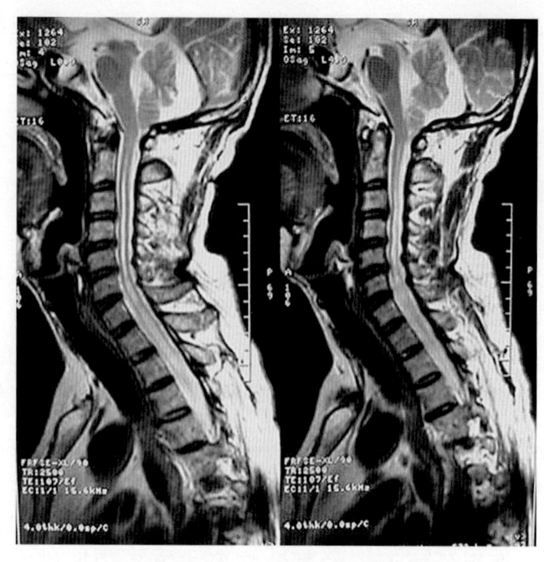

图 3-2-24　小脑扁桃体疝畸形
(Arnold-Chiari 畸形患者,伴有脊髓空洞和颈椎间盘突出)

(瞿东滨　杜心如)

第三节　颈椎椎弓根及侧块螺钉内固定的解剖与临床

临床上颈椎后路固定技术以侧块螺钉最常用,椎弓根螺钉技术也已经开展。现将相关解剖问题进行讲述。

一、颈椎椎弓根螺钉内固定的解剖与临床

1. 关节突间凹的大体观　除寰椎外,上下关节突间侧凹的存在率 $C_{2\sim7}$ 为 100%。背面观其形态学特征:上下关节突关节面之间两侧外缘,上关节突呈羊角形,下关节突呈八字形,左右近似对称,形态如翻转的括弧,C_2 呈"〕〔"形,$C_{3\sim6}$ 为"〕("形,C_7 为")<"形。由于侧凹显著,凹底又位于上下关节突之间,故称其为关节突间侧凹。不同节段侧凹的深度不同,0.52～4.16mm 不等,C_7 的侧凹在关节突后外缘,下关节突的最外缘与横突连接部也形成一个切迹,该切迹的水平线为椎弓根下缘,切迹下 1mm 为下关节突关节面的上缘。术中可显露该切迹辅助定位。

2. 颈椎弓根切迹间的高度、宽度　第 3～7 颈椎的椎弓根宽度均小于高度,颈椎椎弓根可以接受直径 3.5～4.5mm 的螺钉。但由于椎弓根轴线不完全与终板平行,为便于调整,选择直径 3.5mm 的螺钉较为适宜。

3. 颈椎弓根轴线的长度及角度　依据椎弓根轴线的骨性全长,设计螺钉长度为 28mm 比较适宜,能接近椎体的前缘。颈椎椎弓根较短,参考椎弓根矢状夹角和内外偏离角度,确定椎弓根的进针角度寰椎为 20°,枢椎上 25°,下 44°,第 3～5 颈椎为 47°,第 6、7 颈椎分别为 42°,40°。

4. 椎体上平面垂直坐标与后部解剖结构的关系　椎弓根上切迹水平高度自上而下逐渐接近至略高于椎体上平面,第 4～6 颈椎在椎体上平面上下。椎板后上缘高度均低于椎体上平面,自上而下逐渐接近椎体上平面水平,有定位参考价值。关节突后平面角度与椎弓根轴线的指向密切相关,可为定向提供参考。

5. 颈椎椎弓根进钉点的定位标志及进钉方向　上下关节突间侧凹、关节突后平面为下颈椎定位标志。垂直于关节突后平面的椎板后上缘高度水平线与上下关节突间侧凹外缘的矢状线的交点为进钉点。下颈椎进钉方向采用直角定位定向方法:以椎板后上缘为参考,通过该线与关节突后平面垂直交点来确定进钉点高度的方法为直角定位;以关节突后平面为参考,进钉方向与关节突后平面垂直为顺椎弓根指向,消除关节突后平面角度平行于椎弓后上缘平面的进钉方向则与终板平行,此为直角定向。

6. 颈椎椎弓根进钉点定位标志及临床意义　目前有关进钉点、进钉方向相关数据的测量,大多以椎体后缘、侧块平面、下关节面的最低点、侧块最外缘、

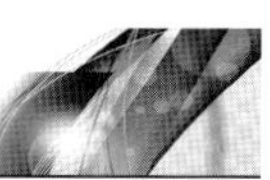

上位颈椎下关节面的最低点及侧块中点作为标志来进行定位。但定位后怎样保持与终板平行或顺椎弓根轴线进钉很重要,也是很难掌握的一个问题,在实际应用时仍然依赖C形臂机来确定。上下关节突间侧凹是颈椎外侧的一个特征,矢状面的最凹点对应椎弓根轴线,是进钉点的后外缘有效区间。椎板后上缘的水平高度均在椎弓根的上下切迹中上2/3水平,能通过椎弓根与终板保持平行。

下颈椎的椎弓根较短,横断面外周缘似椭圆形,皮质骨的厚度上下方厚于椎管侧,横突孔侧的皮质骨菲薄,外观似C。C形的开口位于外下方,皮质骨上有一些滋养孔与其内的骨松质沟通,是椎弓根管壁最为薄弱的部位。

颈椎椎弓根的宽度可以接受3.0~4.5mm的螺钉,进钉深度为25mm,进钉方向宜与上终板平行,与矢状面夹角在第3~6颈椎为40°~45°,第7颈椎为30°~40°,如此可以避免螺钉穿破上终板进入椎间盘。第6、7颈椎进钉方向在水平面上向下倾斜0°~10°较为安全。关于进钉点,第3~6颈椎在颈椎侧块背面中上1/4水平平行线与中外1/4垂直线的交点,第7颈椎在侧块中垂线与中上1/4水平线交点偏上处。

二、颈椎侧块螺钉内固定的解剖与临床

1. 关节突的形态特点　颈椎关节突呈短柱状,分为上、下关节突,左右对称,从侧面观,除寰、枢椎的关节突位置略为靠前外,其余颈椎的关节突形成一个骨柱,并被呈45°自下而上斜行切断,分隔成若干小节,切面即为关节面,形成关节突关节。关节面平滑,呈卵圆形,覆有关节软骨,下关节面朝向前下,上关节面朝向后上。下关节面可在下位颈椎的上关节面上向前上方滑动。双侧的关节突关节、侧块同前方的椎体及椎间盘一起构成颈椎的椎间关节并形成三个相互平行的骨性圆柱,这种结构形成了颈椎稳定的基本框架。颈椎关节突的方向有利于屈、伸、侧屈和旋转运动,但稳定性差。在屈曲性外力作用下,可发生半脱位、脱位,甚至关节突跳跃,即上一颈椎的下关节突滑至下一颈椎上关节突的前方,发生交锁(图3-2-25)。

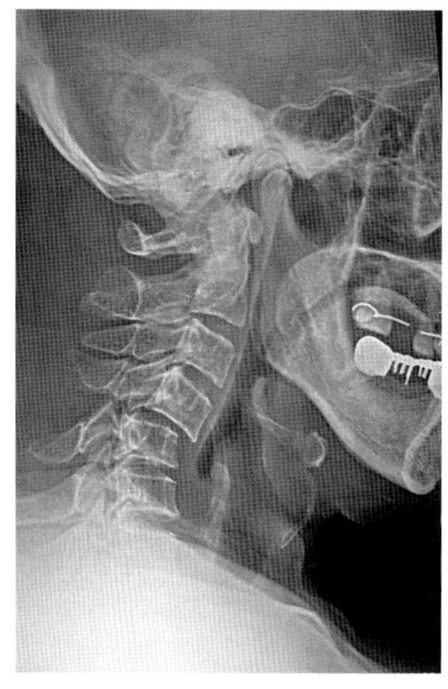

图3-2-25　颈椎关节突关节交锁

2. 颈椎侧块接骨板内固定临床解剖学　临床上所说的侧块为“狭义”侧块,即可视侧块,仅包括峡部和下关节突,因为上关节突位于上位颈椎下关节突的前方,术中无法看到(图3-2-26)。

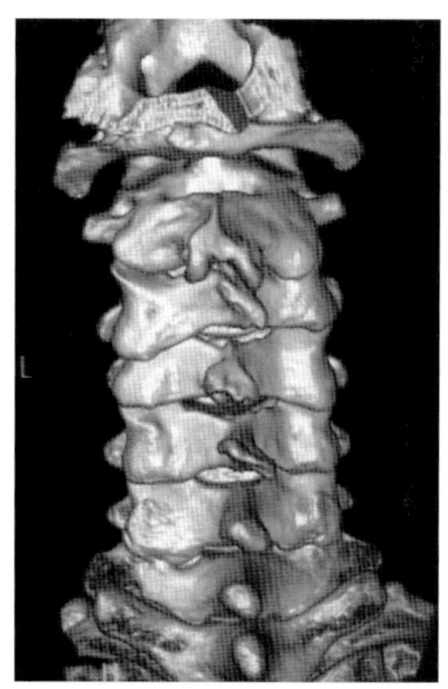

图3-2-26　颈椎侧块(三维CT)

同侧相邻侧块关节面之间的距离(即相邻侧块中心之间的距离)从$C_{3\sim7}$为9~16mm,平均13mm。侧块的宽平均为12~13mm,$C_{6\sim7}$侧块的前后径比其他节段要小。

颈椎侧块毗邻椎动脉、脊髓和神经根,避免这些重要结构的损伤是侧块螺钉技术的关键。将侧块平均分成4等份,椎动脉投影位于内上和内下两个区域,因此由中点向外偏斜15°就可避开椎动脉。颈神经根从侧块前方通过,位于椎间孔的下部。按侧块4分法,颈神经根行于内上、内下及外下3个区域内,外上区为唯一的安全区,螺钉尖端在此区穿透腹侧皮质时最安全。

3. 侧块螺钉植入技术　颈椎侧块有多种螺钉植入技术被临床应用,每种技术都有唯一的入点和钉道:①Roy-Camille技术:进针点为侧块中点,矢状面垂直进针,水平面针尖外偏10°;②Louis技术:进针点为下关节面外侧缘内侧5mm,下关节面下缘下

3mm，矢状面和水平面均垂直进针，不能穿透腹侧皮质；③Magerl 技术：进针点为侧块中点稍内上方，矢状面与小关节面平行，水平面针尖外偏 20° ~ 30°；④Anderson技术：进针点为侧块中点内侧 1mm，矢状面针尖向头侧偏 30° ~40°，水平面针尖外偏 10°；⑤An技术：进针点为侧块中点内侧 1mm，矢状面针尖向头侧偏 15°，水平面针尖外偏 30°。C_7的侧块较小。其解剖特点对侧块螺钉的植入提出了挑战，使用的螺钉过长会加大神经根损伤的可能，使用的螺钉过短，会导致固定失败。C_7的侧块螺钉入点应尽可能靠近下关节面，钉道方向尽可能指向上关节面的前、外、上方，以避免损伤关节面，并期望能使用较长的螺钉获得较大的把持力，所以 C_7使用侧块螺钉应非常谨慎。

我们推荐侧块螺钉进钉方法如下：上、下关节突背面中点即其中垂线与中水平线的交点为螺钉的进钉部位。关节突滋养血管在其内侧 1 ~3mm，进钉时由后内侧向前外侧倾斜 10° ~15°，水平或向前上倾 10° ~30°，较为安全。

第四节　颈椎的连结

一、寰枕关节

寰枕关节（atlantooccipital joint）和寰枢关节（atlanto-axial joint）可以说是全身活动形式最多最复杂的关节，并且二者联合在一起发挥作用。枕寰枢复合体的运动决定于骨的形状、韧带的伸展性，这种复合体是适应于颅颈部高度活动性，并且有共同的组织学起源。寰枢椎之间没有椎间盘，相对应的为齿突尖韧带、翼状韧带和齿突。

寰枕关节由两对相互对应弯曲的关节面构成，即枕髁和寰椎侧块上面的关节面，为双轴关节。此关节有两个互相垂直的运动轴。在横轴上，可以做头的屈伸运动，约 45°；在矢状轴上，尚可以使头做侧屈运动，但范围很小，约为 3°，也能做旋转运动，旋转角度为 5. 7°（图 3-2-27）。

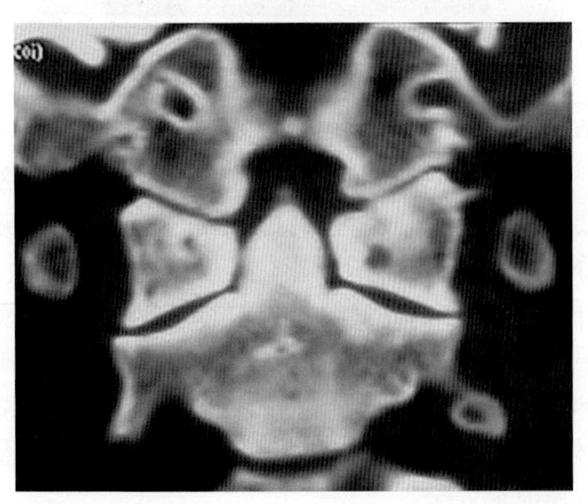

图 3-2-27　寰枕关节和寰枢关节

二、寰枢关节

寰枢椎之间包括 4 个滑膜关节，即 2 个车轴关节，2 个滑膜关节。车轴关节为寰椎前弓后方齿突凹与齿突之间的关节，寰椎横韧带前面与齿突之间的关节；滑膜关节即两侧寰椎侧块的下关节面与枢椎上关节面构成的关节突关节，其关节囊的后部及内侧均有韧带加强。

加强寰枢关节稳定的结构主要为寰椎十字韧带，寰椎十字韧带分横部和直部两部分（图 3-2-28）。横部又称寰椎横韧带（transverse ligament of atlas），甚为坚强，位于齿突后方，使齿突与寰椎前弓后面齿突凹相接触。直部为自寰椎横韧带中部上、下缘各发出的一束纵性纤维，称上、下纵束。

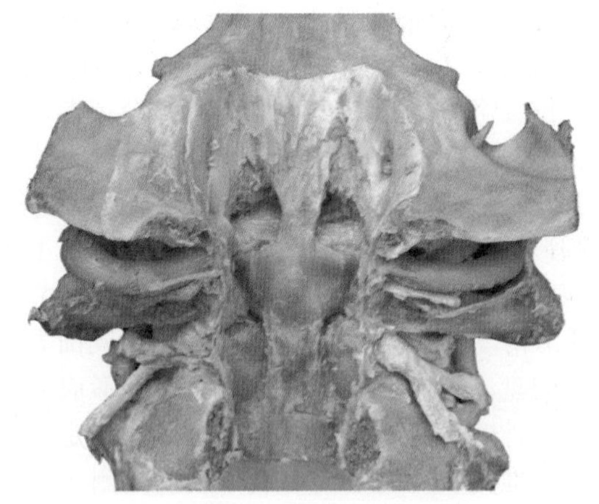

图 3-2-28　寰椎十字韧带

寰椎横韧带：寰椎横韧带是寰枢椎稳定的主要韧带，也是枕颈部最强有力的韧带。张于寰椎两侧块内的小结节之间，犹如一个悬带，将寰椎椎孔分为前后两部分，前方与齿突后面构成不大的关节腔，容纳齿突并使其局限于寰椎前弓后面的齿突凹内；后方为椎孔的中后部分，内有脊髓及其被膜，可防止齿突向后移动，挤压脊髓；也可防止寰椎过度前移。

临床应用要点：寰椎横韧带断裂、松弛或减弱，

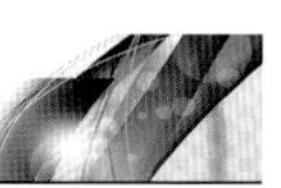

可使头及寰椎在枢椎上向前脱位，结果齿突后移，椎管狭窄，可能引起脊髓压迫症状，甚至造成死亡。寰椎横韧带虽然坚硬，但弹性较差。在生理范围内，寰椎可向前方移位3mm。当移位达3～5mm时，横韧带可被撕裂；如超过5mm，则可发生断裂。寰椎横韧带断裂多发生在与齿突相接触的中部。不管因何种机制引起的寰椎横韧带断裂，其他韧带均不足以维持寰枢关节稳定，引起寰椎逐渐发生前脱位，寰枢间距加大，椎管矢径及脊髓有效空间减少。

如寰齿间距大于6mm，或两侧块外移距离之和大于6.9mm，寰椎横韧带即可断裂。后者多因在Jefferson骨折时，寰椎两侧块受到上部枕髁和下部枢椎上关节面严重挤压分离之力，从而使颈前、后弓发生多处骨折。

寰枕关节的运动主要是屈伸，即点头；寰枢关节则主要是旋转，即摇头。寰枕融合后寰枢椎融合后，将丧失大部分旋转功能，即摇头不能；但可保留大部分屈伸功能，即颈部还可以屈伸；枕颈融合时，头颈部的屈伸和旋转功能均丧失，点头和摇头均受限。这些变化在进行上颈椎手术时要和患者充分沟通。寰枢关节在进行屈伸和侧屈运动时，伴耦合的轴向旋转功能，说明寰枢关节正常时相当稳定，同时也存在潜在旋转不稳的趋势。寰椎骨折后，寰枢椎间的屈伸和侧屈运动分别增加90%和44%，但旋转运动无明显影响。

三、颈椎关节突关节

C_2～C_3-C_6～C_7关节突关节为滑膜关节，由上位颈椎的下关节突与下位颈椎的上关节突构成。关节面较平坦，表面覆盖一层透明软骨，向上约呈45°倾斜。关节囊附着于关节软骨的边缘，内衬滑膜，薄而松弛，活动范围较大，外伤时容易引起脱位或半脱位。

四、颈部韧带

主要包括连接颅底与颈椎以及各颈椎之间的一些韧带。

1. 前纵韧带（anterior longitudinal ligament）　前纵韧带在颈部及其椎间盘处较宽，但略薄；通常在椎间盘和椎体边缘处结合紧密；而椎体水平附着较疏松。

2. 后纵韧带（posterior longitudinal ligament）　后纵韧带的宽度和厚度在各脊柱部位也存在差异，颈部在椎间盘处较宽且一致，后纵韧带在椎间盘水平与纤维环紧贴；在椎体水平结合则较疏松，其间有椎体静脉通过，注入椎内前静脉丛。

临床应用要点：后纵韧带骨化（ossification of posterior longitudinal ligament，OPLL）是该韧带增生钙化的一种疾病，造成颈椎管狭窄而出现颈髓受压，由于病程缓慢，脊髓受压的症状体征可能出现很晚甚至不明显，也可无症状，常为无意发现。但可能很轻微的外伤就会造成四肢瘫痪。临床表现有手麻、臂痛及痉挛性步态，严重者可引起不完全性四肢痉挛性瘫痪、脊髓半横切征或脊髓中央综合征（图3-2-29）。可分为四型：①节段型：占39.0%；②连续型：占27.3%；③混合型：占29.2%；④局限型：占4.5%。第5颈椎最多，其次为第4、6颈椎，受累椎体为3.1个（2～5个）。CT检查，发现后纵韧带骨化的厚度达椎管17%～80%，宽度达椎管横径的28%～67%。

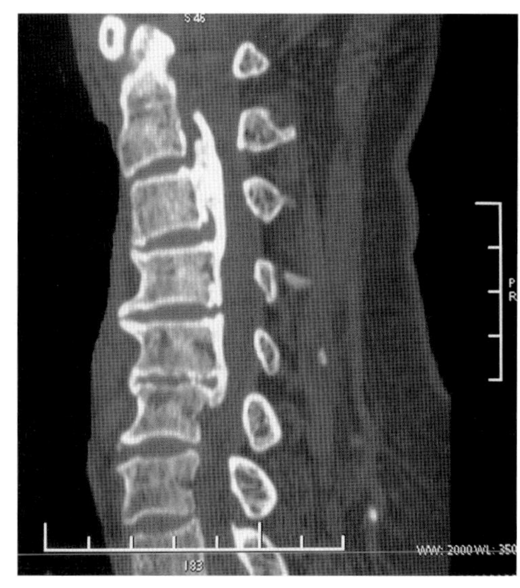

图3-2-29　颈椎后纵韧带骨化

3. 黄韧带　颈椎黄韧带弹性好，颈椎屈曲时，可使相邻椎板稍分开，过伸时可稍缩短，而不致发生皱褶突入椎管内，其弹性张力可协助项部肌肉维持头颈挺直。颈椎黄韧带退变后明显肥厚，多见于$C_{5\sim6}$，次为$C_{4\sim5}$及$C_{6\sim7}$，多同时累及2个以上节段，并常呈对称性。肥厚的黄韧带压迫脊髓后方，所以四肢感觉障碍更为明显（图3-2-30）。

临床应用要点：黄韧带钙化症（图3-2-31）与黄韧带骨化症是两种不同独立的疾患，前者仅见于下颈段的椎板间，女性多见。在X线侧位片呈圆形或椭圆形钙化灶，CT片上显示椎板之间或椎板后方有呈柱状钙化阴影，与椎板及硬脊膜均不相连，很少合

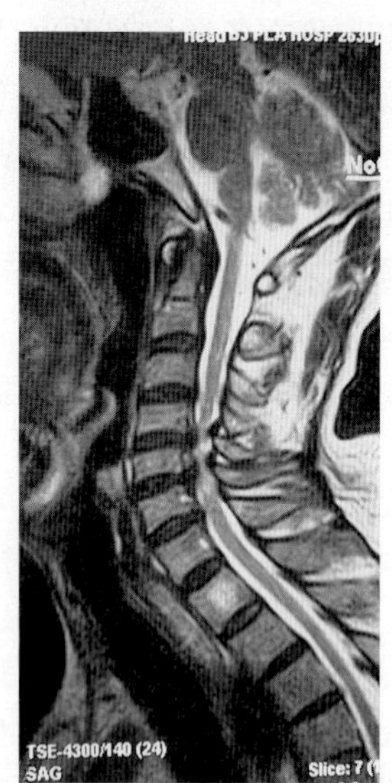

图 3-2-30　颈椎黄韧带肥厚

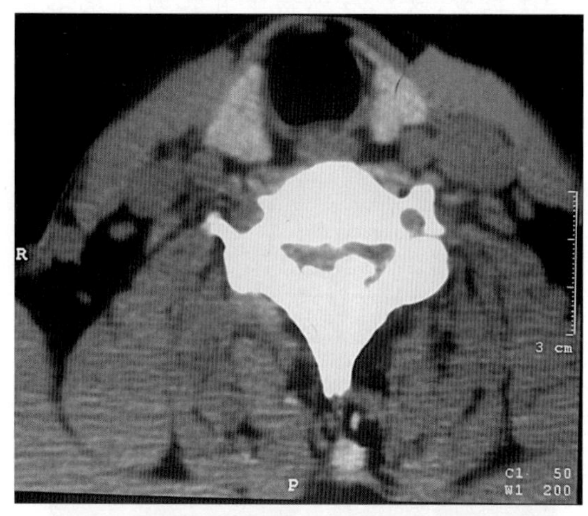

图 3-2-31　颈椎黄韧带钙化症

并脊柱其他韧带骨化，但常合并全身其他部位钙化，特别是膝关节半月板。黄韧带骨化多见于下胸椎，但其他胸椎及颈、腰椎也可出现，一般位于椎板附着部，男性多见。X 线下呈棘状、板状或结节状，与椎板连续且不随姿势移动，与硬膜常粘连或融合，并常伴有脊柱其他韧带骨化。

五、颈椎椎间盘

在颈椎只有 6 个椎间盘，第 1、2 颈椎之间缺如。在矢状面上，纤维环前部较厚，颈椎椎间盘前缘高度约为后缘的 2～3 倍，这样可使椎间盘适合于上、下位椎体的形状，并维持颈椎的生理前凸。椎间盘发生退行性变时，其高度变小，并使相应关节及钩椎关节结构发生紊乱而致骨质增生，相邻椎体后缘亦可产生骨赘，引起神经根或脊髓受压。

六、颈椎椎间孔

颈椎椎间孔（intervertebral foramen of cervical vertebra）是由相邻颈椎弓根上、下切迹构成的骨性管道，其矢状切面呈椭圆形或卵圆形，颈脊神经由此通过。椎间孔的前内壁为钩突的后面、椎间盘和椎体的下部；后外壁为关节突关节的内侧部和关节突的一部分。椎间孔内，脊神经的后根位于上方，前根位于下方，其余空间被血管、淋巴管和脂肪组织所占据。颈椎病患者由于椎间盘退行性变，椎间关节及钩椎关节骨质增生，颈椎间孔可狭窄变形。在神经根肿瘤或其他椎管内占位病变时，周围骨由于压迫性缺损，椎间孔常常扩大（图 3-2-32）。

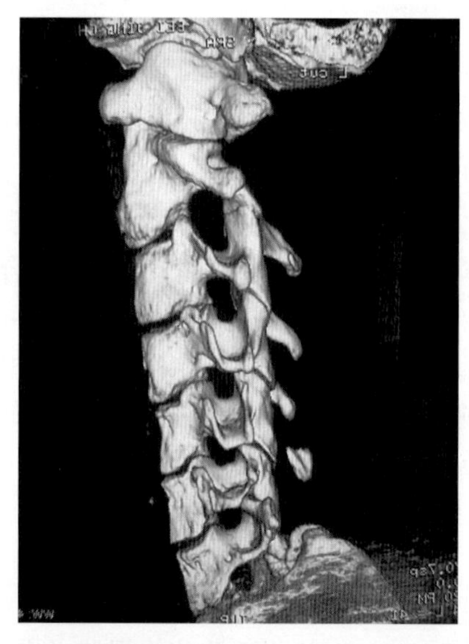

图 3-2-32　颈椎椎间孔扩大（神经纤维瘤）

颈椎关节突较短，在椎体后外方，钩突（uncinate process，U）位于前内方，横突（transverse process，T）位于上关节突（articular process，A）前方，彼此紧相毗邻，Veleann 将三者形成特殊的结构定名为钩突-横突-关节突复合体（UTAC）。正常情况下，UTAC 是一个供颈脊神经根离开椎管的保护性通道。但当椎间盘发生退变后，向上突起的钩突和上关节突与上位椎体的斜坡和横突下凹几乎相接触。由于神经根由上一椎骨下切迹穿出后，在椎动脉后方斜行交叉通过，上述改变会使椎动脉及神经根受到一定压迫。切除增生的钩椎关节，扩大椎间孔，可使被压迫的脊神经根得到恢复。

椎间孔内有脊神经前、后根和脊神经，被向外延续的硬脊膜所包裹。椎间孔分为三段：①根管段（内

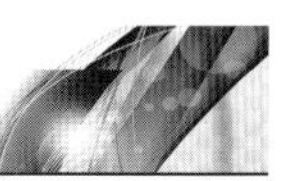

侧段）：此段四壁均为骨性组织，前壁为椎体后面及椎间盘，后壁为上、下关节突，上下壁为椎弓根。脊神经根位于下位椎骨的钩突及上关节突之间，钩突骨赘或椎间盘突出时，极易受到压迫；②椎动脉段（中间段）：前、后壁为横突前结节及上关节突。神经根位于椎动脉与上关节突之间，不易受到钩突骨赘或椎间盘突出的影响；③前支管段（外侧段）：横断面为三角形，其前后方为肌肉，外口通向颈肌间隙。脊神经前支位于由下位肋横突沟所形成的三角形底边（图 3-2-33）。

颈椎椎间孔的大小随颈椎屈伸活动而有变化，前屈时扩大，后伸时缩小。

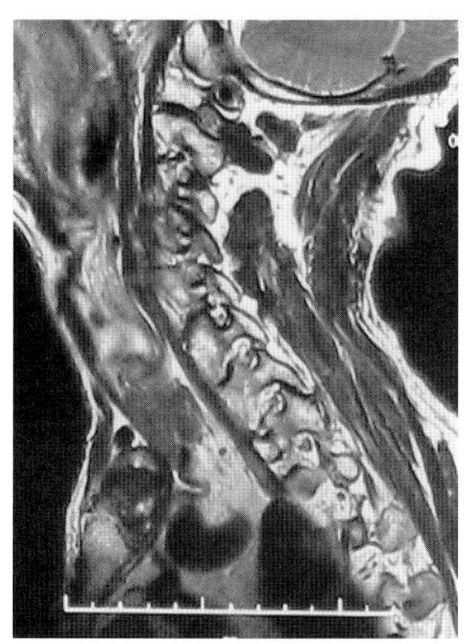

图 3-2-33　颈椎椎间孔内结构

七、颈椎椎管

颈椎椎管由各颈椎的椎孔借连结结构组成纵行管道，其前壁为椎体后面、椎间盘及后纵韧带，后壁为椎板及黄韧带，两侧壁为椎弓根和椎间孔，椎管内有脊髓及其被膜、神经根、血管等。

（一）颈椎椎管测量

寰椎矢径自齿突尖部后面（寰椎横韧带沟上方）至寰椎后弓连接处内面；横径自椎弓内面中点（上、下侧块交界处）至对侧椎弓内面中点。枢椎矢径自椎体后侧中点（齿突根部与椎体交界处）至椎弓连接处前缘中点；横径为两侧椎弓内侧中点连线，即侧块与下关节突交界处。第 3～7 颈椎矢径自椎体后面中点至椎弓连接内侧中点；横径为两侧椎弓内侧中点（上、下关节突交界内侧面）连线。寰椎椎管最大，第 3 颈椎最小，以后向下逐渐扩大，以第 4～6 颈椎椎管较大，相当于颈膨大所在部位，第 7 颈椎椎管横径较第 6 颈椎为小。颈椎椎管横径大于矢径，呈卵圆形。一般认为，如颈椎椎管矢径小于 12mm，寰枢椎椎管横径小于 16mm，第 3～7 颈椎椎管横径小于 17mm，即可认为有颈椎椎管狭窄。

临床上常在 X、CT、MRI 片上对颈椎病变的椎管进行测量，如滑脱、半脱位、椎间盘突出、后纵韧带骨化、黄韧带肥厚等，均能在前后方向或左右方向上使椎管内径减小。椎管内肿瘤可以压迫椎管管壁，使骨质萎缩并使椎管增宽，可根据两侧椎弓根间距离测量，有助于诊断（图 3-2-34）。

颈椎脱位椎管测量：在颈椎脱位的 X 线侧位片上，在脱位的椎骨棘突根部上、下缘做连线，再自脱位下一椎体后上缘的水平线做垂线，即可为颈椎骨折脱位后的椎管矢径，差值越大，说明脱位程度越大，但不能反应脊髓损伤程度，因为脱位是动态过程，而影像只是反映了拍照时的状态，也许脱位后已经复位，脊髓损伤已经发生。

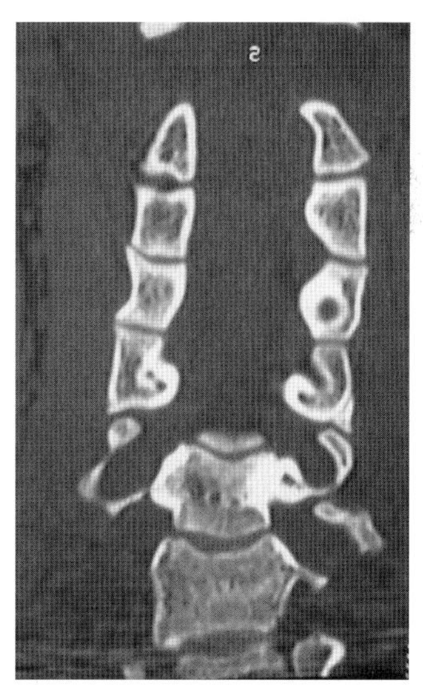

图 3-2-34　颈椎管扩大（神经纤维瘤病，冠状面 CT）

颈椎椎管有其独特的形态学特点，在寰椎部椎管宽大，其前 1/3 部分为齿突及寰椎横韧带，后 2/3 才是真正的椎管。颈髓的起始部位于此处的中央。正常情况下，脊髓占据中央，脊髓的前后及侧方有硬膜及蛛网膜下腔，内有脑脊液，可以理解为脊髓悬吊在此椎管中部，与四周骨壁有足够的缓冲空间。在寰椎水平，齿突及寰椎横韧带、脊髓和缓冲空间各占 1/3。由此可见，正常情况下，在此部位脊髓是不会受到卡压的。

临床应用要点：在第3～7颈椎部位，后纵韧带与椎间盘连结紧密，使颈椎椎间盘不易向椎管内突出，但一旦突出，其髓核及椎间盘组织常突破后纵韧带进入其后方直接压迫硬膜囊及脊髓（图3-2-35），故在前路行颈椎椎间盘切除术时应切除后纵韧带直至硬膜前方，并探查有无突入其深面的髓核组织，以免遗留残余组织导致减压不彻底而影响术后疗效。椎体后面与后纵韧带间有疏松结缔组织和静脉丛填充，是颈椎前路手术出血的主要原因。由于静脉丛压力低，吸收性明胶海绵压迫即可止血。

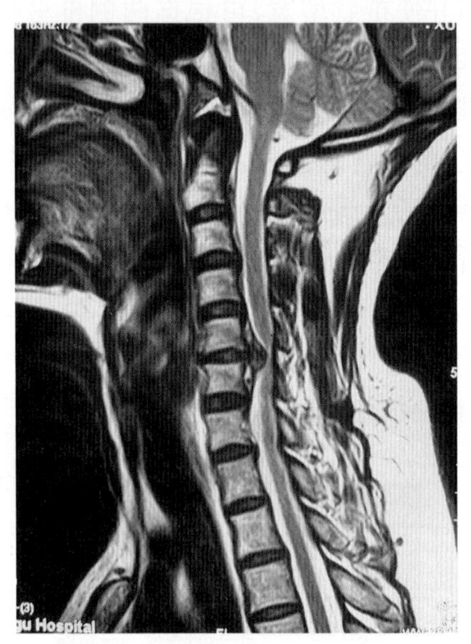
图3-2-35　颈椎间盘突出（MRI）

（二）脊髓在椎管内位置

正常情况下，由于颈椎生理前凸存在，在矢状面上脊髓及硬膜囊在椎管内也随之呈轻度前凸的弧形走行，脊髓占据椎管内中央位置（图3-2-36）。脊髓与椎管前壁的距离稍大于脊髓与后壁的距离。当生理前凸明显增大时，脊髓位置靠后，贴近椎管后壁，以生理弯曲最顶点处最为明显，此时如果黄韧带肥厚则更易压迫脊髓后方（图3-2-37）。当生理弯曲消失或变小时，脊髓则更靠近椎管前壁，此时如果椎间盘突出则更易压迫脊髓前方（图3-2-38）。在颈椎后凸时，脊髓则贴近椎管前壁，在许多颈椎后凸的病例，最凸处的椎体及椎间盘直接压迫脊髓前方（图3-2-39），所以颈椎手术时，应将如何维持和重建颈椎的生理弯曲放在重要的位置。对于颈椎后凸及生理前凸消失的脊髓型颈椎病，宜采用前路手术而不选用后路手术；只有生理前凸存在的脊髓型颈椎病才适用后路手术。

颈椎侧凸多是由于颈椎先天畸形所致，此时脊

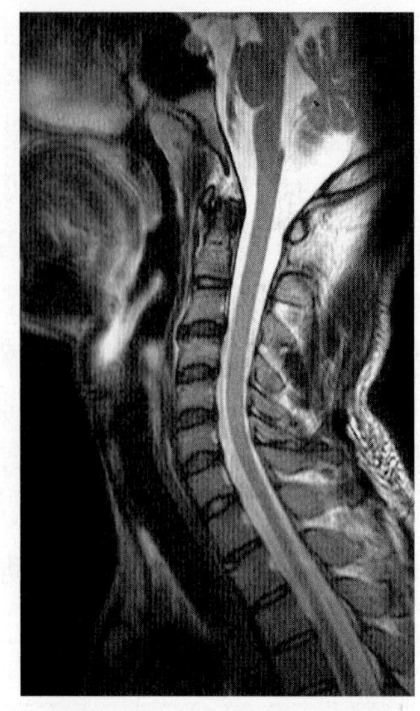
图3-2-36　脊髓在椎管内位置

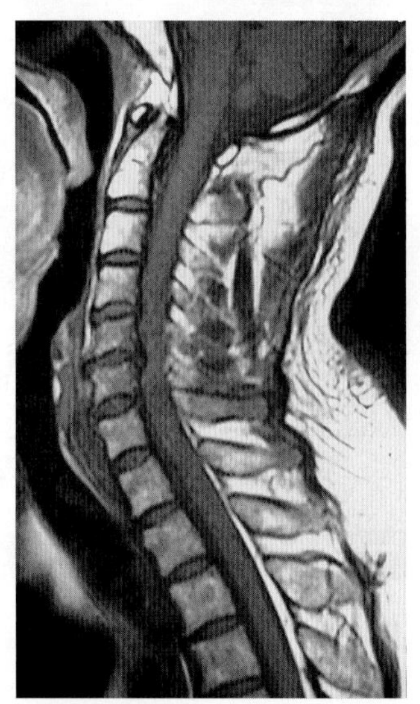
图3-2-37　颈椎前凸时脊髓在椎管位置

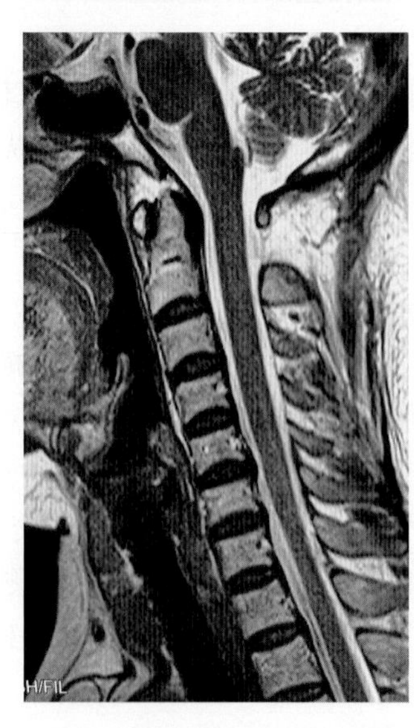
图3-2-38　颈椎变直时脊髓在椎管位置

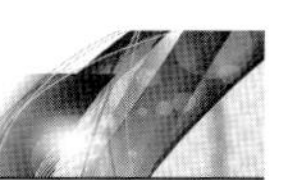

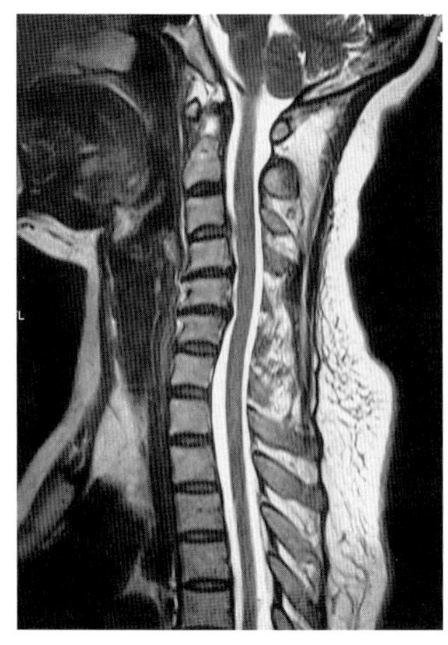

图 3-2-39　颈椎后凸时脊髓在椎管位置

髓在椎管内的位置也发生相应的改变。正常情况下脊髓在椎管中央，在冠状面上两侧与椎弓根及椎间孔的距离相等。当一侧存在压迫时，脊髓位置才有可能发生变化，此时应仔细评估脊髓在椎管内的位置，并选择合适的手术体位及手术侧别，以利于切除肿物，保护脊髓。

临床应用要点：在横断面上，上颈脊髓节段与相对应的颈椎椎骨序数一致，如第 1 颈椎椎体及齿突对应 C_1 脊髓节段，第 2 颈椎椎体对应 C_2 脊髓节段，依此类推。下颈椎则相差 1 个节段，第 7 颈椎对应 C_8 脊髓节段。颈椎骨折脱位时，常伴有相应部位脊髓损伤而出现相应的症状体征。如上颈椎损伤（第 1～4 颈椎），则可能影响至膈肌的运动而发生窒息及呼吸困难，C_1、C_2 脊髓节段损伤多因胸部呼吸肌及膈肌麻痹而立即死亡。第 5 颈椎部位以下损伤则可能保留了肱二头肌及三角肌功能，出现屈肘位瘫痪；第 7 颈椎以下损伤，则表现为伸肘位手及腕功能丧失，临床上可根据这些特征推测脊髓损伤的部位。

（三）颈神经根

颈神经根共 8 对，第 1 颈神经根自脊髓最上端发出，在枕骨与寰椎后弓间出椎管，其主干走行于椎动脉与寰椎后弓之间，形成枕下神经，进入枕下三角，支配枕肌。第 2 颈神经根自第 1、2 颈椎椎间孔走行，其后支粗大，形成枕大神经，支配颈枕部皮肤。依此类推，第 3 颈神经根在第 2、3 颈椎椎间孔走行，第 8 颈神经根在第 7 颈椎与第 1 胸椎椎间孔走行。

颈神经根自硬膜囊发出后，向外进入相应的椎间孔，上位（第 1～4）神经根走行于椎间孔中、上份，下位（第 5～8）神经根位于椎间孔的中、下份。然后向外侧走行于横突前后结节组成的神经沟内，在近侧端与垂直上行的椎动脉交叉，椎动脉位于神经根前方。

临床应用要点：颈椎椎间盘侧方突出时压迫相对应神经根，而出现相应症状体征。如第 3、4 颈椎椎间盘后侧方突出压迫第 4 颈神经根，第 4、5 颈椎椎间盘突出压迫第 5 颈神经根，第 5、6 颈椎椎间盘突出压迫第 6 颈神经根，第 6、7 颈椎椎间盘突出压迫第 7 颈神经根。

颈神经根减压的问题：

1. 前路颈神经根减压　颈椎间盘突出及钩椎关节增生是造成神经根卡压的重要原因，有时巨大椎间盘突出还可能同时在中央部压迫脊髓，造成混合型颈椎病，治疗时应选择前路进行减压。在切除至椎间盘后部分时，由于后纵韧带的阻挡，对脊髓及神经根损伤的可能性较小，可先在中央部切除后纵韧带、上终板及椎体后缘，因为此处椎管后壁最为宽阔，较易操作，但应注意深面即是硬膜囊及脊髓。在切开后纵韧带后，再向外侧至钩椎关节处减压，此处即是神经根的近侧段。一般情况下，突出的椎间盘在神经根的前方压迫，退变增生钩椎关节在神经根的前内侧压迫，切除椎间盘及钩椎关节后即可使神经根充分减压。

2. 后路颈神经根减压　对于来自后方神经根压迫，从后方解除是最好的途径。由于神经根走行在关节突关节的前方，从后方减压需切除部分关节突关节，这样有可能影响颈椎的稳定性，所以单纯以关节突关节切除进行神经根减压的手术已基本淘汰，往往行保留关节突关节的局限性减压术，或同时进行内固定植骨术。还有一种后路减压术是先切除相应间隙的黄韧带及上下椎板边缘，然后向外侧切除关节突关节的内侧部分，使神经根管后壁敞开，进而牵开神经根咬除或摘除前方的椎间盘。由于开窗的形状似钥匙孔，又称钥匙孔（keyhole）减压术。对于单神经根受压病例，突出物偏外侧者，keyhole 手术可顺利地进行神经根减压及切除压迫物，不会损伤脊髓，但术中应注意定位。剥离肌肉应向外侧至关节突关节外侧缘，完全显露减压节段的椎板间隙及关节突关节，由于黄韧带较薄且自下位椎板的上缘向上止于上位椎板下缘的内面，所以在切除黄韧带时宜先咬除上位椎板的下缘部分骨质，这样既可以更多地显露黄韧带止点处，以利更彻底地切除或刮除之，又可更好地保护位于其深面的脊髓及硬膜囊。硬膜囊侧边缘的位置基本上位于关节突关节内缘与椎板交界处，此处为椎管的侧缘，可在此处用神经剥离子确定神经根及硬膜囊边缘，以利下一步确定切除关节突内侧部分的范围。如果单纯的椎间盘后侧方突出，只需切除少许的关节突即可将神经根牵开，切除椎间盘组织，对稳定多无明显影响，不需要内固定及植骨。对于后路椎管扩大成形术的病例，有时为了防止向后漂移的脊髓、硬膜囊及神经根卡压在开门侧的椎板及关节突上，也需在开门后切除部分关节突关节及修剪椎板边缘及残余黄韧带，尤其对于最有可能受关节突卡压的第5颈神经根应注意探查和减压。

八、颈椎MRI影像的临床解剖学

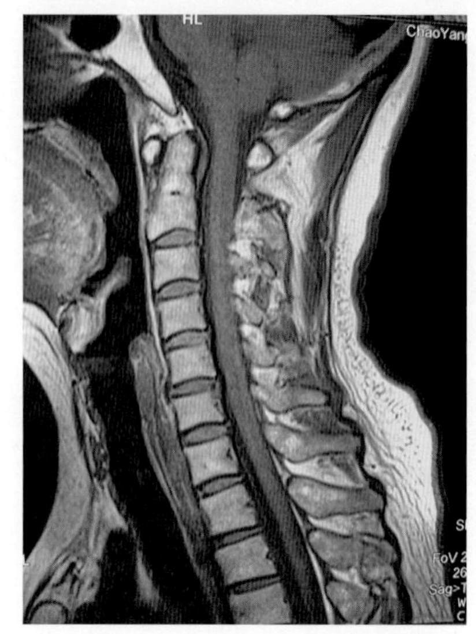

图3-2-40　颈部矢状面MRI影像（T_1）

颈部MRI检查是脊柱外科常用的检查方法，对于脊髓型颈椎病、颈椎间盘突出症、颈椎肿瘤及椎管内病变的诊断及鉴别诊断有非常重要的意义，也是颈部陈旧性外伤和新鲜外伤的鉴别手段之一。

（一）矢状面观

通常颈椎MRI所用检查序列为T_1、T_2及STIR三个序列，对于软组织的病变有高度的敏感性。由于寰椎的前后弓、四周为皮质，中间为松质，所以在矢状面影像上，前后弓的显影为圆形或椭圆形的形态特点，其纵径多大于横径，在正中矢状面前弓的影像要比后弓为小，这是因为在此平面前结节比后结节断面要小得多。另外，由于后结节处骨松质较多，所以前弓四周低信号较明显，而中心部的高信号则不明显；相反，后弓处中央部高信号明显，而四周的骨皮质信号较薄，不如前弓明显（图3-2-40）。

在T_1加权影像上，骨松质呈中等偏高信号，脂肪呈高信号。齿突与枢椎相连呈一体，齿突内的骨松质及脂肪、黄骨髓含量均较枢椎椎体内小，故在T_1、T_2加权影像上齿突和枢椎椎体均呈中等偏高的信号特点。但齿突信号要低于枢椎椎体信号，在齿突与枢椎椎体相连结处在青少年期为软骨板结构，在成人则为骺板，故在T_1矢状面影像上，在齿突与枢椎椎体之间有一条状低信号带，不要误认为此低信号带是齿突与枢椎椎体分离的象征。在齿突的上方往往有一团脂肪，由于其表现为高信号，所以在齿突上方有一高信号的影像称为脂肪托影像。在齿突与寰椎前弓之间常显低信号间隙，此处为寰齿间隙。第3～7颈椎椎体的形态及骨松质、骨皮质结构较均匀一致，故可以清晰地分辨出第3～7椎体及椎间盘。正常情况下，椎体呈中等信号和高信号，四周的骨皮质则呈低信号。椎间盘则呈上下低信号，中间呈中等或高信号，尤如巧克力，这是因为椎间盘中间为髓核，而上下则为终板结构所形成的影像特点。退行变的椎间盘MRI表现为中间高信号消失，代之以低信号，这是因为髓核脱水变性所致。在第2～7颈椎体前缘可见到一条连续的低信号带，此为前纵韧带影像。在第2～7颈椎椎体后缘亦可见到一条连续的低信号带，此为后纵韧带的影像。正常颈椎的前后、纵韧带曲线光滑，各椎体和椎间盘影像均在前、后纵韧带这两条线内，在颈椎间盘突出和颈椎间盘退变时，可见到椎间盘向后突出，顶起后纵韧带，甚至可见到突破后纵韧带而至硬膜前方。在第2～4颈椎椎体前方，可见到中等信号带，此为咽后壁的上部分；在第4～7颈椎椎体前方，咽后壁部分呈增厚的中等信号影像，此处为喉咽部分。在正常情况下，咽后壁与前纵韧带信号相对比，二者光滑、相邻，呈并行的两条信号不同的线状影像。在急性颈椎外伤时，往往咽后壁受损引起咽后壁水肿，咽后壁血肿形成，所以咽后壁常出现异常高信号及梭形肿胀，这在STIR像上更为明显，而陈旧性损伤则由于咽后壁水肿消失或血肿吸收，所以咽后壁信号常无异常所见，这是鉴别陈旧性损伤和急性损伤的影像特征之一。

在正中矢状面上，由于第2～7颈椎棘突及椎板后部断面呈斜向下后方的三角形或斜方形，其四周骨皮质呈低信号，其内的骨松质呈高信号或中等信号，其对比明显，一目了然。在各棘突之间有更高信号的影像，为棘间韧带和脂肪的影像。在棘突后方，

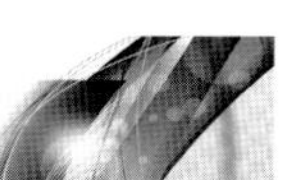

可见灰色信号（中低信号）的肌肉及其间夹杂的高信号，为脂肪及疏松结缔组织影像。在上颈椎及颅枕骨后方有片状高信号，是枕部脂肪团的影像。皮下脂肪呈高信号，其间有低信号影像，在下颈部及上胸部，皮下脂肪增厚。正常颈后部软组织影像差别明显，在外伤时，颈部肌肉及皮下组织水肿出血，此时这种层次分明的特点消失，代之以大片的高信号，在 STIR 像上更为突出。

正常情况下，椎体内为黄骨髓和骨松质，故在 T_1、T_2加权像上呈中等或高信号，在 STIR 像上由于脂肪信号被抑制，故椎体呈低信号。当颈椎外伤时，即使椎体未发生骨折，但多出现骨髓水肿，故在 STIR 像上可见到椎体高信号，此为骨髓水肿的特点，是急性损伤的影像特征之一。陈旧性损伤不存在骨髓水肿，即使有椎体楔形压缩，但椎体骨的骨松质和黄骨髓与上下椎体内一致，故其 T_1、T_2的影像特点与上下椎体一致，STIR 像上也无骨髓水肿表现，这一影像特点可用来区别陈旧性骨折和新鲜性骨折。

在颈椎椎管内可见到位于其中部的脊髓及脊髓四周的脑脊液，由于生理弯曲的存在，颈段脊髓及 T_1、T_2呈灰色信号，脑脊液在 T_1为低信号，T_2为高信号。在颈椎椎管上部，延髓及上段颈髓与四周的脑脊液形成了明显对比，还可见到小脑扁桃体下部，此处的脑脊液影像宽大，即是小脑延髓池。

在脊髓型颈椎病时，由于多个退变椎间盘及退变黄韧带分别从脊髓前方和后方压迫脊髓，故可见到连续压迫的影像，脊髓可呈蜂腰状。另外，由于脊髓长期受压后可发生变性、萎缩，故可在脊髓内见到高信号及其前后径减小。

在生理前凸存在时，脊髓在颈椎椎管内位置较偏向后方，脊髓前后方蛛网膜下腔的宽度、大小基本相等。当生理弯曲消失时脊髓位置偏前方，更加贴近椎体及椎间盘后部，而在颈椎后凸的病例，脊髓的位置则更靠前，几乎紧贴在椎体及椎间盘后方，脊髓前方的脑脊液信号消失。这种影像特点可以说明脊髓在椎管内走行最短的径线和位置。

除正中矢状面以外，经椎间孔处的矢状面影像临床上也很常用。因为颈部磁共振矢状面成像一般自右至中线再至左侧，连续 7～8 个层面。由于颈椎椎间孔内有颈神经根通过，神经根四周有脂肪等疏松结缔组织包围，故在椎间孔内可见到四周为高信号的脂肪及位于中心位置的中低信号神经根。神经根呈圆点状，数个椎间孔排列成一行，神经根也排列成行。在椎间孔后方可见到关节突关节，关节突关节面呈斜向 45°的角度，故可见到数个平行四边形的关节突断面。关节面呈中低信号，而关节突内部由于含有骨松质而呈中等信号。在椎管侧方的所见与正中矢状面所见相近，只是脊髓断面为脊髓侧方，但对于偏侧方的颈椎间盘突出可以在此层面观察到。

（二）冠状面

由于颈部生理弯曲的存在，故在各冠状断面上可以见到不同椎体及椎管内结构。在上颈椎，寰椎侧块呈方块形，其下及内侧骨皮质呈明显的低信号边缘。由于侧块内含有较多的骨松质，故呈中等或中低信号，正常时双侧侧块对称、等大，有时还可见到与寰椎侧块相关节的枕骨髁。枢椎椎体和齿突在冠状面显示清晰，由于齿突含皮质骨成分较多，故枢椎椎体呈中高信号，而齿突则呈中低信号，双侧寰枢关节突关节对称，关节面呈低信号，关节间隙多呈中等信号，这是关节软骨特点，第 3～7 颈椎椎体与椎间盘明显可见。一般情况下，椎体下终板呈水平位，而上终板则呈外侧高，中间低的凹面状，相邻椎体侧方为钩椎关节。在每个椎体外侧中间部位，可见向外侧延伸的横突部位，横突前结节板呈冠状位，故其冠状断面呈上下低信号的边缘及中间的高信号区。在每个横突上方，可见到中低信号混杂影像，此为神经根及结缔组织的影像。在偏后的冠状面上可见到椎管侧壁及椎管内脊髓断面。在 T_1影像上，脊髓两侧脑脊液呈低信号，T_2上呈高信号，脊髓平直呈中等信号，双侧脑脊液信号宽度相等。在颈椎侧弯时脊髓则靠近凹侧，脊髓亦呈弯曲状。在椎管外可见到中等信号和低信号相互交替组成的关节突关节影像。在颈侧方，双侧斜角肌及臂丛混杂在一起，呈中低信号，二者难以分辨。正常时，双侧斜角肌走行自内上向外下走行，双侧基本对称，斜角肌的外侧为高信号团块影像，为颈侧部皮下脂肪组织（图 3-2-41）。当颈神经根肿瘤或颈部软组织肿物时，双侧软组织影像不对称，可以见到肿物突入颈部肌肉内或皮下。

（三）横断面

颈部各横断面显示的解剖影像略不同。一般情况下，在 T_1加权像上，颈椎椎间盘呈中等信号，而椎间盘的侧部信号较低，此处为钩突的影像。颈椎椎间盘的纤维环和髓核不易区分，脑脊液呈低信号，而脊髓横断面呈中等信号，相对于脑脊液则略高。在 T_2加权像上，椎间盘由于髓核含较多水分，信号较高，而四周的纤维环则信号较低，脑脊液则呈高信号，而使脊髓与脑脊液对比明显。在脊髓侧方可见

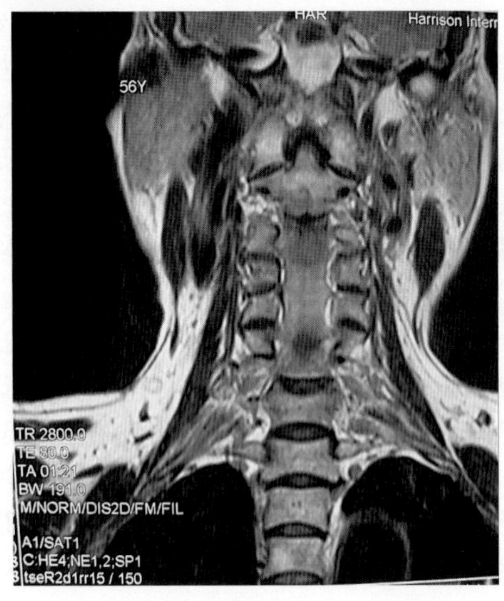

图 3-2-41　颈椎冠状面 MRI 影像

向两侧走行至椎间孔的灰色信号为神经根的影像。在椎体侧方及椎间盘外侧可见到圆形高信号，为椎动脉影像，椎板及棘突黄韧带清晰可见。在椎板外面可见颈部肌肉的断面，肌肉呈灰黑色影像，其间夹杂一些高信号，为肌肉内肌间的血管丛及脂肪组织的成像。在颈侧部可见到双侧圆形或椭圆形的高信号，为颈动脉和静脉的影像，在颈前部可见到气管及胸锁乳突肌断面。

在齿突水平的横断面，可见到中间高信号，四周为低信号的圆形齿突断面，在齿突两侧为寰椎侧块，齿突的正后方为脊髓及其周围的蛛网膜下腔。在 T_1 加权像上，低信号的脑脊液衬托出中等信号的脊髓。T_2 加权像上，高信号的脑脊液及中等信号的脊髓清晰可见。在齿突和硬膜前方之间可见到横行的带状灰色信号，为寰椎横韧带的影像。正常情况下，齿突占据前方 1/4 ~ 1/3，硬膜、蛛网膜下腔及脊髓占据后方 2/3 ~ 3/4 区域，脑脊液在四周，脊髓居中。当颈椎管发育性狭窄时，椎管的矢状径明显减小，此时可见到脊髓受压，其前后方的脑脊液信号消失。当颈椎间盘突出时，突出的椎间盘向后压迫脊髓前方或前侧方，使蛛网膜下腔消失。

（杜心如）

第五节　颈部软组织

一、颈前外侧部软组织

颈部各结构之间，有疏松结缔组织填充，形成筋膜鞘和诸多的筋膜间隙。这与头颈灵活运动相适应。颈部淋巴结丰富，多沿血管和神经排列，肿瘤转移时易受累。

（一）颈前外侧部皮肤和浅筋膜

颈前外侧部皮肤较薄，有较大的延展性和活动性，有横行的皮纹，因此颈部手术多做横向切口。颈部浅筋膜为含有脂肪的一层疏松结缔组织，内含浅部血管神经。在颈前外侧部的浅筋膜内，含有颈阔肌（platysma），为阔而薄的肌片，起于胸大肌上部和三角肌表面的筋膜，向上行，前部肌纤维附于下颌下缘；后外侧部纤维越过下颌骨下缘延至面部，与口角的肌肉纤维交织（图 3-2-42）。皮神经、浅静脉和淋巴结均走行于颈阔肌的深面。颈阔肌收缩时，可致颈部皮肤出现横行皱纹。颈阔肌受面神经颈支及颈丛皮支支配。颈部手术完成时必须将颈阔肌细心缝合以免形成明显瘢痕。颈阔肌挛缩时可以见到皮下隆起的束带。

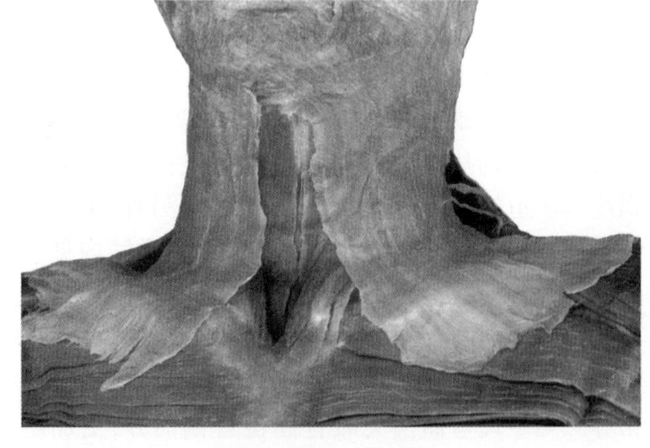

图 3-2-42　颈阔肌

（二）颈前外侧部皮神经

重要的皮支有枕小神经、耳大神经、颈横神经和锁骨上神经。颈部皮神经的走行及部位对于手术显露的影响不大，切开颈阔肌后注意牵开皮神经，在处理出血点时不要损伤到皮神经，尤其电刀灼伤更应避免，闭合创口时要注意不要缝扎损伤之，皮神经损伤后虽然不会出现运动障碍，但会出现顽固性疼痛和触痛或电击感，影响患者穿衣及颈部活动，应充分注意。

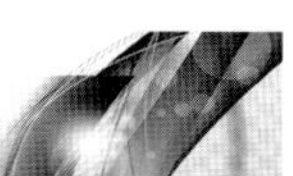

颈丛皮支由胸锁乳突肌后缘中点浅出，位置表浅且相对集中，常为颈丛皮支阻滞麻醉的穿刺点。根据皮神经的分布，手术操作时在剥离胸锁乳突肌后缘时，特别在其上、中1/3交界处，应注意这些神经穿出的路径，否则会导致颈部的皮肤感觉异常。

（三）颈部浅静脉

1. 颈外静脉　颈外静脉的口径由上向下逐渐增大，行程可呈岛状，在中、下段还可呈结节状膨大。由于颈外静脉的口径变化较大，其注入部位亦常有变异，因此该静脉并非静脉穿刺置管术的首选静脉。颈外静脉穿入部位的深筋膜与静脉壁愈着，静脉损伤时，管腔不能闭合，易发生气栓。颈外静脉末端通常只有一对瓣膜，但不能完全阻止血液逆流，故当上腔静脉回流受阻，静脉压升高时，可出现颈外静脉怒张。

2. 颈前静脉　颈前静脉无瓣膜，离心脏距离较近，受胸腔负压影响较大，故于颈部手术时，需注意防止空气进入静脉。颈部浅静脉吻合丰富，手术结扎不会出现静脉回流障碍，所以手术时可以先结扎后切断，不要用电烧止血，因为凝血块易脱落，另外血管内血栓也可能诱发其他问题。

（四）颈浅淋巴结群

由于浅在，易于触摸，沿颈外静脉排列的淋巴结称颈外侧浅淋巴结，收纳外耳部、腮腺区下部和下颌角等区域的浅淋巴管，其输出管注入颈深淋巴结。口咽部感染、胸腹脏器肿瘤、淋巴瘤、结核等许多疾病多有可能引起颈部淋巴结肿大。

二、颈深筋膜和筋膜间隙

1. 颈动脉鞘　颈动脉鞘（carotid sheath）为一筋膜管，是颈筋膜包绕颈部的大血管和迷走神经周围形成的血管神经鞘，包裹颈总动脉、颈内动脉、颈内静脉和迷走神经。此鞘的后壁有交感干，前壁有舌下神经降支。鞘的后壁和椎前筋膜疏松贴连，难以阻止因颈椎结核脓液从颈血管鞘流至邻近的锁骨上部。此鞘覆盖颈总动脉的部分较厚，而覆盖颈内静脉的部分较薄。

临床应用要点：颈椎前路手术中颈总动脉损伤虽然罕见，但却是手术过程中必须时刻警惕的。手术中牵拉颈总动脉使其闭合过久可导致脑缺血和卒中。近年来颈椎前路手术发生颈内动脉血栓的潜在的危险性已开始引起注意，尤其在伴有动脉粥样硬化的老年患者更容易发生。Chozick 等报道1例颈椎病患者实施前路手术后出现颈总动脉血栓造成脑梗死并导致患者死亡，分析原因可能是在患者原有颈总动脉粥样硬化基础上，手术中过度牵拉颈动脉鞘所致。

在颈椎前路手术时，为防止损伤颈总动脉和血栓形成，需注意以下几点：①由于颈动脉鞘并非孤立筒状结构，无法用拉钩将其游离牵开，拉钩的返折端如甲状腺拉钩有损伤位于颈动脉鞘内侧的颈内动脉的可能；②由于椎前筋膜浅层及其构成颈动脉鞘前壁的向外延续部分比较致密坚韧，颈动脉鞘向外侧的活动度有限，勉强地向外牵拉势必会压迫颈总动脉甚至阻断其血流，有造成颈总动脉血栓形成的可能，如果颈总动脉原有病变如粥样硬化则更易发生；③由于颈椎位于脏器鞘而非颈动脉鞘的后方，显露过程中，向内牵拉内脏鞘，而颈动脉鞘只需挡开以免进入术野即可，不需要用力牵拉，这样可减轻对颈动脉鞘的压力。当手术进行到颈椎前方后，部分剥离颈长肌内缘后安放专用拉钩可以最大限度地减少颈动脉鞘承受的压力。

2. 颈部筋膜间隙　颈深筋膜恰好将颈部分为三个间隙：①脏器间隙：位于椎前筋膜和气管前筋膜之间，内含喉、气管、咽下部、食管颈段、甲状腺和大血管，其周围有疏松的蜂窝组织；②舌骨上间隙：位于颈深筋膜封套层和覆盖下颌舌骨肌之筋膜之间；③椎前间隙：位于椎体和椎前筋膜之间。筋膜间隙和炎症的扩散有关。正常情况下，炎症一般被局限于一定的筋膜间隙中，筋膜损坏时，则有蔓延至他处的可能。与骨科临床密切相关主要的筋膜间隙为椎前间隙。颈椎结核脓肿多积于此间隙，向两侧可至颈外侧区，并经腋鞘扩散至腋窝；溃破后，经咽后间隙向下至后纵隔（图3-2-43）。

颈椎结核的脓液多聚集在椎体前方，在第5颈椎椎体以上形成咽后脓肿，以下则形成食管后脓肿，有时脓液沿斜角肌向两侧锁骨上窝流注。椎前脓肿较大者，甚至妨碍呼吸或吞咽；脓肿自咽部破溃时，患者可出现口吐脓液。颈椎椎体骨髓炎时，脓液首先潴留于椎体前方，以后可向上蔓延至颅底，向下蔓延可穿破椎前筋膜流入颈部脏器后面的蜂窝组织内，形成咽后脓肿，并由此处向下流入后纵隔。

三、颈部肌肉

1. 胸锁乳突肌　胸锁乳突肌（sternocleidomastoideus muscle）胸锁乳突肌受副神经及第2～4颈神

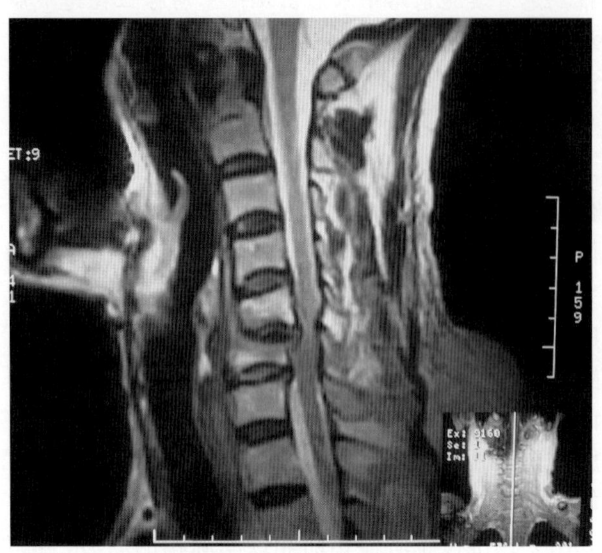

图 3-2-43　颈椎结核脓肿积于椎前间隙

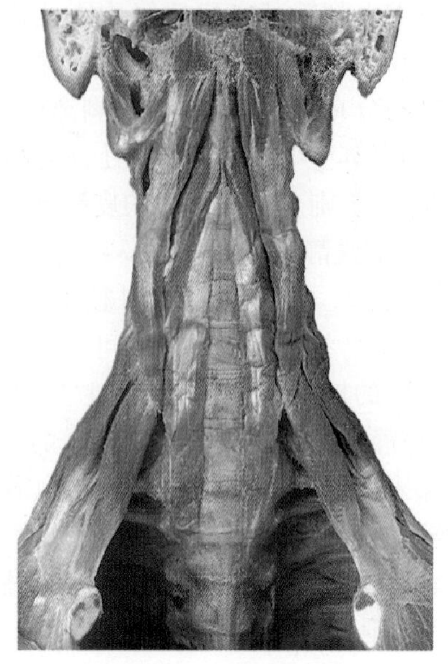

图 3-2-44　斜角肌

经前支支配。实际支配胸锁乳突肌运动者为副神经的脊髓根。支配胸锁乳突肌之颈神经主要管理感觉，但也具有运动纤维。

先天性肌性斜颈（congenital torticollis）　一侧胸锁乳突肌发生挛缩时，无论其深部肌肉如斜角肌是否受累，肌肉均难以维持正常位置，头颈即倾向患侧，同时头部仰起和旋转，患侧耳廓贴近同侧肩部。检查时可发现患侧胸锁乳突肌异常坚硬，触之犹如绳索，其胸骨头隆凸尤为显著。在胸锁乳突肌附着部之间有一明显间隙，面部渐不对称，健侧颜面丰满，但患侧显窄平，患侧眼平面稍降低，头部倾向患侧，但下颌突向健侧。

2. 斜角肌　斜角肌（scalenus）有前、中、后三块斜角肌，位于胸锁乳突肌深面（图 3-2-44）。

前、中斜角肌的止点常有变异，或呈镰状，或互相重叠，呈 V 形，均可挤压锁骨下动脉及臂丛。有时还可出现小斜角肌，起自第 7 颈椎横突，止于第 1 肋骨。

前斜角肌后缘、中斜角肌前缘和锁骨构成斜角肌三角。前、中斜角肌由椎前筋膜包裹，分为两层，以后又在斜角肌的外缘融合，形成密闭的斜角肌间间隙。此间隙自颈椎横突至腋窝远侧数厘米，包含臂丛及锁骨下动脉（图 3-2-45）。

临床应用要点：颈、胸、腋区有 3 个连续的狭窄通道，即斜角肌间隙、胸廓上口和肋锁间隙。在构成这些通道的骨性支架结构中，肩胛骨是活动骨。第 1 肋参与组成每个通道，其改变必然影响 3 个通道的穿行结构。

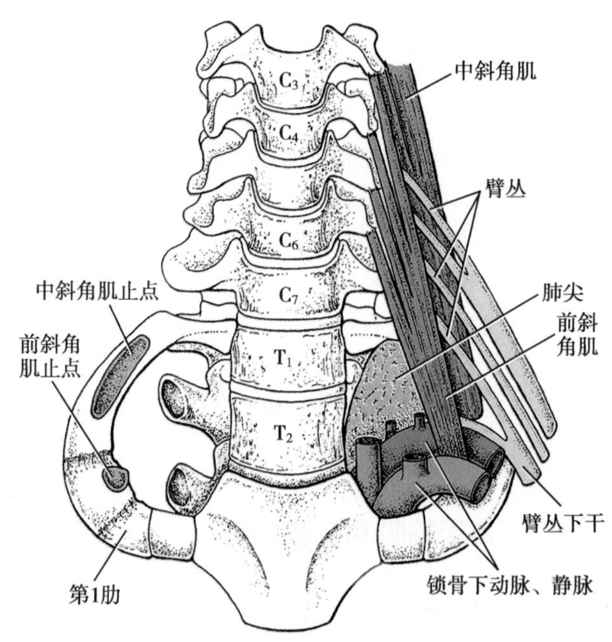

图 3-2-45　前、中斜角肌与臂丛的关系

胸廓出口的界限，外为第 1 肋骨，前为第 1 肋软骨及胸骨柄，后为第 1 肋头及第 1 胸椎体，此出口主要为肺尖所占据，上肺沟为锁骨下动脉越过胸膜顶时形成的压迹。上肺沟瘤（pancoast 瘤）即位于此处。

胸廓出口的其他结构从前向后为：锁骨下静脉、颈内静脉、膈神经、迷走神经、锁骨下动脉、颈总动脉、喉返神经、第 8 颈神经和第 1 胸神经、交感干及颈胸神经节（图 3-2-46）。胸廓出口向前下倾斜，其前方为锁骨，因此胸膜顶向上突入颈根部，其上仅为一层筋膜覆盖，胸膜顶最上缘在锁骨上约 3cm，其外

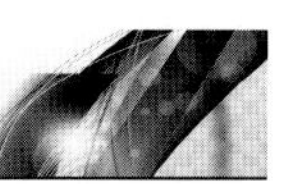

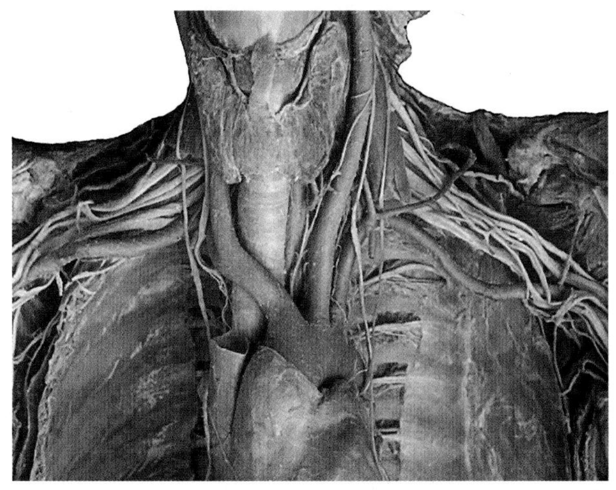

图 3-2-46 胸廓出口处的主要结构

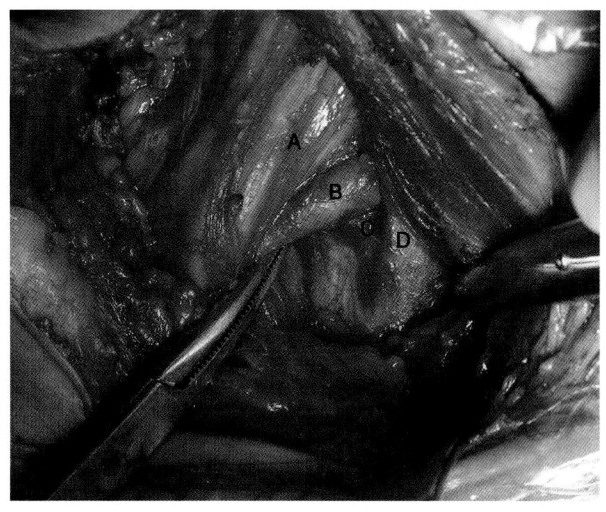

图 3-2-47 胸廓出口综合征的病因
(斜角肌间隙狭窄,A 臂丛;B 锁骨下动脉;C 斜角肌间隙;D 前斜角肌)

缘距胸锁关节约 5cm。在此骨性间隙中,前斜角肌向前下外走行,止于第 1 肋骨上面偏内后缘,两者相交约呈 30°;中斜角肌亦向下外行,止于第 1 肋上面,位于锁骨下动脉沟的后外。在前、中斜角肌与第 1 肋形成的斜角肌间隙内,有臂丛及锁骨下动脉通过,若前、中斜角肌附着点接近、肌腹肥大或痉挛,或前斜角肌与第 1 肋夹角变小,或锁骨骨折畸形愈合,均可致臂丛下干与锁骨下动脉卡压,引起胸廓出口综合征。

胸廓出口处还存在肋锁间隙(costo-clavicular space),此处较宽敞,一般不会引起臂丛及锁骨下动脉卡压,除非有锁骨或第 1 肋陈旧性骨折畸形愈合或骨痂过多造成间隙狭窄。锁骨下静脉在前斜角肌前方横越第 1 肋,上述情况有可能造成锁骨下静脉回流障碍,致患肢淤血肿胀。

胸廓出口综合征主要病因为骨性畸形(如颈肋、第 7 颈椎横突过长,第 1 肋或锁骨畸形)或软组织因素(如斜角肌先天性束带、斜角肌挛缩、锁骨下肌或颈部迷走神经压迫、肋锁间隙或斜角肌间隙狭窄等)。陈旧性锁骨骨折畸形愈合或骨痂过多,也可引起胸廓出口综合征。胸廓出口处肿瘤也可引起广泛疼痛,刺激支配胸膜壁层的上部肋间神经可引起冈上部及锁骨上部疼痛。如累及膈神经,可引起第3 ~ 4 皮节疼痛及膈肌功能障碍。交感干及颈胸神经节受累时,可引起 Horner 综合征(图 3-2-47)。

胸廓出口综合征可出现神经或血管症状,亦可同时出现两种症状。通过斜角肌间隙的神经为臂丛干部,卡压症状常表现为正中神经与尺神经混合损害。伴颈肋者,出现上肢及手的尺侧疼痛或显著的感觉异常。由于臂丛下干位于锁骨下动脉沟后方,延续为尺神经及正中神经内侧束,当肋锁间隙变窄,颈肋或其纤维束带向前挤压,均可使下干受压。如臂丛上、中干受压,则患肢屈肘、屈腕、旋前无力,这种情况不仅要考虑前斜角肌压迫因素,更要考虑中斜角肌的可能致压因素。

患肢如有桡动脉搏动减弱或消失,应考虑锁骨下动脉受压。深吸气,可使斜角肌紧张,第 1 肋及肺尖升高,使斜角肌间隙及肋锁间隙减小。桡动脉搏动变化更加明显。前臂及手部发绀肿胀,说明锁骨下静脉受压,应注意前斜角肌与锁骨及肋骨间隙有无狭窄。

手术治疗多采用斜角肌切断和(或)颈肋切除术,或经腋路切除第 1 肋,从而使肋锁间隙完全敞开,疗效多满意。疗效欠佳者常因减压不彻底,或斜角肌肌束及纤维束带切除不充分,损害臂丛上、中干等。在切开中斜角肌时应注意勿损伤胸膜顶。

颈肋本身并不引起任何症状,如不占据斜角肌间隙或胸廓出口,不会使锁骨下动脉和臂丛受压。颈肋的长短不一,短小颈肋其前端常有一纤维带与第 1 肋相连。如纤维带较短,常不出现症状;纤维带较长时,则可造成神经挤压。颈肋亦可长而大,宛如一完整的肋骨,可引起或不引起锁骨下动脉及臂丛受压,所以有颈肋者不一定有症状。

颈肋引起症状的原因有三个:①颈部解剖异常:如颈段脊柱较长、锁骨下动脉位置较高、颈后三角基底的宽度减小,以及前斜角肌和中、后斜角肌间距离变短,导致锁骨下动脉和臂丛通过的间隙减小。这种情况下,如有颈肋存在,臂丛必然向前移位,而锁骨下动脉被夹于臂丛和前斜角肌之间，无退让余地；②肩胛带下倾：可增加对臂丛的牵引，诱发或加重；③前斜角肌肥厚：可能压迫锁骨下动脉产生症状。颈肋常与第1肋相关节或相融合，少数颈肋可抵达胸骨。如果颈肋不太发达，则其长度不足以影响锁骨下动脉。颈肋对臂丛特别是下干的压迫，可以引起上臂和前臂尺侧疼痛，疼痛发生于受压神经所分布的部位。此外，手内在肌可能发生萎缩甚至瘫痪。如果锁骨下动脉受到压迫，则桡动脉搏动无法触及，这种有明显症状的病例，可在锁骨上作横切口，切除部分前斜角肌及颈肋；或经腋窝入路，切除第1肋，扩大胸廓出口间隙，以解除对锁骨下动脉及臂丛的压迫。

3. 颈深肌群　颈深肌位于脊椎颈段的前面，有颈长肌、头长肌、头前直肌和头侧直肌。

颈长肌（collilongus）位于颈椎和上3个胸椎体前面。可分下内侧和上外侧两部。下内侧部起于上3个胸椎体和下3个颈椎体，止于第2～4颈椎椎体和第5～7颈椎横突前结节。上外侧部起自第3～6颈椎横突前结节，止于寰椎前结节。

临床应用要点：颈长肌是颈椎前路手术的重要标志，同一节段的双侧颈长肌对称，中间为椎体及椎间盘，可以以此确定中线并指导接骨板安放等。手术剥离颈长肌的椎体及椎间盘附着部分可以进一步显露椎体及椎间盘边缘。

四、颈部动脉

颈部的动脉包括颈总动脉和锁骨下动脉，右侧颈总动脉发自头臂干，左侧直接发自主动脉弓。

1. 颈总动脉及其分支　颈总动脉全长与颈内静脉和迷走神经共同位于颈血管鞘内，静脉在动脉之外，迷走神经在两者之间并位于偏后位置。颈血管鞘前壁上段有舌下神经降支和舌下神经袢，后壁和颈交感神经、椎前筋膜、椎前肌和颈椎横突前面相贴邻。

颈总动脉行程中任何一段均可发生动脉瘤，一般多发生于起始部或分叉。如果动脉瘤发生于内侧，可以压迫气管、喉、咽和食管，使其移位或梗阻。迷走神经、膈神经、交感神经、喉返神经和颈内静脉都可能和肿瘤粘连，引起一系列神经压迫症状。

颈总动脉上行至甲状软骨的上缘时分为颈内、外动脉，其分叉处局部膨大，称为颈动脉窦。此处动脉壁薄于他处，接受由舌咽神经、迷走神经和交感神经发出的许多细小纤维，有调节大动脉血压的反射功能。

临床应用要点：颈部手术显露时牵拉颈动脉鞘应尽量避开颈动脉窦的位置，以防出现血压低、心动过缓等问题，同时要注意血压变化并及时和麻醉师沟通，如果出现血压下降，松开拉钩多可使血压回升，所以间断牵拉对保护脑循环有利，避免牵拉过度，应适度挡开颈动脉鞘视野能够满足手术需要即可。

2. 颈内动脉（internal carotid artery）　认为系颈总动脉的续行段，位于颈外动脉的外后方，逐渐转至颈外动脉的内侧，贴咽侧壁走行向上至颅底，穿颞骨岩部的颈动脉管入颅。

颈内动脉全程均与颈内静脉伴行，在颈部无分支。

颈动脉的侧支循环非常丰富，颈内动脉的眼动脉分支和颈外动脉的面动脉分支有广泛吻合，结扎颈外动脉任何1支，不致引起血液循环障碍。

3. 锁骨下动脉　左锁骨下动脉直接起始于主动脉弓，右锁骨下动脉在右侧胸锁关节的后方起自头臂干。因此左锁骨下动脉长于右锁骨下动脉。左侧的锁骨下动脉起始较为恒定，99.8%直接起于主动脉弓，只有极少数与左颈总动脉合成左头臂干起于主动脉弓。右锁骨下动脉多数起于头臂干（98%），少数直接起于主动脉弓（2%）。锁骨下动脉凸度向上，其内侧端位于胸锁关节后方，外侧端居锁骨中点后方，弓的最高点平均在锁骨上方2.2cm。锁骨下动脉的分支两侧对称的仅为31.1%，而不对称的占68.9%。

锁骨下动脉的分支椎动脉（vertebral artery），起于锁骨下动脉的后上部，正对前斜角肌和颈长肌外缘之间的间隙，上行进入第6颈椎横突孔，少数也可经第5、4、3或第7颈椎横突孔进入。邹宁生统计，国人椎动脉进入颈椎横突孔的位置，以进入第6颈椎横突孔者最多，占93.5%，进入第5颈椎横突孔者占3.5%，第4颈椎横突孔者占2.0%，第7颈椎横突孔者占1.0%。

临床应用要点：这些变异提示临床上行颈椎前路手术显露时，应考虑到可能存在的变异情况，个别患者椎动脉进入横突孔的平面较高，电刀、电凝以及拉钩牵拉操作均需小心，特别是在显露钩突部位需要切断、结扎颈长肌时，需防止误扎、误断变异的椎动脉。同样，在颈椎后路手术时，特别是行颈椎弓根及侧块螺钉固定时，也应充分考虑到存在的变异。

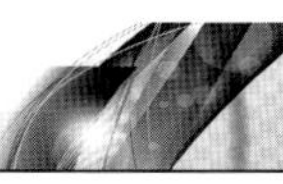

椎动脉起始处与入横突孔处的外径观察，椎动脉的血供以左侧占优势，起始部外径明显大于入横突孔处外径，而左右两侧比较（男+女）也显示前者大于后者。说明右侧椎动脉入横突孔前管径较细。除管径变化可能对椎动脉血流造成影响外，穿越横突孔部位的异常，也可能是影响椎动脉供血的又一原因。而椎动脉穿经横突孔的部位越高，其在前斜角肌、颈长肌和头长肌之间的穿行距离则越长，肌肉等周围组织的挤压对其内的血液流动影响也就越大。术中的持续牵拉，也能影响其血供。

椎动脉至第2颈椎水平位于颈神经之前及横突间肌的内侧，及至寰椎横突孔，呈锐角向后，并围绕寰椎上关节面的后外侧向内，经寰椎侧块后方的椎动脉沟进入椎管（图3-2-48）。椎动脉随后经枕骨大孔入颅，穿蛛网膜，在脑桥下缘左右汇合形成基底动脉，和颈内动脉形成大脑动脉环，供应脑后部及脊髓。在颈段椎管各个节段，两侧椎动脉均发出脊支，经椎间孔入椎管分为两支：1支在颈椎椎体后面，与对侧同名支吻合，发小支至椎体及骨膜，并与上、下同名动脉吻合；另1支沿脊神经根内行，营养脊髓及其被膜。在延髓外缘，每侧椎动脉发出脊髓后动脉，沿脊髓后外侧面下降，在枕骨大孔另发1支，与对侧者相汇合，形成脊髓前动脉，沿脊髓前面下行。

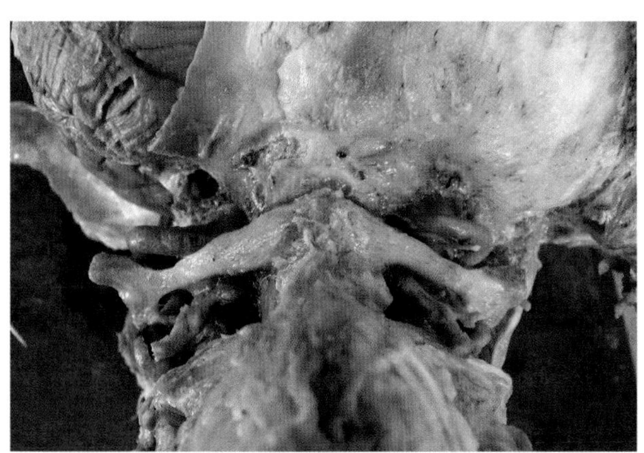

图3-2-48　椎动脉经寰椎侧块后方进入椎管

椎动脉起点少有变化，绝大多数起自锁骨下动脉。邹宁生1966年统计，这种正常起始占96.5%。其起始位置变异以锁骨下动脉弓状弯曲上方者最多，占总数的79.5%；位于锁骨下动脉移行于弓状弯曲并绕过胸膜顶者占14%；偶见椎动脉起于胸腔内锁骨下动脉内侧（3%），左侧椎动脉可直接起自主动脉弓（3.5%）。

椎动脉的口径一般不超过5mm，两侧粗细常不一致，左侧多较右侧粗。Stopford发现，左侧椎动脉较粗者占51%，右侧较粗者约41%，仅8%两侧粗细相等。

椎动脉按其位置行程分为4段：自锁骨下动脉发出后至进入第6颈椎横突孔以前的部分为第1段（椎前部，或颈部），上行穿经各颈椎横突孔的部分为第2段（椎骨部或横突部），在此段，椎动脉于各椎间孔处发出两小支，内侧小支为脊支，进入椎管，外侧小支为颈神经的营养动脉；第3段（寰椎部，或枕部），位于枕下三角；第4段即颅内部。

椎动脉在上颈区有3个弯曲，分别位于第2、3颈椎横突之间、寰枢外侧关节和寰椎侧块之后。寰枢部椎动脉的弯曲大部分呈向外的C形，少数呈S形，椎动脉的3个弯曲是适应寰枢椎复杂的旋转运动功能的需要，对颈部动脉血流起一定的代偿作用。然而，异常或过度弯曲会导致椎动脉长度改变。例如，椎间盘退变后，颈段脊柱缩短，颈曲变直；或老年人动脉硬化，血管壁弹性降低，均可使椎动脉相对增长。沈渭忠报告2例椎动脉走行异常，1例椎动脉从枢椎横突管外侧口穿出后，沿寰椎后弓下缘穿寰枢后膜和硬脊膜向上经枕骨大孔入颅，左侧寰椎横突孔仍存在，但无血管通过，两侧椎动脉口径明显不同；另1例患者的左侧椎动脉循正常途径入颅，但在枢椎横突管外侧口水平，椎动脉主干发出一异常扩大的分支，沿寰椎后弓下缘穿寰枢后膜和硬脊膜，与主干合成1条动脉围绕寰椎后弓（图3-2-49）。

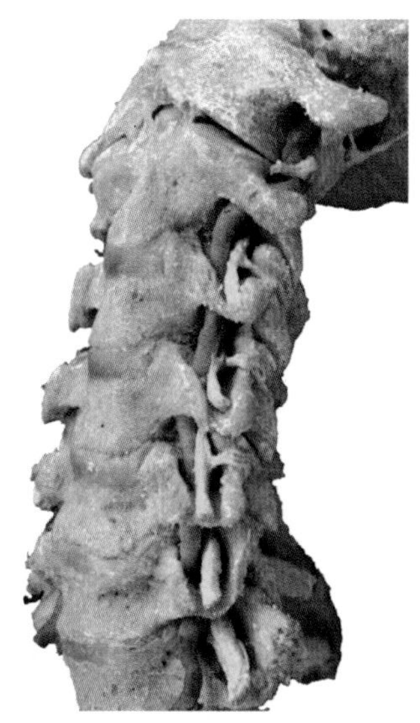

图3-2-49　椎动脉的位置和走行

左、右椎动脉直径相当时，基底动脉多为直行，如左侧椎动脉较粗，基底动脉多凸向右侧；相反，如右侧椎动脉较粗时则凸向左侧。这说明基底动脉的弯曲受椎动脉血流强弱的影响，一般凸向血流较弱的一侧。

椎动脉下部有交感神经节后纤维围绕，形成椎动脉丛，其上则有椎静脉和交感干。在第4～7颈椎平面，椎动脉后面有小的神经节，其节前纤维来自脊髓颈段。

椎动脉由8对颈神经、第1胸神经及迷走神经的感觉支支配，也接受颈交感神经节的纤维，每个邻近的上、下交感节和脊神经分支彼此交错，参与组成椎动脉的血管周围丛。颈椎发生骨质增生或存在半脱位时，椎动脉壁的交感纤维受刺激，引起血管痉挛，使椎-基底动脉系血流减少。椎动脉在寰椎部位走行迂曲，寰枢关节移位可使椎动脉血流发生障碍而引起脑缺血。

椎动脉主要供应枕叶（视觉皮层），头向一侧旋转时，同侧椎动脉血供减少，而由对侧代偿。颈椎的正常解剖位置发生改变或有骨质增生时，特别是第5颈椎的横突孔距椎体较近，应力、扭转力及剪力最大，移位时椎动脉更易直接受压迫或刺激，发生血管痉挛，致使椎-基底动脉血流量减低。当大脑皮质视觉中枢血流量低于视区脑组织正常代谢需要时，可造成中枢性视力障碍。

椎-基底动脉缺血，除因直接受压外，也与伴随颈内动脉支配大脑及眼部血管、眼睑平滑肌，以及伴随椎动脉进入颅内支配小脑、脑干的交感神经节后纤维受累有关。

椎动脉为脊髓颈段血供的主要来源。颈椎病患者的椎动脉走行异常者占78%，后纵韧带骨化症患者则占84%。

椎动脉脊柱段位于颈椎体钩椎关节前外方，如该关节发生退行性变，有骨赘增生时，可使椎动脉发生迂曲或压迫椎动脉，使其管腔变小。椎动脉周围的交感神经丛来自颈胸神经节、颈中节及椎神经，沿椎动脉进入颅内，形成基底动脉周围丛，再沿其分支至内耳动脉，一旦受到刺激而致反应性血管痉挛，可产生椎动脉供血不足，引起眩晕。

颈性眩晕常源于椎动脉狭窄所致的供血不足，与头颈活动有一定关系。由于椎动脉多数左侧>右侧，甚至右侧仅为左侧的一半，这将削弱对侧椎动脉病变时的代偿能力，有可能成为椎动脉型颈椎病的潜在诱因。

头颈向一侧旋转时，椎动脉造影显示，在第1、2颈椎水平，对侧椎动脉可发生狭窄或梗阻。一般认为，只有当另一侧椎动脉同时有病损时，才会导致椎-基底动脉供血不全。此外，颈中、下段椎动脉病变，特别是第4、5颈椎和第5、6颈椎段因钩椎关节增生压迫亦可发生供血不足，头颈向同侧旋转时可使症状加重。但也有另一的观点：一侧椎动脉受骨刺压迫后，由于颈椎失稳，可使其不断遭受骨刺甚至肥大的上关节突撞击，刺激椎动脉周围交感神经，引起对侧椎动脉干及分支痉挛。因此单侧椎动脉压迫性病变亦可引起椎-基底动脉供血不全。

如锁骨下动脉近端至椎动脉起始部之间的管腔部分或全部栓塞，在椎-基底动脉和锁骨下动脉之间存在一种逆向压力梯度，足以使椎动脉血液逆流，注入锁骨下动脉远端，引起脑及臂部缺血，即所谓锁骨下动脉窃血综合征（subclavian steal syndrome）。患者可出现眩晕、恶心、偏盲及肢体麻木等症状。

虽然椎动脉缺血引起的脑部症状已得到公认，但临床上椎动脉型颈椎病诊断却很困难，目前尚无统一标准，超声多普勒和MRI血管造影可能有一定帮助，椎动脉硬化狭窄是造成缺血的常见原因。

椎动脉断裂可引起难以控制的大出血，手术造成椎动脉损伤很少。而外伤造成的椎动脉破裂修补往往很困难，从理论上讲，填塞和结扎止血可能会出现肢体瘫痪，失明等脑缺血症状，但我们有限的救治病例却发现结扎一（左）侧的椎动脉并未出现上述症状。

锁骨下动脉发生动脉瘤时，可充满锁骨上窝，形成搏动性肿块，引起臂丛压迫，发生运动和感觉障碍。动脉瘤如果压迫锁骨下静脉时，会妨碍静脉回流，引起上肢水肿。

五、颈部静脉

浅静脉位于浅筋膜内，颈阔肌深面，包括颈前静脉和颈外静脉。深静脉则与动脉伴行，主要有颈内静脉及锁骨下静脉，均注入头臂静脉，经上腔静脉返回心脏。

1. 颈内静脉　颈内静脉（internal jugular vein）为颅内乙状窦直接向下的延续，自颅底的颈静脉孔穿出，和颅内的横窦相续，下行而略向前，全程皆在胸锁乳突肌的覆被下。颈内静脉在颈动脉鞘内居外侧部，下行至胸锁关节深面，与锁骨下静脉汇合成头臂静脉，汇合处称为静脉角。颈内静脉下段接受各属支的血液，管径逐渐增大。颈内静脉的口径为

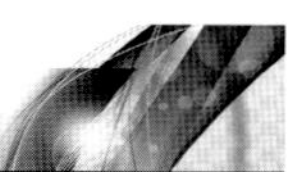

1.26cm，右侧大于左侧。

呼吸对颈内静脉影响极大，吸气时静脉内血液排空，管壁塌陷，呼气时相反，直径可达1.5cm。颈内静脉损伤后，吸气时空气可经静脉壁的裂口进入，形成肺静脉气栓而造成严重的呼吸困难，过多空气进入心脏会导致死亡。

在颈椎前路手术入路时常遇到甲状腺中静脉横过切口，影响显露，此时需要结扎切断该静脉，不要试图牵拉，因为有撕破颈内静脉的危险。一般情况下不要结扎颈内静脉，在牵拉颈动脉鞘时不要压迫该鞘，应该将拉钩轻轻向上提起以免颈内静脉受压，这样可以预防血栓形成。颅内静脉窦如横窦血栓形成，颈内静脉可发生继发感染。为防止感染蔓延，偶尔需要结扎颈内静脉，可在胸锁乳突肌下切开深筋膜寻找颈内静脉。此静脉的下部易于剥离，上部因属支较多，结扎一侧的颈内静脉不致引起颅压增高。但在颈部根治手术结扎双侧颈内静脉时，术后颅压常增高，视力模糊，眼底检查显示视乳头水肿，有时伴有展神经麻痹现象。

2. 锁骨下静脉　锁骨下静脉（subclavian vein）是腋静脉的直接延续，起于第1肋的外侧缘，至胸锁关节后方与颈内静脉汇合为头臂静脉。锁骨下静脉前方为锁骨，后方为第1肋及前斜角肌。借前斜角肌与锁骨下动脉相隔。

如果前斜角肌肥大或锁骨骨折骨痂肥大可造成锁骨下静脉受压，此时出现上肢肿胀不适，手背及前臂浅静脉怒张，经肩部活动后可部分缓解，下垂上肢时症状加重，手术可切除前斜角肌及部分肋骨以扩大通道即可解除症状。锁骨骨折时因锁骨下动、静脉及臂丛被横过的锁骨下肌与骨折断片隔开，血管、神经损伤常能幸免，所以锁骨骨折很少出现血管神经损伤问题，但在骨折闭合复位及手术时一定注意检查桡动脉搏动及上肢感觉运动变化情况，以防其发生。

第六节　颈后部软组织

一、颈后部的浅层结构

颈后部又称项部，由浅入深有皮肤、浅筋膜、深筋膜、肌层、血管神经等软组织和脊柱、椎管及其内容物等结构。项部的浅筋膜特别致密而坚韧。项部深筋膜可分为浅深两层，包裹斜方肌。浅层覆盖在斜方肌表面，深层位于该肌深面，称项筋膜，包裹夹肌和半棘肌，内侧附于项韧带，上方附于上项线，向下移行为胸腰筋膜后层。

二、颈后肌群

1. 斜方肌（trapezius muscle）　是位于项部和胸背部上区的扁肌，宽大且血供丰富，由副神经支配。此肌可供肌瓣或肌皮瓣移植。

2. 肩胛提肌（levator muscle of scapula）　起于第1～4颈椎横突，向外下方走行，止于肩胛骨内侧角及脊柱缘的上部。其作用为上提肩胛骨；止点固定时，一侧肌肉收缩可使颈侧屈，头部向同侧旋转。

3. 夹肌（splenius）和半棘肌（semispinal muscle）　位于斜方肌深面。半棘肌在颈椎棘突的两侧。夹肌位于半棘肌的后外方，起自项韧带下部和上位胸椎棘突，肌纤维斜向外上方，分为两部：头夹肌在胸锁乳突肌上端的深面，止于乳突下部和上项线的外侧部；颈夹肌在头夹肌的外侧和下方，止于上位3个颈椎的横突。一侧夹肌收缩使头转向同侧，双侧收缩使头颈后仰。两肌均由第2～5颈神经后支的外侧支支配。

4. 枕下小肌群　枕下小肌群位于枕下部，包括头后大、小直肌和头上、下斜肌。

由头后大直肌、头上斜肌和头下斜肌三者所形成的三角形区域为枕下三角（suboccipital triangle），三角的底为寰枕后膜和寰椎后弓，浅面借致密结缔组织与夹肌和半棘肌相贴，三角内有枕下神经（第1颈神经的后支）和椎动脉通过。

三、颈神经后支

颈神经后支自椎间孔处由颈神经分出，绕上关节突外侧向后行，至相邻横突间分为内侧支和外侧支（第1颈神经除外），外侧支为感觉支或皮支，内侧支支配肌肉及邻近关节。

第1颈神经的后支甚小或缺如，无皮支，其内侧支或肌支支配头半棘肌，头后大、小直肌、头上、下斜肌及邻近关节，并发出交通支，下行与第2颈神经吻合。第2颈神经后支较前支为大，其外侧支即枕大神经，与枕动脉伴行，为头皮后部的主要感觉支，此

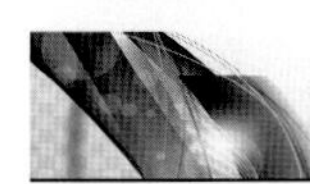

支也与枕小神经、耳大神经、耳后神经及第3颈神经相交通。第2颈神经的内侧支或肌支支配头、颈半棘肌,头下斜肌、多裂肌及邻近关节。第3颈神经后支较小,与第2、4颈神经相交通,外侧支即第3枕神经,为皮支,内侧支支配深部椎间肌及关节。第4～6颈神经的后支极小,外侧支支配项部靠中线的皮肤,内侧支支配邻近肌肉及关节,第7、8颈神经的后支无皮支,终于上背部的深层肌肉。

枕大神经(greater occipital nerve)是第2颈神经后支的分支,在斜方肌的起点上项线下方浅出,伴枕动脉的分支上行,分布至枕部皮肤。第3枕神经(third occipital nerve)是第3颈神经后支的分支,穿斜方肌浅出,分布至项区上部的皮肤。枕大神经自第1、2颈椎间黄韧带裂隙中穿出。

枕大神经穿出部位浅在,颈托过紧或长期平卧的患者可产生枕大神经卡压综合征,其压痛点就在枕大神经上项线穿出处,可产生枕部向颅颞部的放射性跳痛或胀痛,高血压患者多伴有颈后部肌肉痉挛疼痛,所以常在枕大神经处有压痛,按摩此部位肌肉常常有明显疗效。由于此部位有枕动脉伴行,行枕大神经松解时以此作为寻找神经的标志。

(孔祥玉　杜心如)

第七节　颈椎病的临床解剖学

颈椎病是中老年人常见病,但近年来随着电脑的普及和办公自动化,白领阶层中的青年患者有明显上升趋势。其发病因素虽然多种多样,但退变和劳损是其主要诱因。在中老年患者,多因颈椎椎间盘退变及其继发不稳等各种改变刺激或压迫邻近的神经根、脊髓及椎动脉等组织,从而引起一系列的症状体征。在青年患者,多由于颈椎长期处于某一位置而导致颈肌劳损,神经根受刺激、肌肉痉挛等一系列继发病变,从而引发相应的症状体征。由此可见,颈椎病既是老年病,又是现代病。

根据颈椎病时受累的组织不同,临床上一般分为颈椎病局部型、神经根型、脊髓型、食管型、交感型和混合型,以局部型、神经根型、脊髓型较常见。

一、局部型

当颈部长期处于某一体位时,颈部肌肉痉挛、水肿,使处于发生退变早期的髓核及纤维受损,继而引起肌筋膜变性及颈椎不稳定加重。此时,就会刺激分布于后纵韧带及椎间盘周围的窦椎神经末梢。由于这种病变没有明显累及某一神经根,窦椎神经重叠支配又无明确的定位,所以此型症状及体征多难以定位,以颈部酸胀不适为主,可伴有颈部活动受限及僵硬,多见于青壮年,近年多见于长期伏案工作的白领、长时间打麻将等类型的患者。影像学颈椎生理弯曲消失或减小,MRI多没有明显的脊髓或神经根受压所见(图3-2-50)。这是因为只有颈部肌肉痉挛或颈椎间盘早期退变尚未引起相应结构出现可见的变化。所以这种类型的颈椎病保守治疗,功能锻炼多有一定效果。

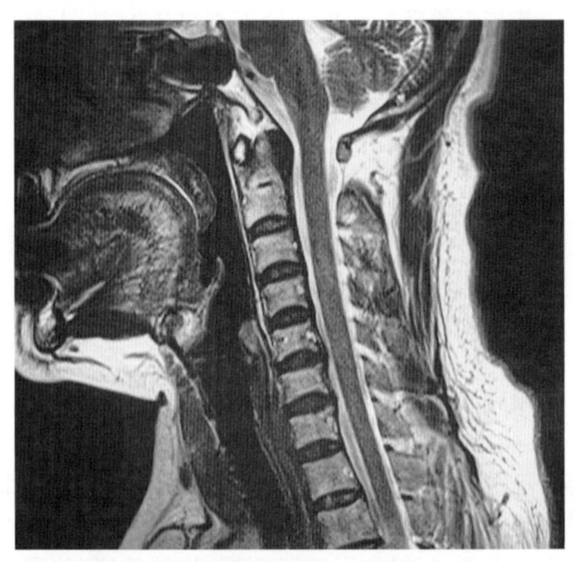

图3-2-50　颈椎病局部型

二、神经根型

神经根型颈椎病主要是由于髓核或关节突关节增生、钩椎关节退变等压迫刺激了某一或几个颈神经根,从而出现与脊神经根分布相一致的感觉运动障碍(图3-2-51)。

病变部位不同,受累的神经根不同,其临床表现也不同,但第1～3颈神经受累少见,常受累为第4～7颈神经根。

由于第4颈神经根参与颈丛的组成,其后支从半棘肌外缘走行后分为内、外侧支,内侧支支配枕外隆凸附近的颈部皮肤,外侧支分布至背部肌肉,所以其相应的临床表现为枕下及颈侧方疼痛,但肌萎缩少见。

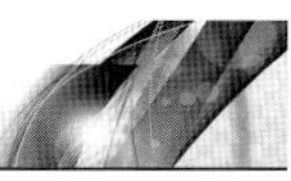

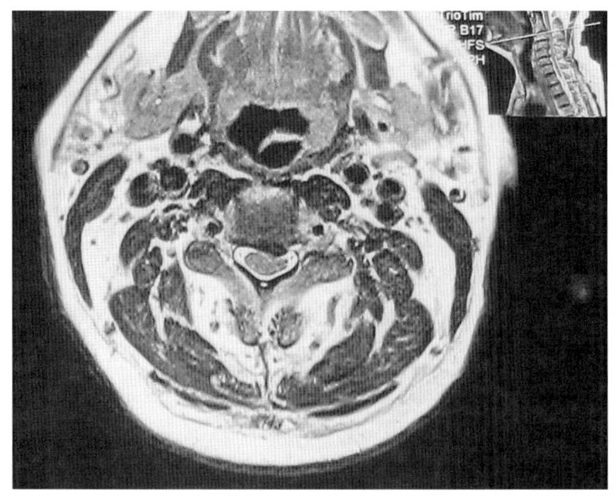

图 3-2-51　颈椎病神经根型

第 5 颈神经根自第 4、5 颈椎椎间孔发出，故当第 4、5 颈椎节段出现病变多易使该神经根受累。由于第 5 颈神经根的感觉支配区为肩部外侧（腋神经支配区），运动支支配三角肌、肱二头肌及冈上、冈下肌及肱桡肌等，所以其主要表现为肩外侧部麻木或痛觉迟钝、三角肌无力、肩外展受限，少数出现肱二头肌反射改变，有时须与腋神经麻痹相鉴别。

第 6 颈神经根自第 5、6 颈椎椎间孔发出，当第 5、6 颈椎节段病变时会使之受累。该神经根参与臂丛的形成，其感觉支配区为前臂外侧及手的桡侧部分；运动支支配桡侧腕伸肌、肱二头肌及旋前、旋后肌等。所以第 6 颈神经根受累可以出现前臂外侧麻木，拇指、示指麻木，有时为指尖麻木疼痛明显，肱二头肌反射减弱及伸腕无力等表现。

第 7 颈神经根的感觉支支配区为中指感觉；运动支支配伸腕、伸指肌群及肱三头肌、桡侧腕屈肌等，故其临床表现为中指麻木疼痛，伸腕肌无力，可出现肱三头肌反射减弱。

第 8 颈神经根自第 7 颈椎、第 1 胸椎椎间孔发出，其主要支配环指、小指的感觉及前臂尺侧部皮肤，肌支支配屈指肌、屈腕肌和部分手内肌，其受累时可出现环、小指麻木，有针刺感及屈腕屈指无力，部分患者可出现手指精细动作障碍，但多无反射改变。

临床上可根据不同的感觉障碍部位及肌无力的特点，结合影像学表现，推断受累神经根及病变部位，从而制订治疗方案。

三、脊髓型

脊髓型颈椎病的主要病理变化为向后突出的椎间盘及退变增生的骨赘压迫脊髓及其血管，从而引起感觉运动障碍、反射改变及大、小便障碍。由于压迫部位不同，受累的脊髓部位也有所不同，从而引起的症状体征也有特点（图 3-2-52）。

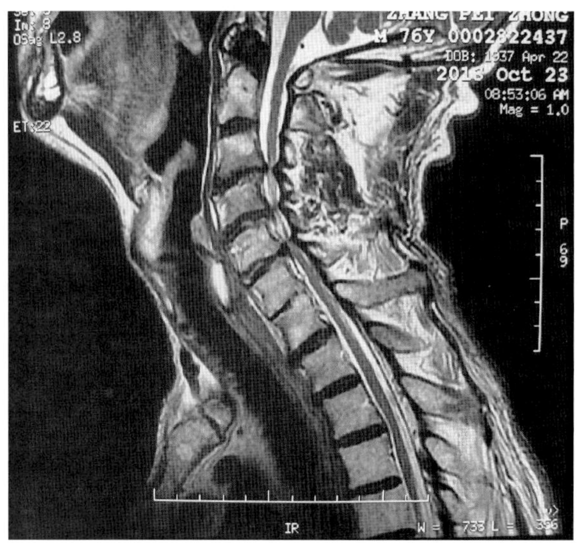

图 3-2-52　颈椎病脊髓型

脊髓型颈椎病多为中、下段颈椎退变为主，脊髓受累范围多为相对应的中、下颈椎段部分，所以上颈髓部分（$C_{1\sim4}$）多无受累，故多没有呼吸困难，膈肌活动正常，感觉障碍多在 C_4 水平以下。由于锁骨上神经多支配至胸骨柄及乳头水平，所以感觉平面多在乳头水平，此时需检查上肢感觉变化来帮助确定损伤脊髓节段，而不应以胸部感觉障碍平面推测脊髓节段。感觉障碍多表现为束带感、踩棉花感、麻木感、痛觉迟钝等。

由于受累的脊髓节段多为直接受压，所以既有锥体束及感觉传导束病变，又有相应部位脊髓前角的改变，故在上肢表现为锥体束征阳性，如肱二头肌、肱三头肌反射亢进，桡骨反射亢进，霍夫曼征阳性。同时可伴有手肌萎缩及无力，如手内收肌萎缩，手指屈伸无力，精细动作丧失等。但下肢多为膝、跟腱反射亢进，巴氏征阳性，肌张力高，而无下肢肌萎缩。

在颈部，锥体束在脊髓内的排列由内至外为颈、胸、腰、骶，所以可出现大、小便功能障碍，有的还有性功能障碍，如勃起无力或异常勃起等。

颈部脊髓受压后，有的还有自主神经改变，如血管舒缩失常，胃肠功能失调等，这是因为交感、副交感神经传导束也受累所致。

（杜心如）

参考文献

1. 刘观燚,徐荣明,马维虎,阮永平. 下颈椎关节突关节的解剖学测量与经关节螺钉固定的关系. 中国脊柱脊髓杂志,2007,(2):140-144
2. Kayalioglu G, Erturk M, Varol T, et al. Morphometry of the Cervical Vertebral Pedicles as a Guide for Transpedicular Screw Fixation. Neurol Med Chir(Tokyo),2007,47(3):102-107
3. 丁自海,杜心如. 脊柱外科临床解剖学. 济南:山东科学技术出版社,2008,1-5
4. 田慧中,艾尔肯阿尔木,李青. 颈椎外科技术. 广州:广东科学技术出版社,2011,81-91
5. 刘少喻,田慧中,丁亮华. 颈椎手术要点与图解. 北京:人民卫生出版社,2010,64-67
6. 王亦璁. 骨与关节损伤. 第4版. 北京:人民卫生出版社,2011,525-560
7. 王岩主译. 坎贝尔骨科手术学. 第11版. 北京:人民军医出版社,2011,624-763
8. 陈仲强,袁文. AO脊柱手册——原理与技巧. 济南:山东科学技术出版社,2011,83-147
9. 陈仲强,袁文. AO脊柱手册——临床应用. 济南:山东科学技术出版社,2011,137-165
10. 杜心如,徐永清. 临床解剖学丛书——脊柱与四肢分册. 北京:人民卫生出版社,2014,383-412
11. 杜心如,陈新宇. 常见骨科问题:骨质增生是怎么回事. 中国全科医学,2012,15(10):65-71
12. 石继川,杜心如. 常见骨科问题:容易误认病变的脊柱解剖变异及鉴别要点. 中国全科医学,2012,15(11):55-59

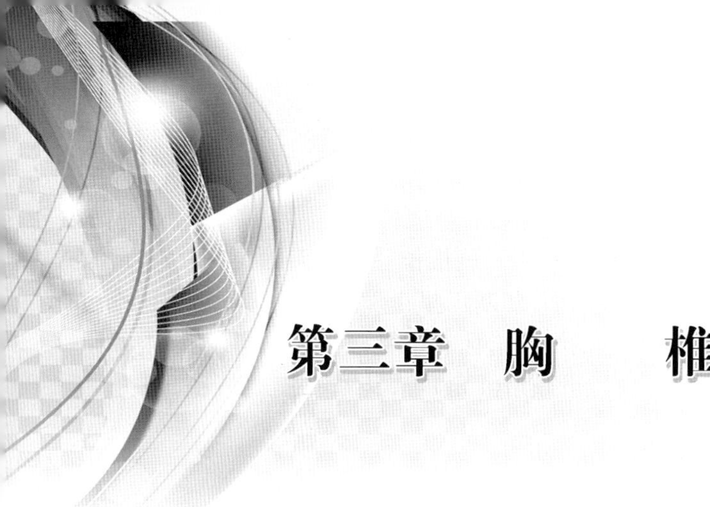

第三章　胸　　椎

第一节　胸椎的结构

一、胸椎形态

第 1 胸椎椎体是近似颈椎形态，其横径几乎是前后径的两倍，第 2 胸椎虽类似颈椎，但两条径线差别较小；第 3 胸椎椎体最小，不像第 1、2 胸椎那样平，而有一个前凸；第 4 胸椎呈典型的心形。这 4 个胸椎的横切面，由于胸主动脉压迫其左侧，故左右侧不对称。第 5～10 胸椎前后径逐渐增加，但横径变化不大。棘突最长，最倾斜，相互重叠。椎弓板愈向下愈厚。第 11、12 胸椎为胸腰段椎体的移行部，由于椎体活动度逐渐增大，椎间关节面由胸椎的额状面向腰椎的矢状面逐渐过渡，生理弯曲由于胸椎的后凸向腰椎前凸的转变，导致此段椎体成为生理负荷改变的部位，也是脊柱脊髓损伤的好发部位。

1. 椎体　胸椎椎体呈心形圆柱，矢径较横径大，后缘较前缘高，全体椎体形成一个向后凸的曲度。

胸椎椎体前缘与后缘高度的比值自第 1、2 胸椎的 0.95～0.97，至第 6、7 胸椎逐渐下降至 0.91，以后又逐渐回升至 0.95，第 11、12 胸椎最低，只为 0.88，男女性基本相同。胸椎后凸角值随年龄的增大而增大，符合生理性改变。

胸椎椎体由上而下，因负重增加，逐渐加大。椎体皮质甚薄，椎体内富于骨松质，由纵形及横行骨小梁交织而成，老年性骨质疏松致胸椎骨量丢失明显，易发生楔形骨折。

胸椎椎体的形态对于判断椎体是否为压缩骨折很重要，上述前后缘高度比值有重要的临床意义，如果椎体前后缘比值在正常范围内，可能就不是压缩骨折；如果比值小于正常，就疑似骨折，需要进一步检查。这在临床鉴别诊断中有参考意义，尤其在法医鉴定方面显得尤为重要。

胸椎椎体螺钉进钉方法：胸腰段侧前方内固定时，近端螺钉应位于近侧终板以下，远端螺钉应位于远侧终板以上，并平行于椎体终板，螺钉方向应远离椎管，螺钉的进针点在终板下 8～10mm 平行线与椎体后缘 8～10mm 平行线交叉处，认为这样可以借助于坚强的终板来分散应力。每枚螺钉都要放置在椎体相同的解剖部位，进针点位于椎弓根基底部前方，椎体中心点。准确确定进针点，保证螺钉位于椎体中央。

在下胸椎进针点跟上胸椎类似，但是主要的方法还是以肋凹为进针点。肋凹具有如下的特点：下胸椎肋凹从上至下依次向椎体中间及椎弓根方向移行。第 9～12 胸椎肋凹上缘与椎体上终板上缘距离逐渐加大，肋凹下缘距椎体下终板下缘距离逐渐缩小。同时，肋凹前缘切线与椎管前缘切线距离也呈现从上至下逐渐缩小，表明肋凹从上至下，在向椎体中间移行同时也向椎弓根方向移动。28.75% 的第 12 胸椎肋凹完全位于椎弓根上，即肋凹前缘切线位于椎管前缘切线的后方。

在第 4～10 胸椎椎体水平，主动脉到左侧的肋骨头的距离最小，只有 4～8mm，主动脉十分靠近椎体后方，置钉的时候需要特别的小心谨慎。在置钉的时候要垂直于椎体的矢状面，行单皮质固定，其余椎体可以行双皮质固定。在第 6、7 胸椎螺钉的腹侧偏移角度不宜超过 5°，在第 5、8 胸椎则要小于 10°，在第 9、10 胸椎最大也只能到 12°～17°，其余的椎体则是 20°以内是安全的。

钉的长度可以通过测量 CT 片上椎体的横径来估计，一般要比测量值稍长。椎体的横径从第 4～

12 胸椎逐渐增大，在脊柱侧弯的患者中椎体可能发生形变，但是一般情况下在第 4～10 胸椎椎体螺钉在固定的时候应该选择单皮质固定，在椎体的中部置钉的时候第 4～7 胸椎应该选择 25mm 的螺钉，而第 7～10 胸椎可以选择长度为 30mm 的螺钉，而第 10～12 胸椎可以选择 35mm 长度的螺钉。椎体的横径差异较大，在置钉以前最好现进行影像学方面的检查来确定螺钉的合适长度。

2. 椎弓根　胸椎椎弓根短而细，在椎弓根最窄处作横断面，横断面呈上宽下窄状。常用描述椎弓根形态的测量指标有椎弓根横径、矢状径和内倾角（e 角）、下倾角（f 角）等，其测量方法如（图 3-3-1）。

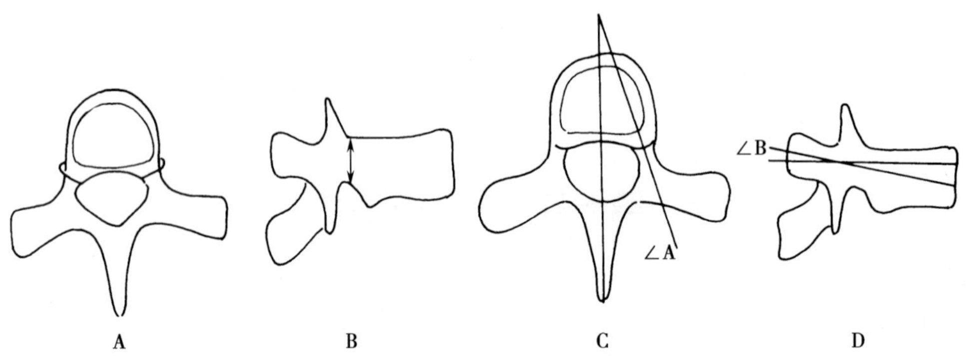

图 3-3-1　椎弓根测量方法

A. 横径；B. 矢状径；C. e 角（∠A）；D. f 角（∠B）

（1）椎弓根径线的测量：椎弓根的横径指椎弓根内外侧皮质外缘之间的最短距离，矢状径指椎弓根上下面皮质外缘之间的最短距离。横径一般小于矢状径，椎弓根呈肾形或泪滴形。

第 4、5 胸椎椎弓根最窄，分别为 4.7mm 和 4.5mm。胸椎椎弓根的平均横径为 5.9mm。第 1、2 胸椎和第 9～12 胸椎的横径均大于第 3～8 胸椎。第 1、2 和第 9～12 胸椎椎弓根横径的平均值为 7.2mm，而第 3～8 胸椎的平均值为 4.7mm。

杜心如等对椎弓根的内径（骨松质径线）进行了测量，发现胸椎椎弓根内横径（5.4mm±0.9mm）<腰椎内横径（13.0mm±2.4mm），胸椎内矢状径（12.3mm±1.3mm）>腰椎内矢状径（9.4mm±1.6mm）；2.6%～30%的第 11 胸椎～第 4 腰椎椎弓根内横径<4mm，认为不宜行椎弓根螺钉内固定；同时发现第 11 胸椎～第 3 腰椎椎弓根部分呈肾形或泪滴形，其纵径>横径，且椎弓根四周骨皮质的厚度为下侧>上侧>内侧>外侧。认为由于年龄、性别、种族及个体的差异，椎弓根内径的差异较大，所以用均值的方法选择合适粗细的螺钉不可取，应采取逐个椎弓根测量的方法。螺钉直径应是最小宽度减去两侧的骨皮质厚度。椎弓根的断面并非椭圆形而是呈泪滴形或肾形，椎弓根的骨皮质厚薄不均，内侧皮质较厚，外侧皮质较薄。

胸椎椎弓根为椭圆形结构，其横径决定了置入螺钉的直径。由于椎弓根内径小，椎弓根置钉很容易穿破椎弓根皮质，有伤及邻近重要结构的风险。椎弓根钉占据椎弓根横径的 80% 就会发生椎弓根膨胀、变形或骨折。因此在横径<5mm 的椎弓根上用平均大小 5mm 的螺钉穿钉很容易穿破椎弓根。

（2）椎弓根角度的测量：椎弓根纵轴延长线与椎体正中矢状面之间的夹角称为 e 角，椎弓根纵轴延长线与椎体水平面之间的夹角称为 f 角。该两个角度测量对于临床正确置入椎弓根螺钉以及准确进行经椎弓根穿刺椎体成形术有重要意义。

梁道臣等发现，男性 e 角由第 1～7 胸椎逐渐减小，第 7 胸椎的 e 角最小，由第 7～12 胸椎又渐增大，第 12 胸椎的 e 角最大；女性 e 角由第 1～6 胸椎逐渐减小，由第 6～12 胸椎渐增大，第 12 胸椎的 e 角最大，第 6 胸椎的 e 角最小；f 角于男性在 20°～25°之间变化，女性则于 19°～26°之间变化。男女及左、右侧对比无显著性差异；但总的趋势是 f 角胸椎大于腰椎，e 角腰椎大于胸椎（第 11、12 胸椎最小，可能为负角）。

e 角和 f 角决定椎弓根螺钉的进钉方向。不恰当的 e、f 角都会使螺钉穿破椎弓根或椎体损伤脊髓神经、内脏器官或进入椎间盘，因此进钉方向对置入螺钉非常重要。其中，e 角在决定进钉方向时临床意义较大，下胸椎固定时螺钉内倾角不宜过大，否则易进入椎管。

从胸椎椎弓根进钉点在上关节突下缘，距关节突关节中心偏外 3mm，靠近横突基底部位，螺钉应与矢状面呈 7°～10°，并向下倾斜 10°～20°（图 3-3-2）。

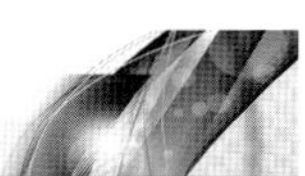

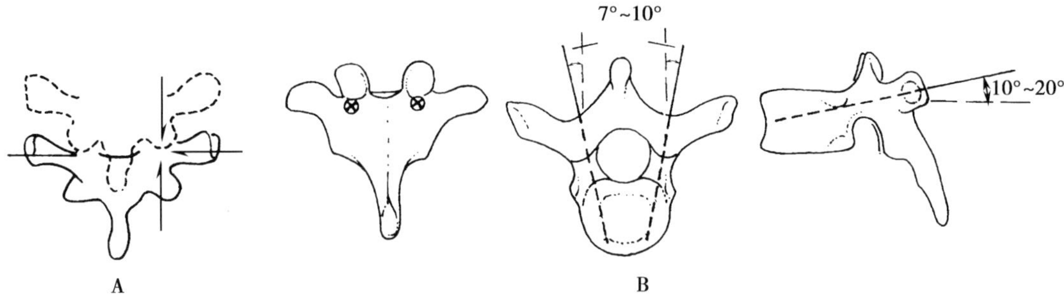

图 3-3-2 胸椎椎弓根进钉位置

A. 进钉点;B. 进钉角度

(3) 椎弓根长度的测量:椎弓根的长度指椎弓根后缘皮质中点沿椎弓根轴线到椎体前缘皮质的距离。椎弓根的长度从第 1 ~7 胸椎逐渐增加,第 7 ~12 胸椎基本相同。

生物力学研究表明,椎弓根螺钉越长,固定强度越大,但随着螺钉的增长,穿破椎体损伤血管及脏器的危险性也增大,而过短又使固定不够坚固。因此选择合适的螺钉强度也很重要。临床实践中,椎弓根螺钉的深度一般以钉尖到达椎前皮质后方的 5 ~8mm 为宜。

乔栓杰等通过测量胸椎椎骨标本,以从椎弓根后缘进入椎体的 3/4,发现最长的为第 12 胸椎,达 45.0mm,最短的为第 1 胸椎,达 23.0mm,第 1 ~12 胸椎椎弓根平均长度为 31.4mm。

胸椎椎弓根螺钉临床常用,进钉点选择除参考上述数据外,还要根据患者影像资料进行调整,一般情况下 $T_{1\sim4}$ 采用 3.5 ~4.0mm 长度 30 ~35mm 较好;$T_{5\sim9}$ 采用 3.5 ~ 4.0mm 长度 35 ~ 40mm;$T_{10\sim12}$ 采用 5.0 ~5.5.0mm 长度 40 ~45mm 即可;进钉方向冠状面上尽可能与终板平行。与矢状面的角度 5° ~10°,做到同一节段双侧螺钉钉尾对称,同侧各节段螺钉钉尾在一条直线上,这样可以为后续操作提供方便。对于脊柱侧弯由于椎弓根的变异,其进钉点及方向根据影像资料进行调整,所以术前进行测量并备好各种型号螺钉很重要(图 3-3-3)。

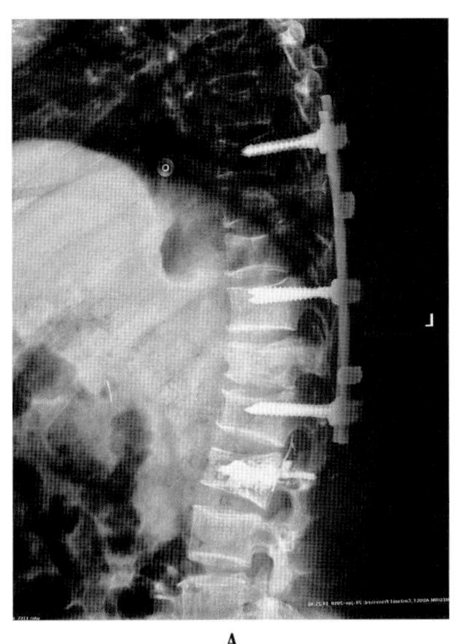

A

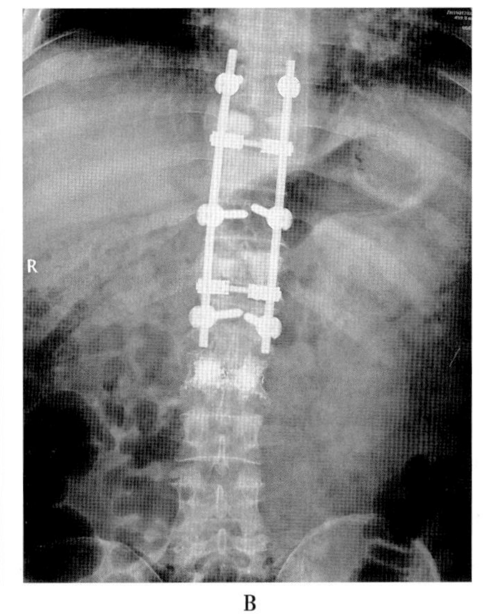

B

图 3-3-3 胸椎椎弓根内固定

A. $T_8 \sim L_1$,侧位;B. $T_8 \sim L_1$,正位

(4) 胸椎椎弓根的毗邻结构:胸椎椎弓根的毗邻结构复杂,重要组织器官多,一旦损伤,后果严重。椎弓根的内侧与脊髓相邻,二者借硬脊膜相邻,其间距为 0.2 ~0.3cm。从神经根到椎弓根上缘距离(DI)从第 1 ~12 胸椎为 1.8 ~3.8mm,逐渐增加,从神经根到椎弓根下缘距离(DS),第 7 ~9 胸椎(3.5mm)最大,第 1 胸椎(1.6mm)最小,椎弓根到其上、下的神经根均有一定距离,最小为 1.2mm。神经根上、下方向直径从第 1 胸椎的 2.8mm 到第 11 胸椎的 4.5mm,逐渐增大。冠状面上神经根轴线与中

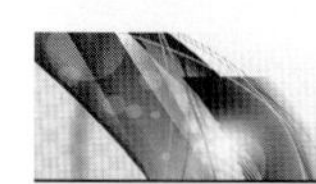

线所成的夹角从第1胸椎的119.5°逐渐减少到第12胸椎的60.2°。神经根走行特点为冠状面上与中线所成的夹角，越是上位胸椎，神经根越呈水平状行走。

理想的椎弓根螺钉应位于椎弓根中心，但实际往往不是这样，椎弓根螺钉最常见的并发症是位置不正确；偏上或偏下多不会损伤神经根，偏内有损伤脊髓的可能，而偏外由于肋横突关节的存在一般也不会出现症状，所以进钉偏内较危险，注意重点防范。

目前对于横突的研究多注重于横突与椎弓根的解剖关系，以便为横突作为椎弓根进钉定位标志提供解剖学基础，但专门研究横突的解剖资料极少。崔新刚等对胸椎横突和腰椎横突二者解剖形态作对比研究，认为胸椎横突长度长于第1,2腰椎（第3～5腰椎除外），厚度厚于腰椎（第5腰椎除外），高度高于腰椎（第5腰椎除外），后仰角大，因此胸椎横突除做定位标志外，还可做内固定之用，由横突至椎体螺钉固定是可能的，这一用途应引起临床重视。

3. 关节突　胸椎的关节突接近冠状位，位于椎体靠前侧为中心的弧度上，上关节突朝向后外，下关节突朝向前内，关节面与横截面约呈60°角，与冠状面呈20°角。这种排列有利于胸椎的侧屈、旋转和少量屈伸运动，但受到肋骨框架的限制。

胸椎上关节突呈薄板状，自椎弓根与椎板连接处发出，关节面平坦；下关节突位于椎板的前外侧面，呈卵圆形，略凹陷。胸椎的关节突正位于以椎体前侧为中心所做圆弧上，这种结构特点决定了胸椎的旋转运动。脊柱旋转运动主要发生在胸椎，额状位的关节突关节面有利于旋转，限制了胸椎的屈伸运动，不易发生脱位。伴随运动的有肋骨和胸骨。站立时，这种旋转运动同时伴有骨盆对下肢的旋转运动。

4. 椎板　胸椎椎板短、宽、厚，且由上而下重叠。胸椎椎板厚度第6胸椎最薄，第12胸椎最厚，第1～12胸椎变化为(6.8mm±1.0mm)之间，厚度变化不明显。

椎板是构成椎管后部主要结构，发育性、退变性椎板增厚均可致胸椎椎管狭窄，压迫脊髓和神经。

5. 棘突　胸椎棘突细长，向后下方倾斜，呈叠瓦状排列。胸椎棘突正偏情况并非完全一致。

6. 椎孔　胸椎椎孔大致呈圆形，径线较小，骨折时容易引起脊髓损伤。因第1、2胸椎容纳颈膨大，第11、12胸椎容纳腰骶膨大，故此4个胸椎椎孔较大，呈三角形。

各个胸椎椎孔矢径较近似，除第12胸椎稍大，其余较恒定，大致为14～15mm，其横径（椎弓根间距）除第1～3胸椎及第11、12胸椎稍大外，第4～10胸椎基本与矢径相同，在整个椎管中也为最小，总体趋势是：第2、3胸椎下降，第4～10胸椎较恒定，第11、12胸椎又上升。

在诊断椎管内占位性病变时，不仅要测量各径，也要注意各径线增减规律，如胸椎椎管内病变，其上下椎弓根间距均正常，但是病变处突然增宽，虽其绝对值仍在正常范围内，仍有诊断价值。

在胸椎椎弓根螺钉内固定过程中，重要的是防止脊髓损伤，除注意椎弓根螺钉进钉点不要偏内以外，还要注意同侧上下相邻节段定位是否在同一直线上，如果同侧椎弓根不在一条直线上，要注意是否调整螺钉，因为不管偏内还是偏外，在后续安放连接棒时出困难外，还有可能造成椎弓根切割，继发脊髓损伤。

二、胸椎的血供

胸椎除直接或间接受相邻肋间动脉供应外，上两个胸椎尚接受甲状腺下动脉、锁骨下动脉、肋颈干或椎动脉发出的降支，尤其以来自甲状腺下动脉者最多。不同节段血管在相应椎体前、后面和椎弓根内、外面分为升、降支，供应相邻椎骨，每侧相邻升、降支相连呈纵吻合，左右同名支相连成横吻合。每个胸椎椎体的滋养动脉共分三群：两群分别由椎体左右前外侧面进入，一群由椎体后面中央进入。

血管进入椎体的孔道有时显示很清晰，自椎体边缘向中心走行，边缘连续且平行，与骨折线明显不同，但不连续时需注意与骨折线相鉴别。

（丁自海　杜心如　隋鸿锦）

三、胸椎变异和畸形

胸椎变异较为少见，多合并脊柱侧弯、脊髓畸形及脊髓压迫等临床问题，同时可能伴发肋骨的变异及其他畸形。常见胸腰移行椎（胸椎腰化，腰椎胸化）；其他如半椎体、分节不全融合畸形或蝴蝶椎。

1. 胸椎腰化　胸椎腰化是指第12胸椎形态与腰椎接近，同时双侧肋骨缺如。此时，胸椎的数目变成了11个，而腰椎数目则为6个。胸椎腰化时，胸椎的棘突宽大，与腰椎棘突形态无异，其上关节突外

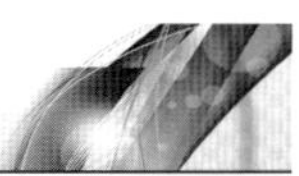

缘的乳突巨大，平直伸向后方，与第1腰椎的乳突相似，其下关节突关节面的方向呈矢状位或冠状位，与第1腰椎上关节突形成关节突关节，而其上关节突关节面呈冠状位，与第11胸椎的下关节突形成冠状位的关节突关节，这种冠状位与矢状位的变化，使之成为胸腰段移行部的一个特点，此点与正常第12胸椎相同。

2. 腰椎胸化 与胸椎腰化相反，腰椎胸化是指第1腰椎在形态上近似于第12胸椎，在第1腰椎存在肋骨，此时胸椎数目变成了13个，而腰椎则为4个。此时，腰椎的上关节突呈矢状位，与第12胸椎的下关节突形成关节突关节，方向呈矢状位，而其下关节突的方向仍呈矢状位，与第2腰椎的上关节突形成关节突关节。

不管是胸椎腰化还是腰椎胸化，往往与腰椎骶化和骶椎腰化相伴，所以拍胸片确定肋骨数目很重要。同时拍腰椎正、侧位有助于对此种变异的确认，目前由于全脊柱正侧位片的开展将对确定这种变异提供技术支持。但就临床实践来讲意义并不是很大，此种变异多不伴有脊髓畸形，也无临床症状，往往在拍片时偶然发现，其临床意义在于胸腰段手术时定位及确定病变节段(图3-3-4)。

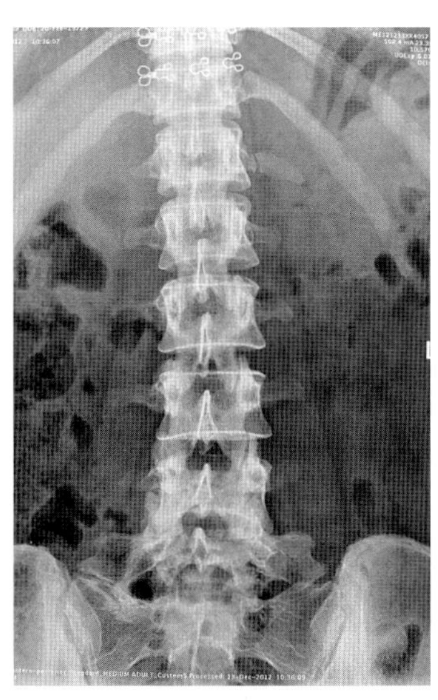

图3-3-4 胸腰移行椎

3. 半椎体 胸椎是椎体畸形常见部位，半椎体多为1/4半椎体，常见于后下1/4处，此种畸形呈锥状，在一侧的后部楔入上、下椎间盘之间，其椎体、椎弓根、椎板、横突可能缺如，或发育不良，附着其上的肋骨也可能发育不良或畸形，常引起胸椎侧弯和后凸畸形。患者在青春期即被发现，而且侧后凸畸形迅速发展，如果两侧同一平面同时存在半椎体畸形，则可能由于两侧半椎体同时发育而使胸椎侧弯不明显，但可能出现严重的后凸畸形。由于半椎体畸形引发的脊柱畸形复杂，单纯的胸椎正、侧位片难以判断，需结合CT及MRI等影像手段进行了解明确。

半椎体畸形的影像特点为其上下椎间盘间隙在前方汇合成为一个椎间隙，其上下椎体骨质无破坏，而半椎体骨质也正常，轮廓成三角形的锥状，往往可见到椎弓根。胸椎椎体结核造成的椎间隙变窄甚至消失，其椎体破坏，椎体骨轮廓明显变形及模糊，这是二者的不同之处(图3-3-5)。

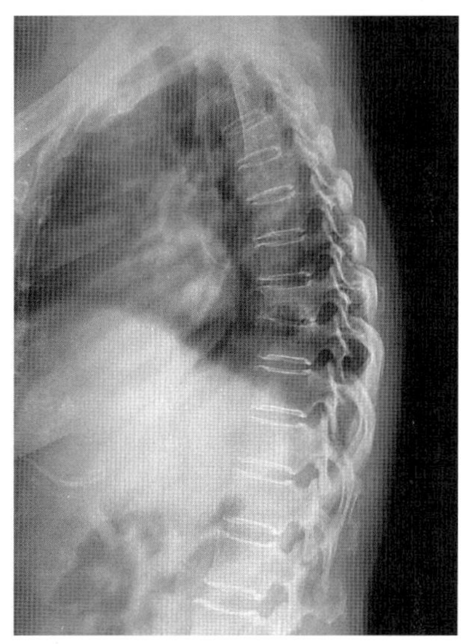

图3-3-5 椎体结核椎间隙变小

4. 椎体融合 胸椎椎体融合是由于椎体分节不良所致，其椎间盘发育不良，在前方椎体形成骨性融合，而侧后方可能残余部分椎间盘。特点为两个椎体融为一体，而其后部的椎弓根、椎板、关节突、横突等结构往往存在，但由于椎间盘的发育不良，所以其椎间孔要比上下椎间孔要小。如果合并椎弓根缺如，则它们之间的椎间孔又比上下正常椎间孔大，其椎体前缘高度比单个椎体前缘高度大，但又比两个椎体前缘高度的和小，椎体后缘高度也比两个椎体后缘高度的和要小。椎体融合畸形的关节突关节发育不良或融合，其肋骨也常合并畸形，所以可生脊柱侧弯及后凸畸形。这种畸形可单独存在，也可同时合并半椎体等畸形，临床上应注意寻找辨认，不要只满足于一种畸形的发现而漏诊其他畸形(图3-3-6)。

椎体融合的影像特点是：两个椎体前缘融合成一个光滑的弧线，椎间隙消失或残余，但残余椎间隙

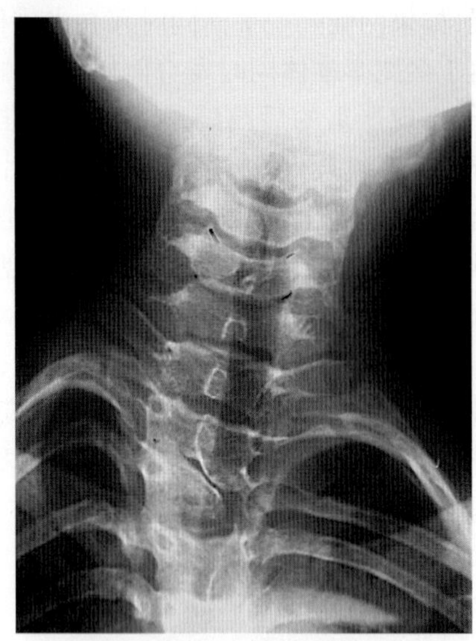

图 3-3-6　颈胸椎融合　蝴蝶椎半椎体

较正常窄小，常伴有椎间孔变小，关节突关节消失，椎体、椎弓根、关节突及棘突骨质正常无破坏，椎体的骨质也正常。胸椎结核时，椎间隙破坏，椎体骨质破坏，其关节突关节、椎间孔及棘突影像正常，这是二者的鉴别要点。另外，胸椎结核伴有椎旁脓肿，多无肋骨畸形，而椎体融合多伴有肋骨畸形而其椎旁软组织正常，不会伴有椎旁脓肿，这也是鉴别点之一。

四、胸椎管

（一）胸椎管的形态特点

胸椎管由第 1～12 胸椎椎孔连结而成，是椎管的主要部分，此部分为胸腰段脊髓的位置所在，胸部椎管全程呈椭圆形，与脊髓硬膜的形态相适应，各节段除第 1～3 胸椎和第 12 胸椎部稍大外，第 4～10 胸椎椎管一致，也是最狭窄的部位，此段椎管呈圆形，所以胸椎一旦骨折脱位，几乎无一例外地合并脊髓损伤，即使骨折脱位较为轻微，脊髓损伤也很难幸免。胸椎间盘突出症时，脊髓在椎管内退让的余地很小，所以多产生脊髓压迫的症状和体征。胸椎管内占位病变时，即使病变很小，也往往产生脊髓压迫的症状和体征。胸椎结核时，即使进入椎管内的结核肉芽组织、死骨很小，也往往表现出脊髓受压的临床表现。

胸段椎间孔由胸椎上、下椎弓根切迹围成，因上切迹线接近椎体上缘，而下切迹深且多位于椎体中、上 1/3 部位，所以椎间孔多位于上位椎体中、下及下位椎间盘部位，椎间孔与椎体和椎间盘的这种对应关系在手术中确定椎间孔寻找神经根有定位意义。上位胸椎椎弓根位置偏上，椎弓根上缘往往高于同序数椎体上缘，与其上方的椎间盘相平在椎间孔内有相应节段的脊神经根穿出，在椎间孔外缘处脊神经节呈圆形膨大，所以在胸部脊神经节多位于椎间孔外。脊神经根在椎间孔的中上部自椎管内穿出，其伴行的根动脉、静脉多位于神经根下方。在椎间孔外，神经根与伴行动脉、静脉可平行伴行或缠绕走行，故手术时显露神经根时最好将缠绕的血管结扎，否则出血造成视野模糊，影响对神经根及脊髓的显露，甚至有可能误伤脊髓。在胸段，各节段神经根穿出椎间孔后，主要延续为肋间神经，所以手术中可以通过肋间神经作为向导逆行追踪寻找椎间孔，进而显露椎弓根的上、下切迹。椎弓根的外侧缘有肋凹，与肋骨头相关节，所以手术切除肋骨头后可以显露出肋凹。肋凹多位于椎弓根的前外侧部，可以作为术中寻找椎弓根的定位参考标志。椎弓根的内缘是椎管的外侧壁，故可以通过咬除椎弓根来显露硬膜及脊髓的侧方。这种入路对显露脊髓前侧方非常清楚，如果需要可以连续咬除上下椎弓根，显露更长的胸段脊髓及硬膜。在治疗胸椎间盘突出症行前方入路椎间盘切除时，也可以以肋间神经为导向寻找到相应的椎间孔及椎间盘，根据需要咬除部分椎弓根上缘来显露椎间盘，进而切除部分椎体后缘以利椎间盘切除。

胸椎管前壁由椎体后面及椎间盘组成，在其表面有后纵韧带覆盖，所以胸部椎间盘突出和后纵韧带骨化往往自前方压迫脊髓。椎管后壁由上、下关节突组成关节突关节、黄韧带及椎板组成。胸椎是黄韧带骨化的好发部位，骨化的黄韧带自侧后方压迫脊髓，是造成胸椎管狭窄症的重要原因。

（二）胸椎管狭窄症

正常情况下，胸椎管的矢状径在 14～15mm，横径在 15～20mm 之间，当各种病理因素造成胸椎管的矢状径小于此数值，并压迫脊髓产生相应的症状、体征时，才称作胸椎管狭窄症。从以上可以看出，胸椎管狭窄症必须具备两个基本情况：①各种原因导致了胸椎管狭窄；②产生了脊髓压迫症状、体征，二者缺一不可。仅具备前者称为胸椎管狭窄，仅具备后者称为脊髓受压。造成胸椎管狭窄症的原因有多种（图 3-3-7）。

（三）胸部椎管内脊髓与椎体的对应关系

胸髓与椎体的对应关系在不同教科书中都有提及，一般分为上、中、下胸段，其相差序数分别为 1、

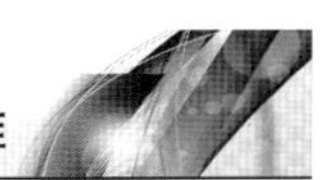

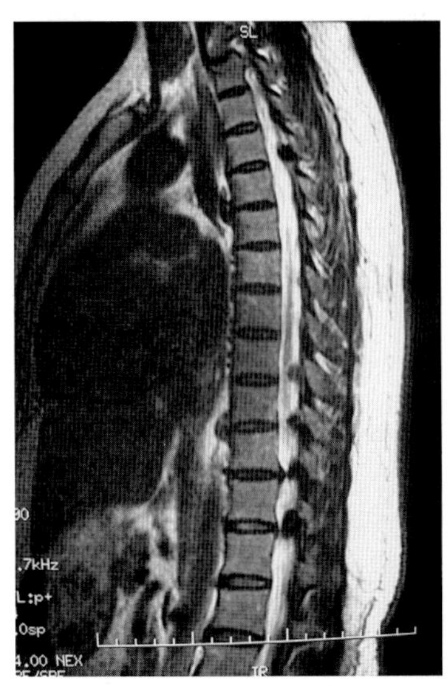

图 3-3-7　胸椎管狭窄症(MRI)

2、3,这可以记忆为“上、中、下、1、2、3”六个字。其含义为,在上胸椎即第 1 ~ 4 胸椎,胸髓比相应序数的椎体高 1 个节段。反过来讲,胸椎椎体比同序数的脊髓节段低一个序数,即第 1 胸椎对应 T_2胸髓节段,第 2 胸椎椎体对应 T_3胸髓节段,第 3 胸椎椎体对应 T_4胸髓节段,第 4 胸椎椎体对应 T_5 胸髓节段;同理在第 5 ~ 8 胸椎相差为 2 个节段,第 9 ~ 12 胸椎相差 3 个节段,即第 6 胸椎椎体对应 T_8胸髓节段,第 9 胸椎椎体对应 T_{12}胸髓节段。这种对应关系在临床上常用,尤其在胸椎骨折脱位合并脊髓损伤时,判断脊髓损伤部位及平面时临床意义重大。例如第 8 胸椎椎体骨折脱位时,脊髓损伤平面应为 T_{10},所以它产生的感觉障碍平面应在脐平面;反过来,如果患者存在的感觉障碍平面在脐水平,可以推测其损伤平面在 T_{10}脊髓节段,相应的病变节段可能为第 8 胸椎上下,那么胸椎拍片应以第 8 胸椎为中心。申请 MRI 检查时,应提供注意感兴趣的胸椎部位。这种临床逻辑思维在脊柱外科中常用,应熟练掌握。

(四) 胸椎椎管 MRI 的影像特点

胸椎椎管内为胸髓及其硬膜,神经根及位于其周围的静脉丛及脂肪,所以胸椎管 MRI 有如下特点。

由于胸椎生理后凸的存在,脊髓在椎管内顺应椎管的这种生理弯曲亦呈向后的弯曲,但由于脊髓在椎管内多走行在最短的路径上,所以脊髓在硬膜腔内更偏向前方。在矢状位上,脊髓前方的蛛网膜下腔间隙宽度比后方要小,脊髓更贴近椎管前壁而远离椎管后壁。在横断面和冠状面上,脊髓位于中央(图 3-3-8)。

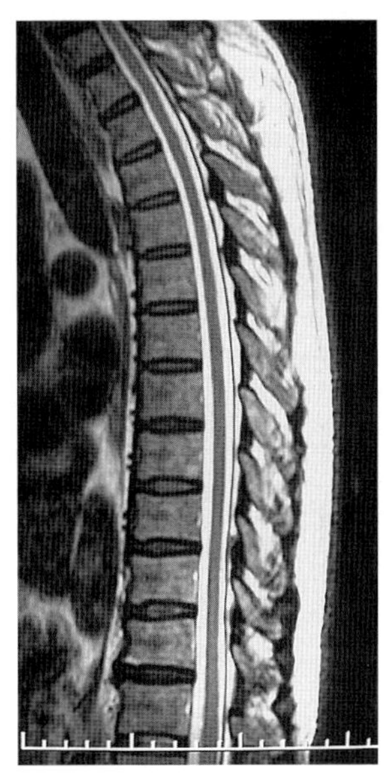

图 3-3-8　胸椎(MRI)

胸椎椎体、椎间盘与后纵韧带附着较紧密,所以其后纵韧带显影难以区分,均呈低信号,但整个椎管前壁纵向呈光滑的曲线,后壁的黄韧带及椎板亦连续成光滑的曲线。

在正中矢状面上,胸段脊髓前后径较为一致,在第 4 ~ 8 胸椎部位稍为细一些,是正常形态,应注意与脊髓萎缩相区别。

在胸椎后凸加大时(如驼背),脊髓则更易贴近椎管前壁,此时后凸顶端椎体的后上缘及椎间盘往往是脊髓受压最明显的部位,故临床上可以根据胸椎后凸顶椎部位,结合患者的症状、体征推测脊髓受压迫的部位。从而在申请 MRI 检查时选择感兴趣的节段。胸椎后凸畸形时,MRI 示脊髓前方蛛网膜下腔间隙消失,椎体后上缘及椎间盘可能直接压迫脊髓,脊髓也呈后凸样弯曲(图 3-3-9)。

脊柱侧弯多累及胸椎,且多伴有胸椎后凸变小(即平背畸形)(图 3-3-10),脊髓在椎管内也顺应这种弯曲的变化,但是在侧凸部位脊髓更贴近凹侧椎弓根及椎管侧壁结构,而远离凸侧椎弓根及椎管侧壁的结构,MRI 冠状位上可以观察到此种变化。在横断面上也可观察到这种移位。在矢状位上,脊髓可能无明显移位,脊髓的显像多不是连续的,这是因为脊柱侧弯时 MRI 切面也发生间断所致,所以应仔细分析对比才可能获得更多信息,从而指导手术中如何预防脊髓损伤(图 3-3-11)。

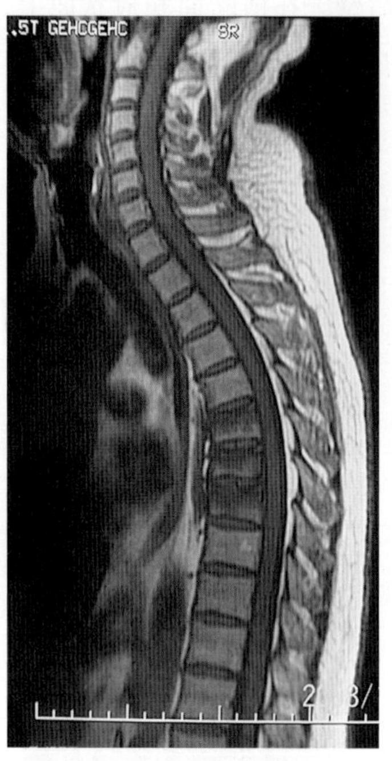

图 3-3-9 胸椎后凸(MRI)

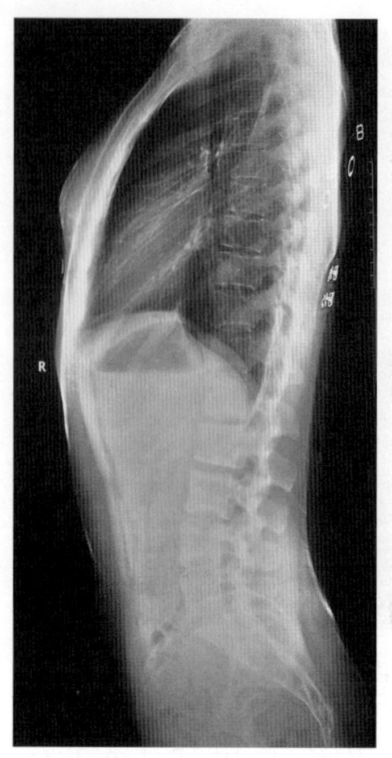

图 3-3-10 脊柱侧弯平背畸形

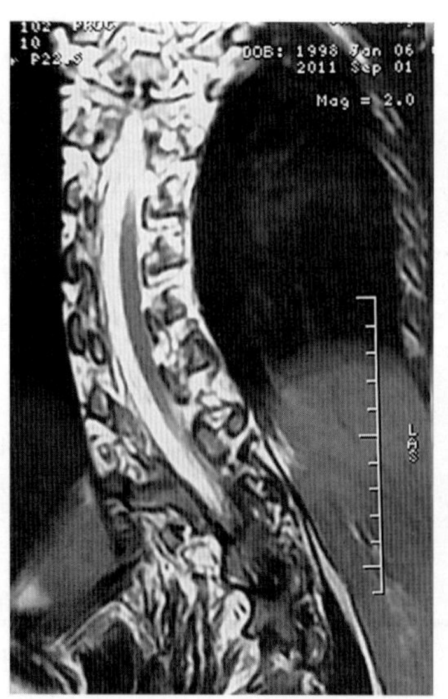

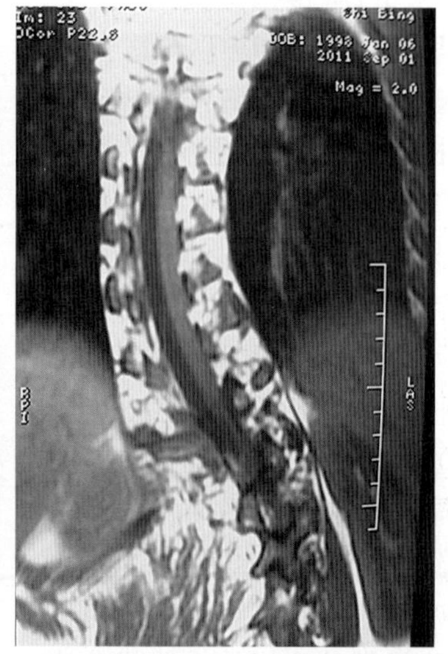

图 3-3-11 脊柱侧弯(MRI)

(杜心如)

五、胸椎影像学

(一) 胸椎 X 线影像

临床上常用胸椎正侧位片观察椎体及周围结构。一般情况下,胸椎正位片上下应包括 $T_{1\sim12}$ 范围,双侧应包括双侧肋骨的全长;侧位片应包括胸骨及后面的棘突,这样才不致遗漏病变。

在胸椎正位片上可见到各椎体呈方形,各椎间隙大小一致,相邻椎体的终板平行。在椎体的外上方可见到椭圆形的椎弓根影像,双侧椎弓根对称,后正中线可见到棘突形成的影像,椎板侧缘、横突及与横突相连的肋骨清晰可见。双侧肋骨及横突对称。由于胸椎关节突关节呈冠状位,所以在正位片上不能观测到关节突关节的间隙,但在侧位片上可清楚显示。胸椎结核在正位片上可见到受累椎体破坏,椎间隙变窄或消失,有时还可见到椎旁脓肿形成的梭形阴影(图 3-3-12)。胸椎肿瘤时,可见到椎体破

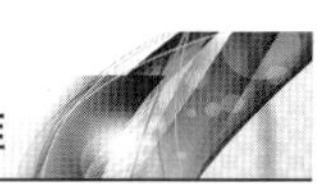

坏，椎弓根破坏，椎弓根影像消失，而椎间隙则无变窄（图 3-3-13）。先天性胸椎体畸形可见到呈三角形的半椎体及多余的椎弓根，而无骨破坏。另外，还可能伴有脊柱侧弯及肋骨畸形。脊柱侧弯时，脊柱呈曲线而非直线，各棘突连结成一个弧形。临床上用 Cobb 角来测定脊柱侧弯程度。

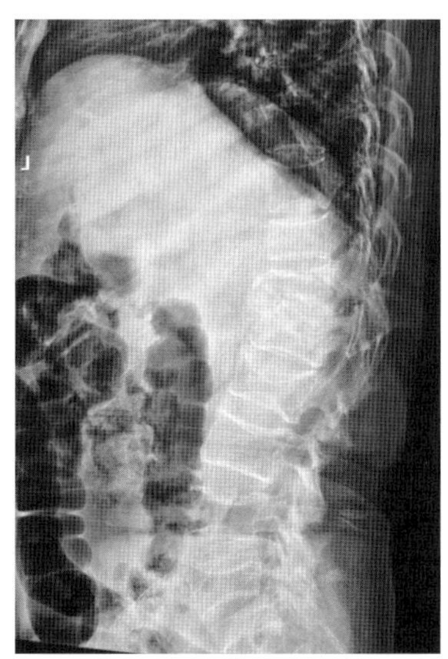

图 3-3-12 胸椎结核（T_{12} ~ L_1）

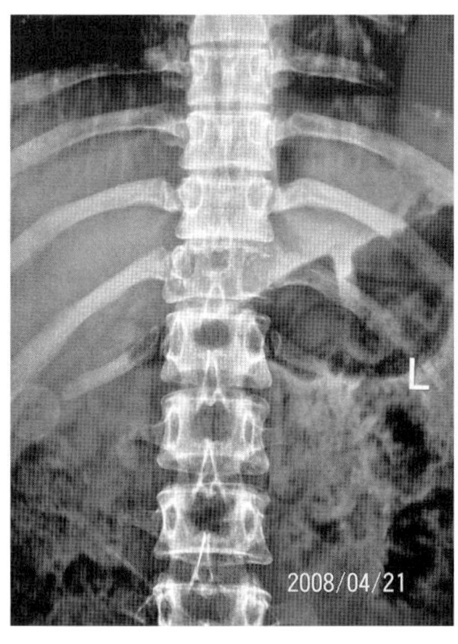

图 3-3-13 胸椎肿瘤（T_{11}）

侧位片上，由于肋骨、锁骨及肩胛骨影像的重叠，所以上胸椎往往显示不清晰。侧面观椎体呈方形，在老年患者由于骨质疏松相邻上下终板凹陷，使椎间隙呈中间大、前后小的形态，椎体可能呈前后高而中间低的形态。椎弓根位于椎体后上部，椎弓根上切迹浅，相对于椎体上终板或上位椎间隙，椎弓根下切迹深大，与椎体后缘和下关节突相延续，侧位片可以清晰地显示胸椎关节突关节间隙，双侧肋骨成像重叠，可以观测到肋骨后部分。胸椎结核时，胸椎椎体破坏，而且椎间隙变窄，胸椎肿瘤只有椎体破坏，而上下椎间隙无变化。平背畸形时胸椎生理后凸消失。后凸畸形时胸椎后凸角度增大。正常情况下，后凸角度在 30° ~ 50°，大于 50°称为脊柱后凸。胸椎椎体骨骺炎患者常表现为胸椎后凸畸形，椎体前上方、前下方骨骺病变破坏，使胸椎椎体呈前低后高的楔形，但椎间隙无变窄。

（二）胸椎 CT 影像

胸椎 CT 检查应结合 X 线片及临床表现选择要扫描的部位，经过椎间盘水平的扫描可见到椎间盘呈圆形，其前缘圆隆，后缘中间向前方轻度凹陷，可见到双侧关节突关节，椎管呈圆形，内有硬膜囊及脊髓，侧后方可见到黄韧带。黄韧带骨化时可见到黄韧带呈不规则骨化块，向前方压迫硬膜囊及脊髓，造成胸椎管狭窄。

经椎弓根平面的扫描可见到胸椎椎弓根及侧方的横突及肋骨，双侧对称，前方的椎体，后方的椎板，椎管呈圆形，棘突向后往往只见到棘突根部或末端，脊髓及硬膜位于椎管中央。脊柱侧弯患者双侧椎弓根不对称，凹侧短，凸侧长，椎管也呈三角形或偏心形，脊髓更靠近凹侧。在椎板后部可见到双侧骶棘肌及其浅层的肌肉（图 3-3-14）。

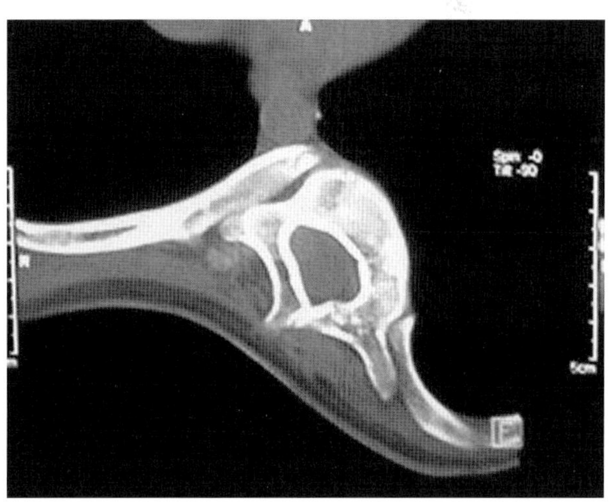

图 3-3-14 脊柱侧弯（CT）

三维 CT 重建可在矢状面、冠状面及立体观察结构变化，结合胸椎正侧位片对确定病变及手术定位极有意义。

（三）胸椎的 MRI 影像

胸椎椎体与腰椎椎体 MRI 成像相似，呈长方形或方形。在矢状面上，胸椎椎体由上至下逐渐增大，椎体内为骨松质，内含黄骨髓，四周为骨皮质，所以在 T_1 成像上椎体呈中高信号，四周呈低信号。椎体信号强度与骨髓内脂肪含量、造血成分多少有关。正常椎体内信号均匀一致，随着年龄增长，椎体内脂肪成分增加，在老年人可见到局灶的脂肪沉积信号，该信号在 T_1 呈高信号，边缘清晰，T_2 呈略高信号，而抑制脂肪成像时则完全被抑制，呈低信号。椎管前方的椎体、椎间盘相连，成连续性弧线，前后纵韧带平滑。由于后纵韧带在椎体后方附着疏松，内含有脂肪及静脉丛，所以在各椎体后方可见到局部的高信号。椎管内脊髓位于中央，其前方的蛛网膜间隙比后方的间隙要小，在后凸较大的病例，脊髓易贴近椎管前壁。

椎间盘髓核在 T_1 呈低信号，T_2 呈高信号，而纤维环则在 T_1、T_2 均呈低信号。硬膜外间隙内富含脂肪、韧带、神经和血管，故在 T_1 加权像上呈高信号，T_2 呈中等信号。由于胸段硬膜外间隙脂肪比腰段少得多，故胸部硬膜外间隙并不明显。

在 T_1 加权像上，脑脊液呈低信号，脊髓呈中等信号。T_2 加权像上脑脊液呈高信号，脊髓呈中低信号。在抑脂序列时脑脊液呈高信号。脊髓圆锥在 $T_{11\sim12}$ 水平逐渐变细，其末端在 $L_{1\sim2}$ 水平。

第二节　胸部软组织

一、皮肤与浅筋膜

胸前区皮肤较薄，两侧部、胸骨前面和乳头的皮肤最薄。浅筋膜在胸骨前面较薄，而前外侧部较厚。浅筋膜层内含有浅血管、淋巴管、皮神经和乳腺。

1. 皮神经　锁骨上神经跨越锁骨分布于胸上部皮肤。第 2～7 肋间神经的外侧皮支与前皮支分别在腋前线与胸骨旁线穿至皮下。

2. 浅动脉　胸廓内动脉的穿支穿出第 1～6 肋间隙前部分布于胸前部皮肤、浅筋膜和女性乳房内侧部。腋动脉发出的胸外侧动脉，发出的皮支与肋间后动脉的外侧皮支等共同分布于胸外侧皮肤、浅筋膜和女性乳房的外侧部。胸外侧皮瓣以胸外侧动脉为血管蒂，皮瓣范围上水平线达腋前线顶点，下水平线达第 5 肋间，皮瓣面积达 12cm×7cm，由于与肋间动脉及腹壁浅动脉的分支有丰富的吻合，皮瓣的实际面积还可根据需要进一步扩大。

3. 浅静脉　在浅筋膜中吻合成网，其中较大的一条为胸腹壁静脉，起于脐周静脉网，沿胸腹壁侧方上行，延为胸外侧静脉，与同名动脉伴行，注入腋静脉。门静脉高压时，此静脉扩张。

4. 淋巴管　胸壁的淋巴管注入腋淋巴结以及胸廓内动脉附近的胸骨淋巴结。

临床应用要点：由于胸壁皮神经的重叠支配，颈髓损伤时其感觉平面往往在胸骨角甚至乳头水平，不要误认为脊髓损伤在胸髓。由于胸前皮肤细腻，对于整形更为重要。

二、胸前部肌

胸前部肌包括胸上肢肌和胸壁固有肌。膈位于胸、腹腔之间，因主要功能与呼吸有关。

（一）胸上肢肌

1. 胸大肌（pectoralis mayor）　贴于胸廓前面，扁阔强厚，起于锁骨内侧半、胸骨、上 6 肋软骨以及腹直肌鞘前层，纤维向外侧聚集，止于肱骨大结节嵴。此肌可使肱骨内收、内旋并稍前移；如肱骨上举固定则可提胸廓，上引躯体。

2. 胸小肌（pectoralis minor）　在胸大肌深面，三角形，起于第 3～5 肋，向外上方止于肩胛骨的喙突，下拉肩胛或上提肋骨。

（二）胸壁固有肌

1. 肋间肌　肋间肌封闭肋间隙，分为 3 层，即肋间外肌、肋间内肌和肋间最内肌。肋间外肌（intercostales externi）在浅层，肌纤维起点附于上一肋骨的下缘，纤维向前下方，止于下一肋骨的上缘，该肌在肋软骨间的部分为腱膜性，称肋间外膜（external intercostal membrance）。肋间内肌（intercostales interni）贴于肋间外肌的深面，肌纤维起点附于下一肋骨的上缘，肌纤维斜向前上方，止于上一肋骨的下缘，该肌在肋角以后为腱膜性，称肋间内膜（internal intercostal membrance）肋间最内肌（intercostales intimi）位于肋间隙中份，肋间内肌的深面，二者间有肋间血管、神经通过，纤维方向与肋间内肌相同。肋间肌受各自节段的肌间神经支配。肋间外肌收缩时上提肋骨，使胸廓增大，助吸气；肋间内肌和肋间最内肌收缩时肋骨下降，使胸廓缩小，助呼气。

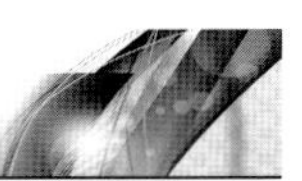

最内层肌还可见胸横肌和肋下肌(subcostal muscle)。前者为腹横肌的延续,起于胸骨体下部及剑突内面,止于第3~6肌骨与肋软骨的后面;后者位于胸廓后壁,肋间最内肌的深面。

肋骨上、下缘均有肌肉附着,骨折时不易移位,愈合也较快。切除肋骨时,应沿肌纤维方向剥离骨膜,在肋骨上缘由后向前剥离,在肋骨下缘则由前向后剥离,否则,不但难以剥离,而且还容易损伤肋间血管、神经或胸膜。

肋间肌是重要的呼吸动力,受各节段肋间神经支配,其第一级中枢在胸髓,当颈髓损伤时,全部的肋间肌麻痹,收缩无力,呼吸运动会收到就很大的影响,只存腹式呼吸而胸式呼吸消失,胸椎骨折造成的脊髓损伤依据节段不同对呼吸的影响存在差异,节段越靠下,影响就越小。另外,颈髓损伤时胸肌无力,上肢不能主动内收,胸大肌萎缩,而胸髓损伤胸大肌功能多完好,这也是临床判断脊髓损伤平面的指征之一。

2. 胸骨肌 胸骨肌为胸部变异肌,中国人的发生率在10%左右。胸骨肌位于胸大肌表面,沿胸肌一侧或两侧与胸骨平行或斜向内上方,与胸骨体交叉,向上越过胸锁关节与胸锁乳突肌起始部相续,一部分纤维向下与腹直肌前鞘或腹外斜肌腱膜相续(图3-3-15)。胸骨肌可有多种类型。关于胸骨肌的来源有不同的解释,包括胸锁乳突肌的向下延续、腹直肌的向上延续、胸大肌的分离部及大皮肌的残存部等。

胸肌缺如:胸大肌、胸小肌未发育,常单侧缺如,也可双侧发生表现为胸前部失去特有轮廓,局部凹陷,而肋骨锁骨凸显,为先天发育不良,由于背阔肌、前锯肌代偿了胸肌功能,患者并无明显上肢内收功能障碍(图3-3-16)。

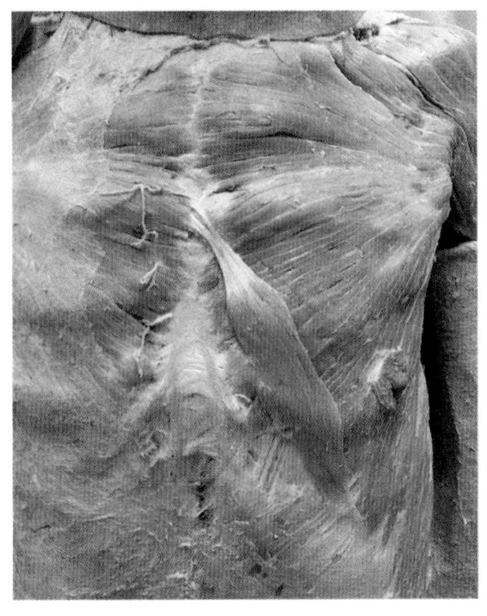

图3-3-15 胸骨肌

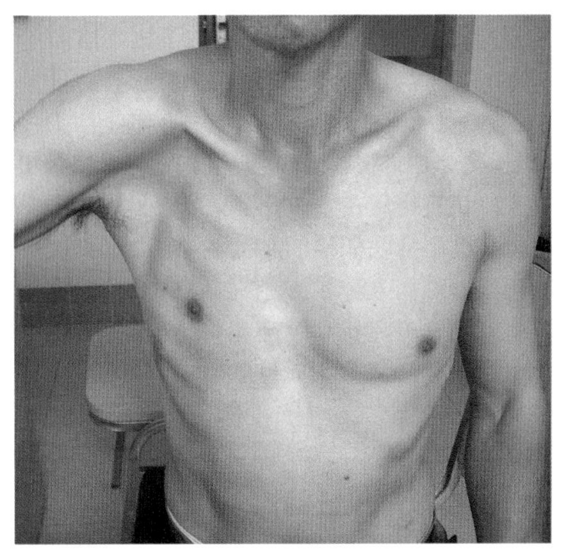

图3-3-16 胸肌缺如(右侧)

(三)膈

膈(diaphragm)向上隆凸,分隔胸、腹腔。膈上面中央部与心包愈着,两侧覆以壁胸膜并邻接肺底。膈的中央部是中心腱,呈三叶状,其上面部分与心包融合;周围为肌性部。肌性部的起点有3部:胸骨部起自剑突后面,肋部起自下5对肋内面;腰部主要以膈左、右脚起自上2~4个腰椎及第12肋。腰部起点的肌束自内向外分为内脚、中间脚和外脚,其中内脚最长且最坚强,外脚较宽较薄弱。外脚起自内侧弓状韧带和外侧弓状韧带,前者由腰大肌筋膜增厚而成,架于第1腰椎椎体与第2腰椎横突之间,后者由腰方肌筋膜增厚而成,架于第2腰椎横突与第12肋之间。各部肌束向中心会聚,止于中心腱。于膈的3个起始部之间,常有三角形无肌束小区,称胸肋三角和腰肋三角,前者位于膈的胸骨部与肋部之间,后者位于膈的腰部与肋部起点之间。三角为膈的薄弱区,腹部脏器有时可经此突入胸腔,形成膈疝。膈隆凸的高度可因年龄、体位、呼吸状态和腹腔器官的充盈状态的不同而发生改变。

膈有主动脉裂孔、食管裂孔和主动脉裂孔。主动脉裂孔在膈左、右脚与脊柱之间,平第12胸椎,有主动脉奇静脉和胸导管通过;食管裂孔在主动脉裂孔的左前方,平第10胸椎,有食管、迷走神经前、后干等通过;腔静脉孔在食管裂孔的右前方,平第8胸椎,有下腔静脉通过。

膈受膈神经支配，是重要的呼吸肌。由于膈神经来自 $C_{2\sim4}$ 节段，下位颈髓损伤不会影响膈肌收缩，所以患者仍存在腹式呼吸，不会出现呼吸功能障碍，所以如何保护维持膈肌正常运动就成了临床护理中的重要问题，腹胀、便秘、沉重的被子压在腹部等腹压增高的因素均可能加重膈肌的负担，易造成膈肌疲劳，所以对于此类患者的护理一定要注意大便是否通畅、腹胀是否缓解等问题，还要使用支架将被子架起来以免直接压在腹部等。

创伤性膈疝临床诊断较为困难，由于腹腔脏器如肠管或肝脏疝入胸腔，或肺进入腹腔，所以常出现难以解释的呼吸症状和腹部症状体征，故当遇到同时具有呼吸和腹部症状的患者时应高度疑似膈疝，应请相关科室急会诊。

三、胸背部肌

1. 斜方肌和背阔肌　斜方肌（trapezius）和背阔肌（latissimus dorsi）均属扁肌，它们从上向下主要起于背正中线；斜方肌止于肩胛冈、肩峰和锁骨，背阔肌止于肱骨上段，两肌主要运动上肢带骨和肱骨。

2. 大、小菱形肌　两肌合成菱形扁肌，位于背上部斜方肌的深方。小菱形肌起自项韧带下部第 7 颈椎和第 1 胸椎棘突，大菱形肌起自第 2～5 胸椎棘突，两肌斜向下外止于肩胛骨的内侧缘。作用使肩胛骨向脊柱靠拢并稍向上。神经支配为肩胛背神经。

3. 竖脊肌的胸背部　竖脊肌（erector spinae）是一对强大的纵行肌，位于脊柱两旁，下端起于骶骨背面和髂嵴后部，向上延伸分为 3 列：外侧列为髂肋肌，中间列为最长肌，内侧列为棘肌，分别抵止于肋骨、横突和棘突等处。竖脊肌及其深面的短肌，作用于脊柱、头及肋骨，引起后伸、侧屈和回旋运动，并有控制前屈和维持坐、立姿势的作用。这些肌肉的损伤、痉挛等是腰背疼痛的原因之一。

四、胸壁血管和神经

（一）胸壁的动脉

1. 肋间动脉　分为肋间后动脉和肋间前动脉（anterior intercostal artery），前者为胸主动脉的分支，后者为胸廓内动脉在第 1～6 肋间隙的分支或肌膈动脉（musculophrenica artery）在第 7～9 肋间隙的分支，二者在肋间隙前部吻合。各肋间隙除前方小部分由胸廓内动脉分支分布外，主要由肋间后动脉分布。

2. 肋间后动脉（posterior intercostal artery）　在肋间隙后部行于上、下肋的中间、胸内筋膜的深面，在肋间隙中部则沿肋沟行于肋间内肌与肋间最内肌之间，向前与肋间前动脉吻合。血管和神经的排列自上而下是静脉、动脉和神经，至肋间隙前部，它们行于肋间内肌的内面。

第 1、2 对肋间后动脉来自锁骨下动脉的分支，第 3～11 对肋间后动脉起自胸主动脉。各肋间动脉先行于肋间隙中间，近肋角处常分出一支较小的侧副支，沿下位肋的上缘行走，而其本干则沿上位肋的下缘前行。两支至肋间隙前部分别与胸廓内动脉的相应分支吻合。临床上胸膜腔穿刺，多在肩胛线或腋后线第 8 或第 9 肋间隙进行，进针部位略偏下位肋的上缘；如在前、外侧壁穿刺，进针部位应在上、下肋之间，可避免损伤肋间血管、神经（图 3-3-17）。

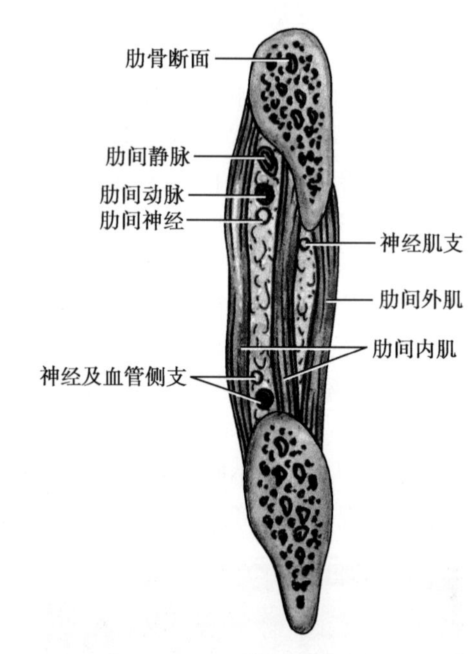

图 3-3-17　肋间血管、神经的位置关系（胸壁矢状切面）

（二）胸壁的静脉

1. 肋间后静脉（posterior intercostal vein）　与同名动脉伴行，静脉位于动脉的上方。肋间后静脉向后直接注入奇静脉或经半奇静脉、副半奇静脉间接注入奇静脉；向前经肋间前静脉注入胸廓内静脉。由于肋间后静脉与动脉伴行，由肋角向前位于肋沟内，故肋骨骨折时，常易伤及肋间血管。

2. 奇静脉和半奇静脉　奇静脉（azygos vein）半奇静脉分别为两侧腰升静脉向上的延续，各行于脊柱的右前方和左前方。奇静脉达第 4 胸椎高度，向

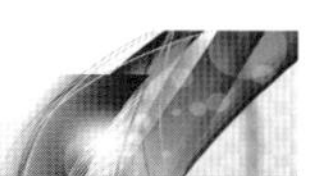

前绕过右肺根上方，注入上腔静脉，沿途接纳食管静脉、右肋间后静脉、椎静脉丛及半奇静脉等血管。半奇静脉接纳左下部肋间后静脉和副半奇静脉，在第7～9胸椎高度，向右越过脊柱注入奇静脉。副半奇静脉收纳左上部肋间后静脉，注入半奇静脉（图3-3-18）。奇静脉可出现变异，如双奇静脉、副半奇静脉与半奇静脉吻合或分开、无半奇静脉等。

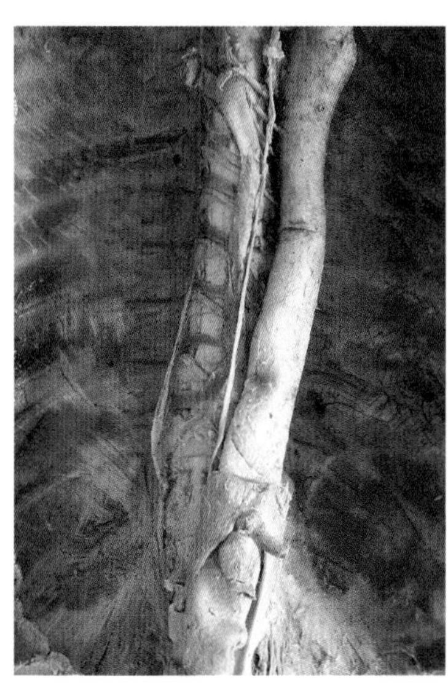

图3-3-18　奇静脉和半奇静脉

3. 副半奇静脉　左侧上位的几条肋间静脉，汇入沿主动脉后方上升的半奇静脉。半奇静脉在第8、9胸椎的水平，横过脊柱注入奇静脉。左侧中间的几条合成副半奇静脉，它直接注入奇静脉或半奇静脉的上段。

4. 胸廓内静脉　常为2支，与同名动脉伴行，在注入头臂静脉之前合为一干。胸廓内血管周围有胸骨旁淋巴结。

胸椎静脉和奇静脉系统有丰富的侧副吻合，由于这些静脉没有瓣膜，血液回流呈双向，所以胸腔内的肿瘤、炎症等可以直接转移至脊柱；胸腔内压力的变化也可以影响椎管内静脉回流，脊柱手术时保持呼吸道通畅及较低的气道压有利于静脉回流，可以减少手术出血。

（三）胸壁的神经

1. 膈神经（phrenic nerve）　左、右膈神经经胸廓上口入胸腔，伴心包膈血管越过肺根的前方，经纵隔胸膜与心包之间到达膈。单侧膈神经损伤可引起同侧膈肌部分麻痹，导致膈肌运动发生改变，透视下可以观察到膈肌的反常运动。

2. 肋间神经（intercostal nerves）　上11对胸神经前支称肋间神经，第12对胸神经前支称肋下神经，均与同名血管伴行。下6对肋间神经经肋弓深面穿出肋间隙入腹壁。肋间神经由于在肋间隙的前、后部直接贴于其内面的胸内筋膜和壁胸膜，故在胸膜炎症时，可因刺激神经产生胸腹壁痛而误诊为腹部病变。

肋间神经和肋下神经支配肋间肌和腹前外侧肌、胸、腹壁皮肤。各神经的分布区具有节段性，第2肋间神经分布区平胸骨角平面皮肤，第4肋间神经至乳头平面，第6肋间神经至剑胸结合平面。根据皮神经的分布可测定麻醉平面和诊断脊髓损伤平面。肋间神经的分布又有重叠性，如第4肋间平面的皮肤，除接受第4肋间神经皮支外，还接受来自第3、5肋间神经的皮支。

由于肋间神经还支配腹壁肌肉，损伤肋间神经可以造成所支配腹壁肌松弛麻痹，如果连续损伤超过3个节段，这种变化就会很明显，有可能引起腹壁疝，表现为腹部局部膨隆，故胸椎手术切断肋间神经应慎重，尤其连续切断更应慎重。

带状疱疹引起的肋间神经痛往往沿肋间走行由后向前放射，进行肋间神经封闭时应在肋角部进行穿刺。

3. 胸部交感神经　交感干（sympathetic trunk）位于脊柱两侧，奇静脉与半奇静脉的后方。它由10～12对胸交感干神经节及节间支组成。胸神经节除有交通支与相应的肋间神经相连外，第1～5胸神经节分支分布于胸腔脏器；第6～9及第10、11胸神经节发支分别组成内脏大、小神经，穿膈入腹腔终于腹腔神经节和主动脉肾神经节。

第三节　胸椎管和椎间盘手术临床解剖学

一、胸椎管狭窄症

（一）胸椎管狭窄症临床解剖学

造成胸椎管狭窄症的常见病因有胸椎黄韧带骨化（thoracic ossification of ligament flava）、后纵韧带骨化（ossification of the posterior longitudinal ligament）、胸椎椎体后缘骨内软骨结节（thoracic posterior marginal intra-osseous cartilaginous node）、弥漫性特发性骨肥厚症（diffuse idiopathic skeletal hyperostosis)、氟骨症等。黄韧带骨化从脊髓背侧压迫脊髓，所以双下肢感觉障碍出现较早且明显；其他均以脊髓腹侧压迫脊髓，出现运动障碍则较明显。由于这些致压物多为骨性，是由周围韧带组织骨化而来，为静态压迫，与腰椎、颈椎发育性椎管狭窄软组织形成的压迫不同，病变多以静态形式压迫脊髓，所以对于胸椎管狭窄症患者，卧床休息并不能缓解病情。

胸椎管狭窄症的临床表现为脊髓压迫症，多起病缓慢，大概有以下几种表现：①以上行性发展的单侧或双侧下肢麻木、无力、踩棉花感及胸背痛，随后出现以间歇性跛行、束带感、无力及步态不稳等，严重者可有二便功能障碍，下肢僵硬、痉挛；②典型上运动神经元损害表现，如肌张力增高、腱反射亢进，病理征阳性；③上、下运动神经元共同损害的表现。

临床上可根据感觉平面定位推测脊髓损害部位，可大致确定病变部位，以利选择感兴趣的检查部位，选择合适的检查方法。胸腰段椎管狭窄，脊髓和神经根受压往往不同，可有不同的神经功能异常，表现为肌张力不高、腱反射减弱、肌力减退，病理征阴性等。并发腰椎管狭窄下运动神经元损害表现为软瘫、膝反射及跟腱反射消失、肌力减退。这些表现多因脊髓受损的程度及部位不同所引起的，应结合病情具体问题具体分析。

一般先行 X 线摄片，即胸椎正、侧位片，然后再行 MRI 检查。发现狭窄部位后再在狭窄部位行 CT 轴位扫描及二维或三维重建。MRI 检查可明确骨化压迫脊髓的节段，脊髓受压的程度及反映脊髓损害的高信号等，CT 检查对骨性结构显示清晰，对每个病变部位扫描均应从上位脊椎的椎弓根下缘至下位脊椎的椎弓根上缘，可以清晰地显示病变部位骨化形态、骨化程度、小关节增生骨化骨及椎管大小，能测出骨化块的横径、纵径和脊髓受压程度（图 3-3-19）。

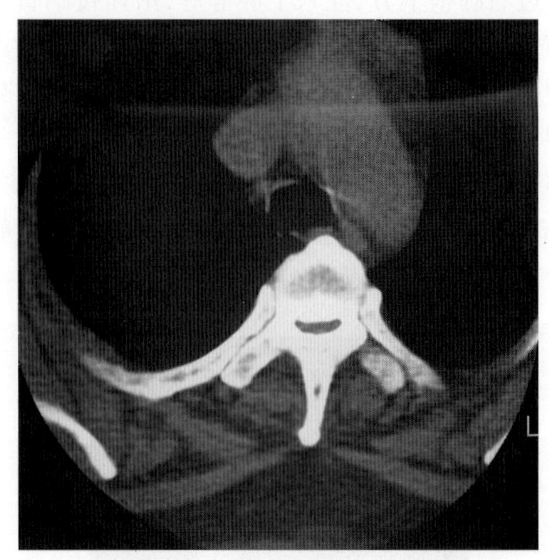

图 3-3-19　胸椎管狭窄症（CT）

（二）胸椎管狭窄症的术式

胸椎管狭窄症一旦出现症状，则需手术治疗，手术方式有以下几种。

1. 椎管后壁切除术　就是后路椎板切除减压，适合于黄韧带骨化自背侧压迫脊髓的病例。将棘突、椎板、双侧关节突内缘 1/2 及骨化的韧带一并切除。目前临床上的名称有几个，如揭盖式椎管后壁切除术、微创操作减压术、层揭薄化法及整块半关节突全椎板切除减压术等。这些操作的要点不碰触脊髓，尽量减小对脊髓的刺激，达到安全、彻底减压的目的。咬骨钳和椎板钳前端不能伸入到脊髓受压部位的椎管内，否则有可能加重脊髓功能障碍。临床实践证明，蚕蚀法椎板减压法均可以使脊髓损害程度加重，造成术后症状体征加重，且几乎不能恢复，因为在胸椎管狭窄症时，脊髓功能处于衰竭边缘状态，此时即使是很轻微的刺激，脊髓也难以承受，从而引起不可逆的损害，俗称“最后一根稻草压死骆驼”。所以应以尖嘴咬骨钳先咬除椎板外层，使椎板及骨化黄韧带处变薄，然后在关节突关节内外1/2交界处咬开或用磨钻磨开椎管后壁。在两侧纵行将骨化黄韧带切除，使之漂浮，再将骨化块与硬膜分离切除，这样做可以最大限度地保护脊髓（图 3-3-20）。

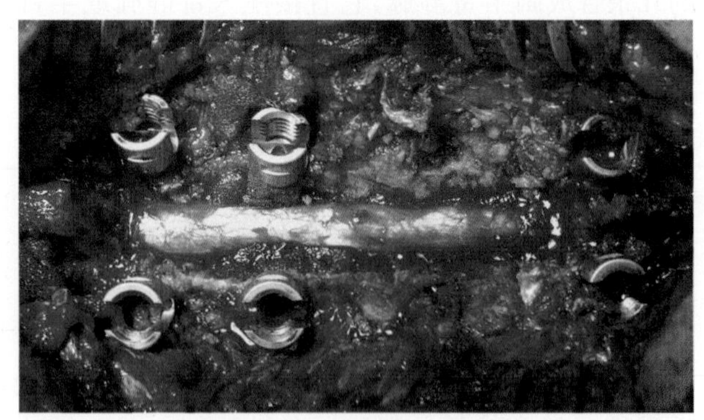

图 3-3-20　椎管后壁切除术

2. 前路手术　经胸腔、胸膜或胸膜外腹膜外入路。根据脊柱的稳定性确定是否给予内固定和植骨融合术，这对于后纵韧带骨化症和椎体后缘软骨结节从腹侧压迫脊髓的病例作为首选，这样可以从腹侧对脊髓进行减压，该手术通过开胸，胸腹联合切口腹膜外入路进入，从前路显露切除一侧的椎弓根、上下椎间孔、椎体的侧前方，先切除椎弓根以显露硬膜

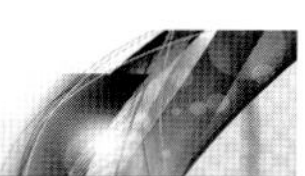

囊。切除的上下界分别以椎间孔的上下缘,即上一椎弓根的下缘和下一椎弓根的上缘为界,先将椎体后方的骨质切除,再切除椎间盘及软骨结节、终板,使脊髓减压,然后切取大块髂骨植骨内固定。

3. 前后路联合手术 先从后方切除骨化黄韧带、椎板、部分椎弓根及关节突,然后从前方切除骨化的后纵韧带或软骨结节,该手术适合于后纵韧带骨化合并黄韧带骨化的病例。

由于胸椎管内硬膜侧缘位于关节突关节内1/2部位,所以在关节突关节内外1/2处咬开或磨除关节突内1/2部分多无太大危险,但在黄韧带骨化特别严重病例,由于此部位椎管严重狭窄,使硬膜囊在此处被压迫成扁平状,横径增宽,其外侧缘向外侧移位,可以达到关节突关节的外侧1/2处,所以减压时如在此处直接将咬骨钳前端伸入有可能加重脊髓损伤。另外,黄韧带与硬膜在此处可能有粘连,所以在此处操作也有可能加重脊髓损伤。为了安全起见,在将椎板削薄以后,将下关节突内1/2及椎板切除,并在侧方进入椎管,然后用神经剥离子向上外侧探查硬膜侧壁及上位椎弓根,往往在椎弓根内侧壁及下壁与骨化黄韧带处有较大的间隙,可在此处分离,并用薄的枪式咬骨钳向外侧咬开骨化黄韧带,然后在同间隙上关节突下外探查下位椎弓根上壁及内侧壁,有时在骨化黄韧带与下位椎弓根上壁之间有空隙,同样咬开黄韧带与椎弓根相连的部分,这样就在骨化黄韧带上下游离开来,可以使之漂浮,再切除之,这种方法主要是根据胸椎管内黄韧带的解剖部位来确定的。

胸椎椎管后壁由椎板及关节突关节及黄韧带组成。黄韧带起始于下位椎板的内面,向上止于上位椎板的内面。正常情况下,黄韧带平滑,与椎弓根内侧壁移行处平滑,使椎管成为一个圆形管道。在黄韧带水平相对应的为椎间盘,黄韧带的侧方为椎间孔,其内有神经根走行。当胸椎管狭窄,黄韧带骨化时,黄韧带增生肥厚形成隆起向椎管内突出,而且几乎无一例外地尖端向上,犹如锯齿般卡压于脊髓的后外方,严重时与硬膜形成粘连。由于椎弓根内侧壁处无黄韧带附着,黄韧带只是附着在关节突内1/2部位,所以在黄韧带骨化时,椎弓根与黄韧带之间可形成一个沟状凹陷,有的学者称为“根黄间隙”,一般此处无硬膜囊进入,可以利用此特点进行减压术。

胸椎椎板切除术适用于骨折、胸椎管狭窄症、肿瘤、结核等疾病,由于胸椎数目多,胸椎椎板呈叠瓦状,黄韧带较薄,其棘突垂直向下倾斜,所以后路手术必须准确定位。首选确定切口部位,一般可通过在后面触摸计算棘突及肋骨,结合病变后凸部位来确定,这在体瘦患者较易,而在体胖的人较难,且有时不准确。术前拍片定位较为常用,但由于投照中心位置的差异,也可能产生误差,所以上述方法必须结合横突及棘突形态特点来确定。

切开皮肤及浅筋膜后,在后正中将棘上韧带纵形切开,向棘突两侧及椎板外剥离骶棘肌。由于胸椎横突长、粗大且向后上方突出,所以可以很易显露。与横突相连的肋骨位于横突的后外侧,此处为肋角所在部位,后路手术时肋骨较横突更为浅在和偏外,所以在肌肉剥离完毕撑开肌肉牵开器时应注意此解剖特点,将拉钩位置向浅层移动,以免钩在横突和肋骨上,造成牵开困难,或肋骨损伤,这在老年骨质疏松患者更应注意。显露横突之间的肌肉时,在椎板外侧往往有一明显的出血点,此处为肋间血管的后外侧支穿出部位,是剥离肌肉易造成出血的原因之一,可用尖镊钳钳夹电凝止血。如果处理不当,血管近端回缩,常可造成大量出血,应予以重视。

对于下胸椎的手术,术中可以通过显露辨认第12肋来确定病变节段,对于上胸椎可通过显示第1胸椎的横突和第1肋骨来确认手术部位。但对于第4~10胸椎病变,短节段手术则很可能造成定位错误,长节段手术可通过术中或术前拍片确定。由于胸椎棘突均较长,呈垂直向下,相互呈叠瓦状,显露椎板间隙时需将上位棘突自根部切断,两侧黄韧带在后正中部位相连,此处黄韧带最薄,可以先用髓核钳将此处黄韧带咬断进入椎管,在正常情况下,椎板与硬膜之间存在大约1~2mm间隙,可以容纳剥离子或薄式椎板咬骨钳的前唇,较为安全,但在胸椎管狭窄及黄韧带骨化时此间隙变小甚至消失,此时如在椎板下操作则易损伤脊髓,应视为禁忌。

二、胸椎椎间盘突出症

胸椎椎间盘突出症(thoracic disc herniation)是指胸椎椎间盘退变、损伤等因素造成突出,压迫脊髓而引起的一系列症状体征的综合征候群(图3-3-21)。根据突出部位不同,压迫的脊髓部位也不相同,所产生的症状体征也有差异,但最常见的表现如下肢无力和麻木、疼痛,大小便障碍也很常见。由于脊髓腰骶膨大、脊髓圆锥和大量的马尾神经位于胸腰段椎管,腰膨大有大量的前角运动细胞和脊髓传导束,所以胸腰段的胸椎间盘突出症既可以表现为

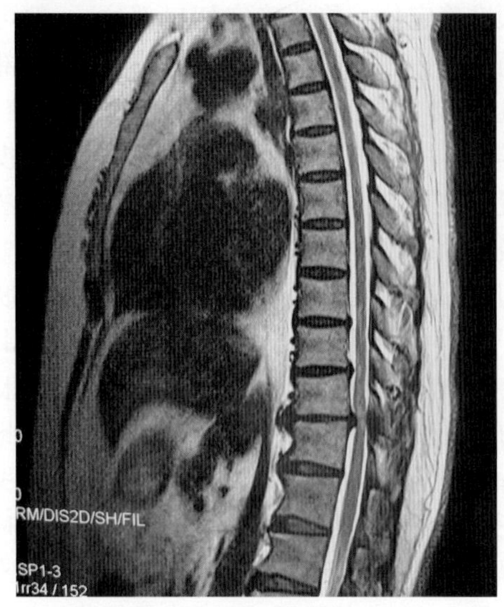

图 3-3-21　胸椎间盘突出症(MRI)

上运动神经元损害,也可以同时表现为下运动神经元损害或仅表现为广泛的下运动神经元损害,并有不规则的感觉平面或二便功能障碍。当椎间盘突出位于 $T_{10\sim11}$ 节段时,临床主要表现为上运动神经元损害,即下肢生理反射亢进,病理反射阳性,肌张力增高等。当椎间盘突出位于 $T_{11\sim12}$ 或 $T_{12}\sim L_1$ 节段时,可以同时出现上运动神经元与下运动神经元损害的表现,即下肢有可能为生理反射减弱,也可引起病理反射。当椎间盘突出位于 $L_{1\sim2}$ 时,主要表现为马尾神经损害,而椎间盘突出在第 10 胸椎以上节段时,则为脊髓压迫症状体征,即有感觉障碍平面、双下肢肌无力、二便功能障碍、双下肢病理反射阳性等表现,所以对于胸椎椎间盘突出症一定要根据临床表现确定病变部位,结合影像学检查做出诊断。

胸椎椎间盘突出症的症状体征并不特异,其他疾病如结核、肿瘤、胸后纵韧带骨化等亦可以有上述表现。通过仔细的物理检查,结合 X 线片可以比较准确地判断病变及部位,进一步通过 MRI 来确诊。

治疗胸椎椎间盘突出症最常用的手术为侧前方入路椎间盘切除术。该术式视野清晰,在脊髓腹侧进行减压,对脊髓的干扰较小,相对安全。经前方入路局部切除椎间盘的手术方法是切除椎弓根,显露出椎管的侧壁,然后再逐步切除椎间盘连同部分椎体。

由于胸椎椎间盘突出症时脊髓压迫的部位在腹侧,所以单纯后路椎板切除术对该病无效,反而有可能加重,不宜使用。后路行椎间盘切除术更易损伤脊髓,使症状加重,也不推荐使用。

胸椎椎间盘突出症是造成脊髓及马尾神经功能障碍的重要原因,切除椎间盘是常用的治疗方法。由于胸椎椎间盘的特殊性,其手术方式与腰椎明显不同,后路椎板切除椎间盘切除由于不能显露至椎管前方,通过牵拉脊髓及硬膜囊进行椎间盘切除,所以易损伤脊髓,该术式早已被放弃,并列为禁忌。侧后方入路胸椎椎间盘切除术,只适合于极外侧型胸椎椎间盘突出,对于中央和旁中央突出仍要牵拉脊髓,所以手术入路局限,适应证也局限,并不常用。侧前方入路椎间盘切除术就是通过开胸、胸膜外或胸腹联合切口等入路在前方进行椎间盘切除,在脊髓腹侧进行减压,对脊髓的干扰较小,相对安全,是公认的较好的方法,该手术经典的经前方入路局部切除椎间盘的手术方法是先切除椎弓根,显露出椎管的侧壁,然后再逐步切除椎间盘及部分椎体。近年来又发展了经胸腔镜进行椎间盘切除术。

胸椎椎间盘切除术经胸腔入路是又一理想的术式。由于胸椎椎间盘突出节段与肋骨对应关系不恒定,所以术前要拍摄胸椎侧位片及后前位 X 线片,对脊柱的矢状面轮廓进行观察,并可以从侧位片上较准确地确定显露病变节段及所需切除的肋骨。一般情况下,切口应当通过胸椎椎间盘上方的两个节段的肋骨,如 $T_{7\sim8}$ 间椎间盘突出,则需经第 5 肋或第 6 肋骨入路。

由于主动脉在脊柱左前方,下腔静脉在脊柱右前方,左侧入路就需保护好主动脉,右侧则应十分注意下腔静脉。主动脉壁厚、搏动,更容易识别和保护,且处理较易。腔静脉壁薄,无特殊搏动,一旦损伤修补则十分困难,另外由于肝脏也影响显露,所以许多学者推荐左侧入路更为安全,当然选择何侧入路还需结合病变侧别及病情需要而定。

对于麻醉的选择,建议行双腔气管插管,以利于手术时使一侧肺萎陷,当然对于下胸段椎间盘手术,单腔气管插管也能满足要求。

患者侧卧位,在腋下垫枕以防止臂丛神经受压,将骨盆和上胸部固定,以利术中抬高腰桥时使肋间隙变宽、张开。一般情况下,以第 12 肋向上计数肋骨,确定肋骨切口。

按操作开胸后,在脊柱表面将壁层胸膜剪开,分离并找到节段血管,并确定需切除的椎间盘,将其上、下节段血管结扎切断,结扎血管时应当在椎体侧面的中央处,向前方游离大血管和纵隔,并用拉钩或挡板将纵隔大血管与脊柱隔离开。

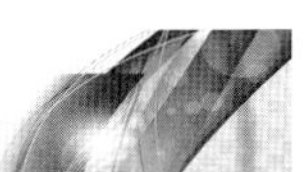

切除椎间盘时应先确认椎间盘的上、下缘及后缘，可以用电刀在椎间盘处烧灼出一个方框性轮廓，这样既可以止血，又可以较准确地确定椎间盘边缘，然后用刮匙及髓核钳将椎间盘切除直至上、下终板及边缘，在切除过程中始终注意用力方向远离大血管及脊髓，以免滑动产生误伤。当切除至后纵韧带后，在硬膜前方进行探查。

由于椎间盘突出时其上、下终板及椎体上、下缘处也合并退变，需一并切除，故根据需要用薄骨刀切除部分椎体后角。

如果需要进行植骨和内固定，则将椎间隙清除干净后，将上、下终板切除，在椎间隙内植入骨碎块，或在椎体侧方做槽，嵌入肋骨，然后内固定。

经后路也可以切除胸椎椎间盘，但需要经双侧椎间孔及关节突关节处自侧方向中央部现行切除椎间盘，注意不能牵拉脊髓，有时需要显露切断神经根作为引导，同时要椎弓根内固定和植骨融合，适合下位胸椎间盘突出症的治疗。

第四节　胸椎椎弓根螺钉进钉方法的临床解剖学

一、胸椎椎弓根的解剖学特征

胸椎椎弓根在椎体的上部水平，在同一椎体上，椎弓根的高度大于宽度。椎弓根内侧壁最厚。椎弓根轴的投影点位于上关节面外缘内侧，横突中线的上方。从第1～12胸椎椎弓根向内倾斜的程度呈递减的状态。

胸椎的椎弓根螺钉定位方法多是依靠横突和关节突联合定位。最早的胸椎弓根手术解剖定位方法是Roy-Camille法，以胸椎横突中轴线与关节突关节中线交点为进钉点；Vaccaro等提出以横突基底上缘水平线与上关节突中点垂线交点为进钉点；Magerl法以横突中轴线与关节突外缘连线交点为进钉点；An的进钉点位于关节突中部下方1mm；Ebraheim认为在第1～2胸椎位于上关节突外缘内7～8mm，横突中线上3～4mm；第3～12胸椎在上关节突外缘内4～5mm，横突中线上5～8mm。解剖研究发现胸椎椎弓根中线在上胸椎位于横突中线接近，在中胸椎则位于横突中线上方，在下胸椎则与横突上缘线靠近，且胸椎横突并非平直，无论上缘线还是中线都呈倾斜状，用来定位椎弓根其准确性将受影响。

胸椎椎弓根具有如下的特点：胸椎的椎弓根直径明显小于腰椎椎弓根的直径；胸椎椎弓根横突的变异较腰椎横突大。胸椎的椎弓根螺钉在植入的过程中，穿透皮质或者导致皮质破裂的可能性较大。

椎弓根螺钉置入过程中涉及几个关键数据：

1. 椎弓根横径　椎弓根内外侧皮质外缘之间的最短距离，决定螺钉直径的选择。

2. 椎弓根螺钉进钉点　用椎弓根后缘中点与相应横突根部的关系。

3. 椎弓根轴线与水平面的夹角　X线侧位片上的椎弓根轴线与椎体上缘切线之间的夹角，对进钉过程中钉尾向头侧倾斜度。

4. 椎弓根轴线与矢状面的夹角　椎弓根轴线与正中矢状面之间的夹角，对进钉过程中向内侧倾斜度。

5. 椎弓根螺钉的进针深度　横断面上在平椎弓根平面沿椎弓根轴线自椎弓根后缘至椎体前皮质的距离，决定螺钉长度的选择。X线侧位片上从椎弓根后缘中点沿平行于椎体矢状径的轴线，至椎体前皮质后5mm的距离。

二、第1～4胸椎椎弓根螺钉进钉方法

1. 椎弓根的形态特征　上胸椎的椎弓根较颈椎的椎弓根要大。上关节突基底外1/3点至椎弓根上缘的距离第1胸椎最小，第4胸椎最大；至下缘距离第4胸椎最小，第1胸椎最大；至外缘距离第4胸椎最小，第1胸椎最大；至内缘距离第4胸椎最小，第1胸椎最大；上关节突基底外1/3点都在椎弓根4个边所围成的“框”范围内。可见上关节突基底外1/3点与椎弓根中轴线接近。这一解剖关系为此定位方法的准确性奠定了理论基础。

最适内倾角度，T_1和T_2胸椎二者接近，为20°～25°；最大内倾角第1～4胸椎在25°～30°，第1胸椎最大，第4胸椎最小。从最适内倾角至最大内倾角间每个椎次都有10°左右的可穿钉角度变化范围。因此T_1和T_2胸椎选择25°，第3～4胸椎选择15°的内倾角度是合理的，并且在此角度基础上增加10°的范围内灵活掌握进钉角度是安全的。最适尾倾角度从第1～4胸椎逐渐加大，最大尾倾角度从第1～4胸椎呈递减趋势，最适尾倾角度至最大尾倾角度差10°～15°，因此选择10°的尾倾角，并在加5°的范围

内灵活变化是合理及安全的。

临床应用过程中，由于个体差异较大，术前分析影像资料很重要。上胸椎椎弓根螺钉的直径多选择3.5～4.0mm，长度在35～40mm，注意不能穿过椎体前侧骨皮质。

2. 椎弓根的毗邻关系　对胸椎弓根的解剖和其周围神经解剖关系的深入了解，是使用胸椎椎弓根螺钉技术的先决条件；在实际操作中深入了解掌握对椎弓根周围神经结构有助于减少并发症的发生。食管位于椎体前方，胸主动脉位于胸椎椎体的左侧前方，一般在第4胸椎水平连接到主动脉弓的末端，靠近椎体的前方向下延伸，开始的时候一般位于胸椎的左侧，而后逐渐移行，到椎体的左前方，并且在第12胸椎下缘穿过膈肌的主动脉孔进入腹膜后方。

三、第4～10胸椎椎弓根螺钉进钉方法

（一）椎弓根的形态特征

由于这些节段胸椎椎弓根直径小，椎管内脊髓饱满充盈，且胸椎脊柱直接与胸腔相邻，前方有降主动脉与胸椎前方伴行，故椎弓根螺钉损伤这些结构后果严重。术前需认真仔细地阅读X线片和CT片，以确定椎弓根螺钉的直径、长度及进钉方向。

解剖学观察，上关节突基底外1/3点至椎弓根上缘的距离第10胸椎最小，第5胸椎最大；至下缘距离第5胸椎最小，第10胸椎最大；至外缘距离第6胸椎最小，第1胸椎最大；至内缘距离第5胸椎最小，第4胸椎最大；上关节突基底外1/3点也都在椎弓根四个边所围成的“框”范围内。可见上关节突基底外1/3点与椎弓根中轴线接近。

第4～10胸椎最适内倾角度均在15°～16°；最大内倾角在25°～35°，第7胸椎最小，第10胸椎最大。从最适内倾角至最大内倾角间每个椎次都有10°左右的可变化范围。第4～10胸椎选择15°的内倾角度且在此角度基础上增加10°的范围内灵活掌握进钉角度是安全的。最适尾倾角度从第4～10胸椎逐渐加大，在10°～12°之间，最大尾倾角度从第4～10胸椎呈递减趋势，在25°～20°之间，最适尾倾角度至最大尾倾角度差10°～15°，因此选择10°的尾倾角，并在加5°的范围内灵活变化是合理及安全的。

（二）椎弓根的毗邻关系

主动脉弓在第4胸椎水平处更加偏向椎体的前方，一般情况下在螺钉植入的过程中不会将其伤及，但以下节段椎弓根则有可能损伤椎体前方大血管，造成死亡。胸椎前方结构为后纵隔组织，包括膈肌脚、主动脉、奇静脉、食管、半奇静脉、下腔静脉、左右肋间动脉、壁层胸膜和肺组织。在不同的椎体水平，椎弓根周围的组织结构有所不同，当螺钉沿着椎弓根轴线向前穿透椎前皮质2～10mm的时候，胸椎右侧可能损伤的组织有肋间上血管（第4、5胸椎），食管（第4～9胸椎），奇静脉（第5～8胸椎），上腔静脉（第11、12胸椎），胸导管（第4～12胸椎）；胸椎左侧可能损伤的组织包括食管（第4～9胸椎），主动脉（第5～12胸椎）。当偏向椎弓根外侧的螺钉向前穿透椎前皮质时，胸椎左侧可能损伤肺组织，节段血管，交感神经链（第4～12胸椎）和主动脉（第5～10胸椎）；右侧可能损伤到肺组织，节段血管，交感神经链和奇静脉（第5～11胸椎）。当螺钉偏于椎弓根内侧并向前穿透椎前皮质时，除上述结构外可能伤及脊髓和神经组织。

（三）椎弓根螺钉植入的可行性

螺钉植入关键是正确的寻找进针点，准确把握进针的方向和进针的深度。胸椎椎弓根螺钉内固定虽存在脊髓神经血管损伤的风险，但只要熟练掌握其解剖特点，术前根据X线片和CT片，确定具体进钉方向及椎弓根螺钉直径、长度，合理周密的准备手术，椎弓根螺钉内固定仍是一项用途广泛、安全有效的脊柱内固定技术。

随着计算机导航系统的应用，可大大提高置钉的准确性，Ebmeier等用脊柱手术导航系统为112例胸椎疾病患者打入365枚椎弓根螺钉，无1例出现神经、血管或肺部损伤。Yue等对1998—2001年间31例患者置入252根椎弓根螺钉，临床检查和X线片显示术后患者脊柱稳定性得到了很好的改善，椎弓根螺钉固定对上中下胸椎的稳定性重建是安全可靠的。

四、第11、12胸椎椎弓根螺钉进钉方法

（一）椎弓根的形态特征及进钉点

第11、12胸椎的椎弓根形态特点与腰椎的椎弓根类似，是胸椎和腰椎移行的区域，两侧有浮肋相连，存在有肋椎关节，无肋横突关节。因此在手术中可以作为一个识别的形态学特征，此外也可以作为螺钉植入时的定位的标志。

1. 进针位置　由于第11胸椎横突几乎呈矢状

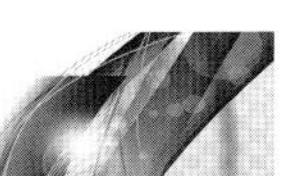

位，所以将其末端咬除后在横突根部上部进钉即可；第12胸椎的横突更小，其末端副突与上关节突的乳突形成了乳突副突沟，该结构恒定存在，在乳突副突沟处进钉即可。

2. 进针角度 下段胸椎的椎弓根螺钉应与矢状面呈0°~10°的内倾角。第11、12胸椎呈5°~10°内倾角。水平面应与上下终板平行。

3. 进针深度 下胸椎椎弓根从起点沿轴线到达椎体前缘的距离是40~42mm，螺钉长度一般选择40mm。术中应该行侧位X线检查，螺钉深度一般不超过椎体前后径的80%为适宜。

4. 螺钉直径的选择 第11、12胸椎需要5.5~6.5mm。

（二）临床操作要点

1. 胸椎椎弓根螺钉手术操作步骤

（1）确认进针点。

（2）预备螺钉钉道：①去除骨皮质：用钻咬骨钳或者直接用锥椎穿透进针点处的骨皮质。②钻孔：用有刻度的椎弓根钻子按照上述的标准角度和深度逐渐钻入椎弓根及其椎体的骨松质中。在钻入过程中，应有明显的穿过骨松质的涩感。如果进钉感觉明显受阻，则应考虑进针点和进针角度是否正确；如果在插入过程中连续感觉受阻或者感觉骨密度发生明显改变，则应该使用X线来确定是否穿破椎弓根壁。③探查钉道：钝头探针通过椎弓根钉道进入椎体，探针在探查钉道轴位骨壁的时候应该有明显的骨松质感觉，骨壁应该保持完整。如果在探查过程中感觉受阻或者骨壁连续性发生变化，则应该考虑进针点角度是否合适，应该使用X线来确定探针是否在椎弓根内。④定位：在完成钻孔内放入金属定位针，在X线机下定位，根据X线图像做相应的调整，直至满意为止。

（3）螺钉的植入：根据螺钉孔的分布情况和术中矫形的需要来选择合适的螺钉。将合适的螺钉旋入已经准备好的螺钉钉道，注意螺钉应该完全植入。螺钉进入椎体的60%~80%，并且与椎体的终板平行。

2. 椎弓根螺钉植入过程中发生周围组织损伤的挽救方法 第1~4胸椎椎弓根螺钉植入的过程中如果发生周围组织脏器的损伤应该及时补救。如果发生神经损伤应该立即给予甲泼尼龙进行冲击疗法进一步治疗。同时如果出现动脉或者其他血管的损伤，应该迅速进行切开止血，为预防此类并发症，椎弓根螺钉的每一步操作都要谨慎，小心安全的进行。

尽管有损伤椎弓根骨皮质及穿透椎体的可能，但在实际工作中，螺钉穿透椎前或椎弓根内外侧皮质但很少发生组织损伤的原因可能与下列因素有关：

（1）螺钉对椎体前缘或前外侧几毫米的穿破。由于软组织的弹性，早期可能并不会造成这些相邻组织结构的损伤。但因慢性刺激作用，尤其对搏动的动脉，有可能造成晚期损害，出现动脉瘤或突发大出血。

（2）胸椎硬膜外空间>2mm，椎弓根内侧皮质距离脊髓有4mm的“安全区”，其中包括2mm的硬膜外空间和2mm的蛛网膜下空间。文献报道的国人胸椎管矢径为14.7~17.7mm，而硬膜囊的矢状径为10.1~12.7mm，后者与前者的比值为0.6~0.71，以第6胸椎为例，其椎管矢径为16.1mm，硬膜囊矢状径为10.8mm。因此硬膜囊两侧平均各有2.6mm的缓冲区。正是有了这一缓冲区使大部分穿透椎弓根内侧皮质的螺钉未对神经组织造成伤害。

（3）由于肋骨头对胸膜的保护作用，因此当螺钉穿透或完全在椎弓根外侧皮质6mm以内时胸膜可以免受螺钉损伤。

由于不同平面的胸椎弓根周围均有重要组织结构相毗邻，因此在对脊柱侧弯患者进行胸椎弓根螺钉固定之前，应首先考虑椎弓根的形态和三维结构变化。由于畸形造成脊髓紧贴凹侧椎弓根皮质，因此不能耐受内侧骨皮质的任何破坏。另外，充分的影像学检查、对不同平面椎弓根形态的认识以及对螺钉周围易受损害的解剖结构评价等，对降低因螺钉置入错误所致的并发症都非常重要。

主要是神经和血管损伤，一旦发生患者的预后往往较差，轻者出现可逆性的神经组织损伤，重症患者往往表现为不可逆性神经或者脊髓组织的损伤。因此在这个区域手术的时候需要特别小心。①术前需要进行详细的检查，以确定椎弓根螺钉的直径、长度、深度及进钉方向，术中运用CT扫描的数据指导术中椎弓根钉的置放，可明显降低螺钉穿出的发生率，对于椎弓根直径过小者，可用椎弓根钩固定；②由于胸椎椎弓根周围结构复杂，整个过程需在C形臂机监视下操作，从而使钉的位置及长度均达到要求，同时可减少脊髓、神经根损伤的风险；③因胸椎管内脊髓饱满充盈，椎管内间隙小，螺钉穿透椎弓根内侧骨皮质易引起脊髓损伤，故应尽量避免螺钉穿透椎弓根内侧骨皮质，进钉点常过于靠外而穿透椎弓根外侧骨皮质，这既影响了螺钉稳定又容易损伤胸膜及肺组织。为避免上述并发症，选择的进钉点可稍靠外侧同时加大螺钉矢状面夹角（螺钉应向中线成角约10°）；④置钉的长度应以从进钉点骨皮质到椎体前缘的60%～80%为宜。Krag等发现椎弓根螺钉长度从进钉点骨皮质到椎体前缘80%较50%抗加载强度增加32.5%，差异有统计学意义，而100%较80%的抗加载强度差异无统计学意义。

3. 术中注意事项　①将覆盖上关节突的上位下关节突下部少许咬除，以便显露出上关节突的基底部；②基底外1/3点确定后用尖嘴钳咬除定位点下邻近的部分横突，以便穿钉操作；③严格按照去皮质-锥入-探测-攻丝-探测-置钉等椎弓根置钉技术规范操作。

（杜心如）

参考文献

1. 周栋，徐南伟，农鲁明，等. CT三维导航系统辅助胸椎椎弓根钉治疗胸椎骨折. 中华医学杂志，2010，90(23)：1612-1614
2. 赵华健，雪原，王沛，等. 经根黄通道八边形游离整块切除胸椎上关节突及骨化黄韧带. 中国脊柱脊髓杂志，2010，20(8)：669-672
3. 余方圆，马远征，陈兴，等. 初治胸椎及胸腰段脊柱结核外科治疗探讨. 中华医学杂志，2010，90(27)：1877-1881
4. 刘文华，邱玉金，刘亚，等. 经皮穿刺椎体成形术治疗多发性胸椎转移瘤的临床疗效观察. 中国脊柱脊髓杂志，2010，20(1)：43-46
5. 陈坚，温干军，任绍东，等. 经胸椎肋横突结合区椎弓根外螺钉固定治疗中上胸椎骨折. 生物骨科材料与临床研究，2013，10(5)：32-34，38
6. 邓玉海，黄平，陈浩，等. 胸椎椎弓根外侧螺钉置入术治疗20例下胸椎骨折. 创伤外科杂志，2013，15(4)：338-340
7. 宋若先，张永刚，张雪松，等. 一期后路全脊椎整块切除术治疗胸椎症状性血管瘤合并脊髓功能障碍. 中华外科杂志，2012，50(4)：342-345
8. 谭颖，刘少喻，李浩森，等. 胸椎椎弓根钉内固定治疗胸椎椎管内髓外肿瘤62例体会. 脊柱外科杂志，2012，10(4)：251-252
9. 李方财，陈其昕，徐侃，等. 胸椎黄韧带骨化症的手术方法选择. 中华骨科杂志，2010，30(11)：1024-1029
10. 韦兴，何建军，侯树勋，等. 胸椎椎弓根-肋骨复合体的解剖及影像学研究. 中华外科杂志，2010，48(17)：1313-1316
11. 梁卫东，张健，盛伟斌. 节段截桥局限漂浮技术治疗胸椎黄韧带骨化症. 中华医学杂志，2013，93(37)：2961-2964
12. 杜心如，赵玲秀，刘春生，等. T12～L5椎体软组织夹板的解剖学研究及其临床意义. 解剖与临床，2008，13(2)：75-77
13. 杜心如，赵玲秀，石继川，等. 经伤椎椎弓根螺钉复位治疗胸腰椎爆裂骨折的临床解剖学研究. 中国临床解剖学杂志，2007，25(3)：239-242
14. 杜心如，刘春生，刘忠金，等. 经伤椎椎弓根螺钉内固定治疗胸腰椎爆裂骨折. 中华创伤杂志，2007，23(9)：659-661
15. Cui G，Watanabe K，Hosogane N，et al. Morphologic evaluation of the thoracic vertebrae for safe free-hand pedicle screw placement in adolescent idiopathic scoliosis：a CT-based anatomical study. Surg Radiol Anat，2012，34(3)：209-216
16. Shabshin N，Schweitzer ME，Carrino JA. Anatomical landmarks and skin markers are not reliable for accurate labeling of thoracic vertebrae on MRI. Acta Radiol，2010，51(9)：1038-1042
17. Paxinos O，Tsitsopoulos PP，Zindrick MR，et al. Evaluation of pullout strength and failure mechanism of posterior instrumentation in normal and osteopenic thoracic vertebrae. J Neurosurg Spine，2010，13(4)：469-476
18. Kang DH，Lee SH. Multiple spinous process fractures of the thoracic vertebrae(Clay-Shoveler's Fracture)in a beginning Golfer：a case report. Spine(Phila Pa 1976)，2009，34(15)：534-537
19. Tsai KJ，Murakami H，Horton WC，et al. Pedicle screw fixation strength：a biomechanical comparison between 4.5-mm and 5.5-mm diameter screws in osteoporotic upper thoracic vertebrae. J Surg Orthop Adv，2009，18(1)：23-27
20. 丁自海，杜心如，主编. 脊柱外科临床解剖学. 济南：山东科学技术出版社，2008，231-289
21. 杜心如，徐永清. 临床解剖学丛书——脊柱与四肢分册. 北京：人民卫生出版社，2014，506-550

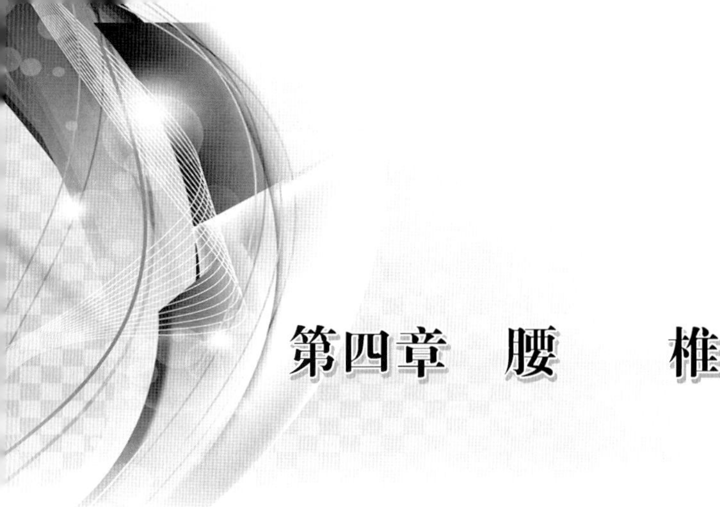

第四章　腰　　椎

第一节　腰椎及其连结

一、腰椎的基本结构

(一) 椎体形态特点

因为负重关系，腰椎椎体在脊柱中体积最大，呈肾形，上下扁平。椎体横径大于矢状径，且每个椎体的上、下面的横径、矢状径均大于中部的横径、矢状径，除第5腰椎外，椎体下面横径、矢状径皆大于椎体上面横径、矢状径。其基本规律为椎体上面的横径、矢状径自第1～5腰椎逐渐增大，椎体下面的横径、矢状径自第1～4腰椎逐渐增大，而第5腰椎的减小。椎体横径、矢状径值女性略小于男性。$L_{1\sim2}$椎体前缘高度小于椎体后缘高度；$L_{3\sim4}$椎体前缘高度与后缘高度基本相等；L_5前缘高度大于椎体后缘高度。这种规律可用于正常和椎体压缩骨折的鉴别诊断。

椎体的骨小梁呈纵向和横向排列，略呈弧形，二者呈90°交织成网，以抵抗压应力及拉应力。压应力最大的部位，骨小梁呈垂直方向走行，能有效地防止椎体塌陷；拉应力最大的部位，骨小梁呈水平状走行，冠状面观骨小梁呈网格状并与椎体圆形形态一致，与椎弓根及附件内骨小梁相延续，这种分布特点以有效地防止椎体崩裂。随年龄增长，骨质逐渐疏松，横行骨小梁变细，甚至消失；而纵行骨小梁增粗，周围皮质变薄。椎体由于长期负荷，逐渐压缩变扁，或呈楔形。椎间盘退变后，椎体边缘出现骨质增生。椎体骨折后，可压缩成楔形或双凹形。

临床应用要点：椎体的前面呈弧形凹陷，有滋养血管通过的小孔，其中部径线小于上下终板径线；强直性脊柱炎时椎体上下缘被破坏吸收，使得上下径线与椎体中部径线几乎相等，从侧位片看呈方形，故称方形椎，对诊断有意义(图3-4-1)。椎体上下面扁平粗糙，周围稍隆起，有椎间盘的纤维环附着其上，此处为椎体骺环骨化后形成的，骨质较椎体中部坚强，所以骨质疏松时椎体中部塌陷而周缘较少塌陷，故出现椎体双凹征；椎体的后面即椎管的前壁，中部稍凹，有1～2个椎体静脉由此通过的小孔。由于椎体内静脉粗大，没有瓣膜，且与骨髓内血窦相连，所以肿瘤细胞易于转移至此处停留并增殖，形成转移灶。

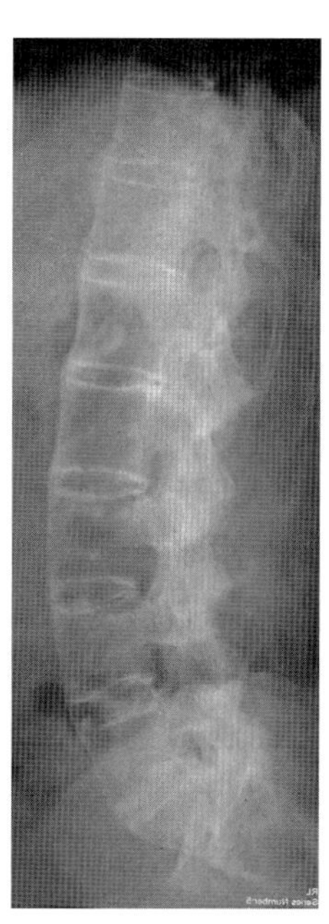

图3-4-1　强直性脊柱炎的方形椎

由于腰椎椎体的较大截面积，为椎体间植骨融合术提供了足够大的植骨床，可允许植入较多的骨量；植骨时刮除终板软骨后的椎体为骨皮质及骨松质界面，其丰富的血供为植骨后的骨融合提供了良好的条件，椎间植骨的融合率和稳定性要优于传统的棘突间、横突间和椎板间植骨。

腰椎在整个脊柱中起重要的承重和运动作用，腰椎椎体骨折或退变会引起椎体形态和高度改变（图 3-4-2），高度的丢失导致的后果是腰椎及脊柱承重力线的改变，造成腰椎的稳定性下降，相邻腰椎节段退变，腰椎正常运动范围的受限等，因此保持和恢复腰椎椎体的正常高度十分重要。

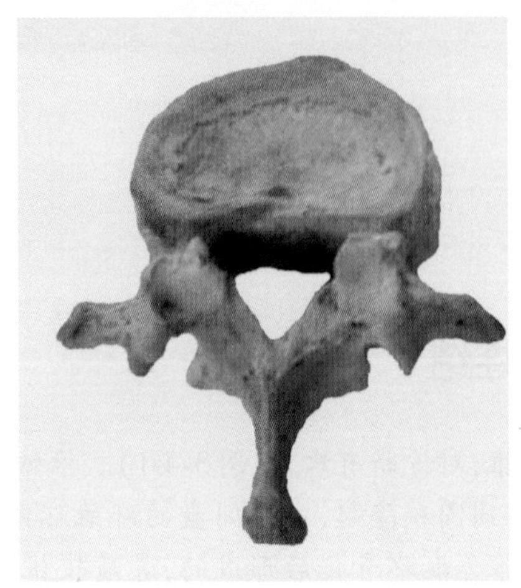
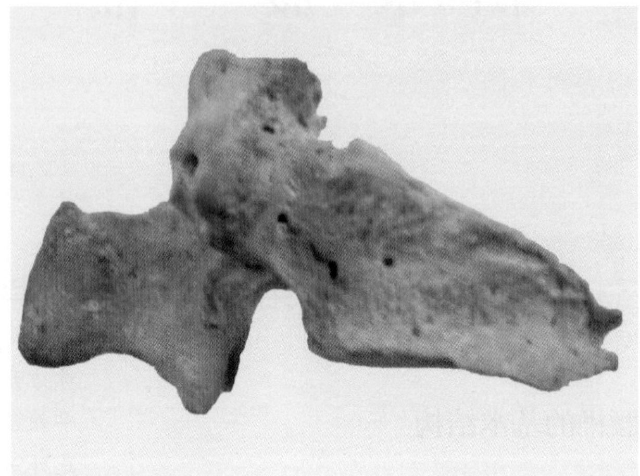

图 3-4-2　椎体骨折后的形态变化

临床应用要点：腰椎椎体前、后缘高度之比，第 1 腰椎最小，为 0.88，第 5 腰椎最大，为 1.17。椎体的这种形态学特点，对于判断有无腰椎压缩性骨折有重要参考意义，尤其对于第 1、2 腰椎的压缩性骨折的诊断有意义。一般情况下，有急性外伤史，如果第 1、2 腰椎椎体前缘后缘高度比≥0.88，则可排除骨折；而<0.8 时，则可能为椎体骨折。

对于第 3、4 腰椎压缩骨折病例的诊断，则较为明确。如前缘与后缘高度相比<0.9，就可以高度疑似或确诊，CT 扫描有助于发现骨折线；MRI 可反应椎体信号的变化也有助于鉴别诊断。这些形态特点对于法医及相关医疗鉴定往往比诊治更有临床意义。

（二）椎弓根

椎弓根短而粗壮，横断面呈卵圆形或椭圆形，也有的呈肾形或泪滴形，周围为骨皮质，内部为骨松质。椎弓根断面，其皮质厚薄不均，由厚到薄顺序为上部、内侧、下部和外侧。椎弓根后端较为致密，是最大的负荷区，由此椎弓根螺钉可获得牢固的三维固定。椎弓根是椎骨的最坚强部分，被喻为力核（force nucleus）或连结前后柱的钳夹。

椎弓根高约 15mm，椎弓根与正中矢状面所成夹角（e 角）接近 5°～10°，仅第 5 腰椎 e 角较大为 15°～30°。在横断面上第 1 腰椎椎弓根最窄，为 8.7mm（4.5～13.0mm），第 5 腰椎最宽，为 18.0mm（9.1～29.0mm）；在矢状面上，第 1 腰椎椎弓根最高，为 15.4mm（11～21mm），第 5 腰椎最低，为 14.0mm（9.5～19.0mm）（图 3-4-3）。

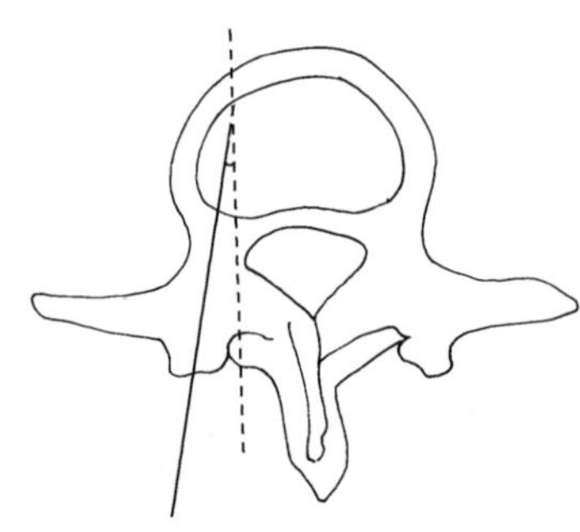

图 3-4-3　腰椎椎弓根纵轴与椎体矢状轴成夹角（e 角）

椎弓根上方有一较浅的椎弓根上切迹，构成椎间孔的下壁；下方有一较深的椎弓根下切迹，构成椎间孔的上壁。

经椎弓根内固定可提供三维稳定性，因此腰椎经椎弓根内固定术已成为临床最重要的脊柱固定方法。其关键是找好准确的椎弓根进钉点。目前国内、外各种进钉点可归结为三大类：①横突定位法；②人字嵴顶点定位法（叶启彬杜心如法）；③棘突定位法（崔新刚法）。横突定位法是根据腰椎横突水平中分线与关节突外缘垂线交点为进钉点；人字嵴顶点定位法是以关节突的人字嵴顶点作为进钉点；棘突定位法是以棘突根部上缘水平线与关节突外缘垂线的交点为进钉点。不同的定位方法可以互相印证，当一种方法的标志不明显时，可以用另外方法定

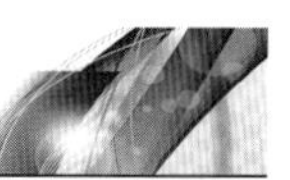

位。国内临床上以人字嵴顶点定位法最为常用。

临床应用要点：正常情况下同节段的双侧椎弓根对称，大小相等，同侧椎弓根在一条直线上，肿瘤破坏椎弓根时其形态学发生改变，出现椎弓根正常形态消失，椎弓根骨折时其形态也发生改变。

（三）椎板

椎板为宽而扁的板状结构，在中线两椎板汇合，构成骨性椎管的后壁。上、下椎板之间的间隙称椎板间隙，黄韧带连结相邻椎板，故又称椎板间韧带。自上而下第1～3腰椎椎板逐渐增厚，而第4、5腰椎又变薄，以第5腰椎椎板最薄，这说明第1～3腰椎椎板所承受的张力及旋转力较强，而第4、5腰椎受力中心则转向椎间盘及椎体，椎板受力较小。椎板在矢状面及冠状面存在一定的倾斜度，自第1～5腰椎椎板由垂直向下逐渐向后下倾斜，这种特点与腰椎生理前凸有关。在第1～3腰椎椎板排列几乎在同一冠状面上。第4、5腰椎椎板则向后上翘起，以第5腰椎最为明显，其椎板呈宽而短的形态。椎板间隙自上而下则逐渐增大，椎板宽度则由上而下逐渐增大。有作者研究了两侧椎板的夹角，发现第1～3椎板夹角增大，第4、5腰椎又逐渐减小。如椎板厚度超过8mm，即可认为不正常（图3-4-4）。

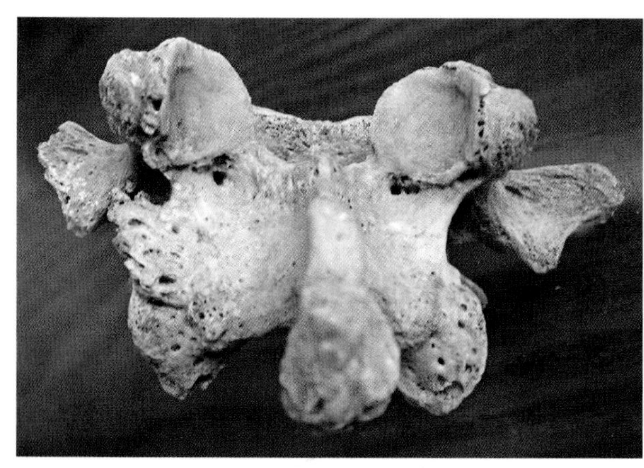

图3-4-4　腰椎椎板

临床应用要点：椎板切除椎管减压术的椎板切除范围是：切除的外侧边界应位于小关节突关节的内缘，关节突关节应尽量保留，最好不能超过关节突关节的1/2，以免影响腰椎的稳定性。

（四）横突

横突在发生上由肋部和横突部愈合而成，其前部即代表肋部，横突基底部的背面有小结节，称副突，副突才是真正的横突，相当于胸椎横突。横突起自椎弓根后部与椎板结合处，突向外侧，略后倾。横突前后位扁平。第1～3腰椎横突逐渐增大，以第3腰椎的横突最宽、最长。第4腰椎横突比第3腰椎横突短小且上翘。第5腰椎横突粗短，呈圆锥形，先伸向外方，后转向外上方，倾斜度较大。双侧横突对称，但也有横突不在同一平面，或不等长的情况。第5腰椎横突如过度发育，与第1骶椎融合或形成假关节，称腰椎骶化，是移行椎的一个类型。

腰椎横突相当于肋骨，所以变异较大，有腰肋的报道。横突有腰方肌、腰大肌及腹横筋膜附着，当腰椎损伤或腹肌猛烈收缩时，腰椎横突由于直接受到损伤或附着于其上的肌肉猛烈收缩可发生骨折。

由于第3腰椎横突最长，是腰椎活动及受力的最集中部位，所附着的肌肉易发生损伤，是造成慢性腰痛的原因之一，称为第3腰椎横突综合征。

腰椎横突中线因与椎弓根中轴线接近，用来作为椎弓根定位标志，还可作为腰椎后外侧植骨融合时骨床的一部分。

（五）关节突

关节突位于椎孔的后外方，椎间孔的后方，分为上关节突和下关节突，左右对称。上关节突宽而厚，由椎弓根后上方发出，与上位腰椎的下关节突构成关节。下关节突由椎板外下方伸出，与下位腰椎的上关节突构成关节。上、下关节突构成的关节基本呈矢状位，但由上至下关节间隙与矢状轴角度逐渐变大，即由矢状位逐渐变为偏向冠状位且以冠状位为主。

第1～3腰椎上、下关节突关节面几乎均呈矢状位，所以关节突关节间隙也呈矢状位，可在正位腰椎片可清晰地显示。第4、5腰椎的上、下关节突关节面则逐渐变成斜行方向，第5腰椎的下关节突关节面倾斜更加明显，几乎呈冠状位，所以有时在腰椎正位片上第4、5腰椎关节突关节间隙显示不清晰，这种关节突关节面方向的变化说明在上腰椎控制旋转的能力较强，而下腰椎则允许有较大幅度的旋转。第5腰椎上关节突关节面多呈凹面型，少数呈平面型。

腰椎上、下关节突夹角（关节突外缘切线与腰椎冠状面所呈角度）自上而下逐渐减少。上腰椎关节突关节面接近矢状位，与腰椎冠状面之间的夹角大；下腰椎关节突关节面接近冠状位，与腰椎冠状面之间的夹角小。

腰椎上、下关节突交界处称峡部，是力学转折处，是后伸时承受压力最大的部位（图3-4-5）。自上而下腰椎峡部的厚度逐渐增大，第3腰椎的为

6.5mm 第5腰椎的为8.3mm;长度自上而下逐渐减小,第3腰椎的为9.5mm,第5腰椎的为6.0mm。宽度则无明显差异。峡部是后伸时压力由上关节突向下关节突转折的应力集中点,又是上位下关节突下部在后伸时相接触的部位,所以是后伸时受压及剪力的最集中部位。下位的峡部受力比上位峡部受力要大,所以腰椎峡部裂以下腰椎多见,其中第5腰椎最为常见,其次为第4腰椎,其他腰椎峡部几乎不发生峡部裂。峡部大部分为骨皮质,其内几乎不含有骨松质,故峡部裂后很难自行愈合(图3-4-6)。

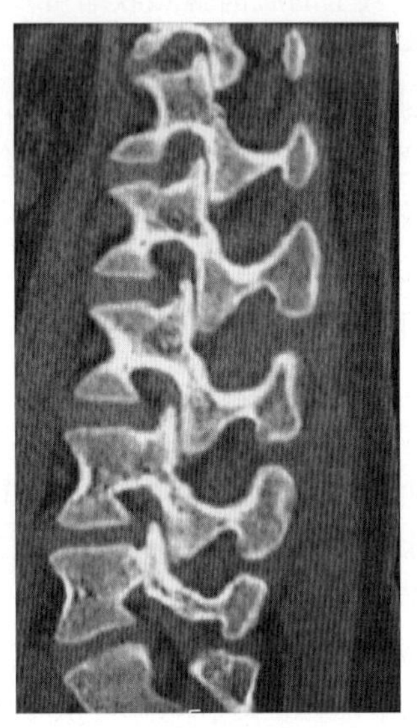

图3-4-5 腰椎峡部

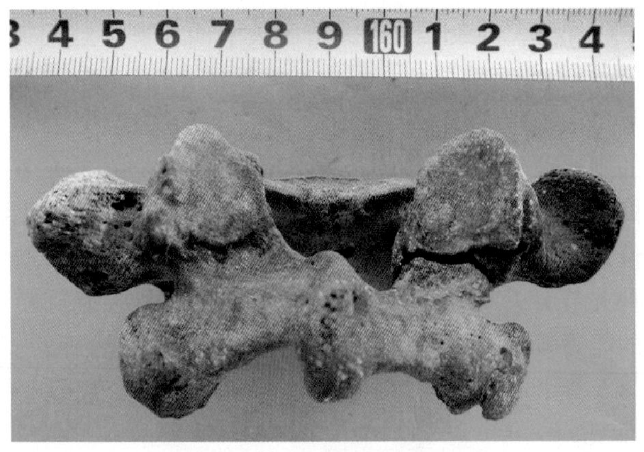

图3-4-6 腰椎峡部裂(L_5)

临床应用要点:当峡部裂发生后,该椎板连同下关节突与其椎体及上关节突发生分离,此时关节突关节阻挡腰椎向前滑脱的作用消失,所以多发生腰椎滑脱。这种滑脱是腰椎在下位椎体上向前滑移,滑脱程度可为Ⅰ度~Ⅳ度。发生滑脱时,椎体及上关节突连同横突向前滑移,而同节段的下关节突、椎板连同棘突则留在原位,并不随椎体一起向前滑移。这样在滑脱上位腰椎的棘突与滑脱椎的棘突之间形成了台阶,滑脱程度越重,这种台阶感就越明显,所以在怀疑患者患有腰椎滑脱时,一定要触摸腰椎棘突,检查有无台阶感。如果第5腰椎峡部裂,第5腰椎椎体向前滑脱,在体检时摸到的向前滑移的棘突是第4腰椎棘突;如果第4腰椎滑脱,向前滑移的棘突则是第3腰椎棘突,而不是第4腰椎棘突(图3-4-7)。

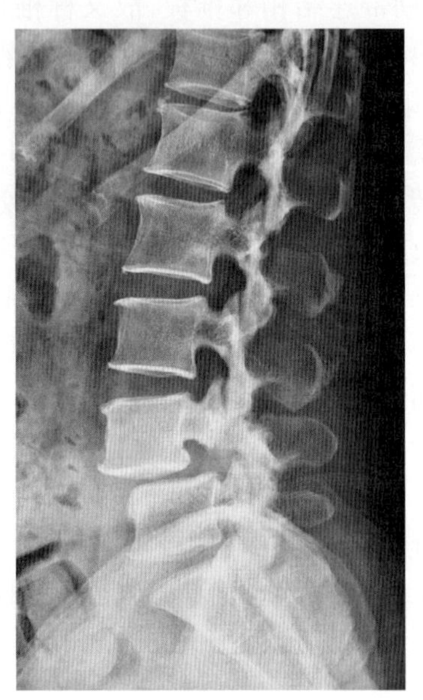

图3-4-7 腰椎滑脱(L_5)

当峡部持续受剪力及腰椎不稳退行性改变时,峡部还可能发生另外一种病理改变,即峡部延长、变细,这种变化也常伴随滑脱,但滑脱程度不重,一般在0度~Ⅰ度。

同一椎骨左右两侧关节突关节角无明显差异,从第2腰椎开始自上而下逐渐由相对矢状位变为相对冠状位,第1腰椎的上关节角在女性小于男性,其他关节角女性均大于男性。上下相对应关节突关节角除L_5~S_1外,其余上关节角均较上位椎骨的下关节角大,故两关节面间存在夹角且向前内方向开放,即向椎管开放。从第3腰椎至第1骶椎关节角度增大的变化有利于腰椎的屈伸,但不利于其侧屈,并易导致关节冠状位的不稳定,使下腰椎发生疾患的可能性增大。

关节突存在不对称性,分左右不对称和上下不对称。判定的标准是,左右关节角度之差≥10°为左右关节突不对称;相邻上下关节角度之差≥5°为上下关节突不对称。

(六)棘突

棘突位于两侧椎板在中线处汇合处,向后平伸,呈

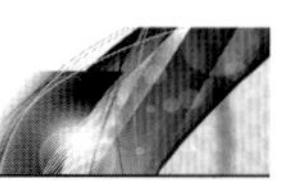

长方形薄板状，后缘较厚。与椎板相连处称基底部或根部，后方末端称尾部。腰椎的棘突具有杠杆作用，肌肉、韧带附着其上，以增加脊柱的坚固性和稳定性。

二、腰椎椎管

各腰椎椎孔相连，则形成椎管。腰椎椎管前壁为椎体、椎间盘和后纵韧带，后壁为椎板及黄韧带，侧壁为椎弓根，后外侧为关节突关节。临床上将椎管分为中央椎管和侧椎管，前者主要是指硬脊膜囊占据的部分，后者为神经根管。

（一）中央椎管

第1、2腰椎段中央椎管呈圆形或卵圆形，第3、4腰椎的多呈三角形，第5腰椎的多呈三叶草形。因退变或其他病变，椎管形态还可发生不同改变（图3-4-8）。在X线片上，中央椎管的正中矢状径（椎体后缘至棘突基底）为17mm（14～20mm），横径（椎弓根间径）为24mm（19～29mm）。男性椎管横径较女性的大1mm。中央椎管矢状径小于13mm，横径小于18mm为腰椎管狭窄。腰椎间盘退变、椎间关节不稳、黄韧带肥厚、椎体后缘及小关节突增生、腰椎间盘膨出或突出等因素是造成椎管狭窄的常见原因，$L_{3\sim5}$腰椎段椎管最易发生椎管狭窄。

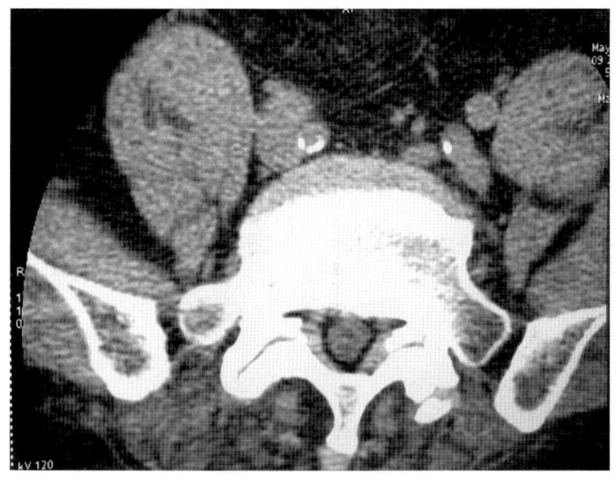

图3-4-8　腰椎椎管形态改变

（L_5）侧隐窝狭窄

腰段脊柱从屈曲位至伸展位，椎管可发生下列改变：①腰椎椎管缩短2.2mm，其内含神经组织也变短变宽；②黄韧带纤维变松、变厚；③椎间孔变窄；④椎间盘均向后轻度突出。

正常椎管中硬脊膜周围有一定空间允许神经根活动，在椎管狭窄时，硬脊膜及其马尾被紧紧包裹，一旦腰椎从屈曲位至伸展位运动时即受到影响；站立及行走时，腰椎前凸增加，神经根受到牵扯，血液循环障碍，常出现间歇性跛行，行走一段距离即可出现神经根刺激症状；坐位及蹲位时，腰椎转为轻度后凸，椎管容积稍有增加，血液循环障碍缓解，症状也有所缓解。

中央椎管内有硬膜囊及其内马尾神经占据，由于脊髓末端一般位于第1腰椎下缘或第2腰椎上缘，故在第3腰椎水平以下，硬膜囊内只有马尾神经，所以第3腰椎以下中央椎间盘突出只是压迫硬膜囊和马尾神经，而不累及脊髓。但当脊髓栓系综合征时，脊髓末端不能正常上升，此时脊髓圆锥末端可能低于正常。

（二）侧椎管

侧椎管由侧隐窝向外相续椎间孔而成，为腰神经根出入椎管通道，故又称腰神经通道。此通道可分为两段，即神经根管（从硬膜囊穿出点至椎间管内口）和椎间管。

侧椎管内有神经血管通过，周围空间被疏松结缔组织和脂肪填充，以适应这些结构的相对运动。侧椎管呈上宽下窄的耳状形。其上、下界为椎弓根，前界为椎体和椎间盘的后外侧面，后界为椎间关节的关节囊及黄韧带外侧缘。

1. 神经根管　虽然不长，有以下几个部位比较狭窄，可能卡压神经根。

（1）盘黄间隙：即椎间盘与黄韧带之间的间隙，第1～5腰椎的盘黄间隙的长度分别为4.7mm、3.4mm、2.5mm、1.9mm和2.5mm。椎间盘退变时向四周膨出，如同时有黄韧带增厚，向前突出，将使盘黄间隙进一步狭窄。

（2）侧隐窝（lateral recess）：为神经根管最狭窄部分，其前面为椎体后缘，后面为上关节突前面与椎板和椎弓根连接处，外面为椎弓根的内面。内侧入口相当于上关节突前缘，向下外续于椎间管。侧隐窝为神经根的通道，其矢径越小，横径越大，表示侧隐窝越窄越深。郭世绂测定的数值为，男性第5腰椎的矢径左、右侧分别为4.88mm、5.02mm，女性的分别为4.87mm、4.89mm；男性第5腰椎的横径左、右侧的分别为3.60mm、3.34mm，女性的分别为3.96mm、3.55mm。第5腰椎最易引起侧隐窝狭窄，原因是：①椎孔多呈三叶形；②矢径可小至2～3mm；③上关节突增生退变较多。

临床应用要点：腰椎有无侧隐窝及侧隐窝的深浅，与椎管的解剖学形态有关。第1腰椎椎孔以椭圆形为主，基本上无侧隐窝。第2、3腰椎椎间孔以三角形为主，侧隐窝也不明显。第4、5腰椎椎间孔以三叶草形为主，侧隐窝较明显。上关节突增生，椎间盘突出和膨隆是造成侧隐窝狭窄的主要原因。在腰椎，上关节突由于腰椎前凸而向头侧倾斜，上关节突增生卡压其内的神经根。一般情况下，$L_{4\sim5}$椎间盘正对第5腰神经根，第5腰椎上关节突正对第5腰神经根，在两种病变同时存在时可造成神经根的双卡压。受卡压的神经根症状、体征较重。手术如单纯做椎间盘切除或侧隐窝扩大，症状均有可能复发，只有受卡压神经根的数处均减压，才能彻底地松解神经根。

(3) 上关节突旁沟(paraarticular sulcus)：腰神经向外经上关节突关节面内缘所形成的浅沟。上关节突关节面如呈球形增大，并有内聚，可使神经根遭受压迫。

(4) 椎弓根下沟(subpedicle sulcus)：椎间盘明显退变狭窄时，可使上一椎体连同椎弓根下降，后者与椎间盘侧方膨出形成一沟，可使通过的神经根发生扭曲。

2. 椎间管 分内、外两口。腰神经根通过椎间管，向外下倾斜，在椎间管内走行长度比椎间管横径要长(图3-4-9)。腰神经根的前、后根会合处一般位于椎间管水平。为显示腰神经通道各段大小及神经根的位置及毗邻，CT扫描时，应沿椎间盘后部、侧隐窝上部、侧隐窝下部及椎间管四个层面进行(图3-4-10)。

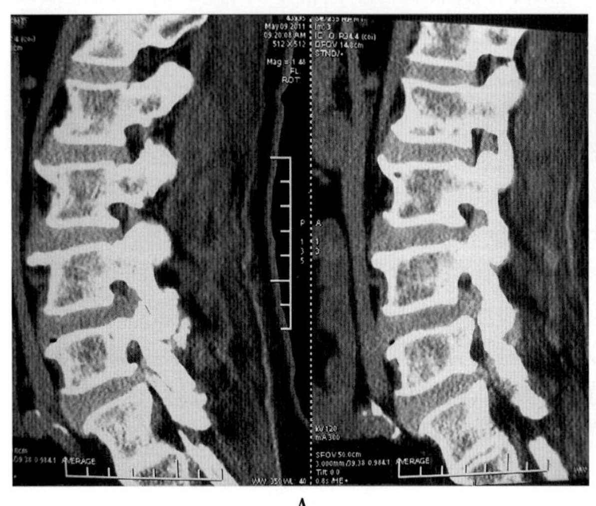
A

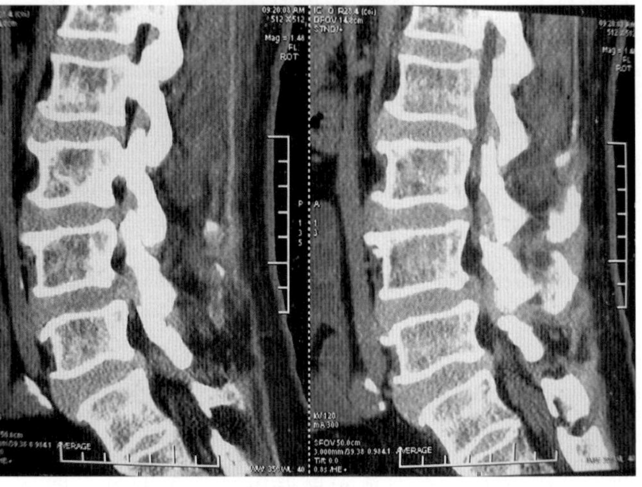
B

图3-4-9 椎间管(邻近盘黄间隙)
A. 出口；B. 入口

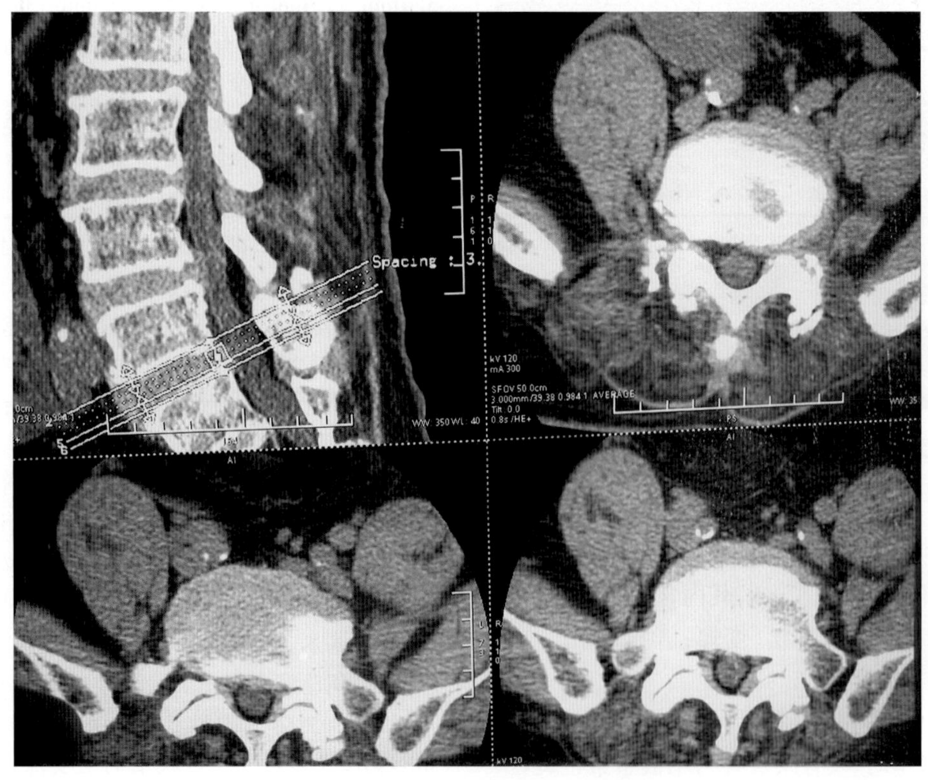

图3-4-10 腰神经管通道CT横断扫描层面

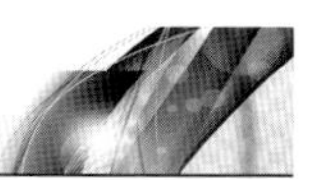

椎间管外口与神经根的面积相差悬殊，第 1 腰神经根只为同序数椎间管的 1/12，即使较粗的第 4、5 腰神经根，亦只为同序数椎间管的 1/5 ~ 1/4。在一般情况下神经根有较大的活动空间，不会受到压迫。

椎间孔内有横行的椎间孔韧带将椎间孔分为上下两部分或三部分，神经、血管各自走行在一部分中（图 3-4-11）。一般状态下，神经根走在上部分，血管及脂肪走行在下部分，有时椎间孔韧带与椎间孔围成的部分空间太小，可造成神经的卡压，故椎间孔韧带也是造成神经根卡压的因素之一。椎间孔自第1 ~ 5 腰椎由大变小，而在其中走行的神经根自第 1 ~ 5 腰椎却由小变大，故下位腰椎椎间孔处造成神经根卡压的可能性较大。当腰椎间盘超外侧突出（椎间孔部）或腰椎滑脱，可压迫神经，引起症状和体征。

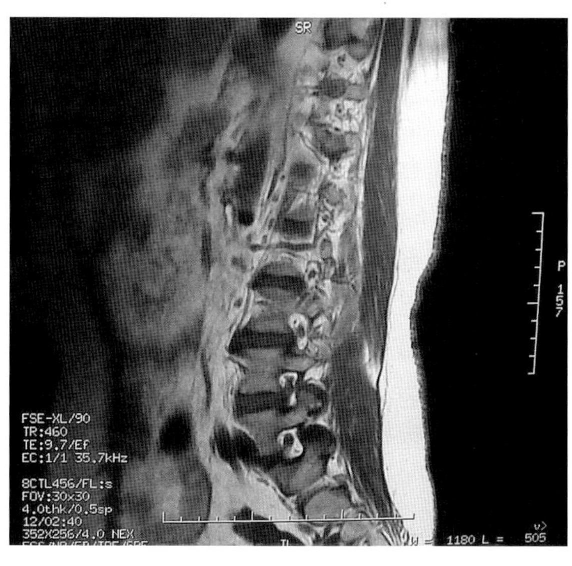

图 3-4-11　腰椎间孔

第 4、5 腰神经根较粗，行程长，斜行，其脊神经节偏内侧，靠近椎间管内口。第 4、5 腰神经通道也存在一些致病的潜在因素：①椎管矢、横径较小，椎管容积也最小；②侧隐窝明显，矢状径最小；③$L_{4\sim5}$椎间盘及 $L_5 \sim S_1$ 椎间盘厚，向后有一定程度膨出；④黄韧带较厚；⑤盘黄间隙较窄；⑥椎间管较长，如神经根坠入椎间管下部，更易遭受卡压。

（三）神经根与椎间孔的对应关系

腰神经根自硬膜囊发出后向外下斜向穿经侧隐窝及椎间孔，自第 1 ~ 5 腰神经根斜行角度越来越大，椎间孔内有上位序数的神经根及伴行根动、静脉穿出，对应关系为：第 1 腰神经根走行在 $L_{1\sim2}$ 椎间孔；第 2 ~ 5 腰神经根分别对应 $L_{2\sim3}$、$L_{3\sim4}$、$L_{4\sim5}$ 和 $L_5 \sim S_1$ 椎间孔，所以当椎间孔狭窄及椎间盘超外侧突出（椎间孔型）时压迫的神经根为穿经其内的神经根（图 3-4-12）。如 $L_{4\sim5}$ 椎间盘超外侧突出压迫第 4 腰神经根，所产生的症状体征为股四头肌无力，小腿前内侧麻木，膝腱反射减弱或消失，而 $L_5 \sim S_1$ 超外侧突出压迫第 5 腰神经根，产生小腿外侧麻木，胫骨前肌及伸趾伸踇无力。当腰椎滑脱时，滑脱间隙椎间孔发生形态改变，压迫穿经其内的神经根，产生相应的症状。如第 4 腰椎滑脱时，$L_{4\sim5}$ 椎间孔狭窄，刺激压迫其内的第 4 腰神经根，第 5 腰椎滑脱时可能刺激第 5 腰神经根。由于滑脱时，该神经根随椎体向前滑移，多不会产生相应症状，但在手术复位时，则有可能使该神经根受到牵拉而产生相应的症状和体征。滑脱越重，复位越满意时，这种可能性也就越大。所以腰椎滑脱手术时应注意探查滑脱椎间孔的变化，并探查走行在其内的神经根。

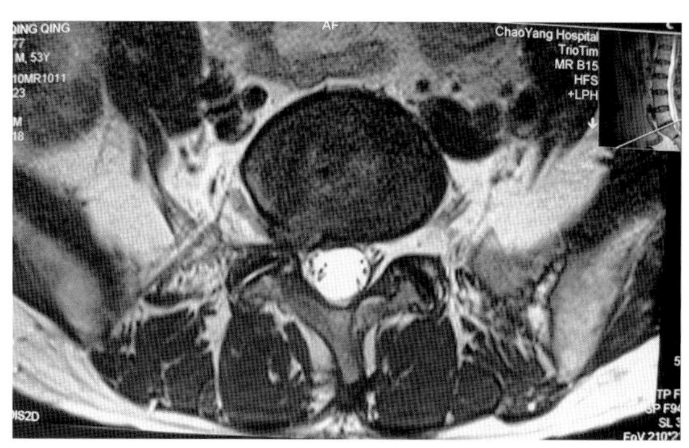

图 3-4-12　神经根在腰椎间孔处被压迫

（四）神经根与椎间盘后外侧的对应关系

由于神经根穿出硬膜囊的位置较高，所以椎间盘后外侧与神经根的对应关系又有其特点。一般情况下，同序数神经根在相应椎间盘的上方穿出硬膜囊，即 $L_{1\sim2}$、$L_{2\sim3}$、$L_{3\sim4}$、$L_{4\sim5}$ 和 $L_5 \sim S_1$ 间椎间盘的后外侧分别对应第 2 ~ 5 腰神经根和第 1 骶椎神经根近端，所以腰椎间盘后外侧突出时压迫的神经根为下位序数的神经根近端，即 $L_{4\sim5}$ 椎间盘后外侧突出时压迫第 5 腰神经近端。$L_5 \sim S_1$ 后外侧突出时产生第 1 骶神经根受压症状。临床上腰椎间盘突出常见为后外侧突出，所以此对应关系有重要的临床意义。

（五）椎间盘与硬膜囊内马尾神经的对应关系

硬膜囊在腰椎椎管中央部走行，其前方为腰椎椎体、椎间盘及后纵韧带，后方为椎板及黄韧带。椎间盘中央与硬膜囊内马尾神经对应关系有其特点。

在硬膜囊内两侧马尾神经沿硬膜囊后外侧排

列，近侧端的马尾神经排列在最外侧，沿硬膜囊后外侧内面，下位序数的马尾神经向内依次排列，在后正中部为第3~5骶神经根的马尾神经部。在硬膜囊的前部分则没有马尾神经走行，只有脑脊液填充。由于马尾神经在硬膜囊内并非呈自由漂浮状态，而是借软脊膜丝状带将马尾神经固定。另外，在每根马尾神经穿出蛛网膜下腔及硬膜袖的部位也有蛛网膜形成的韧带固定，上腰段由于马尾神经数量多，又有脊髓圆锥占据中央，所以硬膜囊内缓冲空间较相对小，而在硬膜囊下部只有下位马尾神经，且此处硬膜囊宽大，所以缓冲空间较大，故在上位腰椎间盘中央突出时可能造成圆锥和数节段马尾神经损伤而产生相应症状。在下位椎间盘中央轻度突出时，一般不会压迫马尾神经而产生神经根症状，只有存在巨大突出，或双间隙突出时才有可能造成马尾神经压迫而产生大小便障碍及会阴区麻木等症状。

T_{12}~L_1椎间盘处为胸腰移行部，脊髓在此水平开始变成锥形，横断面观脊髓位于中央，其周围由第1~5腰神经的根丝包绕，第1腰神经根位于外侧，其感觉根和运动根已经融合成一体，而其他的腰神经根仍然呈分离状态。第2~5腰神经由外至内，并以部分重叠的排列方式包绕在脊髓下部，只有10%~15%的脊髓背侧未被包围。

临床应用要点：当第12胸椎或第1腰椎爆裂骨折或相应的椎间盘突出时，多自前方压迫脊髓。此处为骶髓，发出第5腰神经和第1骶神经，所以双下肢伸肌肌力下降，大小便有可能出现障碍。其周围的第1~5腰神经根受损，可出现股四头肌肌力下降，但不会出现病理征。

在$L_{1\sim2}$椎间盘水平，硬膜囊内中央部为脊髓圆锥的末端，在其周围为第2腰神经至第5骶神经形成的马尾神经根由外向内、由前向后依次排列。第1腰神经的运动根和感觉根已经结合组成了共同体，而第2~5腰马尾神经的腹侧根和背侧根仍未融合呈分离状态，下位的骶部马尾神经紧贴脊髓圆锥四周，其运动根和感觉根分别位于腹侧和背侧。当$L_{1\sim2}$间椎间盘突出或第1腰椎椎体爆裂骨折致腰椎椎体后上角突入椎管时，可压迫或损伤众多马尾神经和脊髓圆锥，产生的症状为双下肢感觉运动障碍和大小便功能障碍，性功能障碍，但不会出现病理反射，所发生的肌肉瘫痪为软瘫。$L_{1\sim2}$腰椎椎间盘突出症后路手术时有加重脊髓圆锥损伤的危险，不宜选择，而以前路手术为宜（图3-4-13）。

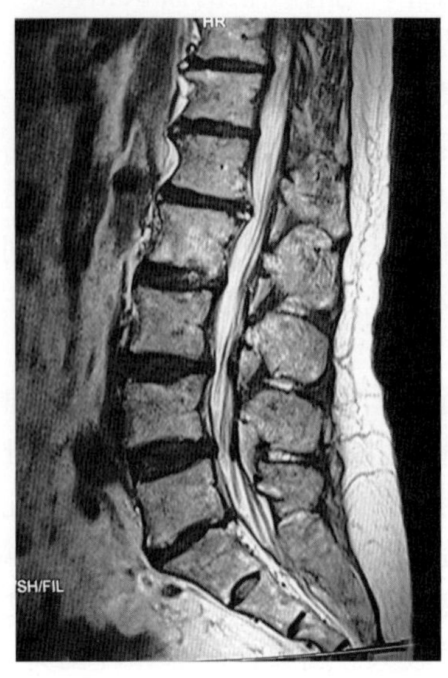

图3-4-13　$L_{1\sim2}$椎间盘突出

在$L_{2\sim3}$椎间盘水平，第1骶神经的背侧根和腹侧根已经融合在一起，在其外侧有第3~5腰马尾神经排列，由外上斜向后内排列，硬膜囊内只有马尾神经。每对马尾神经根中运动根居腹侧，感觉神经根居背侧，下位的骶神经根（第2~5骶神经）位于背侧后正中部位。当$L_{2\sim3}$椎间盘中央型突出时，马尾神经受压迫，产生第3腰椎以下的神经根受伤的症状体征。第2或第3腰椎骨折时，压迫和损伤的均为马尾神经，所以神经功能恢复情况较为乐观。第2、3腰椎椎间盘切除也可以采取后路手术，可以轻度牵拉硬膜囊而不致产生脊髓圆锥损伤（图3-4-14）。

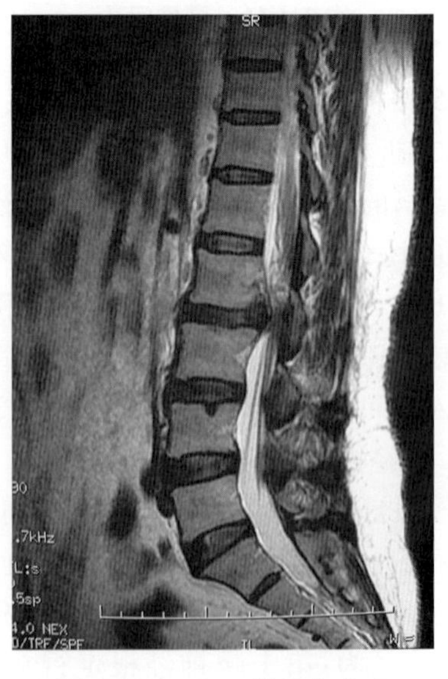

图3-4-14　$L_{2\sim3}$椎间盘突出

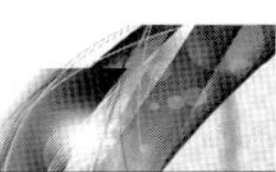

在 $L_{3\sim4}$ 椎间盘水平，双侧第 3 腰神经根已从硬膜囊发出并穿出第 3、4 腰椎椎间孔，所以在此处硬膜囊内由外至内排列为第 4 腰椎至第 5 骶神经根，其中第 4、5 腰神经、第 1 骶马尾神经呈斜面形沿硬膜囊后外侧壁内面排列，每对马尾神经运动根居腹内侧，感觉根居背后侧。当 $L_{3\sim4}$ 腰椎椎间盘中央突出时，可以压迫双侧第 4 腰神经根至第 5 骶马尾神经根，但由于此处硬膜囊较为宽大，所以只有当 $L_{3\sim4}$ 间椎间盘突出巨大时才有可能压迫硬膜囊内的马尾神经根产生症状，这种症状可能是双侧股神经症状及坐骨神经痛，大小便障碍，也可能双侧交替出现。$L_{3\sim4}$ 椎间盘水平可以牵拉硬膜囊，故 $L_{3\sim4}$ 腰椎椎间盘切除可以从后路进行而不会出现明显的神经损伤（图 3-4-15）。

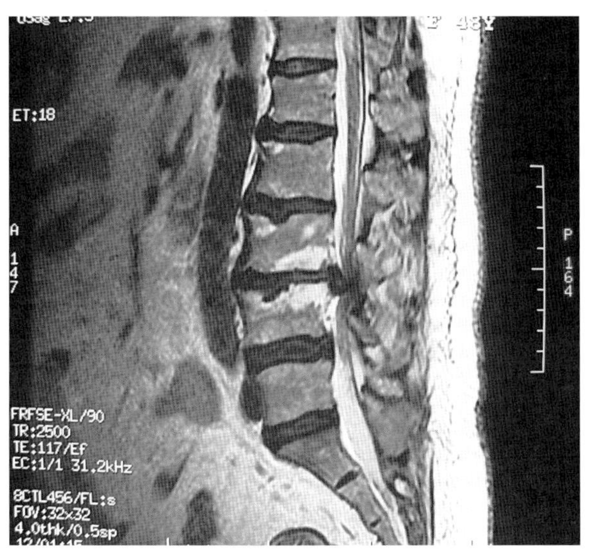

图 3-4-15　$L_{3\sim4}$ 椎间盘突出

在 $L_{4\sim5}$ 椎间盘水平，硬膜囊内自外向内排列的马尾神经为第 5 腰神经根 ~ 第 5 骶马尾神经，第 5 腰神经根排列在前外侧，邻近其内侧的为第 1、2 骶神经根，而下位骶部马尾神经（第 3 ~ 5 骶神经）排列在后正中线上。这些神经根沿硬膜囊后外壁排列，硬膜囊的前内侧大部空间充满脑脊液，与第 3、4 腰椎水平相比此处硬膜囊更为宽大，所以 $L_{4\sim5}$ 椎间盘轻、中度中央型突出时，很少出现马尾神经受压症状和神经痛，只有巨大突出时才有可能产生症状。其主要症状为交替出现的坐骨神经痛和大小便障碍。在重度滑脱时，可造成硬膜囊及其中的马尾神经损伤，产生症状为坐骨神经痛和大小便障碍，但不会累及股四头肌，此类患者恢复更为满意，可以行走，但有时遗留足下垂（图 3-4-16）。

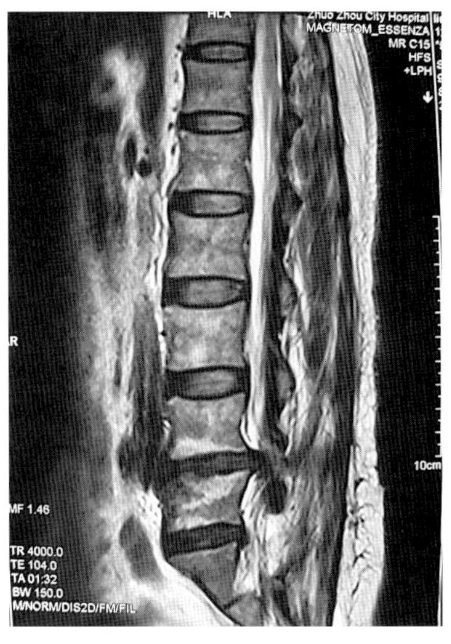

图 3-4-16　$L_{4\sim5}$ 椎间盘突出

在 $L_5 \sim S_1$ 椎间盘水平，此处为腰骶移行部，在硬膜囊内前外侧为第 1 骶神经根，其内侧依次为第 2、3 骶神经根，在后正中为第 4、5 骶马尾神经。$L_5 \sim S_1$ 椎间盘中央巨大突出或脱出时，可以将硬膜囊及其内神经紧紧挤压在后方的黄韧带和椎板前面，从而产生相应的症状。临床上常见为交替出现坐骨神经痛、大小便功能和性功能障碍。第 5 腰椎滑脱明显时，硬膜囊受压及牵拉，也可能产生大小便障碍。由于此处缓冲空间较大，腰骶部椎管内占位病变在早期或较小时多没有明显症状，只有肿物足够大并压迫马尾神经时才产生症状（图 3-4-17）。

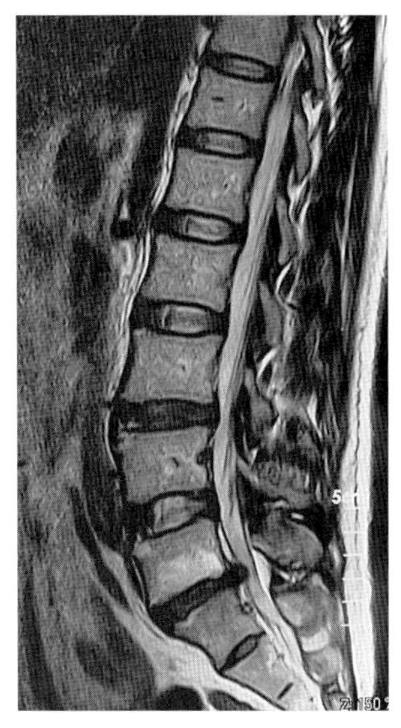

图 3-4-17　$L_5 \sim S_1$ 椎间盘突出

骶部下位马尾神经自上而下均排列在硬膜囊的后正中部位，这些马尾神经支配大小便及性功能的各种肌肉及器官，所以后路椎管手术时如撕裂硬膜囊,最先损伤的或最易受到损伤的是这些骶部马尾神经,从而造成大小便功能障碍及性功能障碍。为了避免这种并发症,在后路手术,尤其在第 2 腰椎水平以下手术时,在咬开正中黄韧带进入硬膜外间隙后,先用神经剥离子分离探查,再用神经剥离子将硬膜囊向下压,使黄韧带下间隙增大。先将一侧黄韧带切除,再同样处理另一侧黄韧带。在切除椎板下正中黄韧带时,应将硬膜囊后部向前平推,使硬膜囊后正中部与椎板后部有足够的空间以刮除黄韧带,这样既安全,又可清晰地显露。

三、腰椎常见的畸形

(一) 椎板裂

即两侧椎板在后部未愈合成一体。以第 5 腰椎椎板裂和第 1、2 骶椎椎板裂多见。椎板裂部位缺乏骨质,只有纤维组织将椎管封闭,所以后路手术剥离腰背部肌肉显露腰骶部椎板时应注意此种变异,以免骨膜剥离子通过椎板裂插入椎管或电刀误切进入椎管,造成神经及硬膜损伤。椎板裂可在腰椎正、侧位片上显示,其形态各异,可以是一较窄的缝隙,亦可广泛敞开,呈整齐或不整齐的缺损(图 3-4-18)。在椎板裂中椎板变形,其棘突可短小漂浮,形成游离棘突,也可发生棘突缺如(图 3-4-19),或随分离的椎板偏向一侧。这些变异在术前一定要注意,手术中除注意到此种变异,以免误伤外,这些变异也是一种很好的定位标志,应注意识别。

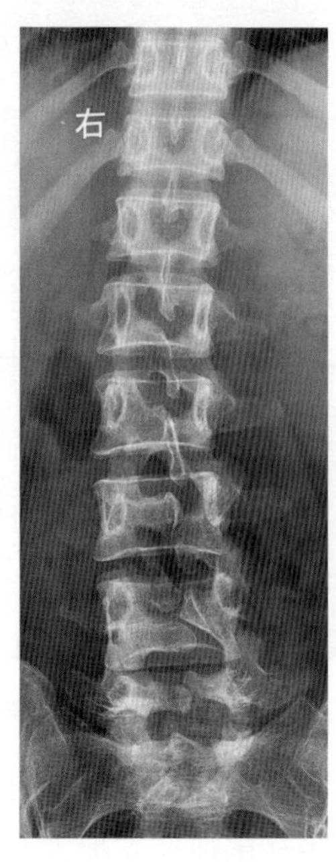

图 3-4-18　椎板裂

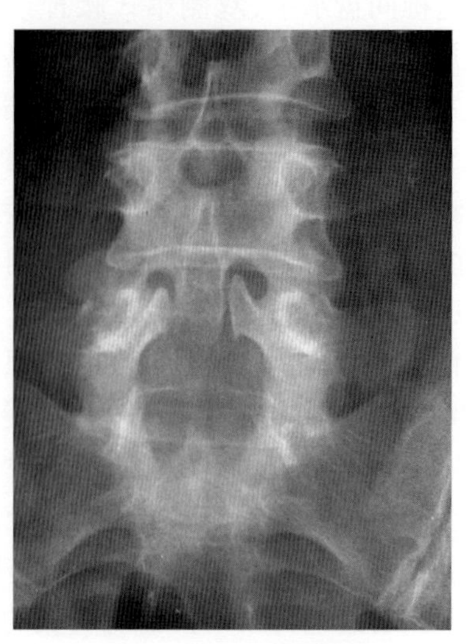

图 3-4-19　棘突缺如

大部分椎板裂只累及骨结构,而其表面的肌肉及韧带及皮肤并无明显异常,椎管内的脊膜及马尾神经亦无异常,此种情况称为隐性椎板裂。有的隐性椎板裂合并后正中皮肤色素沉着或异常毛发,或脊柱裂合并脂肪瘤,故临床上如发现后正中皮肤有异常,多预示有隐性椎板裂。所有椎板裂的缺损部位均为坚韧的结缔组织或软骨所填补并伸展入椎管内,形成一横行纤维带。此纤维带有时与硬膜及神经根紧密相贴,当腰部活动增加时,硬脊膜与神经根受压或牵扯,如合并游离棘突或棘突过长,这种现象更为明显。此纤维带与硬脊膜之间常有一层薄的硬膜外脂肪组织,两者较易分开,故切除此纤维带并无困难。一旦切除后,硬膜搏动多能恢复。

隐性椎板裂多在体检拍片时发现,多无症状,与腰痛多无明显相关,所以隐性椎板裂是否造成腰痛尚不能肯定。但脊髓及神经根先天性异常常引起尿失禁,下肢感觉、运动障碍及其他功能障碍,这种异常常伴有椎板裂,而且椎板裂的范围及部位亦较单纯椎板裂严重得多。

在先天性脊柱裂合并脊膜膨出的病例中,随膨出的内容不同可分为脊髓膨出、脊膜膨出、脊髓脊膜膨出三种类型。这种脊柱裂常有下肢瘫痪、大小便失禁及足内翻。

(二) 腰椎发育畸形

1. 腰椎数目的变化　脊柱椎体总数基本上没有变化,只是各部位相互移行,如胸椎腰化伴有骶椎腰化、腰椎骶化伴有腰椎数目减少等,这种数目的改变在临床工作中应根据情况具体分析,其主要的临床意义在于定位时勿发生错误。现在临床上已经开

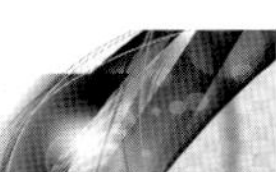

展脊柱全长正侧位片，所以使准确计数脊椎节段成为可能，但其临床应用价值有待进一步研究。

2. 腰椎融合畸形　常见相邻 2～3 节椎体分节不全，可呈完全性或不完全性融合（图 3-4-20）。椎体融合时可残留椎间盘或不残留椎间盘，椎体融合成一体，此时椎体的前后径小于上、下单一椎体的前后径，而其高度则小于两个椎体高度之和，后方的椎弓根可缺如，椎板也可融合成一体，所以其椎间孔往往较上下椎间孔大，椎板间隙消失，这种形态特点与脊柱结核有所不同。首先，脊柱结核常有椎体破坏及椎间隙变窄，但极少合并椎间孔及椎板的变化；其次，脊柱结核常呈角状后凸畸形；第三，脊柱结核常合并腰大肌脓肿，而腰椎融合畸形则不合并椎旁软组织肿胀或脓肿等阴影。

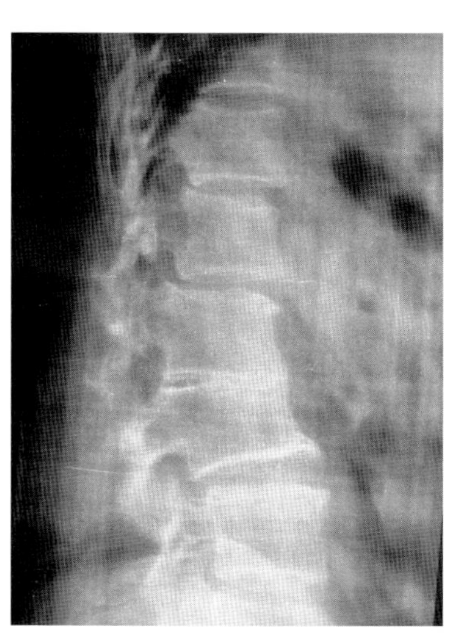

图 3-4-20　腰椎融合畸形

3. 腰椎半椎体　椎体的一半完全不发育或只有 1/4 椎体发育，椎体呈楔形，这就是半椎体畸形。半椎体可以单侧存在，也可以双侧存在。如果只有 1 个半椎体卡压在两个正常椎体之间，常出现侧凸畸形。如果同一水平两侧各有一个半椎体，则形似蝴蝶椎，这种畸形多不引起侧凸畸形。半椎体有以下几个类型：①单纯多余半椎体，为圆形或卵圆形骨块，位于相邻两椎体之间，其上下可存在椎间隙，也可与上下椎体融合，这种半椎体常有一个椎弓根；②单纯楔形半椎体，多呈三角形；③多个半椎体，相邻多个半椎体可融合在一起或相邻形成较严重的侧后凸畸形；④互补半椎体，两半椎体位置相反，保持平衡，畸形相互抵消，多不引起严重的脊柱侧弯畸形；⑤后侧半椎体，半椎体多位于椎体后部，引起脊柱后凸，其前方不发育，多见于腰骶部（图 3-4-21）。

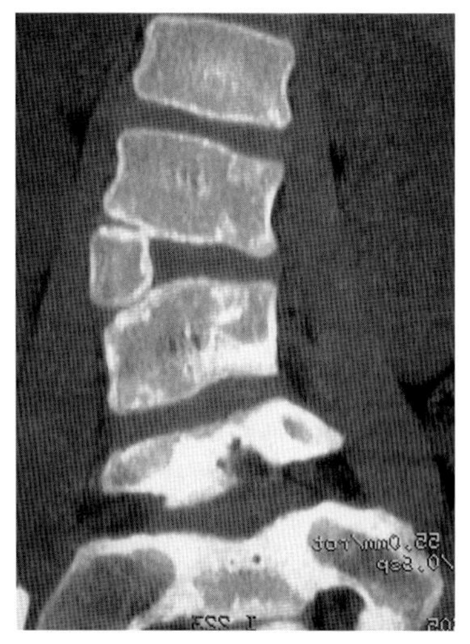

图 3-4-21　腰椎半椎体畸形（冠状面）

四、腰椎的连结

（一）腰椎椎间盘特点

1. 软骨终板　在椎体上下面各一，厚约 1mm，中心区更薄，呈半透明状，位于椎体骺环之内。骺环在成人为椎体周围的骨皮质环，其作用在少年时为软骨源性生长带，在成年时为椎间盘纤维环的附着处。在婴幼儿软骨终板的上、下面有微细血管穿过，在生后 8 个月微细血管开始关闭，到 20～30 岁完全闭塞，故成人软骨终板属于无血供组织。由于该终板内无血供及神经组织，故损伤后不痛，也不能自行修复。软骨终板可承受压力，保护椎体。软骨终板有许多微孔，有渗透作用，可将水分及营养物质渗透至椎间盘。

2. 纤维环　分外、内两层。外层由胶原纤维组成，内层由纤维软骨带组成，纤维环前部由前纵韧带加强，后部较薄，不如前、外侧部分坚实。在纤维环的前部，外、内层纤维各自平行斜向两椎体，纤维相互交叉重叠为 30°～60°角。纤维环的后部纤维则以更复杂的分层方式排列。整个纤维环为同心环状多层结构，外层纤维比较垂直，越近中心纤维越倾斜，接近软骨终板时几乎呈平行纤维。纤维环的相邻纤维层的交叉排列，可能与髓核对其所施内部压力有关，也可能与来自椎体的压力和脊柱的运动有关。

3. 髓核　位于椎间盘内，位置随生长发育而变化，出生时位于椎间盘中央，成年时位置后移位于椎间盘内偏后方。髓核呈胶冻状，主要有水分和胶原物质构成，水分占 75%～90%。髓核使脊柱均匀地承载负荷。老年人身高要比青年时稍矮，其中一个原因是由于随年龄增大髓核水分含量逐渐减少所致。在相邻椎骨的运动中，髓核起支点作用，做滚珠样运动。髓核的营养靠软骨终板渗透获得。

临床应用要点：椎间盘的营养主要由椎体渗透途径提供，代谢产物也是由渗透排除，椎体肿瘤其椎间盘的营养提供并无障碍，所以不会出现椎间盘继发病变，又由于软骨终板的屏障作用，肿瘤不会突破终板进入椎间盘，所以椎体肿瘤椎间盘保持正常，在影像上则表现为椎间隙正常存在；椎体结核时椎体破坏，椎间盘的营养也出现障碍，椎间盘继发变性坏死，同样椎体感染时也会影响到椎间盘的应用及代谢，所以也会发生椎间盘病变，在影像学表现为椎间隙变窄及椎间盘信号改变，所以椎间隙狭窄、消失往往是椎体结核的特征之一，椎体感染也常出现椎间隙变窄，只是与结核的特点有所不同。

（二）关节突关节

腰椎的关节突关节属于平面小关节，在矢状面上呈90°平行排列，在冠状面有45°的夹角。因此，腰椎关节突关节的方向并不适合抵抗脊柱的轴向压力，当腰椎做前屈后伸及轴向旋转时都易造成关节突关节的损伤。关节囊较薄且松弛，前后方分别有黄韧带和棘间韧带加强。关节囊纤维层由腹侧黄韧带延续而成，纤维层内面也有滑膜层，腹、背侧的滑膜层向关节内形成半月板样结构，以增加关节的稳定性。

腰椎后方双侧关节突关节和前方椎间盘形成类似三关节的复合体，是维持腰椎稳定的基础结构，其解剖特点与功能相互关联，相互影响。小关节损伤可使椎间盘受累，椎间盘损伤后可使关节突关节受累，逐渐形成退变性腰椎不稳。

每一腰神经后内侧支发出上、中和下关节支，上关节支支配上节段关节突关节的外侧部，中关节支支配本节段关节突关节的下部，下关节支支配下节段关节突关节的上部。

临床应用要点：临床上所说的滑膜嵌顿指的就是腰椎关节突关节出现一过性半脱位时其关节囊和滑膜的损伤，由于腰神经后内侧支受到刺激而出现腰背肌痉挛。实际上这是腰椎不稳定的一种早期表现，随着时间的推移，一部分患者发作变得频繁，发展为不稳定，一部分患者则度过不稳定期，恢复稳定，不再出现扭伤、闪腰等。由于这种不稳定同时合并腰椎间盘病变，所以还有的患者演变为椎间盘突出症。

（三）韧带连结

1. 前纵韧带　腰部前纵韧带在椎体前面，向下延伸到骶椎的上部。前纵韧带为致密的弹力纤维组成，呈纵向排列。浅层纤维最长可跨4～5个椎体，中层纤维跨2～3个椎体，内层纤维仅连于相邻椎体，与椎间盘外层纤维和椎体的骺环相连，但不进入椎体及椎间隙。前纵韧带并不完全覆盖腰椎椎体的前面，在前侧方有膈肌脚相连并加强，在椎体前凸处纤维增厚，具有限制脊柱过伸的作用，腰椎骨折时前纵韧带有限制骨折块移位的作用，该韧带完整对于骨折复位有重要意义。

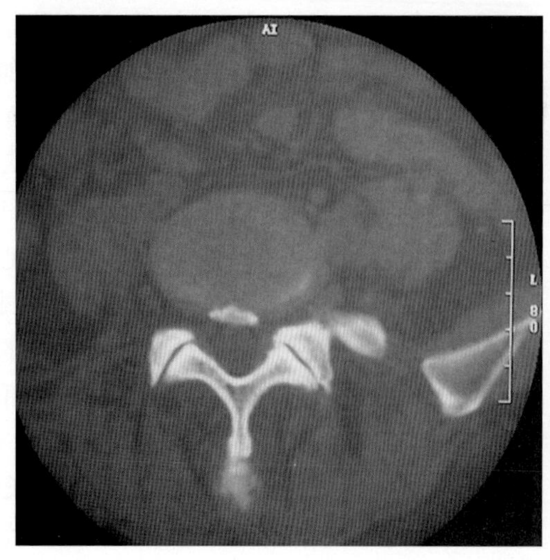

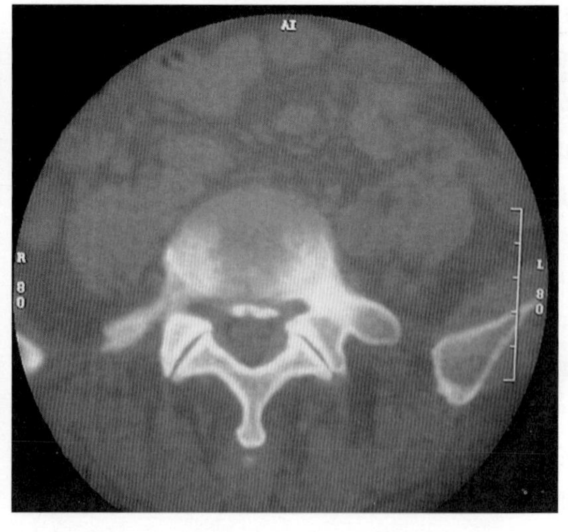

图3-4-22　腰椎后纵韧带骨化（CT）

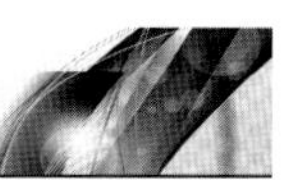

2. 后纵韧带　后纵韧带在腰椎椎体的后方。含浅、深两层纤维。浅层跨越 3 ~ 4 个椎体，深层呈 X 形连于相邻两椎体间。后纵韧带在椎体后面较松弛，与椎间盘的纤维环及椎体的骺环紧密附着，与椎间盘纤维环外层不能区分。后纵韧带中央部较厚，两侧部较薄，故椎间盘突出症向后外方突出者较多见。后纵韧带具有限制脊柱过屈的作用，在腰部后纵韧带细小，很少骨化或肥厚可导致椎管狭窄而压迫神经（图 3-4-22）。

3. 棘上韧带　腰部的棘上韧带是一较为表浅的纤维束带状腱性组织，其深部纤维与棘突相连，浅部纤维跨越 3 ~ 4 个节段与棘间韧带和起自棘突的骶棘肌腱性纤维相连。随年龄增长韧带可出现各种退变现象。有少数情况棘上韧带下端止于第 4 或第 5 腰椎棘突，在第 4、5 腰椎及第 5 腰椎、第 1 骶椎棘突间无棘上韧带。棘上韧带具有限制脊柱前屈的作用。

4. 棘间韧带　棘间韧带位于两棘突之间，从上一棘突的基底部到下一棘突的尖部。其前缘接黄韧带，后方移行于棘上韧带。腰椎的棘间韧带比颈胸椎的明显增厚。棘间韧带和棘突将两侧竖脊肌分开。棘间韧带具有限制脊柱前屈的作用。

棘间韧带各部的功能：①关节囊部稳定椎间关节，防止过度侧屈和旋转；②腹侧部浅层防止上椎向后脱位，深层将黄韧带固定于上位棘突，脊柱无论过伸过屈，使黄韧带均不致向前压迫或打褶，以免对马尾神经或脊髓造成压迫；③背侧部对脊柱过屈起节制作用。

5. 黄韧带　黄韧带连于相邻椎板之间，也称椎板间韧带。厚而坚实，其上方附于上一椎板前面，向外至下关节突而构成关节突关节囊的一部分，再向外附于横突的根部；下方附于下位椎板上缘背侧，向外侧延伸到此节椎体上关节突的前上侧，参与关节囊的组成。黄韧带的外侧游离，构成椎间孔的后界。腰部黄韧带又宽又厚，退变时可以肥厚，也可能出现骨化（图 3-4-23）。黄韧带的厚度在 $L_{3\sim4}$、$L_{4\sim5}$ 和 $L_5 \sim S_1$ 节段分别为 4. 3mm、4. 4mm 和 4. 2mm。一般认为，黄韧带厚度超过 5mm 可能为增厚。黄韧带具有限制脊柱过屈的作用。

临床应用要点：腰部韧带慢性损伤临床常见，由于下腰部承受的负荷较大，所以棘间韧带炎多见，此处已无棘上韧带，所以不会出现棘上韧带炎，其临床表现为棘突间深压痛，并不出现下肢放射痛；腰椎间盘突出症也出现腰部深压痛，其压痛部位多不在正中而偏于一侧，往往伴有同侧的下肢放射痛，这是由于椎间盘突出使神经受累引起的。查体时注意鉴别。

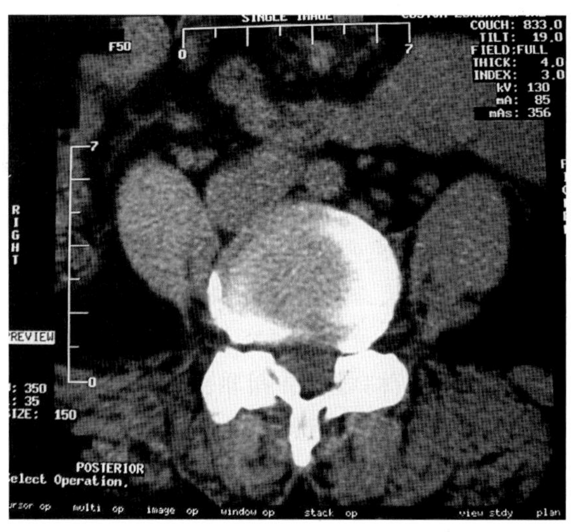

图 3-4-23　腰椎黄韧带骨化（CT）

（四）腰椎的血供

供应腰椎的动脉主要来自起腹主动脉的 4 对腰动脉和来自骶中动脉的第 5 腰动脉。腰动脉发出后沿椎体的中部向后外侧走行，在椎体前方发出中心支，进而分为升支和降支，形成网状，在接近骺板处穿入椎体内，营养椎体。腰动脉至椎间孔前缘分为前支、后支和中间支，3 个分支形成椎管外、内血管网（图 3-4-24）。

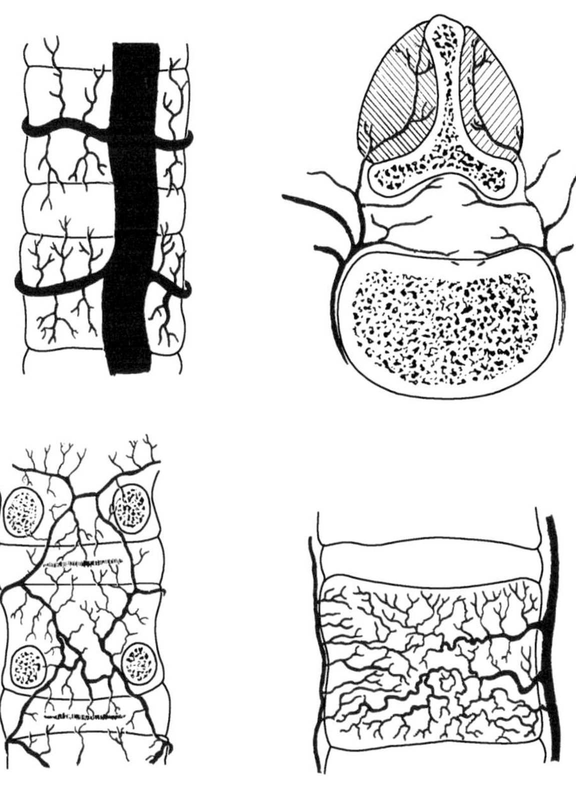

图 3-4-24　腰椎的动脉

（五）腰椎的静脉

腰椎静脉的分布除具有脊柱静脉的一般规律外，还有自己的特点，椎管外静脉主要为腰升静脉，在椎体、横突及椎弓根交界处形成的沟内纵行向上，在远侧，此静脉与髂总静脉相交通；在近侧，左腰升静脉延续为半奇静脉，右腰升静脉延续为奇静脉。腰升静脉通过椎间孔与椎管内的椎静脉相通（图 3-4-25）。

临床应用要点：由于腰椎血供丰富，椎管内外动静脉存在丰富吻合，所以椎体手术出血较多，椎体骨折时可以形成巨大血肿，是造成肠麻痹的主要原因，腰椎骨折早期手术虽然复位容易，但出血很多，应在伤后 1 周手术合适，椎体骨折很少不愈合。腰椎静脉丰富缺乏瓣膜，肿瘤细胞易在此滞留形成转移灶，所以腰椎是转移癌常见部位。

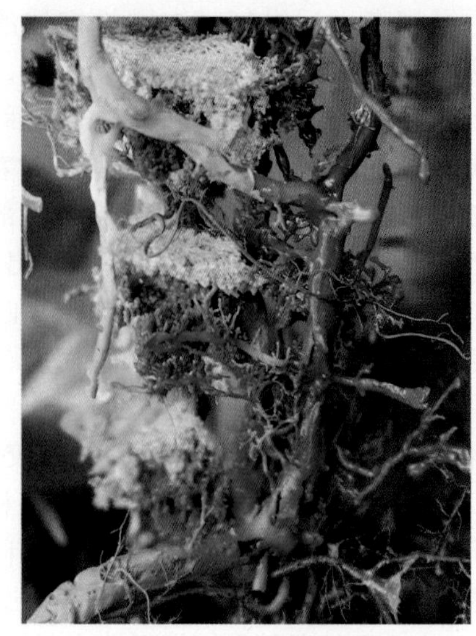

图 3-4-25 腰椎的静脉

第二节 腰椎间盘突出症的临床解剖学

腰椎间盘突出症是骨科常见病，也是最易被误诊误治的疾病之一。本节的内容就是从解剖学角度阐述腰椎间盘突出症的诊治问题。

腰椎间盘突出不等于腰椎间盘突出症，前者仅仅是腰椎间盘形态发生改变并可在影像上见到，但并不一定引起临床症状，也未必有相应的体征，只有当突出的椎间盘压迫神经根或马尾神经并引起相应的症状和体征时才能称为腰椎间盘突出症。腰椎间盘突出症才是病，所以在诊断腰椎间盘突出症时，一定要明确患者是哪根神经根受损伤；左或右侧出现症状，还是双侧出现症状；哪个节段腰椎间盘突出，突出形态类型，症状与突出椎间盘有无因果关系，直接因果还是间接因果关系。切不可只见 CT、MRI 片就下诊断，应按照症状、体征、X 线片、CT、MRI 等辅助检查，再到临床诊断的思维程序去做判断。

椎间盘突出症疼痛的原因除压迫外，还有化学、牵张因素等，所以压迫重，症状并不一定就重，反之亦然。但在临床工作中，压迫重的病例，症状多较明显且反复发作，对于这些病例，更应注意突出部位与症状体征的因果关系。

由于椎间盘位于硬膜囊和神经根的前方，所以椎间盘突出时，突出物压迫神经根的部位均在神经根的前方。根据突出物与神经根上下位置关系，又分为肩部压迫，即突出物压迫在神经根上前方；腋部压迫，即突出物压迫在神经根的前内侧部。中央型突出几乎全部压迫在硬膜囊前方。这种毗邻关系的另一重要意义在于后路手术切除黄韧带进入椎管后，应先寻找神经根，然后将神经根牵开后在其前方寻找突出的椎间盘行切除术，切不可不见神经根就进行切除椎间盘的操作，这样容易损伤神经根。

一、腰椎间盘突出症体征的解剖学基础

1. 腱反射改变　由于第 4 腰神经根支配股四头肌，$L_{3\sim4}$ 椎间盘突出及 $L_{4\sim5}$ 椎间盘椎间孔突出时，膝腱反射减弱或消失。第 1 骶神经根支配腓肠肌，当 $L_5\sim S_1$ 突出时跟腱反射减弱或消失，而第 5 腰神经根既不支配股四头肌，也不支配腓肠肌，所以 $L_{4\sim5}$ 椎间盘后外侧突出不会出现腱反射改变。中央型椎间盘突出症，由于多不累及第 1 骶神经根，所以很少出现跟腱反射改变，但如果压迫第 1 骶神经根也可能伴有跟腱反射改变。但不管腱反射改变如何，腰椎间盘突出症（$L_1\sim S_1$）均不会出现下肢病理征。

2. 直腿抬高及加强试验　神经根及硬膜在椎管内有一定活动度，在直腿抬高至 30°前，腰骶神经根基本不动；但在 30°～75°时，腰骶神经根向远端移动，所以正常情况下，下肢可以直腿抬高至 70°以上多无任何症状。当腰椎间盘突出症时，神经根受到压迫或挤夹，此时神经根移动范围受到影响甚至不能移动，所以直腿抬高时可以牵拉神经根而出现放射痛，这种放射痛在下降肢体时会减轻，抬高及踝背屈时而加重（加强试验）。由于第 5 腰神经根、第 1

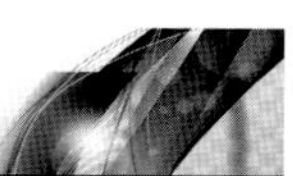

骶神经根参与坐骨神经组成，故 $L_{4\sim5}$、$L_5\sim S_1$ 椎间盘突出时多出现坐骨神经痛，多不会出现股神经痛。

3. 股神经牵拉试验　与直腿抬高试验相同，当 $L_{3\sim4}$ 椎间盘突出及 $L_{4\sim5}$ 椎间盘椎间孔突出累及第 4 腰神经根时，出现股神经痛。检查方法为患者俯卧位，膝关节伸直，髋关节后伸，可出现沿股神经的放射痛。原理同直腿抬高试验。

4. 健肢直腿抬高试验　当神经根腋部受压时，健侧肢体抬高时可以引起硬膜囊下移，进而牵拉患侧神经根，而神经根由于活动受限而出现刺激征。从理论上讲，当神经根肩部受压时，腰椎间盘突出症则多不会出现此体征，出现该体征说明神经根受压严重。

以上神经根刺激征在神经根炎症及受压较重时明显，而在压迫及炎症较轻的病例则不明显。如果单纯压迫重而炎症轻的病例，神经根刺激征也可能不明显。如果炎症明显而压迫不重的病例，体征也可能很明显，所以体征与压迫轻重不成正比，临床上应具体问题具体分析。

二、腰神经根起始部与椎间盘水平的位置关系及临床意义

腰神经根自硬膜囊发出后斜向外下方，先紧贴椎弓根内侧，然后绕至椎弓根下方穿出椎间孔。$L_{3\sim4}$ 椎间盘对应第 4 腰神经根起始部，$L_{4\sim5}$ 椎间盘对应第 5 腰神经根起始部，$L_5\sim S_1$ 椎间盘对应第 1 骶神经根起始部。这种对应关系，在腰椎间盘后外侧突出时特别典型，而腰椎间盘中央突出及偏中央突出时，除影响硬膜内马尾神经外还可能压迫相应节段神经根的硬膜囊内部分，所产生的症状可能是双侧神经根症状或大小便障碍，会阴区感觉障碍。

三、腰椎间盘突出部位的临床意义

正常椎间盘形态与椎体上面相一致，其前面圆隆，后缘则两侧凸起，后正中部凹陷。大多学者认为椎间盘向前方突出至椎体前方时，很少引起临床症状，故临床意义不大；但作者认为腰椎间盘前方突出有可能是引起腰痛、下腹痛及下肢怕冷发凉的原因之一，前方突出是否引起临床症状尚缺乏系统研究。椎间盘向上或下方突出至椎体内绝大多数无临床症状，称为许莫氏结节，目前已有引起腰痛许莫氏结节的报道；只有向后方的突出易压迫神经根和硬膜囊，临床意义明确，所以现有的分型主要是椎间盘向后方突出。

根据椎间盘后方突出部位分为椎间孔型、后外侧型和中央型三种。后外侧型最为常见，突出物压迫下位神经根的肩部、前部和腋部。椎间孔型腰椎间盘突出压迫椎间孔内走行的上位神经根，如 $L_{4\sim5}$ 椎间孔型压迫第 4 腰神经根，$L_5\sim S_1$ 椎间孔型突出压迫第 5 腰神经根。中央型突出压迫硬膜囊及马尾神经，除非突出巨大，或存在双节段突出，一般轻度、中度突出则很少出现症状，因为马尾神经在硬膜囊内的位置偏后。还有一些罕见类型如腰大肌内椎间盘突出、硬膜囊后方突出等有待进一步研究。

四、腰椎间盘突出的症状

1. 腰痛　最常见症状，多数患者有慢性腰痛史，造成腰痛的原因为椎间盘突出时，其纤维环破裂，炎症因子刺激了分布在椎间盘纤维环周缘的窦椎神经纤维，从而导致腰痛，还有可能是突出物压迫硬膜囊产生了硬膜痛。我们认为产生腰痛的原因还有可能是神经根受压后其腰神经后内、外侧支受累引起的一种放射痛。因为神经根分支发出后支和前支，压迫前支产生坐骨神经痛，压迫后支则产生相邻部位的腰痛、其疼痛特点为深压痛，多位于相应节段棘突旁，叩击时可加重，并诱发坐骨神经痛。

2. 坐骨神经痛　由于第 5 腰神经根、第 1 骶神经根是坐骨神经的主要组成部分，95% 的腰椎间盘突出又发生在 $L_{4\sim5}$ 和 $L_5\sim S_1$ 椎间盘，所以坐骨神经痛几乎是腰椎间盘突出症的必有的症状。特点是一种放射痛，疼痛沿神经根及坐骨神经走行部位放射，一般情况自腰部、臀部、大腿后部至小腿后外侧及足背或足底，是自上而下的放射，但也有少数情况只有小腿及足背的放射痛。由于椎管内静脉丛与腹腔及胸腔静脉丛相通，并且没有瓣膜，所以当腹压增加，表现如咳嗽、喷嚏、用力排便等动作，可以使椎管内压力增高而诱发坐骨神经痛。当站立或活动增加时，椎间盘突出加重或对神经根压迫加重亦可诱发或加重坐骨神经痛，而休息卧位时则症状减轻，所以腰椎间盘突出症引起的坐骨神经痛特点是休息轻、活动重，白天重、晚上轻，这与肿瘤引起的坐骨神经痛不同。

3. 股神经痛　就是放射痛沿股神经走行，自腹股沟部至小腿内侧及足内侧。患者常述胫骨前方疼痛，主要见于 $L_{3\sim4}$ 椎间盘突出和 $L_{4\sim5}$ 椎间孔型腰椎

椎间盘突出症。

4. 麻木　麻木的范围与神经根受压后出现相应皮肤支配区一致，这也是以协助定位及诊断的指标之一。第4腰神经根受累时，小腿前内侧麻木；第5腰神经根受累时，小腿外侧及足背部麻木；第1骶神经根受累时，足底麻木及小腿后部麻木。

5. 间歇性跛行　多为神经根受压后其血液循环发生改变，当行走一段距离后神经根充血，静脉淤滞，继而发生神经根内压增高和动脉供血不足，最后导致神经根缺血而产生疼痛及麻木症状。其症状特点为行走短距离后（数米至数百米）出现沿坐骨神经走行及分布区域的麻木疼痛，停止行走后症状缓解或消失，以后行走距离越来越短而缓解则越来越不明显。弯腰、蹲下后此症状消失，骑自行车则不出现症状。这是因为骑车时弯腰前屈，此时腰椎管内容积加大，使神经根缺血症状缓解。间歇性跛行可以用一句话概括其临床特点“骑车能骑40里，走路走不了200米”。间歇性跛行多见于腰椎管狭窄症，在腰椎间盘突出症中出现时说明神经根受压较重，而局部炎症并不重。

6. 马尾综合征　多见于巨大中央型突出症（$L_{4\sim5}$或$L_5\sim S_1$椎间盘），主要是马尾神经受损后出现大小便障碍，性功能障碍，会阴部麻木，可伴有腰骶部疼痛。

7. 肌肉无力及萎缩　神经根受压后前根受累可出现肌肉无力及萎缩。由于四肢肌肉受多个神经节段支配，同时一个神经根又支配数块肌肉，所以根性肌肉无力及瘫痪多累及多块肌肉，但很少有整块肌肉出现完全瘫痪及萎缩，这是由四肢肌肉的神经支配特点所决定的。但每个神经根所支配的主要肌肉肌力改变及萎缩明显，可由此推测受累神经根。如第4腰神经根主要支配股四头肌，第5腰神经根主要支配踇长伸肌及胫骨前肌，第1骶神经根主要支配腓骨长、短肌，所以$L_{3\sim4}$椎间盘突出时多出现股四头肌无力及萎缩，$L_{4\sim5}$椎间盘突出时可出现踇背伸、踝背伸障碍无力，甚至足下垂，$L_5\sim S_1$椎间盘突出时出现足外翻受限，甚至腓肠肌无力。

8. 患肢怕冷发凉　由于神经根内除含有一般躯体感觉和运动纤维外，还有内脏运动和感觉纤维，所以一部分病例可以出现内脏运动神经纤维损伤的症状，产生患肢血管舒缩障碍，表现为患肢怕冷发凉，这种冷由内向外，由骨、肌肉至皮肤，保暖多不能使之缓解，可伴有足部湿凉，肤色发深或苍白。足背动脉搏动正常，与下肢动脉性疾病不同。

五、腰骶部根性痛、干性痛、丛性痛的解剖学基础

由于腰骶神经根出椎管后组成骶丛，自骶丛中又分出坐骨神经等主干神经，神经受累部位不同，产生的症状、体征有所区别，但均属腰骶丛范围，所产生的症状、体征又有其共同点，临床上易混淆，应注意区别。

（一）丛性痛的解剖学基础

骶丛由第4腰神经根至第3骶神经根出椎管后的前支组成，第4、5腰神经根组成腰骶干，第1～3骶神经根前支与腰骶干在骨盆侧壁组成骶丛。骶丛位于梨状肌前面，其分支经梨状肌上、下孔出盆腔，在骶丛的表面有盆腔筋膜覆盖，在骶丛的前方有卵巢、子宫、输卵管（女），精囊腺、前列腺、膀胱（男）相邻。在子宫等脏器周围有盆腔静脉丛、大量脂肪及疏松结缔组织。另外，还有盆腔内脏神经走行其间，包括骶交感干、左下腹下丛、右下腹下丛和盆丛。盆丛位于直肠、精囊腺和前列腺（男），子宫颈及阴道穹隆（女）的两侧，其纤维随髂内动脉分布于骨盆内脏器。此外，还有由第2～4骶神经前支的副交感神经节前纤维组成的骨盆内脏神经，这些内脏神经主司盆内脏器的感觉及运动功能。

当子宫颈病变、附件炎及慢性盆腔炎（女）、前列腺炎（男），盆腔肿瘤等疾病时，除受累内脏本身的表现外，还累及腰骶丛、盆丛及盆内脏神经等结构，使这些神经功能产生障碍。骶丛受到刺激后，其支配的下肢、会阴及骶臀部产生酸痛不适，但骶丛分支众多，所以定位并不明确。除此之外还产生腰痛，这种腰骶部疼痛是反射性疼痛，并非腰椎本身病变引起，所以腰部压痛点及部位并不确定，即“痛无定处”。当叩击时，腰部疼痛非但不加重，反而有舒适感，这与腰椎本身病变的“痛有定处”叩击痛特点明显不同。对于盆腔肿瘤（尤其是恶性肿瘤），叩击腰部时其舒适感不明显。

丛性痛的临床特点，男性多见于前列腺炎，女性多见于盆腔炎、附件炎等疾病。丛性痛女性患者除腰骶疼痛、痛无定处、叩击舒适外，还有白带多、下腹压痛、性生活后症状明显等表现。妇科检查多有阳性发现，男性前列腺液检查多能明确诊断。

（二）根性痛的解剖学基础

根性痛是神经根受到压迫或刺激而引起的疼痛症状。因为第4腰神经根至第2骶神经根均在椎管内，所以椎管内病变才造成根性痛。哪一根神经根受累，产生的症状就是哪一根神经根所支配的肌肉

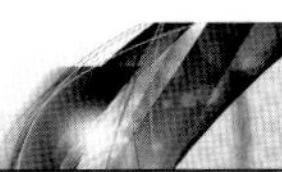

肌力改变，所支配的皮肤产生感觉改变。受累神经根不同，产生症状也有差别，这种根性症状沿受累神经根自腰骶部向下肢放射，定位明显，受累范围较丛性痛及干性痛局限。

根性痛的临床特点，多为腰椎间盘突出症、侧隐窝狭窄及椎管内肿瘤等疾病，所以腰部常有压痛、叩击痛，这可能是相应神经根的后支放射痛。神经根紧张或牵拉试验阳性，如屈颈试验、直腿抬高试验、股神经牵拉试验等，这些体征在丛性痛和干性痛中为阴性。

（三）干性痛的解剖学基础

骶丛发出的主要神经干为坐骨神经，当坐骨神经受压后产生的神经痛为干性痛。由于坐骨神经在穿经梨状肌下孔时有多种变异，是压迫神经的主要原因，所以常见的干性疼痛疾病为梨状肌综合征，或称为骨盆出口狭窄综合征。其表现为梨状肌下口处深压痛，压痛部位即是坐骨神经出梨状肌下口处。坐骨神经支配小腿外侧及后面、足背及足底的感觉，小腿前、后面所有肌肉及足肌，所以干性痛的范围较根性痛要大且符合坐骨神经支配范围。由于腰部无病变，所以无腰痛、无叩击痛，腰椎活动正常，神经根刺激征均为阴性。

（杜心如）

第三节　腰椎后路内固定技术的临床解剖学

腰椎后路内固定术已广泛地应用于临床，本节就与后路椎弓根螺钉内固定术相关的解剖学作一阐述。

一、传统椎弓根螺钉内固定术的临床解剖学

经椎弓根内固定术已是脊柱外科常用的经后路固定脊柱的手术方法。关键是掌握好进针点及进针角度，准确地将螺钉经椎弓根拧入椎体。国内外学者对椎弓根的应用解剖学进行了研究，这些资料为确定椎弓根的定位标志、螺钉的植入角度、进钉深度及螺钉粗细等提供了形态学依据。

（一）腰椎椎弓根螺钉的定位点

1. 国外文献中报道的几种定位方法(图3-4-26)。

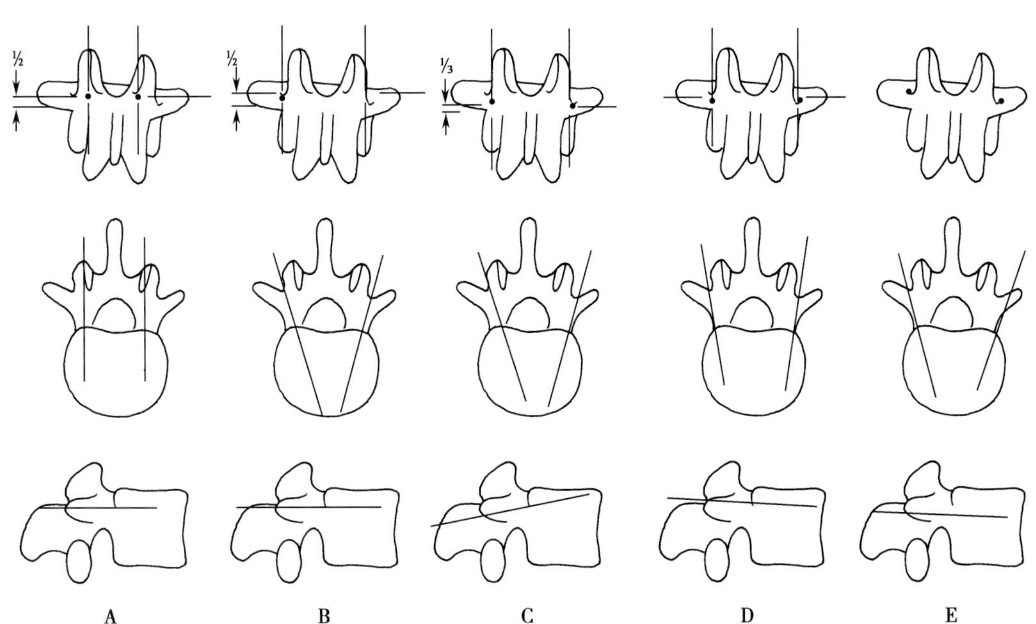

图3-4-26　腰椎椎弓根螺钉的定位点

A. Roy-camille；B. Magerl；C. Krag；D. AO；E. Weinstein

Roy-camille 提出以下述两条线的交点为进针点：垂直线为关节突关节的延长线，水平线为横突平分线。

Magerl 采用的进钉标志为沿固定椎体上关节突外缘的垂线与横突平分线交点。

Krag 对 Magerl 方法进行了改进，进钉点较 Magerl 方法更靠外，其水平线为横突上2/3与下1/3的交界线。

“AO”推荐的腰椎椎弓根定位点为上关节突外缘的切线与横突平分线的交点，该交点位于上关节

突与横突基底之间的交角处。

Weinstein 建议定位点应避免损伤关节突关节，以免影响非固定阶段的运动，他推荐的进钉点为上关节突的外下角，称其为上关节突的项部。

2. 我国学者提出的几种定位方法　单云官的十字定位法，$L_{1\sim4}$在上关节突的乳突后缘中点画垂直线，在横突的副突上方划水平线，两线的交点为进钉点；L_5的进钉点则在上关节突的乳突和横突副突之间最深处的中点。

郑祖根等提出腰椎定位点为横突中心线与上下关节面纵向连线的交点。陈耀然则提出，$L_{1\sim3}$椎弓根进钉点以相应椎骨上关节突外下缘交点之下外1mm处为进钉标志，并推荐在$T_{9\sim12}$使用长4cm的螺钉，腰椎使用4.5cm长的螺钉，对于进针角度则强调呈矢状位拧入，与Roy-camille所述一致。

（二）进钉方向及深度

由于进钉点不同，进钉角度及深度也不相同。Roy-camille 建议螺钉与椎体上下终板平行拧入椎弓根，螺钉不向内侧成角，与矢状面平行，即直线朝前法（straight-ahead）。螺钉进入约50%～60%的椎体前后径的深度；Magerl 提出螺钉与椎体终板平行，螺钉与矢状面呈15°的夹角，向内侧斜经椎弓根进钉至椎体前皮质下；Krag 则提出方向朝内上，上界以不穿破上终板为限；AO 推荐在胸腰联合部，螺钉应向中线倾斜5°，$L_{2\sim5}$则倾斜10°～15°；单云官提出进钉向内侧倾斜2°～5°（$L_{1\sim4}$）；L_5则向内倾斜15°，进钉深度为40～50mm；侯树勋等对40具上胸椎及腰椎椎弓根的形态学特点进行了研究，发现不同的椎体应选择不同的方向。在水平面的倾斜角，T_9～L_5逐渐增大，自3.8°±2.3°至30.5°±10.4°。而T_{11}、T_{12}则不应倾斜进针，进针点偏向椎弓根中点外侧，并垂直于椎体前缘进钉。进钉深度也逐渐增大，自T_9～L_3为43.0mm±3.0mm至54.9mm±3.3mm。L_4为53.2mm±3.6mm，L_5为51.4mm±4.1mm。陈耀然推荐在T_9～T_{12}使用长4cm的螺钉，腰椎使用4.5cm长的螺钉，对于进针角度则强调呈矢状位拧入，与Roy-camille所述一致。

（三）横突和关节突为定位标志的缺陷

现在无论哪一种定位方法，均以横突和关节突为定位标志，大多数以横突平分线与过小关节间隙垂线的交点作为定位点。杜心如观测结果显示，73.2%的$L_{1\sim5}$的横突平分线在椎弓根中心点的下方2～3mm，最低处可达5mm，只有12.1%腰椎横突平分线接近椎弓根中心点，少数标本（5.7%）在椎弓根中心的上方1～2mm，个别达7mm，这说明，用横突平分线作为椎弓根中心点的横向定位标志欠准确，容易导致进钉位置偏下，造成椎弓根下缘皮质破裂及神经根损伤。另外横突存在各种变异，如横突缺如可造成定位标志丧失，横突不对称，横突过小及横突肥大均可造成定位错误及困难。特别是L_5横突变异性肥大最多见，易造成定位失败。术中显露横突较困难，逐一过多显露横突会加重手术创伤，延长手术时间，增加出血量，加重腰肌损伤程度。所以以横突平分线作为腰椎椎弓根横向定位方法有许多不尽完美之处。

目前定位方法多以上关节突外缘或关节突关节面作为纵向定位标志。上关节突关节的外缘形成完整的乳突，由于乳突肥大、外翻，使上关节突外缘的切线过于偏外。杜心如观测资料显示上关节突外缘位于椎弓根外侧皮质边缘及边缘之外者在L_1有62.3%，L_2有46.2%，L_3有37.3%。只有在L_4和L_5的上关节突外缘位于椎弓根外侧皮质之内，接近椎弓根中心者在L_4有53.1%，L_5有67.6%。说明上关节突外缘线多位于椎弓根中心外侧，不是理想的定位标志。上关节突关节面后缘L_1有44.4%，L_2有34.7%，L_3有28.9%，L_4有7.3%位于椎弓根内侧皮质上或进入椎管。说明以关节突关节间隙作为定位标志太偏内侧，这可能是为什么Roy-Camille方法穿破椎弓根内侧皮质最多的原因之一，也可能是造成脊髓损伤，硬膜损伤及神经损伤，脑脊液漏的原因之一。退变标本表明，上下关节突增生发生率最高，严重的关节突增生使上下关节突边缘有时难以正确辨认；另外当关节突骨折，骨破坏也可使此标志丧失，所以以上关节突外缘及关节间隙作为椎弓根中心的垂线标志有许多缺陷。

（四）胸腰椎弓根形态学特点

胸腰椎椎弓根的形态学研究对于选择合适直径的椎弓根钉有着非常重要的意义。一般认为椎弓根是短的圆形或椭圆形管状结构，外为皮质骨，内为骨松质，是椎体最强硬部分。不同平面腰椎椎弓根的形态各异，T_{12}～L_5椎弓根的厚度逐渐增加，为0.9～1.5cm，其高度为1.5cm。随着年龄的增加，椎弓根的大小也在不断变化，在有的年龄段增加，有的减小，但总的趋势随着年龄增加，垂直径和水平径都有所增加。50岁以上女性椎弓根垂直径和水平径有增加趋势而男性则呈下降趋势。

有关椎弓根的形态学研究多着重于椎弓根的

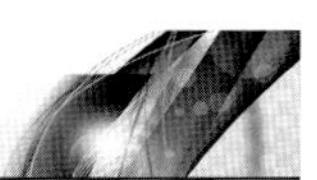

宽、厚、长度、角度的测量，而对于椎弓根形态学复杂多样性却注意得较少。Panjabi 等对脊椎进行了一系列的三维解剖学研究，结果发现椎弓根的断面并非椭圆形而是呈泪滴形或肾形。椎弓根的骨皮质也薄厚不均，内侧皮质较厚，外侧皮质较薄。Scoles 也观察到椎弓根皮质不均匀，在 CT、X 线所观察到的形态与椎弓根的真实情况不一致。Hirano 等将椎弓根横断面骨质分为皮质骨区、皮质骨下骨区、骨松质区，椎弓根螺钉应在皮质骨下骨区。这些特点对正确地应用椎弓根螺钉避免并发症则非常重要。杜心如提出椎弓根与矢状面的夹角 $L_{1\sim3}$ 为 0°～10°，L_5 为 15°～30°之间，腰椎椎弓根横断面观察，$L_{1\sim3}$ 部分呈肾形或泪滴形，部分呈椭圆形，而 L_4 则纵横径大致相等，呈近似圆形。而 L_5 椎弓根则有其特点，从上面观，椎弓根宽大，下面观，则椎弓根下切迹深大，形成侧隐窝，侧隐窝的顶高出椎弓根后部的下缘，所以 L_5 椎弓根螺钉进钉点应略偏上，以免椎弓根进入侧隐窝而损伤神经根。椎弓根四周皮质厚度下侧>上侧>内侧>外侧骨皮质，这也可能是椎弓根皮质破裂的原因之一。

（五）椎弓根毗邻关系

对椎弓根毗邻关系的研究对于避免椎弓根螺钉内固定手术的并发症有重要的临床意义。椎弓根的内侧与脊髓相邻，二者借脑脊液和脑脊髓被膜相隔，其间距为 0.2～0.3cm。L_5 以下椎弓根的内侧邻近马尾及神经根的垂直段，神经根恰在椎弓根下面，是钻孔最易损伤的部位。椎弓根的上方及外侧无重要结构，较为安全。刘浩等对 T_8～L_5 测量了同一椎骨的椎弓根及相邻椎骨的椎弓根皮质最近点距离、最远点距离，得出同一椎骨椎弓根螺钉入点间距由 T_8 的 24.0mm 增大至 L_5 的 49.1mm。相邻椎骨椎弓根螺钉钻入点间距在胸段为 26mm，腰段为 31mm。Ebraheim 等对 15 具尸体硬膜囊、脊髓及神经根和椎弓根的位置关系进行了研究，结果，在硬膜囊和椎弓根之间并无间距，神经根与椎弓根上下间距为1.9～3.9mm 和 1.7～2.8mm，其最小值为 1.3mm。同一椎体的椎弓根间距由 T_1 的 13.8mm 逐渐增大至 T_3、T_4、T_5 又稍减小，T_6 以下又增大至 T_{12} 的 16.6mm。神经根的上下径由 T_1 的 2.9mm 至 T_{11} 的 4.6mm。神经根冠状面夹角由 T_1 的 120.1°至 T_{12} 的 57.1°。据此提出了胸腰椎椎弓根螺钉进钉在横断面上要比在矢状面上更加小心。

二、腰椎椎弓根螺钉人字嵴顶点进钉方法的临床解剖学

鉴于腰椎椎弓根螺钉进钉方法的各种局限性所造成临床应用混乱，叶启彬教授提出了腰椎椎弓根螺钉人字嵴顶点进钉方法，为了论证该方法的科学性和可行性并更好地推广应用，在叶启彬的指导下杜心如进行了相关解剖学和放射学研究。

（一）人字嵴的形态及出现率

腰椎峡部有一隆起的纵嵴，命名为峡部嵴。在上关节突根部的后外侧，也有一隆起的纵嵴，称副突嵴。该嵴斜行并与峡部嵴汇合，形成人字形的嵴，故称为人字嵴（图 3-4-27）。其汇合处，称为人字嵴顶点，二纵嵴之间的凹陷，称为人字嵴内凹。

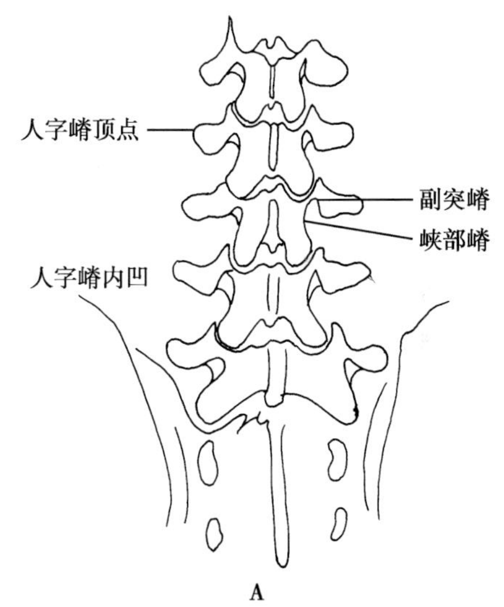

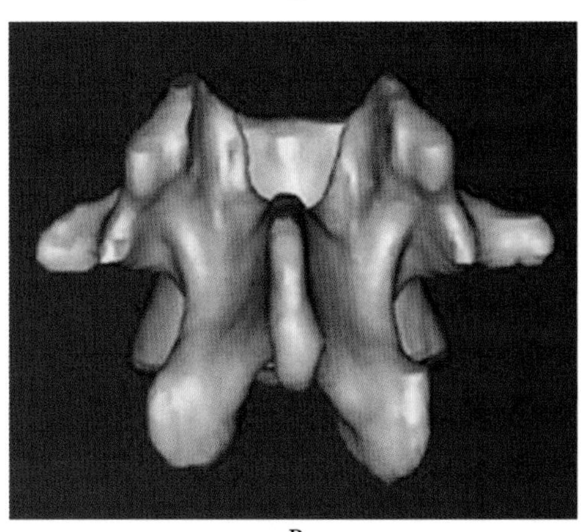

图 3-4-27　人字嵴形态
A. 示意图；B. 三维重建

L_1、L_2、L_3、L_4人字嵴出现率最高，L_5则较少，但也达到83%。

自人字嵴顶点画过椎弓根横径中点的直线，该线与矢状面的夹角就是人字嵴顶点进钉的角度；将此线延长至椎体前缘，其长度即是人字嵴顶点进钉的深度（图 3-4-28）。

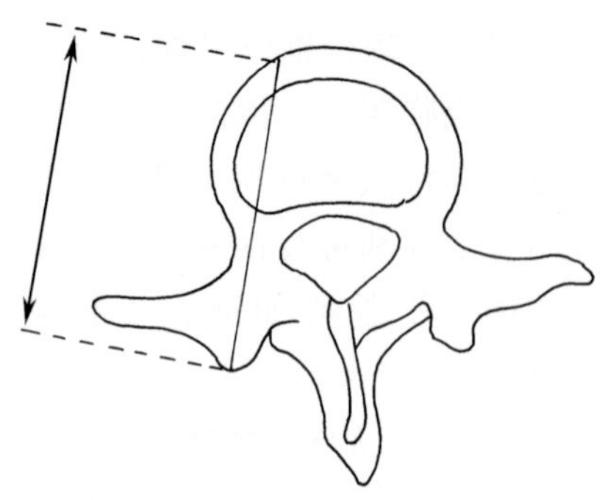
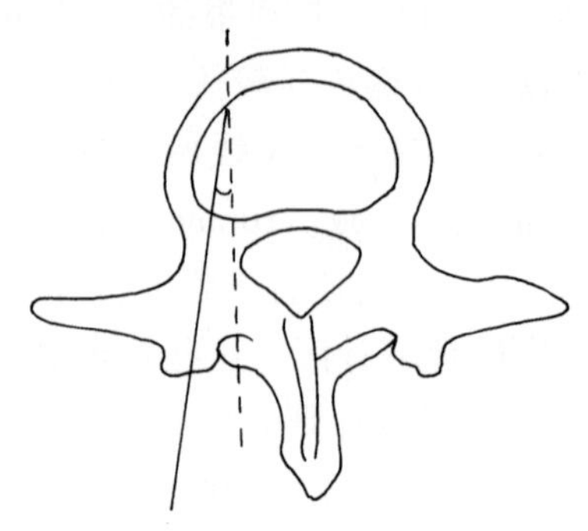

图 3-4-28　人字嵴顶点至椎体前皮质距离及与正中矢状面夹角

$L_{1\sim4}$进钉角度在 5°～10°，L_5进钉角度大部分 10°，进钉深度在 4.0～4.5cm。这些数据对临床选择螺钉长度及进钉角度有指导意义。

（二）腰椎断面标本、退变标本及横突变异观察结果

1. 在腰椎横断面标本上观察　椎弓根内侧骨皮质向后与峡部骨质延续，向前延伸并逐渐增厚，在椎弓根最窄处最厚，可达 2.4mm，外侧骨皮质与横突根部及乳突部骨皮质相延续，向前延伸，在椎弓根最窄处最厚，达 1.0mm，$L_{1\sim5}$最窄处椎弓根内横径逐渐增加。$L_{1\sim4}$人字嵴顶点在椎弓根中轴线上或其周围 1mm 范围以内。L_5腰椎标本上，人字嵴顶点位于椎弓根中轴线的内侧 4～5mm，但距椎弓根内侧骨皮质仍有 3～4mm 的距离。人字嵴顶点处骨皮质菲薄，自此处经椎弓根至椎体均为骨松质结构，未见有骨性的隔。人字嵴顶点与椎弓根中心重叠率最高。

2. 腰椎椎弓根纵切面观察　沿腰椎椎弓根纵轴纵向剖开，侧面观见人字嵴顶点骨皮质向上与上关节突骨皮质相延续，向前连结椎弓根上皮质，并逐渐增厚，椎弓根上切迹处椎弓根皮质最厚，向前与椎体后上缘皮质相连。人字嵴顶点向下与峡部外侧，人字嵴内凹部骨皮质相延续，此部骨皮质较厚。人字嵴顶点处较薄。椎弓根下皮质与之相连续，向前逐渐增厚，椎弓根下切迹处骨皮质最厚，与椎体后下缘骨皮质相连续。椎弓根上下切迹处是椎弓根最窄部位，此处骨皮质最厚，也是椎弓根内纵径最狭窄的部位。人字嵴顶点基本上位于椎弓根纵径中心或近中心处，自顶点至椎体前缘，椎弓根内均为骨松质，未见骨性隔。

3. 腰椎椎弓根冠状面观察　可见椎弓根骨皮质以上下缘较厚，内侧次之，外侧最薄。椎弓根的形态特点不相同，L_1、L_2、L_3呈椭圆形，椎弓根内纵径明显大于横径。L_4则近似方形或圆形，纵横径相近。L_5呈扁椭圆形，纵径小于横径。经人字嵴顶点进钉通道在$L_{1\sim4}$多位于椎弓根中心或略偏上的位置，而在L_5则接近椎弓根内侧皮质。钉道在椎体切面的外上方，距离椎体上侧皮质约 5～6mm，外侧皮质内 5～6mm。此处骨松质密度较椎体中央部致密。

4. 退变标本所见　在退变腰椎标本上，关节突骨质增生最多，外缘骨质增生向上外方向增大，而上关节突内缘增生则使关节面内缘偏向内侧，峡部嵴未见有骨质增生退变发生，副突乳突韧带骨化最少，这种骨的退行性改变不影响人字嵴的辨认。在严重上关节突增生标本中，其增生骨质遮盖了部分峡部嵴，当去掉这部分增生骨质时峡部嵴仍清晰可见，亦发现退变，表明其结构比较稳定。峡部裂标本上，峡部嵴破坏，但乳突副突嵴存在，人字嵴的形态仍可辨认。

（三）椎弓根影像特点

在腰椎正位片上可见到$L_{1\sim3}$椎弓根四周皮质均能显影，L_4、L_5椎弓根内侧及上下皮质可清晰可见，而外侧骨皮质未见显影（图 3-4-29），在正位片上所见到的椎弓根影像是椎弓根最狭窄部位（图 3-4-30）。

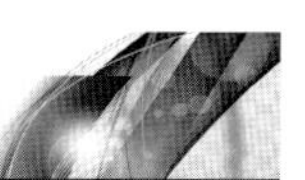

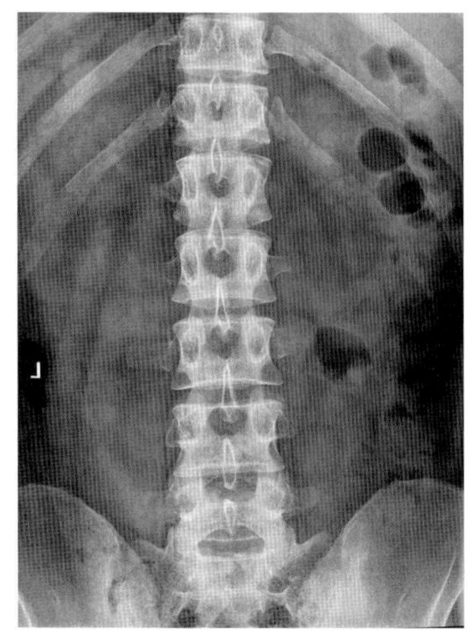

图 3-4-29　腰椎正位片所示椎弓根影像特点

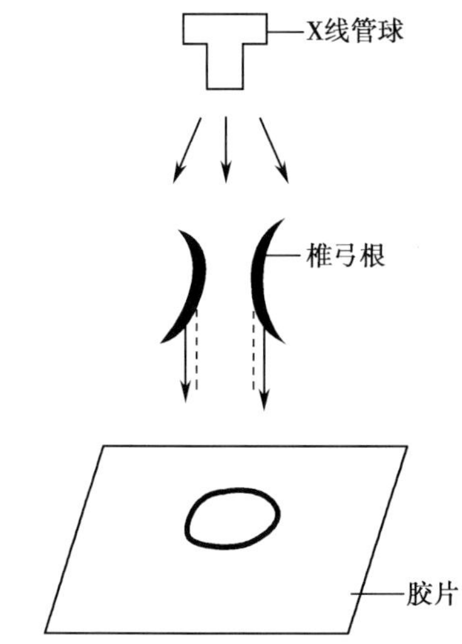

图 3-4-30　椎弓根狭窄部位显影示意图

由于腰椎椎体呈椭圆形，侧位片上所显示椎体前缘影像是椎体最前端部位，所以椎弓根螺钉即使到达甚至穿破椎体前皮质，侧位片上仍显示钉尖在椎体内，这种错觉影响对螺钉深度的判断。为了指导术中螺钉进钉深度，我们计算了螺钉在椎体矢状径的比率，结果最大为 83%。

人字嵴定位方法，进钉角度在 5°~10°时螺钉大多通过椎弓根中心，如小于 5°，则钉道偏椎弓根髓腔外侧，有穿破外侧皮质可能；如大于 10°，则偏于椎弓根内侧，有穿破内侧皮质可能。人字嵴定位方法钉道多位于椎弓根中心，是比较理想的方法。

（四）人字嵴的毗邻结构

剥离骶棘肌向外侧后，可发现各乳突副突上除关节突关节囊附着外，骶棘肌各部分均有肌肉附着于此上，横突棘肌群位于骶棘肌内侧，均有起点附着于横突副突和乳突，起止于此处的肌肉均覆盖了人字嵴的浅面，乳突副突嵴上有一条关节囊分化出的韧带结构，称乳突副突韧带，它与乳突副突嵴围成了一个骨性韧带孔道（图 3-4-31），腰神经后内侧支自外上方经该孔道至向内下方，分支支配关节囊及周围结构，该神经支通常只有 0.1~0.5mm 粗细，借助放大镜才可辨认。腰动脉后内侧支均发自同序数的腰动脉，向前经腰椎体侧方，走行于同序数出孔神经根前方并与之交叉，然后向后进入横突间肌的内侧，经上下横突、横突间肌和椎板外缘围成的间隙进入人字嵴内凹内，与动脉支伴行的多数有 2 根静脉支，并互相攀绕，部分扩张、迂曲，呈串珠状，有结缔组织将其包裹，形成一血管束，该静脉汇于腰升静脉，并与横突前后静脉、椎管内静脉及腰神经伴行的根静脉有吻合，该血管束分布于横突棘肌群和棘突根部（图 3-4-32）。在人字嵴内凹内，腰血管后内侧支周围充填了脂肪组织，呈球状，这些脂肪组织向上延伸填充于横突棘肌群和峡部嵴与峡部体之间，峡部嵴及峡部体均无肌肉和韧带附着，使人字嵴特别易辨认。人字嵴内凹内的脂肪球和血管束是其内容物，去掉脂肪球和牵开血管束或用神经剥离子下压此处软组织，可显露整个人字嵴的结构，术中如有出血可用尖血管镊夹住、提起电灼止血，人字嵴顶点即可找到。自峡部嵴处至神经根距离约 1.0~1.5cm。腰血管后内侧支的直径：动脉 0.5~1.0mm，静脉 0.5~3mm（图 3-4-33）。

（五）椎弓根四周毗邻结构及其临床意义

在各椎弓根的基底接近椎体部，其内侧、上部及下部有椎管内静脉丛紧紧相贴，静脉丛迂曲、充血，其间有少量疏松结缔组织，硬膜囊和神经根位于椎管静脉丛的浅面，椎弓根内侧皮质的内侧。在 $L_{1\sim2}$

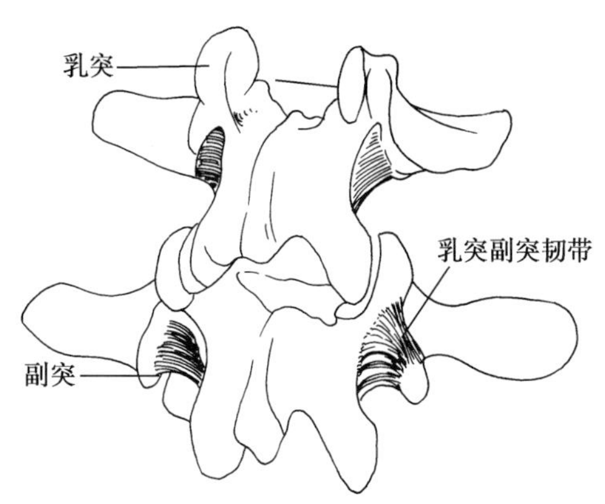

图 3-4-31　人字嵴处乳突副突韧带示意图

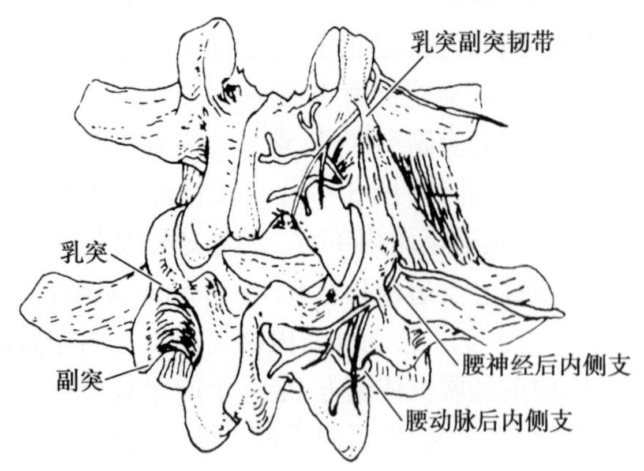

图 3-4-32　人字嵴与腰神经后内侧支及腰血管后内侧支关系示意图

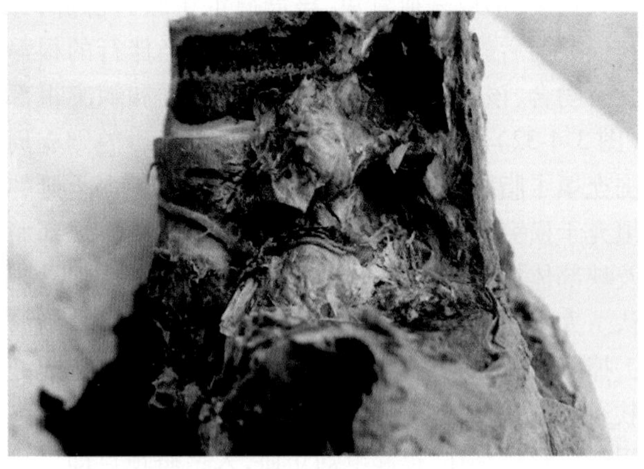

图 3-4-33　腰血管后内侧支

与硬膜囊神经根近端相邻，在 $L_{3\sim4}$ 与神经根近 1/2 ~ 近2/3 相邻，而 L_5 椎弓根内侧相邻为 L_5 神经根及神经节，在椎间孔内，椎弓根下皮质与神经根距离较椎弓根上皮质至神经根距离近，各椎弓根四周间隙有疏松结缔组织充填。在各椎弓根外侧骨皮质处有部分腰大肌起始纤维和上位序数的神经相邻，相邻间距自上而下逐渐增大。

神经根前根、后根与椎弓根的毗邻关系：自神经根上剥离并分离出前根，观察到前根约 1 ~ 2mm 直径大小，后根约 5 ~ 10mm 大小，前根均位于后根的前下方，椎弓根内侧皮质既与前根相邻，又与后根相贴，在下方骨皮质处，椎弓根与神经后根相邻，前根由于转向腹侧而和椎间盘后缘相邻。

对椎弓根毗邻关系的研究对于避免椎弓根螺钉内固定手术的并发症有重要的临床意义。这方面资料较少。一般资料记载，椎弓根的内侧与脊髓相邻，二者借脑脊液和脑脊髓被膜相隔，其间距为 0.2 ~ 0.3cm。L_5 以下椎弓根的内侧邻近马尾神经根的垂直段，神经根恰在椎弓根下面，是钻孔最易损伤的部位。椎弓根的上方及外侧无重要结构，较为安全。而椎弓根与椎管内外静脉丛及神经根前后根关系的研究少见报道。本组资料表明，在 $L_{1\sim5}$ 椎弓根的四周均有椎管内静脉丛紧紧贴附在其四周，以上下及内侧最为明显。这可能是造成硬膜外血肿的原因之一。在椎管内静脉丛的浅面为硬膜囊的侧缘及神经根，在 L_1 处神经根向两侧走行，所以椎弓根和硬膜囊侧缘相邻，间距为 0 ~ 3mm。L_2 则为神经根近端及硬膜囊侧缘。间距为 0 ~ 3mm，L_3 则和神经根近 1/2 相邻，L_4 内侧和神经根近 2/3 相邻，下侧与神经节相邻，而 L_5 下内侧与神经根近端和神经节相邻。在神经根中，前根约 1 ~ 2mm 位于后根的前侧，前、后根均与椎弓根内侧和下侧相邻，这可能是椎弓根螺钉损伤神经根后出现感觉运动障碍的原因之一，但由于后根比前根粗大得多，所以出现感觉障碍的几率远远大于运动障碍。

（六）人字嵴定位点的科学性及可行性

理想的定位方法应具备位置恒定，容易显露辨认，手术操作简便，创伤小，准确性高的特点。人字嵴恒定存在，变异少，只有少数（19% 在 L_5）人字嵴在干燥标本上较浅和不明显，但在活体中即使人字嵴较浅在，仍能易于辨认并找出人字嵴顶点作为定位点。临床应用表明，显露人字嵴只需将腰背肌剥离至关节突关节外缘部位，不需过多显露横突，也不需切开关节突关节的关节囊显露关节突关节面，对关节突关节影响较小，易于显露，手术操作较易。人字嵴定位点与椎弓根中心解剖和放射学结果表明，人字嵴顶点位于或接近于椎弓根中点，其符合率 L_1，84.8%；L_2，93.9%；L_3，78.8%；L_4，72.7%；L_5，88.2%。而且它不受关节突关节增生等退变因素的影响，即使在个别严重的关节突增生病例，去掉骨质增生的下关节突下部，仍可见到正常的人字嵴结构。峡部嵴由于无肌肉附着，所以它不发生退变。本组标本中无 1 例峡部嵴退变现象，是较理想椎弓根中心定位点。乳突副突韧带也很少有退变，本组中有 10 例骨化，多在 L_4、L_5，但这种乳突副突韧带骨化使人字嵴结构更易辨认，所以人字嵴定位方法用于腰椎有退行改变的疾病如腰椎滑脱、腰椎管狭窄症的椎弓根内固定有独特的优点，这也是不同传统数种定位方法之处。

（七）人字嵴定位方法的进钉角度和深度

由于各家推荐的进钉点定位方法不同，造成进钉角度、深度也不相同，这是由于选择进钉定位点不同所造成的，如果定位点偏外于椎弓根中轴线，则必须使角度加大，否则，则穿破外皮质；如定位点偏内，则与矢状面夹角就小，或与矢状面呈平行方向进入，否则则进入椎管，穿破内侧皮质的可能性增大。对于同样粗细的椎弓根螺钉，偏外或偏内进针均有可能穿破或挤裂椎弓根内外侧皮质，导致内固定失败，所以以接近或在椎弓根中轴线上进钉最为理想，人字嵴顶点定位较符合这个条件，其进钉角度，$L_{1\sim4}$在5°~10°之间，而L_5一般为10°，因为过于向内侧倾斜，有可能穿破椎弓根下端内侧皮质而损伤神经根。我们推荐的进钉深度$L_{1\sim5}$为4.0~4.5cm，与国人资料接近。临床手术显示这种进钉角度可使$L_{1\sim5}$的针尾排列在一条直线上，所以与其他方法比较更易于安放连接系统如杆、接骨板等内固定物。

（八）人字嵴法椎弓根螺钉长度的选择及进钉深度的判定

虽然国内外资料对进钉长度提供了详细数据，但由于种族、性别、年龄、个体差异等因素，使这些数据均有不同程度的偏差，影响了这些资料的临床应用。不同的定位方法，不同进钉角度，其进钉深度也不相同。本组资料表明，人字嵴法进钉深度为4.0~4.5cm，但最小只有3.6cm，最大达5.6cm，说明个体差异较大，用均值方法提供螺钉长度的数据不足取。本文研究结果在腰椎侧位片上测量的自关节突关节间隙下缘至椎体前缘的距离乘以0.83即是螺钉长度。椎弓根CT扫描测量螺钉长度更为准确，所测结果与真实值较为一致。目前判断进钉深度的方法主要是术中照相或术后拍片，但欠准确，CT扫描是判断进钉深度的可靠方法，但由于术中条件所限及金属伪影的影响，实际应用很困难，所以术中或术后X线检查仍然是判断椎弓根螺钉位置和深度的主要手段。我们对腰椎侧位片及横断面位片研究发现，由于椎体呈椭圆形，侧位片椎体前缘的显影部位是椎体的最前缘，所以当螺钉即使穿破了椎体前侧骨皮质，而X线侧位片上仍显示"钉尖在椎体内"的错觉，这就影响了侧位片判断进钉深度的准确性。本组所示人字嵴法，在侧位片上进钉深度的比率L_1 88.1%±5%，L_2 86.2%±4.4%，L_3 87.7%±4.4%，L_4 87.2%±5.1%，L_5 88%±5.1%，这个比率对判定螺钉进钉深度有参考意义。

目前术中导航技术已应用于指导腰椎椎弓根螺钉的操作，但上述数据仍不失其指导作用。

三、腰椎人字嵴进钉方法的注意事项

（一）手术中腰椎人字嵴的辨认和显露

沿后正中切开皮肤、浅筋膜，剥离切开腰背筋膜和横突棘肌群，向两侧牵开至关节突关节外缘；即可见到椎板峡部有骨性隆起嵴自椎板侧缘向外上走行，这就是峡部嵴，剥离并向外牵开附着于关节突关节外缘处肌肉，可显露乳突副突韧带，剥离乳突副突韧带，可见乳突副突嵴，人字嵴即完全显露，清除人字嵴内凹处的脂肪组织，即可遇到腰血管后内侧支血管束，为防出血可用尖镊夹住提起并电灼之，或用神经剥离子向下压此处的软组织来显露、确定人字嵴顶点，在顶点用咬骨钳咬除部分骨质，露出骨松质，特别是人字嵴内凹处骨皮质菲薄，打孔时勿损伤穿透此处骨皮质。钻孔器打孔，用椎弓根探子平行于椎体上终板并与矢状面呈10°左右缓缓钻入椎弓根，此时有钳尖进入骨松质均匀阻力的感觉。退出椎弓根探子，拧入4.5mm和3.5mm的椎弓根钉，按操作进钉后，同侧椎弓根螺钉基本上在一条直线上，两侧对称。

腰椎人字嵴在$L_{1\sim4}$均很明显，在人字嵴凹处有脂肪球，人字嵴凹的下方为腰血管后内侧支自横突间由前向后走行，往往为1根动脉、两根静脉。手术显露时，此血管束常常是造成出血的主要原因。处理方法就是预先用尖镊夹住电凝止血，这样既能止血，又能清楚地显露峡部嵴。一般情况下，尖镊尖不要伸入人字嵴凹的深面，应提起尖端止血，以免尖镊插入横突前方烧灼腰神经及其分支。有时此血管被切断，其近端回缩，由于该血管支是腰血管的分支，其压力较高，出血较凶猛。在这种情况下，可先将尖镊在人字嵴凹内钳夹，再吸净出血，电灼之，再用吸收性明胶海绵压迫片刻即可止血。单纯压迫止血很难奏效。

峡部嵴为椎板外缘的骨嵴，在上关节突的外上缘有骨性突起，即是乳突。在横突根部有一骨性突起，即是副突。乳突副突之间有一凹陷，其上有乳突副突韧带附着，在该韧带下方有腰神经后内侧支穿过。手术时往往将此韧带切除，神经支也被切断，此时乳突副突嵴就完全显露。峡部嵴和乳突副突嵴相交处即是人字嵴顶点，此处即是腰椎椎弓根进钉部位。

（二）腰椎人字嵴的进钉步骤

1. 确定进钉点 先在人字嵴顶点处用尖嘴咬骨钳咬除少许骨皮质，这样做的目的是利用尖锥尖在进钉时稳定，不至于滑移，也是进一步确定进钉点的方法。用尖锥在此处向椎弓根方向钻出一骨孔，尖锥方向与腰椎终板平行，与正中矢状面向内侧呈 5°～10°夹角，可参考腰椎侧位片及椎板方向决定进钉角度。确定进钉点及角度后，用T形尖锥沿椎弓根向前方均匀用力钻入，由于椎弓根为圆形或椭圆形，其四周为皮质骨，中心为骨松质，所以进锥时有进入骨松质内的磨砂感，呈均匀阻力而不会有硬物阻挡感。如果在进钉时阻力很大，或感觉有硬物阻挡，可能是锥子碰到了骨皮质，说明进锥方向不正确或选择进钉点不对，应重新调整方向或进钉点后再次操作。由于椎弓根内侧及下侧骨皮质较厚，所以锥子前面遇到时阻挡感明显，只有锥子在骨松质内的感觉说明进钉钉道位置正确。

2. 探触钉道四壁 为了验证进钉钉道是否穿透了椎弓根皮质，可用椎弓根探子探触钉道四壁，如果均是粗糙感，则表明钉道正确，未穿透骨皮质，如果有突破感，则说明已经穿透了骨皮质，进钉钉道已突破椎弓根，其位置出现了偏差，应重新调整。探查钉道时应特别注意对内侧壁和下壁的探查，因为此两壁与脊髓和神经根紧邻，穿透后易损伤神经，而上壁与外壁则相对安全。

3. 拧入螺钉 钉道完成后，选择合适粗细及长度的椎弓根螺钉。一般情况下，可根据椎弓根CT横断面测量椎弓根内径的最小横径，作为选择螺钉粗细的依据。测量沿椎弓根长轴自椎弓根后端至椎体前侧骨皮质长度作为选择长度的依据。这种选择多较准确。还有一种较粗略的长度的方法，就是在腰椎侧位片上测量沿椎弓根长轴自椎弓根后端至椎体前缘皮质长度，此长度的 80% 作为螺钉长度的依据。实践证明这种方法与 CT 测量法联合应用，可较准确地选择螺钉。顺钉道拧入螺钉，拧入时可以感觉到椎弓根螺钉在钉道内均匀阻力感。但需要指出的是，椎弓根螺钉在椎间盘内也是阻力感，但阻力较小。如果有突破感或落空感，则可能为椎弓根螺钉穿出了椎弓根，应停止拧入并寻找原因。根据需要按上述操作依次拧入螺钉，待所有椎弓根螺钉全部拧入后，用 C 形臂进行透视，观察椎弓根螺钉的位置。在侧位片上观察螺钉在椎弓根及椎体内的位置。由于椎弓根下切迹较上切迹深，所以可以依据此影像特点确定椎弓根的上、下缘。椎弓根与椎体上 1/3～1/4 相连，可根据此特点确定椎体上、下缘。正常情况下，螺钉位于椎弓根中间部位，在椎体的上 1/4 部位，螺钉的前端应位于椎体前侧皮质影像的后方，螺钉在椎体内的长度占椎体前后径的 80% 较为合适，超过 90% 或螺钉前端与椎体前侧皮质影像重叠或超过，则说明螺钉太长，已穿出了椎体前侧皮质。如果不到 60%，则说明螺钉较短，可继续向深拧入，螺钉与终板平行最好。正位片上可观察到螺钉在椎弓根椭圆形影像内，螺钉呈短的线段。也可以拍摄腰椎正、侧位片以代替 C 形臂，判断方法同前。通过用上述方法确定螺钉位置正常后，即可进行下一步操作，安放接骨板及棒杆结构。

椎弓根螺钉操作的要点在于确定进钉点及方向，选择合适粗细及长度的螺钉。操作应一次成功，不要反复操作。有时为了达到最优的螺钉位置，反复在椎弓根内拧出拧入，这样操作的结果是使钉道扩大，或椎弓根皮质破坏，最后使椎弓根螺钉把持强度下降，甚至失败，这在骨质疏松的病例中更是如此，所以对于老年人及骨质疏松时拧入螺钉更应注意。

在腰椎退变病例，其上关节突及下关节突退变增生明显，咬除增生的骨赘后仍可辨认人字嵴及人字嵴顶点。峡部嵴恒定存在，其本身不会发生退变。临床上常见到下关节突增生退变后，将峡部嵴遮盖，当去掉这些增生骨赘后就可清楚地显示峡部嵴。有时副突韧带骨化，此时使乳突副突嵴更加明显，使人字嵴更加易于辨认。在峡部裂的病例，去掉下关节突及椎板后，仍可见到残留的峡部嵴近端，参照其乳突副突嵴仍可确定人字嵴顶点。只是在腰椎滑脱的病例，由于腰椎向前移位，从后面显露则显得位置深在，暴露较为困难。对于一些椎板切除椎管敞开的病例，仍可以找到人字嵴顶点，也可以通过探查椎弓根内侧、下侧及上侧骨皮质的位置，间接判定或帮助确定椎弓根螺钉的进钉点及方向。

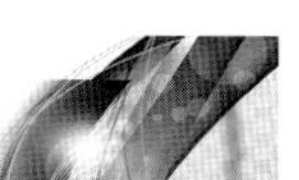

第四节 腰部软组织

一、筋膜和肌层

(一) 皮肤和浅筋膜

腰背部皮肤较厚,有丰富的毛囊和皮脂腺。浅筋膜致密而厚,含有较多脂肪,有许多结缔组织纤维束与深筋膜相连。腰背部体表标志在体瘦者及肌肉发达者明显,体胖者则否。

(二) 深筋膜

1. 浅层 较薄弱,位于背阔肌表面。

2. 深层 称胸腰筋膜,在腰区较厚,分为前、后两层。后层覆于竖脊肌后面,与背阔肌和下后锯肌腱膜愈着,向下附于髂嵴,内侧附于腰椎棘突和棘上韧带,外侧在竖脊肌外侧缘与前层愈着,形成竖脊肌鞘(图3-4-34)。前层位于竖脊肌与腰方肌之间,内侧附于腰椎横突尖和横突间韧带,外侧在腰方肌外侧缘与前层愈着,形成腰方肌鞘,并作为腹横肌起始部的腱膜,向上附于第12肋下缘,向下附于髂嵴。其上部附于第12肋与第1腰椎横突之间的部分增厚,形成腰肋韧带。肾手术时,切断此韧带可加大第12肋的活动度,便于显露肾。

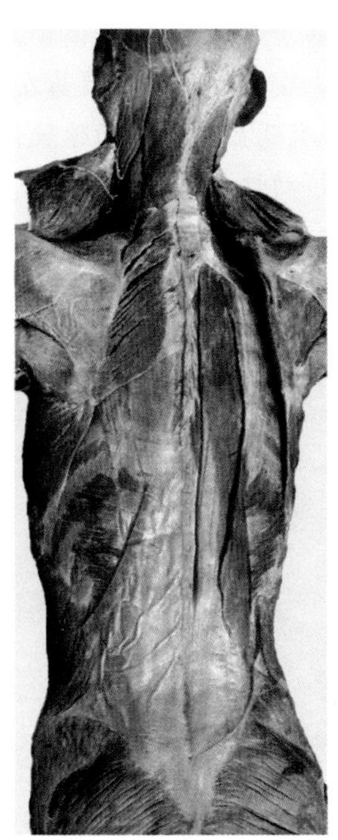

图3-4-34 胸腰筋膜

腰方肌筋膜分为前、后两层,前层为腹横筋膜的延续,位于腰方肌前面,后层与腰背筋膜的前层融合,向内附于腰椎横突尖,向下附于髂腰韧带和髂嵴后份,上部增厚形成内外侧弓状韧带,前、后层在腰方肌外侧缘会合。腰大肌筋膜为腹内筋膜形成的筋膜鞘,向下与髂肌筋膜相连。

(三) 肌层

腰背部肌可分为浅、深层肌,按对脊柱的作用可分为伸肌、屈肌、侧屈肌和旋肌。

1. 浅层肌

(1) 背阔肌:是位于胸背区下部和腰区浅层较宽大的扁肌。起自下部胸椎棘突和全部腰椎棘突、骶正中嵴、髂嵴;止于肱骨小结节嵴。作用为肩关节后伸、内收、内旋。当上肢固定时,与胸大肌合作完成引体向上动作。由胸背神经支配。由于背阔肌位于皮下,进入肌肉的血管神经位置较为恒定,常作为肌皮瓣供区进行组织移植。

(2) 下后锯肌:部分肌束起自第1、2腰椎棘突,止于第9~12肋外面。作用为下降肋骨助呼气。由肋间神经支配。

2. 深层肌

(1) 横突间肌群:包括横突棘肌和横突间肌。

(2) 棘突间肌群:位于棘间韧带两侧相邻棘突间;起于下位椎骨棘突,止于上位椎骨棘突。作用为固定相邻棘突并使脊柱后伸。由腰神经后支支配。

(3) 腰方肌:位于脊柱两旁,略呈长方形,下端较宽,起于髂腰韧带及髂嵴内缘后部。向上内斜行止于第12肋内半的下缘,部分纤维止于第1~4腰椎横突。在腰方肌与腰大肌之间有肋下神经、髂腹下神经和髂腹股沟神经自内斜向外下穿过。一侧收缩可使躯干向同侧侧屈,两侧收缩可稳定躯干。

(4) 腰大肌:位于腰椎侧面,以肌纤维起于第12胸椎下缘到第5腰椎上缘的相邻椎体及椎间盘纤维环,跨越椎体中部的膜状弓(此弓容纳椎体间腰血管通过)以及第1~5腰椎横突前下缘,肌纤维内外聚合,跨髂嵴及骶髂关节之前,在髂窝处与髂肌会合,形成髂腰肌。腰大肌在上端起点处前面为膈肌内侧腰肋弓所越过,内侧与腰椎体之间有交感神经链。后方与腰方肌之间有肋下神经、髂腹下及髂腹沟神经。股外侧皮神经出其中部外缘,越髂肌至髂前上棘内侧至股前外侧。股神经沿其外缘下份出腹股沟韧带深面。生殖股神经常在其浅面下至精索。骶丛则自其后内侧入骨盆。腰大肌主要由第2～4腰椎神经的前支分支支配，也可有第1或第5腰椎神经纤维参与。腰大肌可使脊柱前屈。

（5）竖脊肌：又名骶棘肌，是背肌中最强大的肌，特别在腰部。下端起于骶骨背面、腰椎棘突、髂嵴后部和腰背筋膜，沿脊柱两侧上行，为腰背筋膜所包绕，肌束上行分为三组：①髂肋肌为外侧肌束，自下而上又分为三部：即腰髂肋肌、背髂肋肌及项髂肋肌。腰髂肋肌起自骶骨背面及髂嵴，向上外分为6～7束止于下位6～7根肋骨的肋角处；背髂肋肌及项髂肋肌以类似方式起止于上位肋骨及椎骨，最后止于第4～6颈椎横突后结节；②最长肌位于髂肋肌内侧及深面，纤维较长，也分为三部：背最长肌、颈最长肌及头最长肌。以背最长肌最为发达；③棘肌居最内侧，起止于第1～2腰椎及胸椎棘突（图3-4-35）。

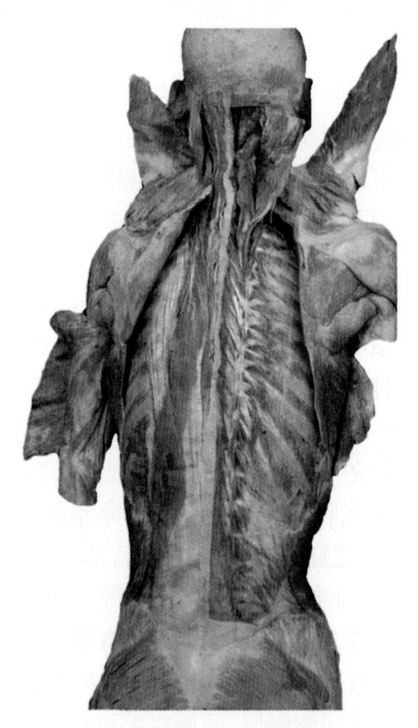

图3-4-35　腰背部深层肌

从形态结构及位置上，此肌两侧皆收缩时，可背伸脊柱，单侧收缩时，可使脊柱向同侧倾斜。竖脊肌受腰神经后支供应。

临床应用要点：坐位工作人员腰背肌长期处于紧张状态，所以最易疲劳及慢性损伤，常见的损伤部位多是其肌肉附着处，如髂嵴后缘、棘突、横突部位等，患者可以指出局部明确的痛点，压痛点也很局限，但表面皮肤并无红肿是其特点之一，X线、CT及MRI多无影像学阳性所见，也很少有病理学证据，所以临床上多是临床诊断而不是病理诊断。

二、血管和神经

（一）血管

1. 腹主动脉　腹主动脉又称主动脉腹部，为胸主动脉的延续。在第12胸椎下缘前方略偏左，经膈的主动脉裂孔进入腹膜后隙，沿脊柱的左前方下行，至第4腰椎下缘水平分为左、右髂总动脉。腹主动脉全长约14～15cm，周径2.9～3cm。腹主动脉的前面为胰、十二指肠升部及小肠系膜根等；后面为第1～4腰椎及椎间盘；右侧为下腔静脉；左侧为左交感干腰部。腹主动脉周围还有腰淋巴结、腹腔淋巴结和神经丛等。

腹主动脉按供血区域分为脏支和壁支，在此仅叙述与脊柱密切相关的壁支。壁支包括膈下动脉、腰动脉和骶正中动脉。由于腰动脉紧贴腰椎椎体横行，当行腰椎结核病灶清除术等腰椎前路手术时注意结扎腰动脉，否则出血汹涌。

骶正中动脉起自腹主动脉分杈处的后上方0.2～0.3cm处，经第4～5腰椎、骶骨及尾骨的前面下行，下行中向两侧发出腰最下动脉（又称第5腰动脉），贴第5腰椎椎体走向外侧，供血到邻近组织。当行腰骶部前路手术时，应结扎骶正中动脉，否则出血不易控制。

临床应用要点：腹主动脉壁厚，粗大，搏动明显，腰椎前路手术易于辨认，由于其偏于左侧，所以左侧入路相对安全。腹主动脉常是最易发生动脉硬化的血管，老年人多有明显的腹主动脉硬化；腹主动脉瘤患者在腹部有搏动性包块，CT可发现在椎体前方巨大包块，对于老年腰椎患者一定要注意上述问题，及时发现并请血管外科协助诊治（图3-4-36）。

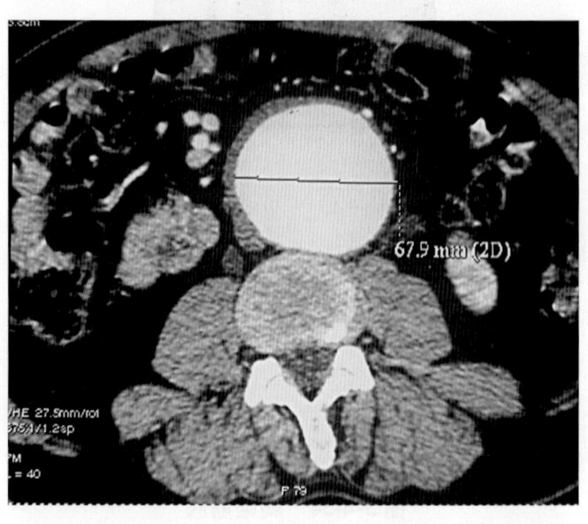

图3-4-36　腹主动脉瘤（腰椎管狭窄症术前发现）

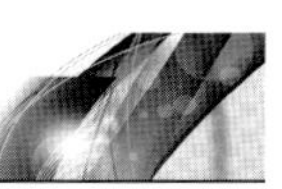

2. 下腔静脉　下腔静脉于第5腰椎平面，由左、右髂总静脉在右髂部动脉的后方汇合而成。下腔静脉上行时，位于腹主动脉的右侧，一直到腹主动脉穿经膈肌时，二者之间才有右膈脚相隔。下腔静脉在第8胸椎高度穿过膈肌。下腔静脉的属支主要有膈下静脉、腰静脉、肾上腺静脉、肾静脉、生殖腺静脉和肝静脉。

3. 乳糜池　为胸导管的起始膨大处，常位于第1腰椎前方，由左、右腰干和肠干汇成。

临床应用要点：由于乳糜池起始处位于第1腰椎前方，其管壁薄而透明，所以在胸腰椎前路手术时有可能损伤而不被察觉，损伤后由于淋巴液漏出，此时在手术创面有不明来源的清亮液体流出。如果这种液体渗出缓慢，量少，多是乳糜池的属支损伤，不需要特殊处理，如果液体渗出多而快，就要注意寻找漏出处并结扎。临床上遇到这种情况时常需要排除是否损伤了输尿管或者肾脏，是否为尿液漏出。鉴别办法是抽取液体化验，如果漏出的液体肌酐含量很高则说明是尿液，提示寻找肾输尿管是否有损伤，如果肌酐阴性或极少量则多为淋巴液。

（二）神经

1. 腰丛　腰丛位于腰大肌深面，由第12胸神经前支的一部分、第1～3腰神经前支和第4腰神经前支的一部分组成（图3-4-37）。

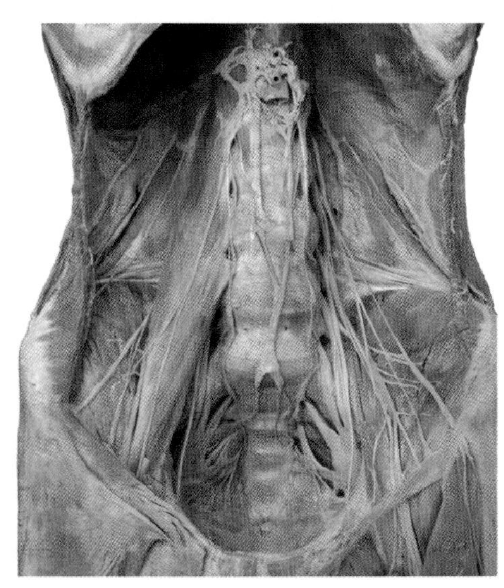

图3-4-37　腰丛和腰交感神经

腰丛除发出肌支支配髂腰肌和腰方肌外，还发出以下分支分布于腹股沟区及大腿的前部和内侧部。

临床应用要点：腰丛及其分支与腰大肌关系密切，腰大肌肿瘤常压迫腰丛及其分支，出现相应的症状体征，如股四头肌萎缩无力、膝腱反射减弱、大腿前方或小腿前方麻木等（图3-4-38）。为了减轻压迫所带来的疼痛，患者常呈屈髋位使腰大肌、髂腰肌松弛以缓解症状。腰椎结核腰大肌脓肿也常出现上述症状。腰丛肿瘤常因受累的神经支不同而出现不同的症状，但以股神经最多见，因为股神经在腰丛中所占比例最大（图3-4-39）。髂腹下神经和髂腹股沟神经在胸腰段前入路手术时有可能被损伤，损伤后出现同侧腹股沟区及阴唇阴囊区域麻木，提睾肌反射消失，也可能继发提睾肌无力而出现斜疝。

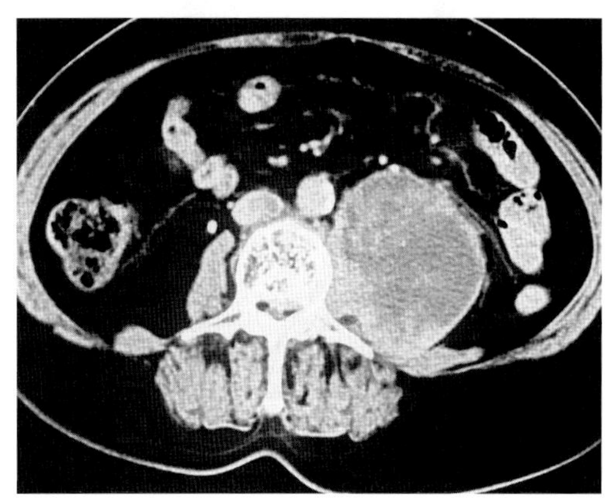

图3-4-38　腰大肌肿瘤（横纹肌肉瘤）

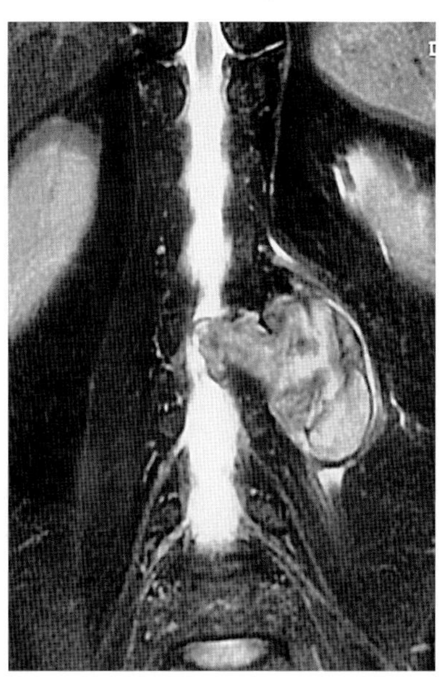

图3-4-39　腰丛肿瘤（神经鞘瘤）

2. 腰部交感神经　约有4对腰交感神经节，位于腰椎体前外侧与腰大肌内侧缘之间。其分支有：①灰交通支：连接5对腰神经，并随腰神经分布；②腰内脏神经：由穿经腰交感神经节的节前纤维组成，终于腹主动脉丛和肠系膜下丛内的椎前神经节，并交换神经元。节后纤维分布至结肠左曲以下的消化管及盆腔脏器，并有纤维伴随血管分布至下肢。当下肢血管痉挛时，可手术切断腰交感干以获得缓解（图3-4-40）。

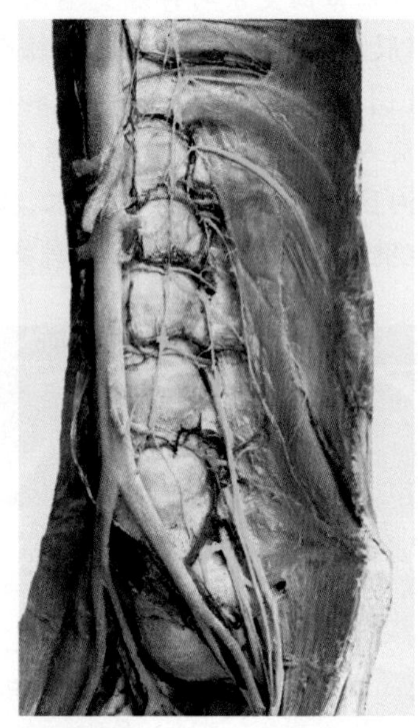

图3-4-40 腰交感神经

腰交感神经节切除会引起同侧下肢的血管扩张，出现下肢皮温增高现象，这在腰椎前路手术常见，尤其见于脊柱侧弯腰前路松解术后，并非血管异常，需要和患者讲清楚此点。

腰背部几个薄弱区：由于腰背部有4层肌肉交叉覆盖，几乎可以耐受强大暴力，这对于保护内脏有利。但在一些病理状态下，腰上三角和腰下三角构成了局部相对薄弱区域，腹膜后脓肿可以从这些三角扩散至腰背部皮下，临床上应注意与腰背部肿物鉴别。

腰上三角：由下后锯肌、腹内斜肌和竖棘肌外缘组成，有时第12肋骨也参与组成，该三角的底为腹横筋膜，表面仅有背阔肌覆盖，肋下神经、髂腹下神经及髂腹股沟神经在此三角经过，所以此处仅有两层肌肉，较为薄弱，胸腰段前路手术切口常通过此三角，除注意避免损伤这些神经外，闭合创口时要仔细修补该三角，以免形成薄弱区，继发腰疝。

腰下三角：由背阔肌、腹外斜肌和髂嵴上缘围成，其底为腹内斜肌，深面为腹横筋膜和腰方肌外缘处，表面仅为浅筋膜。此处为薄弱区，腰大肌脓肿张力高时脓液可从此三角穿破至腰背部皮下，形成流注性脓肿，所以对于下腰背部脓肿或肿物，一定要检查腹部，尤其注意检查腹膜后及髂窝，腰大肌区域（图3-4-41）。

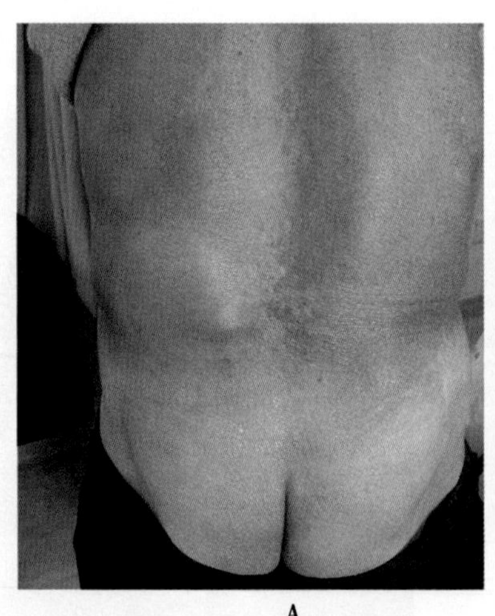

A

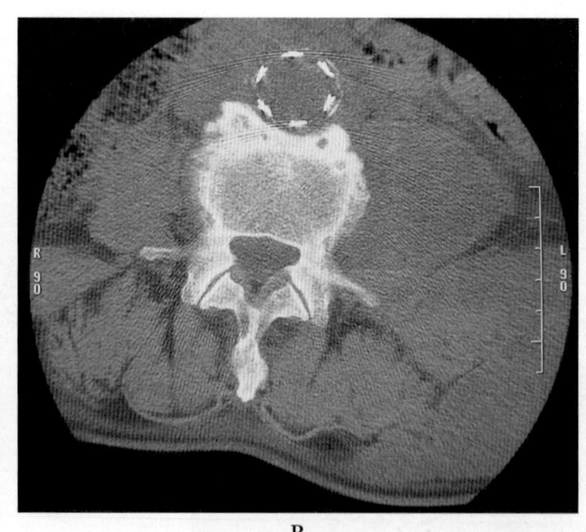

B

图3-4-41 腰下三角的流注性脓肿（腹主动脉支架后感染，腰大肌脓肿）

A. 大体；B. CT

（杜心如 赵玲秀 杨敬）

参考文献

1. Suk SL, Chung ER, Kim JH, et al. Posterior vertebral column resection for severe rigid scoliosis. Spine, 2005, 30(14): 1682-1687
2. 杜心如，叶启彬，赵玲秀，等. 腰椎人字嵴顶点椎弓根螺钉进钉方法的解剖学研究. 中国临床解剖学杂志，2002，20(2):86-88
3. 崔新刚，丁自海，蔡锦方. 以棘突定位胸腰椎经椎弓根内固定的应用解剖学研究及意义. 骨与关节损伤杂志，2003，

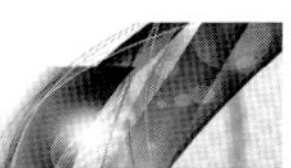

18(6):381-383

4. Muller A, Gall C, Marz U, et al. A keyhole approach for endoscopically assisted pedicle screw fixation in lumbar spine instability. Neurosurg, 2000, 47(1):85-95
5. 崔新刚,张佐伦,刘建营,等. 棘突定位法在胸腰椎椎弓根螺钉内固定中的应用. 中国脊柱脊髓杂志,2004,14(7):429-431
6. 李志军,张少杰,汪剑威,等. 腰骶椎关节突关节角的解剖学测量及其意义. 内蒙古医学院学报,2006,28(2):106-110
7. Lew SM, Mehalic TF, Fagone KL. Transforaminal percutaneous endoscopic discectomy in the treatment of far-lateral and foraminal lumbar disc herinations. J Neurosurg, 2001, 94(2):216-220
8. 叶启彬,李世英,邱贵兴,等. 椎间盘突出症的手术治疗. 见叶启彬,邱贵兴主编. 脊柱外科新手术. 第2版. 北京:北京医科大学中国协和医科大学联合出版社,2003
9. 刘刚,颜连启,郭开今,等. 腰椎棘突间区的解剖学参数及临床意义. 解剖与临床,2006,11(1):10-13
10. 张一模,杜心如,孔祥玉,等. 腰骶部硬膜黄韧带间连结的形态及其临床意义. 中国临床解剖学杂志,1999,(1):52-53
11. 杜心如,张一模,孔祥玉,等. 第五腰神经椎管外受压的解剖基础. 中国脊柱脊髓杂志,1996,(S1):73-75
12. 杜心如,张一模,顾少光,等. 臀中皮神经的形态特点及其与臀骶部痛的关系. 中国临床解剖学杂志,1996,(3):190-192
13. 杜心如,张一模,孔祥玉,等. 髂腰韧带的形态及其临床意义. 中国临床解剖学杂志,1995,(3):221-223
14. 杜心如,张一模,刘建丰,等. 腰骶部骨筋膜室的外科解剖. 中国临床解剖学杂志,1994,(2):132-134
15. 杜心如,万荣. 腰骶部骨筋膜室综合征. 颈腰痛杂志,2001,(2):162-164
16. 杜心如,赵玲秀,万荣,等. 臀中皮神经卡压综合征(附12例报告). 承德医学院学报,2001,(4):287-289
17. 杜心如,腰骶移行椎临床解剖学研究进展,中国临床解剖学杂志,2007,25(5):606-608
18. 杜心如. 一种特殊类型的移行椎几及其临床意义,中国临床解剖学杂志,2007,25(5):609-610
19. 张一模,杜心如,孔祥玉,等. 腰骶部硬膜黄韧带间连结的形态及其临床意义. 中国临床解剖学杂志,1999,17(1):52-53
20. 史本超,李宏亮,丁自海,等. 腰骶部硬膜背部膜椎韧带的观测及其临床意义. 中国脊柱脊髓杂志,2011,21(12):1006-1010
21. 隋鸿锦,于胜波,苑晓鹰,等. 枕下区结构与硬脊膜联系的解剖学研究. 中国临床解剖学杂志,2013,31(4):489-490
22. 范国华,杜俊杰,陈贞庚,等. 脊柱手术致硬脊膜损伤213例. 第四军医大学学报,2007,28(10):956
23. Wiltse L L, Fonseca A S, Amster J, et al. Relationship of the dura, Hofmann's ligaments, Batson's plexus, and a fibrovascular membrane lying on the posterior surface of the vertebral bodies and attaching to the deep layer of the posterior longitudinal ligament. An anatomical, radiologic, and clinical study. Spine, 1993, 18(8):1030-1043
24. Geers C. Lecouvet F E, Behets C, et al. Polygonal deformation of the dural sac in lumbar epidural lipomatosis: anatomic explanation by the presence of meningovertebral ligaments. AJNR, 2003, 24(7):1276-1282
25. Wiltse L L. Anatomy of the extradural compartments of the lumbar spinal canal. Peridural membrane and circumneural sheath. Radiol Clin North Am, 2000, 38(6):1177-1206
26. Wadhwani S, Loughenbury P, Soames R. The anterior dural (Hofmann) ligaments. Spine, 2004, 29(6):623-627
27. Shi BC, Li XM, Ding ZH, et al. The morphology and clinical significance of the dorsal meningovertebra ligaments in the lumbosacral epidural space. Spine, 2012, 37(18):1-6
28. 王志为,苏庆军,王庆一,等. 左腰静脉、左腰升静脉和骶正中静脉的解剖形态及其临床意义. 中国脊柱脊髓杂志,2005,15(10):609-612

第五章　腰骶移行椎临床解剖学

腰骶移行椎是较常见的腰骶部发育异常，是指腰椎数目变化及其伴随的 L_5 和 S_1 的形态学变化。一般情况下脊柱椎体总数不变，只是各节段数目有所增减，腰椎骶化往往伴有胸椎腰化，骶椎腰化亦可能伴有腰椎胸化，所以如果要区别移行椎是腰椎骶化或骶椎腰化，必须拍脊柱全长 X 线片，通过计数颈、胸椎数目才能确定，所幸许多患者并不需要脊柱全长正侧位片，这种区别有时在临床上并非必要，故将二者通称为腰骶部移行椎。

随着影像技术的进步，现在临床上已经开展了脊柱全长的 X 线及 CT 三维重建，所以对于一些需要的患者可以选择。

第一节　腰骶部移行椎的发生率

腰骶部移行椎的发生率各家报道不一。国外 McCulloch 报告为 10%。Weiner 则报道在 107 例中有 12 例，占 11.2%。Otani 报道在腰痛症状组为 13%(64/501)，无症状组 11%(55/508)。Seyfert 在 50 例中发现 10 例移行椎，占 20%。Taskaynatan 报告 881 例患者中 48 例腰椎移行椎，2 例为移行椎合并隐性骶裂，共 50 例，占 5.7%。Chang 报告骶椎腰化为 16%。

国内对腰骶移行椎的报道也很多，陈勇在 416 例腰椎间盘突出症中发现腰骶部移行椎 35 例，占 8.4%。黄子康对 989 例军人腰痛的影像学进行分析，其中移行椎 97 例，占 9.8%；横突肥大 21 例，占 2.1%。叶应荣报告腰骶移行椎占同期腰椎手术患者的 5.3%。张松林在考古资料 263 例骶骨中，8 例腰椎骶化，占 3.04%。

孙钢在其 208 例腰椎间盘突出症手术中，腰骶移行椎发生率 35%。宋世安报告 46 例女性骶骨中腰椎骶化 3 例，骶椎腰化 2 例；男性骶骨 54 例中，腰椎骶化 4 例，总计 100 例中共有移行椎 9 例，占 9%。孟刚报告同期腰椎间盘手术 132 例，其中移行椎 26 例，占 19.7%。郭世绂 400 例骶骨中有 22 例腰椎骶化，占 5.5%。陈祖瑞报告骶椎腰化占 3.7%，而尾骶或腰椎骶化占 17.6%。谭福泉 200 例中典型腰椎骶化 70 例，占 30%。杜心如在 610 套骨骼标本中发现移行椎 89 例，发生率 14.6%。

戴力杨报告正常人组发生率 15.8%，腰腿痛组则为 35.1%，王东来报告 200 例腰痛中有 82 例移行椎，发生率 41%，而腰椎间盘手术 78 例中有移行椎者 40 例，占 51.3%。总之，由于资料收集标准不一致，发生率的差别也较大，但多数在 2% ~ 20% 之间。

第二节　腰骶部移行椎的分类

一、Castellvi 分类法

目前以 Castellvi 的分类方法最为常用，被许多学者所引用。主要根据横突形态及其与骶骨是否融合或形成假关节而分为四型，每型再根据单、双侧分为 A、B 两个亚型。

Ⅰ型：横突宽度>19mm，Ⅰa 为单侧，Ⅰb 为双侧(图 3-5-1)。

Ⅱ型：横突与骶骨形成假关节，Ⅱa 为单侧，Ⅱb 为双侧(图 3-5-2)。

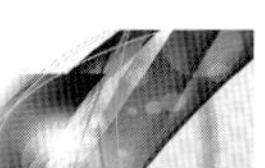

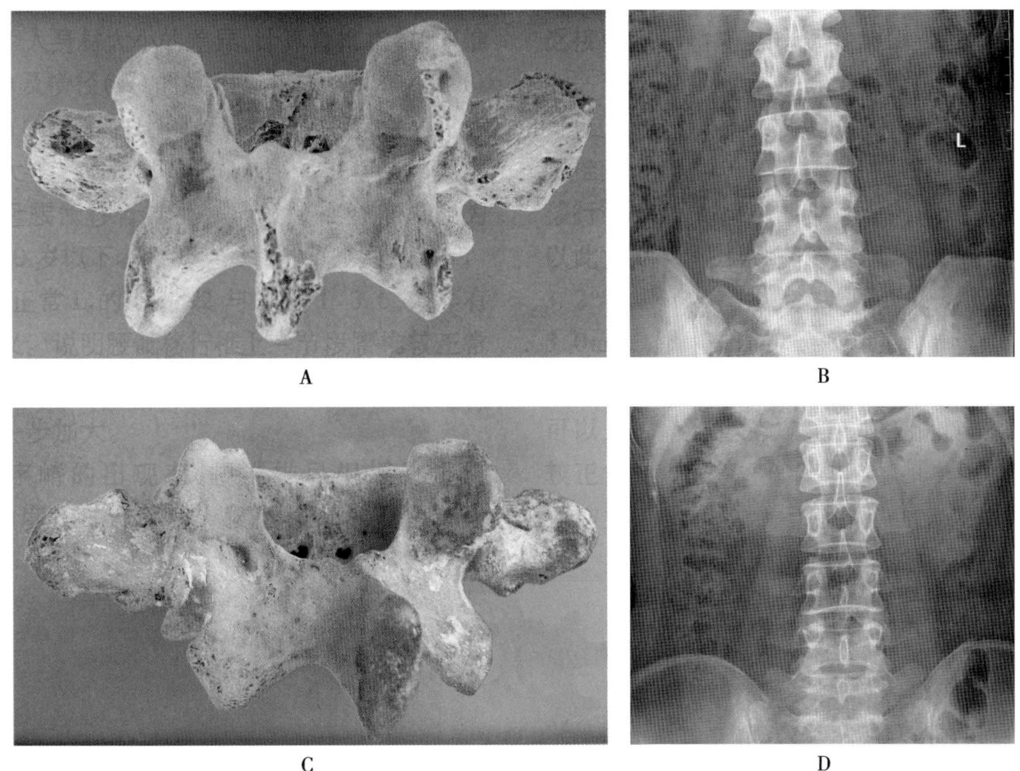

图 3-5-1　**Castellvi Ⅰ型　Ⅰa Ⅰb**
A. Ⅰa（标本）；B. Ⅰa（X 线）；C. Ⅰb（标本）；D. Ⅰb（X 线）

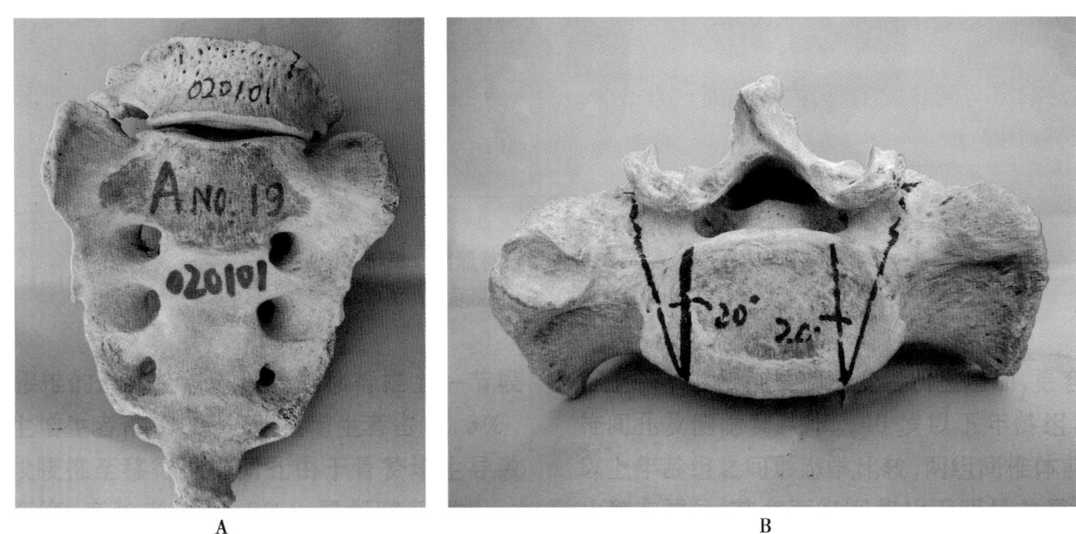

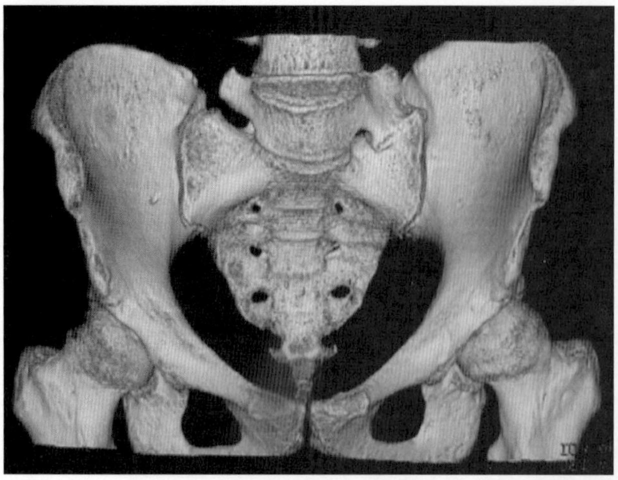

C 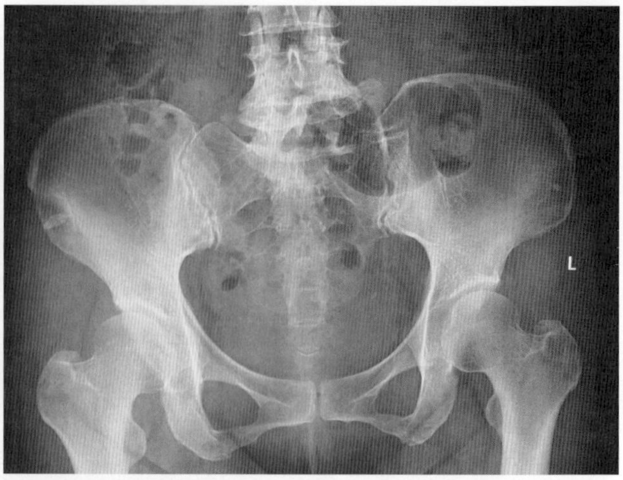　　D

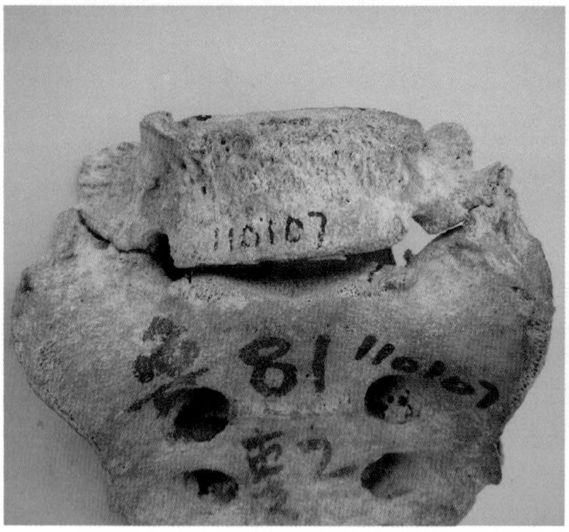

E 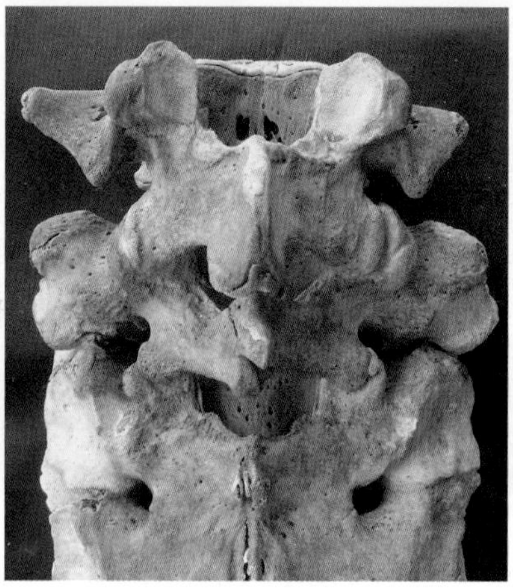　　F 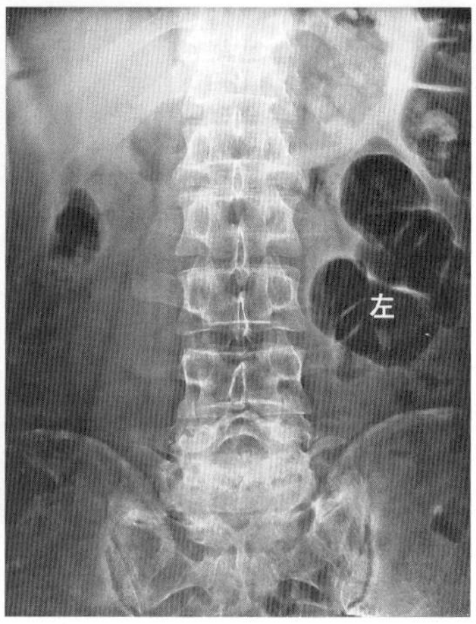　　G

图 3-5-2　Castellvi Ⅱ型　Ⅱa Ⅱb

A. Ⅱa(标本前面);B. Ⅱa(标本上面);C. Ⅱa(三维);D. Ⅱa(正位片);E. Ⅱb(标本前面);F. Ⅱb(标本后面);G. Ⅱb(正位片)

Ⅲ型:横突与骶骨发生骨性融合,Ⅲa 为单侧,Ⅲb 为双侧(图 3-5-3)。

Ⅳ型:混合型,即一侧为横突与骶骨形成假关节,另一侧则形成骨性融合(图 3-5-4)。

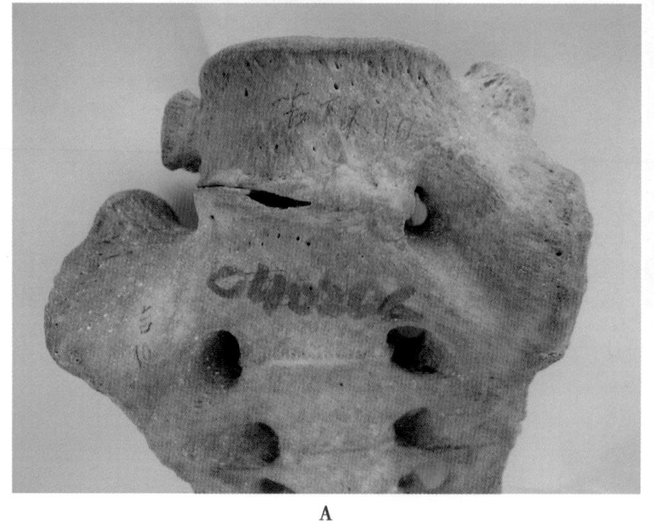

A

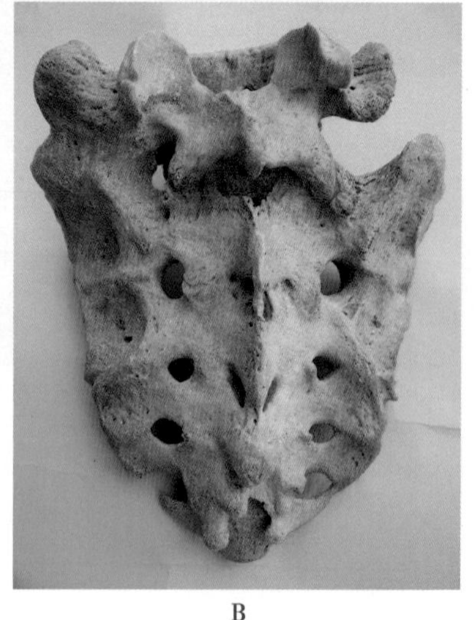

B

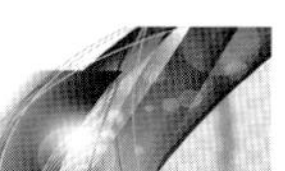

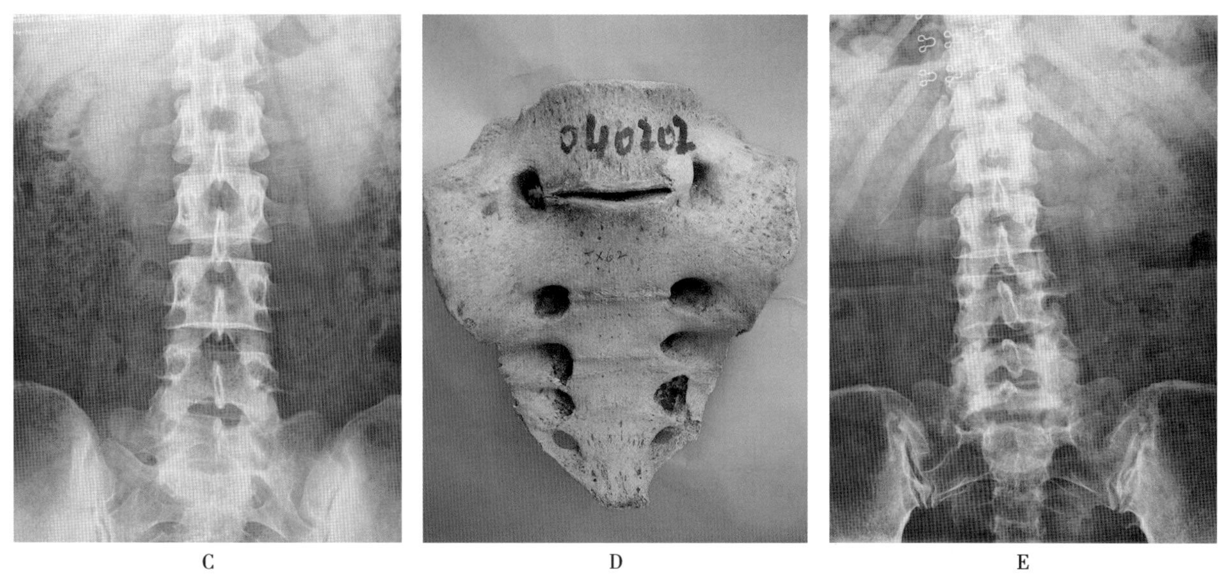

C　　D　　E

图 3-5-3　Castellvi Ⅲ型　Ⅲa Ⅲb
A. Ⅲa（标本，前面观）；B. Ⅲa（标本，后面观）；C. Ⅲa（正位片）；D. Ⅲb（标本）；E. Ⅲb（正位）

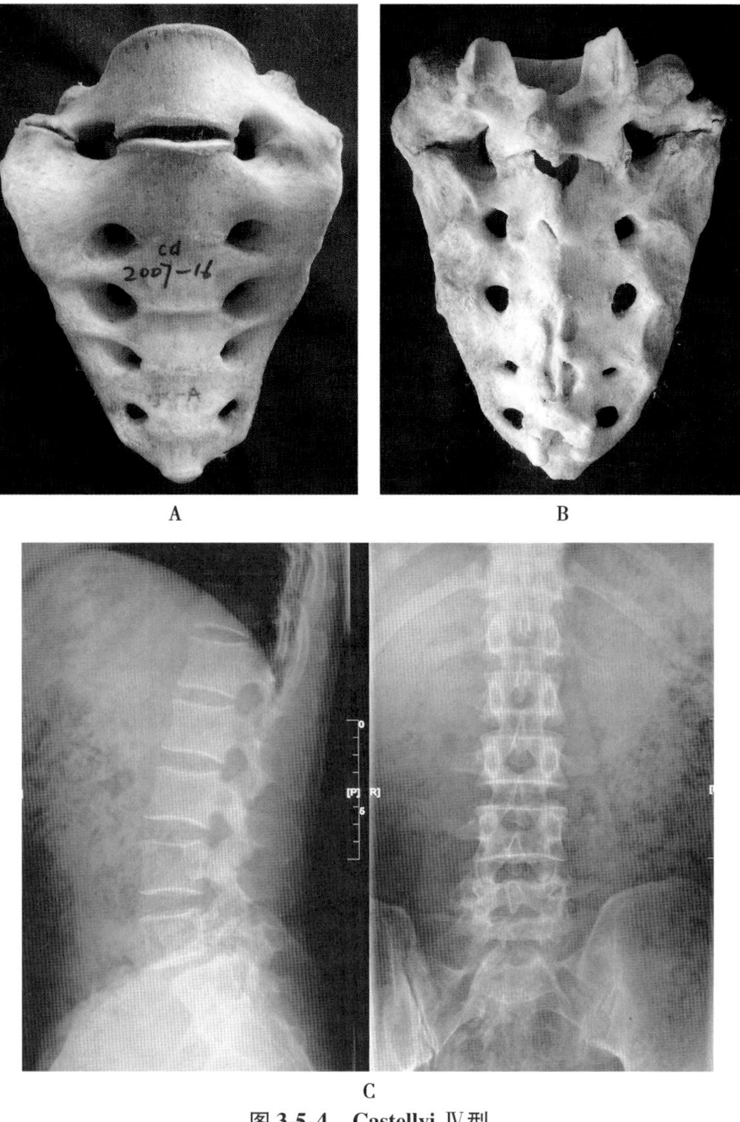

A　　B

C

图 3-5-4　Castellvi Ⅳ型
A. 前面；B. 后面；C. X线片

二、Santavirta 分类法

Santavirta 则根据横突与骶骨/髂骨形成假关节或融合分为五型：

Ⅰ型：单侧横突与骶骨/髂骨形成假关节；

Ⅱ型：双侧横突与骶骨/髂骨形成假关节；

Ⅲ型：一侧横突与骶骨/髂骨形成骨性融合；

Ⅳ型：一侧形成假关节，另一侧融合；

Ⅴ型：双侧横突与骶骨/髂骨融合。

这两种分类方法既有区别，又有很多相似之处，最大的区别在于没有将横突宽度>19mm 作为一个类型，而其他均无明显区别。

Castellvi 根据横突的形态学异常及其与骶骨形成假关节或融合的情况将之分为四型，这个分类是根据影像学分类的，其优点是实用，便于临床推广应用，缺陷是没有考虑到腰骶移行椎之间的椎间盘形态特点。

三、特殊类型的移行椎

只有移行椎在 X 线片上表现异常时才能被发现并引起重视。在临床实践中遇到了一种特殊类型的移行椎尚未引起临床重视，在 X 线片上其横突形态与正常腰椎没有区别，其椎体也非呈方形，其下方的椎间盘只是轻度变窄，并没有融合，与退变影像相似，难以与退变相鉴别，此种移行椎不能归入常规的移行椎分类中，故可能是一种特殊类型的移行椎，故将此种移行椎列为第Ⅴ型，以便进一步研究和规范。

此种腰骶移行椎在腰骶部手术定位中的临床意义在于，目前腰骶部手术定位方法多是术前拍定位片、棘突注射亚甲蓝、术中触摸骶骨椎板及牵拉棘突等。其中后一种方法临床常用，但也常常造成定位错误。导致错误的原因之一便是腰骶移行椎，所以术前判断是否存在移行椎尤为重要。上述病例的移行椎在 X 线片上与正常腰椎无明显区别，极易漏诊。所以在临床工作中一定要注意到此种变异，术中定位方法要结合术前 X 线片表现，如果第 5 腰椎横突正常，无明显肥大，亦未与髂骨形成假关节，只是第 5 腰椎与第 1 骶椎间隙变窄，而牵拉第 5 腰椎棘突时第 5 腰椎与第 1 骶椎间隙无活动，则有可能存在这种类型移行椎，必要时术中拍片确定病变位置。本例就是采取的此种方法，避免了手术错误（图 3-5-5）。

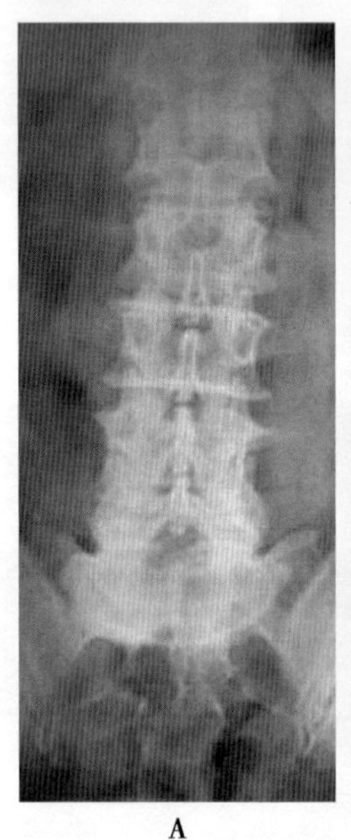

A

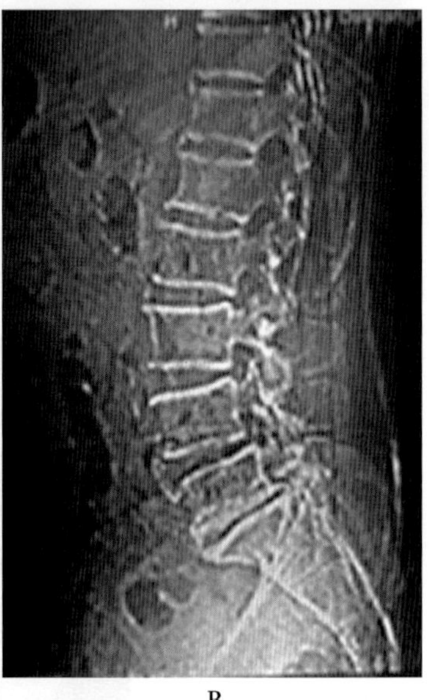

B

图 3-5-5　特殊类型移行椎
A. 正位；B. 侧位

我们观察到 3 例没有横突的异常，而仅有椎间盘融合的病例，由于无法归类，我们将之命名为椎间融合型。作为一个特殊类型的移行椎。该类移行椎由于仅仅是椎间盘的变化，极似退变，更容易造成手术定位错误。

有关腰骶移行椎的类型，国外报告以Ⅱ型最多，Ⅲ型次之，而我们的国内以Ⅲ型最多，Ⅰ型次之，然后是Ⅱ型和Ⅳ型。

第三节　移行椎与髂骨存在假关节或融合吗？

一般认为该畸形是 L_5 横突异常肥大与骶骨和（或）髂骨形成假关节或融合，这种畸形究竟是与骶骨还是与髂骨形成假关节或融合呢？文献中有不同的报道，有的认为这种畸形发生在 L_5 和骶骨间，有的认为是发生在 L_5 和髂骨间，还有的认为发生在 L_5 与骶骨或髂骨之间，这使腰骶移行椎的概念混乱。

综合目前的资料报道中并没有提及髂骨相接触问题，只是提到与骶骨成假关节或融合，有的报道则提及腰骶移行椎与骶骨或髂骨问题，提出了移

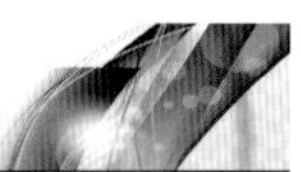

行椎与髂骨或骶骨形成假关节或融合，但未见相应的腰骶移行椎与髂骨形成假关节或融合的图片资料。

为了澄清概念，对第 5 腰椎横突的形态，并对 L_5 横突与骶骨形成假关节或融合的部位进行观测，腰骶移行椎与髂骨之间相对应的部位是否形成假关节或融合进行观测。结果腰骶移行椎的横突均未与髂骨后部形成假关节或融合（100%）提出腰骶移行椎不与髂骨形成假关节或融合（图 3-5-6）。

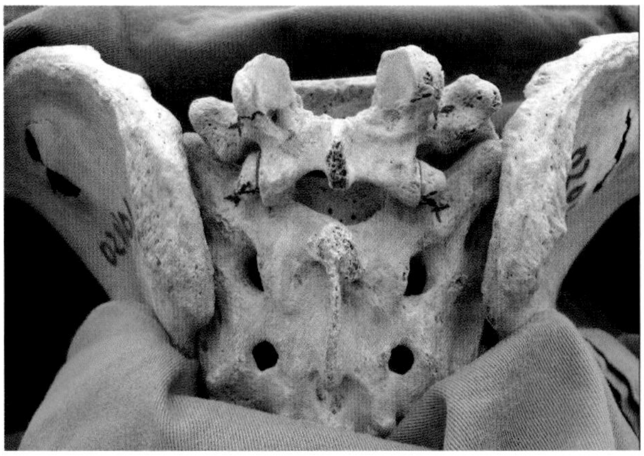

A

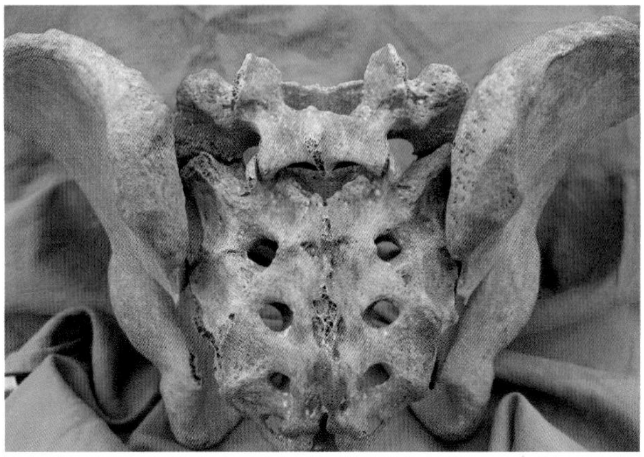

B

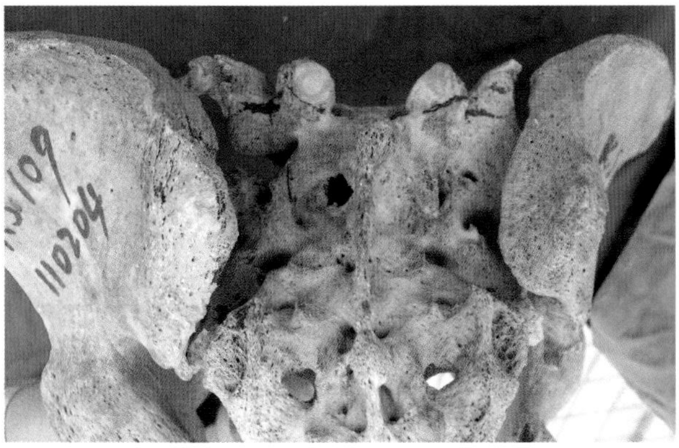

C

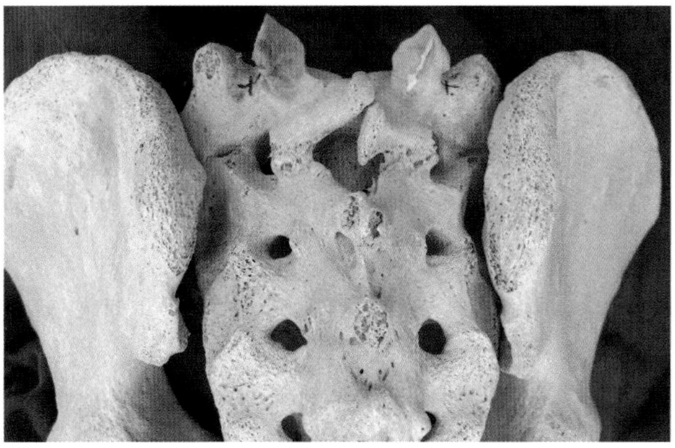

D

图 3-5-6　腰骶移行椎不与髂骨存在假关节或融合

A. Ⅱa；B. Ⅱb；C. Ⅲa；D. Ⅲb

腰骶移行椎只是最末节段腰椎与骶骨间形成假关节或融合，没有与髂骨相接触，没有形成假关节或融合，髂腰韧带骨化不是移行椎（图 3-5-7）。与正常比较，腰骶移行椎与髂骨之间的间距较小，但没有形成假关节或融合，故腰骶移行椎只是发生在腰骶椎之间的畸形，与髂骨无接触，应当明确这种概念。为什么文献资料提到与髂骨的问题，这可能是这些研究多基于 X 线影像资料，没有在 CT 或 MRI 观测。正位片上腰骶移行椎与髂骨后部重叠，其影像特点与融合或假关节的影像相近，易混淆。

由于腰骶移行椎没有与髂骨相接触，所以传导应力不会发生在腰骶移行椎与髂骨之间。这种接触只发生在移行椎与骶骨之间，所以异常应力在腰骶移行椎与骶骨之间，此处可能导致脊柱生物力学不平衡，容易造成损伤、劳损或退变进而引起症状。可能产生腰痛。另外假关节处组织水肿充血，刺激或压迫周围末梢，肥大横突与骶骨相接触可能产生创伤性炎症，这可能是为什么核素扫描假关节处产生浓聚的原因。由于腰骶移行椎不与髂骨相接触，所以不会引起髂骶关节功能紊乱，腰骶移行椎不会引起骶臀部疼痛及骶髂关节痛，这可能是其形态学基础因素。

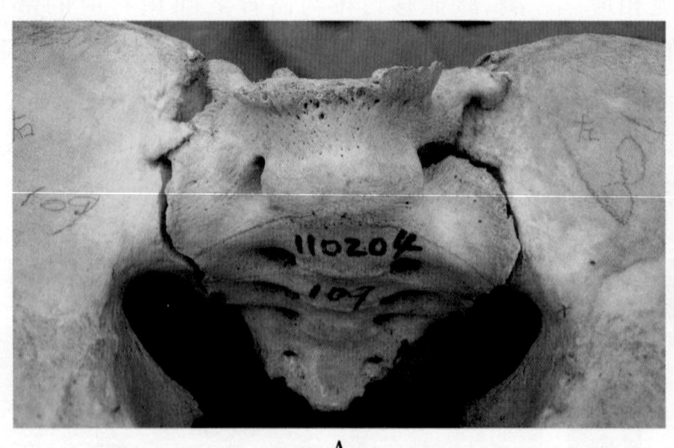

A

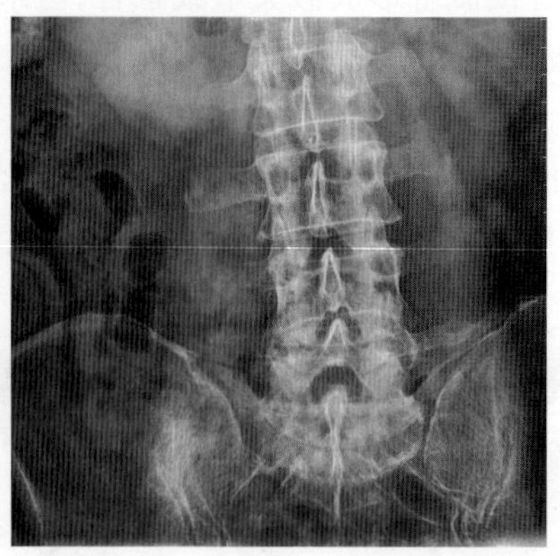

B

图 3-5-7　髂腰韧带骨化

A. 标本；B. X线

第四节　腰骶移行椎的临床意义

一、腰骶移行椎与腰痛的关系

腰骶移行椎是否引起腰痛一直存在争论。自1917年Bertolottis首次描述了腰骶移行椎，认为该畸形与慢性腰痛、下肢疼痛不适症状有关，这就是Bertolottis综合征。Tini等提出腰痛与移行椎无关。一些研究表明在腰痛或外科手术的腰椎间盘病例中腰骶部移行椎出现率较正常所预料的高。在Ⅱ型腰骶移行椎中其假关节与疼痛相关。大多认为腰骶移行椎本身并不产生症状，但由于移行椎存在时可能导致脊柱生物力学的不平衡，容易造成损伤、劳损及退变，进而引起腰痛症状。另外假关节周围软组织充血水肿，刺激或压迫周围末梢神经，肥大的横突与髂骨相接触，可产生创伤炎症等，也是造成腰痛的原因。腰骶移行椎的腰痛患者的症状较非移行椎患者发病时间早且重。腰痛患者中移行椎的发生率也较无腰痛组高。

Taskaynatan认为不管移行椎和椎板裂是否为腰背痛的原因，有此变异者临床症状严重。另外无论是否合并椎板裂，移行椎有可能增加神经根症状。骨扫描是确定腰背痛来源的一种方法。Pekindil研究结果在移行椎假关节处出现局部增加的浓聚，说明此处代谢增强，推测痛源自移行椎。

在腰骶移行椎中向假关节处直接注射局麻药物和类固醇药物可在90%的腰骶移行椎患者中产生良好的止痛效果。另一组研究表明，在10例腰痛的腰骶移行椎患者中有9例成功的利用X线增强影像指导麻药的注射。在注射前进行8例中骨扫描没有1例发现异常。在同一研究中，11例进行了横突切除，7例腰痛缓解，另有2例改善症状。Brault等报道了一年轻女性，其单侧腰骶假关节和对侧第6腰椎与第1骶椎间的小关节疼痛。他成功地诊断并用小关节注射，最后切除横突假关节来治疗此例患者。

二、腰骶移行椎与腰椎间盘突出症的关系

在Castellvi研究中，腰骶移行椎Ⅰ型无特殊临床意义，是腰椎骶化、腰骶移行椎的前期框架。在Ⅱ型中，移行椎的上一椎间盘突出的发生率要高。Hashimoto等研究表明具有神经根症状的腰骶移行椎患者其腰椎间盘突出的发生率要比没有腰骶移行椎的发生率要高，而且出现症状的椎间盘节段位于移行椎上一间隙。王东来报道在有移行椎的腰椎间盘突出症中，70%的椎间盘突出发生在移行椎的上一间隙。无移行椎组发生在L_5～S_1突出略多于$L_{4\sim5}$椎间盘，而Ⅱa和Ⅱb则分别占63.2%和64.2%发生在上一间隙，15.8%和7.1%发生在下一间隙，有15.8%和28.5%发生在上下两个间隙。刘淼等报道为75.9%发生在上一间隙，与其他学者得出的结果

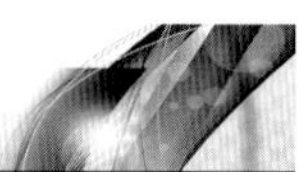

大体一致，在刘淼的报告中也发现在Ⅱ型中共5例突出发生在下一间隙，占17.2%。

Ⅳ型和Ⅲa型移行椎的腰椎间盘突出症100%发生在上一间隙。

移行椎侧别与椎间盘突出侧别的关系，王东来报道了19例患者，突出在同侧8例，占42.1%；在对侧9例，占47.7%；中央型突出2例，占10.5%。在Ⅳ型移行椎中3例突出均在骨性融合同侧。

杜心如在解剖研究的基础上总结了222例腰骶移行椎病例，试图进一步明确不同类型腰椎移行椎与腰椎间盘突出症的关系，结果显示Ⅰ型移行椎发生腰椎间盘突出症的部位既可以是$L_{4\sim5}$，也可以是$L_5\sim S_1$，发生率$L_5\sim S_1>L_{4\sim5}$，也就是说移行椎的上、下节段均有可能发生腰椎间盘突出症，说明Ⅰ型腰骶移行椎与正常无移行椎时腰椎间盘突出症发生部位的发生率无明显区别；Ⅱ、Ⅲ、Ⅳ型腰骶移行椎发生腰椎间盘突出症发生节段均在$L_{4\sim5}$，而没有发生在$L_5\sim S_1$的病例。另有少部分发生在$L_{3\sim4}$节段（7例），也就是说腰椎间盘突出症发生在移行椎以上的节段（图3-5-8～图3-5-14），以邻近上一节段椎间盘最多见。

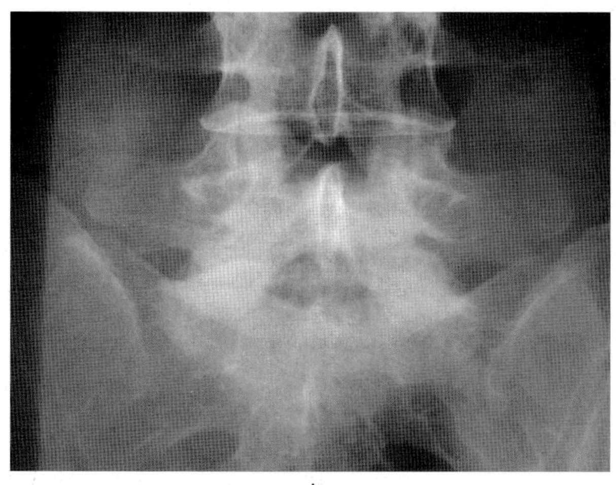
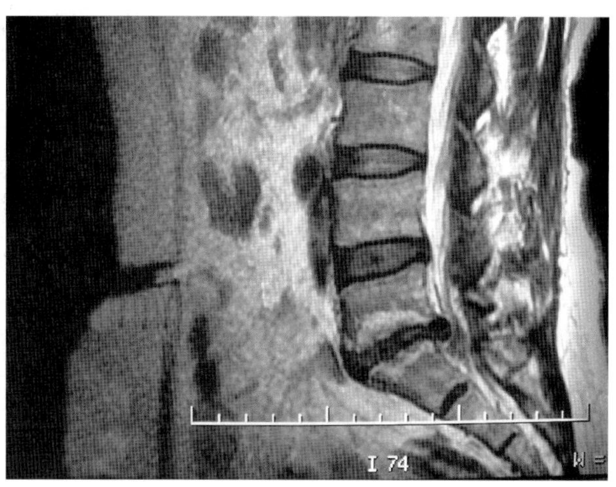

A　　B

图3-5-8　腰骶移行椎与腰椎间盘突出症的关系（Ⅰb $L_5\sim S_1$突出）

A. X线；B. MRI

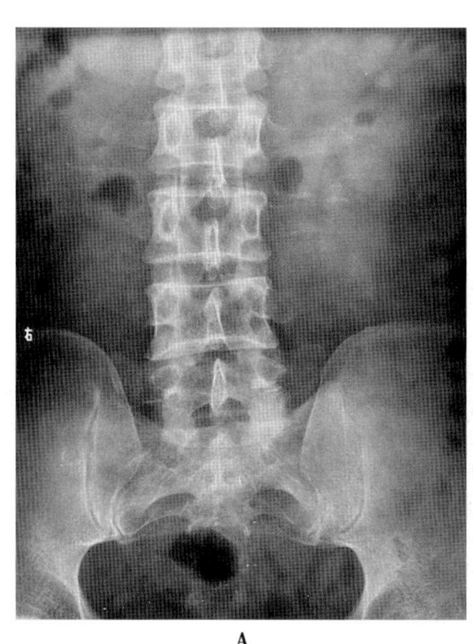
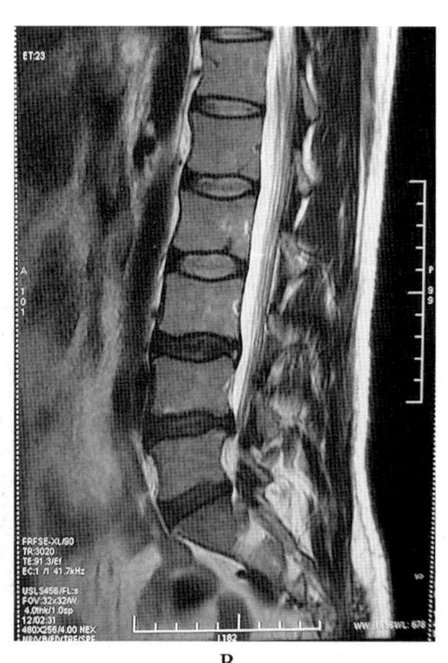

A　　B

图3-5-9　腰骶移行椎与腰椎间盘突出症的关系（Ⅰb $L_{4\sim5}$）

A. X线；B. MRI

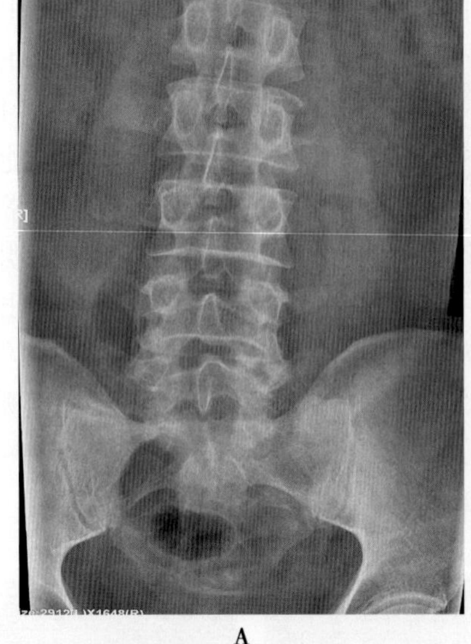

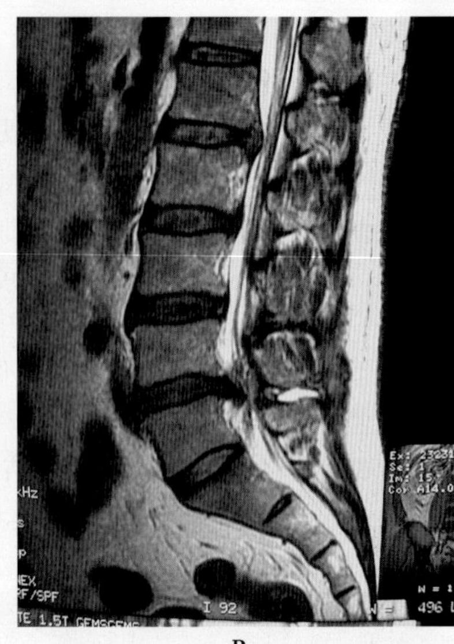

图 3-5-10　腰骶移行椎与腰椎间盘突出症的关系（Ⅱa 型）
A. X 线；B. MRI

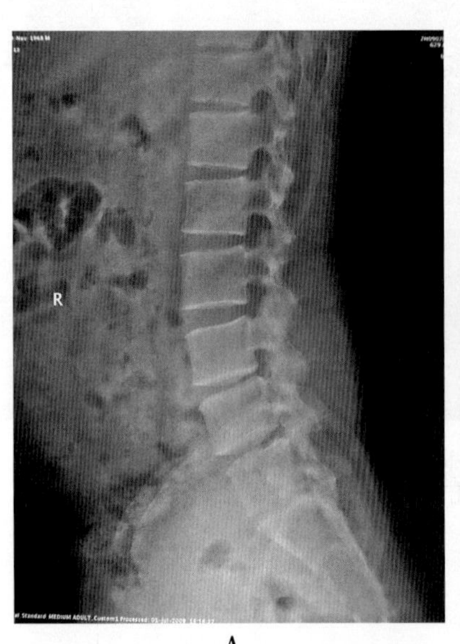

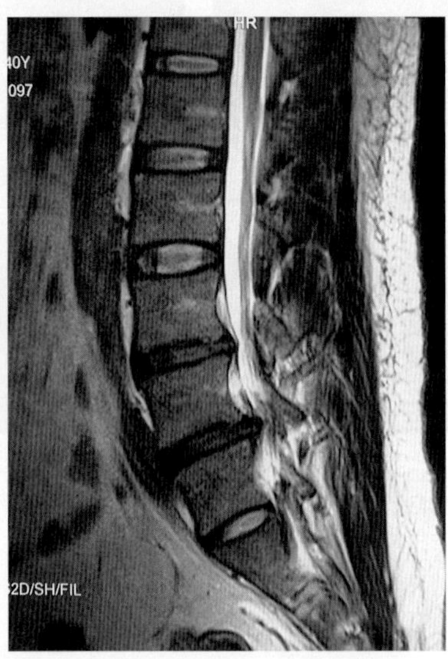

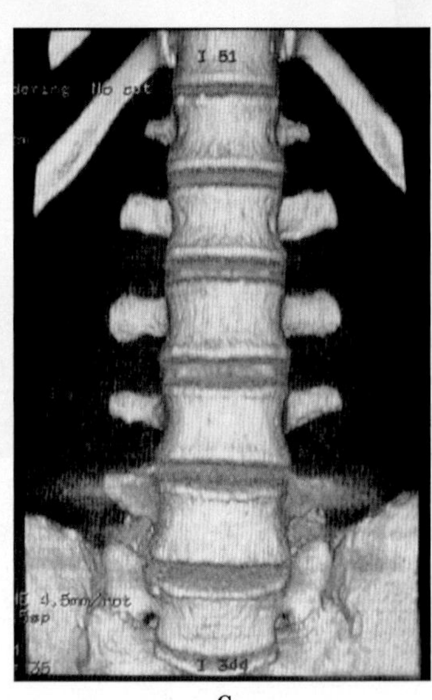

图 3-5-11　腰骶移行椎与腰椎间盘突出症的关系（Ⅱb 型）
A. X 线；B. MRI；C. CT 重建

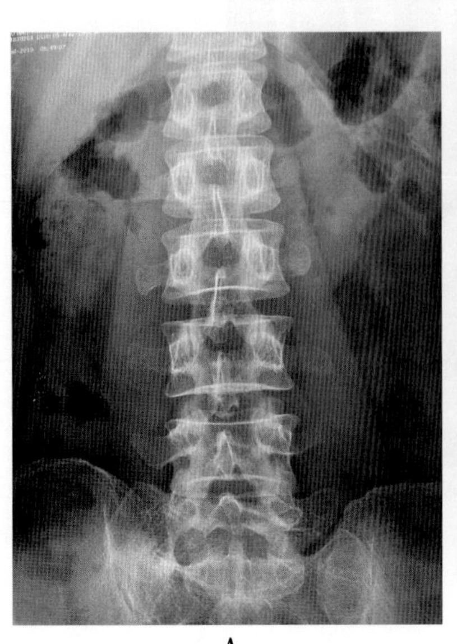

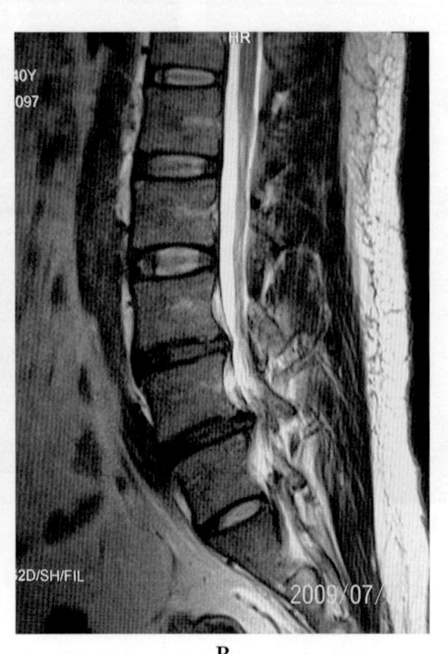

图 3-5-12　腰骶移行椎与腰椎间盘突出症的关系（Ⅲa 型）
A. X 线；B. MRI

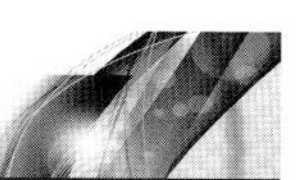

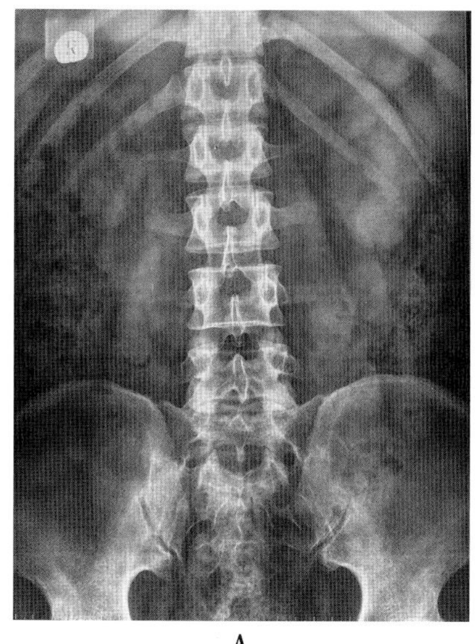

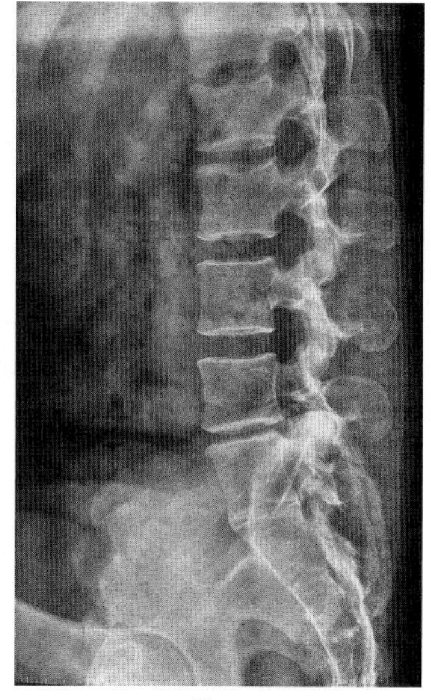

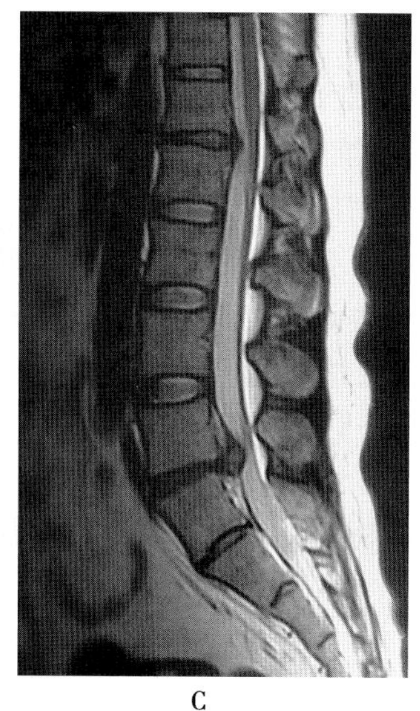

A　B　C

图 3-5-13　腰骶移行椎与腰椎间盘突出症的关系(Ⅲb 型)
A. 正位片;B. 侧位片;C. MRI

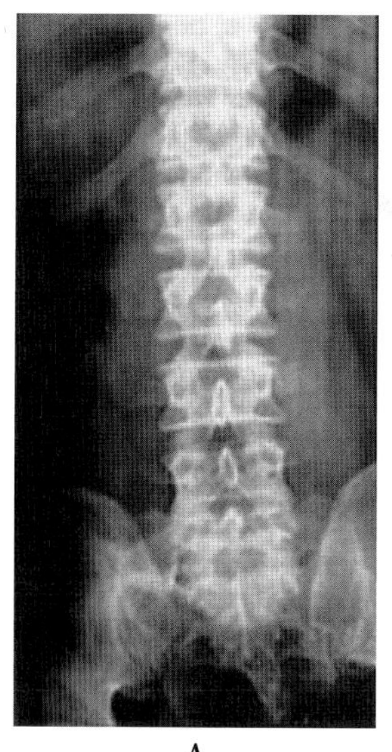

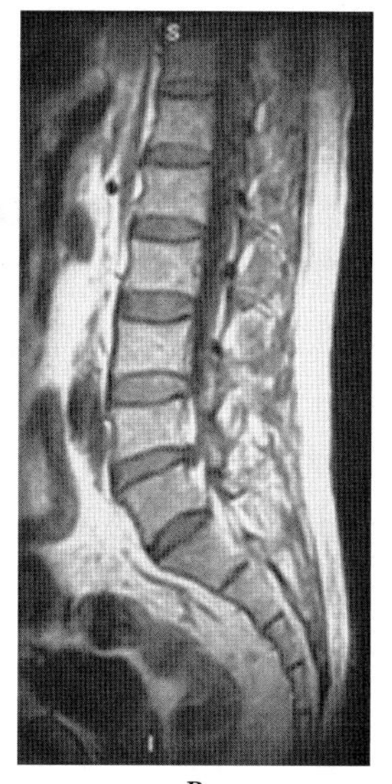

A　B

图 3-5-14　腰骶移行椎与腰椎间盘突出症的关系(Ⅳ型)
A. 正位片;B. 侧位片

对于Ⅰ型移行椎其形态及结构与正常腰椎无异,所以腰椎间盘突出症发生部位也无特殊性,可能发生在移行椎的上、下节段。Ⅲ、Ⅳ及特殊型由于位于其间椎间盘到了保护,反而不会突出,也不会发生退变,所以只有位于其上方的椎间盘发生突出,这与腰椎融合手术后相邻节段易发生病变的道理相似,是应力集中上移的结果。Ⅱ型移行椎则由于残存椎间盘较完整,虽然从理论上承受异常应力,但可能由于肥大横突承受了较大的应力而保护了椎间盘,故也不易发生突出。

综上所述,腰椎间盘突出症合并腰骶移行椎的较正常人明显增多,说明腰骶移行椎患者易发生腰椎间盘突出症。发生部位多在邻近移行椎的上一节段。

三、腰骶移行椎和神经根症状的关系

1962 年 McCulloch 提出腰骶移行椎时腰神经根支配形式有所变化。Otani 在回顾分析了 62 例患者,共有 10 例移行椎,其中 8 例 $L_5 \sim S_1$ 椎间盘突出压迫第 1 骶神经根,在其余 52 例中,22 例为 $L_5 \sim S_1$ 椎间盘压迫第 1 骶神经根,15 例为 $L_{4 \sim 5}$ 椎间盘压迫第 5 腰神经根。骶椎腰化患者的第 1 骶神经根与非移行椎患者第 1 骶神经根症状相比较。结果骶椎腰化与非移行椎患者症状变化有所不同,其第 1 骶神经根症状与正常情况第 5 腰神经根症状相似,感觉改变也是相似结果。说明腰椎移行椎(骶椎腰化)腰骶神经根支配有所变化,其第 1 骶神经根与正常人第 5 腰神经根相似。刘淼报告 L_4 神经根受累 1 例,第 5 腰神经根受累 9 例,但只有 3 例符合第 5 腰神经根单独支配症状,而其余 3 例则为膝、跟反射减弱,3 例为股四头肌肌力降低,4 例膝内侧至大腿较广泛的皮肤感觉迟钝,2 例小腿外侧和足外侧皮肤感觉迟钝,与第 5 腰神经支配不符合。其中跟腱反射减弱 10 例,8 例正常,1 例略亢进,仅 4 例与第 5

腰神经根、5例与第1骶神经根单独受损符合，其余病例则与单一神经根受损不完全一致，说明在移行椎存在时可能出现神经根复合症状，可能存在神经根变异和功能分离现象。

腰骶部移行椎还可能是椎间孔外狭窄的原因之一，它引起神经根卡压征和神经根病。Hashimoto等研究表明，受压神经根被卡压在移行椎横突和骶骨翼之间，这可以在冠状面MRI片上很好地显示。

四、腰骶移行椎与腰椎管狭窄的关系

腰骶移行椎与发育性或继发性腰椎管狭窄的关系尚不清楚。狭窄的椎管内如存在椎间盘突出其产生的症状要比宽阔椎管存在椎间盘突出严重得多。Elester研究表明，在移行椎平面以上，其中央及侧椎管狭窄的几率较大，而Vergauwen则得出相反的结论。他的研究结果在有无移行椎的腰背痛患者，其CT椎管径线测量结果无明显区别。

Oguz对未存在退行变的青年人腰骶部移行椎椎管径线进行了测量，移行椎病17人，正常24人。椎管矢状径、椎弓根间距、关节突间距和外侧隐窝径线均在CT上进行了测量。结果腰骶移行椎的椎管直径(第4、5腰椎)与正常相比没有明显差别。先天性椎管狭窄与腰骶部移行椎无关。Elster推测移行椎平面以上椎间隙发生退变的几率高、发生关节突关节退变几率较移行椎高。其结果可能造成椎管狭窄或神经根管狭窄。Vergauwen还报告移行椎时退变发生范围较无移行椎者大，但未发现二者的腰椎管狭窄症有何区别，但他们的研究对象为腰背痛老年人。Hashimoto等研究表明不伴有滑脱的腰椎管狭窄也多发生在腰骶移行椎的上一个间隙。杜心如研究结果，腰椎管狭窄多发生在上一节段，也可能存在发育性椎管狭窄。

五、腰骶移行椎与腰椎间盘退变的关系

Aihara用MRI研究66例合并Ⅱ、Ⅲ、Ⅳ型移行椎患者，均有腰痛或合并坐骨神经痛。10个患者合并第3腰椎退行性滑脱，2例合并第4腰椎峡部裂性滑脱，1例有腰椎手术病史，1例第3腰椎退行性滑脱。第4腰椎与移行椎之间的椎间盘较其他椎间盘退变明显，而$L_{2\sim3}$、$L_{3\sim4}$椎间盘无明显区别。移行椎与第1骶椎间椎间盘则没有明显退变。在腰骶移行椎中只有男2例、女3例没有第4腰椎与移行椎间盘明显退变，而在93%(男)和88%(女)的移行椎椎间盘发生明显退变。男3例、女2例中移行椎与第1骶椎有残余椎间盘。男2例，女4例中移行椎与第1骶椎椎间盘发生轻度退变。89%(男)，76%(女)在移行椎与第1骶椎椎间盘未发生退变。在14例男性青年组，第4腰椎与移行椎间盘水平以上较其他椎间盘发生退变明显，$L_{3\sim4}$椎间盘较移行椎和第1骶椎椎间盘发生退变明显。在12例青年女性组中，第4腰椎与移行椎以上椎间盘发生退变较其他间盘明显。在13例老年组中，移行椎与第1骶椎发生退变较其他椎间盘要轻。

在13例老年女性组中，移行椎与第1骶椎椎间盘发生退变较其他椎间盘明显轻。说明腰骶移行椎平面以上的椎间盘多退变，这可能是因为髂腰韧带在第4腰椎较薄弱有关，比其他椎间盘较早发生退变。而移行椎与骶骨间椎间盘与其他水平相比较少发生退变。腰骶移行椎与骶骨之间较稳定是因为骶和腰椎的横突形成假关节或骨融合，这样可以保护椎间盘发生退变。

杜心如观察移行椎与腰椎管狭窄及退变节段的关系，15例Ⅰ型移行椎中腰椎管狭窄$L_{4/5}$为1例，L_5/S_1为3例，共4例占27%。28例Ⅱ型移行椎中，$L_{2/3}$为2例，$L_{3/4}$为5例，$L_{4/5}$为3例，L_5/S_1为6例，共16例占57%。41例Ⅲ型移行椎中，$L_{3/4}$为3例，$L_{4/5}$为5例，共8例占20%。7例Ⅳ型移行椎中，$L_{3/4}$为1例，$L_{4/5}$为2例，共3例占43%。说明移行椎合并腰椎退行狭窄较正常者高。$L_{3/4}$退变11例，其中Ⅰ型2例，Ⅱ型5例，Ⅲ型3例，Ⅳ型1例。另外，在39例MRI病例中，存在L_3、L_4、L_5椎体及终板高和低信号者Ⅱ型3例，Ⅲ型5例，共占21%。说明腰骶移行椎时，腰椎间盘承受高应力除$L_{4/5}$以外，位于其上方的$L_{3/4}$和$L_{2/3}$也可能比正常腰椎要高。

六、腰骶移行椎与腰椎滑脱的关系

有研究表明，正常人群和腰骶移行椎人群中腰骶滑脱的发生率没有不同。然而，滑脱程度在第5腰椎骶化患者中第4、5腰椎水平滑脱程度要比骶椎腰化时第5腰椎、第1骶椎滑移程度高。这可能是

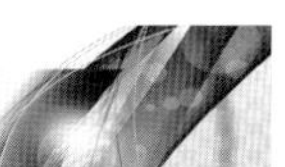

因为髂腰韧带限制第5腰椎活动有关。髂腰韧带有稳定第5腰椎作用。我们的结果，所有病例均无L_5～S_1滑脱及L_5峡部裂的病例，L_4峡部裂及$L_{4\sim5}$滑脱发生率最高，分别为19例（8.6%）及33例（14.8%），高于正常腰椎发生率，其中Ⅰ型$L_{4\sim5}$滑脱7例，Ⅱ型12例，Ⅲ型12例，Ⅳ型2例。L_4峡部裂Ⅰ型4例，Ⅱ型6例，Ⅲ型8例，Ⅳ型1例；$L_{3\sim4}$滑脱4例（Ⅱ型1例，Ⅲ型3例）；$L_{2\sim3}$滑脱4例，Ⅱ型、Ⅲ型各2例；$L_{1\sim2}$滑脱1例。以上数据说明腰骶移行椎的椎间盘及关节突关节及横突成为一个整体，类似于腰椎融合术后，其应力集中处上移，而L_4峡部较L_5薄弱，髂腰韧带缺如，只有少数情况下有部分纤维附着于L_4，所以L_4稳定性较差，故在移行椎时L_4易发生峡部裂及滑脱（图3-5-15～图3-5-20）。

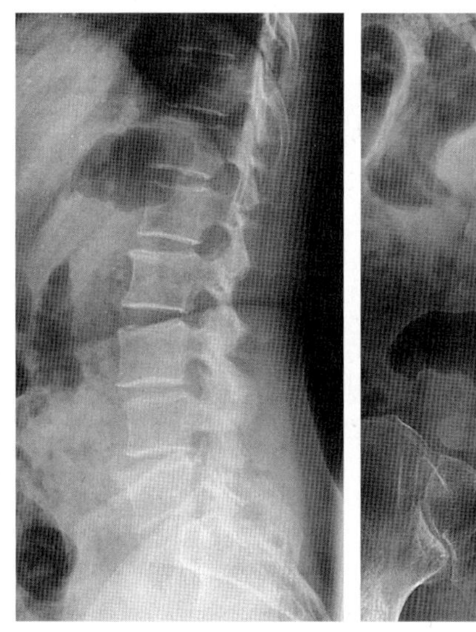

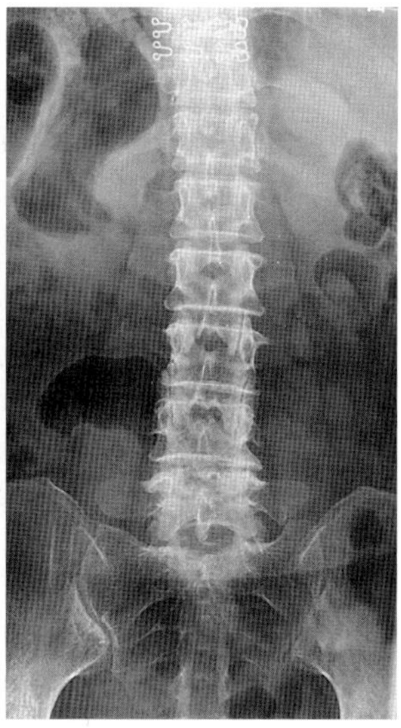

图3-5-15　腰骶移行椎与滑脱的关系（Ⅰb）

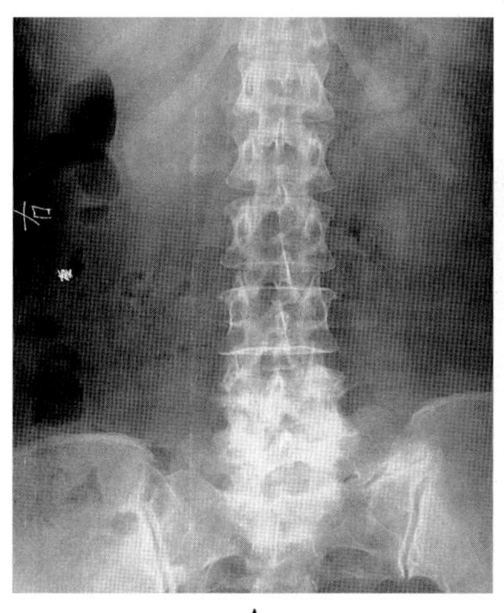

A

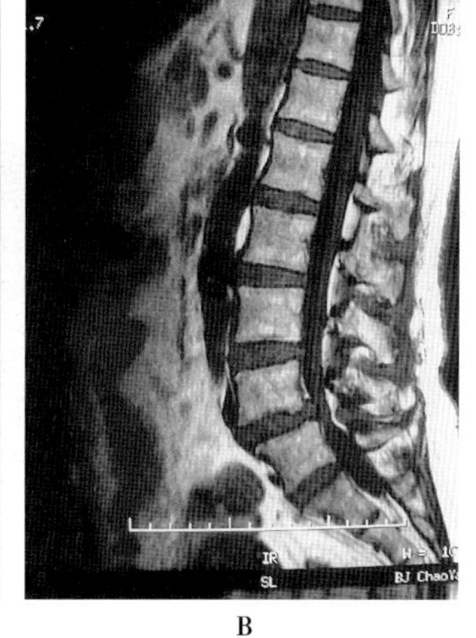

B

图3-5-16　腰骶移行椎与滑脱的关系（Ⅱa）
A. X线；B. MRI

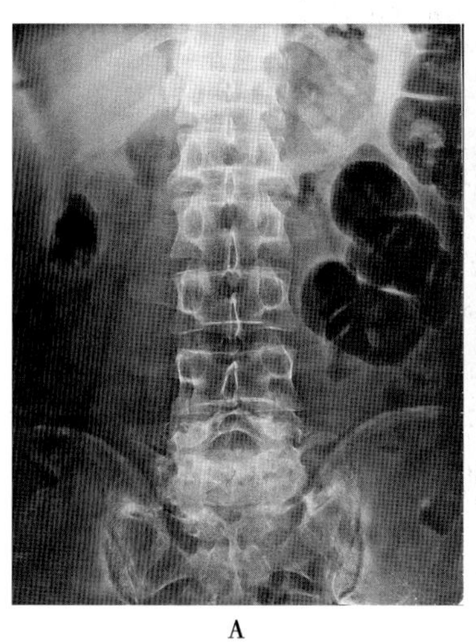

A

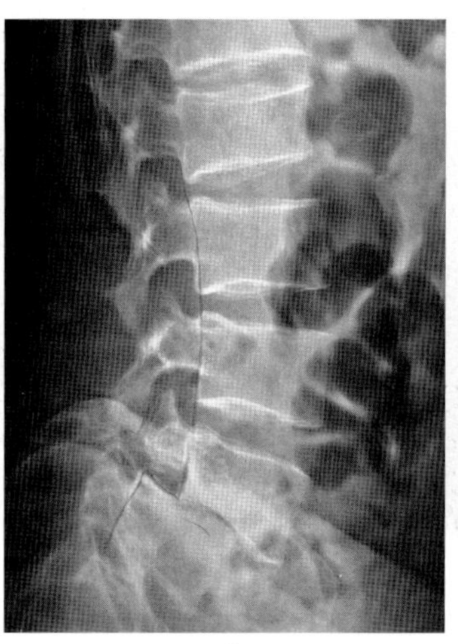

B

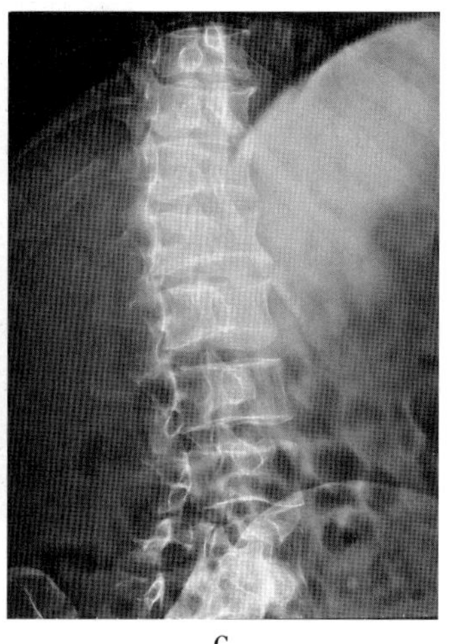

C

图3-5-17　腰骶移行椎与滑脱的关系（Ⅱb）
A. 正位片；B. 侧位片；C. 斜位片

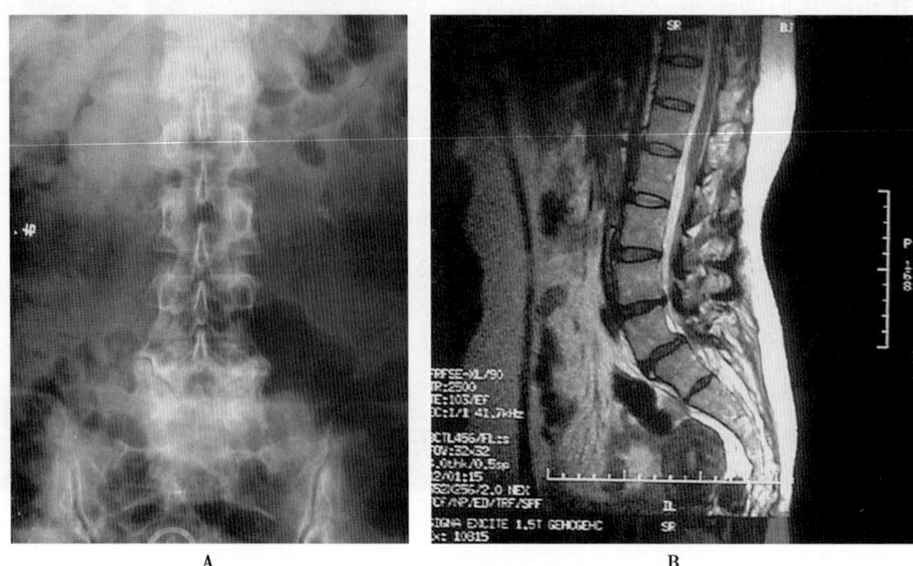

A　　　　　　　　B

图 3-5-18　腰骶移行椎与滑脱的关系(Ⅲa)
A. X线;B. MRI

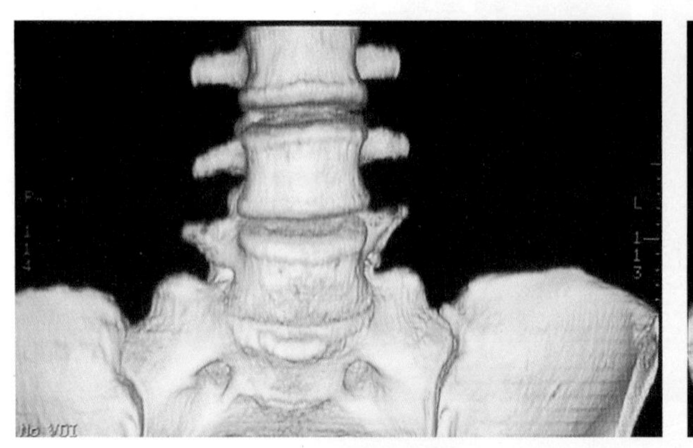

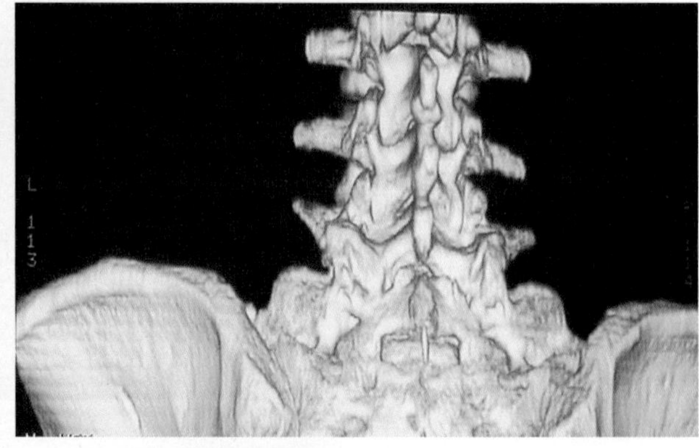

A

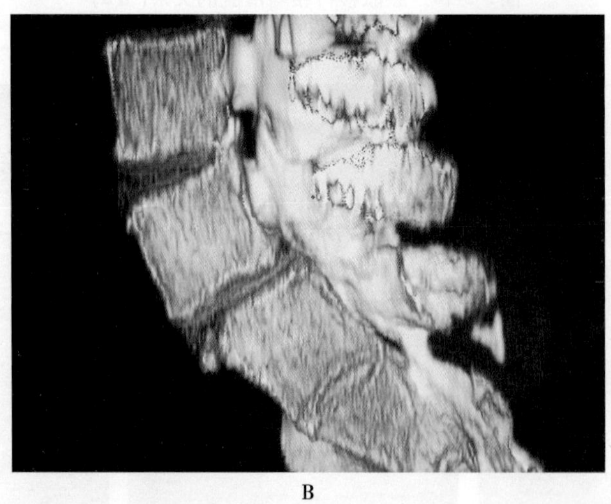

B

图 3-5-19　腰骶移行椎与滑脱的关系(Ⅲb)(三维 CT)
A. 三维;B. 矢状重建 CT

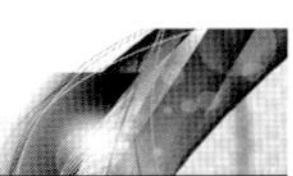

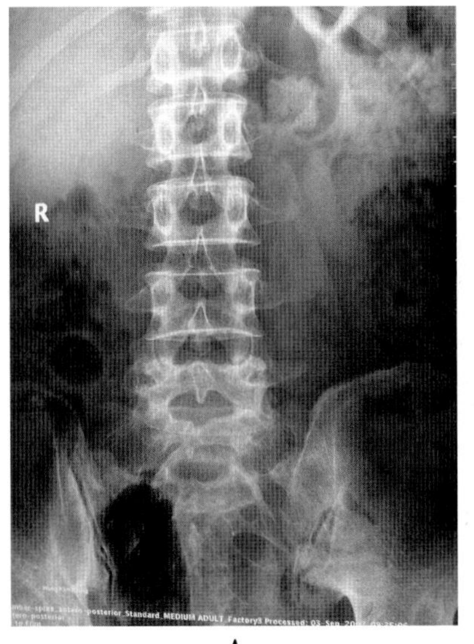

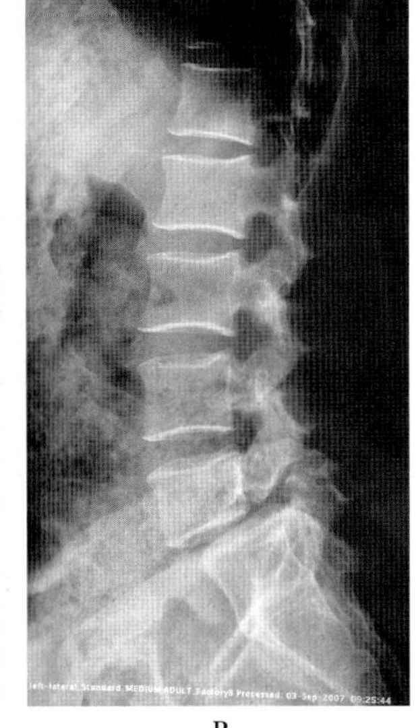

A　　B

图 3-5-20　腰骶移行椎与滑脱的关系(Ⅳ)
A. 正位片;B. 侧位片

正常腰椎易发生 L_5 滑脱及峡部裂,腰骶移行椎只有 L_4 滑脱,没有 L_5 滑脱。造成这种情况的原因可能与下列因素有关:①腰骶移行椎时 $L_{4/5}$ 处于高应力状态,而 L_4 峡部较为细小难以承受而发生峡部裂及滑脱。Ⅰ型移行椎虽然与正常腰椎接近,但可能肥大的横突要承担更多应力;Ⅱ型移行椎横突与骶骨形成的假关节虽然传导了异常应力,但从另一角度也分散了来自上方的剪切应力,从而使 L_5 峡部受力减少;Ⅲ型和Ⅳ型移行椎 L_5 横突直接向下传递应力,而 $L_{4/5}$ 起到了类似 L_5/S_1 的作用,故 L_4 应力更大;②髂腰韧带的保护作用,在 L_5 髂腰韧带较为强大,而 L_4 则几乎没有髂腰韧带,所以 L_4 稳定性要差,故更易发生峡部裂、峡部裂延长及滑脱。

七、腰骶移行椎与骶骨之间椎间盘的 MRI 形态特点

Ⅰ型腰骶移行椎与骶骨间椎间盘的形态与正常腰椎的 L_5 ~ S_1 椎间盘相同,具备与正常 L_5 ~ S_1 椎间盘相同的功能;Ⅱ型与正常相近,但有发育不良现象,接近正常 L_5 ~ S_1 椎间盘;Ⅲ型和Ⅳ型则明显发育不良,为残存椎间盘,几乎不具备椎间盘功能(图 3-5-21 ~ 图 3-5-26)。

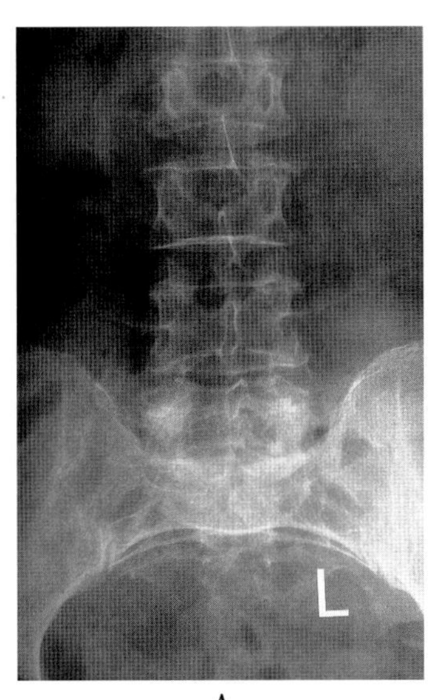

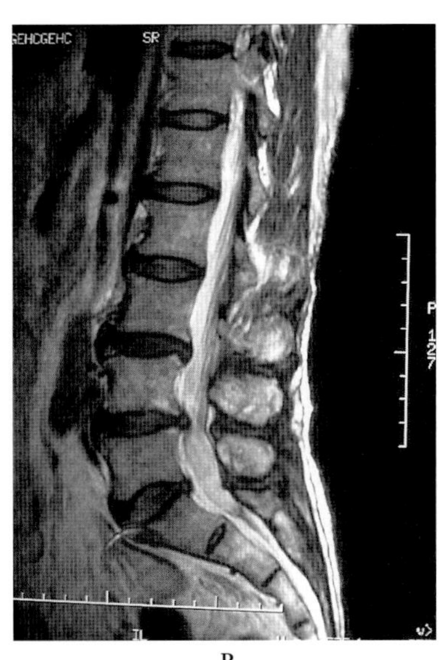

A　　B

图 3-5-21　腰骶移行椎与骶骨之间椎间盘的 MRI 特点(Ⅰ型)
A. X 线;B. MRI

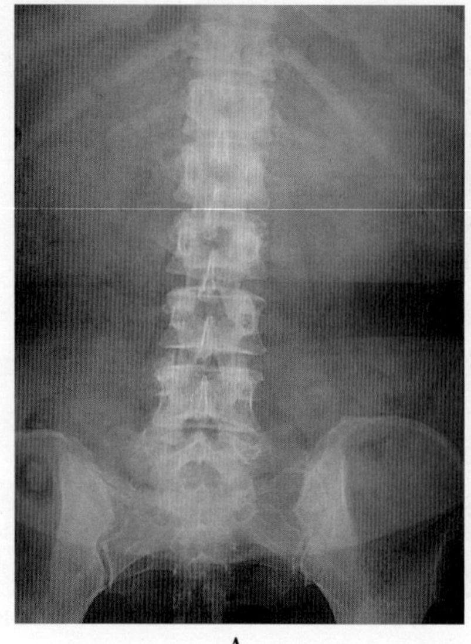

A

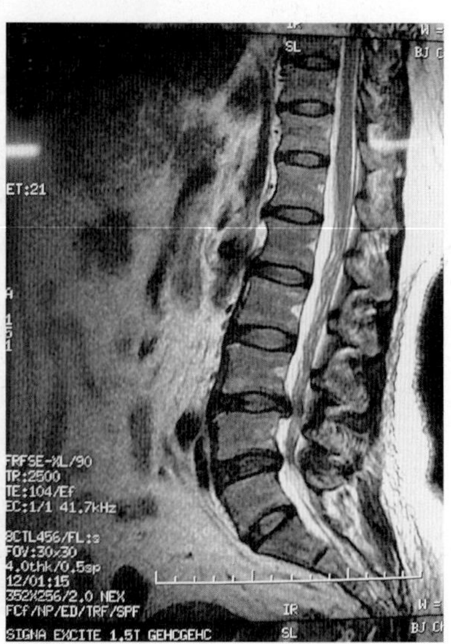

B

图 3-5-22　腰骶移行椎与骶骨之间椎间盘的 MRI 特点(Ⅱa)

A. X 线;B. MRI

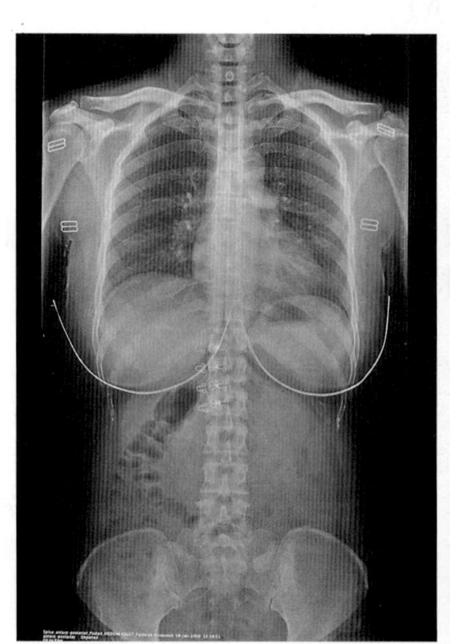

A

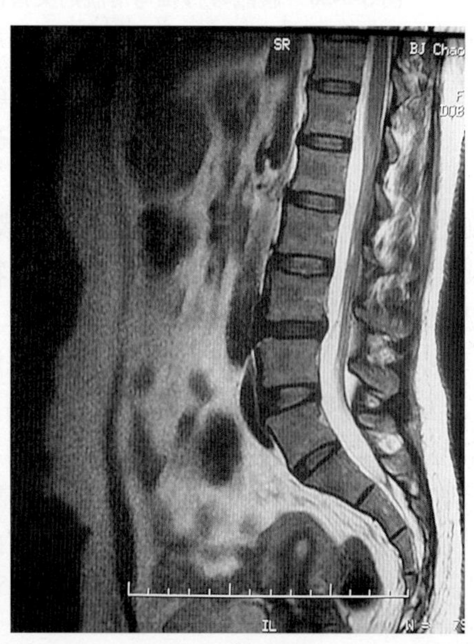

B

图 3-5-23　腰骶移行椎与骶骨之间椎间盘的 MRI 特点(Ⅱb)

A. X 线;B. MRI

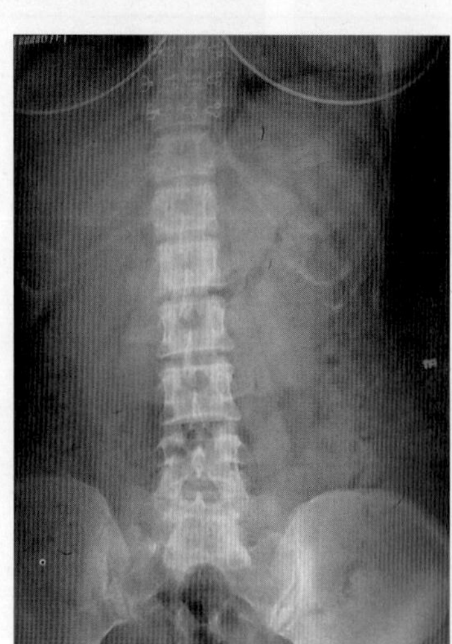

A

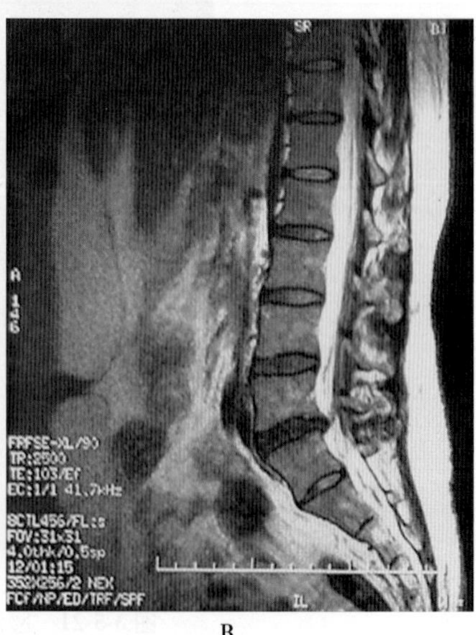

B

图 3-5-24　腰骶移行椎与骶骨之间椎间盘的 MRI 特点(Ⅲa)

A. X 线;B. MRI

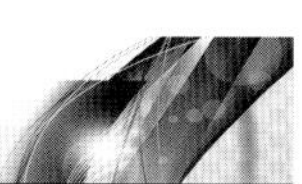

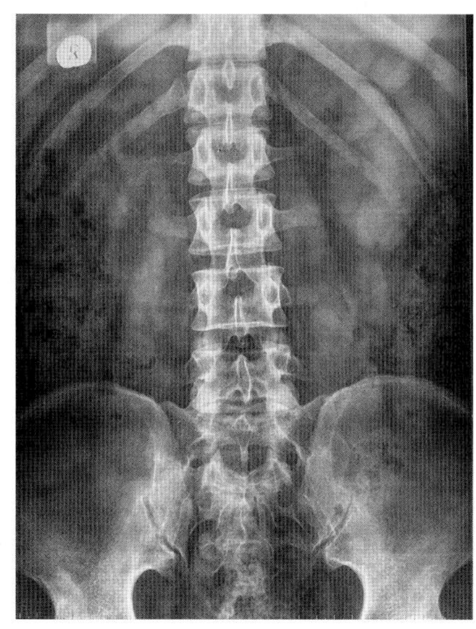

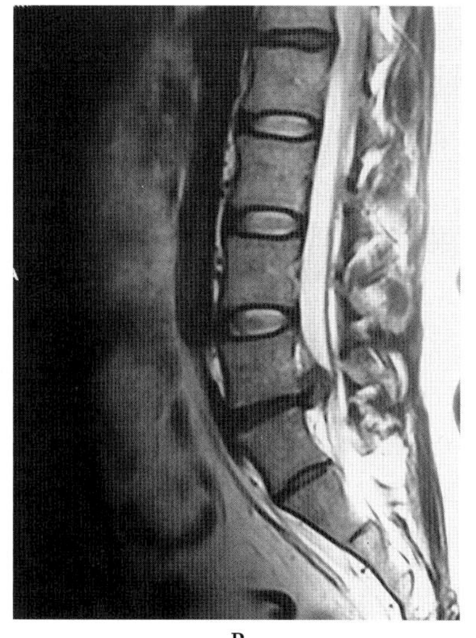

A　　B

图 3-5-25　腰骶移行椎与骶骨之间椎间盘的 MRI 特点(Ⅲb)
A. X 线;B. MRI

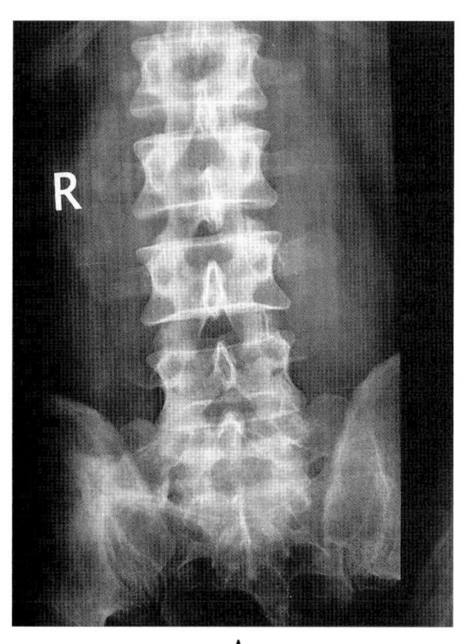

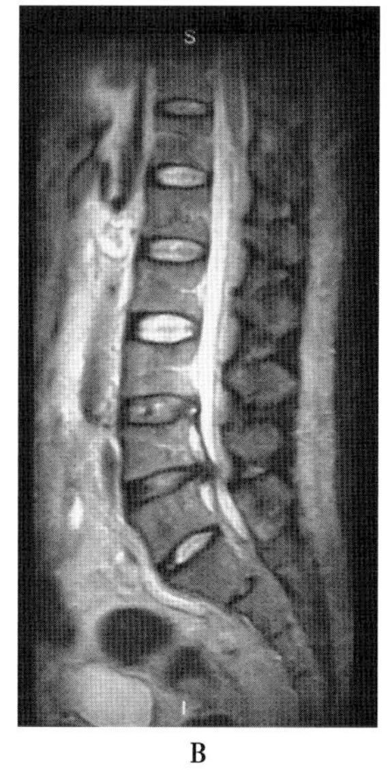

A　　B

图 3-5-26　腰骶移行椎与骶骨之间椎间盘的 MRI 特点(Ⅳ型)
A. X 线;B. MRI

只有腰椎 MRI 而没有普通 X 线片(没有拍片或没有注意),或当缺乏平片时,只靠 MRI 判断腰骶部移行椎是非常困难的。判断腰骶移行椎是第 5 腰椎骶化还是第 1 骶椎腰化在缺乏脊柱全长平片时确是一个问题,因为常可能存在胸腰移行椎问题。只有在平片上确定了胸腰移行问题才能确定是腰椎骶化还是骶椎腰化。单纯通过发育不良的肋骨与粗大横突的影像特点确定腰椎有时不准确。

一般情况下腰骶部移行椎常在体检或诊治其他疾病时被发现。在腰椎部正位片上最易观察腰骶部移行椎,即使结合腰胸段前后位 X 线片也难确定是腰椎骶化还是骶椎腰化。所幸在临床中刻意区别是第 5 腰椎骶化还是第 1 骶椎腰化并不特别需要,所以应用腰骶移行椎这个概念。腰骶移行椎是为了避免使用第 5 腰椎骶化和第 1 骶椎腰化。

在平片上可见到腰骶移行椎之间椎间盘高度比正常情况的要低,在侧位片上移行椎呈方形。为了确定腰骶移行椎，O' driscoll 等按照骶骨和位于骶骨最上面的椎间盘形态，将腰骶移行椎为四个类型：

Ⅰ型：没有椎间盘；

Ⅱ型：有残留的椎间盘，但不超过骶骨的整个前后径；

Ⅲ型：有完整的椎间盘，其前后径超过骶骨的整个前后径；

Ⅳ型：为Ⅲ型加上骶骨变异，骶骨在 X 线侧位片上呈方形。

另一项研究表明，在腰椎移行椎 MRI 的影像上将异常的椎间盘分为两型：Ⅰ型为移行椎间盘，其表现为比相邻可活动椎间盘要小，在 T_2影像上缺乏髓核内成分，其终板前方未融合，此种类型与移行椎的横突与骶骨形成假关节高度相关。该研究观察到假关节型的移行椎的椎间盘是正常的。Ⅱ型移行椎椎间盘发育不全，比Ⅰ型椎间盘小，另外其前方融合，终板凹向椎间盘。此种椎间盘与移行椎和骶骨完全融合相关。

通过 MRI T_1冠状面上成像可判定腰骶部髂腰韧带来确定椎体节段，同样欠准确。因为髂腰韧带起始于第 5 腰椎横突，也有部分韧带起始于第 4 腰椎横突，一般情况下，髂腰韧带在 MRI 可清楚显示。为自第 5 腰椎横突至髂嵴中后部的单侧或双侧低密度带。根据这个资料，如果髂腰韧带在移行椎水平以上，则为骶椎腰化，在移行椎水平，此水平有单侧假关节，则腰骶移行椎为第 5 腰椎(腰椎骶化)。最后如果不能确定髂腰韧带不是在移行椎水平以上还是在此水平，则移行椎是第 5 腰椎，这有可能为肥大横突导致髂腰韧带变小，它与髂腰韧带的骶髂部分相似。

为避免此类错误，在实践中必须结合在 MRI 和平片综合分析做标志，以便在手术时做参考。

八、腰骶移行椎椎体及椎板的形态学特点

1. 腰骶移行椎椎体及椎板的形态学特点 根据杜心如测量数据，腰骶移行椎椎体前缘高度 27.7mm±2.1mm(20.5～31.6mm)，后缘 22.9mm±2.0mm(18～28mm)，前/后=1.21∶1，与正常第 5 腰椎的 1.16mm±0.08mm 相近。椎体上面矢状径 32.3mm±2.9mm(25～38.5mm)，横径 50.6mm±4.5mm(40.3～61mm)，矢状径/横径=0.64，与正常第 5 腰椎的 0.67 相近。Ⅳ型移行椎有残余椎间盘椎体与正常腰椎相近。

Ⅰ型移行椎的椎体与正常第 5 腰椎没有明显差异；Ⅱ型移行椎椎体由于横突与骶骨形成假关节，均存在较完整椎间盘，其椎体前面及侧面观与正常情况下 L_5椎体相近。Ⅲ型移行椎椎体由于其 L_5与 S_1横突融合成一体，所以移行椎椎体与 S_1椎体形成一个整体，椎间盘发育不良但均残存椎间盘，椎间隙变窄，椎体的下缘可清晰辨认。Ⅲ型中椎体间残存椎间盘 43.3%；椎体间残存间盘，但前方融合者 56.7%(图 3-5-27～图 3-5-33)。

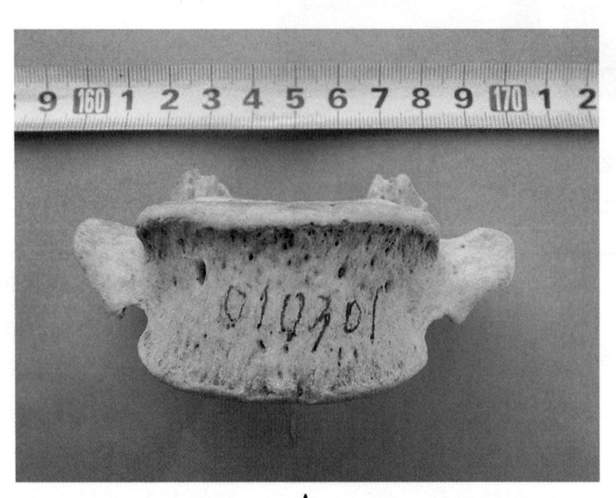

A

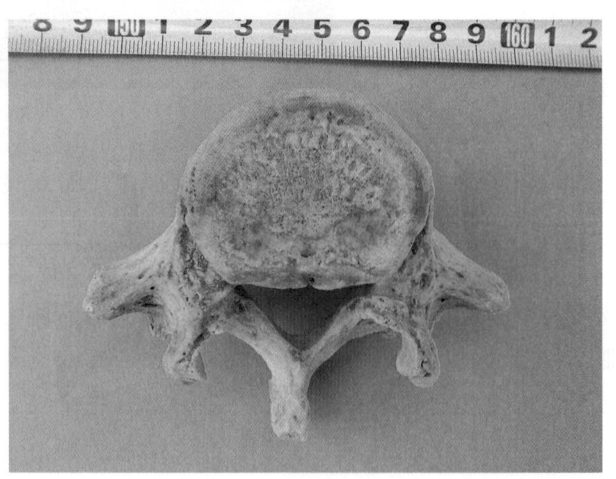

B

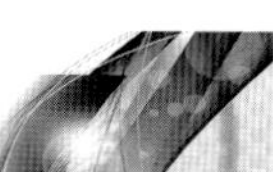

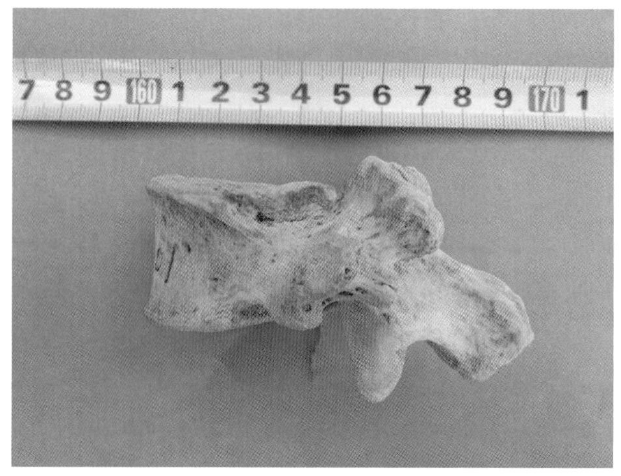

C

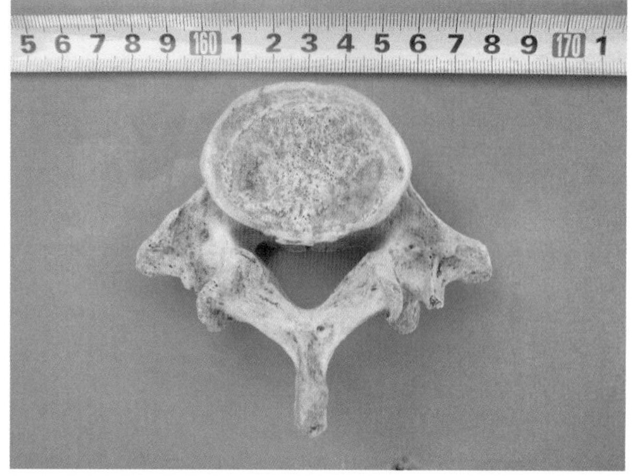

D

E

图 3-5-27　第 5 腰椎形态特点
A. 前面观；B. 上面观；C. 侧面观；D. 下面观；E. 后面观

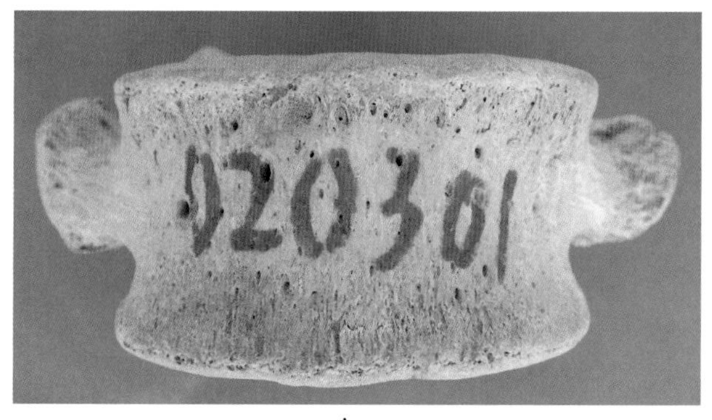

A

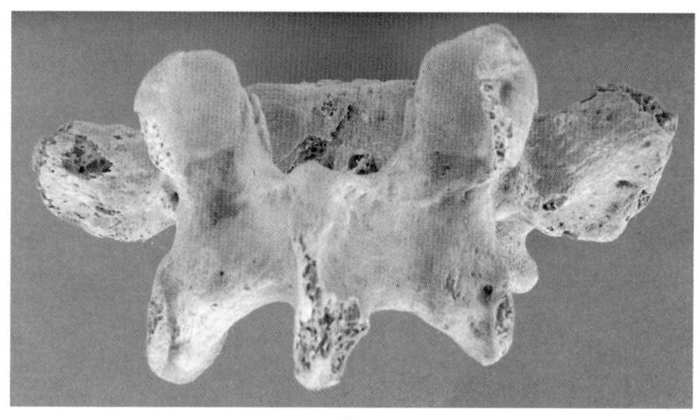

B

图 3-5-28　Ⅰ型移行椎形态特点（Ⅰa）
A. 前面观；B. 后面观

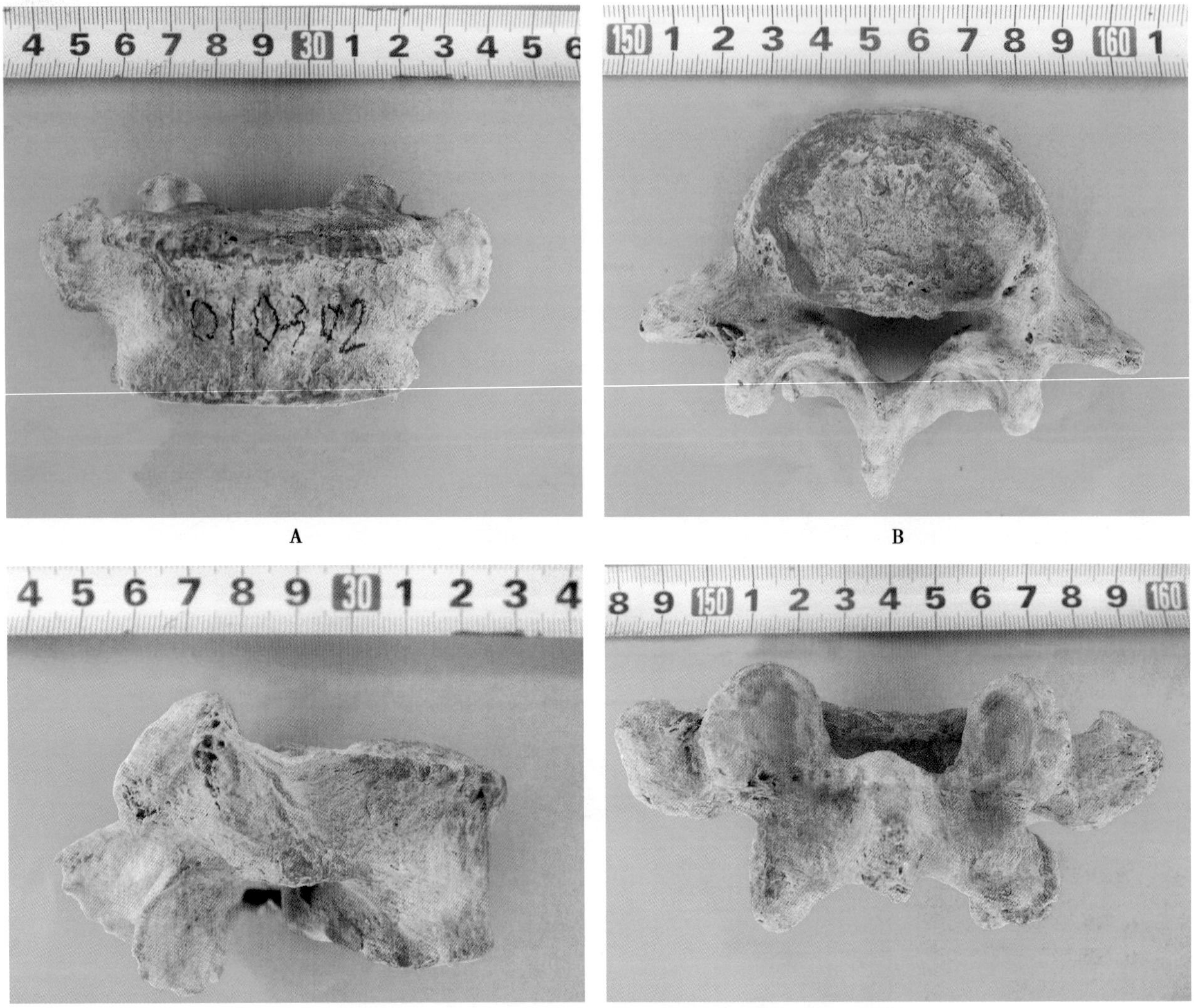

A

B

C

D

图 3-5-29　Ⅰ型移行椎形态特点(Ⅰb)
A. 前面观;B. 上面观;C. 侧面观;D. 后面观

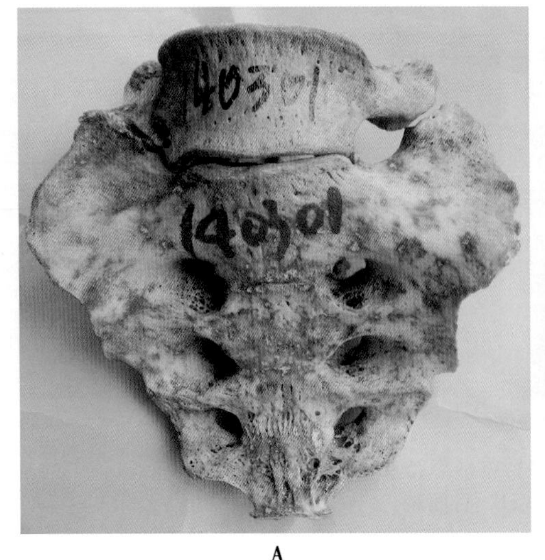

A

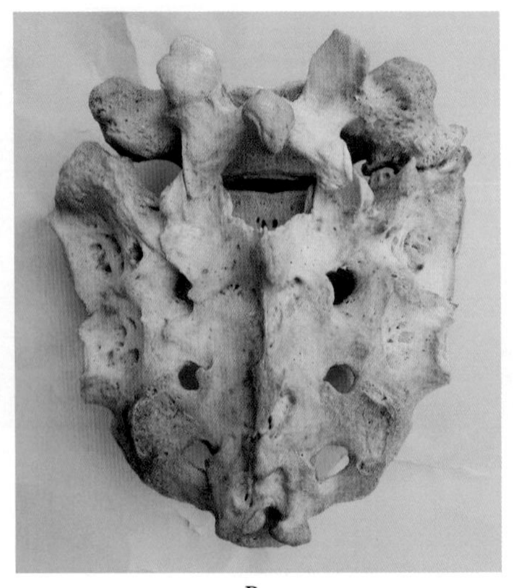

B

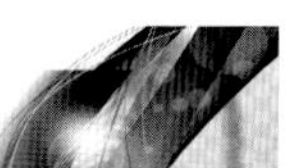

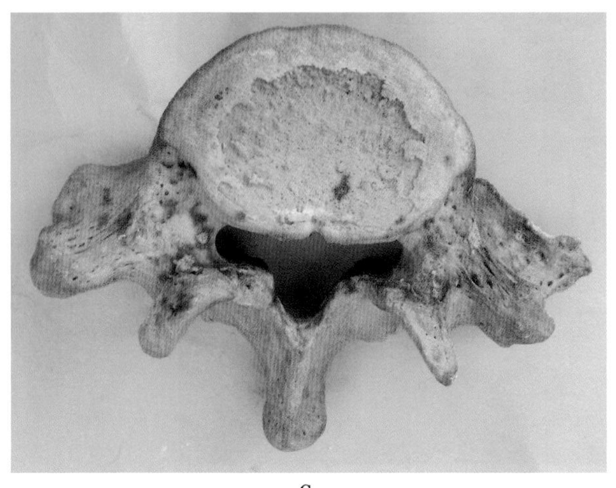

C

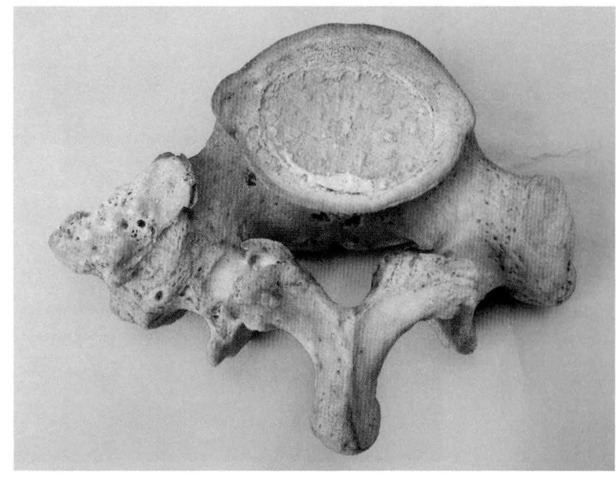

D

图 3-5-30　Ⅱ型移行椎形态特点（Ⅱa）

A. 前面观；B. 后面观；C. 上面观；D. 下面观

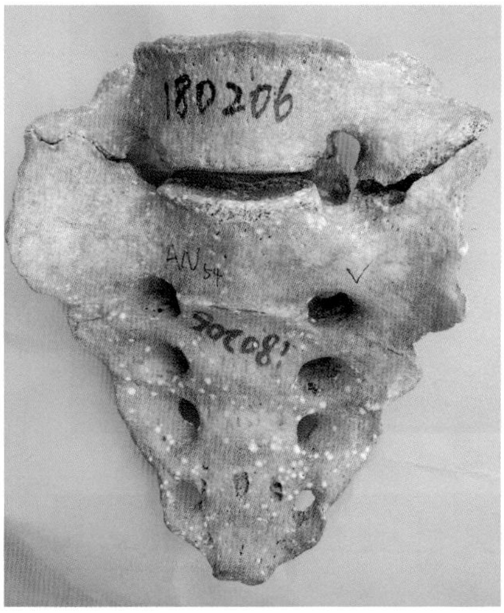

A

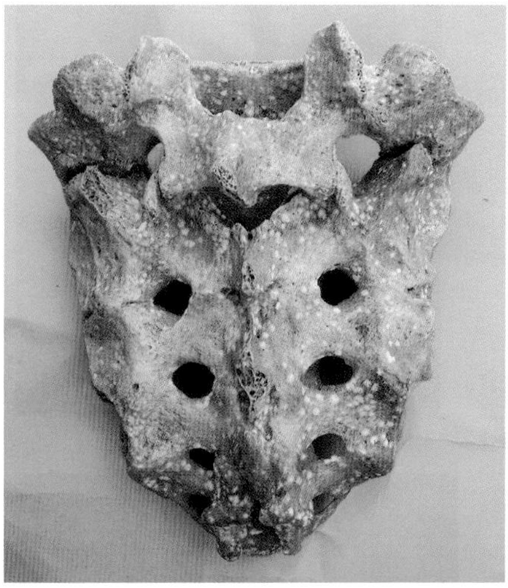

B

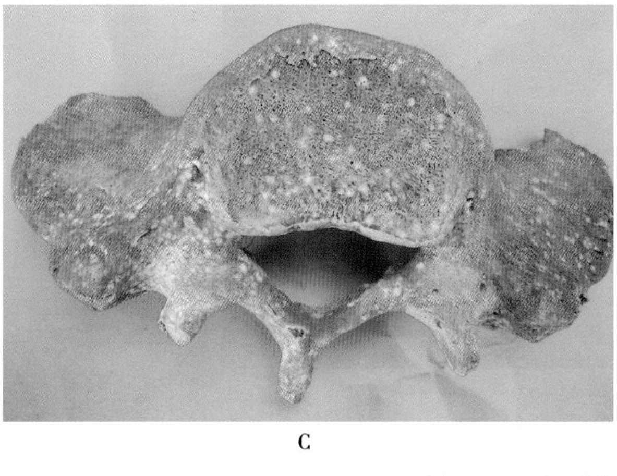

C

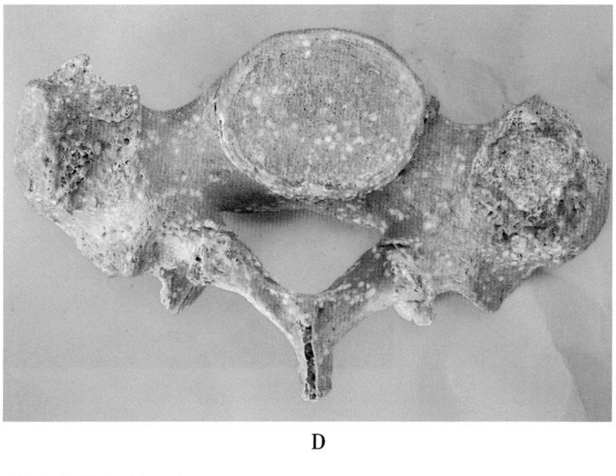

D

图 3-5-31　Ⅱ型移行椎形态特点（Ⅱb）

A. 前面观；B. 后面观；C. 上面观；D. 下面观

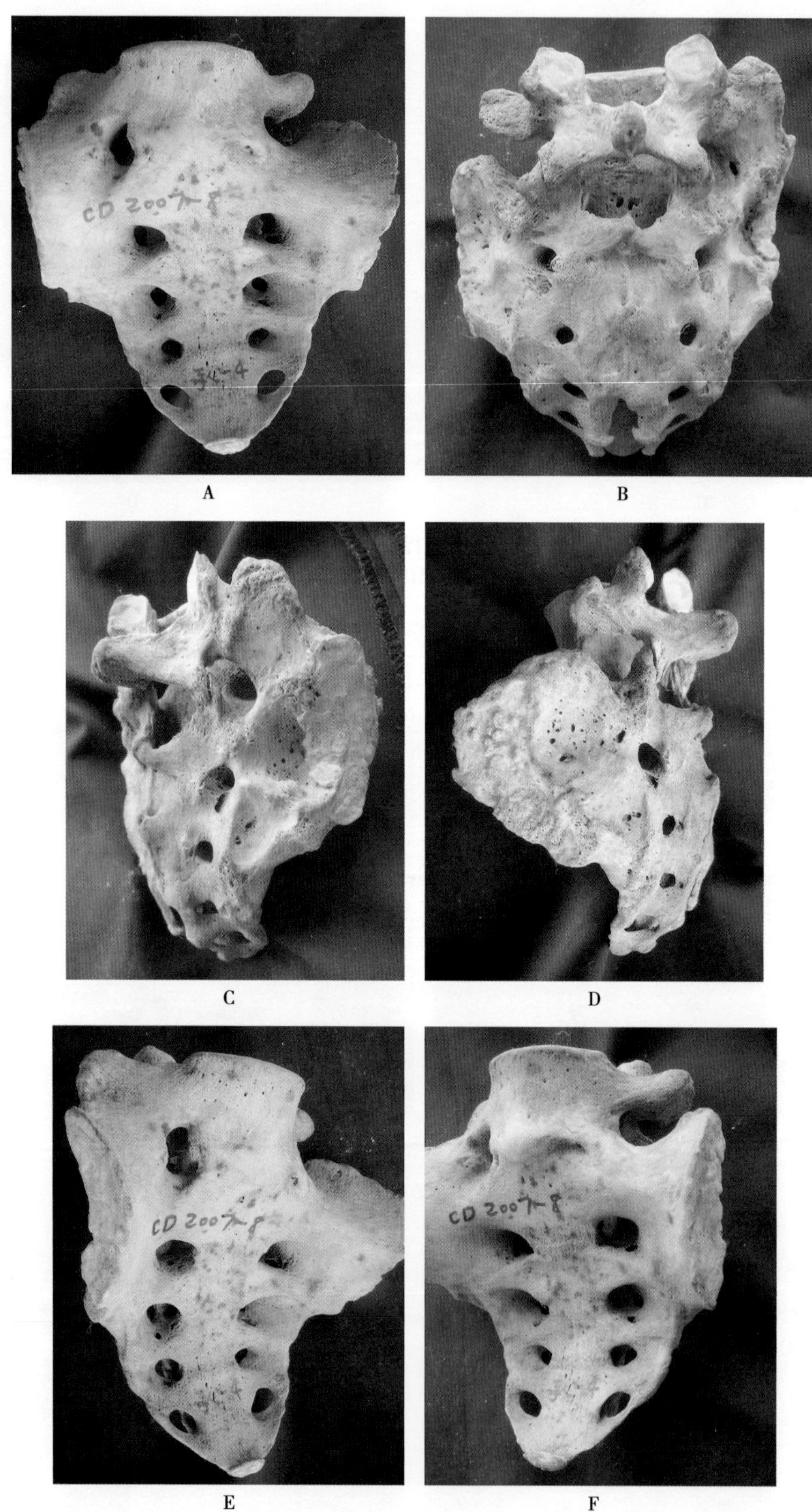

图 3-5-32 Ⅲ型移行椎形态特点(Ⅲa)

A. 前面观;B. 后面观;C. 融合侧侧面观;D. 非融合侧侧面观;E. 斜位观融合侧面观;F. 斜位观非融合侧面观

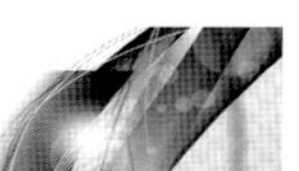

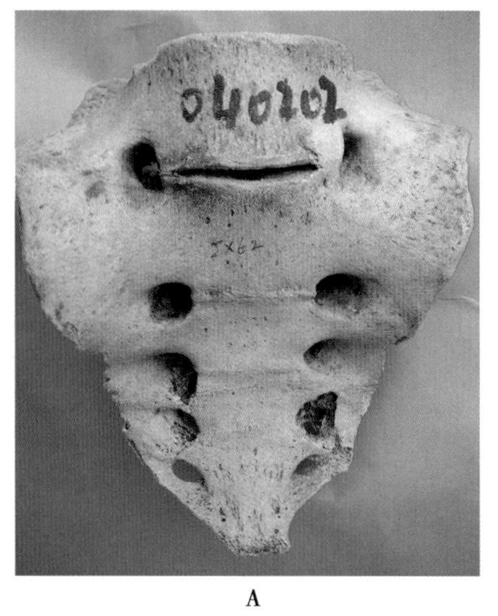

A

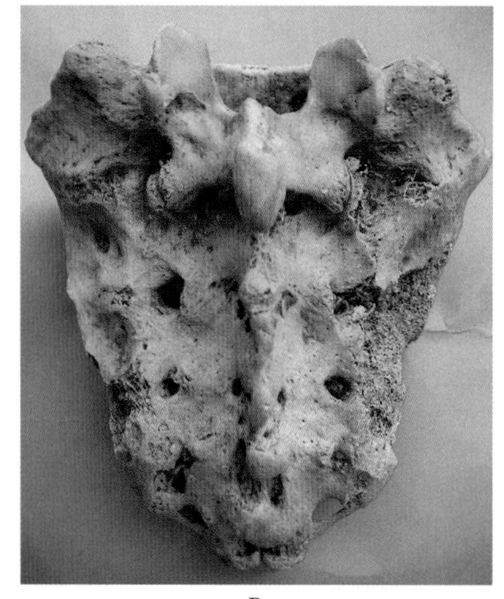
B

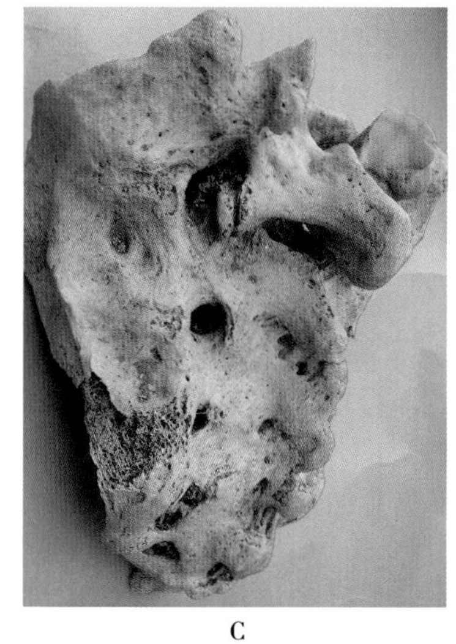
C

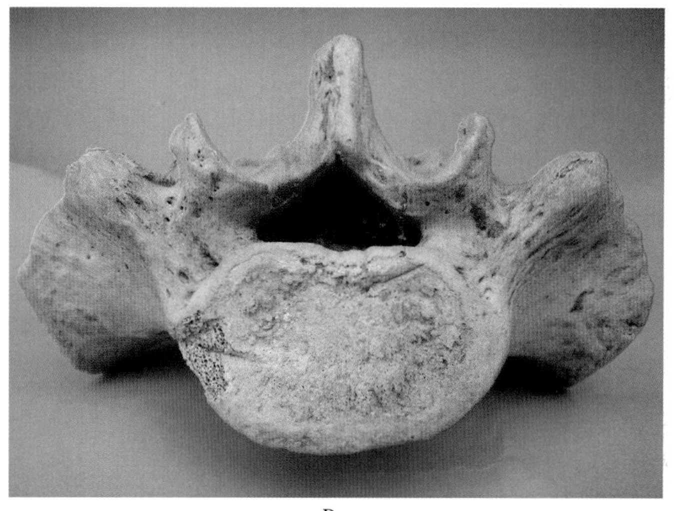
D

图 3-5-33　Ⅲ型移行椎形态特点（Ⅲb）
A. 前面观；B. 后面观；C. 侧面观；D. 上面观

Ⅳ型移行椎有残余椎间盘椎体与正常腰椎相近。各型移行椎椎体上面终板形态与正常第5腰椎相近。

2. 移行椎后部结构的形态特点　Ⅰ型移行椎的椎板与正常第5腰椎没有明显差异，其棘突，上、下关节突、人字嵴也与正常第5腰椎相同；Ⅱ型移行椎均有完整的棘突，上、下关节突、椎板，其形态与正常L_5相近，上关节突有完整的关节软骨面、乳突等结构，下关节突也完整，有关节突关节面。上关节突方向呈斜行或矢状位方向，而下关节突则呈冠状位方向。虽然残存L_5～S_1关节突关节，但明显发育不良，其方向呈冠状位。在Ⅱ型移行椎中，L_5～S_1关节突关节存在率100%。Ⅲ型移行椎中，双侧L_5～S_1关节突关节仍存在者58.6%，关节突关节融合者34.3%。左侧关节突关节存在，右侧融合者4.3%。左侧融合，右侧存在者1.1%。椎板完全与骶椎板融合成一体者1.1%。其中椎板、棘突、上下关节突完整，与正常腰椎后部结构相近者84.6%，椎板裂者15.4%。

腰骶移行椎的异常主要集中在横突发育方面，这种形态特点只有在腰椎正位片上得以显示，故只有拍摄腰椎正位片才能清晰地显示移行椎。Ⅱ型移行椎存有完整椎间盘，与正常腰椎相近，所以在腰椎侧位片上难以根据L_5～S_1椎间隙形态判断是否存在移行椎。大约50%的Ⅲ型移行椎中存在不同程度残存椎间盘，另50%其椎体前部与骶骨融合，所以在腰椎侧位片上L_5～S_1椎间隙明显变窄，或L_5、S_1椎体呈融合状态，可高度提示存在Ⅲ型移行椎。Ⅳ型移行椎则与Ⅲ型相似。

由于移行椎椎体的矢状径、横径及形态与正常腰椎相近，所以在腰椎正、侧位片上不能根据椎体影像特点判断是否存在移行椎,这也是为什么在 MRI、CT 上也难以判断是否存在移行椎的原因,故临床上判断是否存在移行椎,必须有腰椎正、侧位片,而 MRI、CT 则是进一步判定有无合并病变的影像学检查。临床上不能仅根据 MRI 或 CT 资料判定是否存在移行椎。

Ⅱ型移行椎有完整的上、下关节突关节,$L_5 \sim S_1$ 关节突关节存在,椎板及棘突亦与正常 L_5 相近,与 S_1 之间不存在融合,所以手术时仅凭后部结构的形态特点难以确定是否为移行椎。移行椎与骶骨之间可以活动,所以可以通过牵拉棘突,根据有无活动来判断是否为移行椎。Ⅱ型移行椎的棘突可以牵拉活动,而骶骨棘突牵拉无活动。Ⅲ型移行椎其椎板、棘突及上、下关节突形态与正常腰椎相近,同样根据后部结构特点不能判断是否为移行椎,但由于横突与骶骨形成融合,所以不管是否存在残存椎间盘,不管是否 $L_5 \sim S_1$ 关节突关节融合,移行椎均于骶骨形成了一个整体,故手术中牵拉移行椎棘突时,$L_5 \sim S_1$ 之间不会存在位移,只有移行椎上方棘突之间才存在位移,所以根据此特点可以判断是否为移行椎,即不能移动的棘突为移行椎棘突,而能移动棘突为上位棘突(L_4)。

腰骶移行椎的椎板及下关节突形态与正常 L_5 相近,但下关节突明显小于上关节突,其方向呈冠状位。这于正常情况下,$L_5 \sim S_1$ 关节突关节方向明显不同,这说明腰骶移行椎的下关节突很少或几乎不向下传导应力。腰骶移行椎的应力几乎均由椎间盘、椎体及肥大的横突传导,这种异常的应力传导可能是腰骶移行椎患者易产生腰痛及易患腰椎间盘突出症的原因之一。

九、腰骶移行椎椎弓根螺钉进钉方法的临床解剖学

临床上对需要进行移行椎椎弓根螺钉固定的病例常常参照正常腰椎椎弓根螺钉进钉方法进行操作,但常出现进钉点难以确定、螺钉拧入困难,螺钉穿破椎弓根皮质等问题,腰骶移行椎的横突发育异常,所以以横突平分线作为腰骶移行椎椎弓根螺钉进钉的定位标志不可取。腰骶移行椎椎弓根的形态学也不同于正常腰椎,所以以上关节突关节面的内缘或外缘的垂线作为定位标志也不准确。腰骶移行椎的人字嵴亦不明显,所以用人字嵴顶点进钉方法也不可行,故用常规的腰椎椎弓根螺钉进钉方法不可取,应另外选择椎弓根螺钉进钉方法。现介绍腰骶移行椎椎弓根螺钉进钉方法。

1. V 形切迹及人字嵴的出现率　腰骶移行椎的上关节突形态与正常腰椎的形态相近,有完整的关节面,其外上缘处粗大,形成骨性隆起的乳突也与正常腰椎相近。移行椎的横突肥大,没有明显的副突(100%),但横突的外侧端形成骨性隆起,称之为横突后结节。横突后结节与上关节突后外缘形成了 V 形凹槽,本文称之为 V 形槽。该槽在正常腰椎不明显,但在移行椎 V 形槽出现率为 100%。本组以 V 形槽最低点与上关节突关节面下缘水平面的交点作为进钉点(图 3-5-34)。

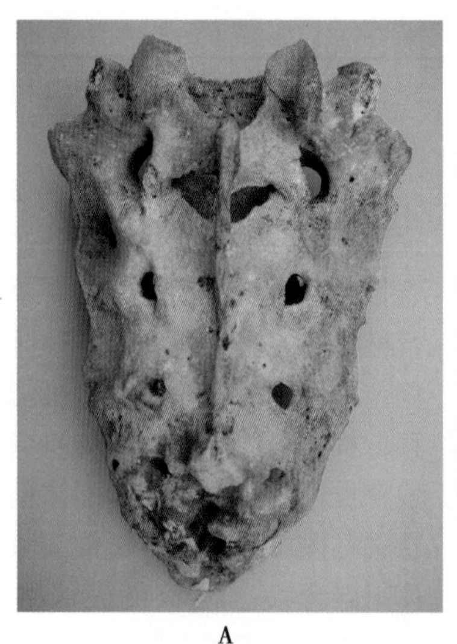
A

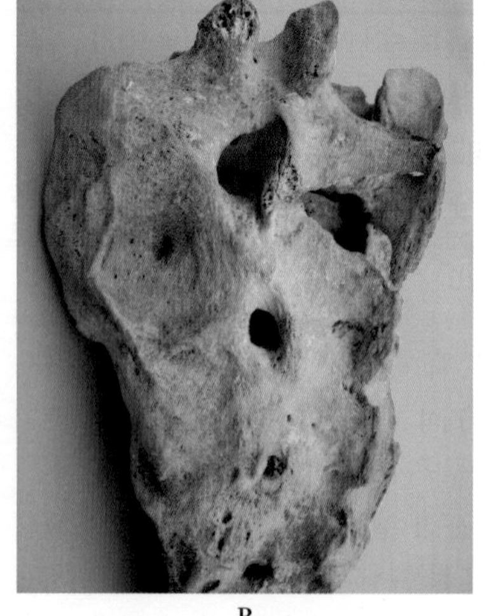
B

图 3-5-34　V 形凹槽
A. 后面观;B. 斜位观

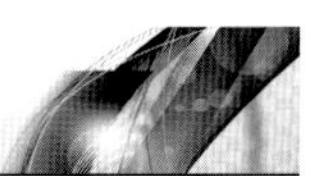

2. 移行椎椎弓根上切迹的形态特点 腰骶移行椎椎弓根上切迹不明显，没有形成明显的凹陷。椎弓根上面呈近似平面状，侧面观椎弓根上缘呈直线而不是呈中间凹陷状，这与正常腰椎明显不同，所以可将从椎弓根上面后缘至进钉点的距离代表椎弓根螺钉至椎弓根上缘的距离。本组标本进钉点至椎弓根上缘距离，左 8.6mm±1.2mm（5～11mm），右 8.3mm±1.2mm（6～11mm）。左右差别无显著意义，其频度分布在 6～10mm；进钉角度，左 21.3°±4.1°（10°～30°），右 21.0°±4.6°（10°～30°）；进钉深度，左 39.1mm±2.8mm（33～45mm），右 39.1mm±2.7mm（33～45mm）。其进钉角度在 15°～25°和深度在 35～40mm（图 3-5-35～图 3-5-37）。

3. V 形槽定位方法的科学性及可行性 V 形槽恒定存在，变异小，不用过多地显露横突，易于辨认并找出 V 形槽作为定位标志。腰骶上关节突关节面下缘水平易于确认，以此作为水平线定位标志，手术时只需将关节突关节显露即可，对于关节突关节退变的病例，可咬除或凿除增生的上位下关节突下部分即可显露关节面下缘，易于操作和掌握，所以利用 V 形槽与腰骶移行椎上关节突关节面下缘水平线的交点作为移行椎椎弓根螺钉进钉点有可行性，便于推广。此点至椎弓根上缘距离为 8～10mm，如此充足的空间完全可以防止螺钉突破椎弓根上缘皮质。由于横突肥大，螺钉亦不会穿破外侧及下侧骨皮质。此进钉点钉道至侧隐窝距离为 6～10mm，也不会穿破侧隐窝而损伤神经根，所以以此点为进钉点有科学性。我们初步临床应用证明，此种进钉方法简单易行，准确性高。

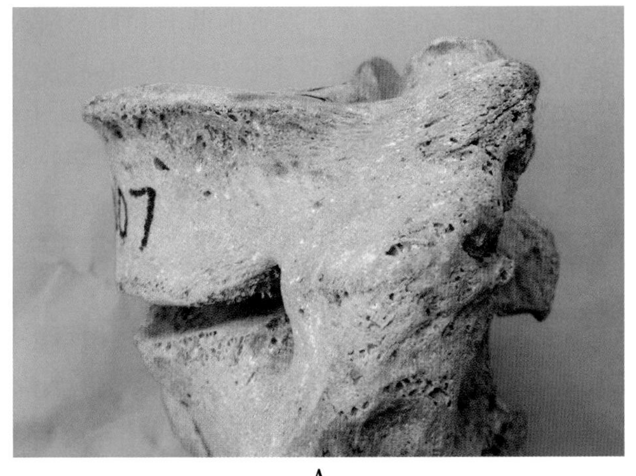

A

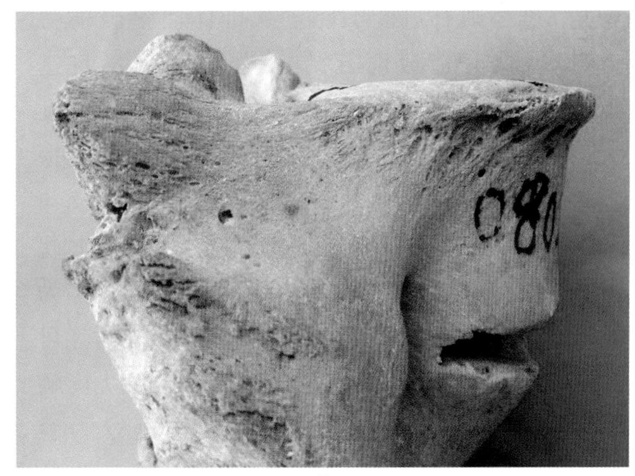

B

图 3-5-35 腰骶移行椎椎弓根上切迹
A. 左侧；B. 右侧

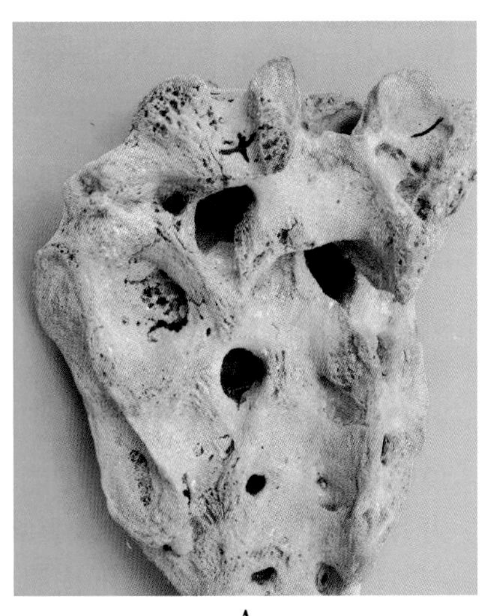

A

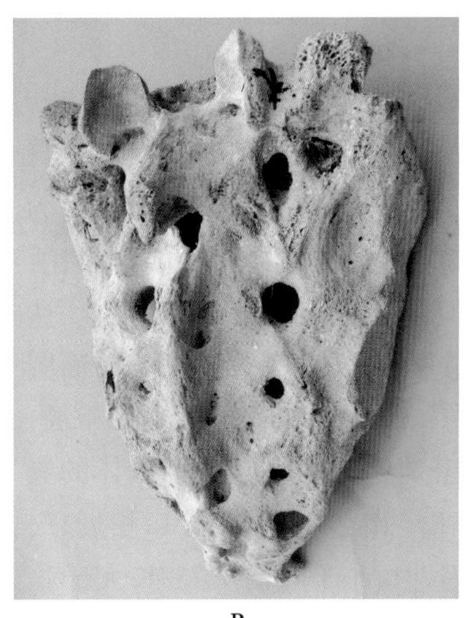

B

图 3-5-36 进钉点
A. 左侧；B. 右侧

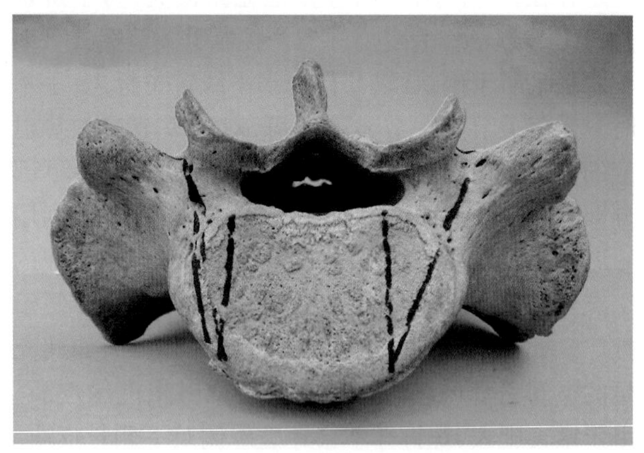

图 3-5-37　进钉角度

4. V 形槽方法的进钉角度及深度　由于腰骶移行椎形态的变异，如进钉角度（与正中矢状面夹角）过小则有可能不能进入椎体而穿破横突前方骨皮质，有造成前方结构损伤的危险，且进钉深度过短，有可能影响固定强度；如进钉角度太大，则有可能进入椎管，造成神经根及硬膜损伤，且由于钉尾过于偏外，导致操作困难以及与同侧上下椎弓根螺钉钉尾顺应性不一致而引起安放连续装置困难。本研究选择进钉角度为15°～25°，则可以兼顾上述问题，椎弓根螺钉可以进入椎体内，既可以不进入椎管，又可以较顺利地安放连结杆或接骨板装置，操作也较为容易。在这种情况下进钉深度为 35～40mm，此数据可作为选择合适长度螺钉的依据。

十、腰骶移行椎上一节段腰椎的临床解剖学

1. 椎体的形态　正常腰椎椎体矢径及横径自 $L_{1\sim4}$ 逐渐增大，椎体矢径与横径之比依次下降，L_4 为 0.73∶1，L_5 为 0.67∶1。腰椎椎体前、后缘高度之比，L_1 最低，只为 0.88，但自此以下逐渐升高，L_5 最大，达 1.17。移行椎上一节段腰椎有完整的椎体，前面圆凸，后面上下平，左右稍凹，椎体的上下面扁平粗糙，周围稍隆起，形态与正常 L_4 无明显差异。椎体的矢状径大于正常的 L_4、L_5，横径大于 L_4，与 L_5 相近，矢状径与横径比为 0.717/1，小于 L_4 的 0.73/1，大于 L_5 的 0.67/1；前缘、后缘高度比为 1.09，介于 L_4 的 1.02 与 L_5 的 1.17 之间。移行椎上一节段椎体矢状径、横径及椎体前、后缘高度之比均较正常 L_4 增大，差异有显著意义。原因未明，可能与腰骶移行椎上一节段腰椎生物力学异常有关。

2. 腰椎峡部的形态学特点　许多研究认为腰椎椎弓峡部裂的发生主要与先天性发育不良有关，其内因主要是峡部发育不良、腰骶角较大、腰骶椎隐裂、腰椎后缘较短、腰前凸过大等解剖结构上的弱点；而外因则是运动负荷过大，腰椎过屈或过伸，引起峡部应力集中，使骨质不断受到损伤。还有认为腰椎峡部裂及退行性腰椎滑脱的发生与下关节突的形态结构有密切的关系。腰骶移行椎时腰椎滑脱和峡部裂有无特点？腰骶移行椎上一节段是否存在峡部发育异常？通过解剖观察，移行椎上一节段腰椎未发现峡部裂，移行椎上一节段腰椎峡部高度与正常 L_4 无明显差异，厚度还比较正常 L_4 明显增加，未发现先天发育的薄弱和局部缺损。说明移行椎上一节段腰椎不存在峡部发育异常，此节段峡部裂可能主要与异常应力有关，故临床上应充分注意此节段滑脱或峡部裂时的生物力学异常，以选择合适的治疗方法。本研究提示腰骶移行椎合并上一节段峡部裂或滑脱与其峡部发育异常无关。

3. 腰椎椎弓根的形态学特点　腰椎椎弓根横径自上而下逐渐递增，L_5 几乎为 $L_{1,2}$ 的一倍。本研究结果显示：腰骶部移行椎上一节段腰椎椎弓根的纵径与正常 L_4 无明显差异，横径较正常第 4 腰椎为大，差异具有显著意义。在行腰骶部移行椎上一节段腰椎椎弓根螺钉手术时，可选择直径稍大的螺钉，或者在选择与正常第 4 腰椎相同直径的椎弓根螺钉时腰骶部移行椎上一节段腰椎可以获得更充足的进钉空间，更加安全。

4. 腰椎椎板的形态学特点　正常情况下 $L_{2\sim3}$ 椎板最厚，L_5 最薄，如椎板厚度超过 8mm，即可视为增厚。我们结果显示：移行椎上一腰椎椎板厚度测量结果小于 L_3 的 5.82mm，大于 L_4 的 5.44mm。腰骶部移行椎上一节段腰椎椎板的厚度较正常第 4 腰椎为大，差异具有显著意义，但未达到 8mm。说明移行椎上一节段椎板可能比正常承受更大应力，该差异对手术操作无甚影响，腰骶部移行椎上一节段腰椎的椎板手术可按照正常腰椎手术步骤进行。

5. 腰椎椎孔的形态学特点、脊椎指数　本研究

发现腰骶部移行椎上一节段腰椎椎孔的形态与正常第4腰椎椎孔相近，椎孔上口的矢状径与正常第4腰椎相比无明显差异，横径平均要宽约1mm，差异有显著意义。

由于个人身材大小的差异，计算脊椎指数，即椎管矢径（C）及横径（D）的乘积与相应椎体矢径（A）及横径（B）的乘积的比例（CD∶AB）更有意义。如脊椎指数大于1∶4.5，即可认为存在椎管狭窄。本组资料测量腰骶移行椎上一节段腰椎脊椎指数为1∶4.35。40岁以下者为1∶4.31，40岁以上者为1∶4.39，大于正常L_4的1∶3.92与L_5的1∶3.6，差异有极显著意义。说明腰骶移行椎上一节段腰椎较正常人更早更易发生椎管狭窄，随着年龄增大，椎管狭窄可能性进一步加大。

6. 人字嵴的出现率、腰椎椎弓根螺钉进钉点、进钉角度及进钉深度　腰骶移行椎上一节段椎弓根螺钉内固定时如何确定进钉点至关重要。是按照正常腰椎还是按Ⅱ、Ⅲ、Ⅳ型移行椎椎弓根进钉方法呢？正常腰椎人字嵴恒定存在，变异少，易于辨认。目前腰椎人字嵴进钉方法已被广泛接受和应用于临床。根据观察，腰骶部移行椎上一节段腰椎人字嵴出现率为100%，腰骶部移行椎上一节段腰椎人字嵴形态及位置与正常第4腰椎无异。故可以选择人字嵴顶点作为腰骶部移行椎上一节段腰椎椎弓根螺钉手术的进钉点。以此为进钉点进行测量，进钉角度，左15.6°±3.2°，右16.5°±5.7°；进钉深度，左44.4mm±5.0mm，右45.4mm±3.0mm。距上缘距离；左7mm±1mm，右7mm±0.8mm。表明移行椎上位椎可以人字嵴为进钉点，但进钉角度及进钉深度均较正常L_4稍大，这可能与上位椎体的矢状径及横径均大于正常L_4有关（图3-5-38）。

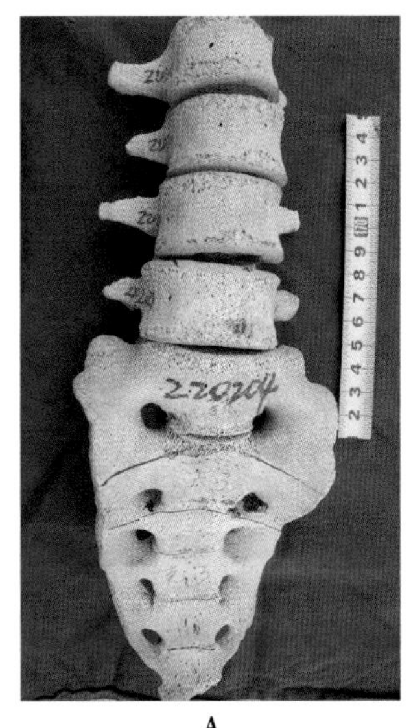
A

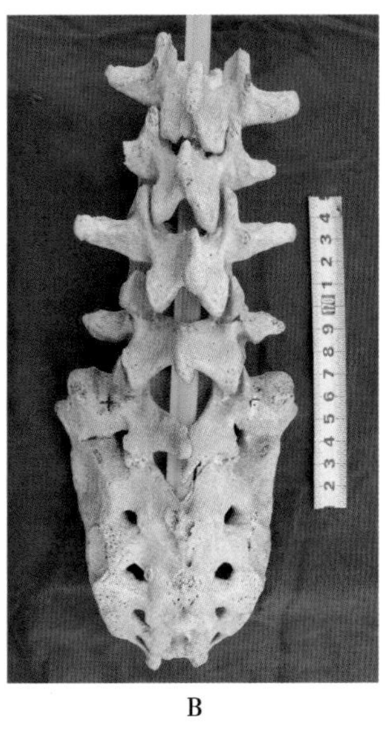
B

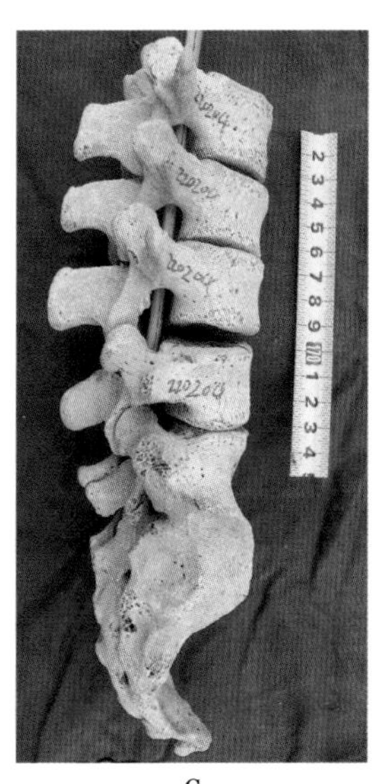
C

图3-5-38　腰骶移行椎上一节段腰椎形态特点

A. 前面观；B. 后面观；C. 侧面观

7. 腰椎的退变特点　Ⅳ腰骶移行椎上一节段腰椎发生增生者占81.3%，明显增生者占42.3%，上一节段腰椎至移行椎椎间孔由于骨赘增生导致椎间孔变窄、变长者占16.9%。腰骶移行椎上一节段腰椎增生者明显多于其他上位腰椎。这些情况可能与腰骶移行椎导致上一节段腰椎活动增加及改变了生物力学传导有关，其结果导致腰骶移行椎上一节段腰椎早期退变者明显增加，更容易发生椎间孔及侧隐窝狭窄。40岁以下年龄组与40岁以上年龄组之间形态学比较，两组间椎体前后径相比稍有差异，其余两组间相比无明显差异，分析原因，可能腰骶移行椎上一节段腰椎早于40岁之前已发生明显退变，也可能是发育因素而不是年龄因素（图3-5-39）。

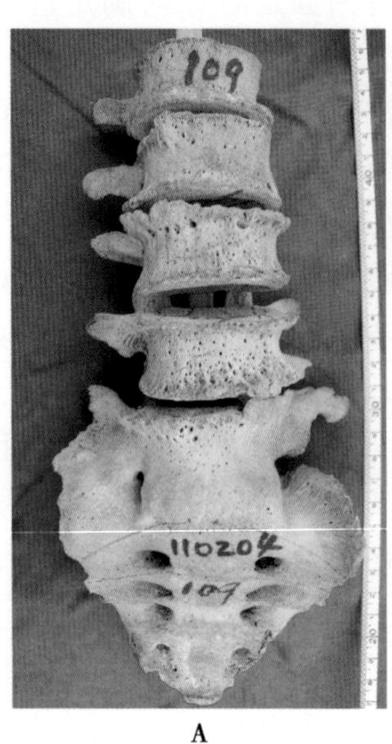

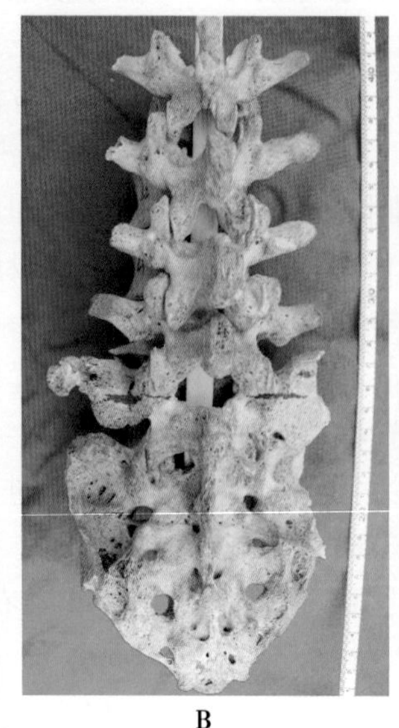
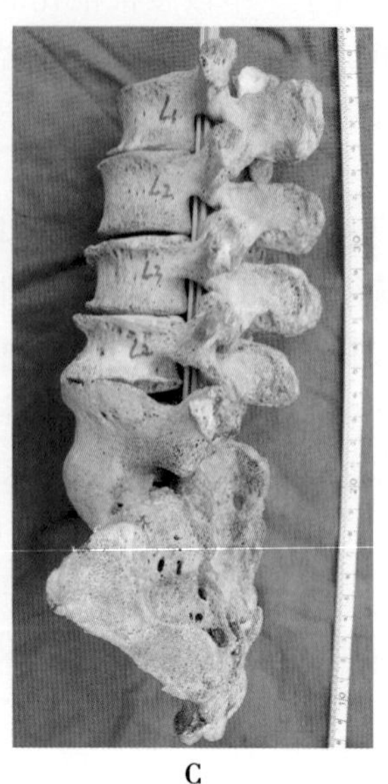

A　　B　　C

图 3-5-39　腰骶移行椎上一节段腰椎退变特点

A. 前面观；B. 后面观；C. 侧面观

十一、合并腰骶移行椎时骶骨的临床解剖学

骶髂螺钉固定是治疗不稳定骨盆骨折常用的方法，与此相关的解剖学及临床应用报道较多，但均局限于正常的骶骨。合并腰骶移行椎的骨盆骨折时是否可以应用骶髂螺钉？此种变异时骶骨形态学与正常有无区别？现通过对合并腰骶移行椎的骶骨测量并与正常对比，观测 $S_{1、2}$ 椎弓根的形态特点及骶髂螺钉的针道参数，为临床提供形态学参考。

1. $S_{1、2}$ 椎体形态特点及临床意义　在Ⅱ型移行椎时，骶骨与移行椎之间有接近正常的椎间隙，Ⅲ型移行椎时骶骨与移行椎之间没有正常的椎间隙，二者相连成为一体或者仅为窄的间隙。正常骶骨体的前后径及横径大于合并Ⅱ、Ⅲ型移行椎。S_1 椎体的高度，正常和合并移行椎时并无统计学差异。说明合并移行椎时可以应用骶髂螺钉固定。

2. 骶椎椎弓根的形态特点及临床意义　对于国人骶椎椎弓根的测量，既往研究较多局限于正常标本或未区分两者。我们正常骶骨标本的测量结果与国内其他报道相近；合并Ⅱ型腰骶移行椎时 S_1 椎弓根大于正常，Ⅲ型与正常非常接近。S_1 椎弓根并没有因为合并移行椎明显变小，甚至Ⅱ型大于正常。原因可能是 S_1 椎弓根是骶骨应力集中的部位，将应力从骶椎体向骶髂关节传导，S_1 椎体的大小因为融合了上位移行椎而产生部分代偿，导致其小于正常。所以合并移行椎时 S_1 椎体变小而 S_1 椎弓根相近甚至略大。

有人认为应用骶髂螺钉固定必须满足骶骨及骶髂关节发育无异常。骶骨发育异常者，常致骶髂关节的关系发生改变，如骶椎腰化者，S_2 椎体与髂骨构成关节，由于其体积远小于 S_1 椎体，致手术很困难，失败率大增。骶椎椎弓根是骶髂螺钉固定钉道横截面最小处，是螺钉最易穿出椎弓根危及周围血管神经的部位，所以，骶椎的椎弓根大小是合并腰骶移行椎时骶髂螺钉能否应用的关键。本结果合并腰骶移行椎时 S_1 椎体较正常小但 S_1 椎弓根大小并没有明显差异，并不影响骶髂螺钉的置入。正常 S_1 椎弓根的大小可以容纳 1～2 枚 7.3mm 大小的骶髂螺钉，合并腰骶移行椎时也可考虑应用 1～2 枚骶髂螺钉固定。S_2 椎弓根测量的结果表明，合并腰骶移行椎时小于正常，但大小可容纳 1 枚 7.3mm 大小的螺钉。总之，合并腰骶移行椎并不是应用骶髂螺钉的手术禁忌。应当重视术前的 CT 测量，根据测量的椎弓根大小决定螺钉的直径及置入的数量，保证手术安全。另外由于移行椎时其横突肥大使骶髂后部间隙减小，可以增加髂骨与移行椎横突间螺钉固定，是固定更加坚强（图 3-5-40）。

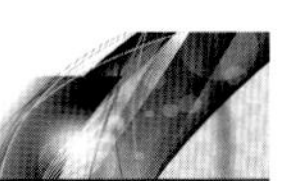

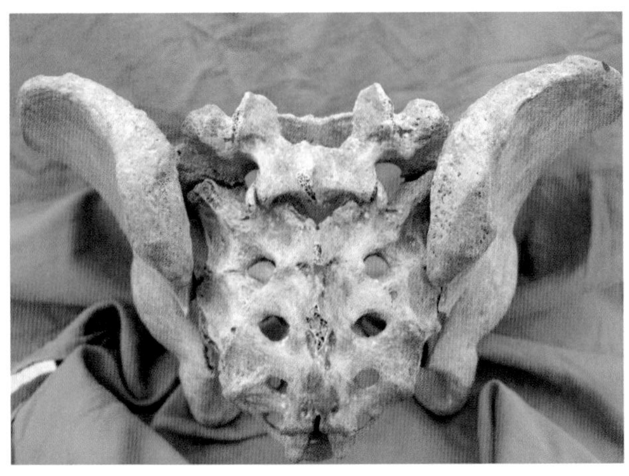

图 3-5-40　腰骶移行椎时骶髂后部间隙减小

3. 合并移行椎时骶髂螺钉的长度及进针角度的临床意义　螺钉长度是应用骶髂关节螺钉固定时应谨慎考虑的。骶髂螺钉过长，穿出的螺钉尖可能造成潜在的血管神经损伤，出现严重手术并发症。螺钉过短，骨的把持力不够，骶髂关节固定不确定，因而选择合适的螺钉长度显得十分重要。在合并腰骶移行椎时，正常 S_1 椎弓根进针深度大于Ⅱ、Ⅲ型。应当选择较短的螺钉，有利于减少手术并发症。

（杜心如　赵玲秀　杨立辉　柳伟　杨敬）

参 考 文 献

1. 丁自海，杜心如. 脊柱外科临床解剖学. 济南：山东科学技术出版社，2008，290-385
2. 杜心如、赵玲秀、张继宗、孔祥玉、刘春生、高国庆. 腰骶移行椎椎弓根螺钉进钉方法的解剖学研究. 中华骨科杂志，2009，29(1)：17-21
3. 刘春生，杜心如，赵玲秀，等. 腰骶移行椎类型与腰椎间盘突出、椎管狭窄及滑脱节段关系的临床研究. 中国骨肿瘤骨病，2009，8(1)：6-10
4. 杜心如，赵玲秀，孔祥玉，等. 腰骶移行椎椎体及椎板的形态学特点及临床意义. 中国临床解剖学杂志，2009，27(2)：89-93
5. 孙喜平，杜心如，王玉红. 腰椎椎弓根螺钉预出钉部位的影像解剖学研究. 解剖与临床，2009，14(2). 93-99
6. 杜心如. 一种特殊类型的移行椎及其临床意义. 中国临床解剖学杂志，2007，25(5)：609-610
7. 杜心如. 腰骶移行椎临床解剖学研究进展. 中国临床解剖学杂志，2007，25(5)：606-608
8. 柳伟，杜心如，杨立辉，王瑞，张继宗，孔晓川，安立琨. 合并腰骶移行椎时应用骶髂螺钉的临床解剖测量. 中国临床解剖学杂志，2011，29(5)：520-523
9. 杨立辉，柳伟，王瑞，张继宗，孔晓川，安立琨，杜心如. 腰骶移行椎上一节段腰椎的形态学特点及临床意义. 中国临床解剖学杂志，2011，29(4)：392-395
10. 杜心如，赵玲秀. 腰骶移行椎的概念与相关临床问题. 解剖与临床，2010，15(2)：75-77
11. 刘春生，王长富，杜心如. 腰骶移行椎是否与髂骨相融合或形成假关节？解剖与临床，2010，15(2)：78-80
12. 杜心如，赵玲秀，顾少光. 222 例腰骶移行椎影像学形态特点及其临床意义. 解剖与临床，2010，15(2)：80-83
13. Aihara T, Takahashi K, Ogasawara A, et al. Intervertebral disc degeneration associated with lumbosacral transitional vertebrae: a clinical and anatomical study. J Bone Joint Surg Br, 2005, 87(5): 687-691
14. Almeida DB, Mattei TA, Soria M, et al. Transitional lumbosacral vertebrae and low back pain: diagnostic pitfalls and management of Bertolotti's syndrome. Arq Neuropsiquiatr, 2009, 67(2A), 268-272
15. Bron JL, van RoyenB J, Wuisman PI. The clinical significance of lumbosacral transitional anomalies. Acta Orthop Belg, 2007, 73(6): 687-695
16. Castellvi E, Goldstein LA, Chan DP. Lumbosacral transitional vertebrae and their relationship with lumbar extradural defects. Spine, 1984, 9(5): 493-495
17. Delport EG, Cucuzzella TR, Kim N, et al. Lumbosacral transitional vertebrae: incidence in a consecutive patient series. Pain Physician, 2006, 9(1): 53-56
18. Elster D. Bertolotti's syndrome revisited. Transitional vertebrae of the lumbar spine. Spine, 1989, 14(12): 1373-1377
19. Guan Y, Yoganandan, Maiman ND, et al. Internal and external responses of anterior lumbar/lumbosacral fusion: nonlinear finite element analysis. J Spinal Disord Tech, 2008, 21(4): 299-304
20. Hanson EH, Mishra RK, Chang, et al. Sagittal whole-spine magnetic resonance imaging in 750 consecutive outpatients: accurate determination of the number of lumbar vertebral bodies. J Neurosurg Spine, 2010, 12(1): 47-55
21. Hinterdorfer P, Parsaei B, Stieglbauer K, et al. Segmental innervation in lumbosacral transitional vertebrae (LSTV): a comparative clinical and intraoperative EMG study. J Neurol Neurosurg Psychiatry, 2010, 81(7): 734-741
22. Hughes R, Saifuddin JA. Numbering of lumbosacral transitional vertebrae on MRI: role of the iliolumbar ligaments. AJR Am J Roentgenol, 2006, 187(1): W59-65
23. Kanchan T, Shetty M, Nagesh KR, et al. Lumbosacral transitional vertebra: clinical and forensic implications. Singapore Med J, 2009, 50(2): e85-87
24. Kim YH, Lee PB, Lee CJ, et al. Dermatome variation of lumbosacral nerve roots in patients with transitional lumbosacral vertebrae. Anesth Analg, 2008, 106(4): 1279-1283,

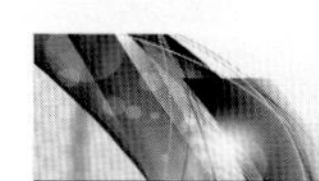

25. Konin GP, Walz DM. Lumbosacral Transitional Vertebrae: Classification, Imaging Findings, and Clinical Relevance. AJNR Am J Neuroradiol, 2010

26. Lee CH, Park CM, Kim KA, et al. Identification and prediction of transitional vertebrae on imaging studies: anatomical significance of paraspinal structures. Clin Anat, 2007, 20(8):905-914

27. Mahato NK. Complete sacralization of L5 vertebrae: traits, dimensions, and load bearing in the involved sacra. Spine J, 2010, 10(7):610-615

28. Oguz H, Akkus S, Tarhan S, et al. Kerman. Measurement of spinal canal diameters in young subjects with lumbosacral transitional vertebra. Eur Spine J, 2002, 11(2):115-118

29. Paraskevas G, Tzaveas A, KoutrasK G, et al. Lumbosacral transitional vertebra causing Bertolotti' s syndrome: a case report and review of the literature. Cases J, 2009, 2:8320

30. Peterson CK, Bolton J, Hsu W, et al. A cross-sectional study comparing pain and disability levels in patients with low back pain with and without transitional lumbosacral vertebrae. J Manipulative Physiol Ther, 2005, 28(8):570-574

31. Secer M, MuradovJ, Dalgic MA. Evaluation of congenital lumbosacral malformations and neurological findings in patients with low back pain. Turk Neurosurg, 2009, 19(2): 145-148

32. 范宝瑜,程杰. 成人腰骶部移行椎椎间盘病变 CT 定位诊断. 白求恩军医学院学报,2008,6(1):22-23

33. 高向东,才书春,张艳婷,苏晋生. 腰骶移行椎影像检查与腰痛关联的探讨. 山西医药杂志,2007,36(7):610-611

34. 郭文彬,范峥荣. 腰骶部移行椎 83 例 CT 定位分析. 中国误诊学杂志,2009,9(4):906

35. 侯黎升,白雪东,阮狄克,等. 腰骶移行椎诊断中的应用. 解剖与临床,2010,15(2):84-87

36. 侯黎升,崔洪鹏,阮狄克,等. 腰骶移行椎患者腰骶神经根支配区域变化的临床研究. 中国临床解剖学杂志,2010,28(6):663-667

37. 侯黎升,王亦舟,阮狄克,等. 腰骶移行椎及其临床意义. 脊柱外科杂志,2008,6(6):366-369

38. 李金光,杨惠林. 腰骶部移行椎及其与下腰痛的关系. 中国脊柱脊髓杂志,2005,15(4):252-254

39. 李金光,杨惠林,牛国旗. 腰骶部移行椎与腰椎间盘突出症的关系探讨. 中华外科杂志,2006,44(8):556-558

40. 邱喜雄,雷益,夏军,杜立新,姚微. 腰骶部移行椎 X 线分析及其与腰痛的关系. 海南医学,2009,20(9):91-93

41. 王恩斌,聂潘荣,罗杰,等. 腰骶移行椎与腰腿疼痛的关系. 中医临床研究,2010,2(6):86-87

42. 王军,潘阿善,王晨光,等. 第 12 肋骨头的 MRI 表现及对腰骶部移行椎的诊断价值. 中医正骨,2011,23(12):22-23,26

43. 王维波,孙小强,王爱英. 腰骶移行椎与腰腿疼痛的关系研究分析. 医学信息,2012,25(1):132

44. 杜心如,徐永清. 临床解剖学丛书——脊柱与四肢分册. 北京:人民卫生出版社,2014,553-648

45. 杜心如. 腰背痛的临床特点及鉴别诊断. 中国全科医学,2012,15(12):62-64

46. 杜心如. 脊柱常见变异对手术入路的影响及处理. 解剖与临床,2013,8(5):463-465

47. 杨敬,常鑫,杜心如. 腰椎人字嵴顶点定位的三维 CT 影响研究. 中国临床解剖学杂志,2013,31(1):61-63

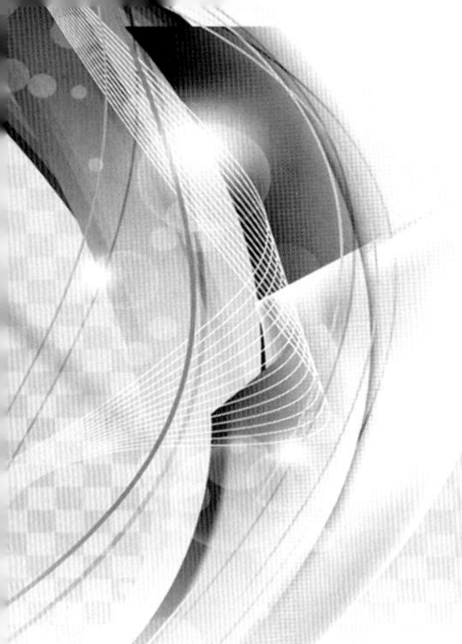

第四篇
神　经　篇

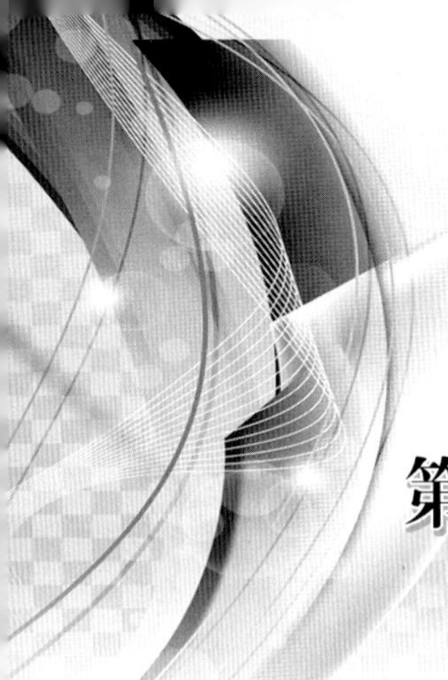

第一章 神经系统概述

作为骨科医生，常诊治神经损伤，尤其面对一个神经疾病患者，必须在最短时间内解决一个问题：神经损伤的部位在哪里？在脑部，脊髓还是神经根，神经丛还是神经干？

本章试图从骨科医生角度出发，对神经系统的临床解剖内容进行梳理，使研究生较全面的理解和掌握相关知识。

一、神经系统的划分

（一）中枢神经

包括脑和脊髓，脑部疾病归属神经内科和神经外科，脑部解剖不是本章重点。脊髓位于椎管内，脊柱损伤及疾病不可避免的影响到脊髓，造成相应的功能障碍，所以学好脊髓解剖对于骨科医生至关重要。

（二）周围神经

除脑和脊髓以外的神经，包括脑神经、脊神经及自主神经。脑神经是指与脑相连的神经，共有 12 对，这部分内容骨科应用很少，可以作为了解部分，但对于耳眼颌面外科及神经内外科而言则是重点内容；脊神经是指与脊髓相连的神经，这些神经直接管理四肢及躯干感觉运动，是骨科解剖学的重点内容；自主神经是支配内脏、心血管、平滑肌和腺体的神经，这部分神经功能自主调节，不受意识支配，所以又称作自主神经，由于其走行，起源与躯体神经有很多关联，是理解脊柱相关疾病的解剖学基础之一，也应掌握。

在周围神经中，有的神经纤维传导感觉，把感知的温痛触觉及位置觉、振动觉等由周围向中枢传导，又称传入神经。反之，将冲动由中枢向周围传导的神经则称为传出神经，在同一神经内，传入和传出神经纤维均有。

二、神经组成

神经主要由神经元和神经胶质组成。

神经元就是神经细胞，每个神经细胞都是一个独立的单位，所以称为神经元。虽然神经元形态功能多种多样，但均包括胞体和突起两部分，胞体是突起的营养中心，也是信息处理中心，既接受来自各个方向的冲动，又发出冲动向各个方向，前者多由树突完成，后者则由轴突完成，所以突起包括树突和轴突，一般轴突较长，树突较短。

神经元发生病变或坏死，其突起则随即变性坏死，不能恢复，一般会残留功能障碍。脊髓灰质炎就是脊髓前角运动神经元胞体病变而出现残疾，也就是小儿麻痹。如果胞体完好，突起发生病变，则突起还可以再生修复，如周围神经断裂后还可以修复。如何修复和促进功能恢复是骨科学习的重要内容。

（一）神经元分类

分类方法有多种，临床意义较大的是按功能和传导方向分类，主要包括感觉神经元，这些神经元将冲动由周围传至中枢，脊神经节内主要就是这类神经元。运动神经元，就是将冲动由中枢传向周围，脊髓前角内主要就是这类神经元。联络神经元，作为联络中枢神经元的中间神经元，起调节联络作用。这种神经元基本在中枢内。

（二）神经元结构

神经元胞体内主要有大量细胞器和神经原纤维，细胞器主要是粗面内质网和核糖体，神经原纤维就是微管和微丝。胞体内合成的各种物质，通过突起（轴突）运输到周围，所以在轴突内有细胞质在流动，称为轴浆流，轴浆流有快有慢，这与传导和维持活动有关，这种是顺向运输，同时还有物质自轴突远端向胞体运输，又称逆向运输。周围神经轴浆流均存在，但出现损伤时,轴浆流会发生变化,影响到胞体,胞体会出现病理变化,又称溃变。当然轴突也发生溃变,向胞体方向溃变称为逆行溃变,向远端溃变称为顺行溃变。神经纤维是神经元的突起,周围神经损伤后可以再生,溃变和再生对立而统一,生长速度一般1mm/d,如何促进神经再生是骨科医生面临的重要问题。

(三) 神经纤维

在神经突起的外面有的由髓鞘包裹,周围神经纤维由轴突和髓鞘组成,这种神经纤维称为有髓纤维,没有髓鞘包裹的称为无髓纤维,髓鞘由施万细胞组成。神经鞘瘤就是施万细胞来源的肿瘤。由于仅累及少量神经纤维,大部分神经纤维被挤压在了一边,甚至成为肿瘤的包膜,但功能完好,切除这种肿瘤时要仔细剥离,一般不会出现明显功能障碍。神经纤维瘤则是在周围神经累及全部神经纤维成分,切除时没有明显界限,多会出现功能障碍。

(四) 突触

神经元与神经元之间,神经元与效应器之间相互接触的区域就是突触,这种结构已经特殊分化,如神经末梢膨大成终扣于骨骼肌细胞表面形成突触。突触可以使神经将冲动传递到下一神经元或骨骼肌,使之产生运动。

传递这种冲动的物质称为神经递质,与运动相关的主要递质是乙酰胆碱。

(五) 神经反射

神经系统在调节机体过程中,对刺激做出的反应就是反射。其基础就是反射弧,一般包括:感受器、传入神经、中枢、传出神经、效应器。反射弧的任何一部分受到影响,都会引起反射改变,如传出、传入神经损伤,反射会减弱,中枢受抑制减弱,反射就会亢进。临床上根据各种反射变化进行定位推断。在以后的内容中会逐步讲解。

三、常用名词概念

灰质:中枢内神经元及树突聚集处,由于富含血管,在新鲜标本上色泽灰暗,故称为灰质,如脊髓灰质。脊髓灰质炎就是脊髓前角灰质神经元受累引起的一种疾病。

白质:相对于灰质而言,白质色泽白亮,这是因为神经纤维聚集,由于含有髓鞘所致。脊髓白质就是神经传导束所在位置。

在脑部,灰质位于大脑表面,又称为皮质;白质在脑的深部,称为髓质。

神经核:在中枢,皮质以外,形态及功能相似神经元聚集成团,称为神经核。

纤维束:在中枢,起止、行程及功能基本相同的神经纤维聚集成束,称为纤维束。

神经节:在周围部,神经元聚集处就是神经节,如脊神经节、内脏神经节等。

神经:在周围部,神经纤维聚集成束,粗细不等,就是神经,神经有神经外膜包裹,内含数目不等的神经束,每一神经束又由许多根神经纤维组成,神经纤维由轴索和髓鞘组成。

神经束在走行过程中反复编织,在不同部位形成不同的排列组合。这恰恰是神经复杂之处,也是神奇之处。

在学习周围神经内容之前,正确掌握这些基本知识对于神经疾病的理解和诊疗极为重要。

(杜心如)

参考文献

1. 丁自海,杜心如,主编. 脊柱外科临床解剖学. 济南:山东科学技术出版社,2008,442-498
2. 杜心如,徐永清. 临床解剖学丛书——脊柱与四肢分册. 北京:人民卫生出版社,2014,680-772
3. 吴海钰,王树锋. CTM 显示椎管内臂丛神经前后根的应用解剖学研究. 中国矫形外科杂志,2005,(10):753-756
4. 付丽敏,杜心如. 骨科体位性神经损伤的临床特点预防,中国全科医学,2013,16(1):67-70

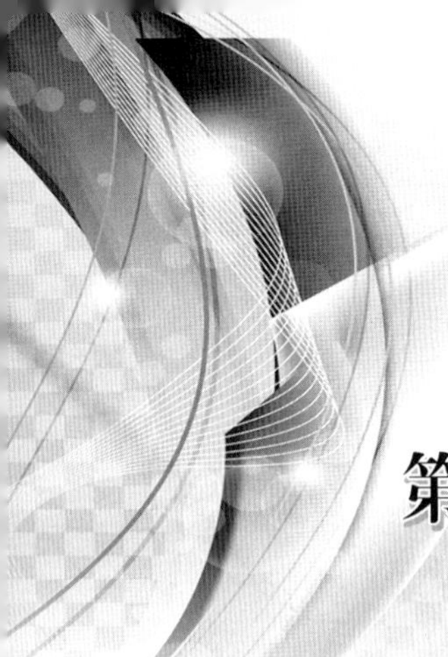

第二章 脊神经根

脊神经(spinal nerve)有31对(图4-2-1),每对脊神经都由前根(anterior root)和后根(posterior root)组成,后根较前根粗大,一般颈神经后根粗细是前根的3倍,后根的根丝也较前根的粗大,但第1颈神经根例外,其后根可因发育不良而缺如;胸神经后根较前根略粗,腰、骶神经后根最为粗大,根丝最多。尾神经根最细。

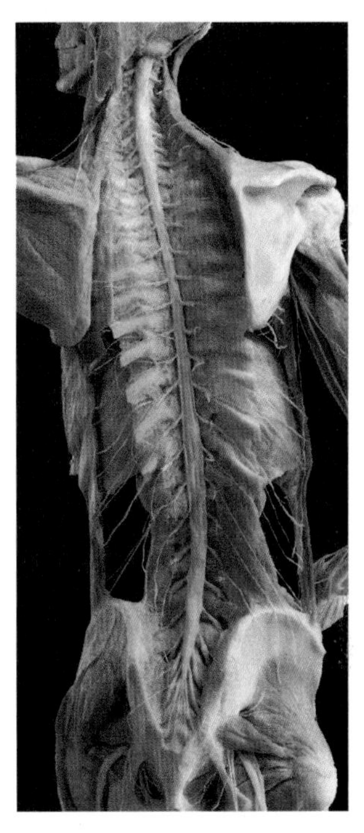

图4-2-1 脊神经

第一节 脊神经根

一、脊神经根的形态和结构

脊神经根的前、后根分别依次由神经小束—神经亚束—神经束组成,神经小束与脊髓前外侧沟和后外侧沟相连,斜向外下方,在走行中各小束逐渐会合成神经亚束,随后亚束会合成神经束。神经束排成内侧宽、外侧窄的扇形神经根,漂浮在脊髓与硬脊膜之间(图4-2-2)。前根有6~8个神经小束,后根有7~10个神经小束。同一节段的前、后根之间有恒定的齿状韧带(denticulate ligament)相连。

脊神经前根也称腹侧根或运动根,后根也称背侧根或感觉根,与同一脊髓节段相连的前、后根在同一水平面上。前根起自脊髓前角,经前外侧沟离开脊髓;后根经后外侧沟进入脊髓。在后根的中远部有一梭形膨大,称脊神经节(spinal root ganglion)(图4-2-3)。颈、胸段脊神经的前、后根发出后呈水平位向外侧伸展,分别穿过硬膜囊,在硬膜囊的外侧缘处二者融合成脊神经,经相应的椎间孔离开椎管(图4-2-4)。腰、骶段脊神经前、后根沿脊髓两侧向下伴行,形成马尾,在各节段相应部位二者合成脊神经,穿出硬膜囊(图4-2-5)。腰、骶段脊神经在穿出椎间孔时斜向下外方,脊神经节可能位于椎间孔内或椎管内。

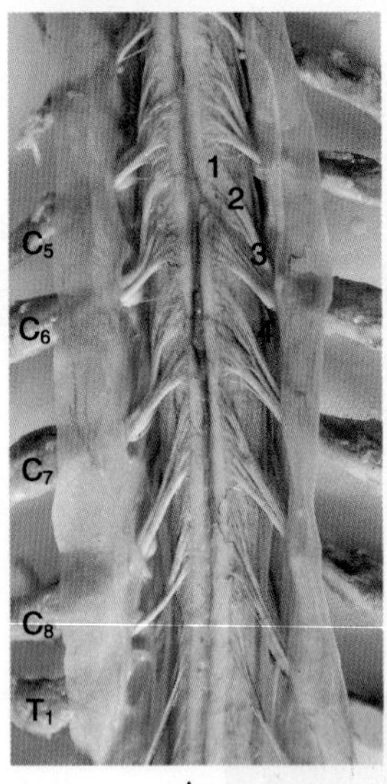

A

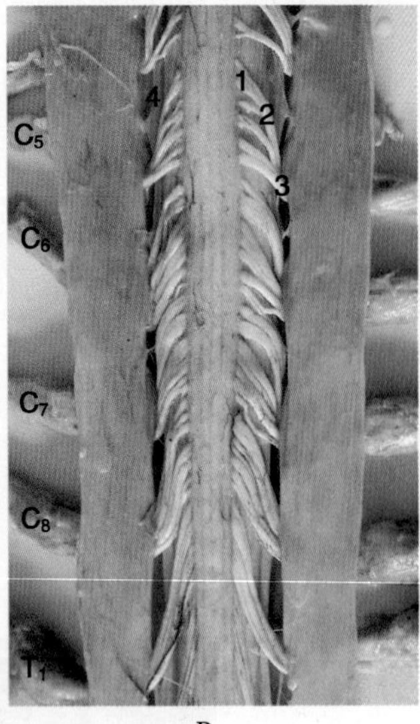

B

图 4-2-2　神经根的组成

A. 前根；B. 后根

1. 神经小束；2. 神经亚束；3. 神经束

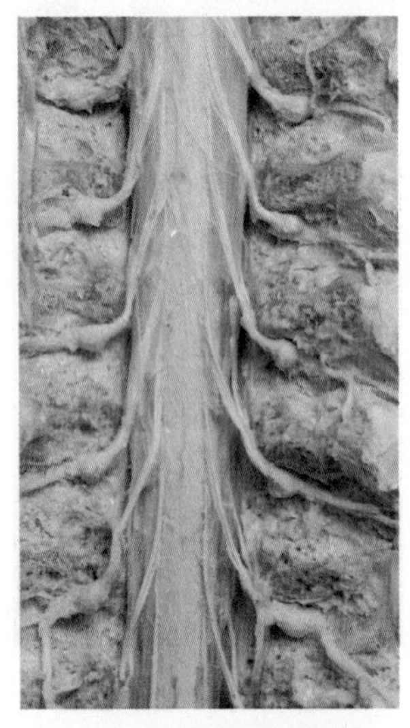

图 4-2-3　脊神经节的位置和形态

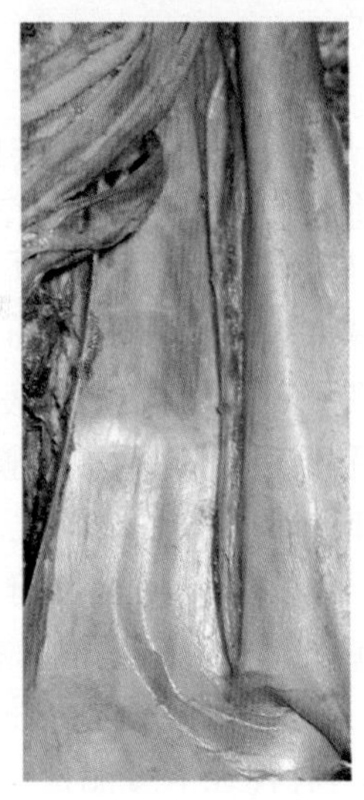

图 4-2-4　腰部脊神经根穿经硬脊膜门处

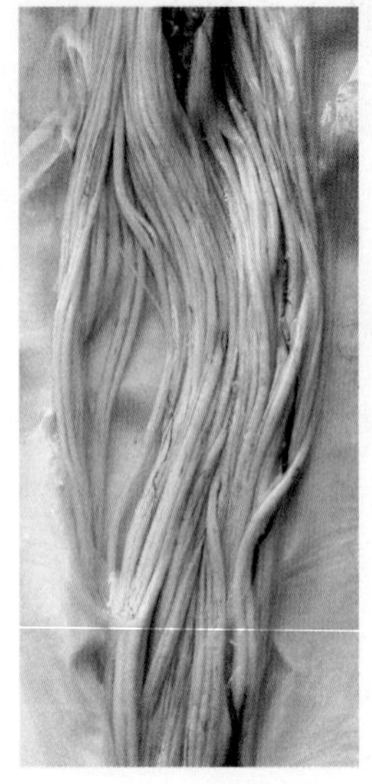

图 4-2-5　马尾神经

在临床上，硬膜囊内的脊神经前、后根与解剖学名称一致，而硬膜囊外的脊神经则称为神经根（nerve root），在一般临床文献中所称的神经根就是解剖学上所指的脊神经。这种称谓的不同有时会造成理解混乱，特此说明。

脊神经向远端走行，在出椎间孔处分为前支、后支和脊膜支。

1. 前支　除第 1、2 脊神经前支较细小外，其余节段的均粗大。前支发出后，除第 2 ~ 11 胸神经前支和第 1、12 胸神经部分前支外，其他各前支均相互会合、分离，形成神经丛，然后各神经丛再发出分支支配相应结构。神经丛共有 5 个，分别是颈丛、臂丛、腰丛、骶丛和尾丛。胸神经前支均单独形成肋间神经和肋下神经。

在脊神经前支起始处的附近，有与交感干神经节相连的交通支（communicating branch of sympathetic trunk），交通支有两种：①白交通支：为第 1 胸神经至第 3 腰神经前支的小分支，连结相应的交感干神经节。白交通支由有髓纤维组成；②灰交通支：每一脊神经前支接受来自相应交感干神经节的小分支，主要由无髓神经纤维组成。这些灰交通支到达到脊神经后，随脊神经及其分支达到全身，分布于血管、淋巴管、腺体及竖毛肌。

2. 后支　除第 1、2 颈神经后支较为粗大外，其余均较细小。后支分出后向后绕过关节突，经相邻两横突之间进入脊柱后外侧，骶神经后支则穿经骶后孔。脊神经后支分为内侧支和外侧支，内侧支沿棘突旁走行，外侧支则向外侧斜行穿越竖脊肌等后外侧肌群，分布于附近的关节、肌肉和背部皮肤。

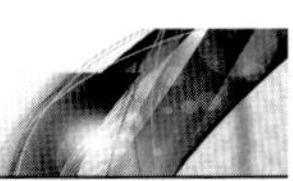

3. 脊膜支　脊膜支也称窦椎神经(sinuvertebral nerve)或Luschka神经。在脊神经分出前支和后支之前分出,返回椎管。在椎管内,脊膜支形成升支和降支。相邻的升、降支相互吻合,形成脊膜前、后丛,分布于脊膜。脊膜支分出细支与邻近的交感干神经节相连。脊膜支分布于硬脊膜、椎骨韧带及脊髓血管。脊膜支受累可能与腰痛有关。

临床应用要点:当脊神经前根病变或损伤时,只出现运动障碍或相应的肌肉无力甚至萎缩;后根病变或受累时,只出现相应部位的感觉障碍。椎管内病变,主要是硬膜外侧方的肿瘤,如神经鞘瘤,若累及前根或后根,会出现相应的运动或感觉障碍。在多数情况下,硬膜外肿物可能既压迫脊髓,又压迫前根和后根,所以既有脊髓压迫症,又有神经根疼痛,如肋间神经痛和运动障碍。在胸部出现单纯肋间肌瘫痪,临床表现不明显,所以常被忽略。

当脊神经(即所谓的神经根)受压或病变时,会出现相应的感觉障碍和运动障碍,最常见的是颈椎椎间盘突出症和腰椎椎间盘突出症。单一的脊神经根受累,其症状在同侧,出现两侧神经根或多个神经根受累而症状或体征时,应注意有无脊髓病变或多处神经根受压。由于病变所累及的神经根部位不同,所产生的症状和体征也不相同,可以根据其临床特点推测神经根受累部位,选择合适的辅助检查方法,以确定诊断。

在脊神经(神经根)受累时,其前支和后支所支配的肌肉和皮肤均可出现症状,如腰椎椎间盘突出症时,腰痛和相应部位深压痛和叩击痛就与其后支有关,而坐骨神经痛则是前支受累的表现。

单纯脊神经后支受累或病变时,只出现单纯后支症状、体征。临床上常表现为后支周围神经卡压症,如枕大神经痛、臀上皮神经卡压征和臀中皮神经卡压征。由于前支不受累,所以多不出现相应症状和体征。脊神经前支受累也是如此,多为其组成的神经丛和神经支受压或损伤出现的临床表现,如股神经卡压征,腰丛神经损伤等。

二、脊神经根的纤维成分

脊神经根有4种纤维成分,分别是躯体传出纤维、躯体传入纤维、内脏传出纤维和内脏传入纤维(图4-2-6)。

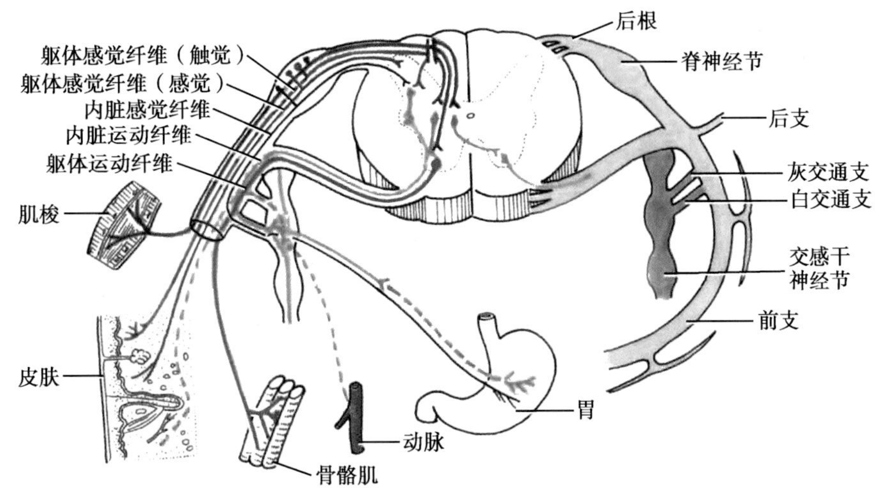

图4-2-6　脊神经组成和成分

1. 躯体传出纤维　起始于脊髓前角运动神经元胞体,经前根进入脊神经,分布于横纹肌,支配骨骼肌运动。

2. 躯体传入纤维　传导皮肤、肌肉、关节和韧带的感觉,包括深、浅感觉。其纤维起始于脊神经节内的假单极神经元胞体,其周围突加入脊神经,分布于肌肉、关节和皮肤等。中枢突经脊神经后根进入脊髓。

3. 内脏传出纤维　为交感神经节前纤维,起始于胸脊髓节段和上3个腰脊髓节段的侧角交感神经节前神经元胞体,经脊神经前根和白交通支至交感干上相应的神经节,在节内交换神经元,有些则穿过这些神经节至交感干的其他神经节或椎前神经节内再交换神经元。发出的节后纤维经灰交通支至脊神经,随脊神经分支分布于相应的血管、淋巴管、腺体及平滑肌。

副交感神经的骶部发出副交感节前纤维,经盆腔内脏神经至盆神经丛,在器官旁或器官内节交换神经元，节后纤维分布于盆腔脏器。

4. 内脏传入纤维　来源于脊神经节的假单极神经元胞体，其中枢突自脊神经后根进入脊髓，周围突则随脊神经走行，有的经交感神经干或白交通支分布于内脏、腺体、脉管及平滑肌等。

从以上论述可以看出，每一脊神经内四种纤维成分均存在，所以当脊神经损伤后既可出现躯体感觉、运动障碍，又可出现内脏感觉及运动障碍，如皮肤干燥、无汗，血管舒缩障碍，肢体怕冷。这种冷感自骨髓向外冷，而且保暖不能缓解症状。

三、脊神经根与脊髓被膜的关系

椎管内的神经根被一层薄的神经根鞘覆盖。神经根在走出椎管时，被硬脊膜（spinal dura mater）和蛛网膜囊突出的鞘所包被，称脊膜套袖（图 4-2-7）。鞘内的间隙与蛛网膜下隙（subarachnoid space）相通，脊神经根浸泡于脑脊液中。自此前、后神经根各穿经硬脊膜囊并分别为硬脊膜形成的鞘包裹。神经根的蛛网膜下腔通常是在后根神经节的水平处终止。脊神经前、后根在脊神经节远侧会合，硬脊膜鞘也随之成为脊神经的被膜，即神经外膜。

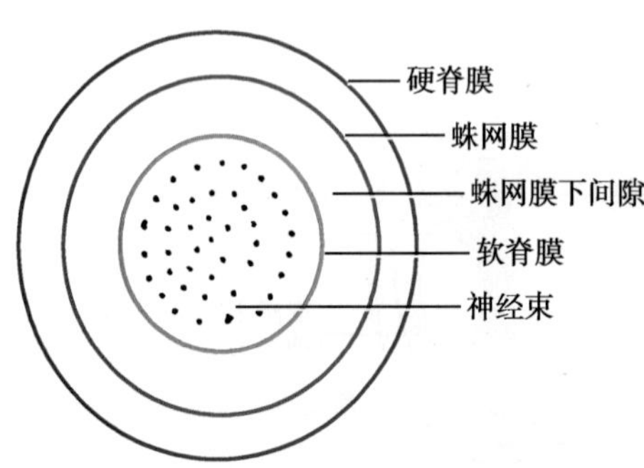

图 4-2-7　脊神经的被膜

脊神经前、后根在离开脊髓时穿经软脊膜（spinal pia mater）和蛛网膜（arachnoid mater），两层膜分别呈鞘状包被于根丝和神经根周围，蛛网膜下腔也随之位于两膜之间。这两层膜相当于周围神经的内膜和束膜。自此前根和后根各自穿经硬脊膜。在穿经硬脊膜的内面时，蛛网膜形成膜性或网状韧带样结构，将神经根固定于硬膜囊侧壁，此韧带样结构长短不一，但在腰骶神经根处此结构较长且明显。这种韧带样结构对神经根有固定作用，既可限制神经根在硬膜囊内的漂移，又可起到导引作用，使神经根的形态变化与硬膜囊的形态变化相一致。但在病理情况下，如腰椎间盘突出压迫硬膜囊侧方时，神经根也难以逃逸，从而有可能受到卡压。

当神经根穿出硬膜时，蛛网膜也随之向外延伸，这样蛛网膜下腔也随之延伸至硬膜侧缘外侧，然后呈盲端闭锁，在脊髓造影时，可见到这部分蛛网膜下腔，称为根袖（nerve root groove）。前根和后根分别或共同穿经硬脊膜后，硬脊膜与神经外膜相延续。一般情况下，前根和后根在脊神经节近侧端结合疏松，可以分离，在脊神经节远侧端则结合紧密并融合成一体，此时脊神经结构与周围神经相同，硬脊膜完全移行为神经外膜，神经根穿出硬脊膜后，硬脊膜形成其外周的鞘，前根多位于此鞘的前方。鞘内主要是来自后根的纤维及脊神经节，形成了一个封闭的筋膜室。简言之，前根在前，后根在后。

临床应用要点：当脊神经（临床上称神经根）受到椎间盘压迫及炎症刺激后，脊神经肿胀，由于此硬脊膜鞘的束缚，脊神经纤维难以向外扩张，鞘内压力增高，类似于骨筋膜室，这样会影响神经根血供，神经的功能发生障碍。当椎间盘被切除，神经根压迫解除后，神经根鞘内压力也难以迅速下降，所以许多椎间盘突出症患者术后疼痛缓解较慢，麻木消失更慢。另外，由于手术牵拉脊神经或压迫解除后神经根充血水肿加重，神经根内压增高，术后有些症状可能加重，但这些症状可以逐渐缓解。术后应用激素及脱水药物可使脊神经肿胀减轻，从而减小其内压力，促进神经功能的恢复。如果在切除椎间盘的同时将神经根外膜切开，使神经根内压下降，可促进神经功能恢复，尤其在麻木消失方面临床效果显著。临床实践表明，腰椎间盘突出症手术同时行神经根外膜切开，可起到如同骨筋膜室筋膜切开减压相似的效果，疗效迅速确切，使患者症状迅速缓解。手术行神经外膜切开部位在脊神经根背侧，沿脊神经根走行纵行切开，近端起自硬脊膜侧缘外 3mm 处，以不损伤蛛网膜下腔为宜，远端至脊神经节远端，这样可以充分减小神经根鞘内压力，达到治疗目的。

椎间孔镜技术目前已经逐步开展，其显露在神经根腹侧，减压及切除椎间盘也在神经根腹侧进行，所以有损伤前根的风险，临床应充分注意，这可以解释为什么椎间孔内镜术后患者腿痛症状消失，但出现了足下垂。

四、脊神经根的排列

脊神经根的粗细与功能相适应，第 5～8 颈神经根粗大，相应地自此发出并分布于上肢的神经也粗

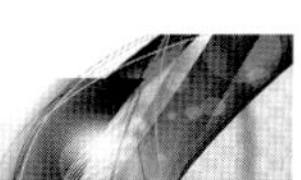

大,这些神经根附着于脊髓颈膨大(cervical enlargement),主管上肢的感觉、运动及血管、腺体等(图4-2-8)。腰、骶神经根粗大,其根丝附着于脊髓腰骶膨大(lumbosacral enlargement),分布于下肢的神经也粗大,主管下肢的感觉、运动及血管舒缩运动。

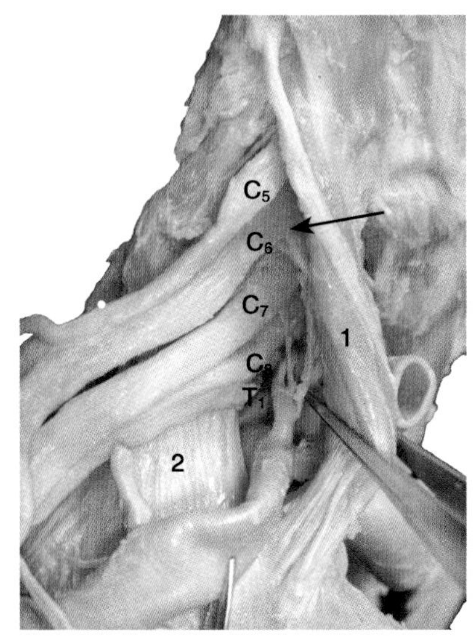

图4-2-8　臂丛神经根的形态

各脊神经根自上而下排列,颈上部脊神经根以横行向外走行到达相应的硬脊膜门(porta of spinal dura mater)出椎间孔(图4-2-9),颈中部以下各神经根到达椎间孔时向外下的倾斜度也依次逐渐加大。腰骶神经根几乎呈垂直位下降,在脊髓下端以下形成一大神经束,这些神经根向下斜行抵达相应的硬脊膜囊侧缘穿出椎间孔(图4-2-10)。神经根在椎管内的长度(从脊髓到椎间孔)于第1颈椎、第1胸椎、

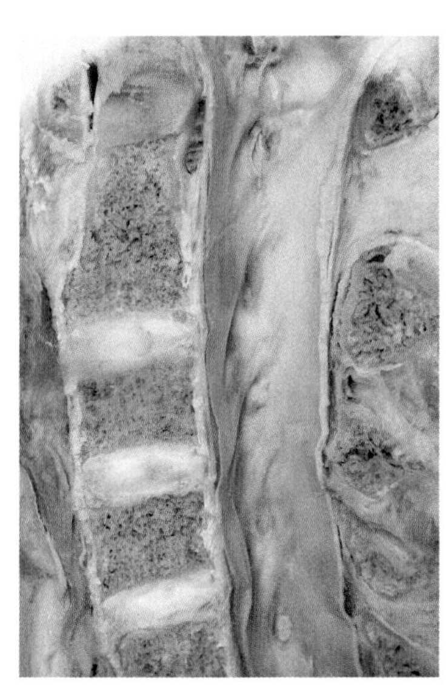

图4-2-9　颈神经根通过硬脊膜囊侧缘

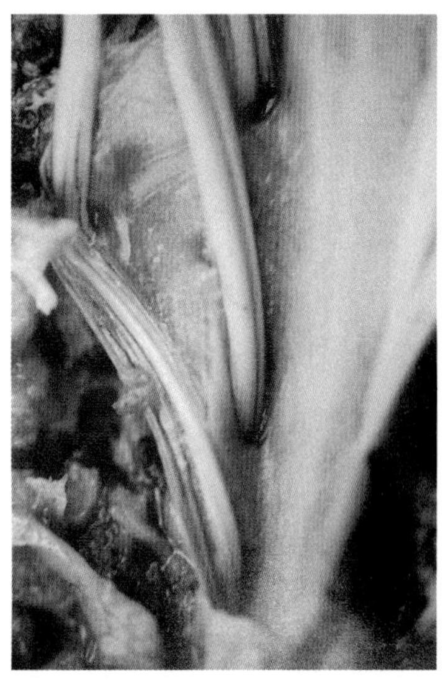

图4-2-10　腰神经通过硬脊膜囊侧缘

第1腰椎、第1骶椎和尾椎平面分别为3mm、29mm、91mm、185mm和266mm。

脊神经根在骶髓周围和马尾内的排列是有规律的(图4-2-11)。

1. 在胸腰椎交界处　脊髓逐渐变细,并被第1~5腰神经根包绕。腰神经根位于两侧,腹侧及背侧的其他神经根被分开,并以交错的形式环绕脊髓的远端,有10%~15%的脊髓背侧没有神经根覆盖。

2. $L_{1\sim2}$椎间盘水平　脊髓于第1~2腰椎终止,并延续为终丝(filum terminale)。脊髓终末部被第2腰神经根至第5骶神经根包绕。骶神经的前支和后支也在这个水平分出,第4、5腰神经的运动和感觉根也在此会合。

3. $L_{2\sim3}$椎间盘水平　在此平面,第1骶神经的前、后根会合,它邻近于第3~5腰神经根。所有神经呈旋转状斜形排列成层。在每个神经根层内,运动束位于感觉束的腹侧及内侧。在此平面,低位骶神经位于马尾神经的后部。

4. $L_{3\sim4}$椎间盘水平　在此平面,第3腰神经根已从鞘内发出,第4腰神经根~第5骶神经根在椎管内,成斜形排列成层。运动束在神经根的前内侧。

5. $L_{4\sim5}$椎间盘水平　在此平面,硬脊膜内有第5腰神经根~第5骶神经根,第5腰神经根在穿出硬膜囊前,位于低位骶神经根及马尾神经的前外侧。

6. $L_5\sim S_1$椎间盘水平　在腰骶椎移行处,第1骶神经根位于椎管的前外侧,余下的低位骶神经根则分散沿硬膜囊后方排列形成半月形。

在鞘外神经根,腰神经根袖自神经鞘囊内发出

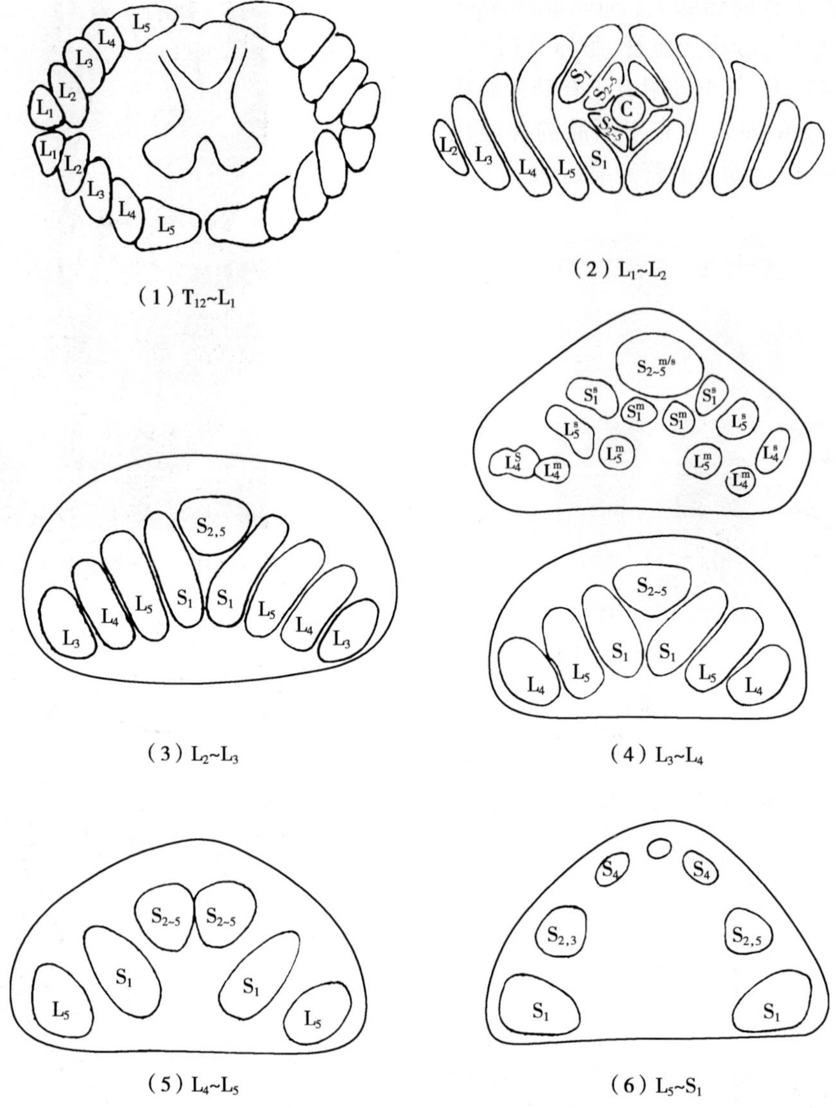

图 4-2-11　不同平面的神经根排列

的角度大约为40°，第1骶神经根发出的角度变小，为22°，第1骶神经根以下各袖角度依次递减。鞘内神经根的运动束位于感觉束的前内侧。鞘外神经根的运动束则位于感觉束的前方。

五、脊神经根与椎间孔的关系

脊神经根穿经椎间孔时，有韧带样结构连结于神经根外膜和椎间孔侧壁的黄韧带上，此韧带样结构也称为 Hoffman 韧带，这些韧带分布于神经根四周，呈放射状将神经根固定在椎间孔四壁上。该韧带的主要作用为固定和支持神经根，从而维持脊神经根和脊髓在特定位置上，但在椎间孔型椎间盘突出时，也限制了神经根的位移，使神经根难以逃逸而产生压迫症状。

脊神经根与椎间孔的关系与年龄和部位有关。胚胎时，脊神经根呈水平位。儿童时，由于脊柱生长较脊髓快，所以神经根呈斜行向下并随年龄增长斜度增大。颈脊神经根几乎呈水平位向外走行，胸、腰、骶神经根须在椎管内走行一段距离后才能从相应的椎间孔穿出，所以腰、骶神经根倾斜度较大，且越向下倾斜角度越大。

在不同的椎间孔水平，脊神经根在椎间孔的位置不同。颈神经根走行在横突前后结节之间的神经沟内，所以神经根与椎间孔下部相对应，前根位于后根前下方；胸神经根则与椎间孔中部相对应，前根在前，后根在后；腰神经根位于椎间孔上半部分，前根位于后根前上方。在腰椎间孔内有椎间孔韧带，该韧带起自椎间盘后缘止于黄韧带，将椎间孔分为上下两部分，腰神经根位于上部分。由于椎

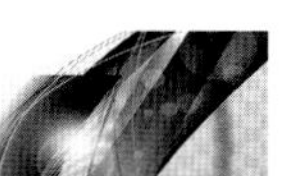

间孔韧带的限制，神经根在该空间内移位受到限制，该韧带可以起到固定神经的作用，但在病理状态下使神经根难以避免受压，尤其当极外侧腰椎间盘突出时，神经根可以被压迫，其症状体征表现特别明显。

上段腰椎椎间孔较小，下段的椎间孔较大，神经根自上而下逐渐增粗，这与生理功能较适宜，但 $L_{4\sim5}$ 椎间孔及 $L_5\sim S_1$ 椎间孔则较小，而第4、5腰神经根则比较粗大，所以这两个椎间孔狭窄压迫第4、5腰神经的几率较大（图4-2-12）。

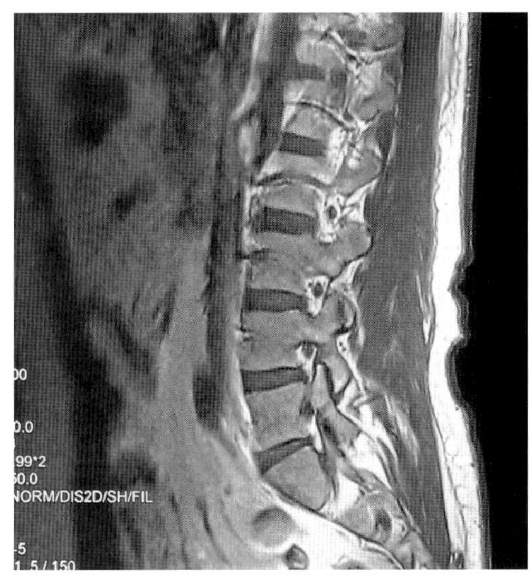

图4-2-12　腰神经根与相应椎间孔的比例

从侧后方观察，斜行突出硬脊膜囊的腰神经根亦斜行穿过椎间孔，之后在关节突关节之前向外下前方继续斜行，由此形成所谓三角工作区的操作空间。空间角区前边界为神经根，下界为下一椎体上缘，内缘为硬膜囊和硬膜外脂肪组织，是可以避免扰动椎管内结构而又能巧妙地摘除腰椎间盘组织的小三角区（图4-2-13）。测量结果显示，从三角工作区可以插入直径在6～8mm之间的套管而不会损伤周围的神经结构。但穿刺角度应根据影像资料仔细推敲，角度过大易造成硬膜囊和神经根损伤；角度过小则会擦过椎体向前造成腹腔脏器和椎体前外侧血管损伤。若能将套管准确插入三角工作区，伸入器械切开纤维环即可切除髓核。

当脊柱屈伸运动时，神经根也随之发生运动出现移位。当脊柱由完全伸直至完全屈曲位时，椎管长度变化达7cm，而其神经移位以第1、2腰神经为著，达2～5cm。这种移位是和脊柱生理功能相适应的。椎间盘突出时，神经根受压，神经根移位受到限

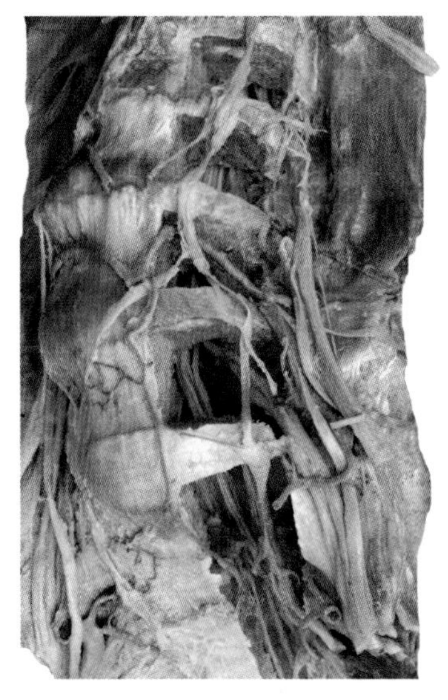

图4-2-13　三角工作区毗邻结构

制，脊柱屈伸时，神经根不能相应地移位。相反，神经根在脊柱屈伸时受刺激而加重症状，所以腰椎间盘突出时，患者腰椎屈伸受限，当屈伸时可诱发症状，严重者颈部屈曲也可诱发症状。直腿抬高30°时，坐骨神经受到牵拉，神经根向远侧移动至椎间孔，屈曲60°～80°，神经根向远端可移动2～5cm。如果在直腿抬高的同时颈部屈曲则神经根移动度减少，同样屈曲颈部时，直腿抬高程度会降低。当腰椎间盘突出时，由于神经根受压，神经根移位受限，所以直腿抬高程度也受限。反之，直腿抬高可以使神经根张力增高，加重刺激，引发坐骨神经痛。

研究表明，如果两侧髋关节同时屈曲并膝伸直，则两侧神经根张力明显增加，硬膜囊朝向前下贴紧椎管前壁，其中硬膜外神经根张力较硬膜内神经根张力更大，这可能是神经根张力传导的结果，也可能是硬膜外神经根张力传导至硬脊膜的结果。当一侧屈髋伸膝做直腿抬高时，除引起同侧神经根移位外，对侧的神经根也相应地发生位移，使这些神经根贴近椎管前壁。当腰椎间盘突出时，一部分出现健侧直腿抬高试验阳性就是这个道理，又称交叉直腿抬高试验阳性。当出现体征时，说明突出物多在神经根的前内侧及前下方，即神经根腋部。

六、脊神经根的血供

脊神经根有丰富的血供，其来源主要为节段动脉发出的根动脉，颈段节段动脉来源于椎动脉，胸段来源于肋间动脉，腰段的则来源于腰动脉，有的可见到多个节段动脉共干现象。节段动脉向椎间孔走行

发出脊神经根动脉,该动脉穿入硬脊膜鞘供应脊神经根、脊神经节及脊髓(图 4-2-14,图 4-2-15)。

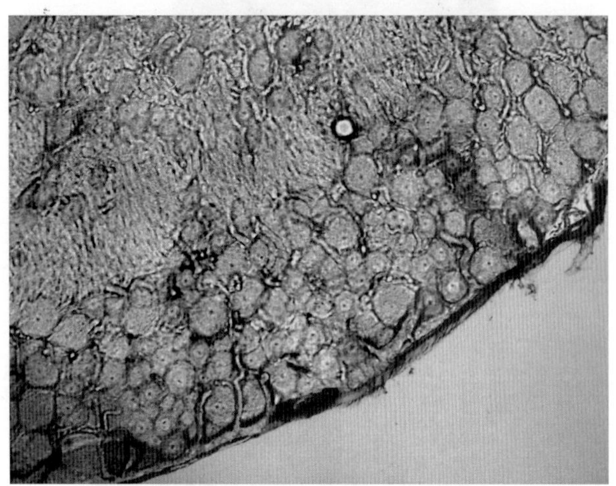

图 4-2-14　神经节的血液供应(单宁酸染色)

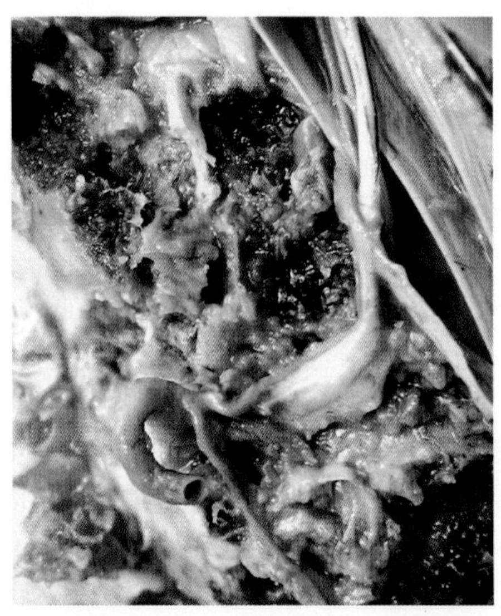

图 4-2-15　神经根血液供应(标本)

脊神经根动脉发出后向上向内沿脊神经节表面走行一段距离后穿入包绕脊神经节及脊神经前根表面的硬膜鞘内。孔祥玉等研究发现脊神经根动脉穿入该鞘的位置多位于脊神经节外侧 1/2 区(占 69.75%),另有 28.44% 位于脊神经节内侧 1/2 区,少数(1.81%)根动脉经椎间孔进入椎管后在脊神经根部直接穿入硬脊膜。根动脉多位于脊神经节腹侧或腹侧近上缘处,另有少数位于脊神经节背侧。除根动脉外,脊髓动脉冠还发出动脉支沿神经根向远端走行,并与根动脉形成吻合,在脊神经根内形成细小血管网。由于血供丰富,正常情况下,神经根不会发生缺血,但当神经根肿胀时,神经根内压增高可影响其血供,引起神经根缺血。

脊神经根动脉襻以螺旋状走行,以代偿脊柱在运动时神经及血管被动牵拉延长以免受损伤。较大的静脉通常以螺旋状位于神经根的深部。在所有神经根内存在大量的动、静脉吻合支。这些血管吻合,使神经根内血流动力学发生变化,维持相对平衡。

七、脊神经后根交通支

相邻两脊神经后根存在有交通支,以颈部最多,腰骶部次之,胸部最少。其连接方式多为交通支从上一脊髓节段后根最下 1 条根丝开始,斜向外下方,连于下一脊髓节段后根最上 1 条根丝上。也有交通支从上一脊髓节段后根最下 1 条根丝开始,斜向外下方,与下一脊髓节段后根并行穿出椎间孔后合并;或与之相反,交通支从下一脊髓节段后根最上 1 条根丝开始,斜向外上方,与上一脊髓节段后根并行穿出椎间孔后合并。

彭田红对臂丛后根各束间的纤维联系进行了详细的观察。其联系类型有 N 形、人形、X 形、Y 形和 H 形,联系部位主要位于齿状韧带外侧游离缘与脊髓之间的相邻后根间,以神经小束的分支为主(图 4-2-16)。杜心如也观察到腰神经后根之间也存在交通支(图 4-2-17)。在选择性脊神经后根切除术中,应注意后根间的联系,以免产生术后解痉不彻底或皮肤感觉减退等并发症。

八、脊神经根的变异

(一) 第 4、5 腰神经根交通支

1. 第 4 腰神经根　第 4 腰神经根前支自上而下逐渐变粗,出椎间孔后参与腰丛的组成,大部分纤维汇入股神经。

2. 第 4、5 腰神经根的交通支　第 4、5 腰神经根的交通支和第 5 腰神经根组成腰骶干,交通支是连接腰、骶丛的桥梁交通支大多起于第 4 腰神经根,自椎间孔内由第 4 腰神经根发出;其次起于闭孔神经、股神经,也有缺如者。有的交通支与闭孔神经有吻合支,也有未与第 5 腰神经根合成腰骶干而直接汇入骶丛。

根据交通支的起止特点,我们将其分为五型:Ⅰ型:起于第 4 腰神经根,止于第 5 腰神经根;Ⅱ型:起于第 4 腰神经根,直接参与骶丛组成;Ⅲ型:起于闭孔神经,止于第 5 腰神经根;Ⅳ型:起于股神经,止

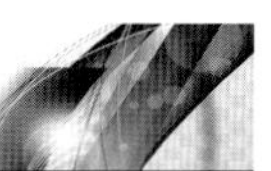

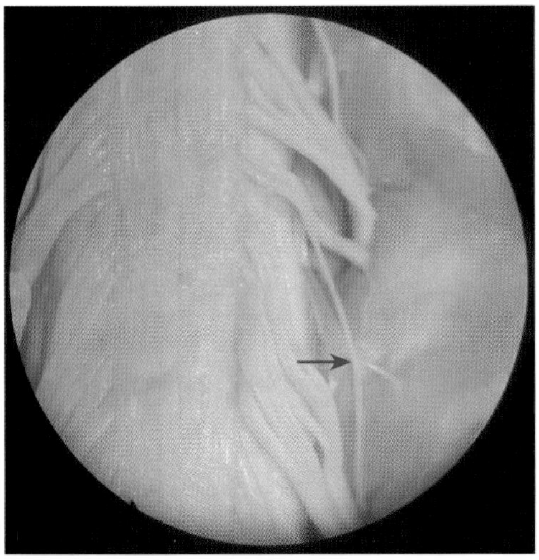

N形

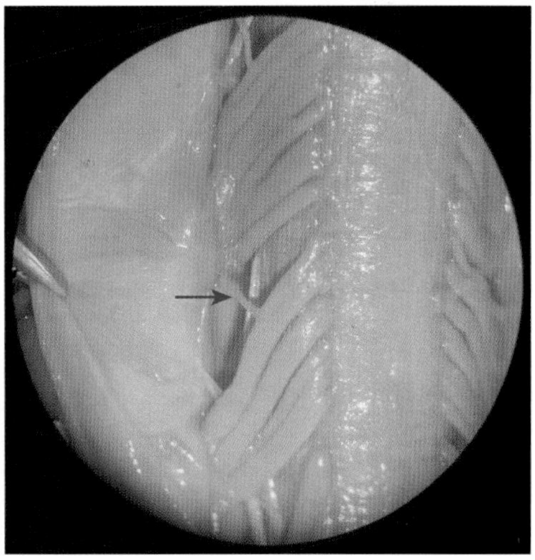

反N形

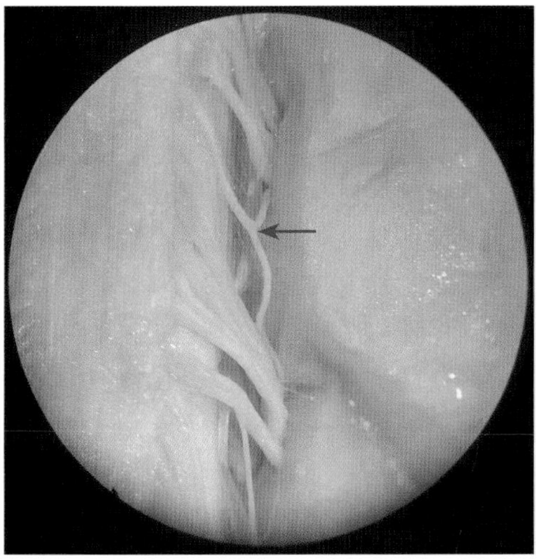

人形

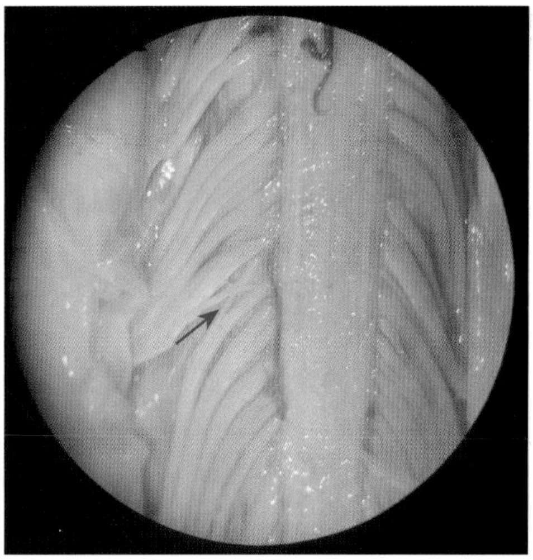

X形

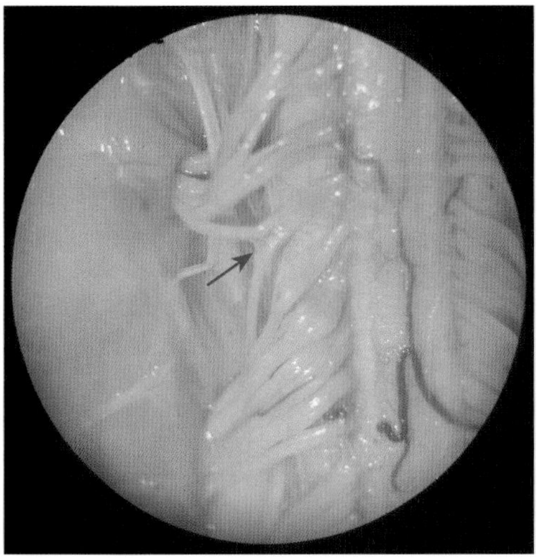

Y形

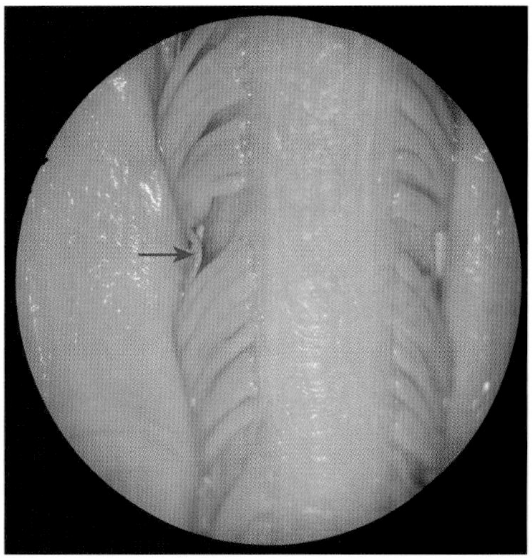

H形

图 4-2-16　臂丛后根间的联系

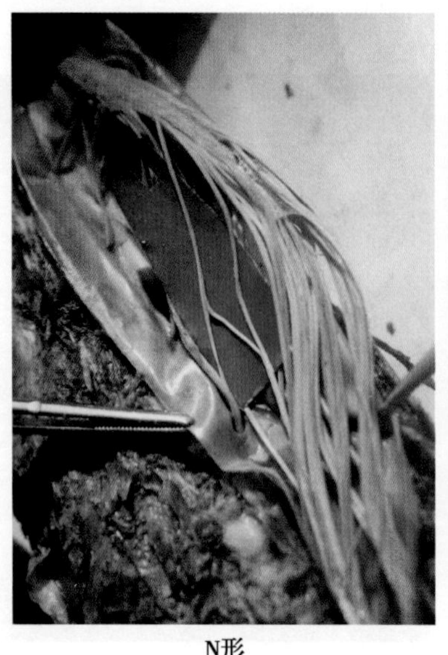
N形

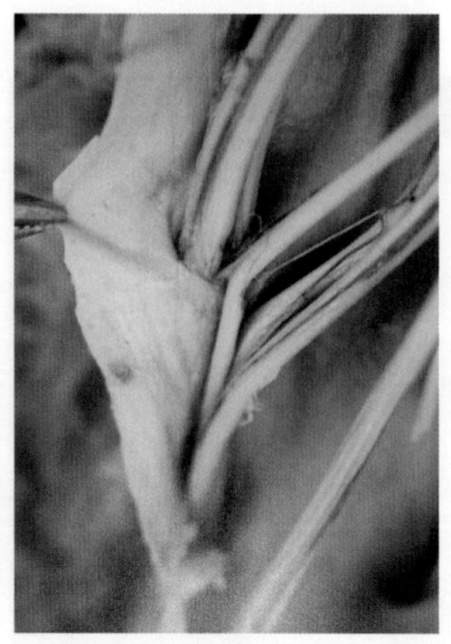
H形

图 4-2-17　腰神经后根之间交通支

于第5腰神经根；Ⅴ型：交通支缺如。其中Ⅰ型多见，其他各型均少见。

3. 第5腰神经根　第5腰神经根自 $L_5 \sim S_1$ 椎间孔穿出后，有2～3条根血管与其伴行。

临床应用要点：突出的椎间盘除可造成神经根机械性压迫，产生水肿、渗出外，还可阻碍神经根的滑动。第4腰神经在椎管内滑动范围为1.5mm，第5腰神经根为3mm，第1骶神经根为4mm。当直腿抬高试验时，牵拉坐骨神经，以其出口为支点，使已有炎性改变、对牵拉刺激敏感的第5腰神经根、第1骶神经根下移，产生相应区域的疼痛、麻木。由于神经根移动范围不同，所以 $L_{4\sim5}$ 椎间盘突出，直腿抬高试验时，第5腰神经根下移，通过其交通支牵拉第4腰神经根出现股神经刺激症状。反之，行股神经紧张试验时，紧张的第4腰神经根亦可通过交通支牵拉第5腰神经根，出现同侧坐骨神经痛。这种相互牵拉是否出现症状及其程度与下列因素有关：①交通支的大小：交通支直径大于3mm者占40%，当强力牵拉第4腰神经根时，通过交通支引起第5腰神经根刺激症，交通支越粗，症状就越明显，而交通支细小或缺如者，症状不典型；②交通支的类型：Ⅴ型因交通支起于股神经，与第5腰神经根距离短，牵拉坐骨神经时，缓冲余地小，出现股神经刺激征，反之股神经紧张时，直接牵拉第5腰神经根而出现坐骨神经痛。Ⅰ型交通支直接入骶丛，直腿抬高时，可直接牵拉第4腰神经根出现股前侧痛。Ⅲ型及部分Ⅰ型中，因交通支纤细、松弛、症状不明显。Ⅳ型交通支自椎间孔内由第4腰神经根发出，易受牵拉而出现症状；③交通支与椎间盘的关系：交通支多由神经根内侧纤维构成，与椎间盘后外侧相邻，恰是椎间盘突出的好发部位，故第4、5腰椎间椎间盘突出时，易累及交通支而出现上述体征及症状。

虽然CT、MRI的对腰椎间盘突出症的诊断提供了客观的方法，然而认真可靠的体格检查仍不失为重要诊断依据。股神经紧张试验出现同侧坐骨神经痛及直腿抬高试验出现股神经刺激征是 $L_{4\sim5}$ 椎间盘突出症的特有的体征，具有定位意义。

（二）腰骶神经根畸形

腰骶神经根畸形是由于胚胎发育时期神经根移行缺陷所致。其发生率为0.34%～30%，其中以第5腰神经根和第1骶神经根多见。

腰骶神经根畸形可分为五型：

Ⅰ型：在不同水平的神经根间的硬膜内交通支；

Ⅱ型：神经根起源异常；

Ⅲ型：神经根间的硬膜外交通支；

Ⅳ型：神经根硬膜外的分支；

Ⅴ型：神经根直径异常。

神经根畸形本身不一定产生症状，但在合并腰椎间盘突出或椎管狭窄时，可压迫畸形的神经根而表现为下腰痛和坐骨神经痛，酷似腰椎间盘突出症或椎管狭窄症。Helms报道，对椎管内软组织阴影的CT值测定有助于诊断。由于腰骶神经根畸形的存在，在腰椎间盘突出症手术中，不应满足于椎间盘的切除，应同时探查神经根，并做相应处理。

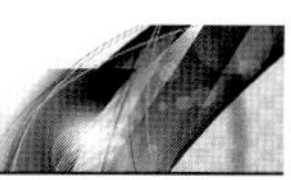

不可将Ⅲ型的神经根畸形误认为神经根粘连而分离切断，造成永久性损伤，宜扩大椎管和神经根管，必要时全椎板切除，关节突切除甚至椎弓根切除以充分减压。

第二节　脊神经节

一、脊神经节的形态和位置

脊神经节又称后根节（dorsal root ganglion）位于脊神经后根上，呈梭形或纺锤形，长5～10mm，其大小与所在脊神经后根粗细成正比。每一根脊神经后根均有一个脊神经节。脊神经节一般位于椎管外椎间孔内，在硬脊膜鞘之外（图4-2-18）。第1、2颈神经节位于环、枢椎椎弓的上面，骶、尾神经节位于骶管内，胸段及上腰段脊神经节位于椎间孔内，下腰段脊神经节大部分位于椎间孔内或侧隐窝内。陈伯华在腰骶部脊神经节的研究中，根据脊神经节与椎弓根的关系，发现椎间孔内型占70.0%，椎间孔外占11.6%，椎管内型占18.4%。脊神经节异位于椎管内，是造成椎管内占位的因素之一。

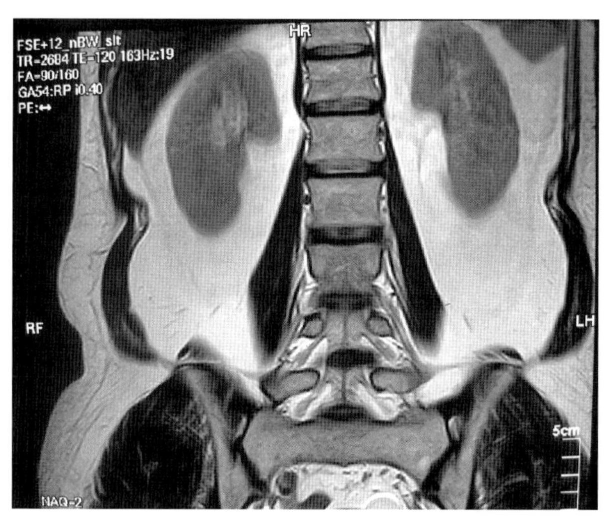

图4-2-18　正常腰神经节位置（MRI）

脊神经节的表层有结缔组织被囊，自此囊发出结缔组织小梁伸入至神经节内，进入脊神经节的血管沿小梁走行。节内包含许多感觉神经胞体和神经纤维，其中以假单极神经元胞体最多，胞体呈不规则的圆形或卵圆形，大小很不一致。根据其大小可分为大、中、小胞体。大胞体发出粗大有髓纤维，小胞体发出有髓及无髓的细纤维。节内的假单极神经元胞体有一个神经突，在离开胞体后分为两支，形如T形或Y形，其中一支较细，进入脊髓内，为中枢突；另一支粗大，为周围突，向远端至各部位的感受器。假单极神经元的突起组成脊神经后根，穿入硬膜后由单一神经干分为若干小丝，称为根丝。这些根丝呈扇状散开，纵行排列于脊髓后外侧沟内。每条脊神经后根的根丝先组成内侧及外侧两股，然后进入脊髓。在脊髓内分为长支和短支，分别上升或下降。降支一般比升支短，这些分支进入不同水平的灰质内细胞，并与之形成突触，所以脊神经节是感觉通路的第一级神经元胞体，当脊神经节出现病变或受到压迫时，会出现感觉障碍。由于脊神经节所传导的感觉包括了温痛触觉、运动觉及振动觉等多种感觉，所以感觉障碍多种多样，但临床上以麻木和疼痛为主。

脊神经节的神经元起自神经嵴，所以可以将脊神经节认为是脊髓内一级细胞移位所形成的。在发育过程中，一般腰、骶脊神经节由下至上逐渐向外侧移动，但抵达椎间孔外侧即停止向外迁移，所以第1、2腰神经节一般位于椎间孔外，第3、4腰神经节位于椎间孔内，第5腰神经节、第1骶神经节多数位于侧隐窝内，但少数位于椎管内，称为异位神经节。

异位神经节多位于椎管内，其长度及粗细均较正常者大，这种异常膨大的神经节使椎管或侧隐窝变得相对狭小。当黄韧带肥厚、椎间盘突出或关节突关节增生时，脊神经节可受到压迫，产生类似腰椎间盘突出的症状。异常膨大的神经节位于侧隐窝，与椎间盘相邻，即使轻度的椎间盘突出也可能产生较严重的症状和体征。CT影像有时难以区别异常神经节和椎间盘组织，此时应测量CT值作为鉴别方法。因为椎间盘组织与脊神经节的密度不同，可依此来区别。正常情况下，脊神经节CT值为10～12Hu，而椎间盘组织则为40～50Hu。手术时，异常神经节被误认为神经根肿瘤做切除或活检，在以前有过报道。目前人们已充分认识到了此点，多能正确判定。确定异常神经节的方法是该膨大物呈斜向走行，两端有神经纤维，尤其近端与神经根相连并进入硬膜囊（图4-2-19）。目前，MRI可以较好地显示神经根及神经节，这对临床诊断有一定帮助。

后根可有复根，即一个脊神经节与2个以上后

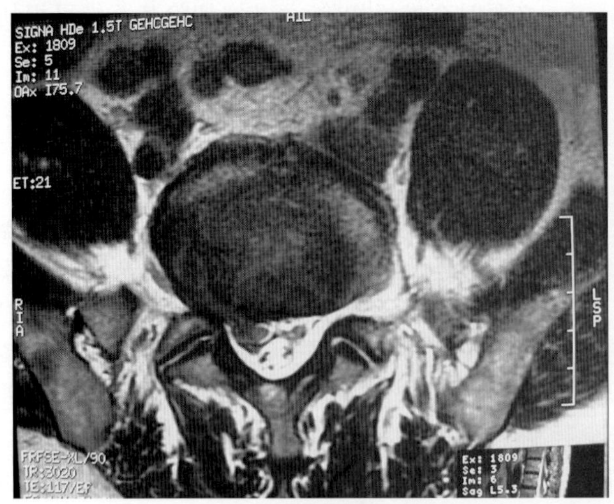

横断面,椎管内,肥大

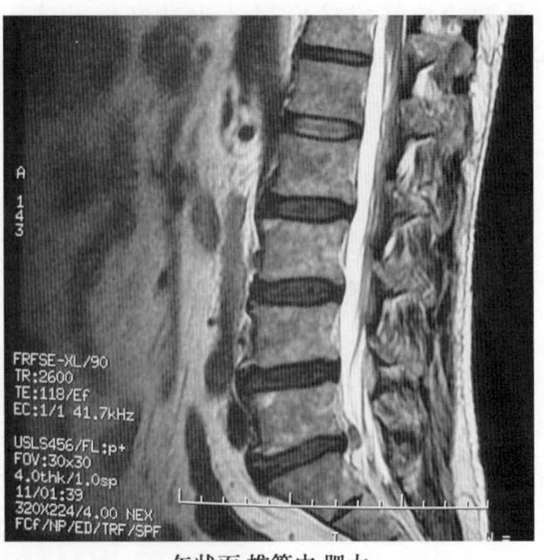

矢状面,椎管内,肥大

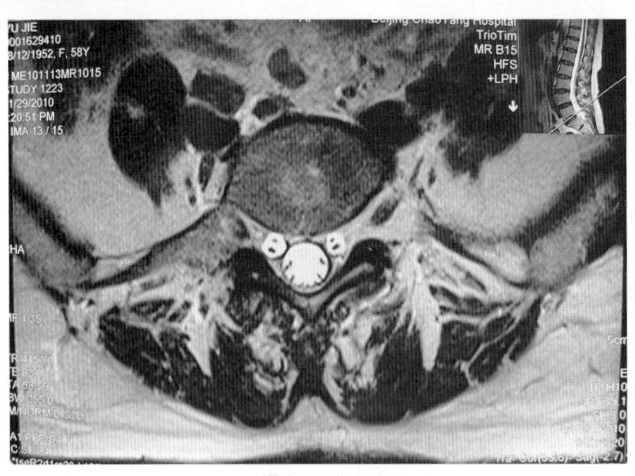

横断面,复根

图 4-2-19　变异神经节

根相连,多为 2 根,少数为 3 根。颈神经双侧后根复根出现率较其他神经根高,以第 2 颈神经根出现率最高。如第 2 颈神经后根出现复根,第 1 颈神经后根必定缺失,但第 1 颈神经后根缺失者,并非第 2 颈神经后根都有复根。

二、脊神经节的血供

由于脊神经节内含有大量神经胞体,所以需氧量较周围神经大,相应地其血供则更为丰富。脊神经根动脉发出营养脊神经节的血管支在脊神经节表面形成丛,随结缔组织小梁进入脊神经节内。孔祥玉等用单宁酸-氯化铁媒染法观察到脊神经节(兔)的微血管来源于脊神经节表面的血管网,进入后逐级分支彼此吻合,穿行于神经元胞体之间,在不同节段脊神经节内的血管平均密度并无显著差别。在同一节段神经元集中区域的血管平均密度要比神经纤维集中区要高,可以从另一角度证明,脊神经节细胞集中区域功能活跃,代谢旺盛,氧耗量大。

脊神经节内神经元胞体被卫星细胞环绕,毛细血管位于卫星细胞周围。这些卫星细胞可能构成了血神经屏障,但相对于周围神经相比则相对薄弱。周跃也证实正常脊神经节内缺乏有效的血神经屏障结构,其血管内皮细胞为窗孔样结构并呈裂隙样连接,脊神经节也没有连结的神经束膜围绕,而是被间断的卫星细胞层所包裹。脊神经节内几乎每个神经元周围都有着丰富的血管网,神经元的功能活动对血液的依赖程度较大,因此当缺血时易造成神经元功能障碍。毛细血管网多位于神经元集中的脊神经节浅层,并且脊神经节的组织较致密,对压迫的缓冲作用较弱,所以受到压迫后易引起缺血。另一方面,由于脊神经节处于椎间孔这一骨性腔隙中,其内除脊神经节处尚有脂肪、血管、骨膜、韧带等结构,这些结构因损伤、退变等因素导致炎症均可能波及神经节,引起脊神经节功能障碍,所以脊神经节是血供丰富组织,同时又是对缺血敏感的神经组织。

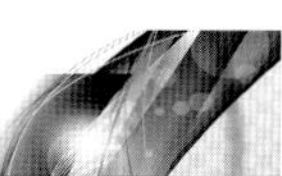

第三节　马 尾 神 经

马尾神经位于腰骶膨大下端及脊髓圆锥和终丝周围。圆锥末端为终丝。终丝为非神经纤维的条索样组织，向下至第 2 骶椎处，与软、硬脊膜组织融合，共同形成尾骨韧带止于骶尾骨的背面。终丝是固定脊髓的重要组织，有锚固作用。在发育过程中，终丝也随脊髓发育。如果终丝发育异常，变粗变短，则有可能对脊髓末端造成牵拉而引起一系列症状、体征，此病称为脊髓栓系综合征。

在硬膜囊内，马尾神经排列有一定的规律性，一般每一节段的马尾神经由 3 条后根神经束和 1 条前根组成。两侧的马尾神经在硬膜囊内呈纵行排列，与终丝平行下降。从后面观，马尾神经均相互平行向下垂直走行。从横断面上观，马尾神经沿硬膜侧后缘排列，近侧节段的马尾神经居前外侧，远端的马尾神经居后内侧。在硬膜囊后正中的神经为第 3、4 骶神经根，是支配大小便功能的神经，如果手术时硬膜损伤，多易损伤该神经根而引起大小便功能障碍。

每节段马尾神经达到相应的椎间孔时，前、后根神经束逐渐靠拢，向外下斜行。前根位于前内侧，后根位于后外侧，3 条后根汇合成束与前根一同穿经蛛网膜及硬膜形成的袖孔出硬膜囊，进入硬脊膜套袖内（图 4-2-20）。

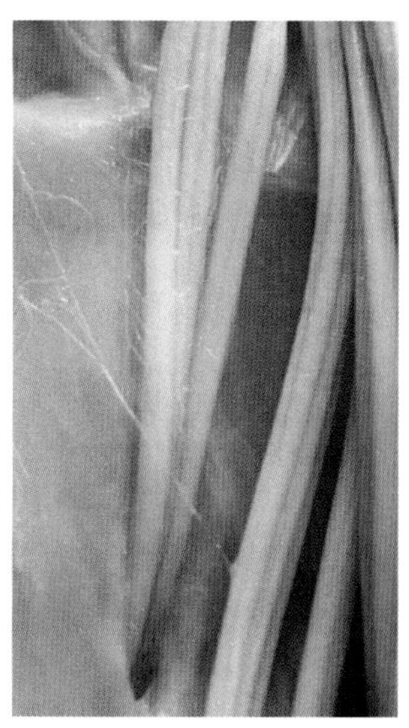

图 4-2-20　前、后根出硬膜囊

在蛛网膜下腔内，马尾神经浸泡在脑脊液中，并非呈漂浮样，各条马尾神经根之间有蛛网膜形成的小梁（girder of arachnoid mater）相互连结，这样马尾神经既可以作为整体随屈伸而发生移位，彼此又可以不相互碰撞而影响功能，犹如高压电缆的电线，相互之间有连结支架。在每条马尾神经接近硬膜囊侧缘的 4～6mm 部位，蛛网膜形成膜样、条索样或网眼韧带将马尾神经固定于硬膜囊侧缘，我们称之为硬脊膜马尾神经韧带。每对马尾神经均有这种韧带，其生理作用为固定马尾神经，但在病理情况下如侧隐窝狭窄或椎间盘突出，硬膜侧方受压时，其内的马尾神经难以逃逸，从而也可能受到压迫，所以巨大的后外侧椎间盘突出既可能压迫硬膜囊外的下位序数的神经根，又可能压迫硬膜囊内的更下位序数的神经根而产生双神经根症状。

由于两侧马尾神经并不贴近硬膜囊前方，硬膜囊前壁与马尾神经之间有较大的空间，所以如果椎间盘中央型突出多不会压迫马尾神经，只有巨大中央型突出才有可能压迫马尾神经而引起相应的症状、体征。

（杜心如）

参 考 文 献

1. 付丽敏，杜心如. 骨科体位性神经损伤的临床特点预防. 中国全科医学，2013，16（1）：67-70
2. 杜心如主编. 多发性骨髓瘤骨病外科治疗. 北京：人民卫生出版社，2013，183-213
3. 徐朝阳，任彦红，涂丽莉，等. 股神经周围筋膜及其毗邻结构的解剖. 解剖学报，2013，44（3）：364-367
4. 刘意强，杨文彬，韦国平，等. 下腰椎脊神经根发出部位与盘黄间隙解剖关系的临床研究. 实用骨科杂志，2013，19（9）：807-809
5. 包雪平，顾美芳. 腰骶部神经根和神经节 MR 成像技术探讨. 医学影像杂志，2012，22（3）：417-420
6. 侯国柱，贾童怡，司道文，等. 腰神经节的形态及临床意义. 河北联合大学学报，2013，15（5）：656-657
7. 王保仓，赵刚. 骶骨肿瘤切刮治疗对排尿功能影响的解剖基础. 中国骨与关节杂志，2012，1（2）：174-176

第三章　疼痛的临床解剖学

疼痛是最常见的临床症状，关于疼痛的起源及分类目前尚有许多争论，但就其解剖学基础及疼痛分类如下。

第一节　解剖学基础

1. 疼痛感受器　主要是神经末梢和各种感受器。当各种刺激超过一定程度时（痛觉阈值以上），刺激就会经神经传导至大脑，产生痛觉。

2. 神经干、神经根　来自于神经末梢刺激，疼痛自远端沿神经干向上传导，但来自神经干及神经根的刺激，疼痛向两端传导（向心和离心）。

3. 脊髓　脊髓后角内有多层细胞，这些细胞之间有许多联系，虽然目前还不能明确细胞之间关系，但在同一节段内一些细胞接受刺激后，另一些细胞的兴奋性也会发生改变，从而导致一系列的变化，这是牵涉痛的基础。

4. 大脑　脑内有许多区域感知痛觉并产生相应的反应，如情绪、精神调节等，来自大脑疾病也可以产生疼痛。

第二节　疼 痛 分 类

就脊柱外科疾病而言，最常见的疼痛可分为四类。

1. 局部痛　表现为局部原发病灶的疼痛。疼痛部位就是病变部位，当致痛因素存在时，这种疼痛亦多存在。其特点为压痛点部位明确、集中，位置固定，患者能直接指出，位置可浅表，亦可深在。“痛有定处”是其特点，这多为局部痛觉感受器受刺激所致，如棘上韧带炎、肌腱炎、筋膜炎、骨膜炎等。

2. 放射痛　当神经根或神经干受到刺激后，疼痛沿着其走行部位及分支所支配范围扩散，其表现为神经根区域或神经干支配皮肤范围的疼痛、麻木，或皮肤过敏或感觉迟钝。这是一种自近端向远端的疼痛，亦可表现为由远端向近端扩散。最常见的如腰椎间盘突出症的坐骨神经痛，其临床特点是患者可以清楚地描述疼痛的部位，病变部位常远离疼痛部位。

3. 扩散痛　同一神经干的一个分支受到压迫或刺激后，其另一分支所支配的范围也有痛感，或皮肤痛觉改变。如臀上皮神经受到卡压时，除表现为臀部疼痛外，患者尚有大腿根部不适，内收肌压痛。这是因为臀上皮神经（$L_{1\sim3}$）与闭孔神经（$L_{2\sim4}$）有部分神经同时来源于腰丛。临床上常见的另一扩散痛的例子是当髋关节病变时出现膝关节疼痛，而膝关节病变时也出现髋关节疼痛，这是因为闭孔神经有分支支配髋、膝关节，当髋关节病变刺激其髋部分支时，其膝关节的神经分支也出现敏感现象，表现为膝关节部位疼痛，反之亦然。

4. 牵涉痛　同一脊髓节段内的感觉神经元既接受内脏感觉传入冲动，又接受躯体感受传入冲动。当躯体发生病变时，也可产生其同一节段所支配的内脏器官功能发生改变或感觉发生改变，产生痛觉。当内脏产生病变时，往往在躯体的一些特定部位产生疼痛症状，这种疼痛部位与病变部位不一致，而且常伴有内脏病变相应的症状、体征。而躯体疼痛部位则没有明确的疼痛部位，“痛无定处”是特点之一。牵涉痛部位与病变器官常为同一节段的脊髓所

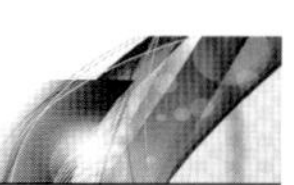

支配。脊柱疾病主要涉及这种疼痛。

（1）躯体性牵涉痛：脊柱的局部病变可以产生类似内脏疾病的疼痛症状。据研究，在背部中线邻近的躯体深层组织受刺激，可在远离部位产生类似内脏痛，这种牵涉痛区域一般也是与受刺激躯体处属于同一脊髓神经支配。有人研究棘间韧带损伤受刺激引起酷似内脏疾病所发生的疼痛，如第1腰椎棘间韧带受刺激，引起的疼痛极像肾绞痛，疼痛的部位在腰部、腹股沟部及阴囊部。第9、10胸椎间棘间韧带受刺激，疼痛可扩展至脐部，并伴有腹肌强直。第7颈椎与第1胸椎间棘间韧带受刺激，所产生疼痛在肩胛区，但从胸上部向下到肘部及前臂内侧都有紧迫感，引起的症状与心绞痛相似。

项上部及枕骨颅底区的深部组织，特别是骨膜及关节周围组织受刺激时常引起头痛，寰枕关节及第1、2颈椎之间背侧的深部组织受刺激时，常引起头部枕区头痛，并可牵涉至额区。当第2～5颈椎间棘间韧带受刺激时，也可引起枕区及项上部疼痛。这些疼痛常伴发植物性神经功能紊乱症状，如皮肤苍白、出汗、脉搏变化、恶心及呕吐等。

（2）内脏牵涉痛：当体腔内受到刺激时，经分布于体壁的躯体神经达到脊髓，从而产生远隔部位躯体某些部位的疼痛。这种牵涉性体壁性疼痛是刺激体壁内面引起远隔部位疼痛的现象，如阑尾炎后期炎症的阑尾刺激体体壁内面，腹肌受到刺激就会产生肌强直，出现压痛及反跳痛。膈神经分布于心包及胆囊，当胆囊炎时膈神经受到刺激，疼痛冲动传导到C_3、C_4脊髓节段，可产生右肩及胸背部疼痛，这种牵涉痛与脊髓同一节段的神经分布一致。此种牵涉痛是由躯体神经引起的，可称为类似内脏痛。

（3）真性牵涉痛：内脏由自主神经支配，内脏痛觉纤维传导的典型路径起自内脏壁内的游离神经末梢，沿动脉分支走行至腹主动脉，经椎前神经节进入内脏神经，穿行交感干及其神经节，经白交通支、脊神经至脊神经节然后进入脊髓。在脊髓与躯体运动神经元及植物性节前神经元联系形成反射弧，与脊髓丘脑束的神经元联系，形成上行路径，所以当内脏出现病变时，可以在相应的躯体部位产生痛觉敏感、疼痛及皮肤苍白、出汗等自主神经紊乱的症状。

大多数内脏的痛觉冲动主要由交感神经内的传入纤维传导，而盆部器官的某些部分痛觉传入纤维则由副交感神经盆神经传导，食管及气管的痛觉纤维穿行于迷走神经内，所以内脏的疼痛传导不局限于交感神经，许多痛觉冲动通过盆神经及迷走神经传导，来自膀胱、前列腺、输尿管、子宫颈及结肠下端的痛觉是由盆部副交感神经传入的。膀胱底、肾、子宫体、子宫底、卵巢、输卵管及睾丸则由交感神经传导。

内脏器官对于切割、钳夹及烧灼不引起痛觉，但脏器的突然扩张（或膨大）、平滑肌痉挛及强烈收缩、强烈的化学刺激及病理性缺血、充血时可产生较强烈的内脏痛。

内脏疾病时，内脏本身产生疼痛，这种疼痛性质弥散，定位模糊，如月经痛、分娩痛、肠绞痛、冠心病的胸骨后疼痛，这种疼痛在深部，来自脏器本身，是一种非牵涉性内脏痛。牵涉痛的部位常表现在与疾病器官有一定距离的体表。牵涉痛的局部定位也是符合皮肤节段的规律。如阑尾炎的早期疼痛由分布于阑尾的内脏痛觉纤维传导，经交感神经、交感干进入$T_{11～12}$脊髓节段，这时的牵涉痛在脐周及上腹部，但随着炎症的发展，炎症扩散至与阑尾相邻的腹膜壁层时，刺激经躯体神经传入至$L_{1～2}$脊髓节段，此时产生的牵涉痛在右下腹部，这就是转移性右下腹疼痛的机制。

心绞痛时表现在胸部或沿左前臂及上臂内侧的痛觉敏感，有时在上胸背部可出现疼痛，疼痛类似于颈肩部肌筋膜炎症状，又似棘上韧带炎或菱形肌劳损症状，但定位模糊，在局部找不到明确的压痛点，痛无定处。叩击胸背部时患者症状不但不加重，反而有舒适感。

胆囊结石或胆总管结石时，在胸背部胀痛，疼痛部位在肩胛间，定位模糊，也没有固定的压痛点，叩击痛阴性。肾结石患者，疼痛可牵涉至腹股沟部或睾丸。

这些内脏牵涉痛符合同一脊髓节段的支配特点，有资料报道了内脏疾患与皮肤痛觉过敏区的关系，发现痛觉过敏区的皮神经所属脊髓节段与内脏自主神经所属的节段是一致的。

内脏牵涉痛在躯体相应部位很难找到固定的压痛点，定位不明确，叩击痛非但不加重，尚有舒适感，是其明显的临床特点，这与骨科疾病的痛有定处、压痛、叩击痛明显不同。

（4）牵涉性疼痛的原理：关于牵涉性疼痛的原理尚不清楚，但有以下学说。

集中易化学说（convergence facilitation theroy）当内脏发生疾患时，由此传入强烈的冲动，引起脊髓内产生兴奋灶，因此降低了刺激阈，以至由同一皮节传入的正常冲动引起了疼痛感觉。换句话说，来自内脏的冲动在脊髓内易化了来自皮肤正常痛觉阈下的冲动,使这种不足以兴奋脊髓丘脑束的躯体性皮肤痛觉的冲动产生疼痛感觉,这种学说称为集中易化学说。

集中投射学说(convergence projection theroy) 当内脏的传入冲动与皮肤的传入冲动集合在一起,传递至感觉传导路径某处的同一神经元,这种情况可发生在脊髓、丘脑及皮质内的神经元,这种集中投射于同一神经元的纤维系统,引起皮肤牵涉痛。由脊髓丘脑束上达于脑,而根据过去的生活经验,此束内的痛觉冲动经常来自皮肤,于是把内脏来的疼痛冲动,也理解为来自皮肤,便形成了牵涉痛,这就是集中投射学说。

闸门控制学说(gate control theroy of pain) 脊髓后角胶状质内的细胞是一个闸门控制系统,该系统控制周围神经至中枢细胞的突触传递,这种突触前抑制是由轴突-轴突突触实现的。胶状质细胞通过对后根纤维末梢的去极化作用来调节脊髓后角细胞的放电水平。来源于躯体传入的粗纤维终止于后角细胞,也作用于胶状质的细胞,胶状质细胞有纤维与相邻细胞及对侧细胞相联系,其兴奋时可产生对后角细胞的抑制作用,即起到关闭闸门的作用。当来自内脏的痛觉冲动激发后角细胞的同时也作用于胶状质细胞,则起到闸门开放的作用,即抑制胶状质细胞减低其对后角细胞的抑制作用,从而影响后角细胞的放电水平。当后角细胞受到足够强度的冲动而触发时,则引起疼痛。

闸门控制学说对于牵涉痛的解释是后角细胞接受一固有局限的感受区的冲动,还接受弥散的传入冲动,这种弥散冲动传导至后角细胞,受到突触前的闸门所控制,在其触发水平以下,但当这种弥散冲动达到一定程度的强度时,闸门开放,触发后角细胞,引起弥散系统发生疼痛,这样就引起了与刺激远隔区的疼痛感觉。

内脏一皮肤、肌肉同源支配理论(the same original theroy) 假定传入神经有一分支分布于内脏,另一支分布于躯体的肌肉及皮肤,这样就形成了内脏与躯体的牵涉关系。当内脏有病变时,另一支所支配的躯体也有痛觉,即是一种扩散痛。

学习这些内容的目的,主要用于临床实践中不要忽略与脊柱相关的内脏疾病,注意区分并拓宽临床思维,以免误诊漏诊。

(杜心如)

参考文献

1. 杜心如. 腰背痛的临床特点及鉴别诊断. 中国全科医学, 2012,15(12):62-64
2. 杜心如主编. 多发性骨髓瘤骨病外科治疗. 北京:人民卫生出版社,2013,134-182
3. 杜心如. 脊柱及四肢转移癌的诊断与治疗. 中国全科医学,2011,14(4):17-20
4. 丁自海,杜心如. 脊柱外科临床解剖学. 济南:山东科学技术出版社,2008,501-523
5. 杜心如,徐永清. 临床解剖学丛书——脊柱与四肢分册. 北京:人民卫生出版社,2014,725-729

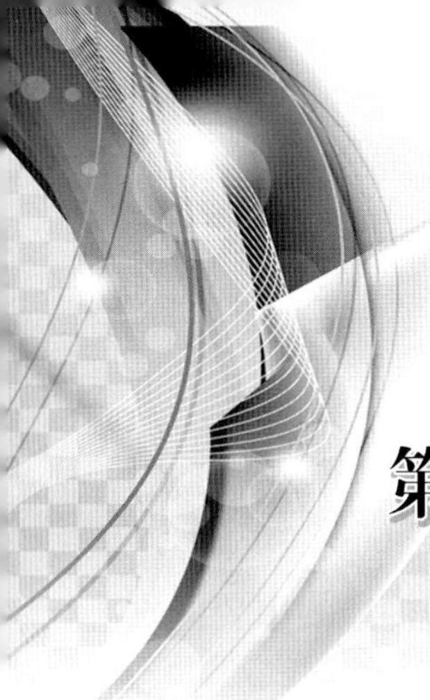

第四章　内脏神经

在脊柱外科，常因脊髓损伤影响到内脏神经（visceral nerve）而出现一系列相应的症状。因此，了解内脏神经低级中枢和内脏周围神经的形态、分布，对于内脏神经损伤的诊断和治疗是有益的。

内脏神经包括中枢神经和周围神经两部分。中枢神经的高级中枢位于大脑，低级中枢位于脑干和脊髓。周围神经包括传入神经和传出神经，前者分布于内脏、腺体及心血管各处的感受器。后者即内脏运动神经，分为交感神经（sympathetic nerve）和副交感神经（parasympathetic nerve）。

第一节　内脏运动神经的低级中枢

交感神经和副交感神经的低级中枢在脊髓内的位置是不一样的，交感神经的低级中枢位于 $T_1 \sim L_3$ 脊髓节段外侧柱，副交感神经的低级中枢位于脑干和 $S_{2 \sim 4}$ 脊髓节段的外侧柱。通过它们可完成简单的反射活动，如排尿、排便、血管舒缩、出汗及立毛等功能。脊髓内脏神经的活动受脑干的调控，故可认为脑干为内脏神经的较高级中枢。脑干，特别是延髓，是内脏神经的主要反射中枢。其兴奋处于不平衡状态，当交感神经中枢兴奋性升高时，副交感神经中枢的兴奋性即被抑制，反之亦然。

交感神经的节前纤维起源于脊髓胸腰节段的外侧柱。支配血管收缩、毛发竖立和汗腺分泌的低级中枢位于胸腰节段的各节，管理瞳孔开大和心跳加快的低级中枢位于 C_8 脊髓节段和第 T_1、T_2 脊髓节段，控制腹腔内脏活动的低级中枢位于 $T_4 \sim L_2$ 脊髓节段之间（图 4-4-1）。

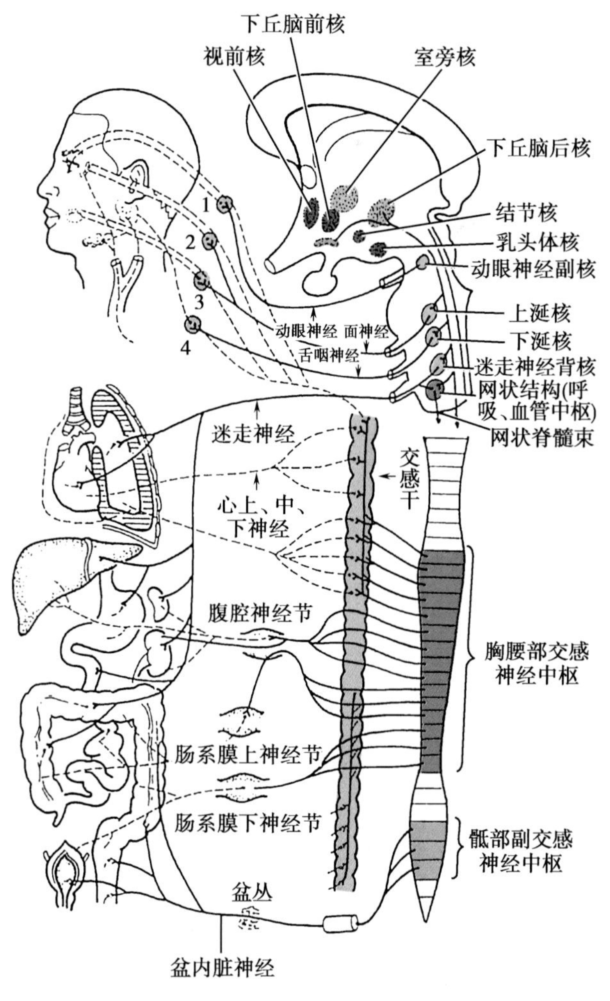

图 4-4-1　内脏运动神经

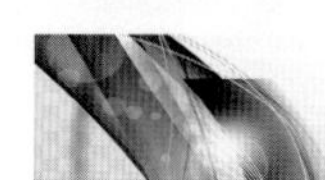

第二节　内脏运动神经

一、内脏运动神经与躯体运动神经的差异

内脏运动神经的主要功能是调节内脏、心血管的运动以及腺体的分泌。内脏运动神经与躯体运动神经在形态和功能上有诸多不同，其差异主要表现在以下几个方面：

1. 支配对象不同　躯体运动神经支配骨骼肌，而内脏运动神经支配的则是平滑肌、心肌和腺体。

2. 纤维成分不同　躯体运动神经为单一纤维成分，而内脏运动神经则包括两种纤维成分，即交感神经与副交感神经，并且多数内脏器官同时接受这两者的共同支配。

3. 从低级中枢到支配器官间所需经过的神经元数目不同　躯体运动神经从低级中枢到达骨骼肌只需一级神经元，而内脏运动神经从低级中枢到效应器则须经过两级神经元(肾上腺髓质例外，只需一级神经元)。其第一级神经元的胞体位于脑干或脊髓内，称之为节前神经元，其轴突称为节前纤维；其第二级神经元的胞体位于周围部的神经节内，称之为节后神经元，其轴突称为节后纤维。节后神经元的数目较多，一个节前神经元可以和多个节后神经元构成突触。

4. 分布形式不同　躯体运动神经以神经干的形式分布于效应器，而内脏运动神经的节后纤维则通常是先在效应器周围形成神经丛，再由神经丛分支至器官。

内脏运动神经的效应器。通常是指平滑肌、心肌和外分泌腺，但也有一些内分泌腺受内脏运动神经支配，如肾上腺髓质、甲状腺和松果体等。内脏运动神经节后纤维的终末与效应的连接，通常是以纤细神经丛的形式分布于肌纤维和腺细胞的周围。而不像躯体运动神经那样形成单独的末梢装置。所以从内脏运动神经末梢释放出来的递质可能是以扩散方式作用于邻近的较多肌纤维和腺细胞。

5. 神经纤维的种类不同　躯体运动神经通常是较粗的有髓纤维，而内脏运动神经则常为薄髓(节前纤维)和无髓(节后纤维)的细纤维。

6. 接受机体意志控制的程度不同　躯体运动神经一般是在意志控制下对效应器进行支配的，而内脏神运动神经在一定程度上是不受意志控制的。

二、交感神经与副交感神经的主要区别

多数内脏器官常同时接受交感神经和副交感神经的双重支配。但在来源、形态结构、分布范围和功能上，二者又不完全相同：

1. 低级中枢不同　交感神经低级中枢由脊髓胸腰部灰质的中间带外侧核组成，而副交感神经的低级中枢则由脑干和脊髓骶部的副交感核组成。

2. 周围部神经节的位置不同　交感神经节包括椎旁节和椎前节，位于脊柱两旁和脊柱前方；副交感神经节为器官旁节和器官内节，位于所支配的器官附近或器官壁内。因此副交感神经的节前纤维比交感神经的长，而其节后纤维则较短。

3. 节前神经元与节后神经元的比例不同　一个交感节前神经元的轴突可与许多节后神经元组成突触，而一个副交感节前神经元的轴突则与较少的节后神经元组成突触。所以交感神经的作用范围较广泛，而副交感神经的作用范围则较局限。

4. 分布范围不同　交感神经除分布至头颈部、胸、腹腔脏器外，尚遍及全身血管、腺体、竖毛肌等，故其分布范围较广；而副交感神经，一般认为大部分血管、汗腺、竖毛肌、肾上腺髓质不受其支配，故其分布不如交感神经广泛。

5. 对同一器官所起的作用不同　交感神经与副交感神经对同一器官的作用即是互相拮抗又是相互统一的。交感神经和副交感神经的活动，是在脑干的较高级中枢，特别是大脑边缘叶和下丘脑的调控下进行的。例如当机体运动加强时，交感神经兴奋，而副交感神经受到抑制，此时心跳加快、血压升高、支气管扩张、瞳孔开大、消化活动受抑制。这些现象表明，机体的代谢加强，能量消耗加快，以适应环境的剧烈变化。反之，机体处于安静或睡眠状态时．副交感神经兴奋，而交感神经却受到抑制，出现心跳减慢、血压下降、支气管收缩、瞳孔缩小、消化活动增强等现象，这有利于体力的恢复和能量的储存。可见在交感神经和副交感神经的作用时是对立统一的，只有这样机体才得以更好地随环境的变化而变化，才能在复杂多变的环境中生存。

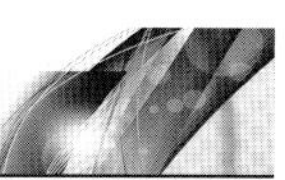

三、交感神经周围部

交感神经的周围部由交感干、交感神经节以及由交感神经节发出的分支和交感神经丛等组成。根据所处的位置，又可将交感神经节分为椎旁节和椎前节两大类。

1. 交感神经节

（1）椎旁节：位于脊柱两旁，由多极神经元组成，大小不等，部分交感神经节后纤维由此发出。同侧相邻椎旁神经节之间借节间支相连成上至颅底，下至尾骨的交感干（sympathetic trunk），左右交感干在尾骨前合并，交感干分为颈、胸、腰、骶、尾五部分，每一侧交感干由19～24个神经节连成，其中颈部有3个，胸部有10个，腰部有4个，骶部有3个，尾部为1个。

（2）椎前节：位于脊柱前方，腹主动脉脏支的根部，呈不规则的结节状团块，包括腹腔神经节（celiac ganglion）、肠系膜上神经节（superior mesenteric ganglion）及肠系膜下神经节（inferior mesenteric ganglion）等。

椎旁节与相应的脊神经之间借交通支相连。交通支按纤维性质可分为白交通支（white communicate ramus）和灰交通支（grey communicate ramus）。白交通支主要由有髓纤维组成，呈白色，故称白交通支；灰交通支则多有无髓纤维组成，颜色灰暗，故称灰交通支。交感神经的节前纤维由脊髓 $T_1 \sim L_3$ 节段的中间带外侧核发出，经脊神经前根、脊神经、白交通支进入交感干，所以白交通支主要由节前纤维组成，并且也只存在于第1胸神经至第3腰神经共15对脊神经的前支与相应的交感神经节之间，节前纤维在交感神经节换元后，节后纤维经灰交通支返回脊神经，所以灰交通支由节后纤维组成，并且连于交感干与全部31对脊神经前支之间。

交感神经节前纤维经白交通支进入交感干后，通常有三种去向：①终止于相应的椎旁节交换神经元；②在交感干内上升或下降，然后终止上方或下方的椎旁节交换神经元。一般来自脊髓上胸段（$T_{1\sim6}$）中间带外侧核的节前纤维，在交感干内上升至颈部，在颈部椎旁节交换神经元；中胸段者（$T_{6\sim10}$）在交感干内上升或下降，至其他胸部椎旁节交换神经元；下胸段和腰段者（$T_{11} \sim L_3$）在交感干内下降，在腰骶部椎旁节交换神经元；③穿经椎旁节，至椎前节交换神经元。

交感神经节前纤维在椎旁节、椎前节交换神经元后，节后纤维的分布也有三种去向：①经灰交通支返回脊神经，随脊神经分布至头颈部、躯干和四肢的血管、汗腺和竖毛肌等。31对脊神经与交感干之间都有灰交通支联系，故其分支一般都含有交感神经节后纤维；②攀附动脉走行，在动脉外膜处形成相应的神经丛，并随动脉分布到所支配的器官。各丛的名称依所攀附的动脉来命名（如颈内动脉丛等）；③由交感神经节直接分布到所支配的脏器（图4-4-2）。

2. 交感神经的分布　交感神经的节后纤维在人体的分布，按颈、胸、腰、盆部概述如下。

（1）颈部：有3对椎旁节，分别称颈上、中、下节，颈交感干位于颈血管鞘后方，颈椎横突的前方。①颈上神经节（superior cervical ganglion）：位于第2、3颈椎横突前方，颈内动脉后方；②颈中神经节（middle cervical ganglion）：位于第6颈椎横突处；③颈下神经节（inferior cervical ganglion）：位于第7颈椎处，在椎动脉的起始部后方。颈部椎旁节中，颈上神经节最大，呈梭形；颈中神经节最小，有的甚至缺如；颈下神经节如与第1胸神经节合并，则称为颈胸神经节或星状神经节（stellate ganglion）。

颈部交感神经节发出的节后神经纤维的分布如下：①经灰交通支返回8对颈神经，随之分布至头颈和上肢的血管、汗腺、竖毛肌等；②攀附邻近的动脉，形成颈内动脉丛、颈外动脉丛、锁骨下动脉丛和椎动脉丛等，伴随动脉的分支至头颈部的腺体（泪腺、唾液腺、口腔和鼻腔黏膜内腺体、甲状腺等）、竖毛肌、血管、瞳孔开大肌等；③神经节发出咽支，直接进入咽壁，与迷走神经、舌咽神经的咽支共同组成咽丛；④3对颈交感神经节分别发出心上、心中和心下神经，进入胸腔，加入心丛。

（2）胸部：胸交感干（thoracic sympathetic trunk）位于肋骨小头的前方。交感节发出的节后纤维的分布概括如下：①经灰交通支返回12对胸神经，随之分布于胸腹壁的血管、汗腺、竖毛肌等；②上5对胸交感节发出分支，参加胸主动脉丛、食管丛、肺丛及心丛等的组成；③穿经第5或第6～9胸交感干神经节的节前纤维组成内脏大神经（greater splanchnic nerve），向下合成一干，沿椎体前面倾斜下降，穿膈脚后终于腹腔节；④穿经第10～12胸交感节的节前纤维组成内脏小神经（lesser splanchnic nerve），下行穿过膈脚，主要终于主动脉肾节（aorticorenal ganglia），再由腹腔节、主动脉肾节等发出节

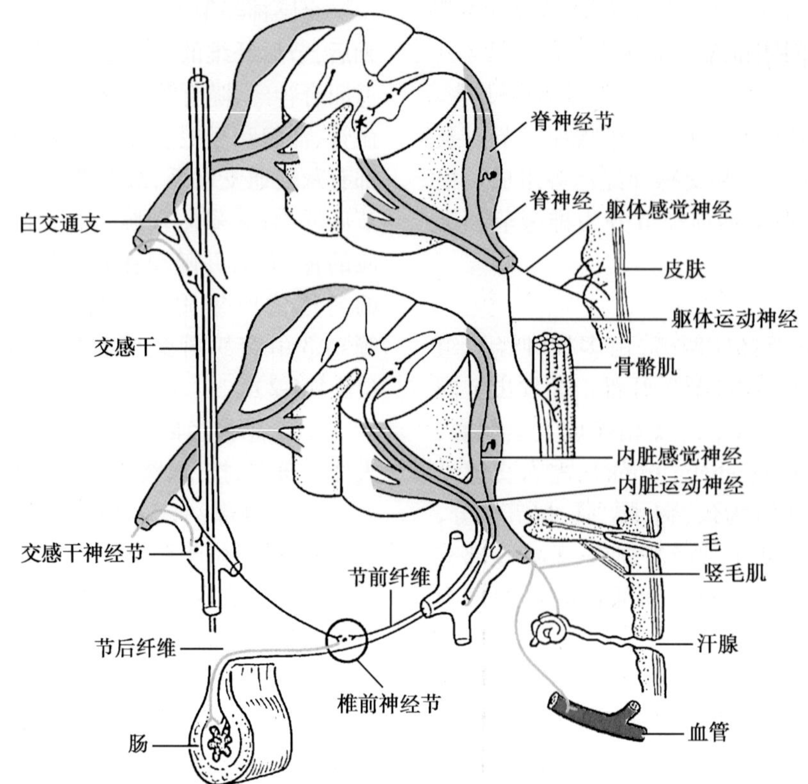

图 4-4-2　交感神经的分布

后纤维，分布至肝、脾、肾等实质性脏器和结肠左曲以上的消化管道。

（3）腰部：腰交感干（lumbar sympathetic trunk）位于腰椎体前外侧与腰大肌内侧缘之间。交感节发出的节后神经纤维的分布概括如下：①经灰交通支返回5对腰神经，随之分布于相应器官；②穿经腰交感节的节前纤维组成腰内脏神经，在腹主动脉丛和肠系膜下丛内的神经节交换神经元。节后纤维分布至结肠左曲以下的消化管及盆腔脏器，部分纤维还伴随血管分布至下肢。因此当下肢血管出现痉挛时，可手术切除腰交感干以获得缓解。

（4）盆部：包括3对骶交感干神经节（sacral sympathetic ganglion）和一个奇神经节（ganglion impar），盆交感干位于骶骨前面，骶前孔内侧。盆部交感节发出的节后纤维的分布如下：①经灰交通支返回骶尾神经，随之分布于下肢及会阴部的血管、汗腺和竖毛肌；②加入盆丛，分布于盆腔器官。

交感神经节前、节后纤维的分布具有一定的规律：①来自脊髓上胸段（$T_{1\sim5}$脊髓节段）的节前纤维交换神经元后，节后纤维支配头、颈、胸腔脏器和上肢的血管、汗腺和立毛肌；②来自脊髓中胸段（$T_{5\sim12}$脊髓节段）的节前纤维交换神经元后，节后纤维支配肝、脾、肾等实质性器官和结肠左曲以下的消化管；③来自脊髓腰段中间带外侧核的节前纤维交换神经元后，节后纤维支配结肠左曲以下的消化管，盆腔脏器和下肢的血管、汗腺和竖毛肌。

交感干存在诸多变异，只有3.2%两侧对称，77.6%部分不对称，19.2%完全不对称。左右两侧交感干神经节在数目、位置、形状和分布上均有差异，右交感干主要分支至静脉系统，而左侧交感干主要分布至动脉系统。交感干的走行常有变异。近70%的交感干经膈中间脚与内侧脚之间下行；76%的交感干上段位于肋椎关节的外侧，下段贴近椎体的侧面。24%的交感干可分裂为2～3支，多见于下腰部。

切断胸、腰神经根时，相连交通支的有髓纤维大部分发生变性，切断与神经根相连的白交通支，纤维变性最多，下位白交通支中变性纤维逐渐减少，向下波及1～3节。切断与神经根同一水平的灰交通支，纤维变性非常少，但向上灰交通支的变性纤维则增多，向下逐渐减少，波及4～5个节。在切断的同一水平交通支中，各种粗细的变性纤维均可见到，但在下位交通支中，白交通支中则主要为较细的有髓纤维变性；灰交通支中，各种粗细的有髓纤维均发生变性。由于相邻的腰神经在椎间孔处多形成吻合，切断上位腰神经时，在该吻合支中也发现多数纤维变

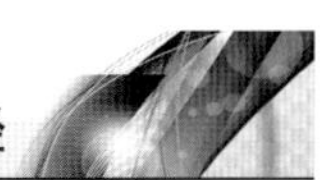

性。另一方面，由于神经根所发出的有髓神经纤维不只进入同一水平的交通支，且通过吻合支进入下位交通支，也有进入交感干的，因此在与切断脊神经同一水平的交通支内还有正常纤维。

四、副交感神经

副交感神经的低级中枢由脑干的副交感神经核和第 $S_{2\sim4}$ 脊髓节段骶副交感核组成，这些核的细胞发出节前纤维至周围部的副交感神经节交换神经元，然后发出节后纤维到达所支配的器官。副交感神经节（parasympathetic ganglion）多位于脏器附近或脏器壁内，分别称为器官旁节和器官内节。其中，位于颅部的副交感神经节体积较大，肉眼可见，如睫状神经节（ciliary ganglion）、下颌下神经节（submandibular ganglion）、翼腭神经节（pterygopalatine ganglion）和耳神经节（oticum ganglion）等。这些神经节内除了有副交感神经通过外，尚有交感神经及感觉神经纤维通过。节后纤维随相应的脑神经到达所支配的器官；而交感神经及感觉神经纤维只通过神经节，可分别称之为副交感神经节的交感根及感觉根。除颅部以外，身体其他部位的副交感神经节体积很小，肉眼难以辨别，需借助显微镜才能看到。例如：位于心丛、肺丛、膀胱丛和子宫阴道丛内的器官旁神经节，以及位于支气管和消化管壁内的器官内神经节等。

1. 颅部副交感神经　节前纤维起自脑干的副交感神经核，参与组成Ⅲ、Ⅶ、Ⅸ、Ⅹ对脑神经，概述如下：

（1）动眼神经副核发出的节前纤维：随动眼神经走行，到达眶腔内的睫状神经节，在此交换神经元，其节后纤维进入眼球壁，分布于瞳孔括约肌和睫状肌。

（2）上泌涎核发出的节前纤维：随面神经走行，一部分节前纤维经岩大神经至翼腭窝内的翼腭神经节交换神经元，节后纤维分布于泪腺、鼻腔、口腔以及腭黏膜的腺体；另一部分节前纤维经鼓索，加入舌神经，再到下颌下神经节换神经元，节后纤维分布于下颌下腺和舌下腺。

（3）下泌涎核发出的节前纤维：随舌咽神经走行。节前纤维先经鼓室神经至鼓室丛，继而随鼓室丛发出的岩小神经走行，至卵圆孔下方的耳神经节交换神经元，节后纤维随耳颞神经分布于腮腺。

（4）迷走神经背核发出的节前纤维：随迷走神经走行，随其分支到达胸、腹腔脏器附近或壁内的副交感神经节换神经元，节后纤维分布于胸、腹腔脏器（降结肠、乙状结肠和盆腔脏器除外）。

2. 骶部副交感神经　由脊髓骶部第 2～4 节段的骶副交感核发出节前纤维，先随骶神经出骶前孔，继而从骶神经中分出，组成盆内脏神经（pelvic splanchnic nerves）加入盆丛，随盆丛分支分布到盆部脏器附近或脏器壁内的副交感节交换神经元，节后纤维支配结肠左曲以下的消化管和盆腔脏器。

（丁自海　杜心如）

第三节　膀胱功能障碍的临床解剖学

膀胱的主要功能是储存尿液，其容量在 300～500ml，最大可至 800ml。在一般情况下，膀胱内均储存少量尿液。在神经系统管理下，当膀胱储存的尿液达到一定量时就会产生尿意，使膀胱平滑肌收缩，尿道括约肌松弛，尿液排出体外。尿液在 500ml 以上时，膀胱会产生胀痛感，甚至腹前壁、会阴及阴茎皮肤也有疼痛感，这是因为这些部位皮肤和膀胱为同一脊髓节段相连的神经所支配。

膀胱壁有三层结构，即黏膜层、肌层和外膜层。肌层为内纵、中横、外纵三层平滑肌组成。在尿道内口处，中层肌纤维层增厚形成尿道括约肌。肌层内有丰富的神经纤维分布，多为副交感神经纤维，主要支配膀胱平滑肌，管理膀胱肌的收缩和舒张。膀胱平滑肌收缩可排尿，又称膀胱逼尿肌。

一、膀胱的神经支配

1. 交感神经　支配膀胱的交感神经纤维来自 T_{11}、T_{12} 及 L_1、L_2 脊髓节段，纤维经腰部椎旁节、肠系膜神经丛、上腹下丛和下腹下丛到达下腹下神经节，交换神经元后，节后纤维经膀胱丛沿膀胱的血管支配膀胱平滑肌。交感神经起抑制作用，使膀胱平滑肌松弛，从而储存尿液。交感神经纤维还支配膀胱三角、膀胱括约肌和尿道近膀胱部分的平滑肌。交感神经兴奋使这些肌肉收缩，尿道口关闭，使膀胱储存尿液。内脏传入纤维则主要传达膀胱的充盈感觉和痛觉。

发出交感神经纤维的骶前神经（即上腹下丛），

位于第5腰椎椎体与骶岬的前面，在腹主动脉末端及其分叉处，由来源于腹主动脉丛、肠系膜下丛及腰神经节的第3、4内脏神经组成，一般不形成较大的神经干。此丛向下分成左、右腹下神经丛，连接盆丛（下腹下丛）。盆神经的副交感神经纤维也经下腹下丛上升加入上腹下丛。神经纤维经骶前神经与围绕直肠侧壁的盆神经丛到达膀胱壁。

当第10胸椎至第2腰椎椎体骨折时可能损伤支配膀胱的脊髓节段，从而使膀胱排尿功能障碍。在紧张、情绪激动及不适合排尿的情况下，交感神经兴奋，可使膀胱平滑肌松弛，尿道括约肌收缩，从而推迟排尿或抑制排尿。

2. 副交感神经　副交感神经的节前纤维经第2～4骶神经前根，再经盆神经传出至膀胱丛，与膀胱壁旁及膀胱壁内的神经元换元后，节后纤维直接分布到膀胱壁的平滑肌。副交感神经兴奋使膀胱平滑肌收缩，从而使膀胱排空。骶部排尿中枢通过皮质脊髓束接受上级中枢的控制。副交感神经传出纤维与传入纤维伴行，传入纤维传导本体感觉及温痛觉，经脊髓丘脑侧束上行传导，排尿意识和胀满感经薄束上行传导。

3. 躯体神经　来自第2～4骶神经前根组成阴部神经，其内的传入纤维传达尿道前列腺部的感觉，传出纤维至尿道外括约肌及协助排尿的尿道海绵体肌。阴部神经支配尿道外括约肌，排尿时该肌松弛，排尿完毕时则收缩，并协助尿道内括约肌收缩关闭膀胱出口，以储存尿液。由于躯体神经支配的尿道外括约肌及尿道海绵体肌是随意肌，故可控制排尿。老年人尿道外括约肌及尿道海绵体肌功能下降，最后几滴尿难以排净，所以易在排尿完毕后仍有少量尿液溢出而污染内裤。

在膀胱的外膜和肌层内有膀胱感觉终末装置，其传入纤维经盆神经和腹下神经走行。膀胱的触觉、痛觉及充盈觉主要由盆内脏神经传导。

二、膀胱的排尿机制

膀胱的排尿和储尿是矛盾的两个方面，既互为依存，又在一定程度上相互转化，是矛盾的对立统一。在正常情况下，膀胱平滑肌在副交感神经的支配下处于轻度收缩状态，膀胱内压维持在10cmH_2O以下。随着膀胱内尿量增加，膀胱内压也有所增高。因膀胱壁具有适应能力，压力调解在相对平衡状态，直到膀胱内尿量储存到400～500ml时膀胱内压才明显升高，此时产生尿意。如果储存至700ml以上时，膀胱就会产生痛觉，难以抑制排尿反射。此时膀胱的平滑肌纤维被伸张，膀胱壁内的压力感受器受到刺激，冲动沿传入纤维经盆神经内的感觉纤维至脊髓的排尿中枢以后，一部分终止于膀胱的下运动神经元，其他则沿薄束传达到脑干的排尿中枢及大脑皮质的排尿意识控制中枢。当膀胱充盈到一定程度后，如果大脑皮质及脑干排尿中枢不处于抑制状态，则引起盆神经传出纤维兴奋，即副交感神经兴奋、交感神经抑制，此时膀胱平滑肌收缩，尿道内括约肌松弛，排尿开始。尿液经过后尿道时，又刺激后尿道的感受器，冲动经盆神经再次传入脊髓排尿中枢，反射性抑制阴部神经，使尿道外括约肌松弛，尿道开放，尿液则随增高的膀胱内压排出。在排尿末期，可通过尿道海绵体肌的收缩，将残存于尿道的尿液排出。排尿时，除膀胱内压增高外，腹肌收缩及屏气可增加腹压，协助排尿。

虽然支配膀胱的下运动神经元不断收到本体感觉器传导的冲动，但并不发出相应的反应冲动，不产生排尿动作和意识，是因为上位皮质束对膀胱神经元有抑制作用，这样可使储尿过程顺利进行。如果上运动神经元发出冲动，启动排尿程序，可在中枢控制下随时排尿，这就要根据环境及需要决定是否排尿，这是人类功能奇妙之处。

脊髓内的排尿反射的低级中枢受高级中枢（脑干和大脑皮质的旁中央小叶）的控制和调节。膀胱的痛觉、温觉经脊髓丘脑束传导，膀胱的压觉（张力）经薄束传导至脑干及大脑皮质。自中枢的下行纤维经交叉和不交叉的锥体及锥体外系下行到达脊髓排尿低级中枢。

当膀胱排尿开始后，膀胱内压下降，此时压力刺激已降至维持排尿反射所需阈值以下。但在脑干排尿中枢作用下可维持和促进膀胱平滑肌继续收缩，尿道内括约肌松弛，使膀胱继续排空。同时脑干的排尿中枢亦可使排尿反射受抑制，使膀胱有一定程度的充盈。大脑皮质的膀胱功能区可通过对膀胱充盈程度、排尿时的轻度烧灼感、膀胱过度膨胀和痉挛引起的疼痛产生对脊髓排尿中枢的控制，进行意识性排尿，这样在大脑皮质调节下阴部神经支配尿道外括约肌及尿道海绵体肌。婴幼儿因大脑皮质发育尚未完善，对脊髓排尿中枢的抑制较弱，所以容易遗尿且排尿次数多，在成长过程中逐渐发育成熟而控制排尿。

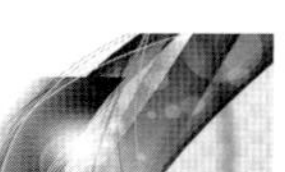

三、膀胱功能障碍

与脊柱外科相关的膀胱功能障碍主要为神经性膀胱障碍，由于受损神经部位不同，产生的膀胱功能障碍也不相同，可有以下几种类型。

1. 无抑制性膀胱　主要受损部位在大脑皮质。当脑血管意外、脑外伤、大脑性瘫痪时，大脑皮质排尿中枢受到损害，此时脊髓低级中枢失去了来自高级中枢的管理和控制，患者排尿不受意识控制，但无感觉障碍。如果损伤不完全，患者可部分随意识控制排尿，一旦出现尿急时，就必须排尿，无法控制。脊髓损伤比较广泛的患者，在排尿开始和终末时均有困难，此时表现为尿频、尿急、尿失禁，但尿流好，无残余尿。

2. 反射性膀胱　当颈段、胸段或腰段受到损伤后（S_2脊髓节段以上水平），脊髓排尿中枢与高级中枢失去联系，此时膀胱活动完全由$S_{2\sim4}$脊髓节段来支配，排尿完全是一个反射过程，称为反射性膀胱。临床上患者失去膀胱的感觉，如痛觉、胀满感（压觉），膀胱虽充满尿液，但患者无排尿要求，不能启动和终止排尿。由于协助排尿的肌肉瘫痪，患者排尿力量明显不足，可有一定的残余尿。临床上反射性膀胱可通过按摩腹部，定期夹闭尿管，定时开放尿管排尿来逐渐形成，这是脊髓损伤后常见的排尿方式，需经过训练才能形成。反射性膀胱由于有完整的反射弧，所以可以通过某一扳机点来触发排尿，如掐捏大腿内侧、按压腹部等方法。

3. 自律性膀胱　当$S_{2\sim4}$脊髓节段损害时，膀胱的反射弧受到损害，此时膀胱失去神经的支配和控制，其功能完全靠自身平滑肌功能来维持。由于平滑肌的收缩性和自律性，膀胱仍有部分收缩和舒张功能，但由于膀胱的协调性丧失，尿道内、外括约肌功能障碍，所以膀胱储尿和排尿功能明显下降，常有多量残余尿。自律性膀胱可以因损伤、感染等因素引起，病变除为$S_{2\sim4}$脊髓节段损伤外，马尾神经病变也可出现。患者出现鞍区感觉消失、尿道及肛门括约肌障碍，此类患者不能形成反射性排尿，膀胱内压可因括约肌功能障碍而过高，过量的尿液会形成无张力膀胱。

4. 无张力膀胱　当膀胱平滑肌松弛或残余尿量过多时，平滑肌的收缩力进一步下降，如果尿道括约肌收缩，使储存尿量增多至一定程度时，膀胱壁变得菲薄，膀胱平滑肌完全丧失收缩功能，出现尿液潴留，膀胱高度充盈而尿液不能排出，此种情况称为无张力膀胱，多见于$S_{2\sim4}$脊髓节段损伤及马尾神经损伤及脊髓损伤早期。

5. 感觉神经麻痹性膀胱　如果脊髓丘脑束及薄束受损，传导膀胱本体感觉及痛觉受阻，此时虽然支配膀胱运动的神经正常，但患者排尿感觉消失而丧失正常排尿功能，称为感觉神经麻痹性膀胱，多见于脊髓空洞症、多发性硬化及神经后根病变。

6. 运动神经麻痹性膀胱　脊髓的运动神经或下运动神经元受损，如脊髓灰质炎时膀胱的运动神经元受到损害，膀胱平滑肌功能障碍，收缩力量不足，不能将尿排空，但感觉正常，此时易形成充溢性尿失禁及尿潴留。

第四节　二便及性功能相关的临床解剖学

一、男性生殖器的神经支配

1. 睾丸的神经支配　分布于睾丸的神经来自肾丛及腹主动脉丛中许多细小纤维形成的睾丸丛，这些神经纤维随睾丸血管下降进入睾丸实质。在随精索内动脉走行的神经丛内有睾丸的传入神经通过，一般认为此为痛觉纤维。睾丸的传入纤维经此交感神经丛及交感干的腰上及胸下部进入$T_{10\sim12}$脊髓节段，也有人认为传入纤维可向上至T_5脊髓节段。

睾丸及其鞘膜还有阴部神经的阴囊后神经及生殖股神经或髂腹股沟神经支配，此为躯体感觉神经，主要传导痛觉。由于生殖股神经来源于L_1、L_2脊髓节段，所以当腰部出现病变，L_1、L_2脊髓节段受损或腹膜后病变如胰腺炎时，可出现睾丸痛，此为牵涉痛或扩散痛的一种。

2. 附睾的神经支配　附睾的神经纤维来源于上腹下丛，这些纤维向尾侧延伸，经腹股沟腹环到达精索，分布于输精管并沿之下降至附睾。除此之外，还有来自下腹下丛及盆丛的纤维至附睾。进入附睾的神经纤维围绕附睾形成丛，支配平滑肌。附睾的交感神经是主要的传出神经，也有来自盆丛的副交感神经及膀胱丛的副交感神经纤维，所以附睾也是交感和副交感双重支配。起自附睾的传入纤维则大部分经上腹下丛，腹主动脉丛及交感干腰部，经第10胸神经-第1腰神经后根进入脊髓。

3. 输精管、精囊腺、射精管及前列腺的神经支配　输精管的神经支配来源与附睾相同，以交感神经纤维成分为主。有资料报道，切除上腹下丛后便不能射精，当刺激上腹下丛时可发生射精。这可以解释前路腰椎间盘切除椎间盘置换术出现射精障碍并发症。

在输精管除外膜有神经丛外，在肌层及固有膜层也有自主神经网。输精管的传入神经纤维与睾丸的传入神经同源，但在盆内段由伴随副交感神经的传入纤维分布。

膀胱丛及前列腺丛的纤维分布至前列腺、尿道前列腺部、精囊及射精管，这些纤维对管理射精活动的平滑肌起重要作用。当射精时，平滑肌的收缩与交感神经作用相关。射精是一系列复杂的活动，包括释放精子及附属腺体分泌物进入尿道，以及将精液自尿道射出。尿道射精时除球海绵体肌节律性收缩外，膀胱内括约肌（尿道内括约肌）收缩，不使精液反流入膀胱。正常情况下，性生活射精完成后排尿困难就是因为膀胱内括约肌仍然处于收缩状态。脊髓损伤的患者，射精活动紊乱，尤其是膀胱内括约肌不能紧缩，则出现逆向射精，精液进入膀胱，此时可在尿液中检测到精子。

支配射精活动的节前神经元可能存在于脊髓内（胸下及腰上脊髓节段），支配射精的纤维可能集中于第12胸白交通支与第1腰白交通支内进入交感干，也有纤维达第3腰交感干神经节。如果单侧切除第1～3腰交感干神经节，可能对射精有一定影响。如果双侧第1～3腰神经节均切除，则有可能完全失去射精能力，所以腰椎前路手术应注意到此点，尽可能保存腰交感神经节。与射精有关的交感神经纤维，经交感干、腹主动脉丛到达上腹下丛，分布至输精管，在输精管丛内交换神经元，节后纤维组成精索神经，离开上腹下丛到达输精管，支配平滑肌。到前列腺、精囊及射精管的节前纤维继续下降至盆丛（下腹下丛）、膀胱丛及前列腺丛，在这些神经丛内交换神经元，发出节后纤维至各器官。交感神经纤维与副交感神经纤维在丛内共同缠绕走行。

前列腺及精囊的传入纤维一般认为伴随副交感纤维在盆丛内走行，至第2～4骶神经后根进入脊髓。

4. 阴茎的神经支配　阴茎的神经包括躯体神经和植物性神经。躯体神经为阴茎背神经。此神经由阴部神经分出后经阴部管向前穿过尿生殖膈到达阴茎背部，走行于阴茎深筋膜和白膜之间，在阴茎背动脉的外侧向前走行，末梢分布于阴茎头，在阴茎背部尚发出侧支至尿道。该神经为感觉神经，在阴茎头的上皮、包皮及尿道黏膜内有多种形式的神经末梢，如在皮肤及尿道皮下结缔组织内有游离神经末梢，在阴茎头皮肤及包皮的真皮乳头内有触觉小体，在阴茎结缔组织内及海绵体白膜下有环层小体。这些神经末梢使阴茎头感觉灵敏，所以性生活时摩擦可产生很强烈的感觉，是性交时的重要感觉神经。在阴茎根部及阴囊前部有髂腹股沟神经和生殖股神经。阴部神经发支支配坐骨海绵体肌和球海绵体肌。坐骨海绵体肌收缩时可协助阴茎勃起，球海绵体肌使尿道海绵体勃起并对射精、排尿起作用。植物性神经主要来自盆丛，支配阴茎的海绵体。盆丛经前列腺丛至海绵体形成阴茎海绵体丛，此丛随尿道膜部穿经尿生殖膈至阴茎背侧与阴茎背神经连接，并发出大、小分支。大支向前行分布于阴茎海绵体及尿道海绵体的勃起组织，小支进入尿道海绵体后部的勃起组织。

至勃起组织的神经引起血管扩张，使阴茎勃起，故盆神经也称为勃起神经。会阴神经使球海绵体肌及坐骨海绵体肌收缩，可压迫阴茎静脉，使血流回流受阻，从而有协助勃起的作用，但并不起主要作用。阴茎勃起组织的血管也受交感神经的支配，交感神经兴奋使血管收缩，促使阴茎疲软。

男性性生理反射是由中枢和周围神经调节控制全身系统有节奏的、协调一致的生理反应过程。正常性生活过程依赖于正常神经、泌尿生殖系统、内分泌和血管系统来实现，同时与精神状况密切相关。阴茎勃起既受大脑皮质控制，兴奋时可以产生，又可以由阴茎的局部刺激而产生。大脑皮质兴奋时，信号经 T_{12}～L_1 脊髓节段勃起中枢，由交感神经传出，也通过 $S_{2\sim4}$ 脊髓节段勃起中枢由副交感神经传出并支配勃起组织，从而使阴茎勃起。当外生殖器受刺激时，刺激经阴部神经传入，经骶部副交感神经传出，形成反射性勃起。性生活时，反射性勃起和中枢共同作用，完成阴茎勃起。

各种刺激，如精神作用、视觉、听觉、嗅觉及生殖器炎症充血的刺激都可引起性兴奋，产生冲动至大脑皮质，由此向下至交感和副交感中枢，使阴茎勃起。副交感神经离开脊髓前根经盆神经支配阴茎，交感神经经上腹下丛支配阴茎，阴部神经则主

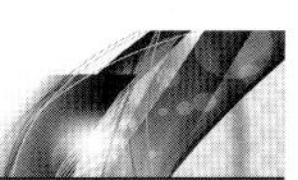

要是感觉神经，同时支配球海绵体肌及坐骨海绵体肌。

当脊髓受损伤后，勃起功能受到影响，脊髓损伤平面越低，对勃起的影响就越明显。如果颈、胸段脊髓损伤，骶部勃起中枢功能正常，则脊髓休克期过后还可能出现阴茎勃起，这种勃起由于失去了大脑皮质的控制，勃起是通过骶部中枢实现的，是反射性勃起，所以脊髓损伤的患者仍可保留勃起功能。但骶部脊髓损伤时反射中枢功能丧失，阴茎就不能勃起，则丧失性功能。

二、女性生殖器的神经支配

卵巢的神经来自卵巢丛，大部分与肾丛相延续。卵巢的传入纤维经第10~11胸神经后根传入脊髓。支配输卵管的神经来自子宫丛，子宫丛内多为副交感神经，其传入纤维经第12胸神经至第2腰神经后根入脊髓。子宫的神经来自子宫丛，子宫丛来自腹下丛的交感神经节前纤维和盆丛的副交感纤维，也有直接来自腰部交感干和骶部的纤维。来自子宫的传入纤维，经子宫阴道丛与交感神经伴行，经腹下丛及交感干，由第11、12胸神经后根入脊髓。交感神经兴奋引起子宫收缩，副交感神经的作用则可能抑制子宫收缩，使血管扩张。阴道的神经支配以副交感神经较多，来自盆丛，也有交感神经纤维来自腹下丛。子宫阴道丛，在阴道壁内形成网状结构。阴道黏膜内有许多环层小体等终末装置。阴蒂的神经来自阴部神经的阴蒂背神经和植物性阴蒂海绵体丛的神经。阴唇的神经则来自髂腹股沟神经、阴部神经、股后皮神经的会阴支等躯体神经。另外，也有来源于阴道丛的自主神经纤维。阴唇及阴蒂上有丰富的感受器，刺激冲动经阴部神经进入脊髓。阴蒂海绵体的无髓纤维分布于阴蒂及阴唇的血管壁。

女性的脊髓损伤后对性功能也有影响，主要是性生活质量、性交快感等，但由于月经周期、妊娠、分娩等主要受激素调节，故受影响较小。脊髓受损后，子宫等感觉传入受阻，所以分娩过程被破坏，可能无前兆且无痛感。

三、直肠及肛门的神经支配

右半结肠的副交感神经来源于迷走神经，左半结肠的副交感神经来源于骶副交感中枢的盆神经。直肠的交感神经来源于上腹下丛，直肠的副交感神经来自盆神经，其中副交感神经对直肠调节起主要作用，直肠壁内的感受器在直肠下段较多，其纤维经盆丛传入$S_{2\sim4}$脊髓节段。肛门及周围受阴部神经的肛门神经支配，传导肛周温、痛觉，运动支支配肛门外括约肌，其中枢在$S_{2\sim4}$节段。

正常情况下，直肠内无粪便，肛管呈关闭状态，当结肠蠕动时，储存于乙状结肠内的粪便下行进入直肠，使直肠壶腹膨胀，感受器向上传导冲动兴奋引起便意，此时肛门内括约肌反射松弛，肛门外括约肌则需接受大脑指令而松弛，则肛管开放而排便。

脊髓损伤水平越高，排便反射保留越完整，形成反射性排便的可能性就越大。但由于大脑皮质与排便中枢联系被中断，所以难以控制排便。如果骶部脊髓节段受损，则排便反射传导路受损，肛门内、外括约肌瘫痪，有可能形成大便失禁。患者由于失去感觉，所以排便并不能感知，生活质量受到明显的影响。

（杜心如）

参 考 文 献

1. 杜心如. 腰背痛的临床特点及鉴别诊断. 中国全科医学，2012，15（12）：62-64
2. 刘雨辰，彭宝淦. 椎间盘源性腰痛神经传导通路的研究进展. 中华外科杂志，2014，2（8）：627-629
3. 杜心如. 脊柱及四肢转移癌的诊断与治疗. 中国全科医学，2011，14（4）：17-20
4. 丁自海，杜心如. 脊柱外科临床解剖学. 济南：山东科学技术出版社，2008，520-524
5. 杜心如，徐永清. 临床解剖学丛书——脊柱与四肢分册. 北京：人民卫生出版社，2014，719-725
6. 周乐群，李文睿，张卫光. 盆腔内筋膜的解剖结构及神经走行-避免修复中的损伤. 中国组织工程研究，2015，19（33）：5389-5394

第五章　脊柱相关疾病的临床解剖学

脊柱相关疾病研究较少，骨科医生了解较少，而内科系统也较少提及，但在临床工作中确有内脏疾病伴随脊柱症状，如胸背痛，而脊柱疾病也可能引起内脏功能改变，还有时脊柱疾病和内脏疾病并存，这方面资料尚少，争议也较大，本章试图阐述脊柱相关疾病的解剖学基础，解释一些临床问题，并为诊治提供参考依据，同时达到抛砖引玉的目的，也提请同仁进行相关研究。

内脏的神经主要为内脏感觉神经和内脏运动神经，内脏运动神经就是通常所说的自主神经。包括交感神经和副交感神经，又称自主神经。植物性神经分为中枢部和周围部，其主要功能为调节内脏活动，使机体的各种内脏功能维持正常，但不受人的意识控制。由于自主神经中枢部在脊髓和脑干，周围部在脊柱旁，故脊柱疾病可造成内脏功能紊乱，同时内脏疾病也可引起相应的脊柱症状。本章重点介绍内脏神经活动的几个基本形式和牵涉性疼痛的解剖学基础。

第一节　内脏神经活动的几个基本形式

内脏反射是内脏神经活动的基本形式，主要包括内脏-内脏反射、内脏-躯体反射、躯体-内脏反射三种类型。机体对内、外环境的植物性调节就是通过这些反射完成的。许多内脏反射弧是经过脊髓或延髓内的植物调节中枢，也有许多反射上传至丘脑、下丘脑及大脑皮质。常见的几种反射如下。

1. 颈动脉窦与主动脉弓反射　该反射又称窦-弓减压反射，是内脏-内脏反射的一种，对调节血压起重要作用。在主动脉弓、头臂干的根部及颈内动脉近侧部的外膜及中膜内有压力感受器分布，这种压力感受器可因血管内血压对管壁的扩张而感受刺激，其传入神经来自舌咽神经的颈动脉窦支和迷走神经主动脉弓支。颈动脉窦支经岩神经节传入，中枢突终于孤束核。迷走神经主动脉弓支的胞体位于迷走神经下神经节，中枢突也终于孤束核。当血压增高时，颈动脉窦和主动脉弓的压力随之增高，血管壁内压力感受器感受牵张刺激，引起冲动释放。经颈动脉窦支和迷走神经主动脉弓支传至孤束核，此核传至迷走神经背核，兴奋经迷走神经至心脏，引起心跳缓慢、血管扩张、血压降低。

同理，当血压下降时此感受器牵张刺激下降，刺激减少，则反射兴奋性下降，于是血压升高，心跳加快。

由于颈动脉窦减压反射的作用，颈椎前路手术牵拉此部位时应特别注意：一是牵拉时注意血压、心率变化；二是间歇性牵拉，或变换牵拉部位，以免心搏骤停；三是在颈部操作时应与麻醉师充分沟通，调整用药，监测血压、心跳。另外当颈部触诊时，最好两侧分开进行，颈动脉压迫试验时也不宜两侧同时进行。颈托应松紧适度，切勿过紧压迫颈动脉。

2. 呼吸反射　呼吸反射是内脏-躯体反射，迷走神经下神经节内的周围突至肺，形成肺丛，分布肺泡牵张感受器，其中枢突至延髓的孤束核，孤束核再与延髓网状结构呼吸中枢进行联系，其中呼气中枢的神经元由于肺的扩张而抑制，肺的收缩而兴奋。传出纤维向下终止于 $C_{3\sim5}$ 颈髓节段前角细胞，经膈神经引起膈肌运动。另外，还有纤维终止于脊髓胸段前角细胞，经肋间神经支配肋间肌运动。

当颈髓损伤时，此反射弧中断，呼吸反射难以完成。颈髓损伤平面越高，对呼吸影响就越明显。

3. 咳嗽反射　咳嗽反射主要起自呼吸道黏膜的感受器，感受刺激后经迷走神经及其分支喉上神

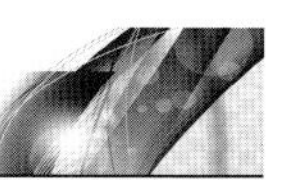

经传入延髓孤束核，在此通过网状纤维至前角细胞，再通过躯体神经引起膈肌、肋间肌及腹肌产生运动。在咳嗽之前会厌及呼吸抑制，会厌关闭的同时腹肌收缩，增加气管道内压力，然后会厌突然开放，使气体喷发，形成咳嗽。

当脊髓损伤时，此反射弧中断，难以形成完整的咳嗽反射动作，此时除了呼吸肌肌力不够外，其协调性下降，虽然感觉通路正常，关闭会厌等动作多接近正常，但由于腹肌、肋间肌肌力下降，难以使气管内有足够的压力将痰咳出，所以脊髓损伤患者多有痰潴留，损伤平面越高，痰潴留就越明显，咳嗽就越弱。对于此类患者，应训练咳嗽动作，在其咳嗽时用手压住其腹部以帮助增加腹压，使气管内压力升高，以便排出痰液。

4. 呕吐反射　呕吐反射弧起始于胃黏膜、胆囊、十二指肠及其他脏器的感受器，刺激产生的冲动沿内脏神经传入纤维，经迷走神经进入孤束核，由孤束核联系至网状纤维，由网状细胞发出传出纤维至颈及胸段前角细胞，再通过这些细胞发出神经至膈肌、腹肌及肋间肌。另外，孤束核向上联系呕吐中枢，呕吐中枢再发出纤维经网状脊髓束，终于下胸段脊髓侧角细胞，冲动通过这个路径至交感神经节前纤维，至腹腔丛和腹腔神经节，交换神经元后至胃，引起幽门括约肌关闭。另外还有纤维通过迷走神经至贲门，使贲门松弛。

呕吐时，腹肌、呼吸肌收缩，呼吸暂停，同时幽门括约肌关闭、贲门括约肌松弛，将胃内容物自食管、口腔吐出。

脊髓损伤时，呕吐反射弧中断，主要是躯体传出部分中断，腹肌、呼吸肌无力，而胃幽门及贲门的反射仍存在，故对于呕吐影响不大。但由于腹肌、呼吸肌无力，腹压难以升高，所以呕吐无力，多为溢出性。

第二节　神经节段性分布与内脏牵涉痛

脊椎动物胚胎发育期，躯干节段性很清楚，三胚层来源的其他器官均具有节段性分布特点。每个节段称为体节，如生骨节、肌节、皮节及神经节。这种人体结构的基本形式，各节段的伸展呈横向排列，所以胚胎的每一脊髓节所发出的传出纤维，经过相应的前根而至相应肌节。同时接受的传入纤维由相应的皮节经后根传入同序数的脊髓节段。中胚层及其衍生物在胚胎生长发育过程中经过复杂的转移，肌节和皮节变得不清晰，但有些器官虽已转移至他处，却仍保持其原始的神经节段分布关系，如从颈部肌节发生的膈虽已转移至胸腹腔之间，但其膈神经仍由第4颈神经发出。

本节通过学习神经节段性分布，对于追踪和理解脊髓、脊柱病变与内脏病变的牵涉痛有重要临床意义。

1. 肌肉的神经节段性分布　原始的肌节在发育过程中经历转移、分层、合并、分裂和消失等变化。原来清晰的支配特点也发生了改变，四肢的许多肌肉是由多个肌节融合而成，这些肌肉受多个脊髓节段的神经支配，同时一个肌节也分裂成数部分参与了不同肌肉的组成，所以一个脊髓节段又同时支配几块肌肉，这种支配特点在四肢较典型，如在躯体的肋间内、外肌及肋间最内肌均由单一肌节分裂形成，所以同一肋间隙的肌肉均由同一肋间神经支配。还有少数肌是由单肌节发展而来，这种肌肉均由单一脊髓节段的神经支配，如拇短展肌来源于第1胸肌节，胫骨前肌来源于第4腰肌节，头后小直肌来源于第1颈肌节。

这几种肌肉的神经支配特点对于神经损伤的定位有指导意义，如单一神经根受损在四肢可能有数块肌肉受累而引起相应的功能障碍，但常由于其他神经的代偿而临床表现不典型，或只有功能减弱。

2. 皮肤的神经节段性分布　一个后根及其神经节供应的皮肤区域称为一个皮节。人体皮肤的神经支配虽然按节段分布，但每一皮节的带状区可有相邻的上位皮节的神经纤维及下位的神经纤维参加，形成互相重叠的现象，所以单一神经根受损往往只有感觉减退而不会出现感觉丧失，至少有3个以上节段神经受损后才会出现一个皮节的感觉丧失。

在同一皮节内、同一后根内各种不同性质的感觉纤维（触觉、痛觉及温度觉）有着不同的皮肤支配范围，一般情况下触觉范围较大，痛觉范围较小，温度觉的范围最小。

躯体各部皮肤的感觉神经分布，每一对神经根有特定节段分布，而周围神经则以支配区域为特征的周围性分布特点。

3. 内脏器官的神经节段分布　内脏器官也有节段性神经分布的特点，但由于内脏位置及体积的变化使这种特点变得不明显。

交感神经干的神经节相当于原始的脊髓节段，

由于交感干神经节的融合，所以有的部位的节段分布也就不明显，但皮肤、血管内平滑肌和皮肤内的腺体的神经支配及内脏的神经支配在交感神经节之前均来自固定的脊髓节段，而在交感神经节后纤维又随着固定的脊神经走行。

自主神经传出纤维的节段性分布　交感神经节前神经元位于脊髓侧角，在 T_1 ~ L_3 脊髓节段范围内发出节前纤维，经前根及白交通支至交感干神经节，交换神经元后发出节后纤维经灰交通支至脊神经，随脊神经分布至皮肤。交感神经的根性分布与皮肤的感觉性节段并不一致，皮肤内汗腺神经纤维、交感神经的血管收缩纤维及立毛肌运动纤维的根性分布特点如下：

至面部、颈及胸上部的血管收缩纤维即三叉神经及第 2 ~ 4 颈神经分布区主要由 T_1、T_2 脊髓侧角发出的交感神经支配，当然也可能经第 8 颈神经前根穿出。至臂部的交感纤维由第 3 ~ 5 胸神经前根穿出，即 $T_{3\sim5}$ 脊髓侧角。至腿部的交感神经由第 10 ~ 12 胸神经前根穿出。

至头、颈及胸上部的立毛肌纤维经第 8 颈神经前根至第 2 胸神经前根离开脊髓。至臂部的立毛肌纤维经第 3 ~ 6 胸神经前根穿出。至腿部的则由第 10 胸神经前根至第 2 腰神经前根穿出。

瞳孔扩大肌的交感纤维经第 8 颈神经及第 1、2 胸神经前根穿出，其主要通过第 1 胸神经根穿出，其交感神经的中枢在 T_1 脊髓节段，也可能扩展至 C_8 及 T_2 脊髓节段。由此中枢发出的节前纤维部分地在星状神经节及颈上神经节交换神经元，节后纤维至颈内动脉丛，经海绵丛穿过三叉神经半月神经节（trigeminal ganglion），沿眼神经至眼球，终止于瞳孔扩大肌。

副交感传出神经的节段性分布　经后根出来的副交感神经及汗腺抑制传出纤维全部包含在脊神经的周围感觉神经内，这种副交感性质的纤维也有节段性的排列，在位置和形态上与感觉性皮肤节段一致，但通常面积较小。

包含在一个后根内的汗腺抑制纤维仅支配相应的节段，而在一个前根内穿出的汗腺分泌纤维却支配多个节段。

胸、腹、盆腔内脏器官自主神经的节段性分布，这些器官传出纤维节段分布，交感来自胸部及腰上部节段，副交感纤维来自 $S_{2\sim4}$ 节段。

4. 内脏神经传入纤维的节段性分布　内脏器官的感觉节段性支配往往是由于内脏病变引起躯体一定皮肤区域的牵涉痛而推知的，椎旁浸润麻醉一定的交感干的交通支和切断一定的脊神经后根可以解除较剧烈的内脏疼痛。

内脏病变可引起皮肤一定区域痛觉敏感或出现疼痛，可涉及下列节段：①刺激迷走神经引起的皮肤过敏区在三叉神经的面部分部区及最上颈皮节（C_2），这是由于迷走神经的传入纤维部分终止于三叉神经脊束核，并向下至 C_2 节段的后柱；②C_3、C_4 皮节为膈神经内传入纤维进入而牵涉性引起的相应皮肤过敏区；③C_8 ~ L_3 皮节为交感神经传入纤维进入脊髓而牵涉性引起相应皮肤过敏区；④$S_{2\sim5}$ 皮节为盆神经内传入纤维进入脊髓而牵涉性引起的相应皮肤区。

5. 神经节段性分布的临床意义　了解神经节段性分布有重要临床意义：首先可以区别是神经根损伤还是神经周围损伤；其次是脊髓损伤的定位；再者了解疼痛的范围和节段可以推测病变部位，为诊治提供思路。

了解内脏器官传入纤维的节段性可以为胸、腹腔麻醉提供参考依据，如胃肠手术麻醉平面高度的选择。

认识内脏疼痛的起源及所牵涉的皮节形成的牵涉痛有重要意义：如胃十二指肠病变其疼痛可表现在上腹部及背部疼痛，胆囊炎、胆结石可在右肩及胸背部胀痛，心绞痛可在左手臂或胸背上部疼痛，胸膜炎可有腹部疼痛及腹肌紧张等。

（杜心如）

参考文献

1. 邹聪，何云武，龙慧，等. 背根神经节脉冲射频治疗颈源性头痛的临床研究. 中国疼痛医学杂志，2014，20（7）：509-514
2. 杜心如. 容易误认病变的脊柱解剖变异及鉴别要点. 中国全科医学，2013，16（2）：62-67
3. 杜心如. 腰背痛的临床特点及鉴别诊断. 中国全科医学，2012，15（12）：62-64
4. 崔香淑，李在琉. 胃肠感觉的神经解剖学基础. 诊断学理论与实践，2006，5（1）：5-7
5. 宁鸿海，樊碧发，尹常宝. 疑难性脊柱源性腹痛神经阻滞治疗的临床疗效观察. 疑难病杂志，2002，1（3）：142-144
6. 刘作义. 腹痛的病理生理及危害. 中国实用儿科杂志，2003，18（3）：129-131
7. 张奎渤，刘辉，郑召民. 非特异性下腰痛发病机制的研究进展. 脊柱外科杂志，2006，4（6）：369-372

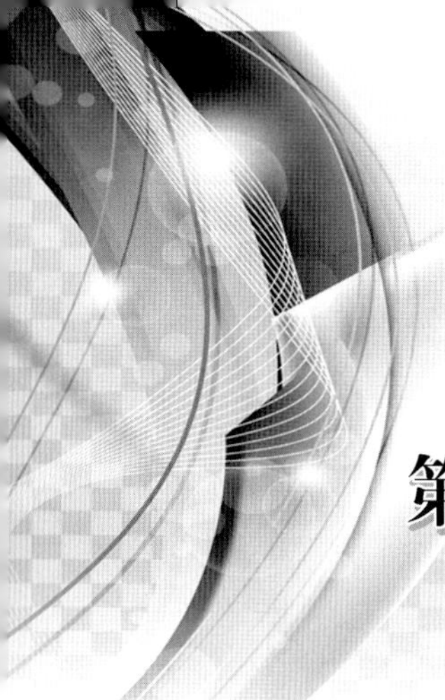

第六章　脊髓及神经根

在脊柱手术或外伤中，常常影响到脊髓及其营养血管，脊髓本身的手术脊髓及其血管的继发损伤更有可能随时发生。因此深入了解脊髓的发生、形态、结构、血管分布及其与椎管的毗邻关系，以及与发生有关的畸形，对于认识脊髓的病变，术中对脊髓及其血管的保护，减少继发损伤及损伤后的挽救具有重要意义。

第一节　脊髓畸形

一、脊髓位置的改变

胚胎的脊髓贯穿椎管全长，脊神经则在其起始水平附近从椎间孔穿出。由于脊柱和硬膜的生长速度要大于脊髓，所以这样的位置关系并不能长久保持。脊髓末端的位置会相对地逐渐上升：胚胎第6个月时可升至第1骶椎水平，新生儿位于第2~3腰椎水平，而在成人则通常位于第1腰椎下缘。脊髓末端位置因人而异，上可在第12胸椎水平，下可达第3腰椎下缘。脊神经根（尤其是腰、骶段）由脊髓发出，斜行至脊柱相应水平。脊髓末端（即脊髓圆锥）以下的神经根，形成神经根束，称作马尾。成人硬膜和蛛网膜通常止于第2骶椎水平，而软膜则在离脊髓末端远侧处形成较长的纤维细丝，称为终丝，终丝反映了胚胎脊髓尾端的退行轨迹。终丝从脊髓圆锥一直延伸至第1尾椎，并附着其上。

脊髓末端位置在脊柱脊髓损伤中有重要意义，如第1腰椎骨折对于脊髓过短的病例则有可能仅造成马尾神经损伤而脊髓圆锥幸免于难，但对于脊髓过长的病例，即使第2腰椎骨折也可能造成脊髓损伤，脊髓栓系综合征患者脊髓常不能上升至正常高度，所以手术前必须通过脊髓MRI检查，观察其脊髓末端位置以免损伤。

二、脊髓的先天性畸形

大多数先天性脊髓异常源于胚胎第4周时神经管未闭，这些神经管畸形（neural tube defects，NTDs）累及脊髓的被覆组织，如脑膜，椎弓，肌组织和皮肤等。椎弓的异常被称为脊柱裂（spina bifida），指原始椎弓的左、右两半未能正常融合，普遍见于各种类型的脊柱裂。严重的异常也可累及脊髓和脊膜。脊柱裂的严重程度不尽相同，有临床体征显著的脊柱裂，亦有临床体征不明显的轻度脊柱裂（图4-6-1）。

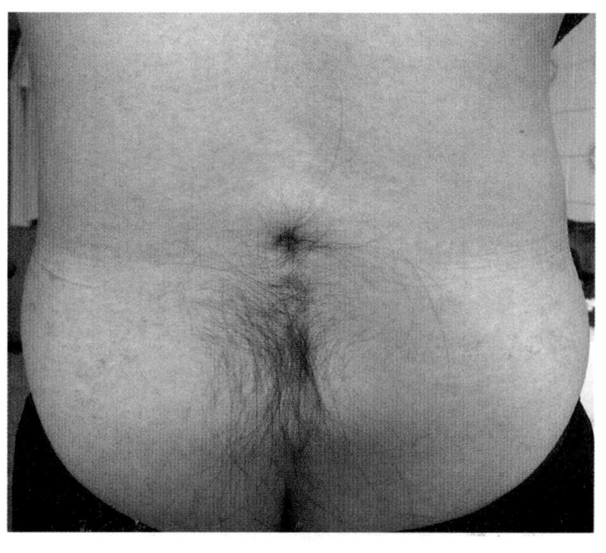

图4-6-1A　隐性脊柱裂（毛发）

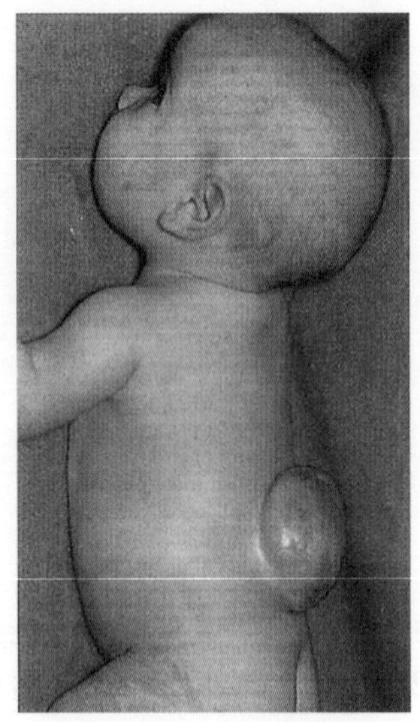

图 4-6-1B　囊性脊柱裂

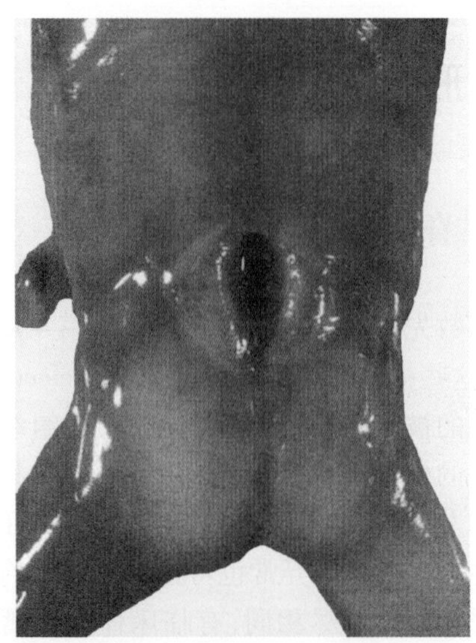

图 4-6-1C　19 周女性胎儿腰骶部脊柱裂伴脊髓脊膜膨出

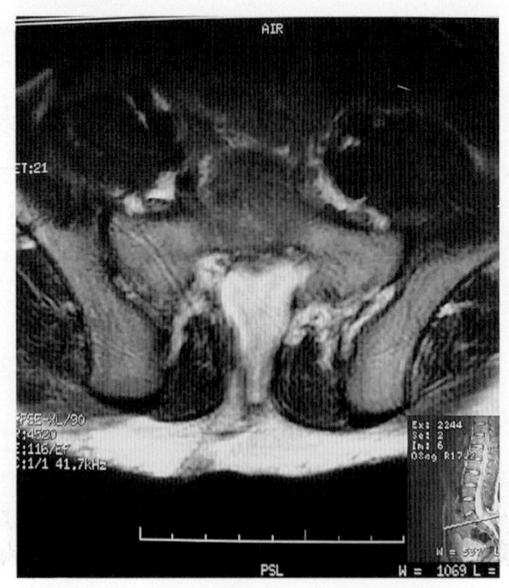

图 4-6-1D　脊柱裂脊髓脊膜畸形(横断面 MRI)

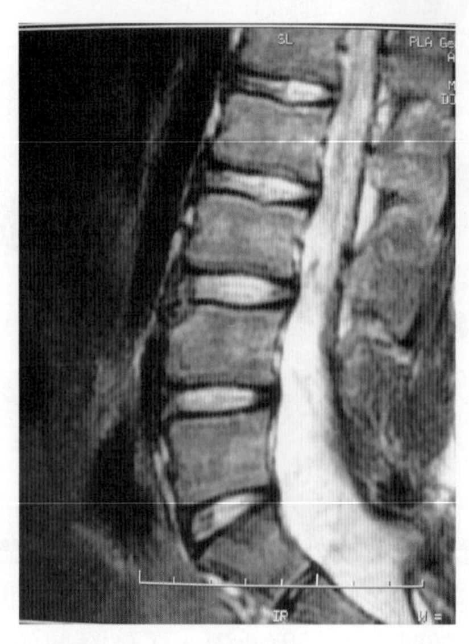

图 4-6-1E　脊膜膨出畸形(矢状面 MRI)

1. 隐性脊柱裂　隐性脊柱裂(spina bifida occulta)的发生与胚期椎弓的两半未能正常生长,且未能在正中平面融合有关。约 10% 的病例中异常发生在第 5 腰椎和第 1 骶椎,不合并其他异常,常在拍片时偶然发现。有时隐性脊柱裂可在背部皮肤上有一个长有一小撮毛发的小凹陷。隐形脊柱裂的患儿通常无临床症状,但小部分患部脊髓和神经根可有严重的功能缺陷。

2. 脊柱皮窦　腰骶部皮肤在正中平面上出现小凹陷,可疑为脊柱皮窦(spinal dermal sinus)。凹陷处为胚第 4 周末后神经孔闭合的部位,因此也是神经管最后脱离表面外胚层的部位。一些病例中可见凹陷与硬膜间有一纤维索相连(图 4-6-2)。

3. 囊性脊柱裂　重度脊柱裂可有脊髓和(或)脑膜从椎弓畸形处向外膨出,由于此类异常都有囊袋状的膨出,故统称为囊性脊柱裂,新生儿囊性脊柱裂的发病率约为 1/1000。如膨出的囊性结构中包含脑膜和脑脊液,则称为脊柱裂伴脑膜膨出(spina bifida with meningocele),脊髓和脊神经根位置正常,但脊髓功能可能异常。如囊性结构中包含脊髓和(或)神经根,则称为脊柱裂伴脊髓脊膜膨出(spina bifida with meningomyelocele)。脑膜膨出较脊髓脊膜膨出罕见。

4. 脊髓脊膜膨出　脊髓脊膜膨出(meningomyelocele)部位可有皮肤或易破的薄膜覆盖。脊柱裂伴脊髓脊膜膨出较常见,病情远比脊柱裂伴脑膜脊膨出严重。脊髓脊膜膨出可发生于脊柱各部,但以腰、骶椎最为常见。部分脊髓脊膜膨出患者还伴有颅顶骨内面凹陷,导致颅顶骨内表面出现未骨化的凹陷区域。

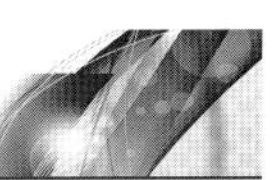

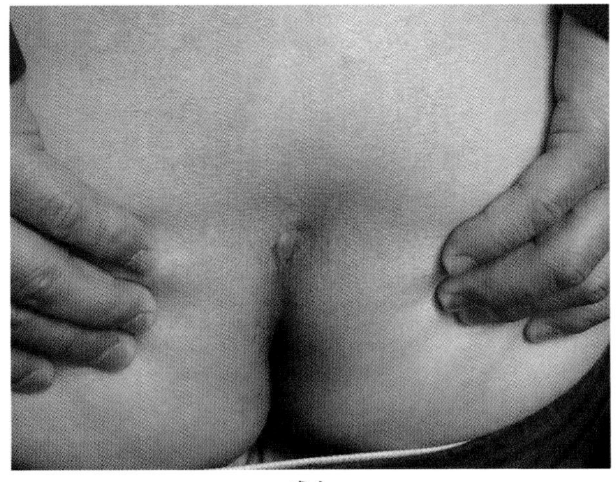

成人

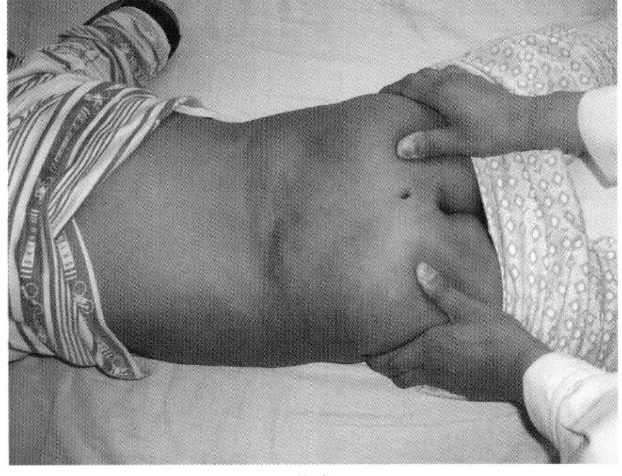

儿童

图 4-6-2 脊柱皮窦

5. 脊髓裂 脊髓裂(myeloschisis)为最严重的脊柱裂类型,受累区脊髓由于神经褶未闭合而呈开放状态,脊髓表现为扁平的神经组织团块。此病的起因是,神经板局部过度生长,导致后神经孔于胚第4周末未闭合,继而引起神经管畸形。

6. 脊髓纵裂 脊髓纵裂(diplomyelia)系神经管部分未闭所致的脊髓和椎管下段分裂为对称的两支,可以是完全性的、不完全性的、腹侧或背侧的裂开,不伴有神经症状。双干脊髓(diastematomyelia)的脊髓中数个节段被椎管的一个纵向骨嵴分裂为二。Morgagni 提出脊髓纵裂的再穿破理论,认为神经管闭合不全源于已闭合的神经管再次穿通或裂开。Padget 在此基础上指出,脊髓纵裂是继发于背侧和腹侧裂自中线分割神经板,将两半部分别闭合,间叶组织填充二者之间。脊髓纵裂常并发脊柱侧弯,在矫正脊柱侧弯术前一定要先切除骨嵴,避免伤及脊髓(图 4-6-3)。

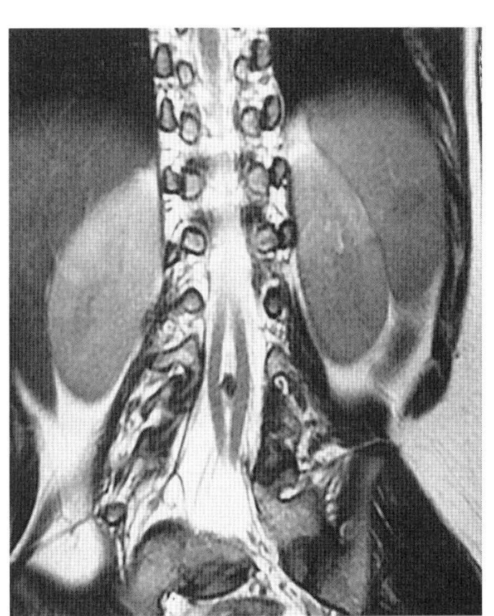

图 4-6-3 脊髓纵裂(MRI)

7. 二重脊髓 二重脊髓(duplex spinal cords)又称双(重)脊髓,是一种少见的先天性畸形,多由椎体后缘形成的骨或软骨以及纤维性组织将脊髓分为左、右两半。脊髓完全裂开,具有两个椎管,表面有一层菲薄的纤维膜覆盖于椎板缺损处;也可部分脊髓分成两个,双(重)脊髓可左、右对称,也可不对称。双(重)脊髓多发生在下胸椎至腰、骶部,累及范围不一。常与脊椎畸形,特别是隐形脊柱裂并发。其发生原因各家意见不一,有的认为在神经管形成过程中,如左、右背侧的神经褶在未接触前都向内、向前作大弯曲,与底板接触,形成两个神经管,继而形成两个脊髓(图 4-6-4)。

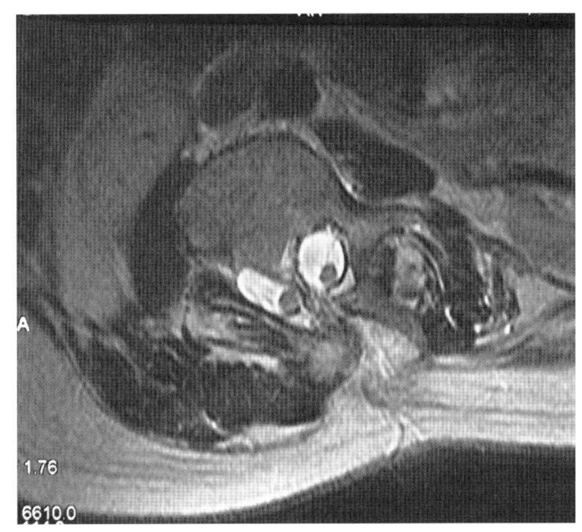

图 4-6-4 二重脊髓

(杜心如 丁自海)

第二节　脊髓的位置和形态

脊髓保留了神经管的基本结构，且有明显的节段性，功能也相对简单。脊髓通过脊神经及内部的上、下行纤维束，与脑和周围器官保持着广泛的联系，完成各种感觉和运动信息的沟通。在正常情况下，脊髓能够独立完成一些简单反射活动，如腱反射；在脑的控制下可执行更为复杂的功能，如肢体的随意运动。当脊髓损伤后，即出现相应的症状或体征。

一、脊髓的位置

脊髓（spinal cord）位于椎管（vertebral canal）内，外包脊膜，上端在寰椎上缘水平与延髓相连，下端变细终于脊髓圆锥（conus medullaris）。中国成人脊髓长度为44.5cm，约为脊柱长度的2/3（图4-6-5）。脊髓颈段、胸段、腰段和骶尾段分别长10cm、26cm、5.5cm和3cm。男性的脊髓略长于女性的。成人脊髓的下端平对第1腰椎下缘至第2腰椎上缘之间，其中以位于第1腰椎下1/3部的最多。Reiman（1994）报道脊髓下端位于第12胸椎的中部至第1腰椎下缘之间，其中51%位于第1腰椎下1/3部至第2腰椎上1/3部之间，也有的脊髓位置偏低（图4-6-6）。脊髓在椎管内的位置偏前，脊柱前屈时脊髓前移，后伸时后移，下端稍上提。

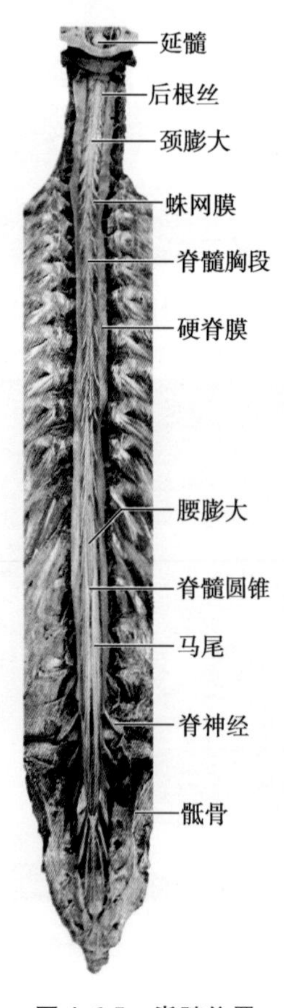

图4-6-5　脊髓位置

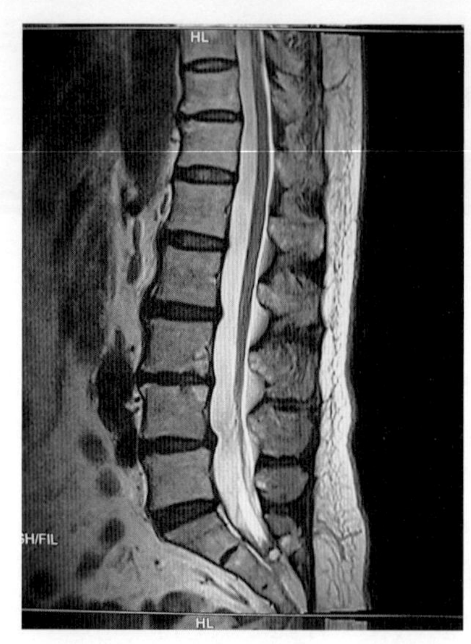

图4-6-6　脊髓下端偏低（MRI）

二、脊髓的形态

脊髓呈前后略扁的圆柱体，全长粗细不等。自C_5节段至T_1节段，脊髓明显增粗，称颈膨大（cervical enlargement），为上肢脊神经的发源节段。自L_2节段至S_3节段，脊髓亦稍膨大，称腰骶膨大（lumbosacral enlargement），为下肢脊神经的发源节段。自S_4节段向下，脊髓渐细，成为脊髓圆锥（图4-6-7）。

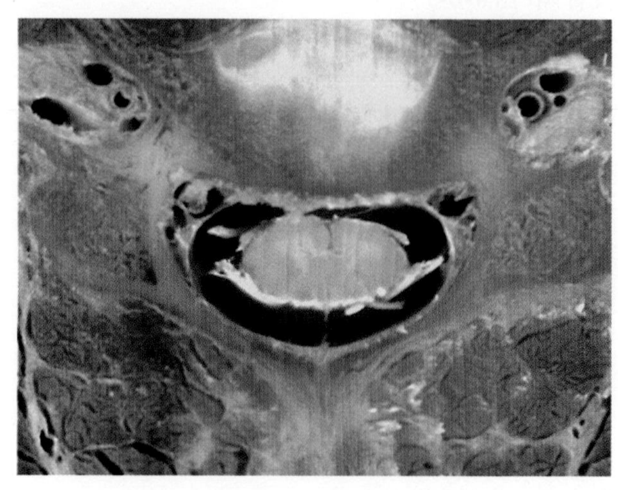
图4-6-7　脊髓外形

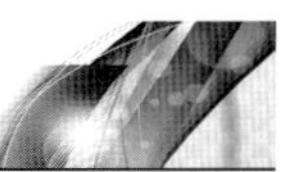

脊髓表面借前正中裂(anterior median fissure)和后正中沟(posterior median sulcus)将其分为对称的左右两半。在前正中裂和后正中沟两侧各有前外侧沟和后外侧沟,分别有脊神经的前、后根丝附着。前、后根丝分别合成前、后根,在近椎间孔处合成31对脊神经。在后外侧沟与后正中沟之间有后中间沟,是薄束与楔束的分界。脊髓具有明显的节段性,每一对脊神经的根丝附着的一段脊髓称为一个脊髓节段。脊神经有31对,相对应的脊髓也有31个节段,包括8个颈脊髓节段(C)、12个胸脊髓节段(T)、5个腰脊髓节段(L)、5个骶脊髓节段(S)和1个尾脊髓节段(Co)。

成人的脊髓和椎管各段的横径和矢径均不同。颈膨大的最大横径和矢径分别为13.2mm和7.7mm,周径38mm,相应的椎管横径和矢径分别为24.5mm和14.7mm。中段胸脊髓的横径和矢径分别为7.8mm和6.5mm,相应的椎管横径和矢径分别为17.2mm和16.8mm。腰膨大的最大横径和矢径分别为9.6mm和8.3mm,周径35mm,相应的椎管横径和矢径分别为23.4mm和17.4mm。脊髓直径为椎管直径的1/2~2/5,脊髓有一定的活动空间,但其与椎骨之间尚有脊膜及其间隙和硬膜外隙(图4-6-8)。椎间盘突出或黄韧带增厚,可占据椎管空间,压迫脊髓。胸段椎管与脊髓之间的间隙虽然绝对截面积较小,但相对截面积(百分比)并不小。

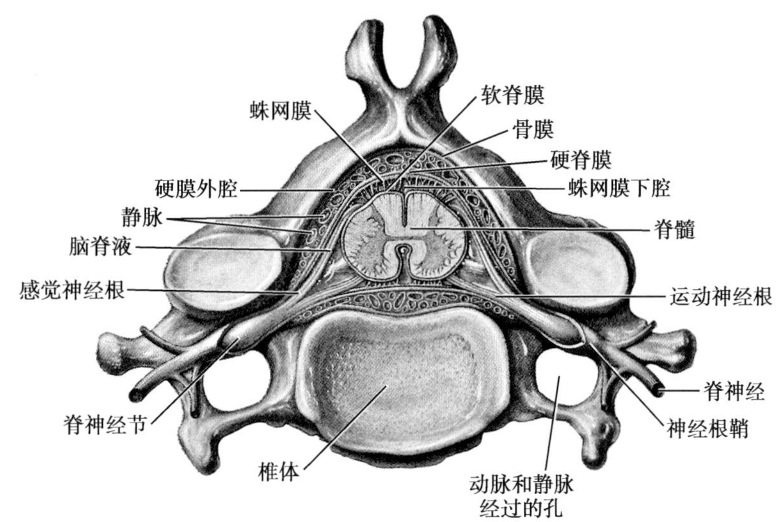

图4-6-8 脊髓在椎管中的位置(横断面观)

脊髓圆锥下端延续为一结缔组织性终丝(filum terminate)。终丝长约20cm,在硬膜囊内的部分称为内终丝,长15cm,穿出硬膜囊的一段称外终丝,长5cm,包以终丝鞘,在骶管内呈扇状下行固定于第1~2尾椎上(图4-6-9)。

脊神经根在椎管中的走行方向随节段而不同,上两对颈神经根向上外走行,其余均向下外走行,越向下斜度越大。前根居前内侧,后根居后外侧,前、后根在蛛网膜下腔中的位置按顺序排列,互相并不交叉或编织。起自腰骶膨大部的神经根纵行向下,围绕终丝形成马尾(cauda equina)。神经根的前、后根穿越硬膜囊,在相应椎间孔处逐渐靠拢,合为脊神经。硬膜囊内的马尾神经数目在第2腰椎水平最多,自此向下逐渐减少。在第3腰椎椎间孔水平以下,由于前、后根数目减少并相互靠拢。如按上下顺序,腰神经根在前外侧,骶尾神经根在后内侧。马尾

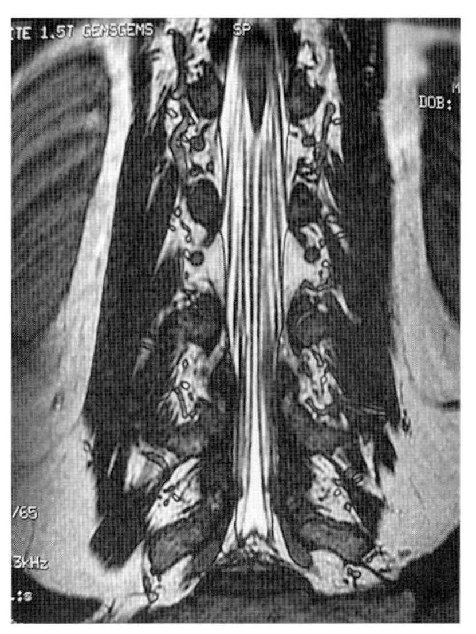

图4-6-9 脊髓和终丝(MRI)

神经根的神经束在蛛网膜下腔中有软脊膜包裹，但易于分开。

马尾神经根在脑脊液中漂浮，有充分余地避让，一般情况下，在腰椎骨折、脱位时不致受到损伤，即使被累及，也多为部分性损伤。在 $L_{3\sim4}$ 或 $L_{4\sim5}$ 棘突间隙进针行蛛网膜下腔穿刺是安全的。硬膜囊下界位于第1、2骶椎之间者占43%，位于第2骶椎者占32%，位于第2、3骶椎之间者占23%，位于第3、4骶椎之间者占2%（图4-6-10）。

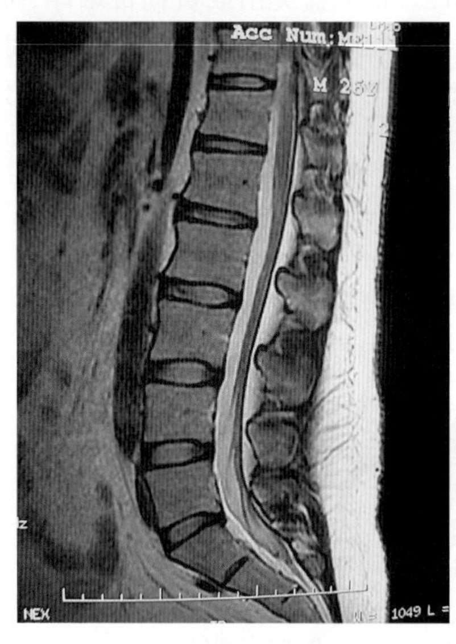

图 4-6-10　脊髓和硬脊膜囊下端的位置

三、脊髓节段与椎骨的位置关系

脊髓节段与椎骨的位置关系推算方法大概为：$C_{1\sim4}$ 节段与同序数椎骨相对应，$C_5 \sim T_4$ 节段高于同序数椎骨1个椎骨，$T_{5\sim8}$ 节段高于同序数椎骨2个椎骨，$T_{9\sim12}$ 节段高于同序数椎骨3个椎骨，$L_{1\sim5}$ 节段平对第10～12胸椎，S、Co节段平对第1腰椎。了解脊髓节段与椎骨的位置差别对于临床上预测脊髓的病变部位有重要的意义，手术探查某一脊髓节段病变时，一般应自其相应节段的椎骨进入，所以上述对应关系有重要临床意义。

各脊髓节段与皮肤感觉区的关系亦甚为重要，某一区域感觉有异常时，可以判断脊髓病变的节段平面。颈前部受 C_3、C_4 节段支配，颈后部受 C_2、C_3 节段支配。上肢皮肤感觉依次由 $C_5 \sim T_2$ 节段支配。胸腹壁的皮肤感觉分区比较有规律，但互有重叠。乳头相当于 T_4 节段支配，剑突根部相当于 T_7 节段支配，脐部相当于 T_{10} 节段支配。腹股沟相当于 L_1 节段支配。大腿上、中部由第 L_2、L_3 节段支配，大腿下部、膝部和小腿前内侧由 L_4 节段支配，小腿前外侧及足背内侧由 L_5 节段支配，足背外侧和足底大部由 S_1 节段支配，大、小腿后部和足底由 S_2 节段支配，会阴部由外向内依次为 $S_{3\sim5}$ 节段支配。

第三节　脊髓的内部结构

脊髓由灰质和白质构成，在横切面灰质呈H形，两侧形状对称，连接两侧灰质的部分为灰质联合，其中部有中央管（central canal）贯穿全长，在成人常有部分阻塞。中央管向上经延髓中央管通第四脑室，下端在脊髓圆锥内膨大，形成8～10mm长的终室，约在40岁时闭合。中央管周围的灰质称为中央胶质。中央管前、后方的灰质分别称灰质前、后联合。灰质前联合与前正中裂之间隔有白质前联合，灰质周围为白质（图4-6-11）。脊髓不同节段灰、白质的比例是不同的，颈膨大和腰骶膨大处灰质较多，胸脊髓节段的灰质较少。在灰、白质交界处有网状结构。

一、脊髓灰质

（一）脊髓灰质的分部和结构

从立体上观察，每侧灰质呈不规则柱状，其中向前突出的部分称灰质前柱，向后突出的部分称灰质后柱，在 $T_1 \sim L_3$ 节段尚有侧柱。横切面上，前、后和侧柱称为灰质前角（anterior horn）、后角（posterior horn）和侧角（lateral horn），各角的形状、大小在各个部位有所不同，一般前角较后角大，尤以颈、腰段显著。前角稍圆钝。后角呈棒状，在其尖端覆有帽状透明神经组织，称为胶状质，其外侧是薄层的海绵带，为后角缘层。

脊髓灰质由神经元的胞体、树突及神经胶质细胞构成。胞体在大小、形状及功能上有所不同，相同形状及功能的神经元聚集为核，除少数核团外，大多数核的界限并不十分明确。

脊髓后角为感觉性的，通过后根接受躯体和内脏传入纤维，并由此发出感觉纤维或联络纤维。前角为运动性的，发出运动纤维构成前根。侧角亦为运动性，发出内脏节前纤维参与前根构成。脊髓灰质任一节段的核团接受同一节段或其他节段后根的

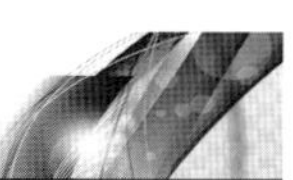

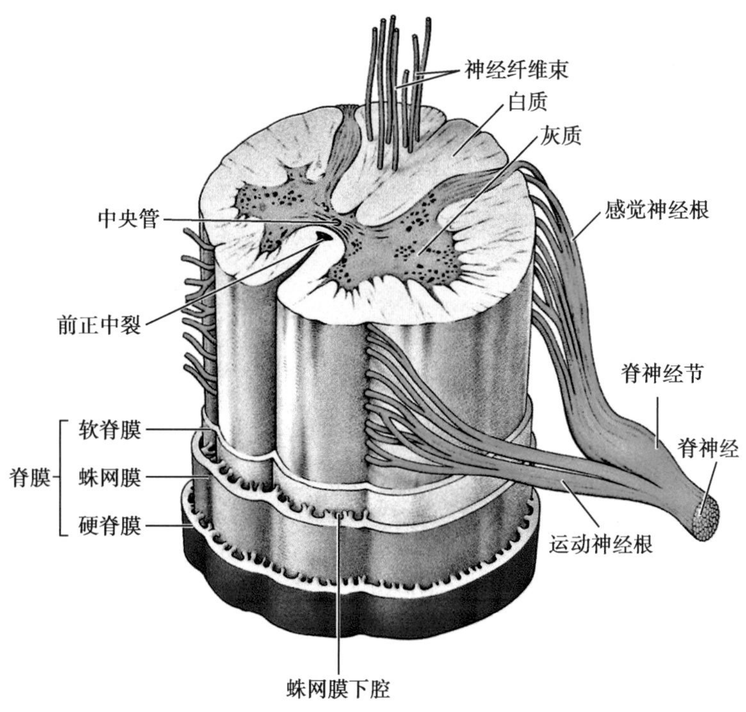

图 4-6-11　脊髓的内部结构（整体观）

传入纤维，也接受来自大脑或脑干的下行纤维。

（二）脊髓灰质细胞柱

脊髓灰质柱中的细胞分为根细胞和柱细胞，各自聚集成纵柱，其大小、结构和位置各不相同，可纵贯脊髓全长，或只见于某些脊髓节段。根细胞位于前柱和侧柱，其轴突组成脊神经前根，至骨骼肌或自主神经节。柱细胞为中间神经元，主要位于后柱，其轴突多数进入白质，分为升、降支，完成节间联络或上行至脑。

1. 根细胞柱　前柱中的 α 运动神经元、γ 运动神经元和侧柱运动神经元胞体构成根细胞柱，其轴突经前根直达所支配的肌肉。

（1）α 运动神经元：α 运动神经元胞体排成内、外侧核（柱）。内侧核较小，又分为前、后两群，几乎在脊髓全长均可见到，支配躯干近中线的肌肉。外侧群较大，在颈、腰骶膨大处最发达，主要支配四肢肌，其排列由内向外依次支配躯干肌、肩带肌或髋肌、臂肌或大腿肌、前臂肌或小腿肌、手肌或足肌。支配肢体屈肌的胞体位于深面，而支配伸肌的胞体则位于前角周缘。

α 运动神经元直径大于 25μm，是大型多极神经细胞，发出的轴突约占前根运动纤维的 2/3，分布到骨骼肌的梭外肌，主要传导随意运动的冲动。该神经元可分紧张型和位相型，紧张型轴突传导较慢，支配红肌纤维；位相型轴突传导较快，支配白肌纤维。α 运动神经元胞体的表面与近万个突触小体联系，接受来自皮肤、肌肉和关节传入的信息和从大脑皮质、脑干发出的信息，是脊髓内各种反射弧的最后环节，又称共同公路（common pathway）。所以，当前柱运动神经胞体受损后，受其支配的骨骼肌失去随意运动，一切反射亦即消失（弛缓性瘫痪）。前柱细胞还是肌肉的营养调节中枢，受到损伤后，不仅发生肌肉瘫痪，同时还发生肌肉萎缩。α 运动神经元的轴突末梢在肌内分成许多小支，每一小支支配 1 条骨骼肌纤维。正常情况下，神经元发出的兴奋可传导到许多肌纤维，引起活动。由一个运动神经元及其所支配的全部肌纤维组成 1 个运动单位，其大小由神经元轴突末梢分支数目决定。四肢肌的运动神经元所支配的肌纤维最多达 2000 条，可产生巨大肌张力。运动单位的肌纤维又常分为大小不等的亚单位，各有 1～30 条肌纤维，同一个运动单位的肌纤维可与其他运动单位的肌纤维相交错，因此即使只有少数运动神经元在活动，也可保持肌张力均匀一致。运动神经元死亡或轴突断裂将引起其运动单位的肌纤维瘫痪，如轴突再生，运动单位可重新建立；如一个轴突已死亡，其正常的相邻者可长出新的侧支，支配去神经的肌纤维。

（2）γ 运动神经元：直径 15～25μm，其轴突约占前根神经纤维的 1/3，分布到骨骼肌的梭内肌。该神经元的兴奋性较高，来自静止肌肉的传入冲动，即可维持一定数量的γ运动神经元处于兴奋状态，对维持肌张力起重要作用。根细胞柱内还有抑制性中间神经元，即闰绍细胞，接受α运动神经元轴突的侧支终末，对前角运动细胞有反馈作用。

（3）侧柱运动神经元：在侧柱含中间内侧核及中间外侧核，$S_{2\sim4}$节段为骶副交感核。中间内侧核从后根接受内脏传入纤维，并中继至中间外侧核纤维。中间外侧核位于$T_1 \sim L_3$水平，发出交感神经节前纤维至前根。骶副交感核相当于中间外侧核，发出副交感神经节前纤维至骶神经前根。

2. 柱细胞柱 柱细胞有的聚集成簇，接受后根纤维的侧支或终支；有的发出轴突终于前角细胞；有的进入白质，形成纵行纤维束。属于此类的细胞核有胶状质、网状核、胸核、后角固有核等。

二、脊髓白质

每侧白质借前、后外侧沟分为三索。前索（anterior funiculus）位于前正中裂与前外侧沟之间；外侧索（lateral funiculus）位于前、后外侧沟之间；后索（posterior funiculus）位于后正中沟与后外侧沟之间。白质由下向上其体积逐渐增大。功能相同的纤维集中在一起形成传导束。不同节段各传导束的位置和形态有所不同。

白质由纵、横行纤维组成，纵行纤维构成上、下传导束；横行纤维包括出入脊髓的根纤维、灰质柱细胞的轴突、进入白质的纤维及灰质内纤维。它们被神经胶质连在一起。白质主要为有髓神经纤维，在新鲜标本上呈白色，其间也有少量无髓神经纤维。

后根根丝由后外侧沟进入脊髓后，小的轴突聚集为外侧束，大的聚集为内侧束。内、外侧束内的轴突又分为升、降支和水平支，因此纤维在进入处或上、下行一段距离后形成突触，大部分分支至同侧脊髓灰质，少部分至对侧脊髓灰质。

后根外侧束内的初级传入纤维含有周围神经的无髓纤维及少髓纤维，传导疼痛与温度觉，其分支多数在进入节段相突触，其余的上、下行1～2个节段。这些纤维在后角尖部聚集形成背外侧束，初级传入纤维借复杂的中间神经元或直接激活Ⅰ～Ⅷ板层的次级神经元，同时与后、前角神经元相突触，次级神经元经白质前联合至对侧白质形成脊髓丘脑束。

后根内侧束内的初级传入纤维粗大，含髓鞘厚的纤维，能传导触觉、物体质地形状辨别及本体觉。这些纤维在后索上行直至延髓，降支或升、降支的侧支至板层Ⅱ～Ⅳ及Ⅶ，有些至前角，直接与躯体传出神经元相突触，完成肌肉牵张反射。

灰质表面为由短纤维构成的固有束，沿灰质向上、下走行，其纤维来自灰质中间神经元及后根侧支，个别纤维仅伸延几个脊髓节段，传导脊髓节段间反射。

（一）上行传导束

上行传导束又称感觉传导束，传导深感觉（本体觉）和浅感觉。

感觉纤维由皮肤、肌肉、肌腱、关节、内脏感觉器等开始，通过脊神经后根进入脊髓，然后分为不同传导束，由此将不同类型的冲动上传到丘脑。所有这些感觉纤维都在脊髓或延髓交叉，上行到丘脑，因此由身体一侧来的初级感觉信号被传送到对侧的丘脑，然后向上投射到大脑皮质。

1. 深感觉传导束

（1）薄束和楔束：为传导意识性本体觉的重要传导束。位于后索，其纤维来自脊神经节内假单极神经元的中枢突。中枢突经后根的内侧部进入后索，随后又分为长升支和短降支。升支进入后索时，最初位置偏于外侧，但因沿途有纤维加入，因此由下部后根进入的纤维逐渐被挤向内侧。在颈髓和上胸髓节段，骶、腰和下胸部后根进入的纤维在内侧构成薄束，而上胸部后根进入的纤维在外侧构成楔束，二者在T_6节段以上能明显区分。后索的纤维数目愈向上愈多，因此其体积在脊髓上部比下部大。薄、楔束达延髓的薄束核和楔束核终止。

这些纤维到达延髓前并不进行交叉，故一侧的后索受到损伤时，在病灶平面以下，失去关节、肌肉、肌腱的运动觉和身体各部的位置觉，精细触觉如两点辨别觉消失，但粗触觉、痛觉和温度觉仍存在。脊髓痨患者后索变性，睁眼时尚能维持平衡，但闭眼时即不知所在位置；反射性运动调节也有困难，走起路来不知深浅，摇晃不稳，容易跌倒；由于失掉肌腱、关节的向心性传导，中枢不能发出适当的反应，肌张力减退，运动觉消失，形成感觉性运动失调。

（2）脊髓小脑后束：位于外侧索的表面，在后外侧沟的前面，介于脊髓表面和皮质脊髓束之间，在上腰段脊髓开始出现，越向上越大，在颈、胸段脊髓特别显著，一级神经元的胞体在脊神经节内，中枢突在脊髓后索分为升、降支，终于同侧胸核，有的到对侧胸核或与楔束的侧支联系。该束经绳状体进入小脑。传导肌梭的非意识性感觉冲动，调节运动。

（3）脊髓小脑前束：位于外侧索的表面，脊髓

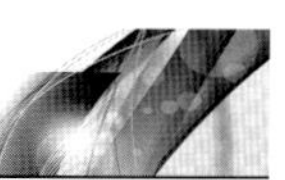

小脑后束之前，其纤维来自同侧或对侧灰质中间内侧核，上行至菱脑峡，经上髓帆进入小脑。主要传导腱器的非意识性感觉冲动，调节肌张力，以维持身体平衡。

2. 浅感觉传导束　主要是脊髓丘脑束，根据纤维走行位置分为脊髓丘脑前束和脊髓丘脑侧束。

（1）脊髓丘脑前束：一级传入神经元的胞体均位于脊神经节内，中枢突经后根进入脊髓，分为升、降支，升支较长，上行 1～2 节；降支较短，升、降支的终支最后终于灰质第Ⅵ～Ⅷ层。二级纤维起于板层Ⅵ～Ⅷ，经白质前联合至对侧的前索，构成脊髓丘脑前束，向上到脑干与脊髓丘脑侧束合并，终于丘脑腹后外侧核和后核。由于脊髓丘脑前束与经后根入脊髓后索的薄束和楔束不在同一白质内，因此脊髓外侧索若被切断，损伤平面以下只是触压觉定位不准确，而深感觉和两点辨别觉仍完好。

（2）脊髓丘脑侧束：位于外侧索的浅层。一级纤维自后根的外侧部分进入，传导温度觉的是细有髓纤维，传导痛觉的则是细有髓或无髓纤维。中枢突通过脊神经后根进入脊髓，这些纤维在进入脊髓平面后上升 1～2 个脊髓节，分为升、降支，在背外侧束内行经短距离后，至第Ⅵ～Ⅷ层，在此形成突触。二级纤维交叉到脊髓的对侧，构成脊髓丘脑侧束，上升至延髓，到达丘脑腹后外侧核和后核。从较低位皮节来的痛觉纤维位于侧束表浅处而靠背侧，紧靠软脊膜之下，从较高位皮节来的纤维位置较深而靠腹侧。纤维在脊髓内的排列由浅入深依次为下肢、躯干、上肢及颈部。

理论上讲，对某些剧烈难忍的疼痛如转移癌可考虑切断脊髓丘脑侧束。经椎板开窗，切开硬脊膜，切断一侧齿状韧带，从侧面严格定位，用尖刀切断。如切断完全，身体对侧切断平面以下约一个脊髓节所有痛、温觉均丧失，内脏感觉可能因由两侧传导而不受影响。但临床实际开展该手术极少。

（二）下行传导束

下行传导束又称运动传导束，主要包括锥体系的皮质脊髓束、锥体外系的红核脊髓束和网状脊髓束。75%～90%的皮质脊髓束纤维经锥体交叉进入脊髓，形成皮质脊髓侧束，不交叉的部分纤维继续在同侧下行，形成皮质脊髓前束。

1. 皮质脊髓侧束　纤维在外侧索下行，其深层纤维终于颈脊髓节段，中层纤维终于胸脊髓节段，浅层纤维终于腰骶脊髓节段，因此越向下越小，至 S_4 节段消失。下行中发支至灰质前柱所有水平，与板层Ⅸ内 α 运动神经元胞体相突触。有的纤维分支至灰质中间带，与Ⅳ～Ⅶ板层的神经元胞体相突触。此束纤维约一半至颈脊髓节段，1/5 至胸脊髓节段，1/3 至腰骶脊髓节段，这种纤维分配不均现象是由于颈髓所管理的上肢肌肉较多之故。皮质脊髓侧束纤维的排列有一定顺序，由外向内分别为支配下肢、躯干及上肢的纤维。该束外侧部损伤时，同侧下肢最先出现运动障碍，而内侧部损伤时，同侧上肢最先受累及。

2. 皮质脊髓前束　纤维沿同侧前索下降，在不同节段经白质前连合陆续交叉到对侧，终于颈脊髓节段和上胸脊髓节段前柱，主要在板层Ⅶ交换神经元，此后轴突经脊神经前根支配骨骼肌。尽管交叉的位置较低，但终止的方式与皮质脊髓侧束无异。

皮质脊髓束损伤为上运动神经元损伤，出现的瘫痪称痉挛性瘫，表现为随意运动消失、肌张力增强、深反射亢进、浅反射消失，出现病理反射，如 Babinski 征，一般无肌肉萎缩。皮质脊髓束的功能是控制骨骼肌的随意运动，抑制伸肌，易化屈肌，对 α 和 β 运动神经元均有影响。皮质脊髓束中的粗大纤维，主要控制肢体远端的精细运动，而细小纤维则控制肢体的粗大运动及肌张力。

3. 红核脊髓束　起于中脑的红核，纤维越中线交叉到对侧下降，入脊髓后位于外侧索，皮质脊髓侧束前方，越向下行越接近表面，终于不同平面的脊髓灰质前柱。其功能是调节肌肉的不随意活动，主要是控制屈肌的张力。

4. 网状脊髓束　起于脑桥和延髓的网状结构，大部分纤维在同侧下行于前索和外侧索内侧部，止于Ⅶ、Ⅷ层，主要参与对躯体和四肢远端肌肉运动的控制。

5. 前庭脊髓束　起于延髓前庭外侧核，进入脊髓后在前索的前缘下行，终于脊髓灰质前柱，远至腰段脊髓。纤维不越中线，一侧的传导束只支配同侧的肌肉。该束对躯体运动可能有易化作用，增强肌张力和反射活动，还参与颈部肌肉共济失调，维持头的位置平衡。

三、脊髓损伤的表现

1. 脊髓全横断伤　脊髓突然完全横断后，横断平面以下感觉和运动全部丧失，处于无反射状态，称为脊髓休克。数天、数周至数月后，各种反射可逐渐恢复，但由于传导束很难再生，脊髓失去了脑的易化抑制作用，因此恢复后的深反射和肌张力比正常时高，离断平面以下的感觉和运动不能恢复。由于反射弧存在，肌肉并未失去神经支配，所以不会出现失神经萎缩。

2. 脊髓半横断伤　可引起损伤平面以下出现布朗-色夸综合征（Brown-sequard syndrome）。即伤侧平面以下同侧位置觉、振动觉和精细触觉丧失，肢体硬瘫，对侧身体痛、温觉丧失。

3. 脊髓前角受损　主要伤及前角运动神经元，表现为这些细胞所支配的骨骼肌呈弛缓性瘫痪，肌张力低下，腱反射消失，肌萎缩，无病理反射，但感觉无异常。常见于脊髓灰质炎（小儿麻痹症）及肌萎缩侧索硬化症患者。

4. 中央灰质周围病变　若病变侵犯了白质前连合，则阻断了脊髓丘脑束在此的交叉纤维，引起相应部位的痛、温觉消失，而本体感觉和精细触觉无障碍（因后索完好）。这种现象称感觉分离，如脊髓空洞症患者（图 4-6-12），这些患者由于温痛觉消失，所以即使烫伤了也不痛，所以常见到局部皮肤遗留的瘢痕；关节本体感觉丧失，功能障碍和关节破坏严重程度不相称，称为夏科关节炎（图 4-6-13）。

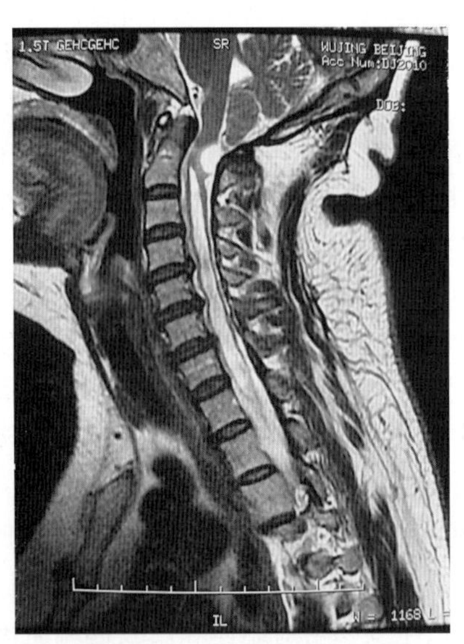

图 4-6-12　脊髓空洞症（MRI）

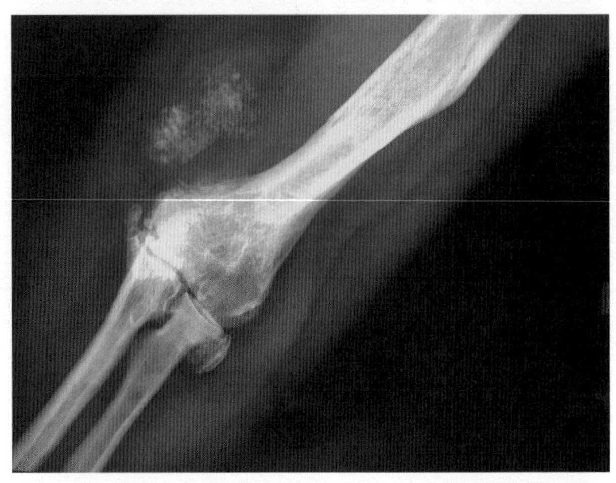

A

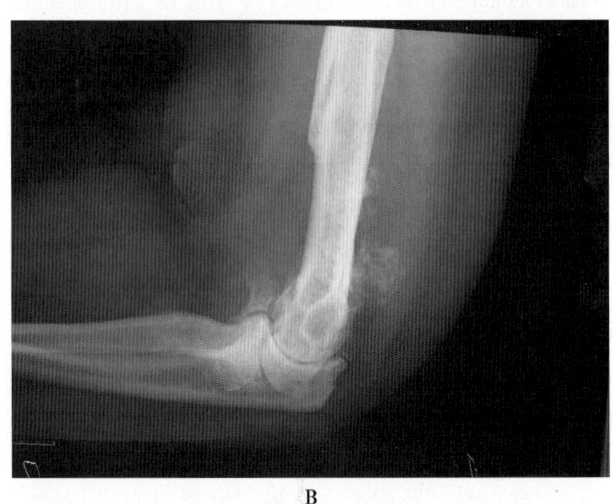

B

图 4-6-13　夏科关节炎（脊髓空洞症）

第四节　脊髓的生物力学

一、脊髓的生物力学特性

脊髓受到椎管和周围软组织的保护和支持，后者主要是脊膜及脑脊液。当脊髓无脊膜包裹时，其特性如同半流体性黏弹体，包裹脊膜的脊髓为一具有特殊力学特性的结构。如除去周围的神经根、齿状韧带等组织，将脊髓悬吊起来，其长度可因自身重量而延长 10%，此时若想使其继续延长，可突然出现弹性阻力。这表明脊髓的负荷-位移曲线有两个明显的不同阶段。第一阶段称初始阶段，很小的拉伸即可产生很大的位移；在第二阶段，相同的牵拉只形成小的位移，造成第一阶段变化的力约 0.01N，第二阶段脊髓在断裂前可承受 20～30N 的拉力。脊髓受压时，开始很小的力即可形成明显的短缩变形，随后其弹性阻力渐增，直到塌陷。脊髓生物力学特性与组织特性有关。第一阶段有较大的伸缩性是脊髓折叠性形成的，可在很小的外力下折叠或展开；第二阶段脊髓展开或折叠已达极限，脊髓组织直接承受外力作用将以 10^3 为指数而迅速增加。

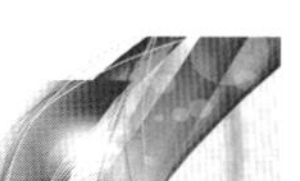

二、脊髓形态改变与脊柱活动的关系

在脊柱做生理屈伸和侧弯时，椎管的长度随之改变。颈、胸、腰段椎管在屈曲时伸长，而伸直时缩短。椎管长度的改变总是伴有脊髓的相应改变，脊髓的折叠与展开可满足脊柱从完全伸直到完全屈曲所需的70% ~75%的长度变化。生理活动的极限部分由脊髓本身的弹性变形来完成。脊髓在长度改变的同时，伴有横截面积的变化。当脊髓由完全屈曲转为完全伸直时，其横截面形状从接近圆形变为椭圆形。

三、周围软组织及其结构的保护作用

脊髓借齿状韧带悬挂于硬膜内，神经根也提供部分支持。脊柱完全屈曲时，脊髓、神经根及齿状韧带均处于生理性牵张状态。由于齿状韧带向下倾斜，韧带上的张力相对于脊髓轴线来说可分解为两个分力。轴向分力于脊髓所受张力相平衡而有助于减少对脊髓的牵拉。成对的横向分力则相互平衡，保持脊髓位于椎管近中线处，这一位置可最大限度地防止骨性碰撞或振荡。此外，硬膜外脂肪与脑脊液亦通过减少摩擦和吸收能量而对脊髓起保护作用。

第五节　脊 髓 反 射

神经元具有接受刺激、传递信息和整合信息的功能。它通过树突及胞体接受从其他神经元传来的信息，进行整合，以后又通过轴突将信息传给另一个神经元或效应器。

神经系统通过反射活动来实现其调节功能。反射活动的结构基础是反射弧，包括感受器、传入神经、中枢、传出神经及效应器五部分。神经系统通过感受器接受体内、外环境的刺激，并把刺激能量转化为神经冲动，然后经传入神经传至中枢，经过分析综合，将信息沿传出神经传至效应器，以支配和调节各器官的活动。反射弧任何一部分遭到破坏，反射活动就不能完成。

事实上，反射弧决不如此简单，在感觉神经元和运动神经元之间往往有1个或2个中间神经元，其轴索可能较短，也可能在某一个束内行走很长一段距离。反射弧在脊髓某节段完成的称为节内反射弧，在数节段完成的称为节间反射弧。

身体内很多动作通过节间反射弧来进行，由后根传入的纤维进入脊髓后，立即分为长的升支和短的降支，它们全是构成后索纤维的主要部分，同时在各个脊髓节段上尚发出一些侧支，其升支很多，一直上行达于脑，但另一些则同降支和侧支入于脊髓灰质，和固有束的神经细胞相接。固有束构成二级神经元，发出升、降支终于灰质内。这种二级神经元的轴突如走行于脊髓的一侧，即联合神经元，如越过白质前连合至对侧，即连合神经元。由感觉神经元传入的冲动经过二级神经元的升支或降支，经过长或短的距离，最后达于同侧或对侧前角运动神经元。

一个运动神经元的众多树突与由不同来源的轴突相突触，由后根传入的纤维，由固有束来的纤维以及由脑而来的纤维均与它相连。因此可将运动神经元当做最后共同通路。可以将运动神经元比喻为“乡政府”，所有上级政府的指令均须通过这个基础机构来实现，所称“千条线，一根针”。

骨骼肌受到外力牵拉伸长能反射性引起受牵拉的同一肌肉收缩，称为牵张反射(stretch reflex)。牵张反射有两种：①肌紧张：由于骨骼的重力作用，缓慢而持续地牵拉肌肉引起的牵张反射，在抗重力肌比较明显。这是姿势反射的基础；②腱反射：叩击肌腱时由于快速牵拉肌肉而发生的牵张反射。叩击髌腱，股四头肌收缩引起的膝反射即属于这一类。上述两种牵张反射，其反射弧基本相似，感受器都是肌梭，效应器是同一肌的肌纤维，中枢在脊髓。

肌梭(muscle spindle)是一种感受机械牵拉刺激的特殊感受装置，呈梭形，长几毫米，广泛分布于全身肌肉中，四肢肌多于躯干肌，手足小肌肉较多。肌梭长轴与梭外肌纤维平行，两端附着在梭外肌纤维的肌腱上。肌梭有1层结缔组织囊包绕，其外面为梭外肌纤维，即一般肌纤维。囊内为梭内肌纤维，为特殊化的肌纤维，有6 ~14根，梭内肌纤维的中间部分没有横纹，不能收缩，但能感受牵拉刺激，两端有横纹，能收缩。进入肌梭的感觉神经是粗大的有髓神经纤维，在进入肌梭前，轴突分成多支。梭内肌分为核袋纤维及核链纤维，呈环状或螺旋状末梢，包绕梭内肌纤维中段的含核部分是肌梭的主要感觉末梢，肌梭内也有自脊髓前角γ运动神经元发出的神经末梢分布。梭内肌纤维收缩时，使感受部分受到刺激发放冲动或提高对外力牵拉的敏感性；梭外肌纤维收缩时，则能减少对肌梭的张力，减少对梭内肌感受部分的牵拉刺激，减少肌梭放电。

梭内肌收缩或受到外力牵引时，肌梭感受部分发放的神经冲动由传入纤维传向脊髓中枢。肌梭的传入纤维有两种：①快传导纤维：直径 12～20μm，属于Ⅰa 类纤维，末梢呈螺旋状，围绕在肌梭上，是牵张反射的感受装置，与来自肌肉的动、静态信息传导有关，其功能在于调控肌肉的牵张力、牵张的速率和肌肉的长度；②慢传导纤维：直径较细，4～12μm，属Ⅱ类纤维，末梢呈花杆状，使本体感觉的感受器。以上两种来自肌肉和肌腱的纤维，可将肌肉的长度、速度和力量等变化信息传入脊髓及脊髓以上各级中枢，其主要功能在于调节肌肉活动，因此肌梭是一种本体感受器。如肌肉的传入纤维被切断，该肢体将麻痹。

由脊髓前柱运动神经元发出支配骨骼肌的传出纤维也有两种：α 纤维支配梭外肌纤维，γ 纤维支配梭内肌纤维。这两种运动神经元常同时活动。γ 运动神经元能调节梭内肌纤维的长度，使感受器处于敏感状态。当肌肉收缩时，能使肌梭继续放电，反射性地加强收缩。α 运动神经元的活动，通过肌梭传入纤维的联系，引起支配同一肌肉 α 运动神经元的活动和肌肉收缩的反射过程，称 γ 环路。人体骨骼肌两端在骨上的附着点，由于经常受到重力牵张作用，通过 γ 环路使伸肌处于一定紧张状态。

牵张反射的反射弧比较简单，其中枢只限于 1～2 个脊髓节段，只有直接受牵拉的肌肉才发生反应。临床上检查的深反射，如肱二头肌反射、膝反射均属于牵张反射，其变化可以帮助诊断外周和中枢神经损伤的部位，也可以反映较高位中枢功能的某些变化。

临床上与脊髓活动有关系的常见反射见表 4-6-1。

表 4-6-1　常见各种深、浅反射

反射名称	刺　激	反射的表现	反射中枢
肱二头肌反射	叩击肱二头肌腱	肘关节屈曲	$C_{5\sim6}$
肱三头肌反射	叩击肱三头肌腱	肘关节伸直	$C_{6\sim7}$
桡骨反射	叩击前臂桡侧	拇指伸展	C_7
膝腱反射	叩击股四头肌腱	膝关节伸直	$L_{3\sim4}$
跟腱反射	叩击跟腱	足跖屈	$S_{1\sim2}$
腹壁反射	划皮肤		
上部	脐上		$T_{7\sim8}$
中部	脐水平	被划部位腹肌收缩	$T_{9\sim10}$
下部	脐下		$T_{11\sim12}$
提睾反射	划大腿内侧	睾丸上提	$L_{1\sim2}$
趾反射	划足跖皮肤	5 个趾跖屈	$L_5\sim S_1$
肛反射	划肛部皮肤	肛门括约肌收缩	S_4
球海绵体肌反射	刺激龟头	海绵体肌收缩	$S_{3\sim4}$

正常时，单独依靠脊髓神经元而不受中枢神经系统高级部位影响来完成的反射活动是没有的，因此在正常条件下无所谓的脊髓反射和脊髓中枢，但在某些异常情况下，如脊髓损伤，为说明病变部位，使用脊髓反射这样的术语仍属必要，如证明某些反射的丧失不是由于外周的传入或传出神经的损伤，而是由于相应的脊髓节段受损伤而引起。临床上，检查不同部位某些肌肉的牵张反射，有助于判断中枢和外周神经损伤的部位，牵张反射强度的改变也可反映较高位中枢功能的某些改变。

脊髓休克恢复后，当皮肤受到伤害性刺激时，受刺激一侧的肢体一起屈肌反射，关节的屈肌收缩，伸肌弛缓，具有保护性作用。屈肌反射的强度与刺激的强度有关，轻度刺激足部只引起踝关节屈曲；强度加大，膝、髋关节也可发生屈曲；强度更大，甚至引起

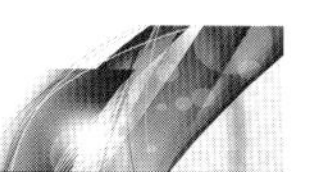

对侧屈肌反射,对维持姿势有一定意义。正常脊髓在大脑皮质的调节下,这种原始的屈肌反射被抑制而不出现。

由于锥体束或大脑皮质功能障碍,脊髓失去对运动的调节作用,可出现病理反射,如巴宾斯基反射。

第六节 容易与颈椎病相混淆的几种内科疾病的解剖与临床

颈椎病临床常见,重要的问题就是如何减少误诊、漏诊。许多内科病也被诊为颈椎病,延误了疾病的治疗。本文将重点介绍几种容易与颈椎病相混淆的内科疾病解剖基础与相关的鉴别要点。

一、颈椎病的类型及临床特点

根据受累的神经血管不同将颈椎病分为神经根型、脊髓型、混合型、椎动脉型、交感性、食管型等类型,实际上后三种临床上很难确诊,所以在临床上神经根型和脊髓型较为常见。

神经根型颈椎病指颈椎及颈椎间盘退变等造成颈神经根压迫,从而引起颈痛和相应神经根受压症状和体征的一系列综合征候群,它有以下特点:①颈椎退变的病理基础为原发病变;②压迫了相应的颈神经根并出现症状、体征,是继发病变。所以其症状往往是颈部疼痛、神经根症状、表现为上肢放射痛。颈椎退变以 $C_{4\sim5}$、$C_{5\sim6}$、$C_{6\sim7}$ 多见,以 $C_{5\sim6}$ 最多。在其椎间孔走行内的神经根分别是 C_5、C_6 和 C_7 神经根。根据各神经根支配及分布特点症状各异,如 C_6 神经根受刺激疼痛放射至拇指、示指,C_7 则放射至中指,往往呈根性疼痛表现,即疼痛呈放射状,自颈部向肩、上臂、前臂及手指扩散,咳嗽或增高腹压动作症状加重,颈部活动可加重或减轻症状,颈部受压或压头症状加重,牵引颈部可以使症状减轻。影像学可以发现颈椎间盘及钩椎关节退变、骨赘、项韧带钙化等异常所见(图 4-6-14),需要指出的是,临床表现与影像学所见在节段及侧别上要一致,还要除外颈椎骨质病变(如结核、肿瘤等),肩周炎、肱骨外上髁炎等疾病。

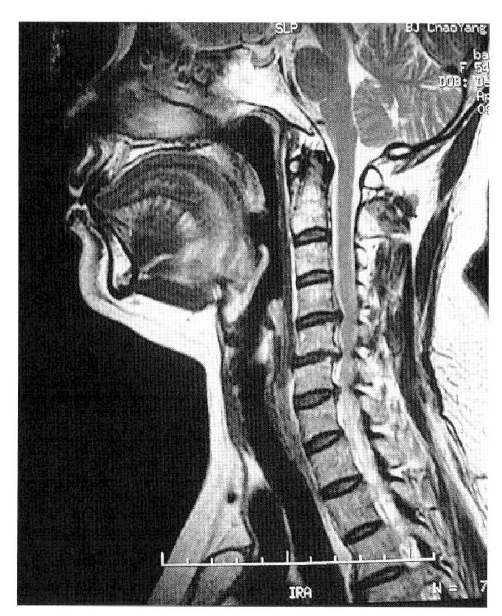

图 4-6-14 神经根型颈椎病(MRI)

二、容易与神经根型颈椎病相混淆的内科疾病

1. 枕大神经痛 枕大神经来自 C_2 神经根后支,左右各一,走行迂曲,由于枕大神经常受到卡压而引起的枕部疼痛及自颈根部及至头皮的放射痛,这种疼痛伴有颈枕部沉重感,在枕部外上项线的外侧有明显的压痛点(支配区域相当于风池穴)。可以是单侧疼痛,也可能是双侧疼痛,往往伴有头部沉重感,视物模糊,不清醒感。局部按摩后往往症状明显缓解,颈后部肌肉轻松感。

枕大神经痛患者没有上肢放射痛,下颈部无疼痛,颈部活动多不受限,X 线、CT 或 MRI 没有神经根受压证据,但往往有高血压病史。血压高时症状明显,血压降低或正常时症状减轻。高血压往往与枕大神经病并存,所以枕大神经痛与高血压关系尚不确定,需要进一步研究。我们认为枕动脉往往枕大神经伴行,血压高时与枕动脉伴行交感神经丛兴奋性较高,局部按摩可能同时刺激了枕动脉的神经丛和枕大神经从而缓解症状,应用降压药使血压下降也可以降低颅压,反射性地使椎枕部肌肉松弛,所以头部沉重感及枕部疼痛缓解。

2. 臂丛神经炎 患者在 2~3 周前常有感冒病史,前臂及手部麻木疼痛,多没有运动障碍,臂丛部(锁骨上窝、颈根部)深压痛。神经炎往往为弥漫,麻木范围跨越多神经支配区域,表现为神经丛性症状,即臂丛多根症状,不是单个神经根性症状,颈部不痛,肌肉无力萎缩以肩胛带肌和上肢近端显著,同样颈椎 X 线、CT 或 MRI 没有神经根受压证据或者影像学异常所见不能解释临床症状。

3. 末梢神经炎　常双侧发病，双手或伴有双足、小腿症状，表现为麻木、疼痛，呈手套或袜套样分布，即双手手掌、手背均呈痛觉迟钝，但没有运动障碍，无肌肉萎缩，无颈痛，无上肢放射痛，常有糖尿病病史、高血压病史、化疗史，病理征阴性。颈部X线、CT、MRI可以有退变表现，但不能解释症状和体征。

三、脊髓型颈椎病的临床特点

颈椎多节段退变压迫了颈部脊髓从而出现四肢感觉运动障碍及二便功能障碍等一系列症状体征的综合征。其临床特点为发病缓慢，感觉障碍表现为四肢及躯体麻木、痛觉迟钝、躯体束带感，走路踩棉花感，走路呈痉挛步态。查体在乳头水平以下有感觉障碍，可以有痛觉迟钝，双上、下肢麻木，手内肌可以出现萎缩，但不明显，四肢病理征阳性，即双侧霍夫曼征(+)，巴氏征(+)，踝阵挛、髌阵挛(+)等，可出现二便障碍。但患者不会出现吞咽困难、呛咳、舌肌震颤、构音困难等延髓麻痹的表现。

一般没有颈部疼痛，X线可以发现颈椎多节段退行性改变，颈椎MRI最为重要，可以清晰地显示颈椎多节段或单节段椎间盘退变、黄韧带肥厚突入椎管、椎管狭窄等病变和脊髓受压，往往受压硬膜囊及脊髓呈现蜂腰状，常合并脊髓变性，变性部位常位于受压最重的部位。患者的临床症状与脊髓受压的部位相一致，长期受压脊髓可变性萎缩（图4-6-15）。

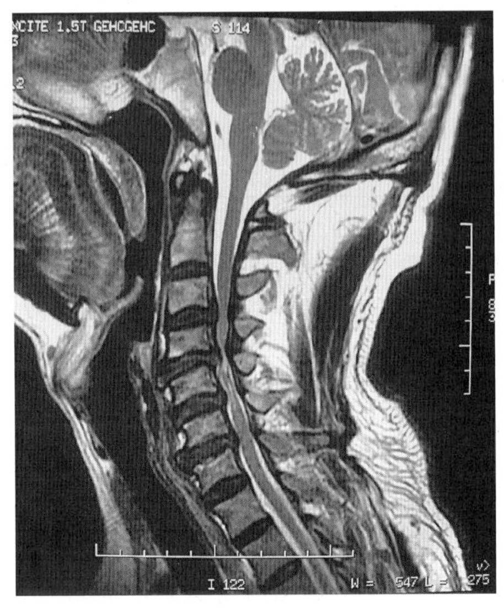

图4-6-15A　脊髓型颈椎病脊髓萎缩（MRI）

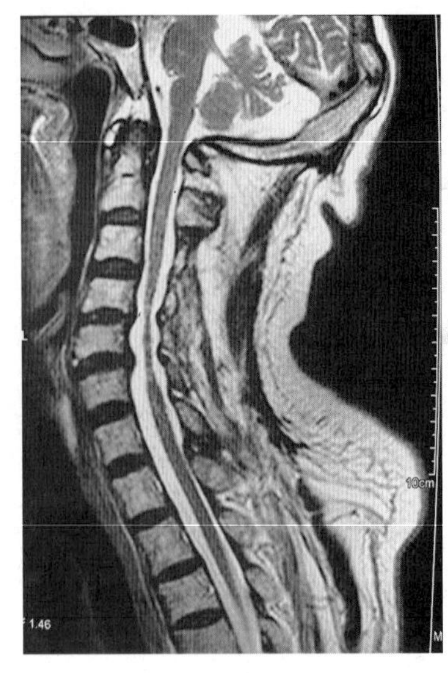

图4-6-15B　脊髓型颈椎病（MRI，手术后）

四、容易与脊髓型颈椎病相混淆的内科疾病

1. 脊髓侧索硬化症　其病变部位为颈髓及延髓的侧索及前角运动神经元，侧索以皮质脊髓侧束为主，故这类患者可以四肢无力，四肢病理征阳性，行走呈现痉挛步态；颈髓前角运动细胞受累可以出现明显的手内肌萎缩；延髓前角运动细胞受损可以出现舌肌萎缩、舌肌震颤、腭舌肌及腭垂肌肉萎缩，可以出现腭垂偏斜，吞咽肌协调不良，出现吞咽困难和呛咳及构音困难。患者常诉说自己舌头比以前笨拙了，声调变了，舌头不听使唤。由于支配胸锁乳突肌的运动神经元也在延髓和颈部脊髓前角，患者还会出现胸锁乳突肌萎缩或无力，但往往不对称，胸锁乳突肌肌电图呈现该肌神经源性损害，由于不累及感觉传导束，患者不会有感觉障碍，全身温痛触觉正常，也不会出现二便功能障碍。

颈椎MRI显示颈椎间盘无明显退变，脊髓不受压，即使存在颈椎退变和脊髓受压，也非常轻微，不能解释临床症状体征，脊髓压迫部位与临床表现不一致，在高质量的MRI可以发现脊髓变性的信号，脊髓变性弥漫，多部位，程度不一，变性重的脊髓部位并不是受压最重的部位（图4-6-16）。

临床上经常看到将肌萎缩侧索硬化症误诊为颈椎病的病例，甚至已经接受了手术治疗，结果患者症状不但没有好转反而急速恶化，也看到颈椎病误诊为肌萎缩侧索硬化症（图4-6-17）。由于肌萎缩侧索硬化症目前无特殊疗效，一般以功能锻炼和神经营

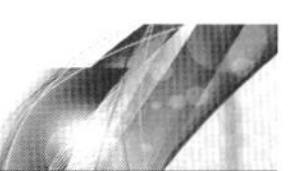

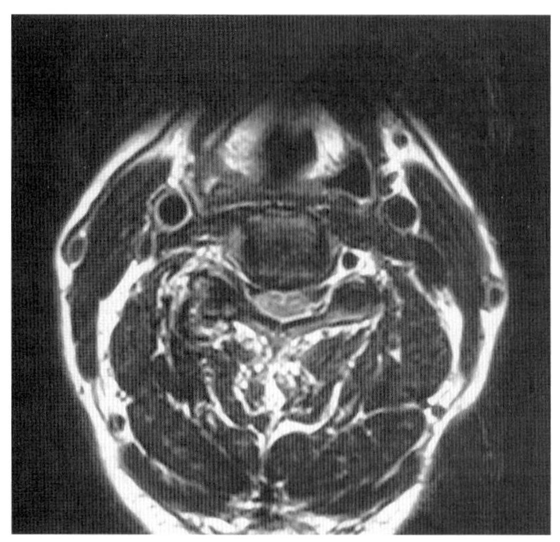

图 4-6-16　肌萎缩侧索硬化症(MRI)

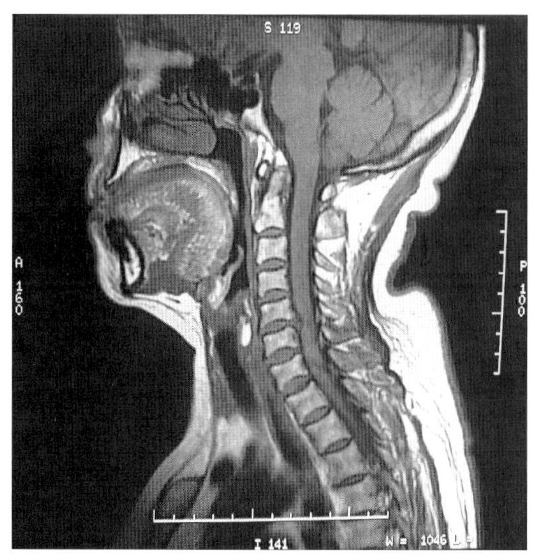

图 4-6-17　颈椎病误诊为肌萎缩侧索硬化症(MRI)

养药物为主,疗效不肯定,但手术则加剧病情,需注意辨别。在临床工作中尚未见到颈椎病和肌萎缩侧索硬化症并存的病例。

2. 脊髓空洞症　颈髓及延髓的脊髓空洞多与颈椎融合畸形并存,患者均有感觉分离现象,即在躯体某一部位存在痛觉消失,而触觉存在的现象。患者有时会主诉某个肢体或部位不怕烫,即使烫出了水疱,也感觉不到疼痛,但如果触摸却能感知。查体有时会发现有焦痂或伤痕。有时肘关节肿大,以关节肿大就诊,但并不疼痛,这是夏科关节炎,是脊髓空洞症的另一个表现,还有的患者存在手内肌萎缩。这类患者多无颈部疼痛。多无肢体运动障碍,无二便障碍,病理征也常阴性,没有感觉障碍平面,也无吞咽困难、舌肌震颤等表现。

颈椎 MRI 是发现脊髓空洞的重要依据,可以显示脊髓空洞的部位及节段、严重程度等。常为大范围多部位的脊髓空洞。没有椎间盘退变,也无脊髓受压(图 4-6-18)。

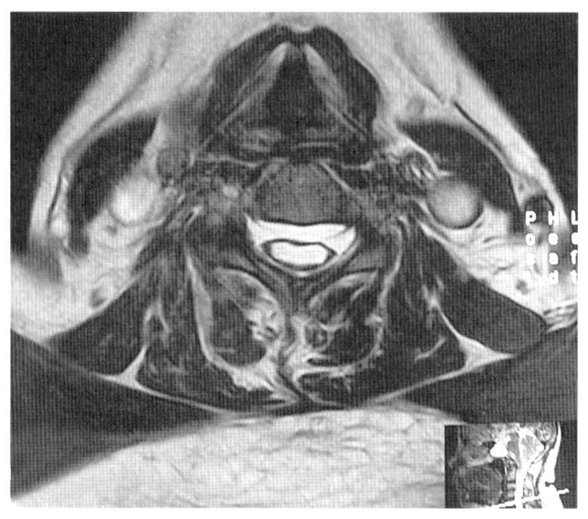

图 4-6-18　脊髓空洞症 MRI 所见(颈髓)

由于 MRI 的普及,脊髓空洞症的诊断较以前明显增多,由于常合并颈椎融合畸形,畸形上下节段椎间盘多存在不同程度的退变,易于与颈椎病混淆。

3. 亚急性联合变性　主要是脊髓后索和侧索弥漫变性,周围神经也可受累,与维生素 B_{12} 缺乏有关,故常合并恶性贫血。表现为浅感觉异常,肢体麻木的蚁走感和麻木;深感觉异常主要为感觉性共济失调,行走或站立不稳,闭目难以站立;运动障碍为双下肢肌张力增高,病理征可以是阳性,甚至出现精神症状,无颈部疼痛。这类患者颈椎 MRI 无脊髓受压表现,但在 T_2 序列上可以见到条状或斑片状高信号(图 4-6-19)。还有贫血的表现,骨髓穿刺可以证实诊断。

4. 脊髓炎　表现为病变节段以下感觉运动及自主神经功能障碍,常有感冒史,发病突然,双下肢瘫痪、感觉迟钝、二便失禁,急性期过后则逐渐恢复,累及颈部脊髓者可出现四肢瘫痪,来的急,去的慢是其特点之一。MRI 可以显示无脊髓受压,脊髓炎早期可以有增粗及水肿表现(图 4-6-20),脑脊液检查可以明确诊断。

5. 脑梗死或卒中　一侧肢体出现感觉运动障碍,常突然出现,可以表现为一侧肢体或一个肢体,如表现为清晨起床后手无力,不灵活,可伴有语言障碍。经过治疗可能迅速好转,颈椎 MRI 无异常所见,即使有轻度病变也不能解释症状。

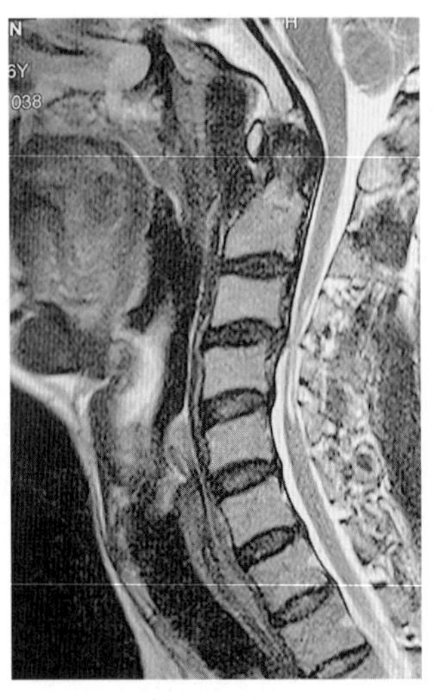

图 4-6-19　亚急性联合变性(MRI)

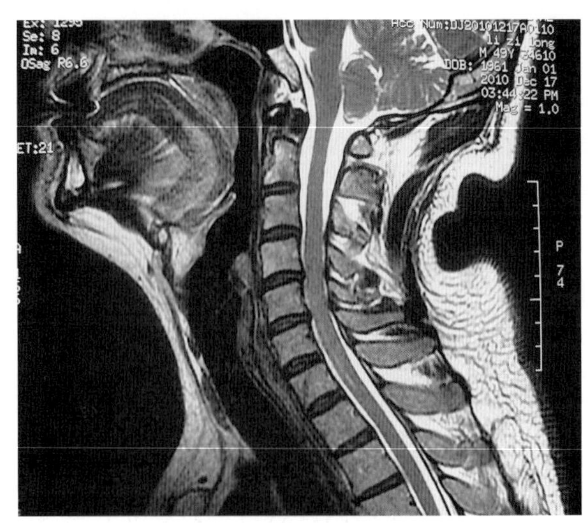

图 4-6-20　脊髓炎(MRI)

（丁自海　杜心如）

第七节　脊髓的血管

一、脊髓的动脉

保护脊髓的血供在脊髓及脊柱手术中甚为重要。多年来对脊髓血供的研究尚有不同意见,但大致可归纳为:①脊髓的血供储备甚少,仅能满足最低的代谢需要;②供应脊髓的中央动脉及软脊膜动脉属于终动脉,各自供应某一特定区域,其分布以虽有重叠,但其毛细血管床之间吻合很少;③在胸腰段手术结扎节段动脉时要特别注意,前大根动脉常在此处发出。脊髓的血供可分为七级,一级为主动脉,末级为毛细血管网,中间级包括节段动脉、根动脉及滋养动脉、脊髓前后动脉干、穿支和脊髓内小动脉。任何一级血供中断,都会引起脊髓缺血,严重者可导致脊髓坏死。有一些现象常使手术医师迷惑不解,有的在脊柱严重骨折脱位,脊髓可完全无损;而有的相当简单的操作,如椎板切除或后路融合,却会引起意想不到的瘫痪,这可能是与脊髓存在安全区或危险区的原因有关。

（一）脊髓的动脉来源

通过大体解剖、显微解剖和影像解剖学研究,目前对脊髓的血供来源和分布的认识已较为清楚。脊髓血供虽可能有个体差异,但其主要血供方式和来源是恒定的。脊髓的血供有三个来源:即脊髓前动脉(anterior spinal artery)、脊髓后动脉(posterior spinal artery)和节段动脉发出的根动脉(radicularis artery)。椎动脉颅内段发出 2 支脊髓前动脉,1 支脊髓后动脉,为脊髓的主要动脉来源。节段动脉包括椎动脉、颈升动脉、甲状腺下动脉、颈深动脉、肋间动脉、肋下动脉、腰动脉、髂腰动脉、骶外侧动脉和骶正中动脉,各动脉在不同节段发出根动脉经椎间孔进入椎管,与脊髓前、后动脉吻合,成为脊髓血供的重要补充来源(图 4-6-21)。

脊髓前、后动脉起始部均较细小,在软脊膜深面下行,接受各节段动脉发出的根动脉而逐渐增粗,并形成动脉链。动脉链各部管径不一,且可能中断。骶外侧动脉发出的营养支随圆锥远侧的神经根进入,参与脊髓前、后动脉在圆锥部的十字吻合。

（二）脊髓前动脉的走行和分布

左、右椎动脉颅内段各发出 1 支脊髓前动脉(占 89%),发出部位多在椎动脉的内侧或背侧,少数来自左、右椎动脉的汇合部,直径约 0.6mm。脊髓前动脉在延髓腹侧软膜内下降,并向中线靠拢,在枕骨大孔上方,前正中裂处汇合为脊髓前正中动脉,随后经枕骨大孔入椎管。在两支脊髓前动脉之间常有数目不等的横行吻合支,或呈不规则的网状吻合。脊髓前正中动脉沿前正中裂纵行迂曲向下到达脊髓圆锥,在此分为 2 支,向后与脊髓后动脉吻合。该动脉在下降过程中有两种分支:一是横支,向两侧交替发出,绕脊髓向后与脊髓后动脉相应分支吻合,参与动脉冠的形成;另一种是沟动脉(前中央穿支),每 1cm 发出 5～8 支,向左、右侧交替发出,进入脊髓深层,

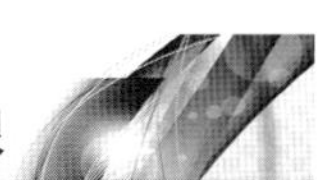

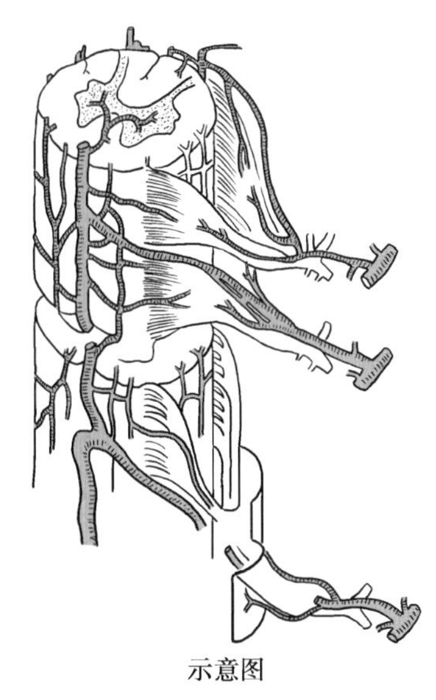

示意图

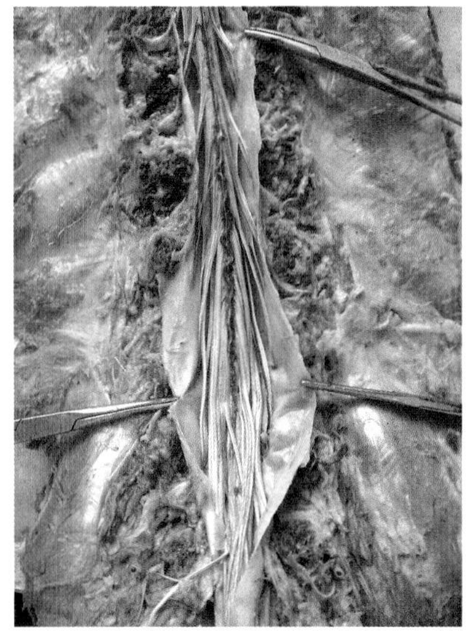

前面观

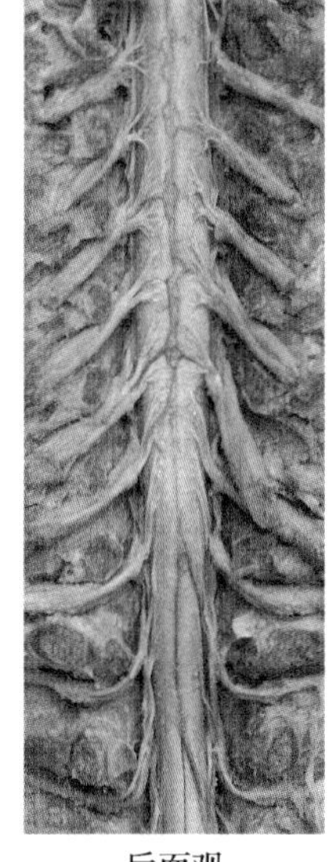

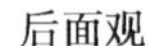

后面观

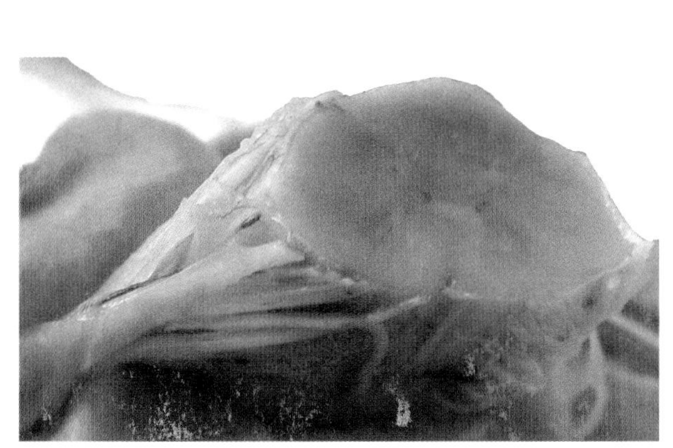

横断面观

图 4-6-21　脊髓前、后动脉的来源

再向上下伸展，长度为 0.4～1.2cm。沟动脉约 200 支，在腰段最多，胸段最少。沟动脉不仅在纵向上与其他沟动脉重叠，在横向上亦与由脊髓外穿入的动脉丛重叠。有人认为沟动脉为终动脉，因此易发生缺血性病变，临床上称脊髓前动脉综合征。脊髓前正中动脉主要供应 $C_{1\sim4}$ 节段，C_5 节段以下血供主要来自根动脉。

脊髓前正中动脉在 T_4 节段较细，称血供危险区，在此操作如累及供养血管可能发生截瘫。在此平面以下的脊髓前正中动脉由肋间动脉发出的根动脉加入。该段动脉向上到 T_4 节段，向下到 L_1 节段，因此 L_1 节段是另一个侧支循环欠佳区。

脊髓前正中动脉随年龄增长而接近椎体后缘。颈髓前方空隙减少，在后纵韧带骨化症患者这种现象更为明显。脊髓前动脉异常是诱发颈椎病脊髓型的一个重要因素。颈椎病前路或后路减压手术除了直接解除脊髓压迫外，脊髓血管减压后血液循环改善也是功能恢复的重要因素，所以应用改善脊髓血液循环的药物有助于功能恢复，这也是脊髓型颈椎病保守治疗的重要措施。

（三）脊髓后动脉的走行和分布

脊髓后动脉有两条，在延髓侧面起于椎动脉或从小脑下后动脉的脊支发出，在脊髓后外侧沟，沿后根附着线呈波形不规则下行，直达脊髓下端。脊髓后动脉链只在起始部为一清晰的单一血管，向下血管链变得不规则，大多数仍保留胚胎期的丛状，形成许多环行支，沿途有众多根动脉加入。脊髓后动脉分支进入脊髓，并分支与脊髓前正中动脉相应分支吻合，参与动脉冠的形成。

最上端的3~4个颈髓节段血供来自成对的脊髓外侧动脉。脊髓外侧动脉是脊髓后动脉在上部脊髓血供的补充，它们通常在小脑后下动脉（posterior inferior cerebellar arteries）起点附近发自椎动脉，有的直接发自小脑后下动脉的近段。发出后向前到达$C_{1\sim4}$脊神经后根，在齿状韧带的背侧，与副神经的脊髓部平行，供应区域一直向上到达橄榄核的尾端。

（四）根动脉

1. 根动脉的来源　根动脉来自各节段动脉。在脊髓颈段，80%根动脉来自椎动脉。椎动脉发出6~7支根动脉。甲状腺下动脉和颈升动脉发出1~2个根动脉；颈深动脉常发出1支较粗的根动脉，直径0.3mm，经第7颈椎与第1胸椎椎间孔入椎管，至颈膨大及其被膜，故此根动脉亦称为颈膨大动脉。在胸段，肋间动脉各发出1支根动脉。在腰段，各腰动脉后支均发出1支根动脉。骶外侧动脉为骶尾节段的补充动脉来源，对骶段非常重要。各根动脉经椎间孔进入椎管，分布于脊髓及其被膜，并与其他分支吻合。

在胚胎期，根动脉约有60余支，胚胎4~5个月时大部退化，退化的根动脉仅分布到脊神经节和脊神经根，发育良好的根动脉在椎管内分为直径0.2mm的前、后根动脉。前根动脉有5~20支，与脊髓前正中动脉吻合。后根动脉有6~20支，与脊髓后动脉吻合。根动脉的加入，极大地增加了脊髓的血供。

2. 根动脉的分支和走行　各节间动脉在相应的椎间孔附近分出根动脉和一些小分支。椎间孔是脊髓血供的通道，在椎间孔处进行手术操作时，要特别注意。根动脉与脊神经伴行进入椎间孔，然后分为前、后根动脉，沿神经前、后根进入脊髓。后根动脉较前根动脉细小。前、后根动脉在分支加入脊髓前正中动脉和脊髓后动脉链前均分为升、降两支，升支细小，降支粗大，形成一个发夹样的折曲，并与相邻下位的升支吻合。在吻合点血流相对减少，形成所谓的分水岭。由于有升、降支，血流可向上下流动。动脉链的存在为动脉血供提供了侧支循环，从而在一定程度上保证了在结扎某些节段动脉时，对脊髓血供不会造成太大的影响。根动脉以第3~8颈神经根和第8胸神经根至第3腰神经根处较多，第1、2胸神经根较少。

3. Adamkiewicz动脉的来源和走行　Adamkiewicz动脉是节段动脉发出的最大根动脉，又称大根动脉，直径超过1mm，是脊髓腰骶段的主要供血动脉。一般发自左侧第6胸椎平面以下肋间动脉之一或上3支腰动脉之一。发出后向上走行一段较长距离后达脊髓前面，再呈发夹状下降，分支参与脊髓前动脉链的构成，主要供应脊髓的腰骶膨大，故又称腰膨大动脉。结扎节段动脉可间接消除脊髓血管畸形，但术前应做选择性肋间动脉造影，以确定大根动脉的位置。80% Adamkiewicz动脉发出部位位于左侧第7~11胸椎水平。

（五）脊髓内动脉的分布

脊髓由动脉穿支营养。动脉穿支分为前中央穿支（中央动脉）、后外侧穿支和软脊膜穿支。前中央穿支来自脊髓前正中动脉链，在颈、腰骶膨大处最多，它们交替或同时向两侧分支，供应除后角外的所有灰质、白质前索及外侧索，即脊髓的前2/3由脊髓前正中动脉的穿支供应，只有后1/3（后柱及后索）由脊髓后动脉穿支供应。穿支在沟内不同平面与邻近穿支吻合，形成短的纵行动脉链，在沟内也发出小支与后外侧穿支及软脊膜穿支相吻合。后外侧穿支很小，来自根动脉，伴随脊神经后根进入脊髓，供应灰质部分后柱。软脊膜穿支来自脊髓前、后动脉链，各分支组成动脉冠（arterial vasocorona），动脉冠的分支呈放射状进入，供应浅层白质，并与其他穿支吻合。脊髓各级营养动脉之间均有吻合，这些吻合对脊髓规避血供风险有一定作用。

综合脊髓内部的血供特点，可以看出，由于灰质较白质代谢旺盛，所以至颈膨大和腰骶膨大的血管粗大，而脊髓胸段的动脉干较细。对脊髓微动脉的定量分析显示脊髓灰质的血管密度是白质的4~5倍。胸段脊髓前正中动脉细小，根动脉分支较细，彼此吻合较差，故堵塞或受到压迫时，易引起较其他部位更严重的损害。

脊髓前正中动脉阻断后，脊髓的前2/3失去血液供应。如发病突然，在病变水平以下，几分钟内即可出现下运动神经元弛缓性瘫痪（脊髓休克）伴二便功能障碍，并出现感觉分离现象。脊髓丘脑侧束缺血可出现痛、温觉丧失，但因后索完整，本体觉及精细触觉仍保留。

根据脊髓动脉的分布特点，在脊髓的3个部位可能存在缺血区域，分别是颈胸段（$C_1\sim T_3$）、中胸段（$T_{3\sim8}$）与胸腰段（$T_8\sim S_5$）交界处，相互之间几乎没有血管吻合。由于存在动脉的不连续性，有人认为在这些区域成为缺血区。然而研究发现在脊髓内确存在一套脊髓内血流自动调整系统，可以避免所谓

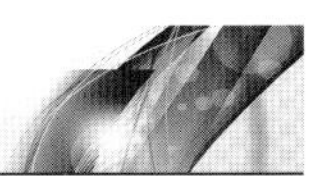

的缺血区出现循环障碍。通过对胸腰段脊髓前动脉的显微镜观察,发现这些部位的血管除了中层存在发育良好的环状肌以外,在内膜下还存在纵行肌,该内膜肌仅存在于脊髓前动脉,而分支中缺如。在分支发出处还存在唇状突起或纵行肌排列引起的纺锤样结构,这些结构参与了从脊髓前动脉到前中央穿支的血流调整。

像脑动脉一样,脊髓动脉也没有明显的滋养血管。在身体其他部位的血管,只要外径超过1mm,其表面就具有纤细的滋养血管。脑和脊髓血管都浸泡在营养丰富的脑脊液里面,它们的外层组织主要通过脑脊液完成新陈代谢。

尽管脊髓前、后动脉间有不同程度的吻合,但仍应牢记血供中的危险区。在两个来源不同的动脉分布区移行处称危险区,如脊髓胸段上部主要靠肋间动脉的根动脉供应,如1支或数支肌间动脉损伤或结扎,脊髓前正中动脉就难以满足 T_{1-4} 节段足够的血供,这些节段(特别是 T_4 节段)就成了危险区。L_1 节段也是危险区。

脊髓前正中动脉血供的重要性近年来受到质疑。随着前路手术的增多,截瘫的发生率并未增加。从而证实了脊髓有丰富的血供网这一事实,也说明了脊髓后动脉与前正中动脉同等重要,即使脊髓前正中动脉出了问题,脊髓后动脉仍可起到代偿作用。尽管如此,在前路手术时,仍应遵循以下原则:①只在手术显露必要时才结扎节段动脉;②靠近主动脉而不是椎间孔处结扎节段动脉;③如必须结扎,只结扎一侧节段动脉;④如有可能,只在单一平面有限切除椎间孔,使其对伴行血管的干扰降至最低限度。

中枢神经系统内的毛细血管密度是按照"通过最少的毛细血管来满足最大的新陈代谢需求"这个原则来构成的。不像机体的其他组织具有毛细血管"储备",完成正常功能只要通过部分毛细血管的开放就可以满足其需求,它们可以通过侧副管道的扩张来变化其固有毛细血管的阻力。脊髓的动脉不具备这种功能,它具有显著的血流自我调整功能,可以在全身血压很大的变化范围内维持其血流的稳定。上颈髓横断后不影响这种自我调节功能,人们猜测这种反射是局部的并且是由独立的自主神经控制的,但是这种调整机制所处的位置和机制目前尚不清楚。

脊髓血液供应存在个体差异。临床发现,有的病例术中无意中阻断大根动脉的血而不会产生灾难性的脊髓缺血,可能是在大多数机体当一条主要动脉被阻断后有足够的侧副循环来补偿。但是,在阻断主动脉的情况下,如腹腔血管手术中横行钳夹主动脉,脊髓内血流量的维持,特别是胸髓,主要靠脊髓前动脉的能力而不是依赖于侧副循环。在没有辅助动脉支持的情况下横行钳夹主动脉可能导致脊髓损伤的占15%~25%。

(六)脊神经根的血液循环

对周围神经的实验研究以及对大量神经性跛行病例的观察结果提示,神经缺血是大多数疼痛的基础。长期以来神经根被看成是周围神经的一部分,被认为其组织学和血管供应系统具有和周围神经一样的特点,导致周围神经的研究结果被不加鉴别的解释脊髓神经根的血供规律。

腰骶神经根特别容易受到损害,以往认为,神经根的血供来自其远端,而且没有侧副循环支持,同时神经根纤维束缺乏结缔组织,所以它们上面纤细的动脉血管容易在脊柱的反复屈伸运动中受到张力变化的影响而发生损害。但Parke通过血管造影发现神经根从两端接受血供,这个结论得到了Yamamoto的证实。研究还发现,在根动脉外面丰富的伴行组织有助于改善脊柱运动发生时动脉紧张状态。另外一个重要发现是在神经根全长都发现有大量的动、静脉吻合,这些吻合可在不同的压力情况下维持神经根的血流量。Rydevik等利用核素标记技术发现神经根营养的50%是来自周围的脑脊液,而在神经根软膜-蛛网膜鞘上发现的网状结构是完成该生理活动所必需的。

Watanabe与Parke对长期受压的神经根进行研究发现,受压节段丧失了新陈代谢,发生神经性跛行的患者在降低氧气吸入量的情况下可出现原有症状加重的现象,提示疼痛与根性缺血有关。进一步研究发现根静脉更容易受到损伤。根静脉不与根动脉伴行,数量比动脉少,其行走路线是独立的,而且通常是在更深的部位,因此神经根应该属于中枢神经系统。由于退变性变化,如椎管直径和椎间孔变小等导致空间限制,根静脉壁薄,更容易受到这种空间限制(狭窄)的损伤,在长期受压的神经根可出现静脉血流完全中断。

发生新陈代谢障碍或出现炎症的神经根对任何机械性刺激都特别敏感,都可能引起异位的神经冲动,导致疼痛。临床观察发现,腰椎管狭窄患者的神经痛可由于静脉血压的增高而加重。Laban等发现当右心顺应性下降时,腰椎管狭窄患者即使是在静态或侧卧的情况下也出现神经性疼痛，认为是由于硬膜外静脉窦充血导致已经敏感的神经根外压增大所引。Madsen 和 Heros 发现在腰椎管狭窄的患者，出现在脊髓圆锥部位的异常动、静脉分流导致的静脉动脉化可加重根性神经痛。他们猜测，在这种情况下出现的多种变化，如膨胀的硬膜外静脉导致的直接压迫、静脉高压直接导致的神经根血液循环阻力增加等原因混合在一起导致了疼痛的发生。Aboulker 及其同事发现在无椎管狭窄的情况下，单独的硬膜外静脉高压力就可以产生根性或髓性症状。

很明显，不管是动脉灌注还是静脉回流，只要神经根的血液循环发生障碍，出现的结果都一样，即受压神经节段发生缺血可以加重异位神经冲动的产生，从而引起一系列症状体征。

腰椎管狭窄症主要症状是间歇性跛行，发生机制与神经根血液循环障碍有关。当椎管狭窄时，神经根马尾受压，其缓冲空间减小；当站立位及伸展位时黄韧带突入椎管使狭窄更为明显。首先影响到神经根静脉回流，行走时下肢血流增加，椎管内动脉供血减少，在这种情况下先出现静脉淤血，神经根微循环障碍，进而动脉缺血，最终导致神经根缺血而出现疼痛麻木等症状，由于这种变化往往累及一个神经根，所以症状也往往以单个神经根症状为主，当弯腰屈曲位时下肢血供减少，椎管供血改善，同时黄韧带伸展使椎管扩大，静脉回流也随之好转，此时症状消失。对于腰椎管严重狭窄的病例，体位变化并不能使神经根血液循环好转，此时患者不管采取何种体位都不能使疼痛缓解，极为痛苦。只有手术减压才能有效。

二、脊髓的静脉

脊髓的静脉数量总体上少于动脉，比相对的动脉稍粗，不与动脉伴行，也没有淋巴管伴行。

脊髓前静脉走行于前正中沟内，在动脉干的深面。脊髓后静脉较大，在一些节段常为 2～3 支。在脊髓前面，有 6～11 支前根静脉，后面有 5～10 支后根静脉，收集脊髓表面的静脉丛的血液。后根静脉在后正中沟形成纵贯脊髓全长的后正中静脉，并在左右后外侧沟部各形成较细的纵行脊髓后外静脉，收集后柱、后索和一部分侧索的静脉血。各前根静脉同样形成 1 支脊髓前正中静脉和一对脊髓前外侧静脉，静脉通过沟静脉收集沟缘白质和前柱内侧部的血液。周围的静脉冠与各纵行的静脉干相连，形成软脊膜静脉丛。根静脉汇入硬膜外静脉丛。

脊髓的静脉回流通过 6 支丛状弯曲的纵行静脉，即脊髓静脉丛、椎体内静脉丛及椎体外静脉丛，椎体内静脉丛、椎体外静脉丛又称 Batson 静脉丛。脊髓静脉丛位于前正中裂、后正中沟、前根前方和前根后方，与椎管内静脉丛吻合。椎管内静脉丛沿脊柱硬膜外隙全长延伸。由于这些静脉缺少瓣膜，与头、颈、胸、腹部及盆部存在广泛交通，血液可从一个系统流向另一个系统。感染栓子或癌细胞可在各系统间散播及停留。

脊髓静脉的特点是：①脊髓后静脉网较致密，而动脉网在前侧较致密；②脊髓后静脉只有 1 支；③脊髓前、后静脉之间的吻合较相应的动脉更为常见；④脊髓前 2/3 及后 1/3 静脉一般分别由脊髓前、后静脉汇出；⑤脊髓周缘的静脉较动脉丰富，很少会发生静脉阻塞。周围静脉网汇入脊髓前、后静脉，经后根再汇入硬膜外椎内静脉丛中，最后经椎间孔或骶孔到达椎管外静脉丛，而后进入上、下腔静脉系统。

三、脊髓动、静脉畸形

脊髓动、静脉畸形占脊柱疾病的 2%～4%，致残率高。Rosemblum 将其分为四型：Ⅰ型为硬脊膜动静脉瘘，占 55%～80%。主要位于神经根附近的硬脊膜上，由肋间动脉或腰动脉的分支供血，脊髓表面静脉引流，可为单根或多根动脉供血。Ⅱ型为脊髓内动静脉畸形，可局限呈球形，由脊髓前、后动脉分支供血，脊髓静脉引流。Ⅲ型的病灶范围较大，受累节段的椎管内全被血管充满，与正常脊髓组织混在一起，主要见于儿童。Ⅳ型为硬脊膜内髓周动静脉畸形：由 1 支或数支脊髓前、后动脉分支供血，与脊髓前、后静脉直接交通，引流静脉可显著扩张，血流加速。

脊髓动、静脉畸形的后果可致：①可在动、静脉间形成短路，脊髓血供减少；②静脉压增高，静脉回流下降而致淤血；③畸形血管团块或血管破裂，血肿形成占位性病变；④血管痉挛或血栓形成，均可造成血供障碍。如果患者存在脊髓血管畸形，则有可能出现脊髓出血或栓塞而突发截瘫（图 4-6-22）。

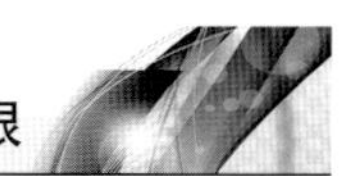

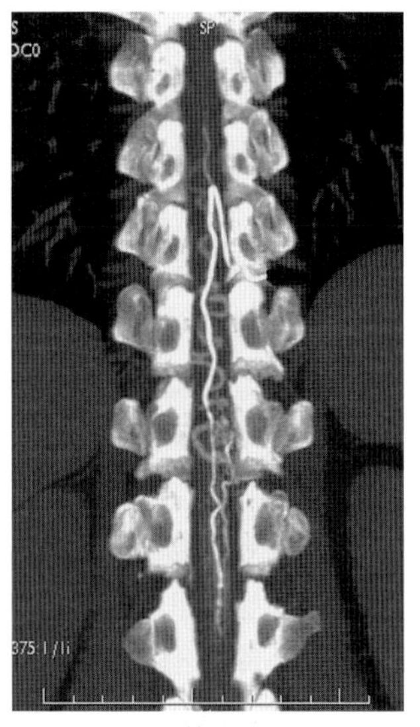

血管造影

胸段,MRI

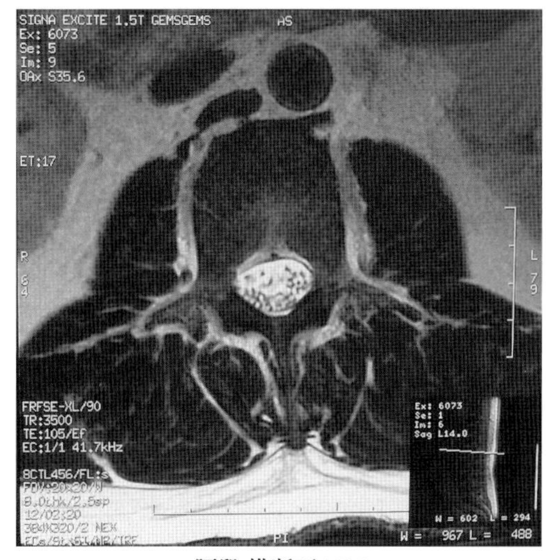

腰段,横断面,MRI

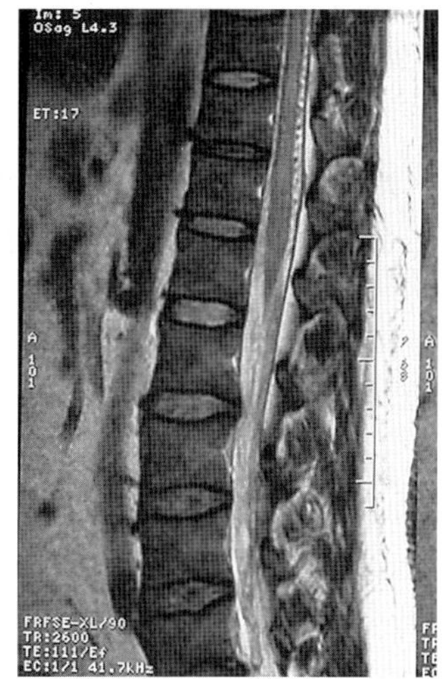

腰段,矢状面,MRI

图 4-6-22　脊髓血管畸形

（丁自海　杜心如）

第八节　脊髓节段损伤

脊髓节段是指从上一对脊神经后根进入脊髓的下缘到下一对脊神经后根进入脊髓的下缘之间的一段脊髓。由于脊神经根有 31 对，相应地脊髓也被分为 31 个节段，每一脊髓节段相对应脊神经根并支配相应的组织器官，这种规律性支配表现在感觉上呈节段性分布，运动上也呈相应支配。当脊髓损伤时可产生相应的感觉、运动障碍。反过来讲，临床上可以根据感觉运动的变化来推测脊髓损伤节段。熟悉这些内容对于脊髓损伤的诊治有重要意义。

脊髓节段与其相应的脊椎骨平面并不一致，它们之间的差别越向下越大。在颈下部和胸上部，脊髓节段比相应脊椎骨要高 1～2 个节段，在胸中部要高出 2 个节段，胸下部及腰部高出 3 个节段，因此熟知这种对应关系对于推测脊椎病变节段有实用意义。

各脊髓节段对四肢和躯干皮肤感觉分布区域亦很重要，尤其是胸部皮肤感觉支配区比较有规律，由上向下依次由第 3 胸脊髓节段至第 1 腰脊髓节段支配，对上肢和下肢的支配也有其规律。会阴部皮肤感觉由外向内依次为 $S_{3\sim5}$ 脊髓节段支配，这种皮肤支配各节段互有重叠，分析时应加以考虑。

一、颈段脊髓损伤

1. C_1节段损伤　由于第1颈神经后根缺如，故C_1节段以第1颈神经根发出的上缘为界。

2. C_2节段损伤　第2颈神经根后支组成枕大神经，相对应C_2节段，支配运动肌为膈肌一部分，所以C_1、C_2节段损伤多立即死亡，能够到达医院的多为不完全损伤，相对应的脊椎骨为枢椎。寰椎、枢椎骨折脱位时有可能导致C_1、C_2节段损伤，此类损伤多有以下神经病学改变。

运动改变：第1颈神经、第2颈神经的部分纤维加入舌下神经，组成颈袢部分支配肩胛舌骨肌、胸骨舌骨肌、胸骨甲状肌等舌骨下肌群。但这些肌肉功能障碍表现不明显，所以临床表现往往不明显。椎枕肌由第1颈神经支配，肌肉功能障碍的表现也不明显。

感觉改变：第1、2颈神经组成枕大神经，并参与枕小神经及耳大神经组成。枕大神经支配枕后皮肤，耳大神经支配耳廓皮肤，所以当寰、枢椎骨折脱位压迫脊髓时有耳廓及枕部皮肤麻木、疼痛，局部可有痛觉过敏或减退，患者表现为枕大神经痛。

3. C_3节段损伤　C_3节段与第1、2颈椎椎体之间相对应，当此处骨折脱位往往产生C_3颈髓节段损伤。由于C_3节段发出膈神经支配膈肌，故损伤后患者不能自主呼吸，伤员多立即死亡。常见的为第2、3颈椎椎体脱位，第2颈椎椎弓骨折，如Hangman骨折。对于无明显颈髓损伤的患者，由于体征不典型，往往仅有颈上部疼痛不适，易误诊，临床上应注意。

4. C_4节段损伤　相对应第3、4颈椎椎体之间，形成的第4颈神经由第3、4颈椎之间发出。由于第4颈神经参与膈神经组成，在此节段损伤时部分膈肌功能障碍，有可能造成窒息，所以此节段完全损伤患者多可存活。但患者四肢、躯干的肌肉全部瘫痪，所有的自主运动完全丧失，在早期为弛缓性瘫痪，待脊髓休克期过后则转为痉挛性瘫痪。该节段损伤，锁骨平面以下感觉消失，其他脊髓内脏运动功能障碍，如括约肌、性功能、体温调节功能均受到影响。另外，由于从睫状神经节经丘脑—脊髓前、外侧束通往第8颈髓、第1、2胸髓前外侧角的纤维受损，此纤维支配眼及瞳孔括约肌，所以会出现双侧霍纳综合征。

5. C_5节段损伤　此节段对应第4颈椎，当第4颈椎椎体骨折、脱位时，易损伤此脊髓节段。由于此节段发出的神经支已不参加膈神经组成，对膈肌功能多无影响，所以即使完全损伤患者也能存活。但由于肋间肌完全瘫痪，患者只有腹式呼吸而没有胸式呼吸，所以可能有一定程度的呼吸困难。运动改变为：C_5节段发出的颈神经根参与臂丛的组成，其神经支为腋神经支配三角肌，肌皮神经支配肱二头肌、肱肌及部分肱桡肌，此节段损伤表现为三角肌、肱二头肌瘫痪，所以患者双上肢完全无自主运动，只能放置于躯体侧方。由于肩胛提肌及斜方肌功能正常，所以患者肩部可以耸动。感觉改变为：C_5节段损伤时颈部感觉正常，而感觉平面则在三角肌区以下，只在肩外侧方有一片状感觉正常区域。肱二头肌反射可明显改变，早期其他反射消失，晚期因脊髓休克期已过，所以双上肢病理征阳性，双下肢呈痉挛性瘫痪。

6. C_6颈髓节段损伤　此节段相对于第5颈椎椎体，发出第6颈神经根在第5、6颈椎椎间孔穿出，参与臂丛的组成，发支支配肩胛提肌、肱二头肌、肱肌及肱桡肌，所以此节段损伤患者可以肘屈曲，肩可以外展。由于肱三头肌由C_7节段支配，C_6节段损伤时，C_6以下脊髓节段所支配的手指、躯干肌及下肢肌肉均呈瘫痪状态，所以肱三头肌失去收缩力，不能伸肘，患者常呈屈肘状态，而胸大肌、背阔肌、肩胛下肌由于受C_8～T_1节段支配，所以也发生瘫痪，肩不能内收、内旋，肩呈外展状态。待脊髓休克期过后，下肢则呈痉挛性瘫痪。C_6节段发支支配上臂外侧及前臂外侧皮肤，所以此节段损伤时上肢的前臂内侧及手部感觉丧失，感觉平面在胸骨柄或胸骨角水平。这是因为颈丛发出的锁骨上神经在此处与第1、2胸神经皮支呈重叠支配胸骨柄水平的皮肤。

由于肱二头肌反射中枢在C_6节段，而肱三头肌反射中枢在C_7节段，所以C_6节段损伤肱二头肌反射消失，肱三头肌反射正常。

7. C_7节段损伤　此节段对应第6颈椎椎体，发出的第7颈神经根自第6、7颈椎椎间孔内穿出参与臂丛的组成，发支支配肱三头肌、桡侧腕长伸肌、桡侧腕短伸肌及部分指伸肌、旋前圆肌、桡侧腕屈肌、屈指诸肌，此节段损伤时这些肌肉瘫痪，产生手指屈伸障碍，但可能遗留部分屈伸功能，伸腕时桡偏，伸指力弱。肱三头肌瘫痪、胸大肌瘫痪，而三角肌及肱二头肌肌力正常，所以患者呈屈肘、肩外展位，其姿势同C_6节段损伤。C_6与C_7节段损伤不同的表现在

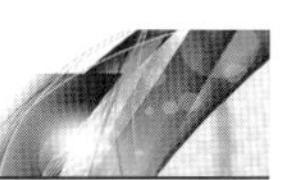

于C_7节段损伤手指和腕可保留部分功能，而C_6节段则否。C_7节段损伤时，肱二头肌反射正常，肱三头肌反射消失，其感觉平面在胸骨柄或胸骨角水平，机制同C_6节段损伤。

8. C_8节段损伤　此节段对应第7颈椎椎体，发出的第8颈神经根由第7颈椎与第1胸椎的椎间孔走行，参与臂丛的组成，发支支配拇长屈肌、指屈肌群、骨间肌及鱼际肌。当此节段损伤时，肱三头肌、肱二头肌肌力正常，屈、伸肘功能保留，肩部外展功能正常，屈、伸腕功能也可大致正常，但由于大鱼际肌丧失功能而出现手指对掌、外展功能丧失，屈拇肌力减弱或丧失。C_8节段的感觉支配区为环指、小指及小鱼际肌及前臂内侧部，所以C_8节段损伤时环指、小指及小鱼际肌、前臂内侧出现感觉障碍，而上肢其他部位感觉正常，其感觉平面仍在胸骨柄或胸骨角水平，原理同上。

总之，上颈髓损伤出现呼吸障碍而危及生命，四肢感觉、运动全部丧失。下颈髓损伤由于保留了膈肌功能而得以存活，但由于胸式呼吸丧失，呼吸力弱，所以完全靠膈肌运动来维持，患者咳嗽力弱，易出现痰潴留，有时不能自行排出，需别人压迫其上腹部以增加膈肌收缩的冲击力量，协助排痰。另外，使腹部受压或腹内压增高的因素，如棉被、腹胀皆可使腹式呼吸受到影响，而使膈肌疲劳，间接地影响呼吸功能，所以颈髓损伤患者一定要确保腹部不受压迫，可用支架将棉被撑起，不与腹部接触。腹胀、大便潴留等因素也间接影响呼吸，应注意预防。下颈髓损伤患者的感觉平面均在胸骨柄或胸骨角水平，这对于判断颈髓损伤平面无定位意义，但上肢的感觉、运动、反射改变有定位意义，应注意观察。根据颈髓损伤的不同可保留部分功能，这些功能那怕只有一点的进步或改善都会改善患者的生活质量，完全颈髓损伤患者的躯干及双下肢均呈瘫痪状态，所以颈髓损伤患者不能坐起，双下肢在晚期呈痉挛瘫痪状态。颈髓以下脊髓功能在早期呈抑制状态，所支配的血管功能、内脏功能及代谢均出现功能障碍，如低血压、心律不齐、稀释性低钠血症、腹胀、大小便障碍等，但由于内脏功能可以自行调节，所以休克期过后，这些功能逐渐恢复或接近正常，可形成反射性膀胱排尿，甚至恢复部分性功能，但大、小便功能难以恢复正常。

二、胸段脊髓损伤

胸髓的节段性分布最为典型，每个节段皮肤受三个节段的神经支配，所以确定皮肤感觉平面时以感觉改变处为准，感觉丧失平面往往低于感觉改变平面。

1. T_1节段损伤　此节段相对于第7颈椎椎体和第7颈椎与第1胸椎椎间盘，C_7节段损伤时可能造成T_1节段损伤。此节段脊髓发出第1胸神经根参与臂丛的形成，发支支配手内肌，皮支支配上臂远端内侧、前臂内侧。由于T_1节段外侧角发出交感神经支配面部血管、眼部的Muller肌、瞳孔开大肌等，所以此节段损伤出现双侧手内肌功能丧失，霍纳综合征（面无汗、眼球内陷、瞳孔缩小），全部肋间肌及下肢肌群瘫痪。感觉平面在胸骨柄及胸骨角水平，但在臂内侧及前臂内侧有感觉障碍区。由于支配屈、伸肘、腕及肩关节的肌群正常，所以肩、肘、腕、手指屈、伸功能均可正常，但手内肌萎缩无力。呼吸仍以腹式为主，胸式呼吸丧失。

2. 上胸段脊髓节段　是指T_5节段水平以上脊髓节段，此段脊髓比同序椎体高1个椎体，第1～4胸椎骨折脱位易损伤此部位脊髓，$T_{2\sim5}$节段除各发出第2～5肋间神经支配相应的肋间肌外，还有此水平以下的肌肉及皮肤感觉，所以此段脊髓损伤后其下位肋间肌瘫痪，呼吸仍以腹式呼吸为主，损伤水平越低，所保留的正常肋间肌越多，呼吸功能越好。损伤水平以下的肌肉全部瘫痪，双下肢瘫痪，竖脊肌大部分瘫痪，所以患者不能自行维持坐位。由于腹肌由$T_{6\sim12}$节段水平支配，所以腹肌瘫痪。感觉障碍水平在胸骨角至剑突水平。腹壁反射消失，双下肢的反射早期减弱，晚期则呈亢进状态。

对于上胸段脊髓水平以上的损伤，由于腹肌瘫痪，腹部感觉丧失，所以当合并腹部损伤，如肝、脾破裂或肠管破裂时，患者并不出现腹痛，查体也缺乏典型的压痛、反跳痛及肌紧张的体征，易漏诊、误诊，故对于高位脊髓损伤的患者应特别注意是否合并腹部损伤。

3. 中胸段脊髓节段　是指$T_{6\sim10}$节段，此节段比同序数椎体高2个椎体，故此段脊髓损伤多见于第4～8胸椎椎体骨折脱位。此节段脊髓发出第6～10肋间神经支配相应的肋间肌和腹直肌，腹内斜肌、腹外斜肌及腹横肌。皮支支配胸腹部皮肤，其后支支配竖脊肌。当此节段损伤时，损伤平面以下的腹肌及肋间肌瘫痪，双下肢瘫痪，部分竖脊肌瘫痪，但由于上位近半数肋间肌功能完好，所以胸式呼吸存在，对呼吸影响不大。但腹肌下部可有松弛，当腹肌收缩时，下腹部隆起。虽然部分竖脊肌仍有功能，但由于腰大肌、腰方肌瘫痪，所以此节段损伤的患者自行维持坐位仍很困难，需支具保护及双上肢强力支撑。感觉平面根据损伤水平也有所不同，剑突相当于 T_6 节段水平，肋弓相当于 T_8 节段水平，脐相当于 T_{10} 节段水平，上腹部腹壁反射可以保留，下腹部腹壁反射消失，提睾反射消失。双下肢呈现上运动神经元损害状态。

4. 下胸段脊髓节段　是指 T_{11}、T_{12} 节段，此节段所对应第 8、9 胸椎椎体水平。当此段骨折脱位时出现此节段损伤。T_{11}、T_{12} 节段发支支配下腹部肌肉及提睾肌。T_{12} 节段损伤时，腹肌收缩全部正常；T_{10} 节段损伤时，下腹部肌肉无力，提睾反射消失，双下肢仍呈上运动神经元损害状态。由于部分腰大肌、腰方肌可以保留收缩功能，大部分竖脊肌功能完好，所以患者可以维持坐姿。感觉支支配脐以下至腹股沟部，所以 T_{11}、T_{12} 节段损伤感觉平面在腹股沟水平。

总之，胸段脊髓损伤可保留双上肢功能，对呼吸影响较小，平面越靠下，呼吸功能受影响就越小。由于腹肌功能保留，感觉也基本正常，所以合并腹腔脏器损伤时多会出现相应的症状或体征而不至于被患者及医护人员所忽略。由于脊髓损伤平面以上功能正常，所以血液动力变化不明显，与颈髓损伤相比内脏功能紊乱较小，相应的并发症也较少，但均出现双下肢瘫痪，早期呈软瘫，后期呈硬瘫，大、小便功能障碍也很明显。胸椎管较为狭窄，一旦出现骨折，多预示暴力强大，所以出现完全性脊髓损伤的机会多，且往往合并胸部损伤，如血气胸、肋骨骨折、肺挫伤等，临床上应多加注意。

三、腰段脊髓损伤

腰段脊髓与第 10～12 胸椎椎体相对应，此处是胸腰段骨折脱位的常见部位，所以临床上最常见腰段脊髓损伤，掌握此部分内容有重要意义。

1. L_1 节段损伤　L_1 节段发出第 1 腰神经根参与肋下神经、髂腹下神经、生殖股神经的组成，发支支配腰大肌、腰方肌及提睾肌、缝匠肌等肌肉。其支配感觉区在腹股沟韧带部。当此节段脊髓损伤时，腰部肌肉力量减弱，双下肢瘫痪，提睾反射及膝反射消失或减弱；感觉平面在腹股沟韧带水平，大、小便功能障碍。

2. L_2 节段损伤　第 2 腰神经参与腰丛组成，发支支配腰大肌、腰方肌、缝匠肌及股薄肌，感觉支支配大腿上 1/3 的外侧及内侧。当此节段损伤时，双下肢瘫痪，上述肌肉力量减弱，但较 L_1 损伤力量稍有进步，大、小便功能障碍，其感觉平面在大腿上部，下肢其余部分感觉丧失，会阴部麻木或感觉丧失。

3. L_3 节段损伤　此节段发出第 3 腰神经参与腰丛组成，发支支配股四头肌及股内收肌群，大腿中下 1/3 交界处皮肤。此节段脊髓损伤时，股四头肌肌力和股内收肌群肌力减弱，所以大腿伸膝力量减弱，膝关节以下肌肉瘫痪，大腿中、下 1/3 以下皮肤感觉减退甚至丧失，膝腱反射、跟腱反射减弱或消失，大、小便失禁。由于提睾反射的反射弧中枢在 L_1、L_2 节段，所以 L_3 节段损伤时提睾反射存在。

4. L_4 节段损伤　L_4 节段发出第 4 腰神经根参与腰丛、骶丛组成，发支支配股四头肌及股内收肌群，其感觉支配小腿内侧部皮肤。当此节段损伤时，膝关节以下感觉减弱或丧失。股四头肌由于尚有第 2、3 腰神经支支配，所以只是出现肌力减弱而不会完全丧失，但双小腿的伸、屈肌群全部瘫痪，大、小便失禁。臀肌受骶部神经支配，L_4 节段损伤时，臀肌全部瘫痪，而髂腰肌及股内收肌群尚保留部分功能，所以患者能勉强站立行走，但臀肌瘫痪，步态不稳，双足伸屈无力，上楼及跨过台阶困难。跟腱反射消失。

5. L_5 节段损伤　L_5 节段发出第 5 腰神经根参与腰骶干组成。L_5 节段发支支配臀肌、小腿肌及伸趾诸肌。感觉支支配小腿外侧面及足背部皮肤，所以当 L_5 节段损伤时，髂腰肌及内收肌可以收缩，而臀肌及股二头肌等肌力减弱，甚至丧失，髋关节呈屈曲内收畸形，膝关节呈过伸畸形。患者伸趾障碍，踝关节背伸障碍，而小腿三头肌瘫痪，足肌瘫痪，大、小便失禁。其感觉障碍平面为小腿外侧部及足背部皮肤。由于膝反射的反射弧在 L_4 节段以上水平，此节段损伤时膝腱反射存在，跟腱反射消失。

腰段脊髓主要与第 10～12 胸椎椎体相对应，所以此部位骨折脱位，往往造成的腰髓损伤为混合性。有时数个节段同时受到损伤。除此之外，与之走行在同一水平面的上位腰神经根也同时受到损伤，所以临床上表现复杂多样，难以出现典型的节段性改变。最常见的为多节段损伤的表现同时存在，故临床上应注意综合分析，并结合影像学资料才能做出大致正确的判断。

四、骶段脊髓损伤

骶段脊髓位于脊髓下端，其上部是腰骶膨大的

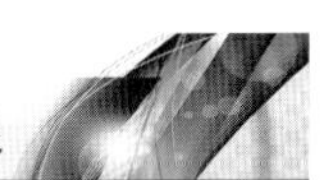

部分，下部与尾髓相延续。骶段脊髓与第12胸椎至第1腰椎椎间盘、第1腰椎椎体及第1、2腰椎椎间盘相对应，此处是胸腰段骨折相对多发部位。第1腰椎爆裂骨折时易产生骶髓损伤。

1. S_1节段损伤　S_1节段发出第1骶神经根，其起始部向下参与马尾神经组成，在第1骶前孔穿出后参与骶丛，发支支配臀大肌、臀中肌、臀小肌、股二头肌、半腱肌、半膜肌、小腿三头肌、腓骨长肌、腓骨短肌等肌肉。皮肤感觉区在足背、足底及小腿下外侧部。当S_1节段损伤时，臀肌部分瘫痪，股后肌群力量减弱，小腿三头肌肌力大部丧失，足内肌群萎缩明显。膀胱及肛门括约肌由于主要受S_2、S_3节段支配，所以二便失禁。感觉障碍区在足背、足底、小腿外侧及大腿后侧部分，靴区感觉障碍。由于跟腱反射的中枢在S_1，可出现跟腱反射消失，而膝腱反射存在。

2. S_2节段损伤　S_2节段发出第2骶神经根参与骶丛组成，发支支配臀肌群，小腿三头肌及足底肌群。感觉支配足底及小腿后上方及大腿后面。S_2节段损伤时，屈趾肌及足部肌肉瘫痪，所以足肌萎缩，屈趾力量减弱，而伸趾力量仍存在，所以患者出现踝背伸现象。当刺激足底时，也可能出现类似巴宾斯基征的伸趾动作，此时应注意辨别，以免造成误诊。感觉障碍区为足底、小腿后上部及大腿后部、鞍区感觉障碍。S_2节段损伤时，跟腱反射多不受影响或受影响很小，所以膝反射、跟腱反射存在，二便失禁。

3. S_3节段损伤　S_3节段的神经根参与骶丛组成，主要支配骨盆底的肌肉、膀胱及肛门括约肌。感觉支支配阴囊后部、龟头、会阴及肛门周围皮肤、大腿后上1/3皮肤。此节段损伤时，双下肢感觉、运动基本正常，主要表现为膀胱及肛门括约肌障碍，二便失禁。感觉障碍主要在会阴部、龟头、阴囊后部。由于球海绵体肌、肛门反射中枢在S_3节段，所以此节段损伤时肛门反射及球海绵体肌反射减弱，性功能减弱。由于S_2节段正常，所以可以保留部分性功能。

4. S_4以下节段损伤　由于此节段连同尾髓所支配的肌肉为细小的部分肛提肌及其他肌肉。感觉支支配区局限于尾部皮肤，所以临床意义并不重要，损伤后亦无明显障碍。

骶脊髓节段损伤时往往伴有马尾神经损伤，所以出现的症状、体征为马尾神经损伤症状和骶髓损伤症状，马尾部分功能可能恢复，而骶髓往往难以恢复，所以临床上最难恢复的是二便功能和性功能。骶髓损伤时往往是多个节段同时受到损伤，所以症状、体征呈多样性和复杂性。

脊髓末端的位置不同，脊髓损伤的症状、体征也不相同，这在骶尾段表现明显。当脊髓过短时，脊髓末端可能高于第1腰椎椎体，甚至与第12胸椎椎体相对应，此时第1腰椎爆裂骨折往往只损伤马尾神经而使脊髓免于损伤。脊髓过长时，其脊髓末端可能低于第2腰椎上1/3，甚至与第3腰椎椎体相对应，此时即使为第3腰椎椎体爆裂骨折，也可能造成脊髓损伤。对于大多数病例，脊髓末端位于第1腰椎椎体下缘，或第1、2腰椎椎间盘，所以第2腰椎以下爆裂骨折往往只损伤马尾神经，极少造成脊髓损伤。

第九节　脊髓被膜及其间隙

在脊髓的外周包有三层结缔组织被膜，各被膜之间和被膜与椎管内表面之间存有间隙。

一、脊髓被膜

1. 硬脊膜　相当于硬脑膜的内层，在枕骨大孔处与硬脑膜相延续。硬脊膜为脊髓被膜的最外层，包被脊髓和其他二层被膜。在脊神经穿出硬膜囊的部位，硬脊膜也随之延长形成神经根袖的外层，并与神经根相延续。硬脊膜向下形成硬膜囊下端。在1～3岁的儿童硬膜囊下端位置在第1～3骶椎椎体水平，绝大部分位于第2骶椎椎体水平。成人与儿童无显著性差异。统计分析资料表明，硬脊膜囊下界位于第1、2骶椎椎间盘水平约占50%，位于第2骶椎椎体水平者占1/3，位于第2～3骶椎椎间盘水平者1/4，极少数低于第3骶椎水平。腰骶部硬膜囊自上而下逐渐变细，上端呈圆桶状，下端呈锥状。

硬膜囊在椎管内所占据的比例在颈段约为2.2/3，胸段硬膜囊约占2/3，腰段硬膜囊约占1.8/3，上腰段所占比重较下腰段为大，所以颈、胸段缓冲余地较小，而腰段较大，并且由于第1腰椎水平以下硬膜囊内为马尾神经，所以下腰段硬膜囊可以更好耐受压迫及牵拉，而颈、胸段则不能耐受压迫及牵拉（图4-6-23）。

2. 蛛网膜　脊髓蛛网膜很薄且柔软，是一薄层

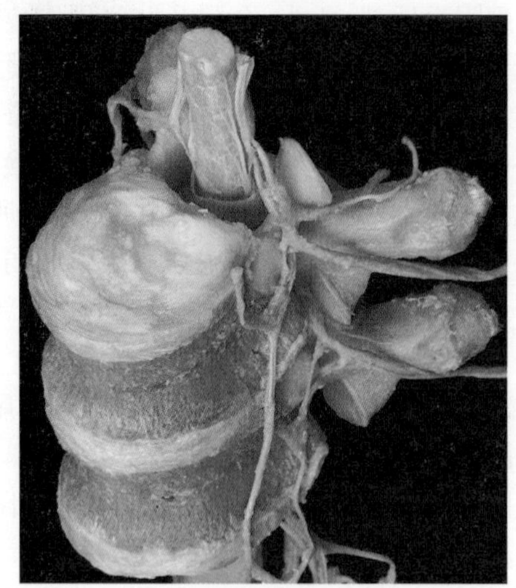
图 4-6-23　脊髓被膜

结缔组织,含有胶质、弹力和网状纤维,其内、外面均有扁平细胞覆盖。蛛网膜向内发出许多小梁与软脊膜相连。小梁间的空隙为蛛网膜下腔,尾侧部蛛网膜下腔无脊髓,形成终池,内含脑脊液。在第3腰椎以下由于蛛网膜下腔宽大,内含脑脊液量大,所以腰椎穿刺一般在第3、4腰椎间隙或第4、5腰椎间隙进行,此处不可能损伤脊髓,也不易损伤马尾神经,且可以取得足够量的脑脊液。蛛网膜下腔在各部位宽窄也有所不同,这对于脊髓保护有重要意义。

3. 软脊膜　是含有血管的薄层组织,实际是两层组成,内层由网状纤维和弹力纤维形成的致密网,紧贴于脊髓表面,并发出纤维隔进入脊髓,血管就沿此纤维隔进入脊髓。内层无血管,由脑脊液供应营养。外层由胶原纤维束组成疏松网,并与蛛网膜小梁相连,此层内有脊髓血管,还有不规则的腔隙与蛛网膜下腔相通,向深部通入血管周围间隙。

软脊膜柔软而且富有血管,在脊髓前面深入至前正中裂内,在神经根处紧贴神经根形成神经根内膜。在脊髓侧面,脊髓前后根之间软脊膜形成齿状韧带。两侧齿状韧带均由枕骨大孔延伸至第1腰椎平面,一般有19~21对。齿状韧带呈三角状,其底边在脊髓侧面,尖端在上、下两脊神经根之间附着于硬脊膜内面,每侧齿状韧带相续,形似锯齿。

齿状韧带对脊髓起悬吊作用,将脊髓固定在硬脊膜、蛛网膜形成的囊内。当脊柱屈伸时,齿状韧带作为导引,使脊髓随之运动。在脊髓正中沟内,软脊膜也有不完整的隔膜将脊髓固定在硬脊膜上,这样脊髓悬浮于脑脊液中,使之免受振荡,起到保护作用。当脊柱屈曲时,脊髓神经根和齿状韧带均处于牵张状态,齿状韧带向下倾斜的轴向分力与脊髓所受张力相平衡,可减少脊髓受到牵拉。齿状韧带的横向分力可平衡地保持脊髓处于中线位,可最大限度地防止脊髓遭受骨性撞击或振荡(图4-6-24)。

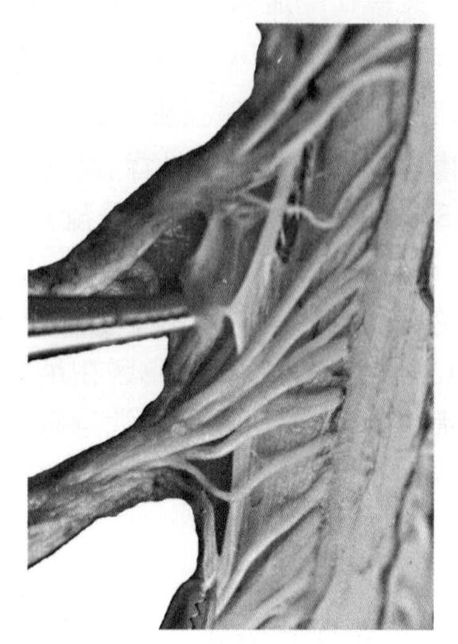
图 4-6-24　齿状韧带

二、间隙

1. 硬膜外腔(隙)　是椎管内硬脊膜与椎管内壁之间的间隙,其内充有静脉丛、神经根及硬膜外脂肪。另外还有硬膜与椎管壁之间的连结结构。

硬膜外腔在不同部位其大小也不相同,这些间隙的存在为椎板切除、椎板下放置钢丝或钩提供了安全间隙。当椎管发育性狭窄时,硬膜下间隙相应地减小,胸椎管狭窄或黄韧带骨化时硬膜后间隙变小或消失,此时硬膜外脂肪消失,椎板与硬膜紧贴,椎板下操作极易造成脊髓损伤,并引起相应功能障碍,所以胸椎管狭窄椎板减压时,用椎板咬骨钳逐渐咬除椎板是非常危险的损伤,应列为禁忌。腰椎管狭窄时病变与之相似,但由于腰椎管相对应的硬膜囊内没有脊髓,可耐受牵拉和压迫,所以可以用椎板咬骨钳处理黄韧带及椎板。

硬膜外脂肪衬于硬膜囊四周,硬膜前方软组织厚度即脂肪组织厚度除第5腰椎段较厚外,其余部位均较薄。硬膜外后方软组织厚度颈段最薄,胸段较厚,腰段最厚,这些硬膜外脂肪对缓冲振荡有重要作用,可以保护脊髓免受损伤。

除脂肪外,硬膜外腔内有一些重要结构,其中最重要的是椎管内静脉丛,这些静脉丛在前、后部各连结成左右两条纵行静脉,彼此吻合成网状,在前方填

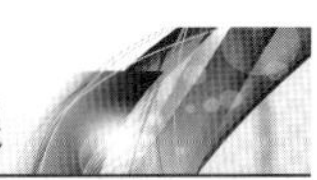

充于椎体后方与后纵韧带之间，椎弓根内侧等部位，向后与椎管外静脉相连通，向前与腰椎静脉相连，上、下与颅腔及盆腔静脉丛吻合，所以椎管内静脉丛构成了上、下腔静脉的另一条侧副循环通路。由于该静脉丛无瓣膜，血液可以双向流动，当腹压增高时，椎管内、外静脉丛扩张，此时椎管内手术出血较多，所以脊柱手术俯卧位时应使腹部悬空，这样可以避免腹部受压，同时在重力的作用下使血液存留于腹内静脉丛，从而使椎管内静脉萎陷，可以明显减少出血。由于椎管内静脉丛壁薄，压迫止血效果明显。盆腔内细菌栓子或肿瘤细胞可以直接进入椎管内静脉丛甚至颅腔，所以患盆腔炎、附件炎或前列腺炎的患者如果行脊柱手术，其术后并发感染的机会要大为增加。肿瘤转移的规律亦是如此。

硬膜外间隙被两侧神经根分为前、后两部分，在前部硬脊膜与后纵韧带及椎体相贴，在硬膜囊前壁正中与后纵韧带之间有纤维束带相连结，类似于韧带结构，称 Hoffmann 韧带。该韧带在胸、腰段明显，其功能是固定硬膜囊，使之在随脊柱屈伸活动，并与脊柱生理弯曲相适应。有时在前正中 Hoffmann 韧带形成纵行隔膜，这可能是导致脊髓半侧麻醉的原因之一。在后部间隙，硬膜与椎板之间多无连结结构，但在硬膜与黄韧带之间存在韧带样结构，称为硬膜黄韧带，这样结构在颈部、胸部及腰部均存在，所以在颈椎椎管后路扩大掀开椎板时，应注意切断这些韧带，否则就会牵拉硬脊膜，间接造成脊髓损伤。在腰部，这些韧带可能是造成硬膜撕裂的原因之一。

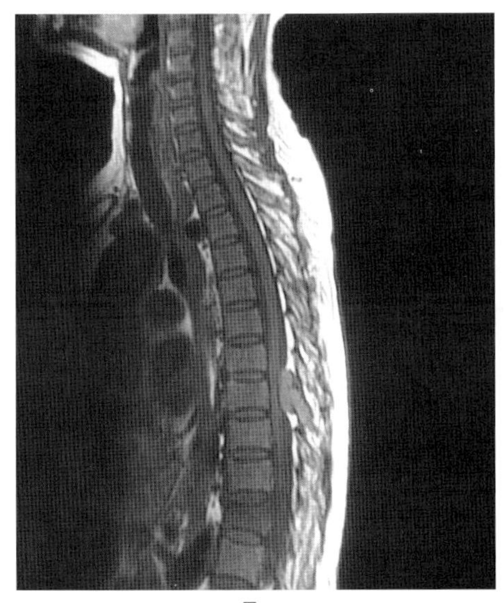

T_8

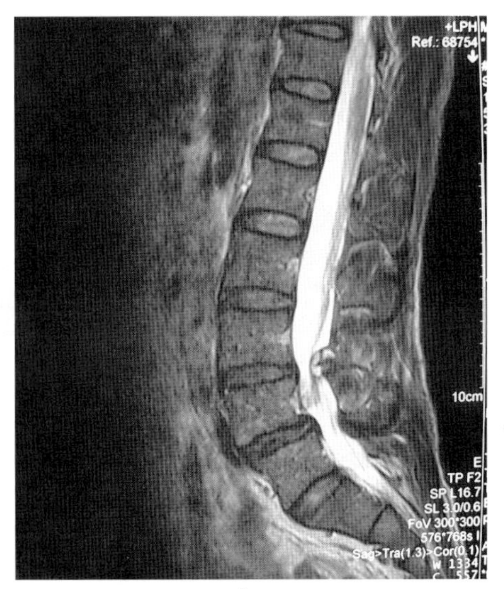

L_4

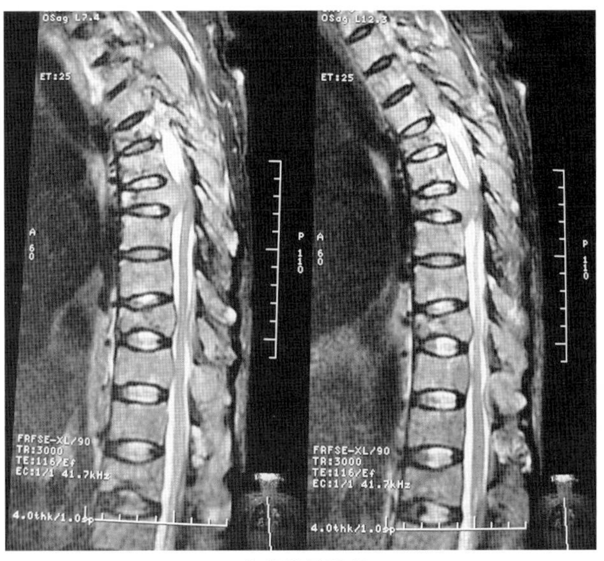

多发性骨髓瘤

图 4-6-25　椎管内硬膜外肿瘤 MRI 特点

2. 硬膜下腔　指硬脊膜与蛛网膜之间的潜在腔隙，腔隙很小。由于腔隙小，蛛网膜很薄，所以穿刺很难进入此腔隙。在脊柱手术硬膜切开时，可以看到此间隙。

3. 蛛网膜下腔（隙）　为蛛网膜与软脊膜之间的腔隙，内含脑脊液。脑部蛛网膜下腔与脊髓部的蛛网膜下腔相通。在一些部位蛛网膜下腔膨大，称为池，如延髓池和腰部的终池。脊柱颈段屈伸时对脊髓和蛛网膜下腔有较大影响。脑脊液是循环的，并随呼吸及脉搏搏动，当脊髓受压或蛛网膜下腔梗阻时，脑脊液循环受阻，此时其搏动减弱甚至消失。腰穿时，脑脊液通畅试验（奎肯试验）就是根据此原理设计的。

临床应用要点：由于MRI的广泛应用，椎管内肿瘤越来越多地被确诊。临床上常需要鉴别肿瘤位于硬膜腔外、硬膜下还是脊髓内。根据解剖学概念，硬膜外肿瘤位于硬膜外间隙，所以硬脊膜及脊髓等椎管内结构均被压迫，脑脊液回流受阻，影像特点为弧形切迹（图4-6-25）；硬膜下肿瘤则硬膜囊被肿瘤顶起，硬膜腔扩大，脑脊液围绕肿瘤呈现分叉征象（图4-6-26）；脊髓内肿瘤则脊髓本身增粗变大而蛛网膜间隙变小（图4-6-27）；交通性椎管内外占位病变则肿瘤一部分位于硬膜腔内，一部分自神经根由椎间孔突出至椎管外，由于椎弓根及椎板的阻挡，肿瘤常呈现哑铃形（图4-6-28）。这些特点可在MRI上显示，是重要的鉴别依据。

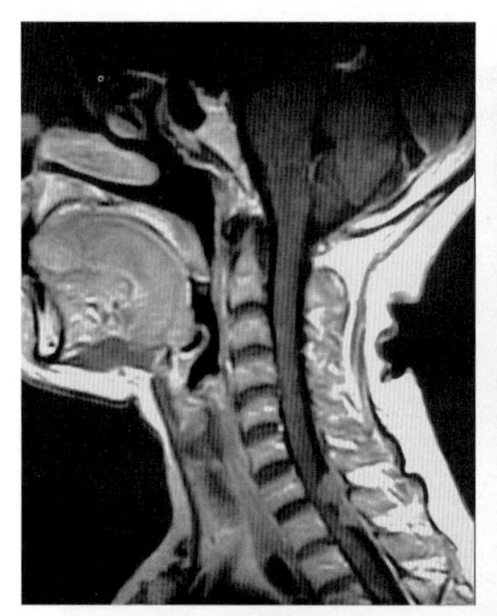

C_7~T_1，神经鞘瘤

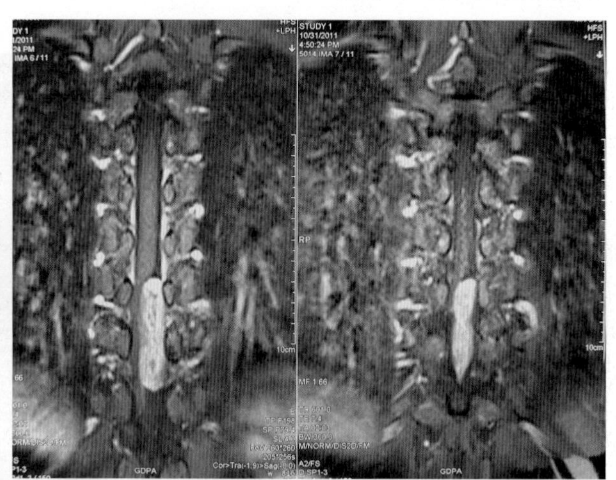

$T_{9\sim11}$，冠状面

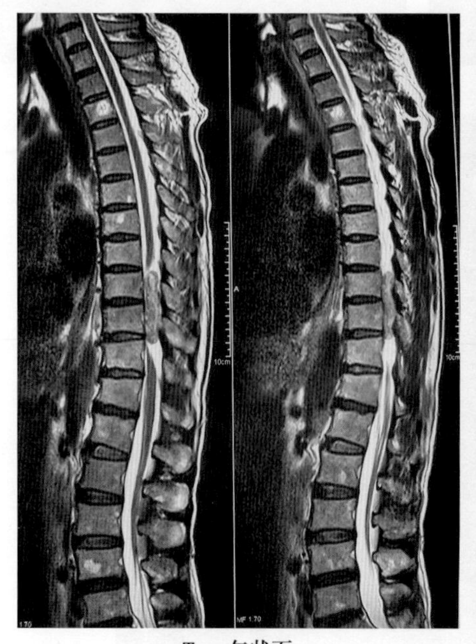

$T_{9\sim11}$，矢状面

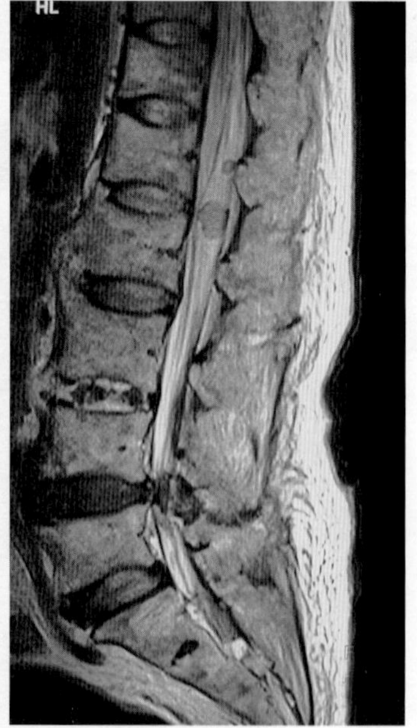

多发

图4-6-26　椎管内硬膜下肿瘤MRI特点

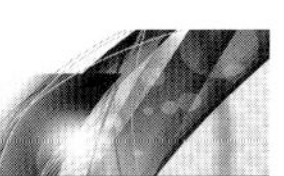

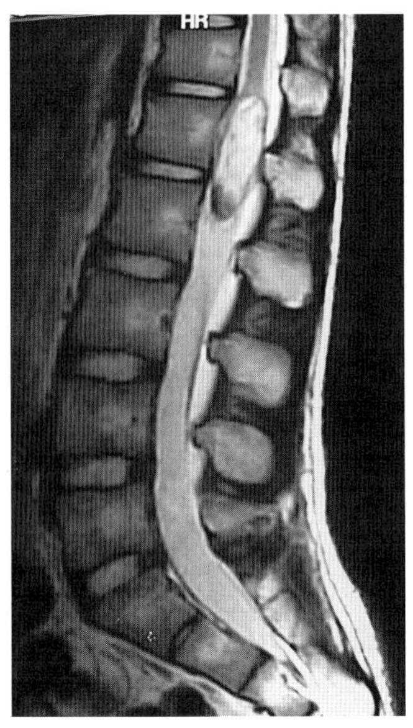

图 4-6-27　椎管内脊髓内肿瘤 MRI 特点（畸胎瘤）

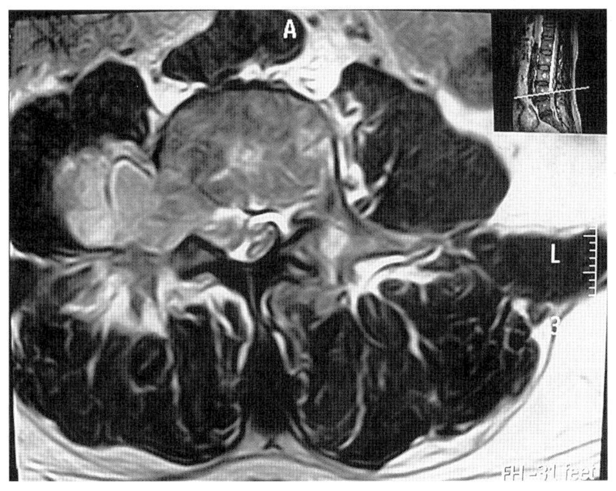

图 4-6-28　椎管交通性内外肿瘤 MRI 特点（脂肪肉瘤）

（杜心如）

参考文献

1. 徐达传. 骨科临床解剖学图谱. 济南：山东科学技术出版社，2005
2. 彭田红，丁红梅，陈胜华，等. 臂丛根部的显微解剖学研究及其临床意义. 中国临床解剖学杂志，2007，25（3）：231-235
3. 杜心如，赵玲秀. 腰骶神经变异的临床解剖学. 解剖科学进展，1995，（3）：278-281
4. 杜心如. 脊髓过短 1 例. 中国临床解剖学杂志，1995，（2）：160
5. 孔祥玉. 眼耳鼻咽喉科临床解剖学图谱. 济南：山东科学技术出版社，2006
6. 徐达传. 骨科临床解剖学图谱. 济南：山东科学技术出版社，2005
7. 司丕成，曾宪良，刘福云，等. 新生儿脊髓圆锥末端位置的 B 超研究. 临床小儿外科杂志，2007，6（1）：19-20，25
8. 丁自海，杜心如主编. 脊柱外科临床解剖学. 济南：山东科学技术出版社，2008，442-498
9. 杜心如，徐永清. 临床解剖学丛书——脊柱与四肢分册. 北京：人民卫生出版社，2014，680-718
10. 杜心如主编. 多发性骨髓瘤骨病外科治疗. 北京：人民卫生出版社，2013，50-85

第七章 下肢神经临床解剖学

下肢神经来源于腰丛和骶丛的分支。腰丛的神经分布于股前内侧部、膝部、小腿部和足部内侧面，分支有股神经、闭孔神经、股外侧皮神经和生殖股神经股支；骶丛的神经分布于臀部、股后部、腘窝、小腿后外侧面及足部，分支有股后皮神经、臀下内皮神经、臀上神经、臀下神经，至梨状肌、股方肌和闭孔内肌的肌支、坐骨神经、阴部神经等。

第一节 腰 丛

一、概述

腰丛由一部分 T_{12} 前支、$L_{1\sim3}$ 神经根前支和一部分 L_4 前支交织而成。位于腰大肌深面、腰椎横突前方，部分可在腰大肌肌腹，在腰椎横突与腰大肌之间由内上斜向外下。L_1 神经根前支向外延伸，主要构成髂腹下神经和髂腹股沟神经，尚有一分支与 L_2 神经根的一分支形成生殖股神经。$L_{2\sim4}$ 神经根分成前、后股，前股汇合形成闭孔神经，后股汇合形成股神经，L_2、L_3 后股的一部分汇合构成股外侧皮神经。腰丛在盆部发出肌支支配腰大肌、髂肌和腰方肌，在下肢主要支配股前内侧部、膝部、小腿部和足部内侧面。

腰丛各神经的组成：

常见型：股神经由 $L_{1\sim4}$ 组成，占 73.75%；闭孔神经由 $L_{2\sim4}$ 组成，占 84.06%。

髂腹下神经和髂腹股沟神经多于 L_1 平面离开腰丛，由于第 12 胸神经常发支向下加入 L_1，因此该两神经或其中之一常含 T_{12} 的纤维。按此两神经合与分的情况分为三型；分干型，占 36.8%；共干型，占 50.6%；合并型，占 12.5%（两神经合并为一，末支呈不规则的丛状分支，分布于该两神经的分布区）。

二、分支

（一）股神经

股神经（femoral nerve）（$L_{2\sim4}$）：为腰丛中最大的一支，由第 2 ~4 腰神经前支的后股组成，穿腰大肌，在该肌外侧缘下部穿出，沿髂肌前面下降，经腹股沟韧带深面的肌腔隙至股三角内，分为前后两干，再各自分为肌支和皮支。

股神经变异：股神经在髂肌表面分出内、外支，两支被腰大肌肌纤维分隔，然后在腰大肌肌腱外侧汇合成股神经干。也有报道股神经在腹股沟韧带中点上方发出前干和后干。所以在手术时不要满足于找到了一支，还应注意这种变异，以免损伤。

主要分支有：

1. 腹股沟韧带以上所发出的肌支，至髂肌，并发细支至股动脉。

2. 股神经前干的分支

（1）至耻骨肌的肌支：在腹股沟韧带稍下方，自股神经前干内侧发出，在腰大肌前面向下内侧行于股血管鞘的后面，于耻骨肌前面进入该肌。

（2）至缝匠肌的肌支：多与股中间皮神经共干，分开后，肌支自缝匠肌上部进入该肌。肌支数常为 2 ~3 支。

（3）股神经前皮支：一般在股三角的近侧起于股神经，可分为股中间皮神经及股内侧皮神经两

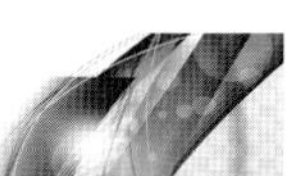

部分。

股中间皮神经（intermedial femoral cutaneous nerve）：在股三角近侧部，分为内侧及外侧2支。大约在股上中1/3交界处，内侧支穿阔筋膜，外侧支常先穿缝匠肌再穿阔筋膜，至浅筋膜内。这2支沿股前内侧下降，直达膝关节，支配股前内侧下2/3的皮肤，其终末支加入髌神经丛。外支穿缝匠肌时，发1肌支支配该肌，并在股的近侧1/3部，有支与生殖股神经的股支结合。

股内侧皮神经（medial femoral cutaneous nerve）：沿股动脉外侧向内下方下行。经股三角尖部，跨过动脉，分为前、后支。在分支之前，发出下支穿阔筋膜，分布于大隐静脉附近的股内侧皮肤。其最上1支经卵圆窝，下降至股中部。前支垂直向下，在股中下1/3处穿出阔筋膜，继续下降向外侧偏斜，经膝关节之前，加入髌神经丛。后支沿缝匠肌后缘下降，至膝内侧穿出阔筋膜，分为数支下降至小腿的中部。其分支与隐神经的分支结合，并与闭孔神经浅支的分支结合。在阔筋膜及缝匠肌的深侧，在股收肌腱板的表面，形成缝匠肌下丛。

3. 股神经后干分支　有6个分支，其中一支为股神经中最长的皮神经，即隐神经，其他为支配股四头肌的肌支及膝关节支。

（1）隐神经（saphenous nerve）：自股三角内下降，初位于股动脉外侧，经股三角尖，进入收肌管，由股动脉外侧，越过动脉前面，至其内侧，继于收肌管的下端，与膝最上动脉共同穿收肌腱板，离开该管，继在膝内侧缝匠肌与股薄肌之间，穿固有筋膜，伴大隐静脉下降至小腿内侧，沿胫骨内侧缘下降，至小腿的下1/3处，分为2支。1支继续沿胫骨内侧缘下降至内踝，另1支经内踝前面，下降至足的内侧缘，有时可直达䟴趾。

隐神经对周围神经损伤的修复，带神经血管蒂的皮瓣移植，以及大隐静脉手术等都很重要。用隐神经和动脉为蒂的皮瓣或筋膜皮瓣移植，使感觉功能可得到满意的恢复。

（2）肌支：①股内侧肌支：在股三角内发出后，经缝匠肌的深面，沿隐神经外侧与之伴行下降。但不进入收肌管，在收肌腱板的浅面，该神经自股内侧肌的内侧进入肌内。肌支数常在3支以上，3～7支者多见；②股中间肌支：有2～3条，于股中点，在该肌上部前面入肌内，并有分支至膝关节；③股外侧肌支：被股直肌覆盖，与旋股外侧动脉伴行，沿股外侧肌的前缘，至该肌的下部进入该肌，亦有分支至膝关节，肌支数目常为2～6支；④股直肌支：自该肌上部深面进入肌内，发一髋关节支，与旋股外侧动脉的升支伴行，肌支数目常为2支；⑤膝关节支：自股中间肌支分出，在股内肌与股中间肌之间下降，至股下1/3处，至膝关节肌，并发支至膝关节。

股神经损伤的症状体征特点：脊髓、马尾或腰丛的病变都可影响股神经：此外，骨盆内肿瘤、腰肌周围脓肿、股骨或骨盆骨折时，可压迫损伤该神经。股神经的损伤部位，如在髂腰肌支发出部的上方，则髂腰肌及股四头肌发生瘫痪，表现为大腿不能屈曲触及腹前壁，小腿不能伸直，膝反射消失，不能登阶梯或跳跃，股四头肌萎缩，步行困难。但由于腰大肌神经支多，不会全部损伤，所以髂腰肌不会发生完全瘫痪。股神经损伤部位，如在髂腰肌支发出部的下侧，则屈大腿的功能仍存在，但因股四头肌瘫痪，不能伸小腿，膝腱反射消失，并因缺乏股四头肌的牵引而致躯干后倾。即便勉强行走，但患肢无力，不能全力支持体重，容易跌倒。感觉障碍出现于股前及小腿内侧。股神经的不完全病变，可能发生疼痛，膝部比较明显（图4-7-1）。

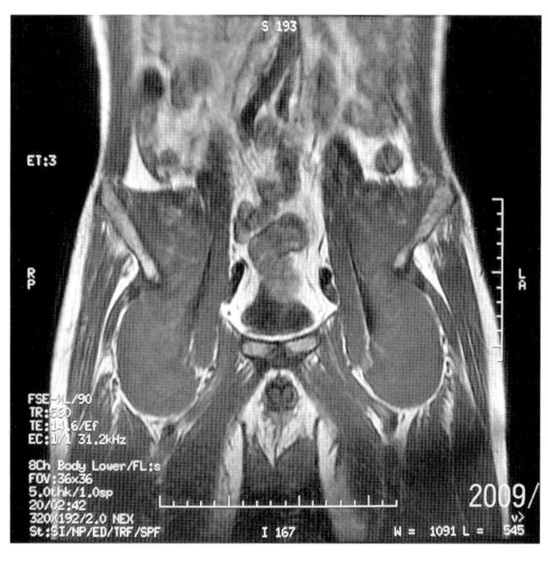

图4-7-1　双侧髂腰肌肿瘤压迫股神经

临床上判断股神经损伤部位很重要，单一的神经支损伤仅出现其所支配的肌肉无力或萎缩及感觉区感觉障碍。可以根据以上解剖学知识进行推断。脊髓损伤一般会出现感觉障碍平面，脊髓损伤平面以下的下肢肌肉无力，包括坐骨神经、股神经和闭孔神经、阴部神经等，如果腰段脊髓损伤，则呈现肌肉萎缩和肌张力减低；如果损伤平面高于腰段，则肌肉不萎缩，肌张力增高；如果是腰丛损伤，则出现大腿前方感觉障碍和股四头肌、股内侧肌群萎缩、小腿内侧麻木等，即股神经和闭孔神经表现，不会出现坐骨神经损伤的症状体征，但由于腰丛组成分散，损伤多为不完全性，所以症状体征较为不典型；如果仅仅是股外侧麻木或疼痛而没有股四头肌萎缩或无力，则多为股外侧皮神经卡压症；如果仅为小腿内侧麻木而无股四头肌萎缩或无力，则多为隐神经卡压症，如果既有股四头肌萎缩或无力又有小腿内侧麻木，则多为股神经损伤。

腰椎结核合并腰大肌脓肿时会累及腰丛，在病灶清除术时注意对条索样结构的保护，否则会引起腰丛神经损伤，最常见的症状为术后股外侧麻木，如果损伤广泛还会出现股四头肌麻痹，腰丛神经的肿瘤其症状仅表现为受累神经支支配区域的感觉运动障碍，所以易于腰椎间盘突出症相混淆，选择检查时注意不要遗漏。髂腰肌血肿常常合并股神经麻痹，除伸髋受限外还会有股四头肌麻痹。髂窝肿瘤也会出现相同的症状体征，所以要注意鉴别。椎间盘突出至腰大肌内也会压迫腰丛，其症状体征与股神经损伤相似，注意鉴别。

（二）闭孔神经

闭孔神经（obturator nerve）起于第2～4腰神经前支的前股，而自第3腰神经来的纤维最多，第2腰神经的纤维最少，也有报道少数可来自第5腰神经前支的纤维。此神经沿腰大肌内侧缘走行于髂总动脉后侧，其与腰骶干间隔以髂腰动脉，穿盆筋膜入小骨盆；沿骨盆侧壁，在髂内动脉与输尿管外侧，沿闭孔内肌及其筋膜表面走行，与闭孔血管伴行，共同穿闭膜管至股部，常在闭膜管内，分为前、后两支。

1. 前支　于闭孔外肌与短收肌之前、耻骨肌和长收肌之后下行。在长收肌下缘有分支与隐神经、股内侧皮神经的分支结合，于缝匠肌下端加入缝匠肌下丛。其分支有：①关节支：多在闭膜管处发关节支至髋关节，从前支外侧分出，极细小，有时与短收肌肌支共干，经髂腰肌终止该肌腱的深面，分成1～3小支至关节囊的内前方；②肌支：至股薄肌、长收肌和短收肌。前支发出3个肌支的占66.7%，4个肌支的占4.8%，2个肌支的占28.5%；③皮支：粗细不定，可缺如，在股中部经股薄肌与长收肌之间穿至浅层，支配股内侧下2/3的皮肤；④至股动脉的分支，分布于股动脉下部。

2. 后支　穿闭孔外肌的上部，于短收肌及大收肌之间下行，其分支有：①肌支：至闭孔外肌、大收肌的斜纤维部及短收肌。至闭孔外肌的肌支，发自闭膜管内；至短收肌支，当其前支不发支支配时，则由后支发支支配，或前后支均有分支至该肌；②关节支：可发支至髋关节，一般自闭膜管前0～12mm处恒定地起于后支后外侧，可与闭孔外肌肌支共干，自闭孔外肌深面穿该肌向下外行，至关节囊的后内方。

副闭孔神经（accessory obturator nerve）：此神经的出现率，国人资料为3%，国外有人报道为29%。起于第3、4腰神经前支的前股（亦有起自第5腰神经前支者），沿腰大肌内侧缘下降，跨过耻骨上支，在耻骨肌后面分成3支，1支自耻骨肌的后面进入该肌；1支入髋关节；另1支可与闭孔神经的前支相连。有的副闭孔神经为唯一支配耻骨肌的神经。

闭孔神经损伤的症状体征特点：闭孔神经损伤可因脊髓、腰丛的病变或盆腔内肿瘤的压迫所致；亦常见于妊娠妇女，由于子宫压迫或难产而使神经遭受损伤。症状表现为内收肌瘫痪，股不能内收，两下肢交叉困难，外旋无力；感觉症状不显著。髋关节疼痛以闭孔型最为多见，作闭孔神经关节支切除术治疗髋关节疼痛性疾患，临床上可以取得相当显著的疼痛缓解疗效，作闭孔神经关节支切除术时，由骨盆内进入优于骨盆外进入，在盆内将闭孔神经提起，在神经后外就能清楚地见到关节支，完全可能在不损伤闭孔神经干的情况下切除关节支。

单纯闭孔神经损伤少见，其表现为股内收肌肉萎缩无力，股内侧区域可有感觉障碍；需要与脑栓塞或出血的后遗症相鉴别，由于该后遗症多为整个肢体感觉运动障碍，所以患肢行走极似画圈的特征明显。

（三）股外侧皮神经

股外侧皮神经（lateral femoral cutaneous nerve）：来自第2、3腰神经前支的后股，走行在腰大肌外侧缘，斜向外下方，经髂肌前面，在髂前上棘内侧，穿经腹股沟韧带深面至股部，行至1～2cm经缝匠肌的前面或后面，或穿过该肌上部分为前、后支。先在阔筋膜的深面下行，继穿出阔筋膜，至浅筋膜内。穿腹股沟韧带处横径2.3mm。

股外侧皮神经与骨性标志的关系，股外侧皮神经从腰大肌外侧缘浅出点可以位于髂嵴以上水平、髂嵴水平或髂嵴以下水平。

股外侧皮神经根据其出骨盆时的走行与髂前上棘的位置关系分6型：A型：髂前上棘后通过髂嵴；B型：经髂前上棘前内侧、腹股沟韧带外1/3深面通过髂筋膜与腹股沟韧带（或韧带外侧端两层）之间的骨纤维管道出骨盆入股部；C型：经髂前上棘通过；D

型：在出盆前沿髂嵴内侧缘走行一段距离，然后越过髂前上棘至股部；E 型：出盆前即分前后支，前后支经不同出盆点至股部。其中 B 型最多见，占 50%；其次为 C 型，占 35%；以 A 型最为少见。

股外侧皮神经可在股部分支，也可在腹部分支，前者多见，占 56%，分成前、后支（60%）或前、中间、后支（40%）。

1. 前支　前支沿髂前上棘至髌骨外上缘的连线下行，于髂前上棘下 15cm 处，穿出阔筋膜下降，常分为 2 支，分布于大腿前外侧，直到膝关节的皮肤。其终末支可与股神经的股前皮神经及隐神经的髌下支，形成髌神经丛。

2. 后支　在前支的稍上方，穿出阔筋膜，继又分支，分布于大腿外侧部（自大转子至大腿中部）的皮肤。

股外侧皮神经卡压症症状体征特点：股外侧皮神经卡压症又称股外侧皮神经炎、感觉异常性股痛等，是一种常见病，大多为股外侧皮神经在髂前上棘内侧经腹股沟韧带处的骨纤维管或穿出阔筋膜处受卡压所致，该管的出口小于入口，较接近髂前上棘，周围结构较紧，神经在此处易受卡压。其症状为股外侧麻木或疼痛，有的患者疼痛剧烈难忍，没有肌肉萎缩或无力，无股四头肌无力或萎缩，可以在其出盆点找到压痛点和 Tinel 征阳性。局部阻滞效果明显，进行神经松解疗效显著（图 4-7-2）。

（四）至大腿部皮肤的其他神经

由腰丛发出至大腿部皮肤的神经还有髂腹股沟神经和生殖股神经股支。

1. 髂腹股沟神经　由腰大肌外侧缘浅出，可与

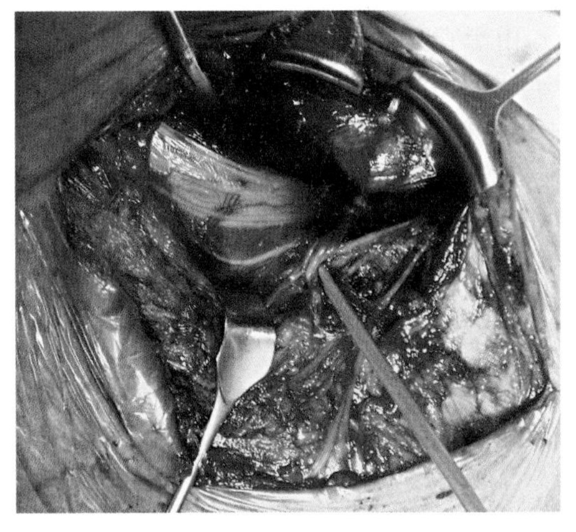

图 4-7-2　股外侧皮神经卡压

髂腹下神经共干，位于该神经的下侧。在沿腰方肌前面，肾的后面，经由髂嵴唇后部的内侧，继沿髂肌前面行向内下方，在髂嵴前部穿腹横肌，至髂前上棘下方稍前，在精索的外下侧（在女性为子宫圆韧带）由腹股沟管皮下环穿出至浅筋膜，位于腹股沟韧带的内侧端，分布于股前面上部内侧的皮肤，并发支分布于阴茎根部及阴囊皮肤。

2. 生殖股神经股支　生殖股神经股支在髂总动脉外侧、输尿管后方由生殖股神经分出，然后沿髂外动脉下降，经腹股沟韧带深面，在股血管鞘内，沿股动脉外侧至股部，至腹股沟韧带中点下 2.5cm 处穿股血管鞘前壁及阔筋膜，或自卵圆窝穿出，成为皮神经，分布于股三角部的皮肤，有时在腹股沟韧带下方，发分支与股外侧皮神经的前支和股神经的皮支交通。

第二节　骶　　丛

一、概述

骶丛（sacral plexus）是由腰骶干，第 1～3 骶神经的前支及第 4 骶神经前支的一部分组成。骶丛略呈三角形，尖端朝向坐骨大孔，其分支经梨状肌上、下孔出盆，分布于臀部、会阴及下肢。第 4、5 骶神经前支和尾神经合成小的尾丛（coccygeal plexus），位于尾骨肌的上面，主要发出肛尾神经，穿骶结节韧带后，分布于邻近的皮肤。

骶丛毗邻：贴近盆后壁，位于骶骨和梨状肌前面，髂内血管和输尿管的后方；左侧前面有乙状结肠，右侧骶丛前面有回肠袢；臀上动脉及臀下动脉，穿过骶丛自盆腔至臀部。臀上动脉夹在腰骶干及第 1 骶神经之间，或第 1、2 骶神经之间。臀下动脉则夹在第 1、2 骶神经之间，或第 2、3 骶神经之间。

腰骶干（lumbosacral trunk）由第 4 腰神经前支的一部分和第 5 腰神经前支的合成。腰骶干位于骶骨翼前方、腰大肌内侧缘，紧贴骨面，向外下方走行，斜跨骶髂关节前面，经髂总血管后面、闭孔神经内侧下降入小骨盆，与第 1、2 骶神经汇合，形成骶丛上干。腰骶干的终点约平 S_2 椎体下缘水平。因 L_4 神经加入骶丛的位置和比例变化较大，故腰骶干的长度、宽度也各不相同。

第4腰神经前支常称为分叉神经（furcal nerve），由于它分叉成两部分，一部分加入腰丛，另一部分加入骶丛，这种为腰丛常见型。存在两种变异，一种为第3腰神经前支就成为分叉神经，或第3、4腰神经前支都分成两部分，分别参加腰丛或骶丛，这种为腰丛上移型（或前置型）；另一种为第5腰神经前支成为分叉神经，这种为腰丛下移型（或后置型）。根据国人资料：以分叉神经为标准，常见型占69.3%，上移型占22.1%，下移型占8.4%。

二、分支

（一）股后皮神经

股后皮神经（posterior femoral cutaneous nerve）由骶丛的第1、2骶神经后股的一部分及第2、3骶神经前股的一部分合成。经梨状肌下孔出盆腔至臀部。在臀大肌深面，沿坐骨神经内侧或背侧下降，距离坐骨结节7.4cm处的臀大肌下缘离开臀部至股后部，在股二头肌长头和股后深筋膜之间下行达腘窝。在膝关节的后面，穿出深筋膜，终末支沿小隐静脉下降，达小腿后面的中部，并可与腓肠神经交通，主要分布于股后部、腘窝、小腿后面上部及会阴部的皮肤。

股后皮神经分支：

1. 会阴支（perineal branches）　越过坐骨结节下方和大腿后群肌肌腱，穿深筋膜，弯曲向前内侧，分布于股后上部及内侧部的皮肤。并经会阴浅筋膜层，至阴囊或大阴唇。

2. 臀下皮神经（inferior gluteal nerves）　有2～3支，自臀大肌下缘发出，绕臀大肌下缘向上，分布于臀区下部及外侧部的皮肤。

3. 股后及小腿后的皮支　是许多细支，自神经两侧分出，分布于股后内侧部、腘窝及小腿后上部的皮肤。

（二）至梨状肌的肌支

至梨状肌的肌支是由第1、2骶神经后股发出的1、2小支，于梨状肌的前面进入该肌。

（三）至股方肌的神经

至股方肌的神经自第4、5腰神经及第1骶神经的前股发出，经梨状肌下孔穿出至臀部，位于坐骨神经、下孖肌、闭孔内肌腱的深面下行，在股方肌前面，进入该肌，发支至下孖肌，并发关节支至髋关节。

（四）至闭孔内肌的肌支

至闭孔内肌的肌支由第5腰神经及第1、2骶神经的前股发出，经梨状肌下孔穿出盆腔至臀部，发分支至上孖肌，继于阴部内血管外侧，跨过坐骨棘，经坐骨小孔返回盆内，在闭孔内肌的内侧面进入该肌。

（五）臀上神经

臀上神经（superior gluteal nerve）　自第4、5腰神经及第1骶神经后股发出，经梨状肌上孔与臀上血管一起出盆腔至臀部，分布于臀中肌、阔筋膜张肌、臀小肌。

（六）臀下神经

臀下神经（inferior gluteal nerve）　自第5腰神经及第1、2骶神经的前股发出，经梨状肌下孔出盆腔至臀部，分为数支，在臀大肌的深面进入该肌。

臀下神经以1～4支出盆。其中，1支型45%；2支型（内、外侧支）46.6%；3支型（内侧、中间、外侧支）6.6%；4支型1.6%。其穿出的形式有三种：从梨状肌下孔穿出者有85%；经梨状肌肌腹穿出者有11.67%；从梨状肌上孔穿出者有3.3%。

臀下神经的分支：1支型穿出后于臀大肌深面走行过程中分为2～4支，后者再分为数支分别入肌；2支型的内、外侧支或3支型的内侧、中间和外侧支也同样再各分为2～4支后入肌；4支型也在入肌肉前再分支，以分支入肌。

臀上神经和臀下神经对维持伸髋、站立位具有重要意义，臀部手术切口注意对上述神经的保护，由于神经与血管伴行，臀部肿瘤切除术在处理血管时注意不要将神经一并结扎切断。髋关节后侧切口劈开臀大肌时注意对深面神经支的保护。臀肌萎缩会影响髋关节的稳定。

（七）坐骨神经

坐骨神经（sciatic nerve）为全身最粗大的神经，在神经的起始处宽约2cm。一般自梨状肌下孔穿出臀部，被盖于臀大肌深侧，约在坐骨结节与大转子之间中点处下降，继经上孖肌、闭孔内肌腱、下孖肌及股方肌的后面至股后部。在股后部，坐骨神经行于大收肌与股二头肌长头之间，下降至腘窝。一般于腘窝的上角处，坐骨神经分为两终支，内侧者为胫神经，外侧者为腓总神经，胫神经较腓总神经粗大。坐骨神经的表面投影：自大转子尖至坐骨结节连线的中点至腘窝上角为坐骨神经走行的表面投影。

坐骨神经可以在6种不同的位置分出胫神经和腓总神经，A：进入臀区前分支（17.4%）；B：在臀区分支（2.3%）；C：在大腿后区上段分支（3.5%）；D：在大腿后区中段分支（2.3%）；E：在大腿后区下

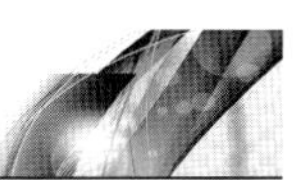

段分支(40.7%);F:在腘窝内分支(34.9%)。

坐骨神经的分段:于第1骶前孔至臀大肌下缘测量坐骨神经,将坐骨神经分为三段:梨状肌上缘以上为盆段;梨状肌覆盖至该肌下缘为梨状肌段;梨状肌下缘至臀大肌下缘为臀段。各段的长度分别为:盆腔段为9.3cm,梨状肌段为3.6cm,臀大肌段为17.0cm。坐骨神经的直径:坐骨神经的最大直径盆腔段为7.9mm,梨状肌段为15.1mm,臀大肌段为11.0mm。

坐骨神经损伤当中,药物注射伤是医源性坐骨神经损伤的重要原因。臀部坐骨神经的走行与骨盆骨性结构有密切关系,它从腰骶干及$S_{1\sim3}$神经发出后,经坐骨大孔出骨盆,并于髂骨后面,梨状肌下缘穿出,在坐骨支外侧入股部,所以在坐骨神经走行径路中的骨折、脱位等可以挫伤、牵拉、压迫,甚至撕脱神经而引起损伤,故临床上外伤性髋关节后脱位、骨盆骨折往往合并坐骨神经损伤,有报道髋关节后脱位的患者中有75%伴有创伤性坐骨神经损伤。

若损伤部位在骨盆出口处或在坐骨神经的上端,则股后肌群,小腿前、后侧及足的肌肉全部瘫痪,致使小腿不能屈曲,足与足趾的运动亦完全丧失。因股四头肌正常,骨盆与股部的支撑尚存,躯干重心可获支持,尚能步行,不过呈跨阈步态,不能疾行,跟腱及跖反射消失,小腿外侧及足部感觉丧失。

坐骨神经不完全损伤时,常出现灼痛。当坐骨神经损伤在股下部时,如股二头肌、半腱肌及半膜肌支未损伤,则小腿屈曲运动可以保存。

主要分支有:

1. 关节支　自坐骨神经近侧端发支至髋关节,由关节囊的后部传入。此关节支有时可直接发自骶丛。

2. 肌支　于股上部自该神经发出,支配股二头肌长头、半腱肌、半膜肌及大收肌,至半腱肌与半膜肌的肌支常共干。在股中部发出的肌支股二头肌短头。上述各肌支,只有股二头肌短头的肌支来自腓总神经,其他各支均起于胫神经。股二头肌长头的肌支数目以2~3支者最多;股二头肌短头者1~2支;大收肌者2支居多;半腱肌者1~2支;半膜肌者大多数有2~4支。

3. 胫神经(tibial nerve)　自坐骨神经分出后,沿股后和腘窝后面下行,下达腘肌下缘,与腘动脉伴行共同穿过比目鱼肌腱弓前方,至小腿后面的上部。在股后区被股二头肌覆盖;在腘窝先位于腘血管外侧,至腘窝中点跨过腘血管背面至其内侧,在腘窝下部被腓肠肌内、外侧头联合处覆盖。

胫神经在腘窝区的体表投影:股骨内外上髁连线(约在腘横纹上1cm处)中点做垂直线。

在小腿胫神经与胫后血管伴行,在小腿上部,神经位于腓肠肌及比目鱼肌的深面,大部分贴在胫骨后肌的后面,在小腿下1/3部,贴在胫骨的后面,仅被皮肤及深筋膜覆盖。胫神经与胫后动脉的关系:在小腿后上部,神经位于胫后动脉的内侧,继而神经由动脉的后侧转至其外侧。在内踝后侧,胫神经与胫后动脉一同穿过屈肌支持带的深面,也就是跖管位置,并分为足底外侧神经及足底内侧神经。

胫神经的分支包括:

(1) 关节支:在腘窝处一般发出3支,即膝上内关节支、膝下内关节支及膝中关节支,与同名动脉伴行,支配膝关节,并与闭孔神经的分支构成神经丛,分布于腘斜韧带,膝上内关节支常缺如。胫神经在分为足底内侧神经和足底外侧神经之前发出分支,穿三角韧带,进入踝关节。

(2) 肌支:在腘窝和小腿后部发出肌支支配腓肠肌内外侧头、比目鱼肌、腘肌、胫骨后肌、踇长屈肌、趾长屈肌及跖肌。腓肠肌内侧头肌支,在腘窝由胫神经发出,可与腓肠内侧皮神经和腓肠内侧头肌支共干起始。腓肠肌外侧头肌支,在腘窝由胫神经发出,可与比目鱼肌支共干起始。比目鱼肌支,在腘窝和小腿后部胫神经均发出分支,以1~3支居多。在腘窝发出的肌支,向远端走行于腓肠肌深面,进入比目鱼肌。腘肌支,在腘窝内发出,在腘肌的后面下降,绕过其下缘,自深面进入该肌;自此肌支发一细支支配胫骨后肌;发关节支支配胫腓关节及膝关节;发至胫骨的一小支,伴胫骨营养动脉入骨;此外,尚发一骨间支,沿骨间膜,靠近腓骨下降,直达胫腓韧带联合。此外,在小腿后部尚发出分支支配胫骨后肌、踇长屈肌及趾长屈肌。至踇长屈肌的肌支,与腓血管伴行。胫骨后肌者多为1~2支;踇长屈肌者多为1~2支;趾长屈肌者多为1~3支。

(3) 腓肠内侧皮神经:在腘窝处由胫神经分出,随小隐静脉下降于小腿深筋膜的深面,约在小腿中点处穿出深筋膜,与来自腓总神经的腓肠外侧皮神经汇合成腓肠神经(sural nerve)。腓肠神经沿跟腱外侧缘下降,经外踝及跟腱之间,在外踝的下方转向前行,改称足背外侧皮神经,沿足及小趾外侧缘,达小趾末节基底部。腓肠内侧皮神经分布于小腿后面的下部,足及小趾外侧缘的皮肤。足背外侧皮神经可与腓浅神经的足背中间皮神经以交通支相连结。腓肠内侧皮神经在小腿后面，尚可有交通支与股后皮神经相连结。一般情况腓肠神经是支配小腿后下部及足外侧缘皮肤感觉的神经。

（4）跟内侧支：由胫神经末端发出若干支，在跟骨沟处发出，并与血管伴行，穿屈肌支持带分布于踝部和足底内侧皮肤。

（5）足底内侧神经（lateral plantar nerve）：是胫神经较大的终末支，从屈肌支持带下方自胫神经发出入足底，达蹈展肌深面和足底内侧动脉外侧，经蹈展肌与趾短屈肌之间，穿行于足底内侧沟的肌间隔内。足底内侧神经先分出一内侧趾底固有神经至蹈趾内侧缘。然后在跖骨底附近，又分出3条足底总神经（common plantar digital nerve）。足底总神经行于跖腱膜与趾短屈肌之间，又各分为两条趾足底固有神经（proper plantar digital nerve）。

足底内侧神经的分支如下：①皮支：在跖骨底附近发出，在蹈展肌趾短屈肌之间穿跖腱膜，分布于足底内侧的皮肤；②肌支：蹈展肌支及趾短屈肌支在足底内侧神经起点附近发出，从蹈展肌及趾短屈肌深面进入，蹈短屈肌的肌支来源于蹈趾内侧趾足底固有神经。第1蚓状肌的肌支来源于第1足底总神经；③关节支，至跗骨间及跗跖骨间的关节；④蹈趾内侧的趾足底固有神经，分布于蹈趾内侧缘的皮肤，并发支支配蹈短屈肌；⑤足底总神经，经跖腱膜小束之间，埋藏于浅筋膜内。足底总神经的远端各分为两条趾足底固有神经，行于相应动脉的下侧，分别分布于第1～4趾的相对缘（第1趾足底总神经至第1、2趾相对缘，第2趾足底总神经，至第2、3趾相对缘。第3趾足底总神经，至第3、4趾相对缘）。第3趾足底总神经，接受来自足底外侧神经的交通支。第1趾足底总神经发支至第1蚓状肌。每一趾足底固有神经，都发出皮支和关节支至趾关节，在靠远节趾骨出发一背侧支至甲周围的结构。神经的末端分布于趾末端的腹侧。

（6）足底外侧神经（lateral plantar nerve）：是胫神经另一终末支，与足底内侧神经分开后位于足底外侧动脉外侧，行向前外侧，达第5跖骨粗隆，然后行于趾短屈肌和足底方肌之间，末端在足底外侧沟内（介于趾短屈肌与小趾展肌之间）分为浅、深两终支。在此神经尚未分成深浅支之前，发肌支支配足底方肌及小趾展肌，并发出小的皮支，穿跖腱膜，支配足底外侧部的皮肤。发关节支支配跟骰关节。①浅支：分出两条趾足底总神经，外侧支分布于第5趾的外侧缘、小趾短屈肌、第3骨间跖侧肌及第4骨间背侧肌。内侧支又分为两条趾足底固有神经，分布于第4、5趾相对缘，并与足底内侧神经之间有交通支。此神经除分布于趾的跖面外，更以分支绕至足趾中节及末节的背面；②深支：自第5跖骨底处发出，与足底外侧动脉伴行，穿向足的深部，在足底方肌、趾长屈肌腱、蚓状肌及蹈收肌斜头的深面弯曲向内，神经弓位于足底动脉弓的近侧。深支支配的肌肉有第2～4蚓状肌，内侧3个跖骨间隙内的骨间肌（即第3跖侧及第4背侧骨间肌除外）及蹈收肌的横头及斜头。其至第2、3蚓状肌的肌支，经蹈收肌的横头深面并绕其远侧缘，到达所支配的蚓状肌。至第4蚓状肌的肌支，则经蹈收肌横头的浅层，至该肌。关节支至跗骨间关节，跗跖关节及跖趾关节。

胫神经损伤症状体征特点，除因坐骨神经损伤而引起胫神经的损伤外，腘窝的外伤（如弹伤、骨折），亦常伤及胫神经。表现为小腿屈肌及足底肌的麻痹，足不能跖屈、内收或内翻运动不全；足趾的跖屈、外展、内收运动丧失；因胫骨后肌萎缩，胫骨前肌肌力正常，形成足过度背屈，患者不能以足尖支持体重；跟腱反射消失；足底（内侧缘除外），足跟外侧、足趾跖面之感觉丧失。

4. 腓总神经（common peroneal nerve）　直径约为胫神经的一半，自腘窝近侧部由坐骨神经分出后，沿腘窝的上外侧缘斜行向下至腓骨头。先位于股二头肌的内侧，继行于股二头肌腱与腓肠肌外侧头之间，然后绕腓骨颈外侧向前行于腓骨长肌深面，在此处分为腓浅神经和腓深神经。分支点在进入腓管（为腓骨长肌起始部纤维与腓骨颈所围成的一狭窄的骨-纤维管）之前者占40%，在腓管内者占50%～60%。腓总神经的表面投影：自腘窝上角至腓骨小头后侧所划的一条斜线。

腓总神经的分支：

（1）腓肠外侧皮神经：自腓总神经发出，向下随腓总神经行一短程后再穿出腘筋膜至小腿外面，沿途发出1～3个终支，分布于小腿近侧部前、后面和外侧面的皮肤，在小腿中点处与腓肠内侧皮神经合在一起，而形成腓肠神经。

腓肠神经的形成可分三种类型：第1型：腓肠神经由胫神经的腓肠内侧皮神经与腓总神经的腓神经交通支结合而成，占80%；第2型：腓肠神经单独由腓肠内侧皮神经形成，腓总神经交通支可以存在或缺乏，占10%～15%；第3型：腓肠神经单独由腓总

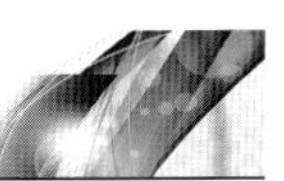

神经交通支形成，腓肠内侧皮神经可以存在，但未达小腿下端，或完全缺如，此种情况较少。

（2）关节支：有上关节支、下关节支及关节返支。上关节支伴随膝上外动脉；下关节支伴随膝下外动脉；上、下关节支也可起自一条神经干。关节返支自腓总神经分成两终支处附近发出，与胫前返动脉伴行，穿胫骨前肌，在膝关节前面入关节，分布于膝关节囊、胫腓近侧关节及胫骨前肌。

（3）腓浅神经（superficial peroneal nerve）：腓浅神经先位于腓骨长肌深面，行向前下方，降至腓骨长肌、腓骨短肌与趾长伸肌之间。在小腿中下 1/3 处，穿深筋膜至浅筋膜层内，分为足背内侧皮神经及足背中间皮神经。

腓浅神经的分支：①肌支：当腓浅神经行于肌肉之间时分出，至腓骨长肌及腓骨短肌。前者的肌支数以 1 ~3 支；后者的肌支数以 1 支多见；②足背内侧皮神经：向下内侧行，至踝前区，分为内、外 2 支。内侧支分布于踇趾内侧及足内侧的皮肤，可与隐神经及腓深神经的分支吻合。外侧支分为 2 支，分布于第 2、3 趾背的相对缘；③足背中间皮神经：经十字韧带的表面，至足背外侧部分为 2 支。内侧支分布第 3、4 趾相对缘；外侧支分布第 4、5 趾相对缘，并与腓肠神经（足背外侧皮神经）间有交通支。外侧支若缺如，则由腓肠神经的分支代替。

（4）腓深神经（deep peroneal nerve）：于腓骨长肌上部的深面由腓总神经分出，斜向前行，穿过腓骨前肌间隔及趾长伸肌，下降于趾长伸肌与胫骨前肌之间，在骨间膜前面与胫前动脉伴行至踝区。于小腿上部，神经在动脉的外侧；小腿中部，神经位于动脉前面，介于踇长伸肌与胫骨前肌之间；小腿下部，神经又居于动脉外侧，介于踇长伸肌与趾长伸肌之间。至踝关节前面，腓深神经分出内侧终支和外侧终支。

腓深神经分支：①肌支：至趾长伸肌、胫骨前肌、踇长伸肌及第 3 腓骨肌。胫骨前肌肌支数以 2 支常见。其他以 1 支多见；②关节支：至踝关节；③外侧终支：在趾短伸肌的深面，横过跗骨并膨大，形似神经节，从膨大处发出分支分布于踇短伸肌、趾短伸肌、跗骨关节及外侧 3 个跖骨间隙。在跖骨间隙内发小支，分布于邻近诸骨、骨膜及第 2 ~4 跖趾关节。此外，发穿支经跖骨间隙与足底外侧神经的分支结合。自至第 2 跖骨间隙的分支，发支至第 2 骨间背侧肌；④内侧终支：沿足背动脉外侧向远端走行，至第 1 跖骨间隙处与腓浅神经的内侧支交通，并分为两条趾背神经，分布于第 1、2 趾相对缘。亦发细支，至邻近骨的骨膜、跖趾关节、趾间关节、并发支至第 1 背侧骨间肌，及发穿支经此骨间隙与足底外侧神经结合。

腓总神经损伤症状体征特点：腓骨颈部的骨折、肿瘤或囊肿，常伤及或压迫腓总神经（图 4-7-3）。表现为小腿伸肌、外翻肌群及足背肌的瘫痪，发生足下垂，足趾微屈，患足不能背屈，不能外翻，在步行时用力提高下肢，并在膝关节和髋关节处过度屈曲，称为跨阈步态。感觉障碍区在小腿的前外侧和足背。

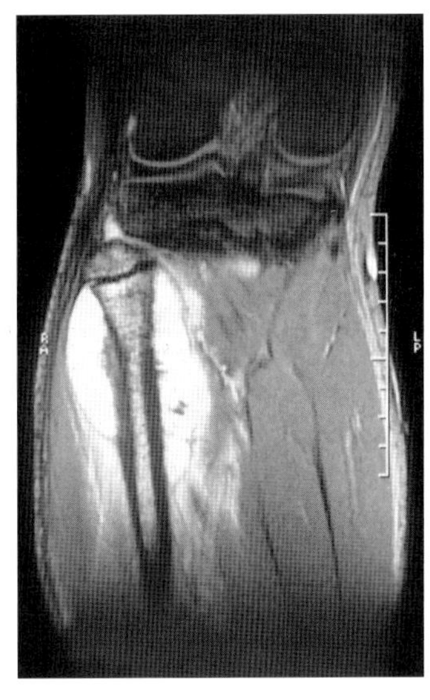

图 4-7-3 腓骨骨肉瘤压迫腓总神经（MRI）

单纯腓浅神经损伤出现小腿外侧及足背麻木，但第 1 ~2 趾间感觉正常，也不会出现足下垂；单纯腓深神经损伤则表现为足下垂，但小腿前外侧及足背感觉正常，第 1 ~2 趾相对缘感觉异常；如果在足背部位腓深神经损伤，则仅表现为第 1 ~2 趾相对缘感觉异常而没有足下垂，常见于足背囊肿及穿鞋过紧。这些特点与解剖关系密切，临床注意鉴别。

神经鞘瘤来源于周围神经，下肢各神经分支是好发部位，其特点是质硬的圆形或椭圆形肿物，表面光滑，可以左右移动但不能上下移动，压痛，神经干叩击征（Tinel）阳性，MRI 有时可以见到与之相连的神经支，手术切除时注意将其完整剥离，不会出现神经功能问题。一般情况下神经鞘瘤只是一个小分支发生病变而其他神经纤维正常，但由于肿瘤的压迫这些正常的神经纤维已经成为肿瘤的外膜部分，所以一定要保留这些外膜，否则会出现神经功能障碍（图 4-7-4 ~6）。

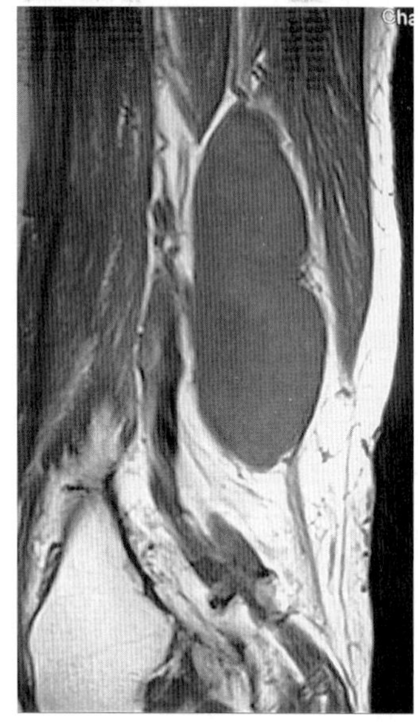

图 4-7-4　神经鞘瘤(坐骨神经)

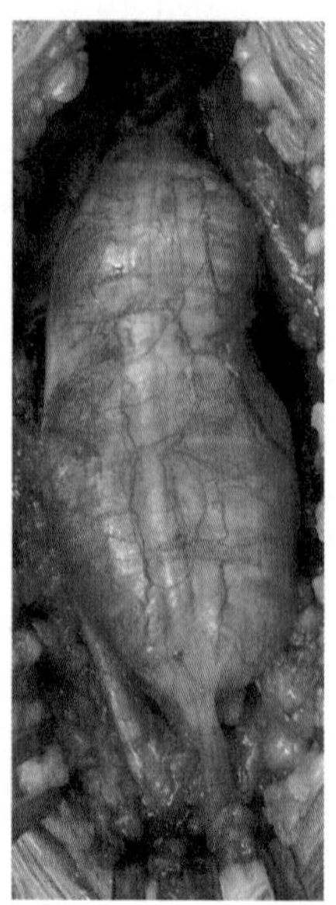

图 4-7-5　神经鞘瘤手术所见(坐骨神经)

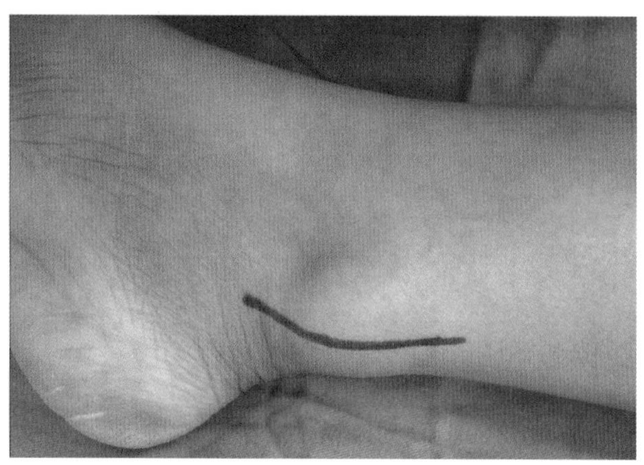

切口

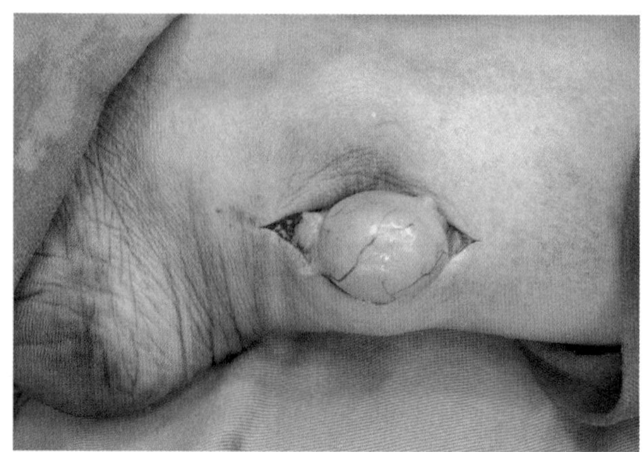

切开

图 4-7-6　胫神经鞘瘤手术

(杜心如)

参 考 文 献

1. 刘金伟,丁自海,汪坤菊,等. 生殖股神经腰大肌内段的应用解剖. 解剖学杂志,2009,32(1):90-92
2. 王树锋,薛云浩,刘佳勇,等. 闭孔神经移位修复腰骶丛神经根撕脱伤的解剖学观察及临床应用. 中华骨科杂志,2009,29(5):387-392
3. 郑和平,汪华侨,张发惠. 腓浅神经营养血管远端蒂皮瓣感觉重建的解剖学基础. 中华显微外科杂志,2008,31(6):435-437
4. Anagnostopoulou S,Kostopanagiotou G,Paraskeuopoulos T,et al. Anatomic variations of the obturator nerve in the inguinal region:implications in conventional and ultrasound regional anesthesia techniques. Reg Anesth Pain Med,2009,34(1):33-39
5. Anloague PA,Huijbregts P. Anatomical variations of the lumbar plexus:A descriptive anatomy stady with proposed clinical implications. J Man Manip Ther,2009,17(4):e107-114
6. Bjurlin MA,Davis KE,Allin EF,et al. Anatomic variations in the lateral femoral cutaneous nerve with respect to pediatric hip surgery. Am J Orthop,2007,36(3):143-146
7. Canella C,Demondion X,Guillin R,et al. Anatomic study of the superficial peroneal nerve using sonography. American Roentgen Ray Society,2009,193(1):174-179
8. Carai A,Fenu G,Sechi E, et al. Anatomical variability of the lateral femoral cutaneous nerve:findings from a surgical series. Clin Anat,2009,22(3):365-370
9. Dimitropoulos G,Schaepkens van Riempst J,Schertenleib P. anatomical variation of the lateral femoral cutaneous nerve:a case report and review of the literature. J Plast Reconstr Aes-

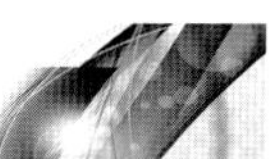

thet Surg,2011,64(7):961-962

10. Kosiyatrakul A,Nuansalee N,Luenam S,et al. The anatomical variation of the lateral femoral cutaneous nerve in relation to the anterior superior iliac spine and the iliac crest. Musculcsckelet Surg,2010,94(1):17-20
11. Lee JH,Lee BN,An X,et al. anatomic localization of motor entry point of superficial peroneal nerve to peroneus longus and brevis muscles. Clin Anat,2011,24(2):232-236
12. Ling ZX,Kumar VP. The course of the inferior gluteal nerve in the posterior approach to the hip. J Bone Joint Surg Br, 2006,88(12):1580-1583
13. Mahakkanukrauh P, Surin P, Vaidhayakarn P. anatomical study of the pudendal nerve adjacent to the sacrospinous ligament. Clin Anat,2005,18(3):200-205
14. Majkrzak A,Johnston J,Kacey D,et al. Variability of the lateral femoral cutaneous nerve:An anatomic basis for planning safe surgical approaches. Clin Anat,2010,23(3):304-311
15. Owsiak S,Kostera-Pruszczyk A,Rowińska-Marcińska K. Accessory deep peroneal nerve-a clinically significant anomaly? Neurol Neurochir Pol,2008,42(2):112-115
16. Prakash,Bhardwaj AK,Devi MN,et al. Sciatic nerve division:a cadaver study in the Indian population and review of the literature. Singapore Med J,2010,51(9):721-723
17. Prakash,Bhardwaj AK,Singh DK,et al. Anatomic variations of superficial peroneal nerve:clinical implications of a cadaver study. Ital J Anat Embryol,2010,115(3):223-228
18. Rao TR,Vanishree,Kanyan PS,et al. Bilateral variation of iliacus muscle and splitting of femoral nerve. Neuroanatomy, 2008,7:72-75
19. Ropars M,Morandi X,Huten D,et al. anatomical study of the lateral femoral cutaneous nerve with special reference to minimally invasive anterior approach for total hip replacement. Surg Radiol Anat,2009,31:199-204
20. Shankar N,Veeramani R. An unusual origin and intramuscular course of the sural nerve-a case report. Neuroanatomy, 2008,7:79-82
21. Tunali S,Cankara N,Albay S. A rare case of communicating branch between the posterior femoral cutaneous and the sciatic nerves. Rom J Morphol Embryol,2011,52(1):203-205
22. 第五维龙,王星,毕龙,等. 膝关节周围皮神经与关节置换术后疼痛关系的解剖学研究. 中国骨与关节杂志,2014,3(5):390-393
23. 唐举玉,李康华,任家伍,等. 股外侧皮神经的形态特点与临床意义. 中南大学学报,2012,37(12):1256-1259
24. 段文彪,吕来清,邹锦慧,等. 坐骨神经肌支自身比例定位及临床意义. 四川解剖学杂志,2015,23(1):6-11

第八章　上肢神经损伤的解剖与临床

周围神经损伤诊疗依然有许多未解之难题。20世纪后人们认识到神经功能束的准确定位有助于功能的恢复。国内钟世镇等利用组化定性和解剖分离法结合，针对周围神经进行了一系列应用解剖学研究；这些研究为周围神经损伤的显微外科治疗奠定了基础。

显微外科技术的发展，已能从一般的神经外膜缝合术提高到精细的神经束膜缝合术。骨科医生必须了解神经干内的精细结构，特别是神经干内各类神经束的定性和定位知识，才有可能达到准确的功能束对位缝合，提高术后四肢功能的恢复率。通过解剖学研究，已能将四肢主要神经干内的运动束（肌支代表束）、感觉束（皮支代表束）和混合束的位置，用图谱的方式标示出来。

神经干内有自然分束规律。所谓自然分束，就是神经干在远端发出的主要肌支、皮支或混合支，反映在神经干内，实际上是功能性质相同的神经束组。这些神经束组在神经干内，根据其束组之间神经纤维交错的情况，可以分为三段：

无损伤分离段：在这一段内神经束组之间没有神经纤维互相交错，束组之间有疏松结缔组织相隔，手术分离束组时，不致损伤神经纤维；

可强行分离断：当神经束组再向近端追溯，在神经束组之间开始有少量神经纤维交错，手术分离束组时，会损伤少量交错纤维，但对神经功能影响不大；

不能分离段：在神经束组之间的交错纤维很多，已无法进行手术分离，若施暴力勉强分离，则必然造成神经纤维大量撕裂离断，神经传导功能的损伤过大。

神经自然分束的规律性包括：感觉束组（皮支代表束组）在神经干内可以无损伤分离的距离较长，运动束组（肌支代表束组）可以无损伤分离的距离较短；在神经干远端容易分离，在神经干近端难以分离。

神经干内神经束或束组的自然分束，说明在一条大神经干内，每一神经束或束组之间，并不是在任何部位都是呈密集的编织状态，而是在自然分束之间，往往是功能近似束组与其他束组之间，有一段没有神经纤维交错的长度。虽然神经干内自然分束的解剖学知识比较粗略，但容易记忆，便于掌握，若能加以注意，可以解决临床常用的神经干修复要点，容易普及和推广，具有较大的临床应用意义。

第一节　臂　　丛

臂丛损伤仍然是一个大难题，特别是全臂丛根性撕脱伤。臂丛损伤的诊断基于临床检查、神经电生理和影像学检查，要求明确神经损伤的定性诊断和定位诊断。

一、与臂丛相关的椎管及椎间孔内结构

臂丛通常来源于 $C_5 \sim T_1$ 脊神经，在椎管内由腹侧根和背侧根共同组成。腹侧根从脊髓前外侧沟发出，由一系列微根集成数条小根，再由小根形成腹侧根。$C_{5\sim8}$ 腹侧根含有脊髓灰质前柱轴突，T_1 腹侧根还含有从侧柱神经元发出的轴突。背侧根为脊神经节细胞发出的中枢突，形成扇形的小根及近端的微根，汇入脊髓后外侧沟。背侧根可分为内侧束和外侧束。$C_{4\sim6}$ 神经根逐渐增粗，$C_6 \sim T_1$ 神经根粗细相当。T_1 神经根在椎间孔的高度比其在脊髓的附着点低约一个椎体高度。

背侧根在近椎间孔处有椭圆形膨大的脊神经

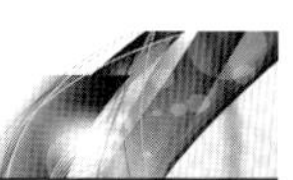

节，由假单极神经元聚集而成。在椎间孔外侧，脊神经的腹侧根和背侧根合并成脊神经根后穿出椎间孔，再发出 1 条脊膜返支后，立即分为较粗的前支和较细的背侧支。C_5 ~ T_1 前支的起始部远端都接受来自相应交感神经节的灰交通支，T_1 前支还发出 1 支白交通支至星状神经节。

椎间孔前方是椎间盘及相邻的椎体，后方是关节突关节，上下方是相邻椎弓根切迹。颈椎椎间孔外侧有前中斜角肌附着。特别是 $C_{4\sim6}$ 的横突有前后结节，为前中斜角肌的起始点。此种结节的存在使椎间孔间距相对缩小，造成 C_5、C_6 脊神经节横径大于椎间孔间距。C_7、T_1 的横突不存在前后结节，C_7 ~ T_1 脊神经节横径小于椎间孔间距。

每条脊神经根表面覆盖着软脊膜，蛛网膜和软脊膜向外移行为脊神经束膜，而硬脊膜移行为脊神经外膜。

在 $C_{5\sim7}$ 神经根穿经椎间孔处，上位颈椎的横突和硬脊膜鞘、神经根外膜之间存在致密结缔组织，由后上斜向下方片状连接于神经根外膜，其形状为半圆锥形，称为上半椎韧带。此韧带悬吊神经根，以加强神经根的稳固性，在 C_8、T_1 神经根上半椎韧带很少或缺损。

在臂丛受到牵拉损伤时，由于背侧根较腹侧根明显粗大，腹侧根更易损伤。当背侧根受到牵拉损伤时，腹侧神经根也常已经受到损害。因此，临床上常用感觉神经活动电位和体感诱发电位检查背侧根的功能，来判断椎孔内神经根是否损害。

因 C_5、C_6 脊神经节横径较椎间孔间距大，且 $C_{5\sim7}$ 神经根表面存在较为坚固的上半椎韧带，神经根受到牵拉时上臂丛多在椎间孔外撕脱。与此相反，下臂丛则更易在椎管内撕脱。即上臂丛损伤时节后损伤居多，而下臂丛损伤时以节前损伤为主。

神经根通过椎间孔时，软脊膜、蛛网膜在神经根近端构成一向外下方走行的蛛网膜下角。当神经根损伤为节前损伤时，蛛网膜下角往往破裂，并随神经根方向形成液性隆起，称为假性脊膜膨出。临床上常用 CT 和 MRI 检查，观察神经前后根的充盈情况及是否存在假性脊膜膨出，以此来判断节前、节后损伤。

腹侧根和背侧根都以多条微根的形式附着于脊髓，节前损伤时微根从脊髓上撕脱下来，目前仍无有效办法能将这些微根有效回植于脊髓。虽然有学者做过尝试，但无肯定效果。一般认为神经根的节前撕脱伤是不能直接修复的。所以临床上对节前损伤的神经根采用神经转位的办法，以其他神经来代替原有的神经根功能。

臂丛神经根性损伤分为节前损伤和节后损伤。节后损伤的性质和一般周围神经相似，除明确的断裂伤外，均应进行 3 个月左右的观察。而节前损伤在椎管内前后根断裂，此种损伤没有自行愈合的能力，而且不能通过外科手术修复，一旦诊断确定，应争取及早进行神经移位术。因此节前、节后损伤的鉴别有重要意义。节后损伤时，周围神经纤维连续性中断，SEP 和 SNAP 消失；节前损伤时，神经根小根中断，而脊神经与周围神经纤维保持连续性，SEP 消失，SNAP 存在。

二、颈交感干与臂丛

颈交感干来源于上胸部脊髓侧突神经元，通过 $T_{1\sim5}$ 神经（主要是 $T_{1\sim3}$）白交通支进入胸交感干后在交感干内上行，沿颈椎横突前方，颈长肌表面等向上方垂直走行。颈交感干含有 3 个相互连接的神经节：颈上神经节、颈中神经节和星状神经节。上肢和头颈部的交感神经节后纤维在脊髓的起始节段是不同的。供应上肢节前纤维来自 $T_{2\sim6}$ 脊髓节段，通过上胸段颈交感干，在星状神经节内形成突触，自星状神经节发出的节后纤维到臂丛神经（以下干为主）。支配上肢的血管收缩的交感神经纤维大部分来源于 T_2、T_3 胸神经腹侧根。而头颈部的大部分节前纤维主要来自 T_1 脊髓节段，经 T_1 神经腹侧根进入星状神经节，在颈交感干内上升至颈上神经节，支配面颈部的血管和汗腺，唾液腺、泪腺、瞳孔开大肌、睫状肌、睑板肌等。

临床上，当下臂丛节前损伤，或者颈前路手术损伤颈交感干时，患侧出现上眼睑下垂、眼球凹陷、瞳孔缩小、面颈部无汗，称为霍纳综合征。在臂丛神经损伤时，霍纳综合征的出现提示下臂丛神经椎间孔内的节前损伤。在上肢交感神经激惹如雷诺病的患者中，切断星状神经节以下的交感干或 T_2、T_3 胸神经的前支的交通支，使上肢动脉失去交感神经支配，而不会引起霍纳综合征的出现。

三、臂丛神经及其分支

（一）臂丛神经的组成

臂丛由 $C_{5\sim8}$ 神经前支和 T_1 神经前支的大部分纤维共同构成，有的还含有 C_4 神经或 T_2 神经前支部分纤维(图 4-8-1)。C_5神经根较细,其他各根大小相似。根向外走行并合成上、中、下干。C_5、C_6神经前支联合构成上干;C_7神经前支单独移行为中干;C_8、T_1神经前支联合构成下干。三干继续向外下方斜向走行,在锁骨段分别分成前、后股。上干和中干的前股合成外侧束,下干前股移行为内侧束,三干的后股联合构成后侧束。各束又分出若干分支分布于上肢,简称为 5 根 3 干 6 股 3 束 5 大支,即:53635。

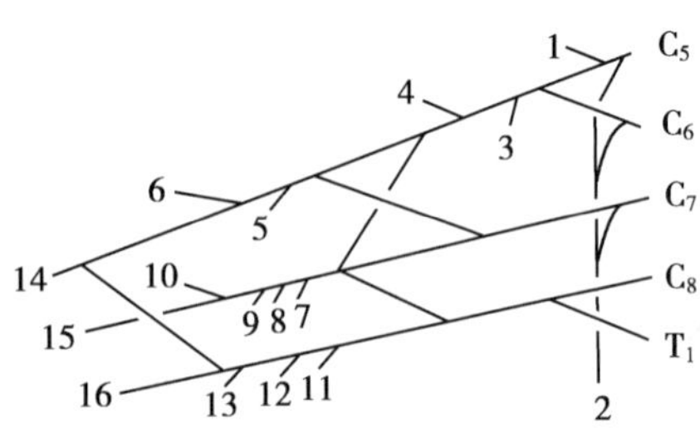

图 4-8-1 臂丛示意图

1. 肩胛背神经 2. 胸长神经 3. 锁骨下肌神经 4. 肩胛上神经 5. 胸外侧神经 6. 肌皮神经 7. 上肩胛下神经 8. 胸背神经 9. 下肩胛下神经 10. 腋神经 11. 胸内侧神经 12. 臂内侧皮神经 13. 前臂内侧皮神经 14. 正中神经 15. 桡神经 16. 尺神经

(二) 根的分支

臂丛神经根的分支有。

1. 斜角肌支和颈长肌支 来源于 $C_{5\sim8}$前支,起至椎间孔处,在前斜角肌前方。膈神经来源于 $C_{3\sim5}$前支,主要成分是 C_4前支,含有 C_5前支的一部分分支。

2. 肩胛背神经 发自 C_5前支,通过中斜角肌向后跨过第 1 肋,在前锯肌后面斜行下降,达肩胛提肌深面,偶尔发支供应该肌,然后与肩胛背动脉深支伴行,分布于菱形肌。

3. 胸长神经 发自第 $C_{5\sim7}$前支,与中斜角肌前面联合而成,有的 C_7不参与。胸长神经在臂丛及腋动脉第 1 段后侧下行,越过第 1 肋和前锯肌上缘到达该肌外侧面,沿腋内侧壁垂直下降到达前锯肌下缘,沿途发出分支支配该肌各肌齿。胸长神经损伤时,前锯肌麻痹,引起肩胛骨的异常旋转,可出现翼状肩胛和肩部主动外展受限等。临床上,上臂丛根性撕脱伤中不发生翼状肩,顾玉东等学者的解释是:①前锯肌还受到肋间神经支配;②上臂丛根性撕脱伤时,同时伴有胸部及上肢肌的瘫痪,减轻了肩胛骨异常旋转的力量。

(三) 干的分支

上干的分支:

1. 锁骨下肌神经 发自 C_5、C_6前支联合处附近,在臂丛和锁骨下动脉第 3 段的前方下行,从上方跨过锁骨下静脉支配锁骨下肌。在胸廓出口综合征手术中,因暴露和切断锁骨下肌较为困难,所以常选择切断锁骨下肌神经,使该肌萎缩,以利于增大肋锁间隙。

2. 肩胛上神经 是臂丛上干的大分支,主要来自 C_5神经。它经过颈外侧三角和肩胛舌骨肌后腹,行于斜方肌上缘前下方,在肩胛上横韧带下方穿经肩胛上切迹,进入冈上窝,行于冈上肌深面并发出肌支支配冈上肌,与肩胛上动脉并行绕过肩胛冈外侧缘,到达冈下窝,在此处发出两支,1 支支配冈下肌,1 支支配肩关节和肩锁关节。

肩胛上神经不同节段的损伤有不同的表现,在临床的诊疗中有重要意义。臂丛损伤中,如冈上、下肌麻痹,提示上臂丛有根性损伤,反之则为上干以远部位的损伤。肩胛上神经在肩胛上切迹及冈盂切迹紧贴骨面走行,且位置固定,可因摩擦、牵拉或肩胛骨骨折而受到损害,表现为肩关节疼痛,冈上、下肌无力萎缩,肩主动外展、外旋受限。

肩胛上神经与副神经的关系 副神经和肩胛上神经来源不同,副神经由颅根和脊髓根组成,在颈部支配胸锁乳突肌和斜方肌。在臂丛神经根性撕脱伤时,常将副神经移位修复肩胛上神经,恢复抬肩功能。副神经从胸锁乳突肌上 1/4 深面穿出后,向斜方肌上缘走行,约在斜方肌上缘中、外 1/3 处进入斜方肌深面,沿途有数个分支支配斜方肌。在斜方肌上缘中外 1/3 处,副神经和肩胛上神经距离最短,是副神经移位修复肩胛上神经的理想位置。

中干和下干无分支。

(四) 束的分支

1. 外侧束的分支

(1) 胸外侧神经:一般发自外侧束,其纤维来自 $C_{5\sim7}$前支,有的也起自上、中干远端的前方。它跨过腋动、静脉前面,穿过锁胸筋膜,分布于胸大肌深面,支配胸大肌锁骨部。它发出 1 ~2 支与胸内侧神经联合成袢,发出分支支配胸小肌。

(2) 肌皮神经

(3) 正中神经

2. 内侧束的分支

(1) 胸内侧神经:纤维来自 C_8、T_1神经前支。该神经在内侧束发出时在腋动脉后方,在腋动、静脉之间弯曲向前,在腋动脉前方与胸外侧神经联合成袢后,进入胸小肌并支配该肌,最终发出 2、3 支穿过

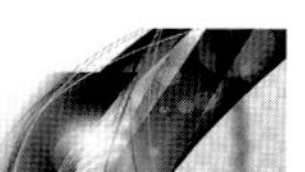

或绕过胸小肌，分布于胸大肌胸骨部。

胸大肌的检查在臂丛神经损伤的诊断中有重要意义：①胸大肌萎缩提示臂丛神经在束以上损伤，需在锁骨上方探查臂丛；胸大肌无萎缩则说明臂丛在束以远损伤，需在锁骨下方探查臂丛；②胸大肌锁骨部萎缩，提示 C_5、C_6 神经根或上干损伤；胸大肌胸骨部萎缩，则表示 C_8、T_1 神经根或下干损伤；整个胸大肌萎缩则提示全臂丛损伤。

（2）臂内侧皮神经：纤维来自 C_8、T_1 神经前支，无运动神经纤维。经腋窝跨过腋静脉至其内侧，与肋间臂神经有交通。臂内侧皮神经沿肱动脉和贵要静脉内侧下行，约在上臂中点处穿出深筋膜分布于臂远端内侧、前方和后方的皮肤。肋间臂神经来源于 T_2、T_3 神经根，与臂内侧皮神经共同支配臂内侧皮肤的感觉。臂内侧皮神经和肋间臂神经的交通存在变异，有的肋间臂神经较大，甚至代替臂内侧皮神经。所以在全臂丛神经完全损伤的病例中，臂内侧的感觉往往是存在的。

（3）前臂内侧皮神经：纤维来自 C_8、T_1 神经前支，起初位于腋动、静脉之间，沿肱动脉内侧下行，在臂中段穿出，与贵要静脉伴行，分为前后两支。前支较大，跨过正中静脉，沿前臂内侧下行，沿途发出分支支配前臂前内侧。后支跨过贵要静脉向内侧下行，在前臂近端绕至前臂后内侧并向下行，沿途发出分支支配前臂后内侧。前后分支均终止于腕部。前臂内侧感觉异常或消失，提示 C_8、T_1 神经根或下干的卡压或损伤。因此前臂内侧感觉的检查在胸廓出口综合征和肘管综合征的鉴别中有重要意义（图 4-8-2）。胸廓出口综合征中，下干卡压影响前臂内侧皮神经，不影响 C_7 神经支配的尺侧腕屈肌，同时伴有锁骨下动脉卡压正常。而肘管综合征中，尺神经卡压影响尺侧腕屈肌，不影响前臂内侧皮神经。

（4）尺神经。

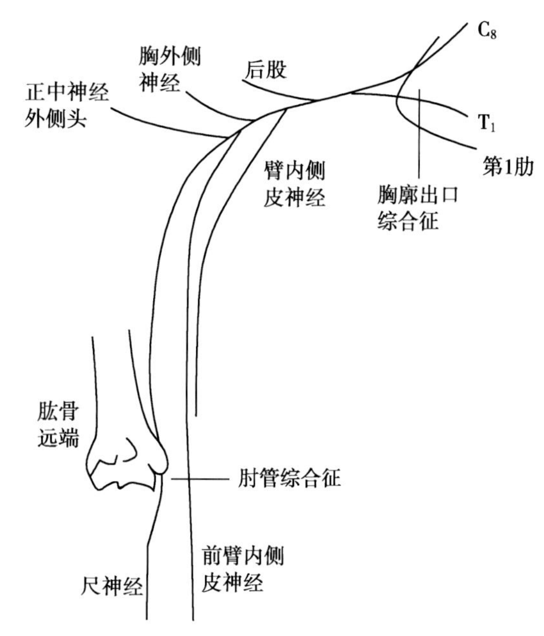

图 4-8-2　胸廓出口综合征与肘管综合征

3. 后束的分支

（1）上肩胛下神经：纤维来自 C_5、C_6 神经前支，在较高水平进入肩胛下肌，支配肩胛下肌上部。

（2）下肩胛下神经：纤维来自 $C_{5\sim7}$ 神经前支，以 C_7 为主，支配肩胛下肌下部和大圆肌。上肩胛下神经和下肩胛下神经走行及功能相似，合称肩胛下神经，前者更为细小。

（3）胸背神经：纤维来自 $C_{6\sim8}$ 神经前支，以 C_7 神经为主。胸背神经与肩胛下动脉伴行，沿腋窝后壁下行，直至背阔肌下缘，支配该肌。背阔肌在臂丛神经损伤的检查中有如下意义：①背阔肌无力或萎缩代表臂丛束以上的损伤，但该检查不如胸大肌准确；②在臂丛上干或下干损伤时，检查背阔肌有无萎缩来判断是否存在中干的损伤。如背阔肌萎缩则说明中干或 C_7 神经根受到损害。

（4）腋神经。

（5）桡神经。

第二节　正 中 神 经

正中神经干内的感觉神经纤维数量多于运动神经纤维，感觉纤维占 67%，运动纤维占 33%。

一、神经干内主要神经束的定位

（一）正中神经的自然分束分离

正中神经是上肢 3 条主要神经干中最难利用神经自然分束进行手术修复的神经干。正中神经的鱼际肌肌支在干内可分离的长度都很短：鱼际肌肌支无损伤分离长度仅 1.8cm。可强行分离长度 1.7cm；前臂肌肌支无损伤和可强行分离长度多在 2cm 以内。所以正中神经损伤后，运动神经束的修复较难，功能恢复的优良率常低于桡神经和尺神经。功能恢复不良原因，与正中神经干内纤维交错较多，缝合后功能束对位较差有关。

(二) 正中神经干形态特点

在观测正中神经干时,将臂部等分为4段、前臂等分为8段进行记录。正中神经在腕部附近呈前后扁平状,在前臂2/8~5/8这一段接近圆形。上行穿过旋前圆肌两头之间(前臂5/8~7/8处),因受到肌的挤压,呈矢状位的扁带状。到肘部以上,又恢复到椭圆形或接近圆形。

(三) 正中神经的终末支

1. 鱼际肌支　至鱼际肌都有1个大肌支,此外50%另有1个小肌支。大肌支在桡骨茎突下方40mm处发出,含有1.3个神经束,横径1.0mm,支配鱼际肌群诸肌。它进入神经干后,到与其他感觉束混合前,可单独分离长达60mm。

2. 拇收肌支及蚓状肌支　均有分支到第1、2蚓状肌;60%有分支到第3蚓状肌;有25%分支到拇收肌。这些肌支细小,能单独分离的长度较短(3~17mm)。

3. 指部的感觉支　正中神经终末支中来自手指的感觉神经所占比例很大。拇指桡侧皮支,含有1.2束,横径1.3mm;第1指间隙皮支7.2束,横径2.0mm;第2指间隙皮支7.4束,横径2.1mm;第3指间隙皮支6.9束,横径1.8mm。

这些感觉支进入神经干后,由桡侧到尺侧排列顺序为:拇指桡侧皮支、第1指间隙皮支、第2指间隙皮支和第3指间隙皮支。这些束组上行过程中,逐渐与邻近的束混合,混合后的顺序也是由桡侧到尺侧。

二、正中神经干易受压损伤的部位

正中神经易在腕管和旋前圆肌管处受压。

(一) 腕管

腕管四壁均由坚韧的组织构成,桡、尺侧及背面为腕骨构成的腕骨沟;掌侧为腕横韧带。伴正中神经通过腕管的有9条肌腱,排列紧密。任何原因引起腕管内压力升高,均有可能压迫正中神经,出现腕管综合征。用手术方法减压时,通常切除腕横韧带,对神经鞘明显增厚,并有鱼际肌萎缩的病例,可在显微镜下切开神经鞘行神经松解术(图4-8-3)。

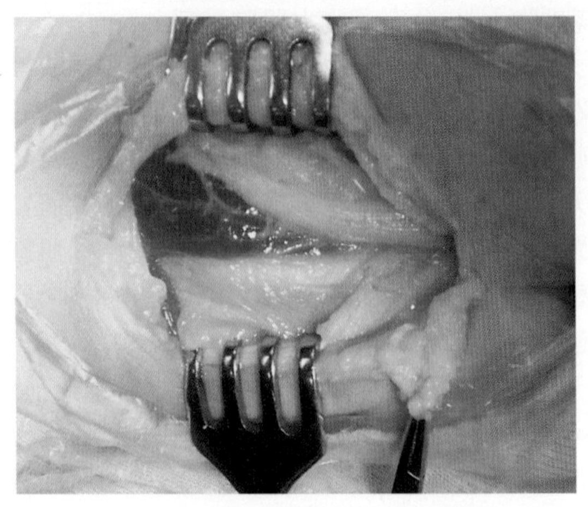

图4-8-3　腕管综合征切开减压术

(二) 旋前圆肌管

正中神经穿过旋前圆肌时,由浅深两头形成的管道是肌性管道,一般情况下,对正中神经压迫不大,出现临床症状的很少。当旋前圆肌浅深面出现异常的纤维带,特别在旋后运动时,对正中神经压迫比较显著(图4-8-4)。

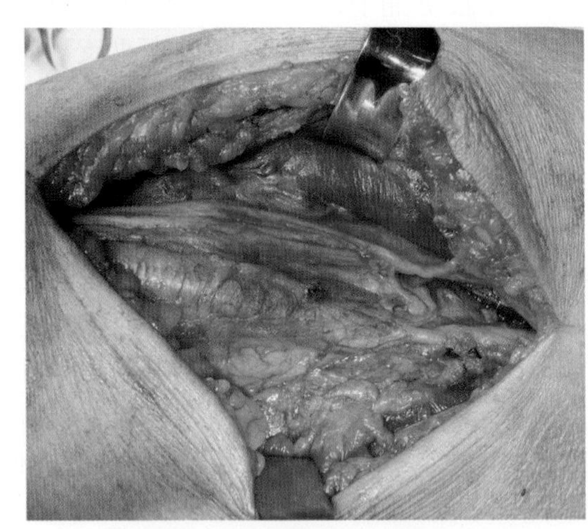

图4-8-4　旋前圆肌综合征

(三) 指浅屈肌腱弓

骨间前神经在穿经指浅屈肌腱弓时收到卡压,会出现其支配的指深屈肌桡侧半和拇长屈肌麻痹无力,结果示指和拇指屈曲障碍,形同手枪,称为手枪指。另外还有一块变异的肌肉也可造成类似压迫,这个肌肉就是ganther肌肉。

第三节　尺　神　经

尺神经干内的运动神经纤维数量与感觉纤维接近:运动纤维占46%,感觉纤维占54%。尺神经是一条自然分束较长,便于手术时充分分离利用的神经主干。但因尺神经的运动支多支配手部体积细小

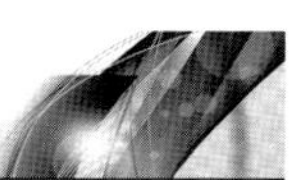

的肌块，这些细小的肌块失去神经支配后，易萎缩变性，对运动功能恢复的影响较大。故尺神经损伤后的修复，应特别重视手部内在肌失神经支配后康复保护措施。

一、神经干内主要神经束的定位

（一）尺神经的自然分束

1. 尺神经的深支和浅支　尺神经在豌豆骨的桡侧缘处分出两个终支。深支以运动成分为主，较细；浅支以感觉成分为主，较粗。深支位于神经干的后部，浅支位于神经干前部。这种排列关系，在前臂下段是非常恒定的。尺神经深浅支之间，无损伤分离长度5.4cm，可强行分离长度1.8cm。

2. 尺神经手背皮支　手背皮支是在前臂最粗大的皮支。在该皮支代表束组的周围，绕有较厚的疏松结缔组织，手术时容易分离。手背皮支在豌豆骨上方约10cm处，与尺神经干汇合，在尺神经干内侧上行，约占神经干截面积的1/3～1/4。无损伤分离长度11.5cm，可强行分离长度2.4cm。

（二）尺神经干形态特点

尺神经干末端由浅支和深支合成处呈卵圆形，经过腕横韧带浅面上行，渐趋三角形，尖端朝内后方。尺神经干通过豌豆骨、豆钩韧带及腕掌侧韧带三者围成的骨纤维管时（亦称腕尺管），其前外侧被尺血管掩盖一部分。在前臂1/8及2/8段，神经干斜向内侧，因受指浅屈肌腱与尺侧腕屈肌腱的夹持，略呈矢状位的扁圆形。在前臂2/8～7/8段为卵圆形。7/8段到肱骨内上髁段，神经干位于肘管内，受到浅面的弓状韧带与深面的指深屈肌夹持，略呈矢状位的扁带状。到了臂部，又恢复到卵圆形或接近圆形。

尺神经在腕掌部和肘部附近较粗，在前臂和臂部较细。神经束的数目，在终末支大量加入的腕掌部最多，向上逐渐减少。到前臂2/8以后，由于手背皮支加入，束数增加，随后又趋减少，到肘后部，数目减到最少。臂下部的神经束略增加，到接近腋窝处又趋减少。

（三）尺神经的终末支

1. 深支　浅、深支分叉的平面在桡骨茎突平面下方。深支均为肌支，在尺神经干末端的位置居后内侧，经腕尺管内上行时，位于三角形的尖端，朝向后方。在前臂1/8和2/8段，深支仍居神经干后部。在前臂1/8段开始，有第4指间隙皮支的纤维混入深支；到前臂2/8附近，较大的手背皮支束组加入神经干，将深支为主的混合束挤居神经干的中央。

2. 浅支　主要由皮支组成：①第4指间隙皮支，位于神经干前外部，上行至前臂1/8处与小指尺侧皮支混合，至2/8处发纤维混入深支束组；②小指尺侧皮支，起初位于前部，在前臂1/8处与第4指间隙束组开始混合，到2/8处与深支部分混合；③掌部皮支和尺动脉支，较细小，很快与相应的神经束组混合。浅支也含少量的肌支成分，如掌短肌支，少数偶有肌支至小指展肌和第3、4蚓状肌。

二、尺神经干易受压损伤的部位

尺神经干，易在腕尺管和肘管处受压。

1. 腕尺管　腕尺管是指豌豆骨、豆钩韧带及腕掌侧韧带三者围成的骨纤维管。当尺神经干通过时，有尺动、静脉掩盖其外前方。约有60%的尺动脉深支斜跨尺神经浅面，然后在神经的内侧穿入深部，对尺神经可能引起一定的压迫作用。由于腕尺管浅面的腕掌侧韧带薄弱，临床上出现压迫症状的比例少。

2. 肘管　位于肱骨内上髁下方，深面为尺神经沟、肘关节囊和指深屈肌，浅面是尺侧腕屈肌形成的弓状韧带。此处尺神经受压的临床表现称为肘管综合征。临床治疗时，多需切除弓状韧带进行减压。

由于肘管综合征多合并肘外翻或肘骨关节炎，单纯松解神经并不能缓解神经的所承受张力，所以常需要将尺神经移位至肘前内侧皮下，即所谓的尺神经前移术（图4-8-5）。

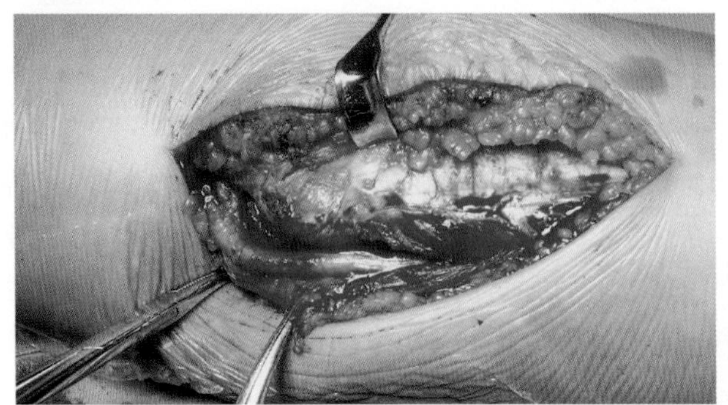
尺神经松解

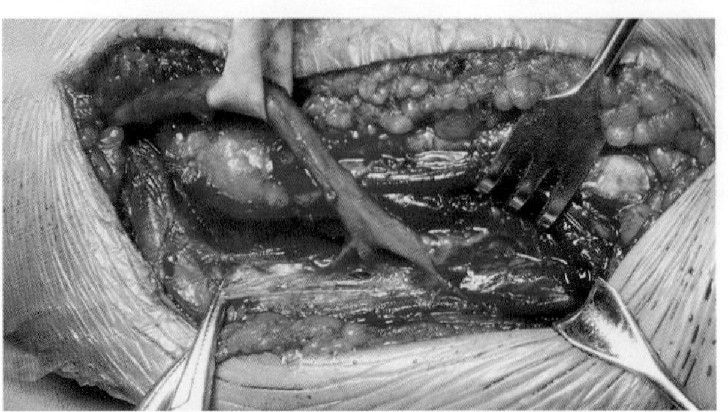
尺神经游离前置

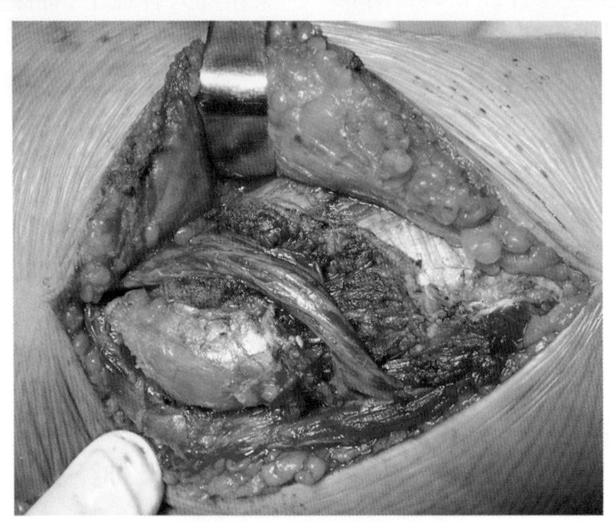
制造肌肉床，前置并固定神经

图 4-8-5　尺神经松解前移术

第四节　桡　神　经

桡神经干内的运动纤维数量多于感觉纤维，运动纤维占 71%，感觉纤维占 29%。桡神经所支配的前臂伸肌群，肌腹均较粗壮，在短期失神经支配的肌肉，萎缩变性的影响较小。因此桡神经损伤后，手术修复的运动功能恢复均较满意。

一、桡神经的分支

1. 桡侧腕短伸肌支　多数有骨间后神经发出，少数是浅支的分支，在肱骨外上髁平面上方，居桡神经浅、深两大束组之间，位置偏居神经干的外侧。

2. 桡侧腕长伸肌支　它在桡神经干内居后外侧部，可单独分离的长度较短，与桡侧腕短伸肌、肱桡肌束混合后，加入骨间后神经束组上行。

3. 肱桡肌支　多数为 1 支，少数为 2 支，于臂 3/8 段与邻近的运动束组混合。

4. 肱肌支　发出高度比较分散（臂 2/8 ~ 6/8 段），可分离的长度很短，几乎立即与邻近束组混合。

5. 前臂后皮神经　是较大的皮支，横径 2.2mm，4 束，约有半数靠近桡神经干的臂最上部发出，有半数在腋窝发出。在臂部，全部可以单独分离，周围有较厚层的结缔组织鞘包绕，未与邻近束组混合。

6. 臂下外侧皮神经　多数在腋窝发出，少数在臂部发出，横径 1.1mm，1.7 束，在臂部全部可单独分离，未与其他束组混合。

7. 肱三头肌支　绝大多数在腋窝发出，支数多且分散，只有少数肌支在臂最上部发出，在臂部未与其他束组混合。

二、神经干内主要神经束的定位

1. 桡神经的深支和浅支　桡神经深支与浅支多在肘部髁间连线上方分出。浅支束组居前，深支束组居后，两者无损伤分离长度 4.8cm，可强分离长度 1.4cm。

2. 桡神经肘部肌支　包括桡侧腕长伸肌支、肱

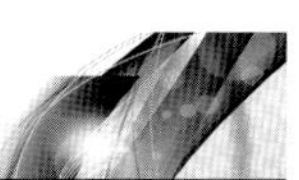

桡肌支和肱肌支。分支数目不等,均在肱骨桡神经沟下方至肘关节平面之间发出。这些肌支束组,在神经干内单独走行的距离很短,无损伤和可强行分离长度只有1~2cm。

3. 臂及前臂后皮神经　这些皮神经分出的部位很高,往往在腋窝发出,无损伤分离长度可直达桡神经起始部,是一个容易单独分离的束组。

4. 肱三头肌支　分支部位高,在腋窝的下部发出,情况与上述的皮支束组相似,也是一个容易无损伤分离的束组。

三、主要神经束组的定位和应用

桡神经在臂部由下向上呈外旋性移动,神经干内的神经束组随之出现相应的移动。

(一) 桡神经干的形态特点

桡神经干末端,由浅支和深支和合成处呈矢状位的卵圆形,前后径大于横径,有前后两缘和桡尺两面。桡神经上行过程中,有向外旋转的趋势,在桡神经沟内,外形略扁平,位置由矢状位转为横位,前缘转为桡侧缘,后缘转为尺侧缘。到进入腋窝前,又恢复卵圆形,桡侧缘转为后外侧缘,尺侧缘转为前内侧缘。

桡神经由下往上逐渐增粗。神经束的数目是上、下较多,中部较少。神经束的数量与分支多少有关:桡神经下部的分支多,神经束较多;中部分支少,束数较少;到了桡神经上段,由于臂及前臂有关皮神经和肱三头肌支加入,束数又趋增多。

(二) 桡神经终末支

桡神经浅、深两终支分叉的位置,在肱骨外上髁平面上方2.0cm处。

1. 浅支　主要为皮支,也有少数由浅支发出桡侧腕短伸肌支。桡神经浅支缺如者,该神经分布区被肌皮神经的前臂外侧皮神经所取代。

2. 深支　又称骨间后神经,由肌支组成,在桡神经干下端居后2/3部。

四、桡神经易受压损伤的部位

1. 肱骨肌管　也就是桡神经主干贴近肱骨干的部位,此处在肱骨干中段骨折时易受到损伤。

2. 桡管　桡神经穿过臂外侧肌间隔后,由肱骨后转至了肱骨前外侧面,走行在肱肌和肱桡肌之间的间隙内,桡神经主干穿肌间隔部位相当于肱骨外上髁上10cm处,此处神经被筋膜固定,不易移位,肘外侧切口易损伤神经。

3. 旋后肌腱弓及旋后肌管　旋后肌腱弓位于桡骨颈前外侧,桡神经深支穿经此处时位置较恒定,桡骨头脱位易造成神经损伤,常见于孟氏骨折。另外骨间后神经在肘窝下部易受压损伤,引起神经受压的解剖结构可能有旋后肌腱弓、桡侧腕短伸肌腱弓、桡返血管分支和连接于旋后肌腱弓的纤维膜。旋后肌浅层的近侧缘呈半环性的弓,横径为10~12mm,为半腱性半肌性混合结构,称Frohse腱弓;桡侧腕短伸肌起始部,有一个坚实的锐利的腱性内侧缘;旋后肌腱弓与桡侧腕短伸肌内侧缘腱弓多数在同一平面重叠,在其边缘(约占1/3)有一个薄而坚韧的纤维膜连于肱肌腱。当前臂旋前运动时,上述结构特别紧张,对骨间后神经增加了压力,有可能出现动力型的神经压迫。因此手术切除桡侧腕短伸肌腱弓、旋后肌腱弓及与肱肌腱相连的纤维膜,是解除神经压迫的有效方法。

桡神经损伤部位不同其症状体征也有所不同,腋窝部桡神经主干高位损伤,肱三头肌、所有前臂伸肌均失去神经支配,所以伸肘,伸腕、伸指均障碍,由于肱二头肌肌力正常,出现屈肘畸形,腕下垂,虎口区麻木;臂部桡神经主干损伤,肱三头肌正常,所有前臂伸肌失去神经支配,所以伸肘正常,只有伸腕、伸指障碍,表现为腕下垂,虎口区麻木;肘部桡神经深支损伤,由于桡神经浅支未受累,桡侧腕长伸肌及桡侧腕短伸肌未受累,所以只出现伸腕桡偏,伸指伸拇障碍,虎口区感觉正常;单纯桡神经浅支受损,只有虎口区麻木,伸腕、伸拇、伸指正常。

还有一种特殊情况,桡神经主干损伤后并无虎口区麻木,这多是因为桡神经浅支缺如造成的,此时虎口区由别的神经支配,如前臂外侧皮神经等。常见于桡神经沙漏样狭窄的病例(图4-8-6)。

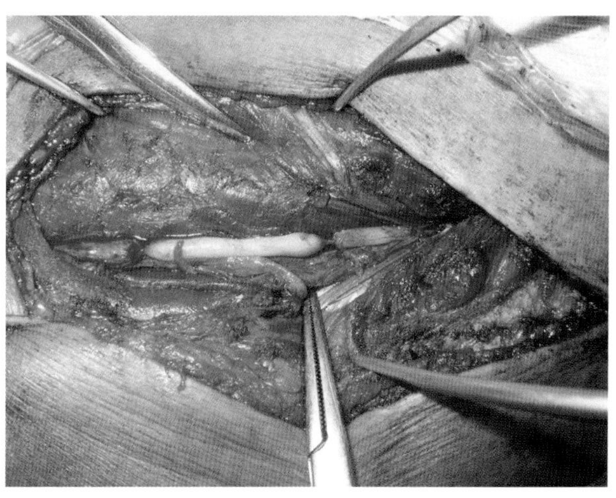

图4-8-6　桡神经沙漏样狭窄

第五节　腋神经

由于腋神经与肱骨外科颈关系密切，肩关节的骨折脱位，特别是肱骨上端骨折可造成腋神经损伤。肩后部的撞击伤或四边孔处肌肉强烈收缩，也易造成腋神经损伤。腋神经损伤也可能因手术误伤或使用腋杖不当造成。

一、腋神经的分支

腋神经为臂丛后束的分支。在后束上部相当于喙突平面与桡神经分离，与旋肱后动脉伴行并一起通过四边孔区，后至腋背三角肌后缘中点处，相当于肱骨外科颈平面，分出肌支进入三角肌，皮支通过皮下进入三角肌表面皮肤。腋神经通过四边孔时，发出肌支支配小圆肌。

二、临床表现及诊断

有肩部外伤史，如肩关节骨折脱位，肩胛区受重物撞击，或跌倒时腋后方与锐物碰撞。有典型症状及体征，表现为三角肌麻痹、萎缩，方肩畸形，肩外展受限，三角肌表面皮肤感觉减退。肌电图检查三角肌呈失神经支配表现。

三、显微外科修复

可采用神经松解术、神经吻合术、神经移植术以及神经移位术修复。如神经修复已不可能，则可做带蒂斜方肌移位术重建肩外展功能。

第六节　肌皮神经

肌皮神经部位隐蔽，不易受损伤。其直接损伤常为刺伤、枪击伤或手术误伤。由交通事故或皮带牵拉等强暴力所致的间接损伤，常合并臂丛其余分支的损伤。

一、肌皮神经的走行

肌皮神经由 C_5、C_6 神经纤维组成，于胸小肌下缘起于臂丛外侧束，发出后斜穿喙肱肌，在肱二头肌和肱肌间下降，沿途分支分布于喙肱肌、肱二头肌和肱肌，终末支延续为前臂外侧皮神经。

二、临床表现及诊断

肌皮神经损伤后，肘关节不能屈曲，前臂外侧皮肤麻木。在桡神经和正中神经功能正常的患者，肱桡肌和旋前圆肌可成为代偿肌，但屈肘功能明显受限。肌电图检查提示肱二头肌出现失神经表现，肌皮神经的动作电位不能测出。

三、显微外科修复

可采用神经缝合术、神经移植术、神经移位术、神经肌内种植术以及神经松解术。如神经修复已不可能，则可做带蒂背阔肌或胸大肌移位术重建屈肘功能。

肌皮神经显露：采用胸臂皮肤切口，自锁骨中点下方，沿胸大肌与三角肌间隙下行，过腋前皱襞后横行向内，至臂内侧后再沿肱二头肌内侧向下达臂中下部，可暴露肌皮神经全程。

按上述设计切口入路，经胸大肌与三角肌间隙深入，分别向上、下牵开胸大、小肌，显露臂丛束支部。外侧束位于腋动脉的外侧浅面。于胸小肌的下缘，外侧束的外侧缘找到肌皮神经，必要时切断胸小肌止点或胸大肌腱。在胸大肌下方肌皮神经位于肱二头肌和肱肌之间。

（杜心如　徐永清　丁自海）

参考文献

1. 石献忠，刘彦国，王俊等. 上胸段交感干切断术的微创外科解剖学. 中国临床解剖学杂志，2005，23(6)：623-626
2. 刘彦国，石献忠，梁海鹏. 星状神经节的应用解剖及其与Horner综合征关系的探讨. 中国临床解剖学杂志，2006，24(1)：67-69
3. 张挚，张义轩，马传根. 两种方法在上肢臂丛神经阻滞麻醉中应用研究. 中国现代药物应用，2014，8(6)：118-119
4. 徐雷，顾玉东，徐建光，等. 背阔肌电生理支配权重分析在同侧 C_7 神经根移位术中的临床意义. 中华手外科杂志，2006，22(6)：347-349

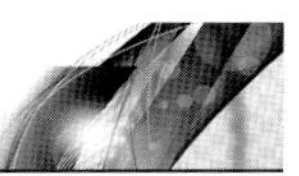

5. 赵旸,种皓,周雁. 超声引导神经刺激器定位腋入路臂丛神经肌皮神经解剖变异的研究. 中国医药导报,2013,10(21):4-8

6. 顾玉东. 臂丛神经根性撕脱伤治疗进展. 中华显微外科杂志,2002,25(1):5-7

7. Michael B. Wood, Peter M. Murray. Heterotopic nerve transfers: recent trends with expanding indication. J Hand Surg, 2007,32A:397-408

8. Jian-ping Xiang, Xiao-ling Liu, Yang-bing Xu. Microsurgical anatomy of dorsal root entry zone of brachial plexus. Microsurgery,2008,28:17-20

9. 刘鹏程,王克利,宫旭,等. 肘部正中神经卡压解剖与临床研究. 中华手外科杂志,2013,29(6):357-360

10. 田伟. 实用骨科学. 北京:人民卫生出版社,2008,642-644

11. 吕芳,谢鹏,杨胜波. 正中神经肌支转位治疗尺神经高位损伤的解剖学研究. 遵义医学院学报,2013,36(5):425-427

12. 李鉴轶,吴增城,付茂庆,等. 臂丛神经入路. 中华关节外科杂志,2013,7(2):235-237

13. 张世伟,徐卫国. 肋间臂神经综合征研究进展. 中华乳腺病杂志,2014,8(4):45-47

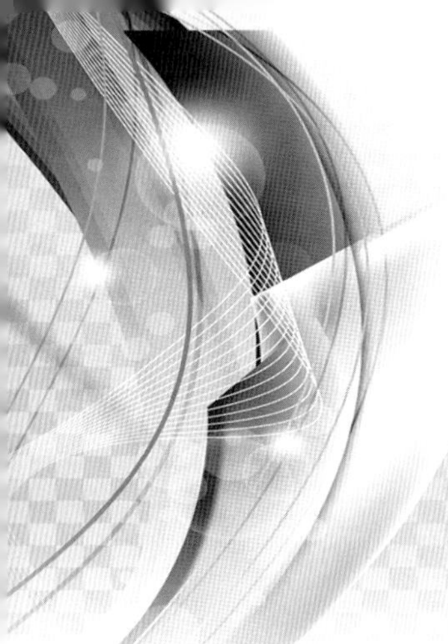

第五篇
手术入路篇

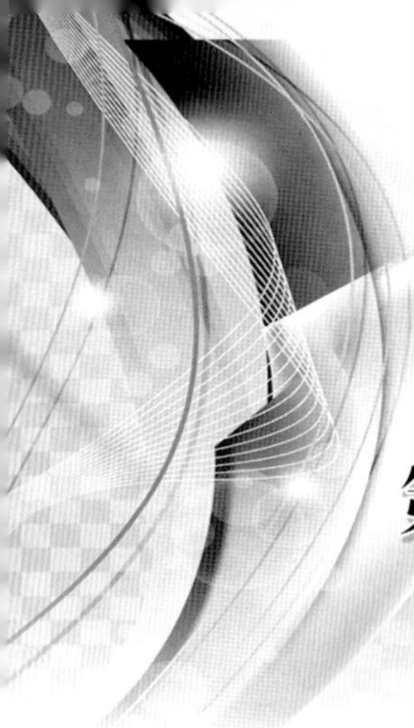

第一章　颈椎手术入路解剖与临床

第一节　上颈椎手术入路

一、前方入路

（一）第 1 ~ 3 颈椎经咽后入路

由于经口咽路径有极高的感染率（早期 50%，后期 3%），Robinson 于 1959 年首次使用了经咽后路径手术。由于其术野大，便于植骨内固定，尤其是摆脱了口腔细菌污染的问题，因而适应证更广。

该部位位置高，通过舌下神经和喉上神经的间隙进入颈动脉鞘和咽食管间隙，从而到达椎体前方，显露椎体椎间盘。

1. 适应证　①第 1 ~ 3 颈椎前方病变，如骨折、关节脱位、肿瘤、感染、先天畸形、类风湿关节炎等，导致高位颈椎不稳或造成脊髓压迫者；需同时行关节融合，植骨内固定者；②第 1 ~ 3 颈椎前方病变，并累及下位颈椎（如长段后纵韧带骨化），需同时处理中下段病变者。现以 $C_{2\sim3}$ 骨折脱位手术为例讲解该切口入路。

2. 体位　气管插管全麻后，取仰卧位，用两齿的 Crutchfield 牵引弓行颅骨牵引，重量为 4kg。肩下垫枕。头尽量向后伸展，并向对侧旋转 30°。头向后伸展时应以不引起神经损伤为度，术前应当测定最大后伸角度，术中不应超出此限度。

3. 切口　在下颌骨下 2cm 做一切口，前方稍超过中线后方到胸锁乳突肌前缘。如果需要暴露下位颈椎，外侧切口可折向下，沿着胸锁乳突肌的前缘下行至所需的长度。切口离下颌缘 2cm 是为了保护面神经的下颌缘支，该神经在颈阔肌下由下颌角发出沿下颌骨边缘前行（图 5-1-1）。

4. 显露　切开皮肤、皮下组织和颈阔肌。将颈阔肌向两侧牵开，暴露出颈深筋膜的浅层，其内有胸锁乳突肌。结扎面总静脉的下颌静脉支。面动脉向上外的下颌骨方向牵开可见下颌下腺。将下颌下腺也向上前方牵开，并小心保护其导管以防损伤引起唾液瘘。打开颈深筋膜的浅层，可见中层深筋膜。内有肩胛舌骨肌、胸骨舌骨肌、胸骨甲状肌、甲状舌骨肌、二腹肌等肌肉，以及包被气管、食管的内脏鞘和喉返神经（图 5-1-2 ~ 4）。

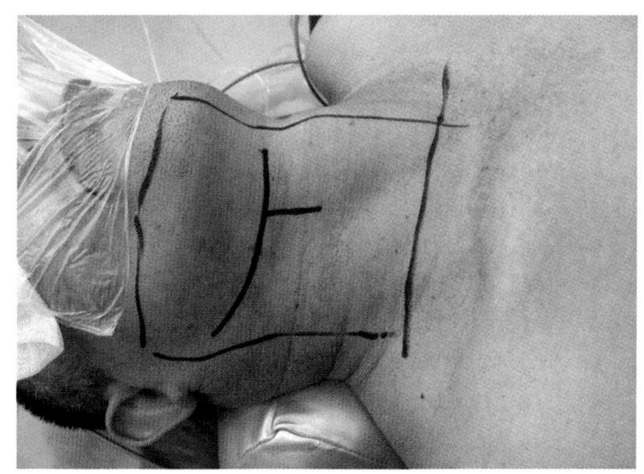

图 5-1-1　$C_{2\sim3}$ 前入路病例（体位及切口）

二腹肌后腹的中间腱借纤维环连于舌骨体和舌骨大角。切断纤维环，游离二腹肌并牵向上方。茎突舌骨肌也切断并牵向上方。这时可小心分离舌下神经并向头端拉开，显露舌骨舌肌和舌骨大角，将舌骨和下咽部向中线牵开。

将胸锁乳突肌和颈动脉鞘向外侧牵开，将下咽、气管和食管向中线牵开；可见深筋膜的深层，该层筋膜中间与内脏鞘融合，向外侧与颈血管鞘融合，钝性分离该筋膜，暴露咽后间隙和椎前筋膜。注意不要损伤或过度牵拉喉上神经。该神经在颈内动脉深面沿咽缩肌走行。分离咽后疏松组织到达椎前筋膜，纵行切开椎前筋膜，暴露寰椎前弓和第 2、3 颈椎椎体。向外可显露颈长肌和椎动脉。

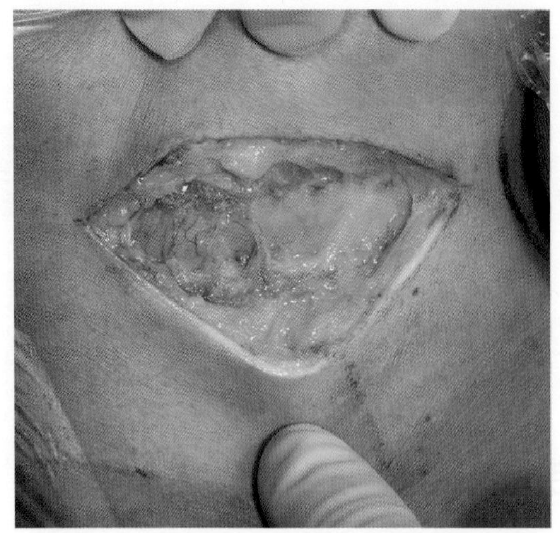

图 5-1-2　$C_{2\sim3}$前入路病例(切开皮肤颈阔肌)

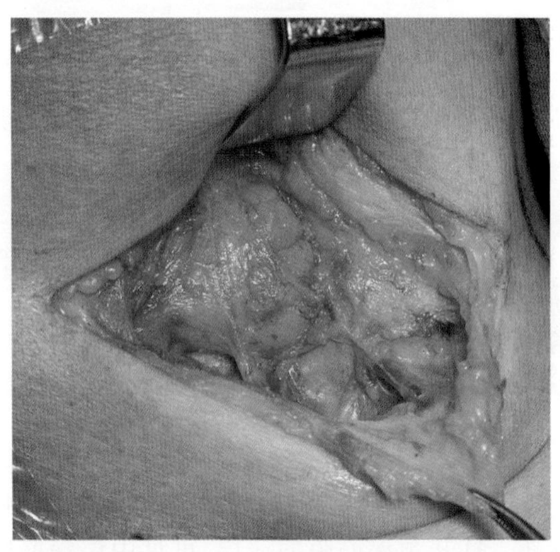

图 5-1-3　$C_{2\sim3}$前入路病例(显露颌下腺)

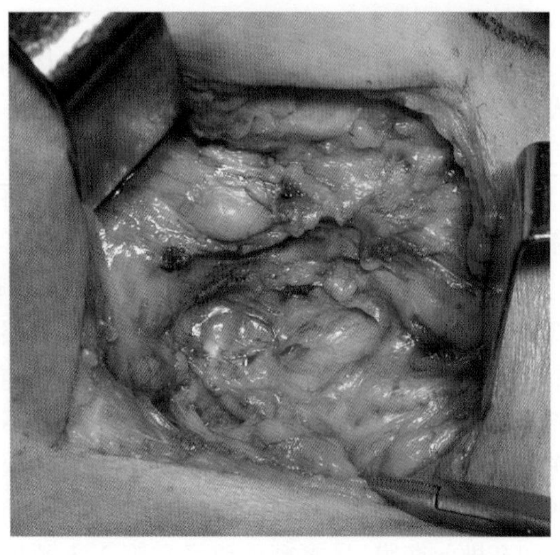

图 5-1-4　$C_{2\sim3}$前入路病例(分离颈深筋膜)

常规进行定位,此时注意保护的结构有:舌下神经、喉上神经、咽喉壁、颈血管鞘,尤其在牵拉颈血管鞘时注意血压和心率变化,因为此处距离颈动脉窦很近,刺激颈动脉窦会引起窦弓减压反射,这对患者造成危险(图 5-1-5)。

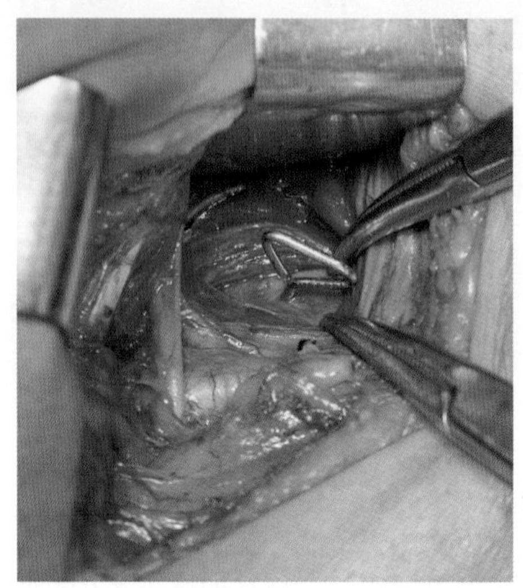

图 5-1-5　$C_{2\sim3}$前入路病例(在舌下神经和喉上神经间隙至颈椎前方)

在定位无误后,剥离两侧颈长肌,显露 $C_{2\sim3}$椎间盘及上下椎体,切除椎间盘,减压至硬膜前方,在依次植骨、安放接骨板螺钉,最后逐层闭合创口(图 5-1-6 ~ 10)。

(二) 并发症及预防

常见的并发症有:①声带麻痹:为喉上神经损伤引起,急性期表现为声音低沉,甚至发声不能,吞咽困难、呛咳;②面神经下颌缘支损伤,由于该支可与下颌神经的颏神经相交通,所以损伤时表现为下颌部感觉障碍;③舌下神经损伤时出现构音障碍。

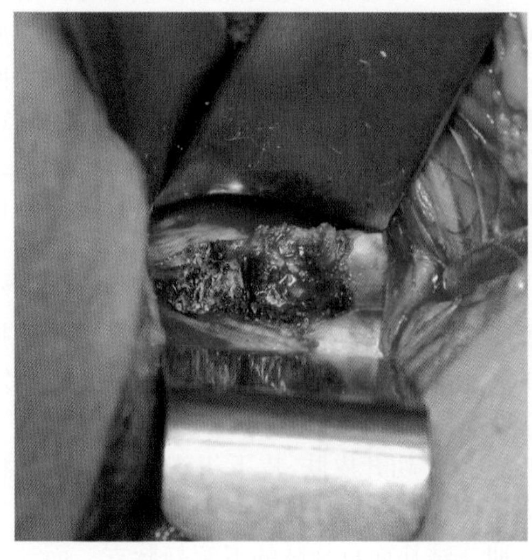

图 5-1-6　$C_{2\sim3}$前入路病例(显露 $C_{2\sim3}$间盘定位)

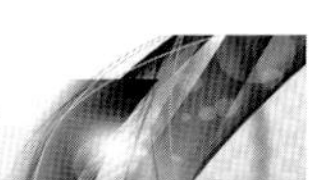

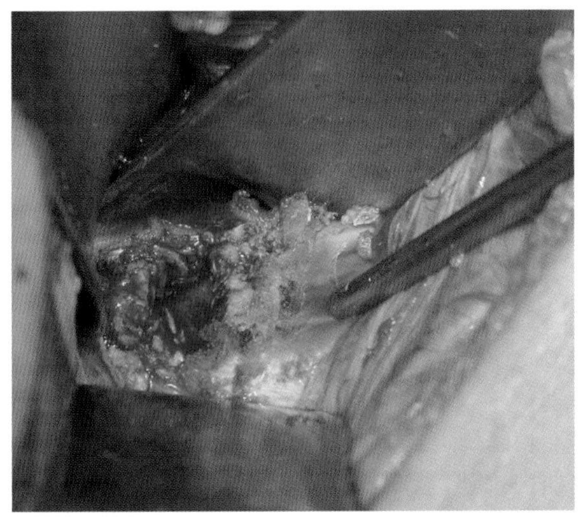

图 5-1-7　$C_{2\sim3}$前入路病例(切除椎间盘)

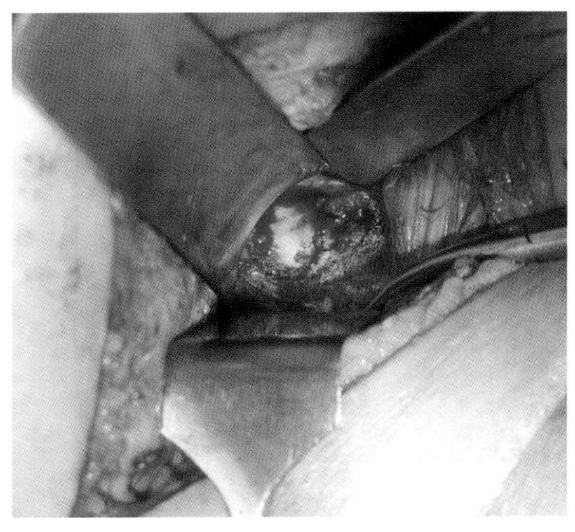

图 5-1-8　$C_{2\sim3}$前入路病例(植骨)

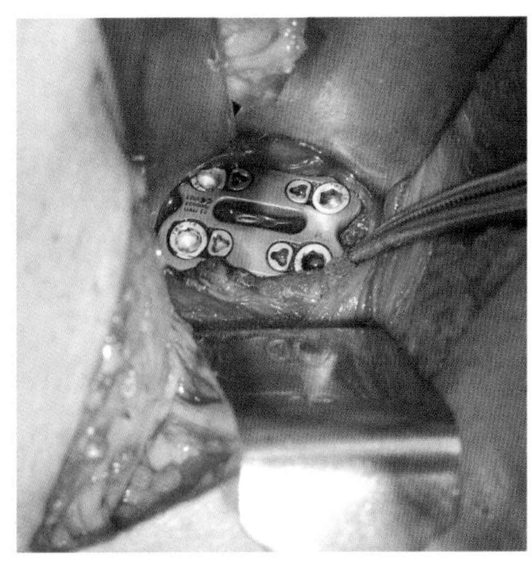

图 5-1-9　$C_{2\sim3}$前入路病例(安放接骨板)

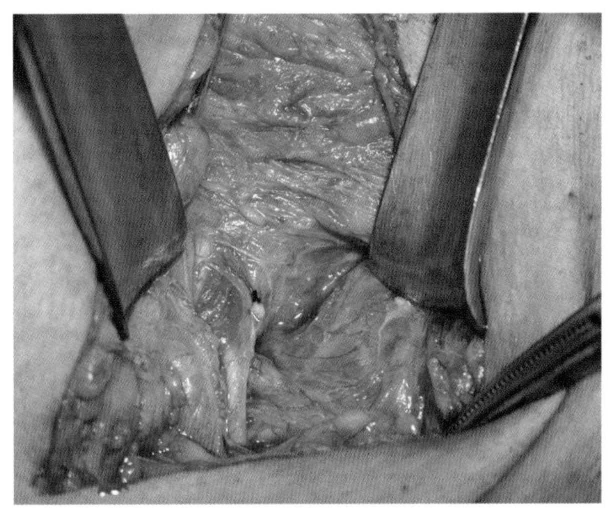

图 5-1-10　$C_{2\sim3}$前入路病例(缝合)

以上神经损伤绝大多数为可逆性的牵拉损伤，1～3个月可恢复。如果神经被切断可造成永久性的功能障碍。预防措施为尽量钝性分离，拉钩不要牵拉过度，并定时放松。对横过术野的条状物不要轻易结扎，认清为血管后再结扎。二次手术时，较细的条索状物难以判断是神经还是纤维条索还是血管；可通过追踪其来源加以判断，也可用神经刺激器来鉴别。

(三) 相关临床解剖要点

一般情况下，喉上神经位于喉上动脉的后方或上方。甲状腺上动脉的主干自外上向内下走行，与之相伴随走行的为喉上神经喉外支，在甲状腺上动脉进入甲状腺上端的上方。喉上神经喉外支先行向内侧走行进入环甲肌。根据这种解剖关系可以看出，对于甲状腺上动脉结扎部位应在其起始部，这样才可以更好地使颈动脉鞘向外侧分离，同时又可以避免喉上神经损伤，这与甲状腺手术时甲状腺上动脉结扎部位不同。由于甲状腺上动脉相对应水平为第3、4颈椎水平，故此处显露应特别注意甲状腺上动脉及喉上神经的保护。在部分病例，由于甲状腺上动脉发出及走行较高，也可以不结扎甲状腺上动脉，只是游离并向内侧牵开，这样做的好处在于可以更好地保护位于其上方的喉上神经。因为在牵拉时甲状腺上动脉和喉上神经一起可以承受更高的张力和牵拉作用。如果结扎切断后，承受牵拉的只剩下喉上神经了，此时反而更易造成喉上神经损伤。

分离颈动脉鞘和喉咽之后就可以直接到达椎前间隙，分离椎前间隙的疏松结缔组织，显露头长肌和颈长肌。头长肌位于颈长肌的前外侧，两肌均位于颈椎椎体的前方,颈长肌位于颈椎和上 3 个胸椎的前面,该肌止于寰椎前结节。头长肌居颈长肌的外上方,遮盖颈长肌的上部,起始于第 3～6 颈椎横突前结节,肌纤维向内上方,止于枕骨底部。剥离两侧的颈长肌及椎体前方的前纵韧带,由于颈长肌的深面有丰富的血供,所以剥离该肌时应注意止血,同时不宜向外剥离过多,以免损伤椎动脉。

将颈动脉鞘向外牵开,将喉及气管向内侧牵开,将上方的下颌下腺及下颌骨牵开,即可充分显露第 2～4 颈椎椎体前方,切开椎前筋膜,显露头长肌及颈长肌,自颈中线向两侧剥离该肌肉,一般不要超过椎体侧缘,以免损伤椎动脉。

（四）注意事项

该手术入路由于需较长时间牵拉喉部,所以有术后喉头水肿及喉痉挛的可能,也可能造成声音嘶哑、喉肌疲劳及引起咽下功能障碍,术后出现发声、吞咽困难。另外,喉上神经的牵拉伤也可能出现,此时应注意气管拔管时间不宜过早,延长插管时间,必要时可以行气管切开。颈动脉鞘向外侧牵拉,有时会刺激到颈动脉窦,此窦位置相当于第 3、4 颈椎水平,牵拉时应注意勿用力过大,同时提醒麻醉师注意患者血压和心率的变化。如出现心率变慢,血压降低,这是因为颈动脉窦减压反射造成的,应减轻牵拉力量或停止牵拉,或改变拉钩的位置即可。

舌下神经、舌咽神经、迷走神经和颈内静脉共同走行于颈动脉鞘内,过分牵拉都有可能损伤这些结构,故在牵拉时采用较平滑和柔软的手拉钩,不要用硬质和带刺的尖拉钩,并告知助手的牵拉技巧,也可间断牵拉,做到心中有数,避免对这些结构的损伤。

二、后方入路

（一）枕骨到枢椎的后入路

1. 适应证　颅底凹陷症、枕颈不稳、寰枢椎脱位及不稳、寰椎骨折、枢椎椎弓骨折等需要行减压、复位、融合及内固定者。

2. 体位　俯卧位,头部置于 Mayfield 头架上,头颈部略屈曲。

3. 切口　自枕外隆凸至第 4 颈椎棘突作后正中直线切口(图 5-1-11)。

4. 显露　切开皮肤、皮下组织及项韧带,切断枕骨、寰椎后结节、枢椎棘突以及第 3 颈椎棘突上的肌肉附丽,用电刀及 Cobb 剥离子于棘突两侧和双侧椎板行骨膜下分离,操作中注意用电刀止血,并用干

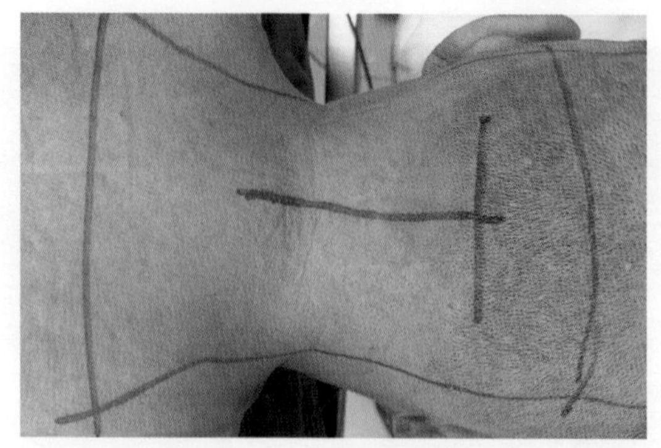

图 5-1-11　上颈椎后路体位及切口

纱布填塞压迫止血。取出干纱布后,用颅后窝拉钩将肌肉拉开,显露枕骨后部,寰椎后弓及枢椎椎板等,双侧显露至寰椎侧块及枢椎关节突(图 5-1-12)。

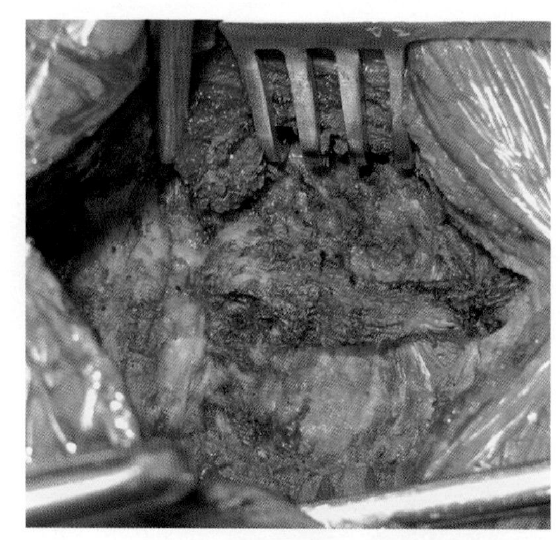

图 5-1-12　显露寰枢椎后部及枕骨

（二）注意事项

如果对寰、枢椎及枕颈交界区域的解剖特点没有很好地掌握就贸然施行显露操作的话,发生并发症和手术致残的风险很大。术前应很好地掌握椎动脉的走行,椎动脉沿寰椎后弓走行。

1. 寰椎后弓部向侧方分离,以后结节作为标志,沿后弓后缘与下缘交界处做骨膜下分离。寰椎后弓上缘的显露,应格外小心,如果超过后结节中点 1.5cm,就很可能造成椎动脉损伤。在儿童,该距离只有 1.0～1.2cm。

2. 显露时首先显露枢椎棘突和椎板,再显露枕骨和枕骨大孔后缘,最后再显露寰椎后弓,可以减少术中出血,提高显露的安全性。

3. 寰椎后弓很小也很脆弱,在解剖黄韧带时动作粗暴可导致骨折。遇到后弓狭小者,如果不当心,骨膜剥离子很可能会滑进枕骨大孔。

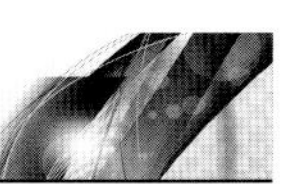

4. 上颈椎的很多肌肉都是附着在枢椎棘突上的，如果该节段不融合，这些肌肉都应保留，以免发生第2、3颈椎不稳。

（三）相关临床解剖学要点

骨性标志可以帮助正确判断手术节段及手术切口的选择。枕颈部后方可触及的骨性突起有枕外隆凸、枢椎和第7颈椎的粗大棘突。

由于颈椎的棘突向下倾斜而且棘突间隙狭小，颈椎后方切口过长会导致出血过多及受累节段不必要的融合。颈椎后方覆盖肌层较厚，采用后正中纵形切口肌肉的损伤及出血较少。颈部筋膜浅层向后包裹斜方肌并与肌间隔和棘突融合。椎前筋膜经肌间隔向后延续并止于棘突上。项韧带是仅含少量弹力纤维的纤维间隔，附着在棘突和椎旁肌上。棘上韧带在后方与项韧带连续，在前方则与棘突间韧带相混合。这些韧带在上颈椎很难区分开来。项韧带是颈椎后方大部分肌肉的起点或附丽点。

斜方肌位置最表浅，位于浅筋膜深层。小菱形肌和上后锯肌起自第7颈椎棘突并向远端延伸。斜方肌深面的中层肌肉包括头夹肌和颈夹肌。深部肌群包括头半棘肌和颈半棘肌，其中有枕大神经穿过。最深层的肌群是颈髂肋肌和最长肌。在枕颈交界区域还有一组辅助头后伸的小肌群，包括头后大直肌、头后小直肌、头上斜肌和头下斜肌，它们都附着在枢椎的棘突及横突上。

颈椎后入路就是利用后正中线处的无神经区域，该区域把由节段性颈神经左右后支支配的肌肉分隔开。因为神经的这种节段支配方式，在该层面切开不会发生肌肉失神经支配的问题。

（杜心如）

三、侧后方入路

由于上颈椎位置深在，自前方入路较为复杂，需结扎切断的血管较多，操作较为困难。自颈动脉鞘后方入路可以避免结扎颈外动脉的各个分支，出血较少，特别适合于寰枢椎侧块及第3颈椎椎体侧方病变的显露。

1. 体位　患者取侧卧位，患侧在上，头转向对侧，使胸锁乳突肌上部突出，沿胸锁乳突肌前缘切口，自中部向上至乳突根部，然后横向切口向后至中线，切口呈倒L形。

2. 切口　切开皮肤、浅筋膜。在浅筋膜内可遇到耳后静脉，应切断结扎，耳大神经和枕小神经游离后牵开，尽量不要切断。

3. 显露　在胸锁乳突肌前缘分离，在其乳突部横行切断，根据需要可将其起始部完全切断或部分横断，由于其起始部多为肌性，切断后应注意保护其筋膜，以便闭合创口时利于缝合该肌。虽然有的作者提出可将该肌的骨性起始部凿下，然后将胸锁乳突肌翻转，笔者体会是这样做有可能造成乳突损伤，进而引起内耳的一些问题。另外，固定乳突也是一个问题，所以建议行肌肉切断而不行乳突凿开。

当将胸锁乳突肌切断后向下后牵开，位于其深面的是头夹肌。将头夹肌的起始部切断，头夹肌起始于第7颈椎棘突、项韧带和上位胸椎，纤维自中线向外上部走行，止于枕骨的上项线，头夹肌由第2～5颈神经的后外侧支支配，呈阶段性，故可自其处切断，而不影响其神经支配。将头夹肌亦向后外掀起，此时可以见到颈夹肌的附着部，将此颈夹肌的起始部剥离即可将第1～3颈椎横突后结节显露出来，向后第1～3颈椎侧块部即可显露。剥离头下斜肌及半棘肌在椎板的附着，就将椎板部分显露。

将颈动脉鞘向前方牵开，在此部位副神经自颈动脉鞘后方与颈长肌相邻并由前上向后下斜行进入胸锁乳突肌的中上1/3处，在乳突部二腹肌后腹起始处切断该肌，即可将颈动脉鞘后方完全游离，牵开并保护好副神经，将颈动脉鞘向前牵开，将颈长肌的部分起始剥离、分离即达到寰枢椎体的前方及侧方，这样寰椎侧块、后弓及寰枢关节、第2、3颈椎的关节突关节就完全显露了。

4. 注意事项　此入路最大的危险是椎动脉损伤，因为椎动脉在第2颈椎横突孔走行后在二腹肌深面自前内向后外穿入寰椎横突孔，此处椎动脉形成一个返折弯曲，在寰椎椎动脉沟内椎动脉自外侧向内侧走行穿经寰枕后膜，在走行于椎动脉沟部位时可能因为寰枕后膜过于薄弱或剥离寰枕后膜而损伤椎动脉，造成大出血。

为了防止椎动脉损伤，可以在枢椎和第3颈椎的横突孔处确定椎动脉，然后将第2、3颈椎横突孔骨质用椎板咬骨钳咬除，将椎动脉游离出来，然后向上分离、游离之，并用橡皮条牵开，这样做除了保护了椎动脉以外，枢椎椎体侧方、第3颈椎椎体的前方和寰枢关节的侧方可得到进一步显露。

第二节　下颈椎前路解剖与临床

颈前入路是颈椎最常用的手术入路，可以直接显露 $C_3 \sim T_1$ 之间的椎体及椎间盘。目的在于切除或清除病灶、减压、植骨融合、接骨板螺钉内固定恢复脊柱序列，重建稳定性，保护脊髓、神经根及椎动脉等重要结构。

除根据症状体征结合辅助检查对疾病诊断外，清晰合格的颈椎正侧位片非常重要且必不可少。影像范围包括枕部全部颈椎及第 1 胸椎及第 1 肋骨。对于颈部短粗者，通过颈部牵引或双上肢向下牵引多能满足要求。颈椎 MRI 对于手术来说是必需的，但病灶定位一定要结合颈椎正侧位片。

一、适应证及术前准备

1. 适应证　不伴有关节突交锁的下颈椎骨折脱位、椎体结核、肿瘤、颈椎间盘突出、神经根鞘瘤等疾病可以行前路手术。

2. 禁忌证　伴有关节突交锁的下颈椎骨折脱位，因为复位困难且操作危险性大。颈前部存在感染灶、颈部接受放疗者、甲状腺肥大者或以前接受过甲状腺手术者相对禁忌。

3. 术前准备　皮肤清理；常规触摸甲状腺，选择左或右侧入路。

推移气管训练挤压颈部大血管询问患者有何不适并判断患者对刺激的耐受程度。教会患者或家属自行训练，既可以增加气管食管的移动度，有利于术中牵拉及手术操作，又利于患者对牵拉的耐受性，减少术后喉头水肿及咳嗽的几率。

应用超声、CT 或 MRI 对颈总动脉、颈内动脉硬化及血流进行评估，为选择合适入路侧别做参考。

检查颈部可耐受屈伸的程度，以评估麻醉插管及手术时体位的选择。

一般情况下，颈部较细长的患者较颈短者更易显露，瘦弱者其标志清楚，切口较浅在，肥胖者则相反，故术前应根据患者的这些特点准备合适深度的拉钩及手术器械。

4. 麻醉　最好由麻醉师进行评估，包括全身状态、合并病的处理、心肺肾脑功能情况，麻醉方式，术前用药等内容。现在许多患者术前高血压高血糖控制不佳，未停用抗凝药物或降压药物影响麻醉等。骨科医师有时要会同相关科室医师共同讨论处置措施。

首选全麻，但采取经鼻还是经口插管根据病情需要决定，原则是不能加重脊髓功能损害。

5. 体位　仰卧位。肩下垫枕，颈椎保持呈轻度过伸位置。头部是否转向对侧根据需要而决定，不必刻意要求。

二、手术操作

1. 右或左侧切口　根据病灶位置、手术习惯及有无甲状腺肥大等，决定右或左侧切口。左侧入路的优点是喉返神经损伤的危险较小，缺点是右利手的术者操作不便。右侧入路的优点是操作方便，尤其是右利手者更是如此，缺点是容易损伤喉返神经。另外，右侧入路的优点可以避免胸导管损伤，而左侧入路由于胸导管在下颈椎和上胸椎的左侧走行，有可能造成该结构损伤。除此之外，对于手术入路侧别的选择还应根据病情的需要来决定，如一侧已手术过，则须选择另一侧。如病变在左侧偏重，则需优先考虑选择左侧，反之亦然。因为便于操作，一般右侧较为首选。

可以根据习惯选择横切口或纵切口，横切口自胸锁乳突肌内缘中点至颈部中线，横切口注意要和病变节段相对应，否则会引起显露困难，与颈部皮纹一致，术后美观，不留瘢痕，所以适合单节段病变。对于多节段病变，横切口显露较困难。一般情况下，舌骨相当于 C_3 水平，甲状软骨相当于 C_4、C_5 水平，环状软骨相当于 C_6 水平，可以根据此标志确定切口水平及部位。纵切口需沿胸锁乳突肌内缘做斜形切口，这样可以获得更广泛地显露。由于可上下延长，较为稳妥，但术后切口瘢痕明显是其缺点（图 5-1-13）。

2. 可以用肾上腺素盐水沿切口进行皮肤皮下浸润。切开皮肤后即可见到颈阔肌，可以横行切开此肌纤维，亦可沿此肌纤维劈开，然后向两侧或上下游离，这样做的目的既可以扩大显露，又可以保护皮瓣的血运。可牵开或结扎颈浅静脉，如颈外静脉、颈前静脉。颈横神经及皮神经最好游离牵开，不要切断（图 5-1-14）。

3. 找到胸锁乳突肌内缘向外侧牵开，在内侧找到胸骨舌骨肌及肩胛舌骨肌，在胸锁乳突肌内侧

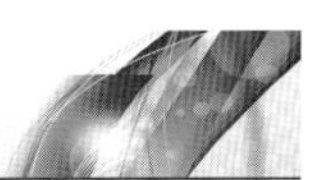

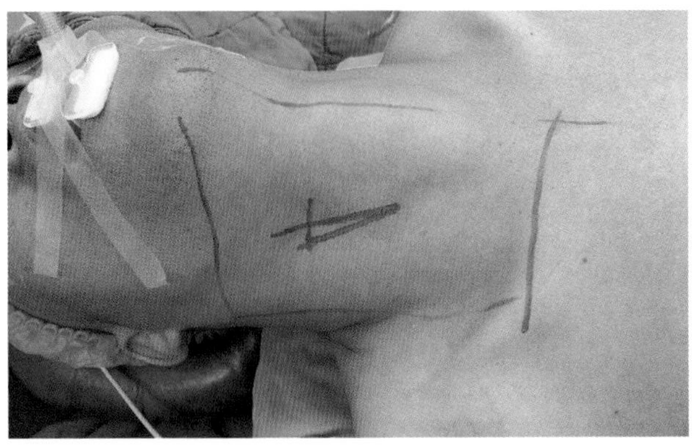

图 5-1-13 下颈椎前入路切口

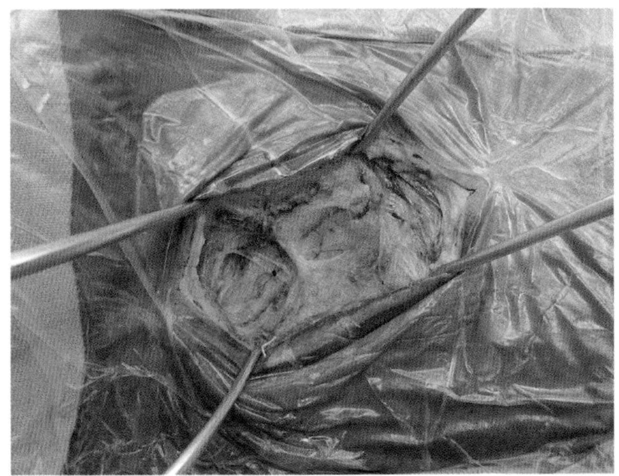

图 5-1-14 切开皮肤颈阔肌

缘部锐形切开筋膜。在此深面即可触到搏动非常明显的颈动脉。根据需要将肩胛舌骨肌切断,切断部位宜在颈动脉鞘内缘处,将此肌向两侧牵开,即可清楚地显示颈动脉鞘和气管、食管之间的间隙(图 5-1-15)。

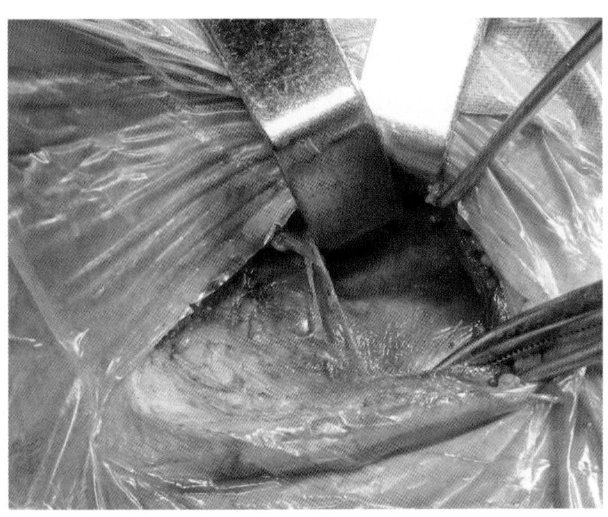

图 5-1-15 显露颈深筋膜,至椎前间隙

4. 将气管、食管向内侧牵拉,颈动脉鞘向外侧牵拉,钝性分离该间隙的结缔组织,即可直接到达椎前筋膜。在环状软骨下方,甲状腺侧方与颈动脉鞘之间的间隙内可能有甲状腺中静脉自内侧向外侧走行,故根据需要可将之结扎切断,一般情况下不需要结扎甲状腺下动脉。

5. 当显露到达椎前筋膜后,可用花生米(夹持小纱布球)在椎前进行钝性剥离,显露颈长肌和前纵韧带。在椎体前方,凸起的为椎间盘,凹陷的部位为椎体。当颈椎前方骨赘存在时,这种凹凸则更加明显,可以根据骨赘的形态特点协助定位。应用定位针或用剪短的 20 号针头插入椎间隙,C 形臂或拍片定位,一般侧位片就可以满足需要(图 5-1-16)。

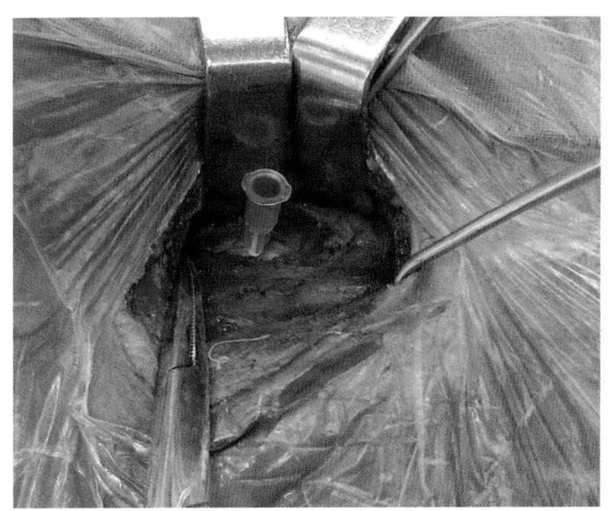

图 5-1-16 显露椎间盘定位

6. 确定手术节段后,将颈长肌剥离至椎体侧缘根据需要显露上下两或 3 个节段椎体,沿椎体正中线平行与椎体终板拧入撑开用的固定针,放置撑开器撑开椎间隙。

7. 对于椎间盘切除者,先用电刀切开椎间盘前部纤维环,咬除骨赘。交替用髓核钳、刮匙清除髓核及椎间盘后部,将上下终板软骨也一并清理。神经剥离子探及椎体后缘和后纵韧带,用薄式椎板咬骨钳将椎体后缘和后纵韧带附着处切除。直至硬膜囊。此时往往有椎管内静脉丛破裂出血,用吸引器吸引和吸收性明胶海绵压迫止血以保持术野清晰,直至减压充分彻底(图 5-1-17)。

8. 取大小合适的带三面骨皮质的髂骨骨块或 Cage 嵌入椎间隙,要求骨块不能突入压迫脊髓,不能高于上下椎体前面以利安放接骨板。放松撑开器使骨块嵌紧。注意骨块不能太高,使椎间隙撑开太

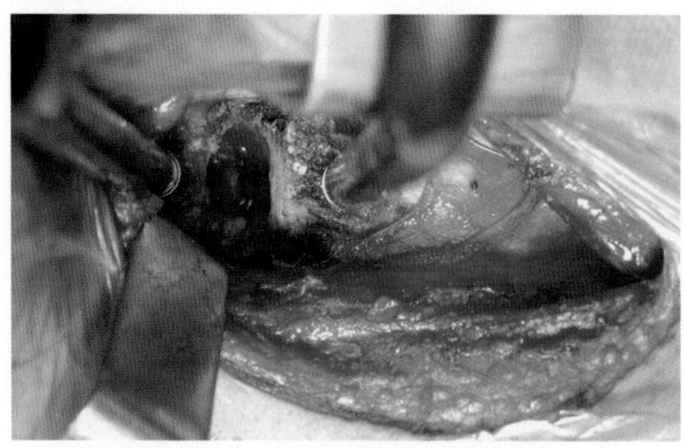

图 5-1-17　前路颈椎间盘切除减压至硬膜囊前方

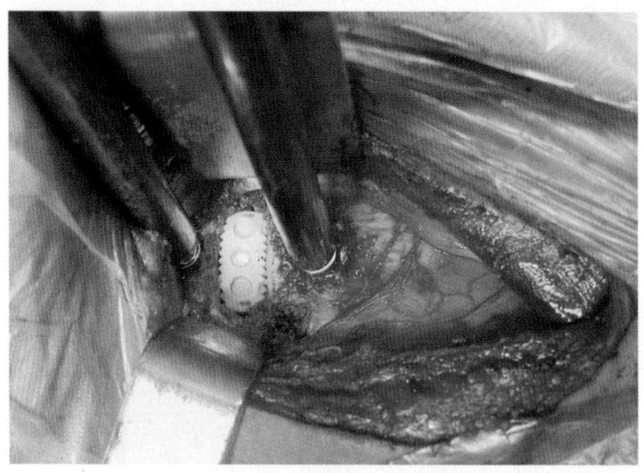

图 5-1-18　椎间隙内植入 Cage

大，术后引起颈部疼痛不适（图 5-1-18）。

9. 取出撑开器和固定针，针孔处骨蜡填塞止血，选择大小合适的接骨板先预植于上下椎体前面，C 形臂透视观察其位置是否居中，上下缘是否未超过固定椎体的上下缘（图 5-1-19）。

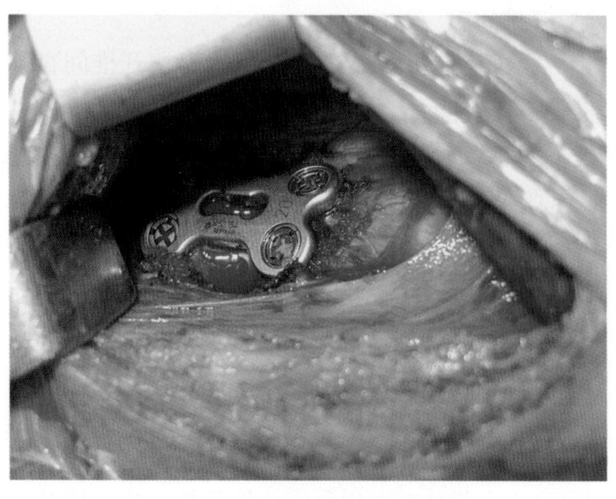

图 5-1-19　钛板螺钉内固定

10. 拧入螺钉，螺钉方向要求左右对称，上位螺钉向上轻度成角，下位螺钉向下轻度成角，螺钉深度不能进入椎管。

11. 冲洗后在接骨板表面放置吸收性明胶海绵，放置橡皮片引流，闭合创口，注意缝合肩胛舌骨肌，颈阔肌要对合整齐并密集缝合。

三、手术要点与重点保护结构

1. 避免损伤颈动静脉　颈动脉鞘由致密结缔组织组成，其中包含了颈总动脉、颈内静脉和迷走神经，三者的排列关系为颈总动脉居内侧，颈内静脉居外侧，迷走神经在二者的后方，所以手术分离时左手触摸在颈动脉搏动处，在搏动的内侧进行钝性分离，即可不致进入颈动脉鞘。另外，分离时以纵行方向剥离而不要横行剥离，这样可以保护颈动脉不受损伤。如果在颈动脉搏动外侧分离则有可能进行颈动脉鞘内，有造成颈内静脉损伤的危险。为了防止出现这种意外情况，除分离在颈动脉搏动内侧进行以外，还应记住颈动脉鞘致密程度较高，不易分离，这与疏松结缔组织易分离的特性不同。

对于老年人多存在颈动脉粥样硬化，牵拉有可能造成粥样斑块脱落，而致脑梗死，故术前应对颈动脉病变进行评估，术中牵拉应轻柔并妥善保护，缩短手术时间也是很重要的方面。

在颈动脉鞘的表面还有颈袢走行，此神经袢发支支配舌骨下肌群，可予妥善保护。当然如果手术需要，切断其分支也不会引起明显的功能障碍。

2. 避免损伤食管　食管颈段主要由横纹肌组成，内衬以黏膜，在环状软骨下缘平面与咽部相连续，在此处即咽与食管相连处咽后壁的斜形肌与环形肌之间有一三角形薄弱区，此处是食管咽憩室易发部位，也是食管易受损伤的部位，故术前如有必要应进行食管检查，以除外憩室的存在。术中在解剖此部位时，应注意有无此种病变，并特别注意保护，以免损伤造成食管瘘。食管颈段的前方与气管紧密相依靠，但食管稍偏左侧，故颈前左侧入路造成食管损伤的危险要高于右侧。食管损伤是颈前入路的严重并发症，虽然不常发生，但其后果严重，易引起纵隔炎而死亡，故应提高警惕。为了避免损伤食管，除了注意到上述的解剖特点之外，亦可以提前置一胃管，术中通过触摸胃管确定食管，这对于再次手术的患者确认食管可能很有帮助。由于食管气管与椎前筋膜之间间隙明显，可以很容易地将拉钩放置在食

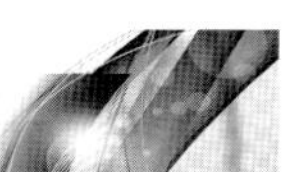

管气管后方，所以一般不会损伤这些结构，但应注意食管后壁不要挤压在拉钩与椎体之间，另外拉钩的边缘光滑也是防止损伤的重要因素之一。

3. 避免损伤颈交感干　在行椎体及椎间盘的手术时需要剥离颈长肌，由于交感神经在颈长肌及头长肌之间或椎前筋膜的深面，所以在骨膜下剥离颈长肌可避免颈交感干的损伤。一般情况下，颈上神经节位于 C_2、C_3 横突前方，颈中神经节多不存在，颈下神经多与胸一神经节融合，形成星状神经节，位于第 1 肋前方，记住这些结构的部位，有利于对其实施保护。

4. 避免损伤椎动脉　颈长肌剥离至椎体侧缘即足够，过分向外侧剥离有可能损伤椎动脉，椎动脉位于横突孔内，在同侧横突孔连线即为椎动脉的走行，椎动脉被颈长肌覆盖，所以一定不要将锐器插入同侧两个横突孔之间，这样极易损伤椎动脉，造成难以控制的大出血。另外，对于老年患者，由于退变、椎动脉硬化等因素，椎动脉在相邻横突孔间的走行并非直线，有可能向内侧突出迂回，这就更易造成椎动脉损伤。为了避免椎动脉损伤，解剖并明确椎体的前缘及侧缘，操作限定在此区域内很重要。

四、并发症防范要点

1. 脊髓或神经根损伤　不常见，但一旦发生则后果严重。常见原因：直接损伤，如操作不轻柔，将骨块直接捶入椎管或器械直接打击脊髓。值得注意的是此类损伤多发生在技术水平较高的专家主任手术中。故过于自信和手术潇洒甚至得意忘危是很大的原因。另外体位不当，颈部过度过伸，如全麻插管时头过度后仰，使本已受到卡压的脊髓再度损伤，出现瘫痪加重。还有术中或术后植骨块脱落压迫脊髓。时刻注意操作轻柔。术前对体位评估及植骨块大小合适以及正确放置是预防要点。一旦骨块脱落压迫脊髓，必须立即手术取出骨块，重新植骨，接骨板固定对防止骨块脱落意义重大。

2. 喉返神经损伤　右侧入路较左侧更易发生，因为右侧喉返神经进入气管食管间沟位置较高，过度向外牵拉颈动脉鞘，分离间隙甚至结扎甲状腺下动脉是造成损伤原因，为了保护喉返神经而显露该神经反而损伤之，因为该神经细小，即使牵拉轻柔也不避免损伤，故不必刻意寻找显露。

喉返神经变异较多，走行异常也是损伤原因之一，对于非返性喉返神经是颈椎前路更应注意的变异。非返性喉返神经直接经颈动脉鞘后方发自迷走神经、向内侧斜行或横行入喉。由于非返性喉返神经术前难以诊断，虽然有资料报道，此种畸形易合并锁骨下动脉畸形、异位、右位心脏等。故当患者为右位心及大血管畸形时应注意有无非返性喉返神经。但在临床实践中多数难以做到术前诊断，所以一定在手术分离间隙时做到充分注意，仔细分离，对于条索样结构的切断和结扎要谨慎，并设法妥善保护，术后注意有无声音嘶哑，并可应用神经营养药物，根据笔者的体会，一旦显露了该神经就预示着发生了损伤，故不提倡为了保护而特意显露，甚至追踪。笔者体会甲状腺下动脉可以和喉返神经共同承受牵拉有保护该神经的作用，所以在颈椎手术时如不特别需要不必结扎切断甲状腺下动脉（图 5-1-20）。

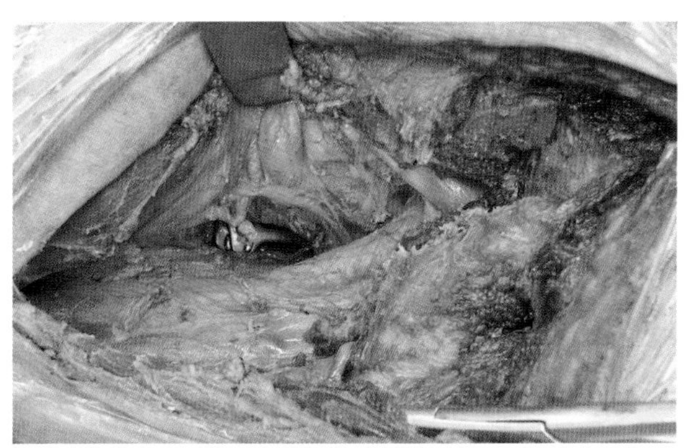

图 5-1-20　下颈椎（C_7）显露易损伤喉返神经

3. 椎动脉损伤　操作范围过大，过于偏外，尤其剥离颈长肌时危险大，应注意。如果发生此类损伤，在压迫止血的同时请血管外科医生协助止血也许是明智的。虽然吻合困难，但结扎也不可取，如何止血术中决定。我们有骨蜡联合结扎止血处理椎动脉断裂成功的病例。

4. 硬膜损伤脑脊液漏　硬膜和后纵韧带之间存在 Hoffmann 韧带也是重要解剖因素，所以一定要边分离边清除后纵韧带。当椎间盘后部后纵韧带与硬膜粘连严重时容易发生，分离或切除后纵韧带时撕裂硬膜囊。一旦发生缝合非常困难，可以用生物蛋白胶喷涂和吸收性明胶海绵压迫，术后切口适度压紧。一般在 5～6 天停止漏液，同时注意补液充足，应用抗生素。如果患者有头晕恶心可以平卧位，我们体会适当头部较高位置对患者较好。虽然有腰穿放脑脊液的报道。但我们并未使用过。

5. 防范喉上神经损伤与解剖　显露 $C_{3\sim4}$ 节段

时较易发生，主要是将食管气管与颈动脉鞘分别向内外牵开时喉上神经受牵拉引起，注意分离周围的疏松结缔组织时对条索样物的保护，不要结扎甲状腺上动脉也是重要保护措施之一。

第三节 下颈椎颈后正中入路

颈后正中入路是颈后部最常用的入路，可以很清楚地显露后部结构，此切口的优点后部重要结构少，风险小，安全。切口沿后正中线向上下延伸，可根据情况选择切口长度。患者取俯卧位，将头部抬高，颈部保持中立位或轻度屈曲位，对不能耐受俯卧位的患者，侧卧位也是一种选择，只是由于皮肤下垂，在切口时易偏离中线，应注意此点。

颈椎骨折脱位、颈椎附件结核、肿瘤、超过3个节段的椎间盘突出后纵韧带骨化、神经根鞘瘤、颈椎的椎板棘突或关节突关节病变、颈椎管狭窄症黄韧带骨化症等疾病可以行后路手术。目的在于治疗骨折脱位、切除肿瘤、脊髓神经根减压、后路椎弓根侧块螺钉内固定等，可以重建颈椎稳定，减轻疼痛保护脊髓、神经根及椎动脉等重要结构。

除根据症状体征结合辅助检查确定病变的节段部位外。注意棘突的形态特点，有无椎板畸形，这对术中辨认结构确认节段很有意义。清晰合格的颈椎正侧位片非常重要且必不可少。影像范围包括枕部全部颈椎及上胸椎。颈椎MRI片对于手术来说是必需的，但病灶定位一定要结合颈椎正侧位片。

一、适应证及术前准备

1. 适应证　颈椎骨折脱位尤其关节突交锁、颈椎附件结核、肿瘤、超过3个节段的颈椎间盘突出、神经根鞘瘤、颈椎的椎板棘突及关节突关节病变、颈椎管狭窄症、黄韧带骨化症等。

2. 禁忌证　颈椎椎体前方病变。

3. 术前准备　检查颈部可耐受屈伸的程度，以评估麻醉插管及手术时体位的选择。一般情况下，颈部较细长的患者较颈短者更易显露，瘦弱者其标志清楚，切口较浅在，肥胖者则相反，故术前应根据患者的这些特点准备合适深度的拉钩及手术器械。不能俯卧者可采取侧卧位。准备足够的体位垫。麻醉首选全麻，或局麻。

4. 体位　患者可以采取俯卧位或侧卧位。侧卧位，患侧在上；俯卧位为首选，因为侧卧位时肩部使术野变得深在，影响操作（图5-1-21）。

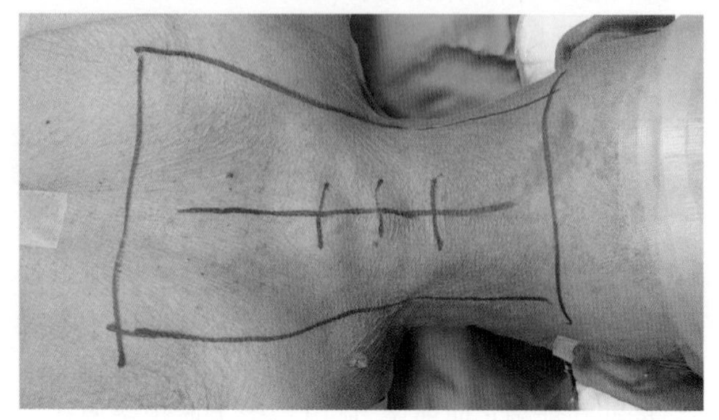

图5-1-21　下颈椎后路切口

二、手术入路

1. 切开皮肤及浅筋膜后，用皮肤撑开钳向两侧牵开，即可见到浅筋膜，向两侧分开，保持在后正中切开。可以用肾上腺素盐水沿切口进行皮肤皮下浸润，可以明显减少出血。

2. 沿正中切开项韧带向侧方剥离肌肉，在$C_{2\sim3}$之间，项韧带较薄甚至部分缺如，此时两侧肌肉牵开后中线部仅有少量疏松结缔组织而没有明显的韧带结构，只需用电刀将疏松结缔组织切开就可向深面显露。由于双侧椎旁肌纤维走行对称，斜方肌自内上向外下，头夹肌的纤维自内下向外上，棘肌的纤维自上而下纵行，所以根据双侧纤维走行确定中线部位，这样可保持不偏离中线。在下颈椎部分，项韧带明显且棘突较大，表浅易于触及，可以较容易地沿正中切开（图5-1-22）。

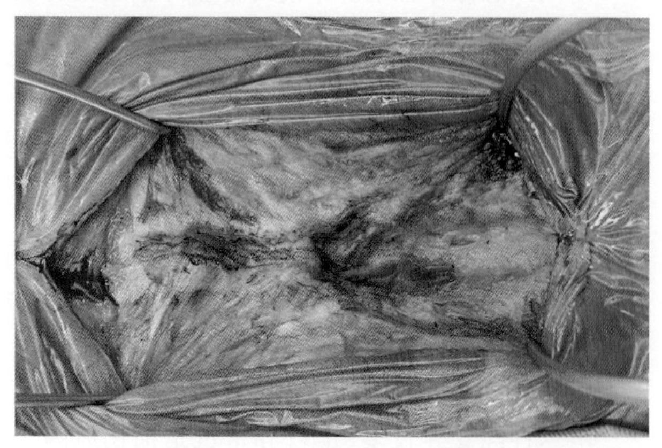

图5-1-22　切开项韧带至棘突

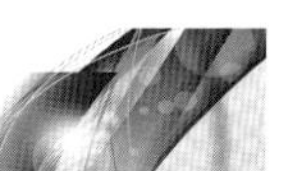

3. 在切开项韧带后，可以在深面触摸到棘突。一般情况下，C_7 棘突不分叉，$C_{3\sim6}$ 棘突分叉且自上而下逐渐增大，C_2 棘突分叉高耸，C_1 后正中结节深凹，位于枕骨与 C_2 棘突之间，可根据这些形态特点并结合术前颈椎侧位片棘突的影像特点进行定位，一般不用术中拍片或透视辅助即可准确定位。

4. 沿正中切至棘突分叉后向两侧触摸分叉棘突，将肌肉自其上完全剥离。由于棘突与椎板之间呈凹陷，故在剥离棘突根部时易进入肌间，从而造成多量出血。预防的办法是，用骨膜剥离子将肌肉向下压，用电刀在棘突深面向中线切开直至椎板骨膜，然后在椎板外将椎旁肌向外侧剥离，这样可以清楚地显示椎板，两侧完成肌肉剥离后牵开，将肌肉剥离至关节突关节外缘处，即完成了椎板外显露（图 5-1-23）。

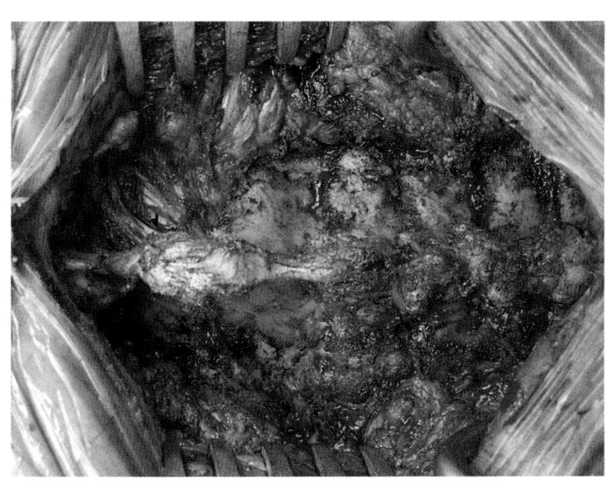

图 5-1-23　剥离肌肉至椎板及关节突外缘

后路切口的缝合应将双侧深层肌肉完全缝合，将项韧带缝合。由于没有损伤到颈神经后支，肌肉的神经支配未受损伤，故此切口不损伤神经，肌肉功能恢复较好。

三、手术要点与重点保护结构

由于颈部项韧带自 C_7 棘突向上至枕外隆凸，向深面连结各棘突，项韧带柔韧性，在俯卧位及侧卧位时此韧带也难以完全绷紧，往往呈弯曲状，在侧卧位时更是如此，所以保持正中切开项韧带并非易事，应根据项韧带走行情况切开之，这样才能保持正中切开而不会误入椎旁肌。由于在后正中部没有粗大的静脉，只有少量小静脉交通支，所以后正中切口出血少，易操作。椎管外后静脉丛收纳颈后部肌肉的静脉血，位于椎板后方，在颈夹肌及竖棘肌各肌层之间，切开时如误入椎旁肌，可能损伤或撕破椎管外后静脉丛，出血较多。由于静脉丛壁薄、压迫容易止血，所以当手术误入椎旁肌时，可用吸收性明胶海绵或纱布压迫止血，亦可以重新找到后正中切开项韧带后，将破裂的椎旁肌缝合止血。操作范围过大，过于偏外，尤其剥离椎旁肌至关节突外缘继续向前剥离时危险大，出血多，应予注意。如果发生此类损伤，压迫缝合电凝止血均可。

四、并发症防范要点

1. 脊髓损伤　一旦发生则后果严重。常见原因：①直接损伤：如操作不轻柔，器械直接打击脊髓。另外体位不当，颈部过度过伸，如全麻插管时头过度后仰，使本已受到卡压的脊髓再度损伤，出现瘫痪加重。时刻注意操作轻柔，应用平镊而不是尖镊协助止血，可以防止捅入椎管；②硬膜黄韧带韧带或硬膜粘连：在颈椎黄韧带与硬膜之间有韧带样结构，我们称之为硬膜黄韧带韧带，另外还有粘连，这些结构均有可能在手术时牵拉脊髓，尤其是后路椎管扩大成形术时易发生，在开门时边掀开边切断粘连带和韧带样结构。

2. 硬膜损伤脑脊液漏　后部椎管内硬膜粘连严重时容易发生，分离时撕裂硬膜囊。一旦发生可以缝合，可以用生物蛋白胶喷涂和吸收性明胶海绵压迫，术后切口适度压紧。一般在 5～6 天停止漏液，同时注意补液充足，应用抗生素。如果患者有头晕、恶心可以平卧位，我们体会适当头部位置较高对患者较好。

3. 硬膜外血肿　多因止血不彻底或引流不畅造成。主要是创口内渗血，形成血肿而压迫脊髓，也有凝血功能不良的病例，所以注意止血，观察引流是否通畅很重要。一旦出现血肿，立即清除血肿，更换粗引流管。

第四节　后路单开门椎管扩大成形术

后路单开门椎管扩大成形术已经在各级医院开展，虽然手术方式也有所改进，但基础内容并无太多变化，现将之单列一节，以彰显其重要性。超过3个节段的颈椎间盘突出、后纵韧带骨化症、颈椎管狭窄症等疾病可以行后路单开门椎管扩大成形术。可以使脊髓神经根减压同时后路椎弓根侧块螺钉内固定等。可以重建颈椎稳定，减轻疼痛，保护脊髓、神经根功能等。

除根据症状体征结合辅助检查确定病变的节段部位外。注意棘突的形态特点，有无椎板畸形，这对术中辨认结构确认节段很有意义。清晰合格的颈椎正侧位片非常重要且必不可少。影像范围包括枕部全部颈椎及上胸椎。颈椎MRI片对于手术来说是必需的，但病灶定位一定要结合颈椎正侧位片。

注意选择门轴侧和开门侧，一般压迫重的一侧为开门侧，症状重的一侧为开门侧，狭窄重的一侧为开门侧。

一、适应证及术前准备

1. 适应证　超过3个节段颈椎间盘突出、颈椎管狭窄症、后纵韧带骨化症等。单节段巨大颈椎间盘突出脊髓受压严重的病例，有时需要先行后路椎管扩大成形术，使脊髓向后位移从而脊髓前方有一定操作缓冲空间，也是一种适应证。

2. 禁忌证　伴颈椎后突畸形者。

3. 术前准备　一般情况下，颈部较细长的患者较颈短者更易显露，瘦弱者其标志清楚，切口较浅在，肥胖者则相反。故术前应根据患者的这些特点准备合适深度的拉钩及手术器械。准备足够的体位垫。麻醉首选全麻，或局麻。

4. 体位　患者可以采取俯卧位或侧卧位。俯卧位为首选，不能俯卧者可采取侧卧位。侧卧位，开门侧在上。但侧卧位时肩部使术野变得深在，影响操作。

二、手术入路

1. 入路同后路，显露$C_{2\sim7}$及T_1椎板。注意尽量保留C_2棘突上的肌肉附着点。

2. 用咬骨钳将$C_{3\sim7}$棘突末端修剪，去掉分叉棘突部分，骨面用骨蜡涂抹止血。

3. 用打孔钳依次在$C_{3\sim7}$的棘突根部打孔，每个孔要用大号缝合针针尾验证（图5-1-24）。

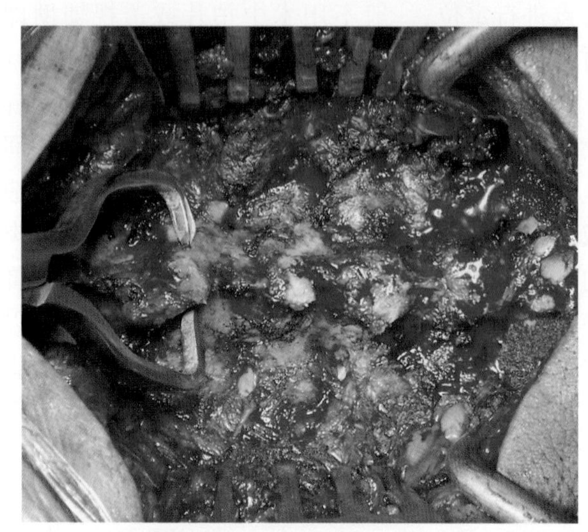

图5-1-24　棘突根部打孔

4. 双侧沿$C_{3\sim7}$椎板与关节突交界处用电刀做出开槽的标志线，然后进行开槽，一般先做门轴侧，再做开门侧，交替用不同型号的尖嘴咬骨钳开槽，也可以用磨钻开槽。要求开槽宽度在3~4mm，深度达椎板内面骨皮质。完成门轴侧后，用吸收性明胶海绵和骨蜡止血（图5-1-25）。

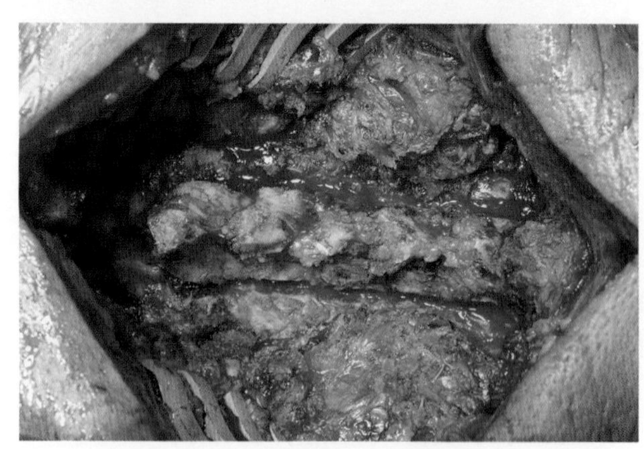

图5-1-25　制作门轴侧

5. 再做开门侧，操作同上。和门轴侧的区别在于将椎板内面骨皮质全层咬开，注意不要损伤硬膜及神经根。一般情况下，当椎板完全咬开后会产生晃动感，还会出现较明显的出血，说明已经进入了椎管，用神经剥离子可以探知，将$C_{3\sim7}$椎板逐个完成开门（图5-1-26）。

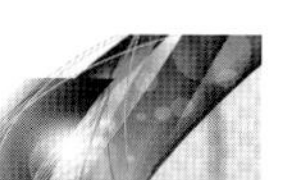

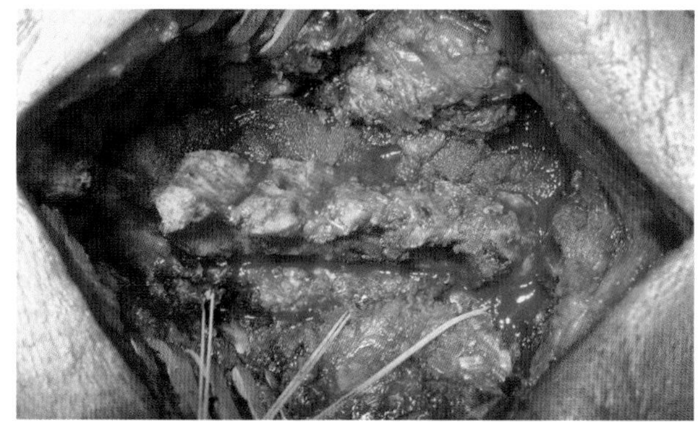

图 5-1-26　制作开门侧

6. 以前用 10 号丝线穿过棘突孔，另一端缝合在门轴侧的关节囊组织上，逐个完成此悬吊操作，将每对线结整理好。现在一般应用锚钉 3 ~ 5 枚，分别将锚钉固定在门轴侧 $C_{3\sim7}$ 的侧块上，锚钉进钉部位同侧块螺钉技术。将锚线逐一穿过预先打好的棘突孔中，注意整理好线结及线尾，否则显得术野混乱（图 5-1-27）。

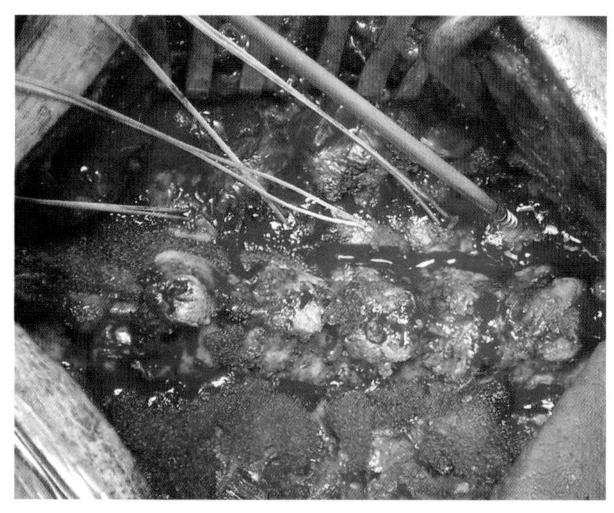

图 5-1-27　置入锚钉

7. 交替用骨膜剥离子或徒手将每个椎板向门轴侧掀起，边掀边用神经剥离子松解椎管内硬膜外粘连带，注意体会开门时椎板是否有弹性阻力，此阻力过大说明门轴侧未做好，当有门轴侧椎板骨折声音时说明椎板已经掀起，此时阻力消失，每个椎板均须完成此操作。注意在掀 C_3 椎板时要用髓核钳和椎板咬骨钳咬除 $C_{2\sim3}$ 黄韧带，同样 C_7 要咬除 $C_7\sim T_1$ 黄韧带。

8. 当椎板完全掀起后可以见到硬膜囊向后膨隆，搏动良好。此时要检查是否残存粘连带并松解之，吸收性明胶海绵覆盖止血。将每个悬吊线结打紧，使椎板维持在开门状态（图 5-1-28）。

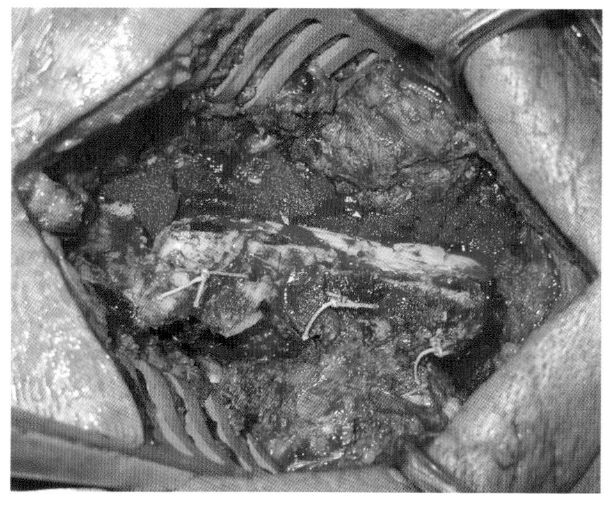

图 5-1-28　完成开门及悬吊

9. 冲洗，放置引流管，缝合。后路切口的缝合应将双侧深层肌肉完全缝合，将项韧带缝合。

三、手术要点与重点保护结构

剥离肌肉时轻柔操作可以减少对脊髓的刺激，完全正中切开可以避免大出血，减少肌肉损伤。

棘突打孔时注意椎板的晃动对脊髓有刺激，因为脊髓早已受压，可能很微小的刺激也会造成严重后果，预防的办法就是此时应用脱水药物和激素，增加脊髓对刺激的耐受性。另外注意动作轻柔，不要晃动幅度过大，以免刺激脊髓。

尽量按术前计划选择门轴侧，但出现门轴侧椎板完全断裂而失败或不适合作为门轴侧时，还可以将对侧作为门轴侧。由于颈椎椎板上下缘厚且均为骨皮质结构，所以此处的骨质较为坚硬，往往是门轴侧残留骨质太多，易造成开门困难。如果强行开门，掀椎板时易造成脊髓损伤。

开门时注意椎板的回弹会拍击脊髓，造成损伤，所以在预先掀动椎板时一定先确认门轴侧是否符合要求，在掀动椎板时始终牢牢把持住椎板，分期逐个完成开门。

掀起椎板时往往会有椎管静脉丛出血，有时还很汹涌，此时可用吸收性明胶海绵和棉片压迫止血。一旦各个椎板完成开门，出血则停止。

四、并发症

1. 脊髓损伤　①直接损伤：如操作不轻柔，器械直接打击脊髓。另外颈部过度过伸使本已受到卡压的脊髓再度损伤，出现瘫痪加重，时刻注意操作轻柔，应用平镊而不是尖镊协助止血可以防止插入椎管；②在颈椎黄韧带与硬膜之间有韧带样结构，另外还有粘连，这些结构均有可能在手术时牵拉脊髓，尤其是后路椎管扩大成形术时易发生，在开门时边掀开边切断粘连带和韧带样结构。

2. 再关门　由于术中对椎板的悬吊不当，如线结太松，缝合到椎旁肌的部分撕裂，缝线扭曲或松空等，为了防止此类并发症，除避免上述问题外，还可以应用侧块铆钉将线结锚固到门轴侧的侧块上，再用线结固定，可以有效地防止再关门。

3. 硬膜外血肿　多因止血不彻底或引流不畅造成。主要是创口内渗血，形成血肿而压迫脊髓，也有凝血功能不良的病例，所以注意止血，观察引流是否通畅很重要，一旦出现血肿，立即清除血肿，更换粗引流管。

4. 三角肌无力麻痹　后开门是使脊髓向后漂移从而达到解除压迫的目的。但由于神经根的牵拉限制了脊髓向后位移，同时神经根也受到脊髓牵拉，其中由于 C_5 神经根处于生理前凸的顶点，所以该神经根受牵拉最重，最易出现功能障碍，表现为三角肌麻痹或无力。一旦出现，可应用神经营养药物治疗。

第五节　后路脊髓减压术

黄韧带骨化症、颈椎椎板棘突肿瘤、颈椎肿瘤需全椎板切除等可以行后路椎板切除术。可以使脊髓神经根减压，同时做后路椎弓根侧块螺钉内固定等，亦可重建颈椎稳定，减轻疼痛，保护脊髓、神经根功能等。除根据症状体征结合辅助检查，确定病变的节段部位外，有无椎板畸形对术中辨认结构确认节段很有意义。病灶定位一定要结合颈椎正侧位片。

一、适应证及术前准备

1. 适应证　黄韧带骨化症、颈椎椎板棘突肿瘤、颈椎恶性肿瘤需全颈椎切除术、椎管内肿瘤等（图 5-1-29）。

2. 禁忌证　椎体病变后突畸形者。

3. 术前准备　除常规外，明确肿瘤性质很重要，不能俯卧者可采取侧卧位。准备足够的体位垫。

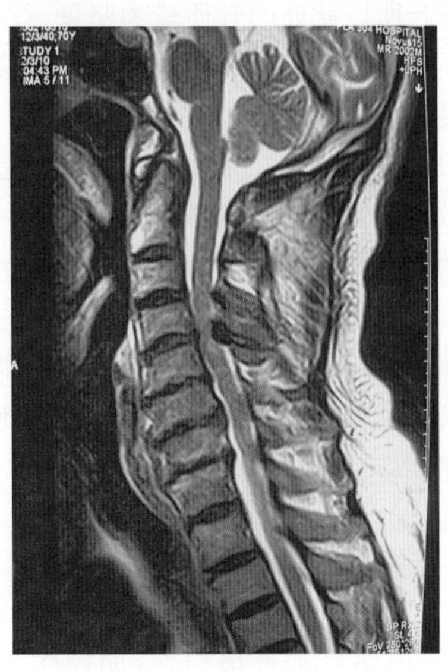

图 5-1-29　黄韧带骨化症

4. 麻醉　首选全麻，或局麻。

5. 体位　患者可采取俯卧位或侧卧位。俯卧位为首选。

二、手术入路

1. 入路同后路，根据病变部位显露所需节段的椎板。

2. 确定病变部位。

3. 交替用不同型号的尖嘴咬骨钳咬除椎板，一般自椎板下缘向上咬除，在黄韧带外面操作。可将椎板完全切除，可以显露硬膜囊（图 5-1-30）。

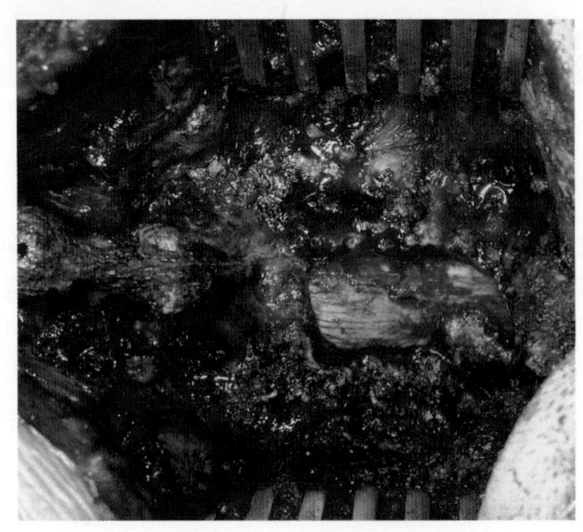

图 5-1-30　颈椎椎板切除

4. 对于黄韧带骨化骨块压迫脊髓，应在骨块四周压迫较轻的部位咬除，使骨块游离，然后提起骨

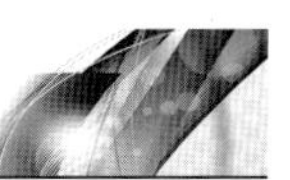

块,用神经剥离子分离骨块与硬膜之间的粘连,取出骨块。即使再轻柔的操作,也难免对脊髓有刺激,所以在进行此步骤前,先应用脱水药物和激素,以增加脊髓的耐受性。

5. 侧块螺钉内固定,首先确定颈椎侧块螺钉的进钉点。一般在侧块中心画纵横两线,将侧块分为四个象限,进钉点选择在外上象限距中心 1 ~ 2mm 处,也可以以侧块中心为进钉点,进钉角度向上与关节突关节面平行,向外呈 10°,进钉深度 12 ~ 14mm。根据需要决定固定节段,常规安放连接系统(图 5-1-31)。

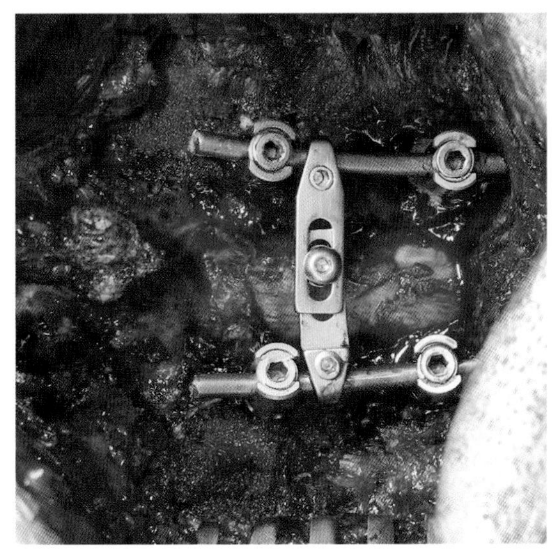

图 5-1-31　侧块螺钉固定

6. 取自体髂骨块修剪成 H 形,植于上下棘突间,注意粗糙面向内,不要压迫硬膜囊,在椎板缺损处放置吸收性明胶海绵(图 5-1-32)。

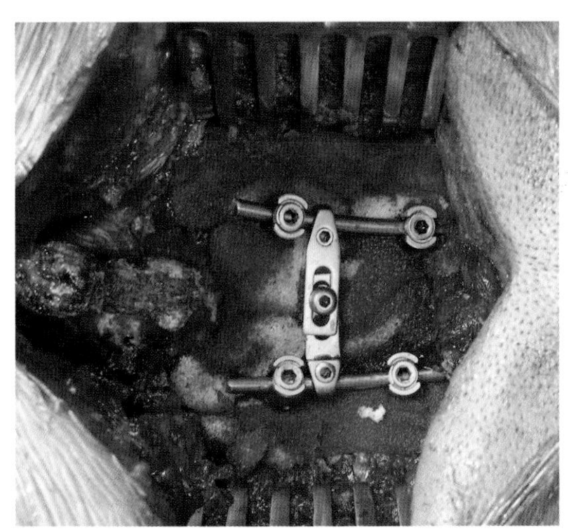

图 5-1-32　植骨及放置吸收性明胶海绵

7. 冲洗,放置引流管,缝合。后路切口的缝合应将双侧深层肌肉完全缝合,将项韧带缝合。

三、手术要点与重点保护结构

1. 剥离肌肉时轻柔操作可以减少对脊髓的刺激,完全正中切开可以避免大出血,减少肌肉损伤。

2. 切除椎板时对脊髓有刺激,因为脊髓早已受压,可能很微小的刺激也会造成严重后果,预防的办法就是此时应用脱水药物和激素,增加脊髓对刺激的耐受性。另外注意动作轻柔,不要幅度过大,以免刺激脊髓。

3. 切除椎板时往往会有椎管静脉丛出血,有时还很汹涌,此时可用吸收性明胶海绵和棉片压迫止血。一旦切除椎板完成,出血则停止。

4. 侧块螺钉进钉点的选择有几种方法,其中要点在于不要损伤椎动脉和神经根,所以螺钉向外成角更为安全。注意进钉深度不能太大,以刚穿透对侧骨皮质为佳。

5. 由于侧块太小或太薄难以容纳较大螺钉者,可以预备更小螺钉,不要反复操作,一旦松脱,必须向上或向下更换固定节段,也可以改用椎弓根螺钉内固定。

四、并发症防范要点

1. 脊髓损伤　①直接损伤,如操作不轻柔,器械直接打击脊髓。另外,颈部过度过伸使本已受到卡压的脊髓再度损伤,出现瘫痪加重。时刻注意操作轻柔。应用平镊而不是尖镊协助止血可以防止插入椎管。切记不要将椎板咬骨钳深入至压迫骨块与硬膜之间来逐步咬除骨块,因为这会加重脊髓损伤;②硬膜黄韧带韧带或硬膜粘连在颈椎黄韧带与硬膜之间有韧带样结构,我们称之为硬膜黄韧带韧带,另外还有粘连,这些结构均有可能在手术时牵拉脊髓,尤其是切除黄韧带时注意切断这些粘连带和韧带样结构。

2. 硬膜外血肿　多因止血不彻底或引流不畅造成。主要是创口内渗血,形成血肿而压迫脊髓,也有凝血功能不良的病例,所以注意止血,观察引流是否通畅很重要。一旦出现血肿,立即清除血肿,更换粗引流管。

3. 神经根损伤　侧块螺钉向外成角,损伤椎动脉几率变小,但损伤神经根几率变大,所以螺钉长度不能太大，以 12～14mm 就足够了。一旦出现神经根刺激症状，应用神经营养药物及对症止痛药物，多能缓解症状，不用取出螺钉。

4. 椎动脉损伤　螺钉向内成角损伤椎动脉的可能性增大，往往发生在进行钉道准备时，表现为血从钉道内涌出，应用骨蜡填塞止血多有效果。

第六节　颈侧方经颈动脉鞘后外侧入路

颈椎的横突病变或颈神经根病变如神经纤维瘤，颈神经根椎管外卡压综合征等自前路显露困难，颈侧方入路可以很清楚地显露颈神经根及横突前后结节，此切口的优点是不显露气管、食管，麻醉易管理。

目的在于切除肿瘤、神经根减压、减轻疼痛，保护脊髓、神经根及椎动脉等重要结构。

除根据症状体征结合辅助检查确定肿瘤的节段部位外。注意肿瘤与椎动脉及颈部大血管的关系。术前一定要观察椎动脉走行情况，CTA 很有意义。

一、上颈椎侧方入路

（一）适应证及术前准备

1. 适应证　原发性或继发性横突或神经根肿瘤，合并或不合并脊髓或神经根压迫者。

2. 禁忌证　颈椎椎体前方病变及后部附件病变。

3. 术前准备　备足血很重要，必要时要提前 1 周和血液中心联系。准备足够的体位垫。

4. 麻醉　首选全麻，不选择颈丛阻滞麻醉。

5. 体位　患者可以采取仰卧位或侧卧位。侧卧位，患侧在上；平卧位，患侧垫高，同时用绑带束缚好患者，以利术中变换手术床的倾斜角度。仰卧位时将患侧抬高，将头向对侧屈曲及旋转。我们推荐采用仰卧位为首选，只有需同时显露后方关节突关节时才选用侧卧位，因为侧卧位时肩部使术野变得深在，影响操作。

（二）手术入路

1. 选择纵向切口，沿胸锁乳突肌后缘斜行切开，切口水平根据病情需要决定。如果需要可以在切口上下方辅加横切口，使切口呈 Z 形，这样可以扩大显露（图 5-1-33）。

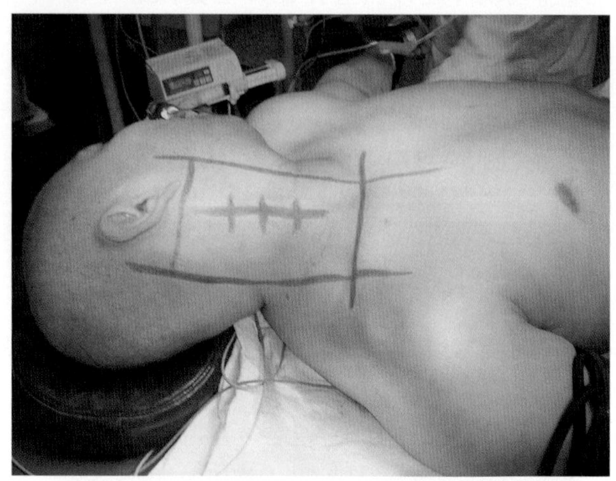

图 5-1-33　手术体位（C_4 神经根纤维瘤）

2. 切开皮肤和颈阔肌，在切口下方可见到颈外静脉，如需要可将之结扎切断，亦可以将之游离后牵开，显露胸锁乳突肌后缘。

3. 将此肌的筋膜层切开，在胸锁乳突肌后缘中点部有颈丛的分支自其深面浅出，颈横神经勾绕胸锁乳突肌向前走行，耳大神经自此处发出后沿胸锁乳突肌表层向耳垂方向走行，有时可见到枕小神经，但多数情况下并不能遇到，此处的颈丛神经分支可作为定位标志，可逆行追踪剥离显露至颈神经根（图 5-1-34）。

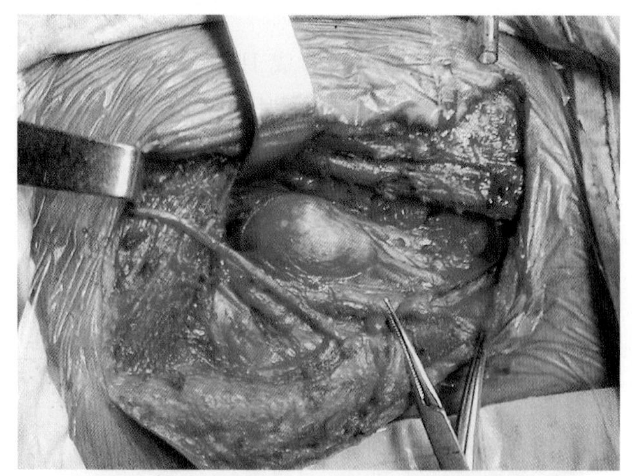

图 5-1-34　在胸锁乳突肌后显露（C_4 神经根纤维瘤）

4. 将胸锁乳突肌后缘向前牵开，分离其下的疏松结缔组织，在切口中部可见到肩胛舌骨肌的下腹，切断该肌并向两侧牵开。胸锁乳突肌深面为颈动脉鞘，用左手的手指触摸到颈动脉搏动，切记颈内静脉位于颈内动脉的外侧，迷走神经位于二者的后方。

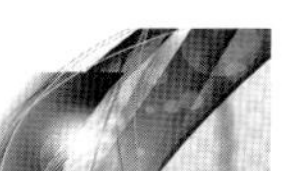

由于颈内静脉壁薄无搏动，不易辨认，易损伤，所以一定要将动脉鞘一并向前方牵开，不要分离该鞘。

5. 牵开颈动脉鞘后，可以触摸到横突的前结节和后结节，并可根据颈丛的分支逆行解剖分离至颈神经根（图 5-1-35）。$C_{2\sim4}$ 颈神经根及前斜肌肌纤维一同包被在前斜角肌筋膜内，神经在浅面，肌肉在深面，在前斜肌表面可见一纵行向下的神经，此为膈神经，有时还可见到副膈神经，应特别注意保护膈神经。

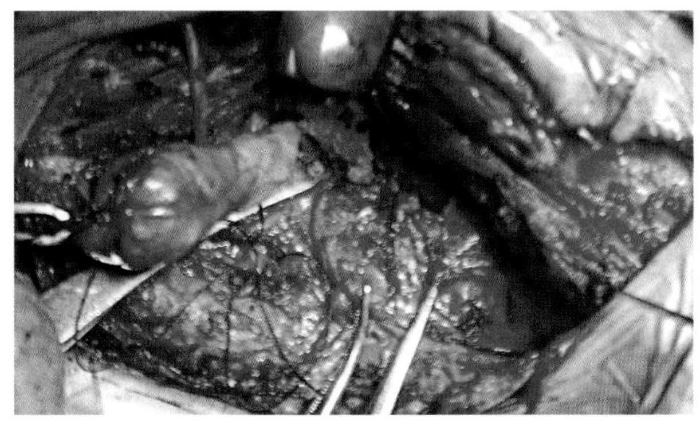

图 5-1-35 显露至神经根（C_4 神经根纤维瘤）

6. 前斜角肌起自 $C_{3\sim6}$ 横突前结节，起始部可为肌性或腱性，用电刀将此肌起始部切断剥离，即可显露横突前结节。后结节为中斜角肌起始部，同样处理后结节，这样横突前后结节全部被显露，神经根位于横突的结节间沟内，自椎管向外走行，椎动脉于神经根内侧的前方与之交叉纵行，根据病情及手术需要显露 $C_{2\sim4}$ 神经根。

如需显露臂丛及其神经根，需将颈动脉鞘向内侧牵开，先找到前斜角肌，斜角肌间隙内的臂丛神经即可见到，位于臂丛神经最上方的为臂丛上干，向内侧逆行解剖即可至 C_5、C_6 神经根。

7. 肿瘤切除 将肿瘤周围分离后、用咬骨钳及髓核钳等交替切除肿瘤。神经剥离子探及椎体前后侧缘。此时往往有椎管内静脉丛破裂出血，用吸引器吸引和吸收性明胶海绵压迫止血以保持术野清晰，直至减压充分，彻底切除肿瘤，吸收性明胶海绵压迫止血。术毕放置引流条，缝合创口（图 5-1-36）。

（三）手术要点与重点保护结构

1. 保护颈动脉鞘 颈动脉鞘中包含了颈总动脉、颈内静脉和迷走神经。三者的排列关系为颈总动脉居内侧，颈内静脉居外侧，迷走神经在二者的后方，所以侧方入路分离时距静脉近，由于静脉不搏动，所以要仔细辨认，触摸在颈动脉搏动处仅作为参

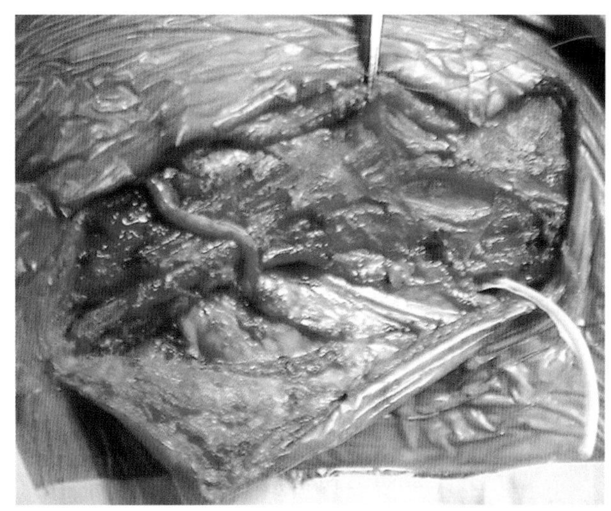

图 5-1-36 闭合创口（C_4 神经根纤维瘤）

考，一定不要分离颈动脉鞘，不可进入颈动脉鞘。另外，分离时颈动脉鞘后方以纵行方向而不要横行剥离，以免造成颈内静脉损伤的危险。为了防止出现这种意外情况，还应记住颈动脉鞘致密程度较高，不易分离，这与疏松结缔组织易分离的特性不同。颈内静脉呈蓝色，其内是静脉血，必要时可以穿刺确定。如果出现静脉损伤，压迫出血处，请血管外科修补很重要。切忌不要钳夹。

对于老年人多存在颈动脉粥样硬化，牵拉有可能造成粥样斑块脱落，而致脑梗死，故术前应对颈动脉病变进行评估，术中牵拉应轻柔并妥善保护，缩短手术时间也是很重要的方面。

2. 如何辨认和保护副神经 在颈丛的上方约 2～3cm，胸锁乳突肌后缘处副神经自前上向后下走行并自该肌深面浅出，副神经呈圆形条索状，约 1～2mm 粗细，与颈丛分支的扁平样条索不同，此种形态特点有利于辨别。当找到上述神经后，将之游离并妥善保护。

3. 保护臂丛和锁骨下动脉 由于前斜角肌肌腹向下斜行止于第 1 肋骨前方，中斜角肌止于第 1 肋骨后方，臂丛及神经根在前后斜角肌之间的间隙穿出，所以有时为了显露神经根的近侧可将前斜角肌的起始部（C_5、C_6 横突部分）切断，显露 C_5、C_6 的横突前结节。如果需要同时显露颈椎椎体，此时可将颈动脉鞘向外侧牵开在颈动脉鞘与气管、食管之间的间隙进行解剖分离（注意事项同常规的前路），这样可以在颈动脉鞘后方将前方和侧方入路联合应用，其范围自颈椎体前方至臂丛根干股部分。有时胸锁乳突肌遮挡视线影响操作，此时可以将胸锁乳突肌的锁骨头切断，必要时亦可切断其胸骨头的部

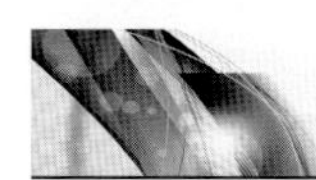

分起始,由于锁骨头、胸骨头起始部分多为腱肌混合性质,故切断后重建止点时并无困难。切断后将胸锁乳突肌向内侧牵开掀起,即可将颈动脉鞘清楚显露。切断其锁骨头、胸骨头时应注意将其自深面先游离提起,用纱布或拉钩将其与深面组织隔开以免损伤其深面的静脉。对于 C_7、C_8 神经根近侧端显露,可以将前斜肌在第 1 肋骨的止点切断,然后将前斜角肌向上或向内侧牵开,切断前斜角肌止点更应注意先将之游离,使之与后方的锁骨下动脉和与其前方的锁骨下静脉分离开,以免损伤造成难以控制的大出血。

(四)并发症防范要点

1. 副神经损伤　在颈丛的上方约 2～3cm,胸锁乳突肌后缘处副神经自前上向后下走行并自该肌深面浅出,副神经呈圆形条索状,约 1～2mm 粗细,与颈丛分支的扁平样条索不同,此种形态特点有利于辨别。当找到上述神经后,将之游离并妥善保护。

2. 膈神经损伤　由于 $C_{2\sim4}$ 神经根发支支配颈后肌群及颈部感觉,且分布呈重叠支配,所以切断一根并不会引起感觉运动障碍,但最好不要损伤 C_4 神经根,因为有可能造成膈神经损伤。

3. 椎动脉损伤　椎动脉在横突孔内纵行,神经根在横突结节间沟内横行,二者呈垂直交叉,动脉在神经根前方。从侧方显露椎动脉很深在,在使用电刀时注意电刀尖端不要插入横突孔之间,不要横行切割。

二、下颈椎侧方显露

对于臂丛及其神经根的显露,自侧方与第 4 颈椎以上略有不同。由于前斜角肌肌腹向下斜行止于第 1 肋骨前方,中斜角肌止于第 1 肋骨后方,臂丛及神经根在前后斜角肌之间的间隙穿出,所以在侧方需将颈动脉鞘向内侧牵开,先找到前斜角肌,斜角肌间隙内的臂丛神经即可见到,位于臂丛神经最上方的为臂丛上干,向内侧逆行解剖即可至第 5、6 颈神经根,有时为了显露神经根的近侧可将前斜角肌的起始部(第 5、6 颈椎横突部分)切断,显露第 5、6 颈椎的横突前结节。如果需要同时显露颈椎椎体,此时可将颈动脉鞘向外侧牵开在颈动脉鞘与气管、食管之间的间隙进行解剖分离(注意事项同常规的前路),这样可以在颈动脉鞘后方将前方和侧方入路联合应用,其范围自颈椎体前方至臂丛根干股部分。有时胸锁乳突肌遮挡视线影响操作,此时可以将胸锁乳突肌的锁骨头切断,必要时亦可切断其胸骨头的部分起始,由于锁骨头、胸骨头起始部多为腱肌混合性质,故切断后重建止点时并无困难。切断后将胸锁乳突肌向内侧牵开掀起,即可将颈动脉鞘清楚显露。切断其锁骨头、胸骨头时应注意将其自深面先游离提起,用纱布或拉钩将其与深面组织隔开以免损伤其深面的静脉。对于第 7、8 颈神经根近侧端显露,可以将前斜肌在第 1 肋骨的止点切断,然后将前斜角肌向上或向内侧牵开,切断前斜角肌止点更应注意先将之游离,使之与后方的锁骨下动脉和与其前方的锁骨下静脉分离开,以免损伤造成难以控制的大出血。

三、第 3～6 颈椎段椎动脉的显露途径

采用颈前外侧切口。将颈动脉鞘向外侧牵开,气管、食管向内侧牵开,颈长肌及椎前筋膜即可显露(同颈前入路)。

自椎动脉的起始部至穿入第 6 颈椎横突孔的一段,解剖学称为颈部。在此段,椎动脉在前斜角肌与颈长肌之间走行,其前方有椎静脉、颈内静脉、颈总动脉、迷走神经、甲状腺下动脉及颈横动脉横过。另外,胸导管的末端在经左椎动脉的前方注入左颈静脉角,椎动脉的后方为第 7 颈椎横突及第 1 胸椎、第 8 颈神经根及颈下神经节。由此看出,在此段椎动脉周围均是重要的结构,一般不用显露此段椎动脉,更重要的是在此处如何避免椎动脉损伤。

在椎动脉穿经第 6～2 颈椎横突孔的部分称为椎骨部。在横突孔内椎动脉与椎静脉丛及交感神经分支伴行,在同侧横突孔之间椎动脉被颈长肌的肌纤维包被。在此段,椎动脉无大的分支,只有小的脊支及肌支发出支配斜角肌及其他结构,故对此段椎动脉的显露应先将颈长肌自横突前面剥离并牵向外侧,这样就可将横突前壁显露清楚。用神经剥离子探查横突孔的上下端,游离椎动脉,使之与横突孔前壁分离,此操作有可能损伤椎静脉丛,可用吸收性明胶海绵填塞或棉片压迫止血,这样做既可以止血,也可以将椎动脉与横突壁之间隔离开,然后用椎板咬骨钳咬除横突孔前壁,将椎动脉自横突孔内游离出来。根据需要,可以连续咬除 2～3 个横突孔前壁,并将椎动脉游离并牵开,既可以完成对椎动脉操作,也可以在直视下将钩椎关节进行切除。由于同侧横突孔之间椎动脉走行常可能因退变或动脉硬化出现

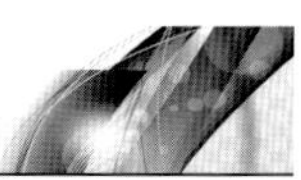

弯曲、走行异常，在此部分寻找椎动脉易引起误伤。另外，椎动脉的肌支和脊支也多在此部分发支，故在此处操作出血较多，只有在横突孔内走行恒定，所以不要在颈长肌下横突孔间显露椎动脉，而先行切除横突孔前壁，这样做安全、出血少。

虽然有的作者提出可先将颈长肌在横突前面剥离并结扎切断，然后向上下剥离牵开，我们认为这样做并不安全，有损伤椎动脉的危险。一般情况下，椎动脉自锁骨下动脉发出后，自第6颈椎横突孔向上穿行，但也有自第7、5、4或3颈椎横突孔穿入者，所以提醒术者注意此种变异。为避免椎动脉损伤，杜心如提供的经验是：先不要横行结扎切断颈长肌，应先将颈长肌自内侧向外纵行骨膜下剥离，显露横突孔前壁后探查横突孔，按常规操作咬除横突孔前壁后寻找有无椎动脉，只有找到了椎动脉才能结扎切断颈长肌，然后沿椎动脉上下追踪，这样就可以在椎动脉走行变异情况下避免损伤之。

另外，双侧椎动脉的直径差异较大，故术前应仔细观察CT片所显示的双侧横突孔大小，椎动脉造影的情况及MRA上所显示的椎动脉形态特点及走行。充分估计椎动脉的解剖学特点，并于术前制定出相应的预案，才能预防意外情况的发生。

第七节　联合切口入路

颈部的手术在特殊情况下可以将两种切口联合应用，常用的有侧后方入路，前侧方入路和双侧入路。

侧后方入路指将后方入路和侧方入路联合应用，切口一般沿上项线自外侧向内侧至后中线，然后沿后正中线向下，呈T形或倒L形，这种联合切口适用于侧后病灶的显露与切除。

由于颈后部皮肤较厚，血运较丰富，可用肾上腺素盐水皮内浸润。切开皮肤和浅筋膜后，在横切口外侧部可遇到枕大神经和枕动脉。枕大神经和枕动脉多伴行在上项线的外侧部自深面浅出，故在切开此皮肤后应寻找到此两结构。一般情况下不要结扎枕动脉，也不要切断枕大神经，将它们牵开保护后，沿上项线将斜方肌、头夹肌、棘肌的起始点锐性切断。在中线将项韧带切开，这样可将肌肉较完整地剥离。由于此处无静脉丛，出血少，沿中线向下至棘突后，锐性切断肌肉止点，在骨膜下剥离，可清楚地显露$C_{1\sim4}$侧后方诸结构，此入路特别适合一侧附件肿瘤的切除。

前侧方入路适用于下颈椎和臂丛同时显露，对于臂丛肿瘤及下部颈神经根肿瘤的切除、颈肋切除、椎动脉松解减压者可采用此切口。纵切口部分沿胸锁乳突肌后缘的中下部分至锁骨，然后转向外侧沿锁骨上1cm横切口至锁骨中外1/3处。切开皮肤后，将颈阔肌纤维切断，在其深面遇到颈外静脉，将之结扎切断。由于锁骨上神经在锁骨中外1/3处由上向下斜行走行，可将之分离开向外侧牵开，不必结扎。将胸锁乳突肌的锁骨端切断向内侧牵开，深面即可见到颈动脉鞘的下端及外侧前斜角肌、中斜角肌、臂丛前面的筋膜，保护好颈动脉鞘，在气管、食管与颈动脉鞘之间显露椎体前方。剥离臂丛浅面的筋膜时颈横动脉常自臂丛前面横过，根据需要可牵开之或结扎切断。然后将前斜角肌、臂丛及中斜角肌显露，根据需要可将前斜角肌的肋骨起始部切断，将臂丛游离后掀起，此时可沿臂丛向上逆行至$C_{5\sim7}$神经根，这样就可完成了手术所需暴露的所有结构。

双侧联合切口很少应用，如果双侧前切口可以同时显露双侧椎动脉，对于肿瘤切除及椎动脉手术可选择应用。

（杜心如）

参考文献

1. 丁自海，杜心如. 脊柱外科临床解剖学. 济南：山东科学技术出版社，2008，203-222
2. 杜心如主编. 多发性骨髓瘤骨病外科治疗. 北京：人民卫生出版社，2013，138-190
3. 杜心如，徐永清. 临床解剖学丛书——脊柱与四肢分册. 第2版. 北京：人民卫生出版社，2014，491-504
4. 杜心如. 颈椎手术入路解剖与临床. 解剖与临床，2013，18(1)：73-76
5. 杜心如. 脊柱常见解剖变异对手术入路的影响及处理. 解剖与临床，2013，(5)：435-437
6. Cornefjord M, Alemany M, Olerud C. Posterior fixation of subaxial cervical spine fractures in patients with ankylosing spondylitis. Eur Spine J, 2005, 14(4): 401-408
7. Cagnie B, Barbaix E, Vinck E, et al. Extrinsic risk factors for compromised blood flow in the vertebral artery: anatomical observations of the transverse foramina from C3 to C7. Surg Radiol Anat, 2005, 27(4): 312-316
8. Cho KH, Shin YS, Yoon SH, et al. Poor surgical technique in cervical plating leading to vertebral artery injury and brain stem infarction—case report. Surgical Neurology, 2005, 64:

221-225

9. Reinhold M, Magerl F, Rieger M, et al. Cervical pedicle screw placement: feasibility and accuracy of two new insertion techniques based on morphometric data. Eur Spine J, 2007, 16(1): 47-56

10. Yoshimoto H Sato S, Hyakumachi T, et al. Spinal reconstruction using a cervical pedicle screw system. Clin Orthop Relat Res, 2005, (431): 111-119

11. 马泉，孔祥玉，杜心如. 上颈椎侧方入路的应用解剖学研究. 中国临床解剖学杂志，2004，(4)：363-366

12. 杜心如，骆辉，刘端. 同时具备喉返神经和非喉返神经1例. 中国临床解剖学杂志，2010，28(6)：705-706

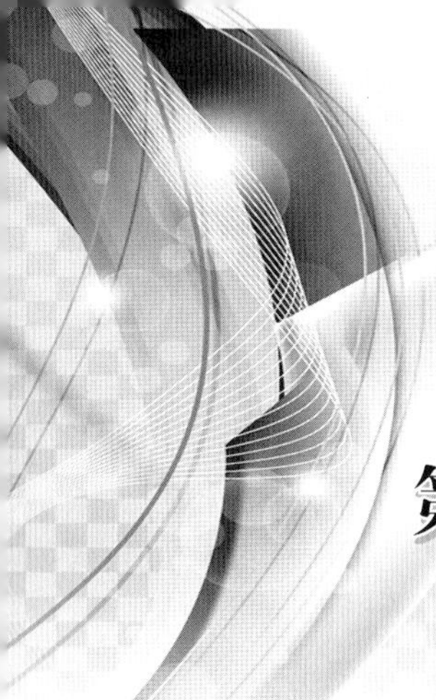

第二章　胸椎手术入路的解剖与临床

胸椎手术入路根据需要选择前路或后路，也可联合入路，前路适合椎体病变，后路适用于椎管及附件病变，联合入路多用于复杂肿瘤手术，相对于腰椎及颈椎而言，胸椎手术更加凶险，胸髓损伤后几乎不能恢复，所以熟悉相关解剖，分析病变部位及特点，如何在清晰的术野下不触碰脊髓而完成手术是成功的关键，现将入路的相关解剖及注意事项介绍如下。

第一节　后路手术入路

一、适应证

胸椎管狭窄症是主要的适应证，不管是多节段还是单节段狭窄，自 $T_{1\sim12}$，均首选后入路。胸椎管狭窄症的常见病因是胸椎黄韧带骨化等。黄韧带骨化从脊髓背侧压迫脊髓，致压物多为骨性，是由周围韧带组织骨化而来，与腰椎、颈椎椎管狭窄软组织形成的压迫不同。由于这种骨化有一个逐渐成熟的过程，为静态压迫，且胸椎多为固定，病变多以静态形式压迫脊髓，所以胸椎管狭窄症患者卧床休息并不能缓解病情，只有手术减压才行。胸椎管内肿瘤也是后路适应证之一，其他适应证有胸椎骨折、结核等疾病，近年来随着操作技术发展，全脊椎肿瘤切除也是后路的适应证。

针对病变部位选择影像学检查极为重要，在定性、定位及鉴别诊断方面有重要作用。一般先拍胸椎正、侧位 X 线片，再行胸椎 MRI 检查。确定病变部位后再在兴趣部位行 CT 轴位扫描及二维或三维重建。

二、手术入路及解剖

1. 手术体位　俯卧位。胸部和骨盆垫高，使腹部悬空，屈髋 10°～20°。与麻醉师沟通全麻后控制血压在正常水平，不要控制性降压过低，以保证脊髓血液灌注，潮气量在中等水平即可，这样可以保证胸内压在适当水平，以减少术野渗血。

2. 手术切口　根据病变部位采取后正中切口，可以通过触摸 12 肋骨推断胸椎节段，这在体瘦患者较易，体胖患者较难。也可根据肩胛下角和上角综合判断，但由于俯卧位后肩胛骨旋转，其与胸椎节段的对应关系发生变化，往往偏下；还有，胖人皮肤移动性大，铺巾后与术前常有 1～2 节段误差，要注意识别。我们不主张在铺巾前拍 X 线片定位，原因同上（图 5-2-1）。

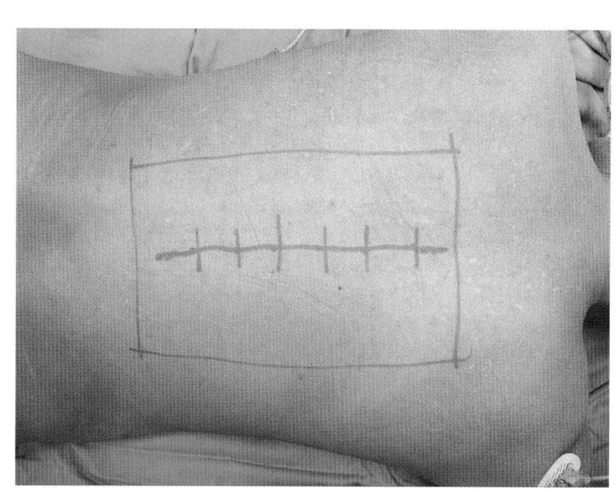

图 5-2-1　后路手术切口

3. 手术步骤及注意事项　①切开皮肤及浅筋膜后，在后正中将棘上韧带纵形切开（图 5-2-2），向棘突两侧及椎板外剥离骶棘肌。由于胸椎横突长、粗大且向后上方突出，所以很易显露（图 5-2-3）。与横突相连的肋骨位于横突的后外侧，此处为肋角所在部位，肋骨较横突更为浅在和偏外，所以在肌肉剥离完毕撑开肌肉牵开器时，应注意此解剖特点，将拉钩位置向浅层移动，以免钩在横突和肋骨上，造成牵开困难，或损伤肋骨，这在老年骨质疏松患者更应注意。显露横突之间的肌肉时，在椎板外侧往往有一明显的出血点，此处为肋间血管的后外侧支穿出部位，是剥离肌肉易造成出血的原因之一，可用尖镊钳夹，电凝止血。如果处理不当，血管近端回缩，常可造成大量出血，应予以充分重视；②对于下胸椎的手术，术中可以通过显露辨认第 12 肋来确定病变节段，对于上胸椎可通过显示 T_1 的横突和第 1 肋骨来确认手术部位。但对于 $T_{4\sim10}$ 病变，短节段手术则很可能造成定位错误，长节段手术可通过术中或术前拍片确定；③由于胸椎棘突均较长，呈垂直向下，相互呈叠瓦状，显露椎板间隙时需将上位棘突自根部切断，两侧黄韧带在后正中部位相连，此处黄韧带最薄，可以先用髓核钳将此处黄韧带咬断进入椎管，但这样做易损伤脊髓，应予以注意。在正常情况下，椎板与硬膜之间存在大约 1 ~ 2mm 间隙，可以容纳剥离子或薄式椎板咬骨钳的前唇，较为安全，但在胸椎管狭窄及黄韧带骨化时此间隙变小甚至消失，此时如在椎板下操作则易损伤脊髓，应视为禁忌。

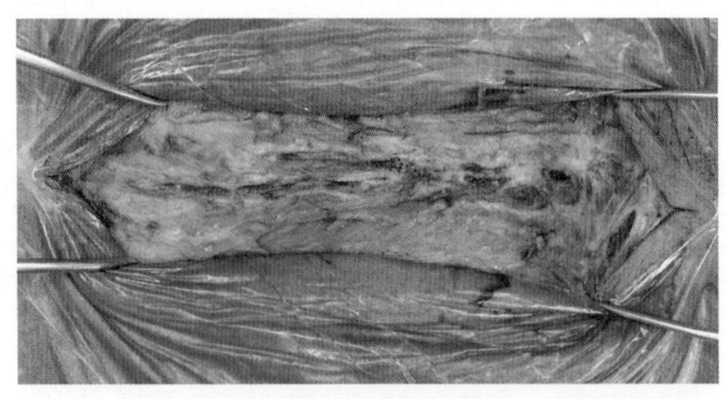
图 5-2-2　切开棘上韧带

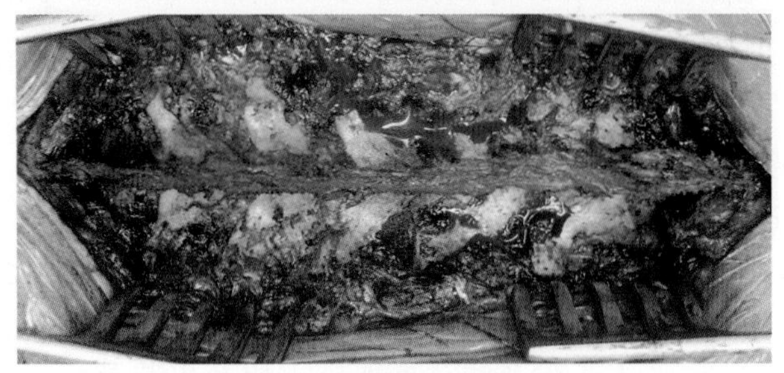
图 5-2-3　剥离骶棘肌显露横突

三、预防并发症的相关解剖与临床

1. 如何操作才能预防并发症　椎管后壁切除术几乎是后路手术必需的操作，就是将棘突、椎板、双侧关节突内缘 1/2 及骨化的韧带一并切除。目前临床上的名称有几个，如揭盖式椎管后壁切除术、微创操作减压术、层揭薄化法及整块半关节突全椎板切除减压术等。这些手术操作的要点不碰触脊髓，尽量减小对脊髓的刺激，达到安全、彻底减压的目的。临床实践证明，蚕蚀法椎板减压法均可以使脊髓损害程度加重，造成术后症状体征加重，且几乎不能恢复，故不可将椎板咬骨钳伸入椎板下与硬脊膜外间隙进行减压，胸椎管狭窄症尤其如此，因为胸椎管狭窄症的脊髓功能处于衰竭边缘状态，此时即使是很轻微的刺激，脊髓也难以承受，从而引起不可逆的损害。

合适的做法是用尖嘴咬骨钳先咬除椎板外层，使椎板及骨化黄韧带处变薄，然后在关节突关节内外 1/2 交界处咬开或用磨钻磨开椎管后壁，在两侧纵行将骨化黄韧带切除，使之漂浮，再将骨化块与硬膜分离切除，这样做可以最大限度地保护脊髓。

2. 避免并发症的相关解剖　胸椎椎管后壁由椎板及关节突关节及黄韧带组成。黄韧带起始于下位椎板的内面，向上止于上位椎板的内面。正常情况下，黄韧带平滑，与椎弓根内侧壁移行处平滑，使椎管成为一个圆形管道。在黄韧带水平相对应的为椎间盘，黄韧带的侧方为椎间孔，其内有神经根走行。当胸椎管狭窄，黄韧带骨化时，黄韧带增生肥厚形成隆起向椎管内突出，而且几乎无一例外地尖端向上，犹如锯齿般卡压于脊髓的后外方，严重时与硬膜形成粘连。由于椎弓根内侧壁处无黄韧带附着，黄韧带只是附着在关节突内 1/2 部位，所以在黄韧带骨化时，椎弓根与黄韧带之间可形成一个沟状凹陷，有的学者称为根黄间隙，一般此处无硬膜囊进入，可以利用此特点进行胸椎管减压术。由于胸椎管内硬膜侧缘位于关节突关节内1/2 部位，所以在关节突关节内外 1/2 处咬开或磨除关节突内 1/2 部分多无太大危险，但在黄韧带骨化特别严重的病例，由于此部位椎管严重狭窄，使硬膜囊在此处被压迫成扁平状，横径增宽，其外侧缘向外侧移位，可以达到关节突关节的外侧 1/2 处，所以减压时如在此处直接将咬骨钳前端伸入有可能

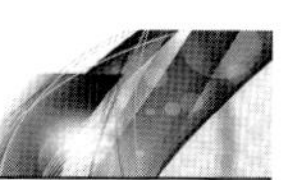

加重脊髓损伤。另外，黄韧带与硬膜在此处可能有粘连，所以在此处操作也有可能加重脊髓损伤。为了安全起见，在将椎板削薄以后，将下关节突内1/2及椎板切除，并在侧方进入椎管，然后用神经剥离子向上外侧探查硬膜侧壁及上位椎弓根，往往在椎弓根内侧壁及下壁与骨化黄韧带处有较大的间隙，可在此处分离，并用薄的枪式咬骨钳向外侧咬开骨化黄韧带，然后在同间隙上关节突下外探查下位椎弓根上壁及内侧壁，有时在骨化黄韧带与下位椎弓根上壁之间有空隙，同样咬开黄韧带与椎弓根相连的部分，这样就在骨化黄韧带上下游离开来，可以使之漂浮，再切除之。

第二节　胸膜外（后外侧）手术入路

一、适应证及术前准备

1. 适应证　适合于$T_{2\sim11}$部位胸椎结核病灶清除术。

2. 手术体位　患者取侧卧位，患侧在上，健侧在下。一般情况下，椎旁脓肿明显的一侧在上，如果无椎旁脓肿或左右相差不明显，应首选左侧在上，因为可以避开肝脏的阻挡，另外主动脉壁厚，搏动明显，较下腔静脉更易识别和保护。

3. 麻醉　全麻采用双腔插管，这样可以实现单侧肺通气，易于手术操作。

二、手术步骤

1. 手术切口　在距棘突3～5cm处平行于后正中线纵向切口。

2. 切开皮肤、浅筋膜、深筋膜至肌层。

3. 在上胸椎肌层分别是斜方肌、大菱形肌、小菱形肌和竖脊肌；中、下部胸椎为斜方肌、背阔肌、下后锯肌及竖脊肌。分别将各肌纵行切断，分离至肋骨，向前至肋骨角，向后至横突及肋横突关节。一般在显露至肋骨时，附着于其上的髂肋肌及最长肌可以锐性切断或剥离，这样做可以尽可能地减少横断此部分肌纤维。显露横突后可以用电刀将肋横突关节的韧带切断。

4. 将拟切除的肋骨行骨膜下剥离，在剥离肋骨上缘时注意肋间肌的方向，应自后向前推剥，肋骨下缘自前向后剥离，这与肋间外肌纤维走行方向一致。在剥离肋骨内面时应注意勿损伤胸膜，应确认剥离一定在肋骨骨膜下，边剥离边用纱布填塞至剥离床，使上下相通，然后再向前、向后扩展，直至足够的切除范围，大概5cm长度即可。一般情况可以连续切除相邻2～3个节段的肋骨。自肋骨后部截断，用手持住肋骨断端旋转，这样可以将肋横突间隙加大，有利于进一步剥离肋骨颈，直至肋骨头，最后将肋骨后段完整取下，再依次将上下肋骨切除。在胸椎结核合并椎旁脓肿的患者，在剥离至肋骨头颈时往往有脓液溢出，此时可吸净脓液后再继续剥离肋骨。在合并肋骨头破坏的病例，剥离出的肋骨往往不完整，此时应注意是否有肋骨头残留，或肋骨头是否也被侵蚀破坏，当肋骨头颈完整剥除后就达到椎体侧方了。

5. 切除肋骨后，在创口处遗留了各节段的肋间血管和肋间神经，应将肋间血管分离并结扎切断，同时将肋间肌也离断，肋间神经根据病情决定是否切断，一般情况下应尽可能地不切断，以免造成所支配的腹肌麻痹，尤其是连续切断2～3根肋间神经或下胸椎的手术应注意保留肋间神经。我们体会如果能够牵开而不影响视野和操作就不用切断。如果要切断肋间神经也尽量只切断1根，这样不会出现明显的功能障碍。因为除肋间肌外，腹肌有重叠支配。肋间神经可以作为向导提示椎间孔的位置，对手术定位有意义。

6. 当处理完毕肋间神经、血管后，可以用骨膜剥离子和纱布将胸膜及纵隔的各结构向前方推移，显露椎体侧方至椎体前方，这样就完成了显露，然后就进行病灶清除术。

三、注意事项及相关解剖

胸椎横突向后外上方倾斜，侧卧位时成为影响显露的解剖结构，咬除横突可以使视野开阔，可以更好地显示病变，当病变侵及椎管内时一定要将病变清除，以便脊髓功能恢复，应注意辨认椎管前壁，并保护好脊髓。术中如果胸膜破损，应尽量缝合，如果破损较大，则用肌肉填塞修补。

有关肋间血管的结扎部位及数量，虽然解剖学研究提示在T_4和T_{12}脊髓节段存在易缺血区，这两部位的脊髓血供不丰富，结扎附近节段肋间血管有可能造成脊髓功能障碍，导致截瘫等严重问题，但临床上并无相应的报道，但确实出现过后路胸段脊髓减压旷置后出现脊髓功能障碍的病例，也出现过 T_{12} 或 L_1 椎体骨折术前感觉障碍平面在腹股沟水平，手术后却出现截瘫平面上升至 T_4 的病例。原因不明，可能与肋间血管变异有关，如数个肋间动脉共干，若结扎此血管会造成脊髓多节段缺血等（图 5-2-4）。这说明胸髓血供代偿能力较颈髓差，手术中更应注意对其血供的保护。根据作者经验，结扎肋间动脉要慎重，不连续结扎 3 个节段，结扎部位应尽量避开椎间孔处，这样可以使进入脊髓的血管得以保护，并尽量不用电凝止血（图 5-2-5，图 5-2-6）。

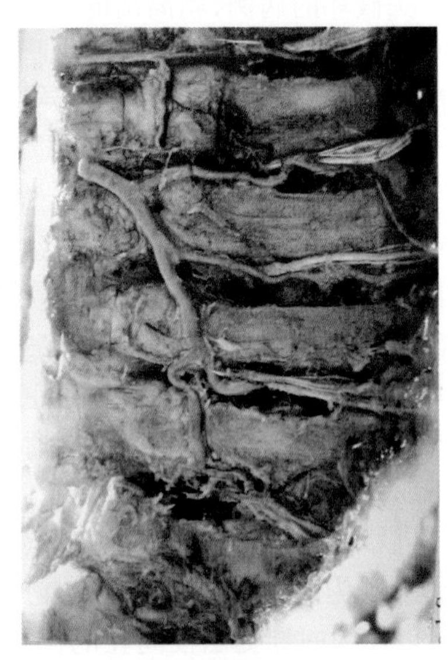

图 5-2-4　肋间动脉共干
（承德医学院孔祥玉教授提供）

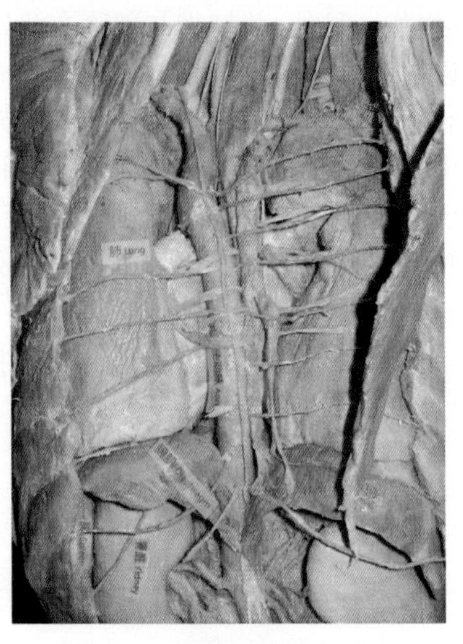

图 5-2-5　胸椎正常节段动脉
（隋鸿锦教授提供）

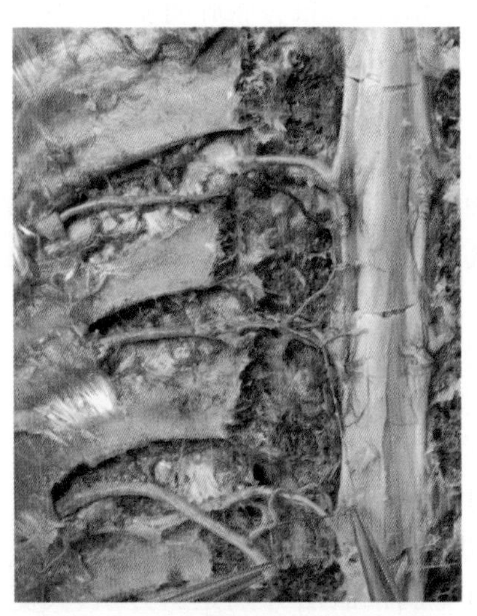

图 5-2-6　节段动脉进入脊髓的分支分布
（承德医学院孔祥玉教授提供）

第三节　前路手术入路

前路包括经胸腔、胸膜或胸膜外腹膜外入路。根据脊柱的稳定性确定是否给予内固定和植骨融合术。

一、适应证

主要适用于胸椎间盘突出症、炎症、结核、肿瘤、脊柱侧弯、后纵韧带骨化症和椎体后缘软骨结节从腹侧压迫脊髓的病例，前入路可以从腹侧对脊髓进行减压，病灶清除、肿瘤切除及植骨内固定等。对于肿瘤病例，此入路可以很好显示病变，在切除肿瘤时应先切除上、下椎间盘，然后在肿瘤外结扎肋间血管，将肿瘤孤立，使之失去支持和血供。这样出血少，手术视野清晰，便于切除肿瘤。根据手术需要同时行内固定及植骨或骨水泥填塞骨缺损处。对于脊柱侧弯前路松解病例，应在凸侧开胸。由于脊柱侧弯时凸侧脊柱旋转变位，开胸后脊柱浅在，操作较易，仍按先结扎肋间血管，再切除椎间盘的顺序进行操作。根据需要可连续切除 5 ~6 个椎间盘，达到彻底松解的目的。

二、经胸腔入路

经胸腔入路除适合于胸椎结核病灶清除术外，

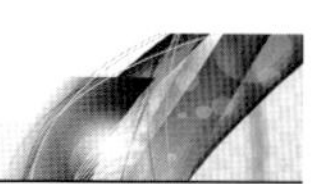

胸椎肿瘤切除胸椎前路内固定也是很好的适应证。由于视野开阔，显露广泛，方便操作，该入路比后外侧入路在椎管减压方面更直接，所以许多学者乐于选择，但该入路创伤较大，术后应放置闭式引流，有一些相应并发症，如胸膜粘连、胸腔积液、脓胸等，术后管理较复杂，也是其缺点。

1. 手术体位　患者取侧卧位，一般可选择右侧卧位，左侧在上，如果病灶偏于右侧亦可以右侧在上，左侧在下。

2. 手术切口　开胸切口应在病椎水平以上两个肋骨的部位，切口自脊柱旁3～5cm纵行两个肋间隙后再沿肋骨走行转向前方，至肋骨前端，也可以根据需要选择其中一段（图5-2-7）。

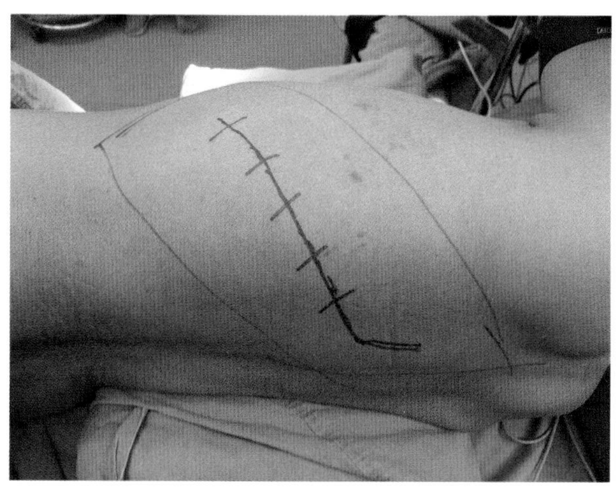

图5-2-7　前路手术体位及切口

3. 手术步骤　①切开皮肤、浅筋膜和深筋膜后切断斜方肌、背阔肌，并将肌肉牵开，如果斜方肌不妨碍进一步显露可将斜方肌在其外下缘掀起，在深面继续操作，这样可以不必切断该肌，既减少了创伤，出血也少（图5-2-8）。笔者体会，在大多数开胸术斜方肌不必切断。背阔肌为一扁肌，边切断，边止血，亦不会造成多量出血；②当背阔肌切断后，在其深面就是前锯肌，一般不用切断前锯肌，可以将前锯肌自肋骨的附着处剥离，然后在该肌深面将其牵开即可至肋骨表面，这样既可以减少出血，又可以保护肌肉的完整性，以便肩关节功能的恢复。对于上胸椎的手术，可以将菱形肌、斜方肌在正中切开，在肩胛骨深面将肩胛骨掀起，然后在其深面显露肋骨。前锯肌在肩胛下角的止点可根据需要切断一部分，也可将该肌牵开而不切断之。显露肋骨表面后，在肩胛骨下用手触摸并计数肋骨，一般能够摸到的最上肋骨为第2肋，以此作为计数方法多无差错；③沿拟切除肋骨表面剥离骨膜，用骨膜剥离子将肋骨上缘自后向前推离骨膜，肋骨下缘自前向后，然后在肋骨深面将肋骨完全剥离（图5-2-9），范围自肋骨后端至肋骨肋软骨结合处，将肋骨前后端剪断，切除肋骨（图5-2-10）。一般切除1根肋骨即可满足手术需要，如长度不够可将相邻上、下肋骨后端剪断而不必切除；④在肋骨床上切开骨膜及胸膜壁层进入胸腔（图5-2-11），用牵开器将创口扩大，将肺萎陷后用纱布垫向前牵开，向后部显露即可至脊柱前方，即可观察到病变节段。进入胸腔后，如果肺与胸膜有粘连，应用纱布球将粘连分离开并将肺推向前方。由于脊柱结核多合并肺结核或由肺结核、胸膜结核继发而来，所以在治疗脊柱结核时应常规拍摄胸片，以确定有无合并肺及胸膜病变；⑤确定病变部位后，在脊柱旁将胸膜切开并剥离，由于在$T_{6\sim7}$水平有半奇静脉及副半奇静脉及横行静脉干跨越脊柱前方，在此处切开胸膜时一定要注意勿损伤之，以免造成大出血。在其他节段脊柱前侧方多为横行的肋间血管，肋间血管在椎体侧方中间部位走行，所以推荐的做法是先触摸椎间盘，确定椎体部位，椎间盘部位膨隆，椎体部位凹陷，在椎间盘部位横行切开胸膜，用纱布球（花生米）向前后分离使椎间盘侧方显露，当相邻椎间盘显露成功后，用90°直角钳在椎体侧方上下分离会师，直至侧方软组织全部分离，然后用2把血管钳钳夹，再切断缝扎（图5-2-12），这样做可以将椎旁节段血管结扎切断而不致引起大出血，同时又可以将椎体侧方显露清楚，以利病灶清除及进一步操作。对于椎旁脓肿病例，脓肿壁水肿肥厚，易出血，组织也较脆，可先在脓肿壁上分离至脓腔，吸出脓液，再依次将脓肿壁钳夹、结扎、切开，这样可以减少出血，并使脓肿壁形成组织瓣，在脓肿内操作多较安全，切

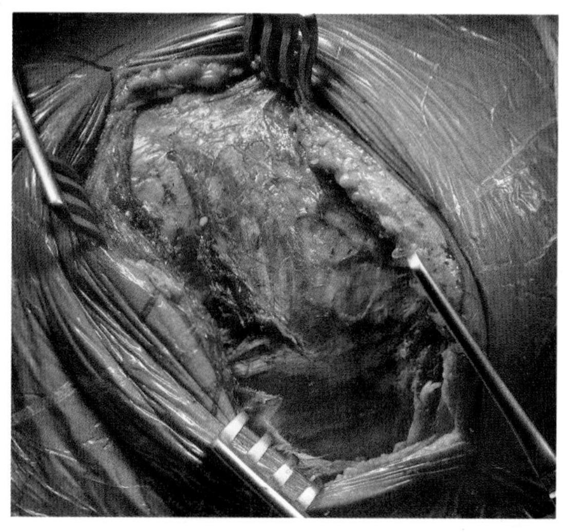

图5-2-8　切断肌肉

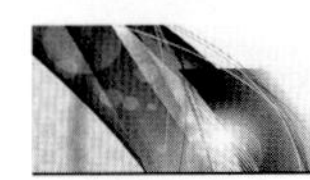

记不要先将脓肿壁全长切开，这样会损伤其内隐藏的血管，钳夹也很困难，引起大出血，造成手术忙乱。病灶显露后，常规刮除死骨、干酪样物质，清除肉芽组织、失活的椎间盘组织等。在合并截瘫的病例或椎管内有结核病灶的病例，一定要将椎管内这些病变清除，应减压至硬膜前方，然后植骨和内固定。

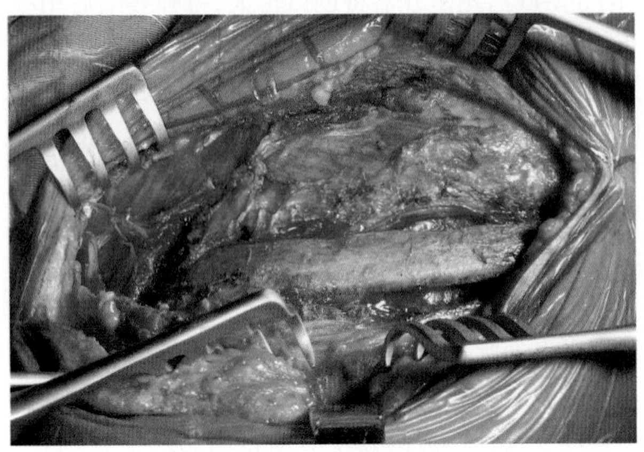
图 5-2-9　显露肋骨

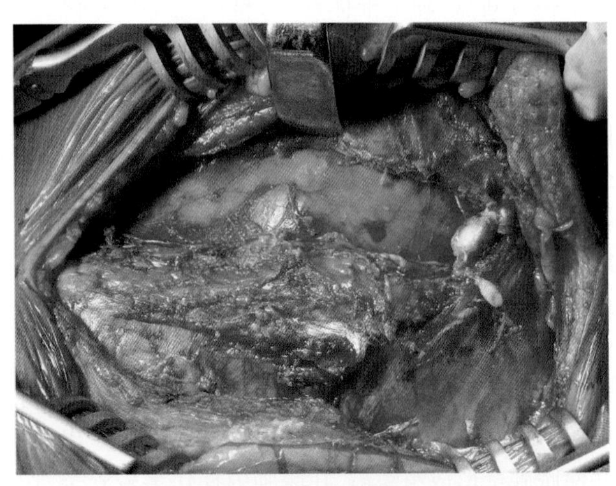
图 5-2-10　切除肋骨

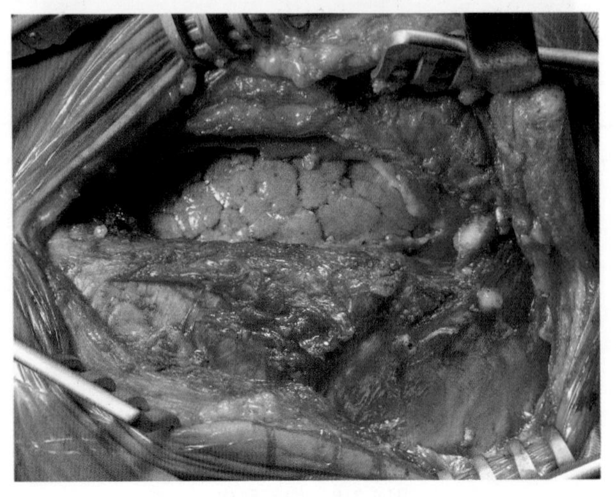
图 5-2-11　进入胸腔

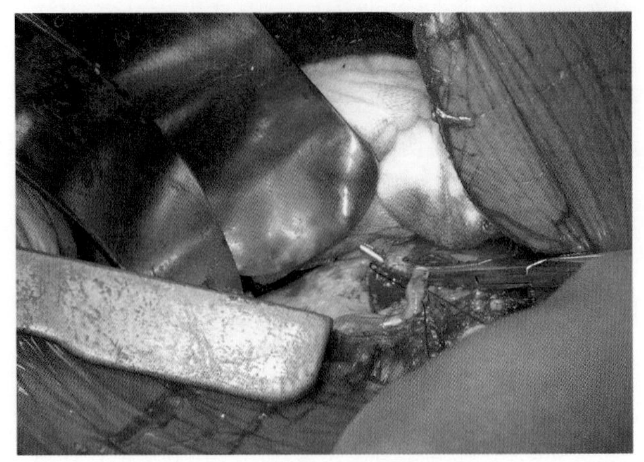
图 5-2-12　结扎切断节段血管

三、经胸廓胸膜外入路

青少年胸膜和肋骨骨膜愈合不甚紧密，可以将二者分离开，所以对于青少年患者，可以在切除肋骨后，在肋骨床先将肋骨骨膜切开，用小花生米将胸膜与肋骨骨膜分离，先突破一点，然后扩展至脊柱前方，这样可以在胸膜外进行脊柱前侧方的操作，较适合下胸椎病变。此手术特点对胸腔及肺脏干扰少，但操作较慢且易剥破胸膜。即使剥破胸膜，可将破口缝合继续操作。此入路对于成人多不易成功，因为在成人胸膜与肋骨骨膜愈合紧密，不易分离。

四、经胸膜外腹膜外入路

1. 适应证　适应于 $T_{11}\sim L_2$ 椎体的病变。

2. 手术体位　患者取侧卧位，一般左侧在上，用腰桥使患者的肋弓与髂嵴之间的距离加大，这样有利于手术显露。

3. 切口　自 $T_{10\sim12}$ 棘突旁纵行切开，然后沿第 11 肋或第 12 肋走行切口，至肋骨前端后再弯向髂嵴方向，根据需要决定切口长度，一般不用超过腹直肌外缘。

4. 手术步骤　①用肾上腺素盐水进行皮内浸润注射后，切开皮肤、浅筋膜和深筋膜，将浅层组织向两侧牵开，进入肌层；②此切口涉及的肌肉分别是斜方肌、背阔肌、前锯肌下部、腹外斜肌、腹内斜肌及腹横肌。在斜方肌外缘分离并掀起，这样可以避免切断该肌，同时减少出血，横断背阔肌后将其深面的前锯肌在肋骨附着处剥离并掀起，在前锯肌下方间隙显露第 11、12 肋骨，在切口后端切断下后锯肌，并将竖脊肌外缘向后牵开，这样可以将第 11、12 肋骨

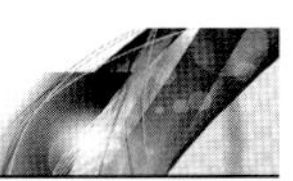

浅层的大部分显露；③一般情况下切除第12肋即可满足要求，但对于T_{11}椎体的手术，需同时切除第11肋骨；④腹外斜肌起始于第12肋骨远端，在剥离并切除第12肋后在其末端将腹外、腹内斜肌切断进入腹膜外间隙，在第12肋骨后端深面为膈肌及其表面胸膜及胸膜返折部，即肋膈角部位，此返折线多位于第12肋骨后部分，患者呼吸时可见到肺边缘深入至肋膈角处。用花生米在返折线下方将胸膜自下向上推离，使胸膜与膈肌分离开，向后至肋骨头处及椎体前方，这样使膈肌周缘完全显露。在部分病例，膈肌较薄，甚至出现局部肌纤维缺损，膈肌只有上、下筋膜，这多见于腰肋三角处，而胸肋三角由于手术不涉及所以并不能见到。应注意膈肌的这种变异。切开膈肌周缘时直至椎体前方，这样就将胸膜外和腹膜外连续了起来；⑤切开膈肌后，将腹膜及肾脂肪囊向前方推开，用纱布推至腰大肌前方和椎体前方，一般情况下不必特意显露输尿管，用大S拉钩将前方组织牵开即可。

5. 注意事项及相关解剖　在第12肋骨下方有肋下神经和肋下血管走行，根据病情将肋下血管切断结扎，将肋下神经游离并逆向追踪至椎间孔处，此处可作为椎管侧方的标志。在L_1横突和椎体前方膈肌脚之间可见内侧弓状韧带，可以切开此韧带以显露腰大肌起始部。

有时胸膜返折部与第12肋骨床粘连紧密，此时应确认胸膜返折部并将胸膜自肋骨床和胸壁及膈肌剥离，再切开肋骨床及膈肌。在椎体侧方将腰大肌起始部分剥离，先触摸寻找到椎间盘，在相邻两个椎间盘之间用血管钳钳夹结扎节段血管，然后骨膜下剥离椎体侧方至前方，根据需要显露足够的长度。此入路的特点为经肌间隙进入，在胸膜外、腹膜外显露，对肺功能影响小，出血少。术毕闭合创口时，注意将膈肌仔细修复，以免膈疝形成。

五、经胸腔腹膜外入路

此入路与胸膜外腹膜外的区别在于不将胸膜返折线在膈肌上分离，而是切开胸膜进入胸腔。在切开膈肌周缘后在腹膜外显露椎体前侧方，该入路较适合胸腰段病变位置较高，需显露T_{10}、T_{11}椎体的情况。进入胸腔，术后要放置引流管，对肺功能影响较大是其缺点，但修复膈肌较胸膜外腹膜外途径要容易一些。笔者体会，在手术时先按胸膜外腹膜外途径操作，如果操作困难或影响操作或需向上方显露，则改为胸腔腹膜外入路。

第四节　侧前方入路胸椎椎间盘切除术

一、选择入路的基本原则

由于胸椎间盘的特殊性，其手术方式与腰椎明显不同，后路椎板切除椎间盘切除由于不能显露至椎管前方，通过牵拉脊髓及硬膜囊进行椎间盘切除，所以易损伤脊髓，该术式列为禁忌。由于胸椎间盘突出症时脊髓压迫的部位在腹侧，所以单纯后路椎板切除术对该病无效，反而有可能加重，不宜使用。

侧后方入路胸椎间盘切除术，只适合于极外侧型胸椎间盘突出，对于中央和旁中央突出者仍要牵拉脊髓。此手术入路局限，适应证也局限，并不常用。

侧前方入路椎间盘切除术就是通过开胸、胸膜外或胸腹联合切口等入路在前方进行椎间盘切除，在脊髓腹侧进行减压，对脊髓的干扰较小，相对安全，是公认的较好的方法，经前方入路局部切除椎间盘的手术方法是先切除椎弓根，显露出椎管的侧壁，然后再逐步切除椎间盘及部分椎体。也可以先切除椎间盘大部，用神经剥离子探及椎体后壁作为定位，向后逐层向后切削楔形切除相邻椎体后角，最终连同部分椎体及椎间盘一同切除。近年来又发展了经胸腔镜进行椎间盘切除术。

胸椎间盘切除术经胸腔入路是又一理想的术式。由于胸椎间盘突出节段与肋骨对应关系不恒定，所以术前要拍摄胸椎侧位片及后前位X线片，对脊柱的矢状面轮廓进行观察，并可以从侧位片上较准确地确定显露病变节段及所需切除的肋骨。一般情况下，切口应当通过胸椎间盘上方的两个节段的肋骨，如$T_{7\sim8}$椎间盘突出，则需经第5肋骨或第6肋骨入路。

二、注意事项及相关解剖

1. 由于主动脉在脊柱左前方，下腔静脉在脊柱右前方，左侧入路就需保护好主动脉，右侧则应十分注意下腔静脉。主动脉壁厚、搏动，更容易识别和保护，且处理较易；腔静脉壁薄，无特殊搏动，一旦损伤修补则十分困难，所以左侧入路更为安全，当然选择何侧入路还需结合病变侧别及病情需要而定。

2. 对于麻醉的选择，建议行双腔气管插管，以利于手术时使一侧肺萎陷，当然对于下胸段椎间盘手术，单腔气管插管也能满足要求。

3. 患者侧卧位。在腋下垫枕以防止臂丛神经受压，将骨盆和上胸部，以利术中抬高腰桥时使肋间隙变宽、张开。一般情况下，以第 12 肋向上计数肋骨，确定肋骨切口。

4. 开胸后，在脊柱表面将壁层胸膜剪开，分离并找到节段血管，并确定需切除的椎间盘，将其上、下节段血管结扎切断，结扎血管时应当在椎体侧面的中央处，向前方游离大血管和纵隔，并用拉钩或挡板将纵隔大血管与脊柱隔离开。

5. 切除椎间盘时应先确认椎间盘的上、下缘及后缘，可以用电刀在椎间盘处烧灼出一个方框轮廓，这样既可以止血，又可以较准确地确定椎间盘边缘，然后用刮匙及髓核钳将椎间盘切除直至上、下终板及边缘，在切除过程中始终注意用力方向远离大血管及脊髓，以免滑动产生误伤。当切除至后纵韧带后，在硬膜前方进行探查。

6. 由于椎间盘突出时其上、下终板及椎体上、下缘处也合并退变，需一并切除，故根据需要用薄骨刀切除部分椎体后角。如果需要进行植骨和内固定，则将椎间隙清除干净后，将上、下终板切除，在椎间隙内植入骨碎块，或在椎体侧方做槽，嵌入肋骨，然后内固定。

三、胸椎椎体及椎管同时显露的方法及相关解剖

对胸椎管内肿瘤，尤其是脊髓腹侧肿瘤，须经椎弓根侧方入路，根据需要采用开胸或胸膜外腹膜外或经胸腔腹膜外途径入路。在显露至肋骨后端时应特别注意将肋横突关节囊及韧带切断，将肋骨头完整剥离，并以此寻找到胸椎椎体肋凹。

当切除肋骨头及肋骨颈后，将肋骨横突韧带的残余部分、肋椎关节韧带的残余部分及关节囊切除，即可显露胸椎横突及椎弓根侧面，用神经剥离子探测椎弓根上、下切迹。椎弓根上切迹较浅平，前方有椎间盘与之相邻，后方为关节突关节的关节囊及黄韧带，椎弓根下切迹深凹，其后方为下关节突的前面及黄韧带，前方椎体的后缘，可将椎弓根上下剥离，将椎弓根内侧壁与椎管内结构分离开。由于此处只有脂肪组织和神经根，所以较易分离。胸神经根在椎间孔外口有膨大的神经节，该神经节呈圆粒状，注意保护之，与神经伴行的根血管如不出血不予结扎。将椎弓根显露清晰后，先用咬骨钳将椎弓根外侧壁做部分咬除，使之剩余较薄的内侧壁，再用椎板咬骨钳将之切除。椎弓根切除范围根据手术需要而定，一般向后至椎板处，向前至椎体前缘，可将相邻两个椎弓根切除，以利扩大显露。切除椎弓根后，在胸神经根的导引下寻找到硬膜囊侧壁、前壁及后壁。对于硬膜外肿瘤，尤其是腹侧及侧方肿瘤，可剥离并切除。对于硬膜下肿瘤，可在硬膜侧壁切开并将切开边缘向两侧牵拉，此时注意勿过度牵拉胸神经根，以免牵拉脊髓引起功能障碍。用神经剥离子将神经根丝牵开，可顺利进入脊髓腹侧，将肿瘤分离切除。然后缝合硬膜侧壁。该入路只切除了椎弓根和肋骨，对脊柱稳定性影响不大，可以不做内固定。

（杜心如　孔祥玉）

参 考 文 献

1. 丁自海，杜心如. 脊柱外科临床解剖学. 济南：山东科学技术出版社，2008，45-76
2. 杜心如. 经椎弓根胸腰椎内固定应用解剖学研究的进展. 中国矫形外科杂志，1998，5(5)：446-448
3. 徐达传. 骨科临床解剖学图谱. 济南：山东科学技术出版社，2005，191-224
4. 杜心如，赵玲秀，张一模，等. 胸腰椎椎弓根内径的测量及其临床意义. 中国脊柱脊髓杂志，2001，11(3)：162-164
5. 崔新刚，张佐伦，丁自海，等. 胸腰椎横突形态学对比研究及其临床意义. 中国临床解剖学杂志，2005，23(5)：474-476
6. 杜心如，赵玲秀，刘春生，刘忠金，孔祥玉. T12-L5 椎体软组织夹板的解剖学研究及其临床意义. 解剖与临床，2008，13(2)：75-77
7. 秦德安，张佐伦，李晓东，崔新刚，刘峰. 胸椎椎板倾斜角在胸椎黄韧带骨化中的解剖学意义. 中国临床解剖学杂志，2006，(6)：634-636
8. 杜心如. 胸椎手术入路的解剖与临床. 解剖与临床，2013，(2)：156-159
9. 杜心如. 骨科问题 5：容易误认为病变的脊柱解剖变异及鉴别要点. 中国全科医学(医生读者版)，2013，16(2D)：62-67
10. 杜心如. 多发性骨髓瘤骨病外科治疗. 北京：人民卫生出版社，2013，191-197
11. 杜心如，徐永清. 临床解剖学丛书——脊柱与四肢分册. 第 2 版. 北京：人民卫生出版社，2014，533-550

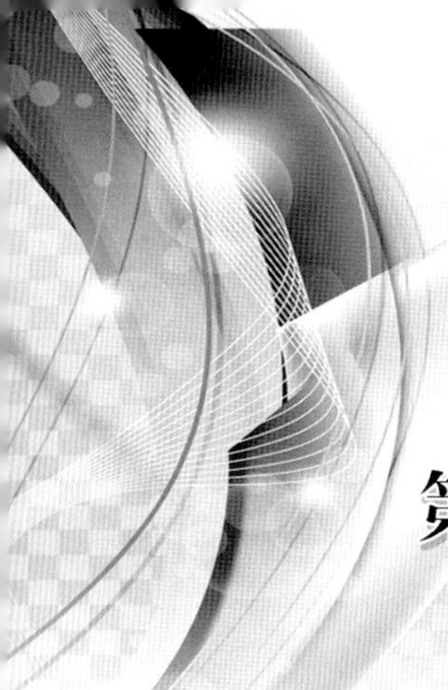

第三章　腰椎手术入路的解剖与临床

腰椎手术入路主要包括后方、前方及侧方入路，其中以后入路最常用，最重要。

第一节　腰椎后方入路

一、适应证及术前准备

1. 适应证　较为广泛，最常用于腰椎间盘突出症、腰椎管狭窄症、腰椎滑脱症、腰椎不稳定症、椎管内肿瘤、腰椎骨折脱位等疾病。

2. 术前定位　上腰椎以第12肋末端高度作为定位标志。拍摄包括双侧第12肋末端的正、侧位片。体瘦的患者可以清楚地触摸到第12肋骨及其末端，体胖者触摸第12肋骨困难，但多可触摸到其末端。如第12肋骨特别短小甚至缺如时，可用第11肋骨末端来作为参照标志。下腰椎可通过触摸髂嵴最高连线水平来确定棘突水平。该连线多通过第4腰椎棘突，但也有很多变化，应根据术前腰椎正、侧位片来确定。

3. 体位　俯卧位，由于腹部受压，使腹内压增高而使腰椎管内、外静脉丛压力增高，造成术中出血增多，所以腹部悬空很重要，这对于体瘦的患者确实可行，体胖者由于其腹部硕大而很难真正地悬空，往往在开始时腹部确实不受压，但随着手术的进行，腹部逐渐下降，直接压在手术台上，故要根据患者的高矮、胖瘦进行调整垫的高度，以确保手术时腹部始终处于悬空状态（图5-3-1）。

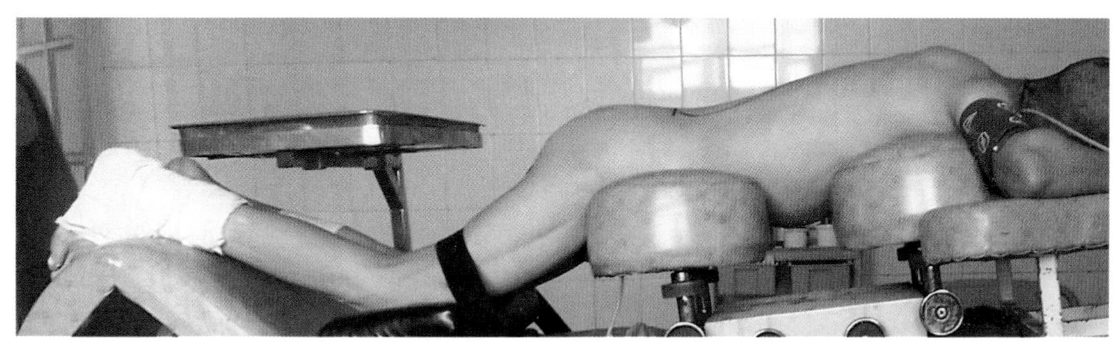

图 5-3-1　腰椎后路手术体位

二、手术入路及解剖

1. 切口　以病变腰椎棘突为中心后正中纵切口，一般包括上、下棘突，长约10～15cm。

2. 手术步骤　①切开皮肤及浅筋膜，在正中部位血管较少，多无明显出血，但如果在切开皮肤前应用肾上腺素盐水进行局部浸润，可使术野更加清晰。体瘦的患者皮下筋膜很薄，只要将切开皮肤后向两侧撑开即可到达棘上韧带浅层；体胖的患者皮下脂肪较厚，但在撑开皮肤后仍可见到正中部位较两侧脂肪薄，两侧皮下血管分别向两侧走行，可以较明确地确定正中线（图5-3-2）。②切开棘上韧带及棘间韧带，腰背筋膜与棘上韧带融合成一体，并附于棘

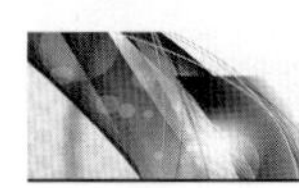

突,所以正中切开时只见到棘上韧带,可将棘上韧带纵行切开即可触到棘突末端。腰椎棘突末端膨大,棘突体部及根部较薄,要根据这种形态特点调整电刀尖端的方向,遵循骨膜下切开或剥离,使操作在骨与软组织之间的界面进行,这样可以确保不出血,也不会损伤腰肌内的神经支。③剥离椎旁肌,在切开棘上韧带并显露棘突末端后,用骨膜剥离子或 Cobb 剥离子将软组织向外侧牵开,即可扩大骨与软组织之间操作间隙,用电刀将肌肉自其骨附着处切断,椎旁肌附着在椎板、棘突体及根部,多为肌性或腱性,在肌肉与棘间韧带之间有许多脂肪组织,内有腰血管后内侧支,自前向后走行,所以只要保持骨膜处切断肌肉起点,并将脂肪向外侧牵开,肌肉切断范围由棘突至关节突关节外缘处即可满足手术要求(图 5-3-3)。④再一次确定病变部位,把相应的棘间韧带切除直至黄韧带表面,用髓核钳在中线咬开黄韧带,两侧的黄韧带在正中有一个小的纵行裂隙,其内填充脂肪组织,该脂肪组织是硬膜外脂肪组织的一部分,有时有一血管穿过,当黄韧带被咬开后便可见到脂肪组织,这说明已经进入椎管了,此时用神经剥离子进行探查并分离黄韧带和硬膜之间的连结结构(图 5-3-4)。⑤切除黄韧带,将硬膜囊分离后根据需要直视下用椎板咬骨钳将黄韧带逐步咬除直到显露椎间盘及侧隐窝,以便进行后续操作(图 5-3-5)。

3. 注意事项及相关解剖　①腰血管后外侧支自横突间自前向后走行在腰椎人字嵴凹内,其周围充满脂肪组织,此血管破裂是造成明显出血的主要原因之一(图 5-3-6)。预防出血的方法是确定椎板外缘及人字嵴凹部位,在将肌肉向外侧牵拉过程中用纱布自中线向外侧剥离填塞,使该血管连同脂肪

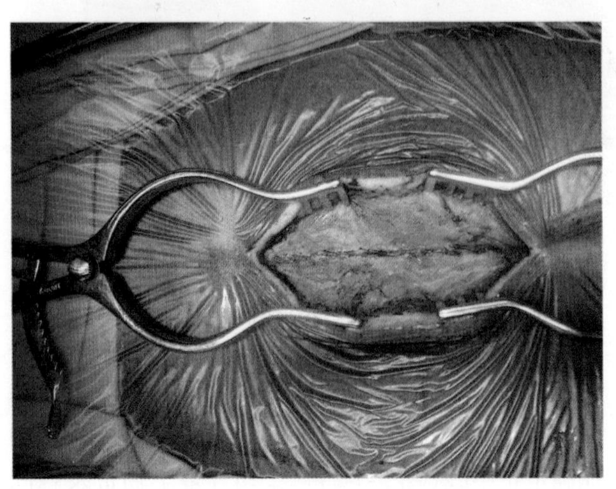

图 5-3-2　显露皮下浅筋膜

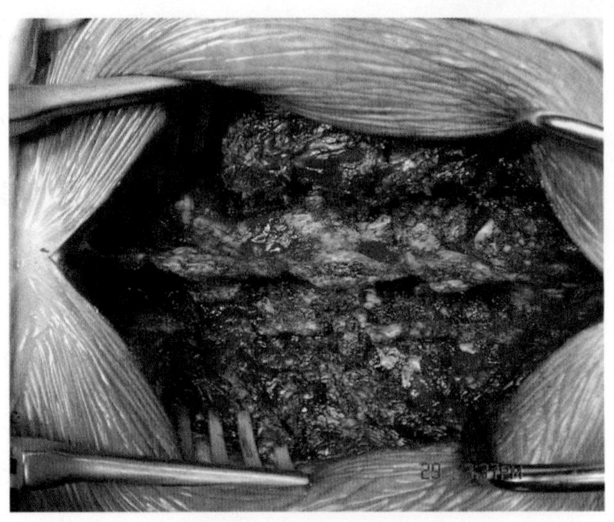

图 5-3-3　剥离椎旁肌

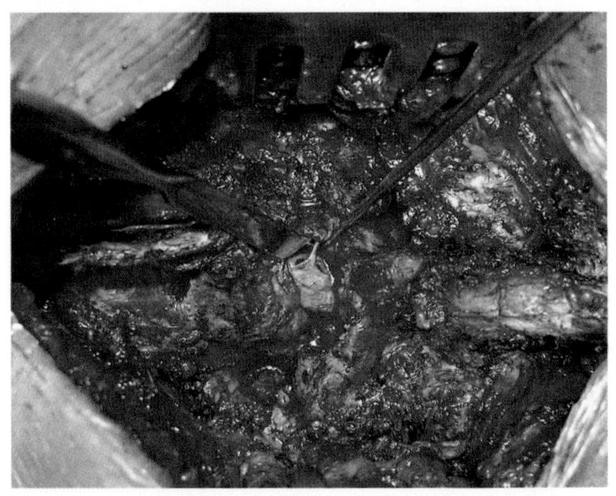

图 5-3-4　显露黄韧带硬膜连结结构(手术所见,L_5~S_1)

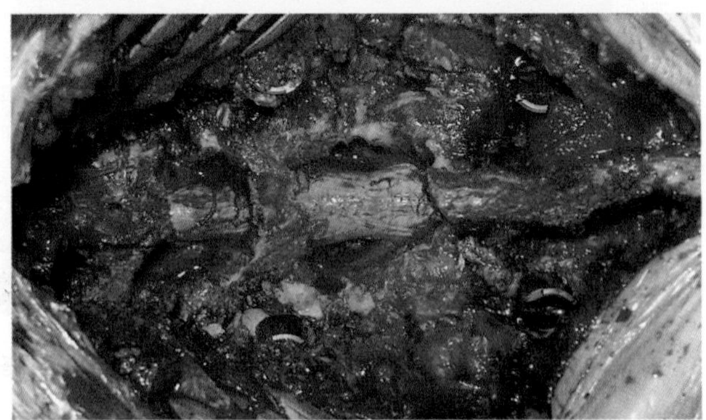

图 5-3-5　显露椎管内结构

向外侧剥离,可以避免破裂出血。如果该血管出血,可用尖镊钳住,并提起电凝止血。手术中有时该血管断端回缩,使止血困难,此处在钳夹止血时尤其注意不要将镊尖伸入至横突前面或肌肉深层电凝止血,这样有可能会灼伤神经结构,因为横突前面有腰

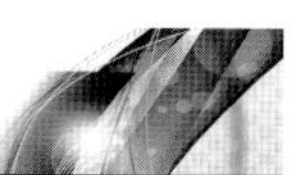

从经过。②腰椎退变明显时椎旁肌的剥离：腰椎退变时由于关节突关节增生，小关节内聚，使椎板与关节突之间宽敞的间隙变窄，其内的肌肉也常变性、萎缩，代之以脂肪组织。另外退变性脊柱疾病时腰背肌也萎缩变性，所以在显露时常出现找不到椎板边缘及肌肉附着不清楚的情况，有时腰背肌与椎板之间有大量脂肪。在此种情况下，可将肌肉先自棘突上剥离至根部，然后向外侧触摸，找到质硬的关节突关节，将其周围的肌肉用电刀切断，显露关节突关节，用牵开器将两侧肌肉牵开，再处理关节突关节与椎板之间的软组织，这样既可加快显露，又可减少出血。一般情况下，先用纱布填塞两侧，压迫数分钟，先处理一侧，再处理另一侧，在操作间隙用纱布压迫填塞止血而不主张用负压吸引器，这样可明显地减少出血。③腰神经后支分为内侧支和外侧支，外侧支走行斜行向外方走行，不在切口剥离的范围内，所以不会受到损伤，内侧支向后走行分布于横突棘肌群和关节突关节，关节突关节支在乳突副突凹处走行，显露人字嵴时易受到损伤，但由于每个关节突关节要同时接受上下共 3 个节段的神经支配（图 5-3-7），所以损伤后影响不大，只要注意显露至关节突关节外缘即可，不会引起神经失用。④有些手术操作时间长，自动牵开钩长时间压迫肌肉会造成肌肉缺血，所以最好每小时放松牵开钩 10 分钟，使肌肉恢复血运然后再牵开，可以有效的保护肌肉，预防术后腰背肌衰弱。因为骶棘肌为多节段血管供血，只要减轻挤压，周围的血液就会供应至手术剥离区的肌肉。⑤注意切断硬膜黄韧带之间的连接结构，该结构又称为膜椎韧带或霍夫曼韧带，在腰骶部尤为明显，在硬脊膜外的后部的正中、旁正中和侧方膜椎韧带将硬脊膜和椎板和黄韧带相连（图 5-3-8）。膜椎韧带与硬膜附着处紧密结合，韧带的纤维束延入硬膜后壁并参与硬脊膜构成，用力牵扯则可使膜椎韧带连同部分附着部的硬膜后壁撕脱，使该部硬膜后壁变薄甚至撕裂。正常状态下第 4、5 腰椎和第 5 腰椎、第 1 骶椎节段椎管后壁黄韧带与硬脊膜囊后壁略呈后上与前下方关系。此时，硬脊膜黄韧带间韧带具有牵拉硬脊膜囊，使之靠近椎管后壁的生理作用。手术咬除黄韧带时，膜椎韧带受到强力牵拉，可使韧带附着部的硬膜发生撕裂或部分撕脱，局部变薄而发生硬膜假性囊肿，这可能是术中硬膜撕裂多见于第 4/5 腰椎和第 5 腰椎/第 1 骶椎节段的解剖学原因。所以手术先分离黄韧带和硬膜，寻找该连接结构并锐性分离切断，这样可以防止硬膜撕裂。⑥注意在牵拉分离时还可能损伤与此韧带相连的硬膜外静脉丛，造成出血。但由于静脉壁薄，吸收性明胶海绵压迫即可止血。

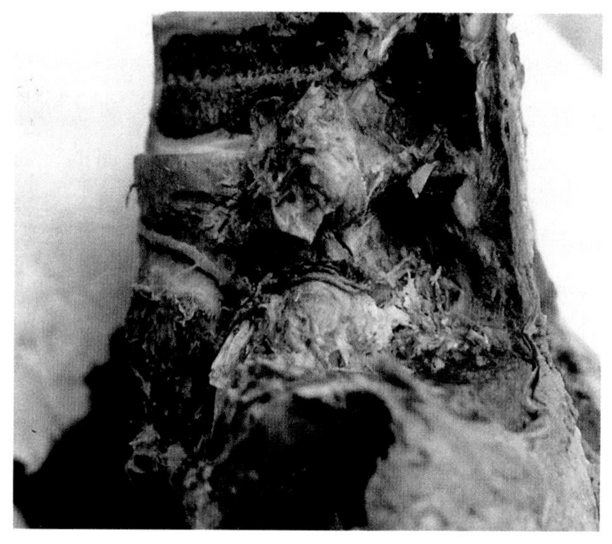

图 5-3-6　腰血管后内侧支

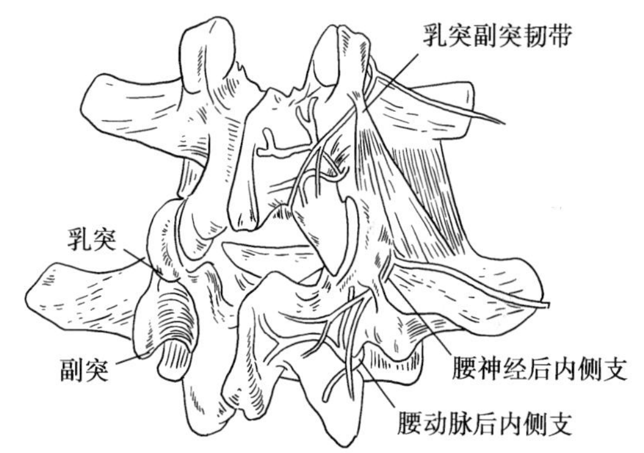

图 5-3-7　腰神经后内侧支

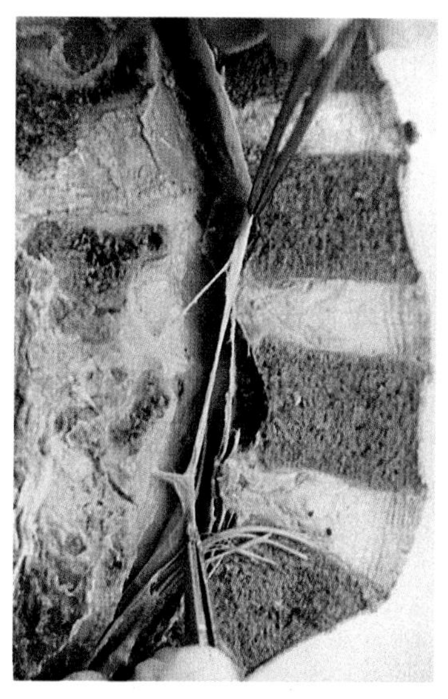

图 5-3-8　硬膜黄韧带间连接结构

三、腰椎椎间盘切除不同手术方式操作要点及注意事项

随着脊柱外科学的不断发展，腰椎间盘摘除术的手术也在不断改进，疗效在提高，创伤在减少。从开窗式腰椎间盘摘除术、半椎板切除术、全椎板切除术，又发展到经椎板间隙椎间盘切除术、前路的椎间盘切除术、人工椎间盘置换术、人工髓核置换术、内镜下椎间盘切除术等。这些方法各有适应证，各有优缺点，但基本的原则是一致的，就是有限的切除，有效的减压，目的是在彻底解除神经根受压的前提下，最大可能地保留稳定结构，维持脊柱正常的功能。

1. 开窗式腰椎间盘切除术　开窗式椎间盘切除术就是通过咬除相应椎间隙相邻椎板的上下缘部分骨质，切除黄韧带，经椎板间隙进入椎管，显露硬膜及神经根后切除突出的椎间盘。此方式对骨质损伤小，对脊柱稳定性影响不大，术后恢复较快。患者可以采取侧卧位，这在呼吸困难或不能耐受俯卧位的患者尤为适用。此体位优点是患侧在上，出血向下流，术野清晰。另外腹部不受压，椎管内静脉丛出血少，视野较清楚，但视野较小，操作空间有限是其缺点。一般情况下采用俯卧位，用脊柱外科支架将腹部悬空。俯卧位视野宽阔，显露较好，操作空间大，是目前最常用的体位。

手术步骤无殊。

注意事项及相关解剖，由于 $L_5 \sim S_1$ 椎板间隙几乎与 $L_5 \sim S_1$ 椎间盘高度水平相一致，$L_{4\sim5}$椎板间隙略低于 $L_{4\sim5}$椎间盘水平，所以行 $L_{4\sim5}$椎间盘切除术时往往需要切除 L_4 椎板下缘部分骨质，而 $L_5 \sim S_1$ 椎间盘手术往往不需要切除 L_5 椎板下缘部分骨质；由于黄韧带起始于下位椎板上缘，止于上位椎板的内表面及下缘，所以在咬除椎板下缘时可在黄韧带浅面进行，这样隔以黄韧带非常安全，不会损伤椎管内结构。

操作要点：先用椎板撑开钳撑开椎板间隙，使黄韧带紧张，用髓核咬钳在正中线将黄韧带咬除直至硬膜外间隙，然后用神经剥离子进行椎管内探查。在黄韧带下进行分离，这样做的目的一是探知椎管内空间情况，有无狭窄；二是分离黄韧带与硬脊膜之间的连结结构。先分离黄韧带，然后用椎板咬骨钳逐步将该韧带切断咬除。当咬断黄韧带后，由于其本身的弹性作用，其断端回缩，尤其是黄韧带近端常回缩至椎板的内面，远端由于附着部较浅在，所以回缩较小，且较易咬除。咬除黄韧带近端的方法是将硬膜向下压，使黄韧带近端完全显露于视野内，交替用小号刮匙及 130°、110°的椎板咬骨钳，将残存黄韧带完全切除，直至椎板内面、光滑，不要遗留，否则有可能成为压迫硬膜囊的结构。在椎间隙外侧部分，由于下关节突的阻挡而影响显露神经根管及侧隐窝，这在退变严重的病例尤其明显，此时可以根据需要将下关节突的内侧部分咬除，也可将其下 1/3 或下 1/2 用骨刀凿除，显露其下方的上关节突内侧部分，上关节突内面即是侧隐窝的后壁，其深面的神经根先用神经剥离子保护好，用小号椎板咬骨钳咬除上关节突内侧部分骨质，使侧隐窝扩大敞开，这样即完成了腰椎间盘切除术的硬膜及神经的显露。用神经剥离子剥开硬膜外脂肪，显露硬膜侧缘，寻找神经根。由于脑脊膜充满硬膜囊，硬膜呈白色或蓝色，神经根在硬膜发出部位由于被神经纤维所占据往往呈白色，并由近端向远端，由内向外延伸至侧隐窝，所以从神经根外缘向内侧牵开和分离神经根更为合适。在硬膜及神经根的前面有椎管内静脉丛，剥离神经根时有可能损伤这些静脉丛造成椎管内出血。若遇出血，用吸收性明胶海绵或棉片压迫止血即可。由于静脉丛壁薄、压力小，压迫均可达到止血目的。不要用电凝，以免灼伤神经根。当牵开神经根后即可探查突出的椎间盘，若发现呈半球形隆起的肿物，且肿物可与神经根完全剥离开，硬韧、有弹性，此肿物即是突出的椎间盘，切忌未见到神经根就进行椎间盘切除，做到不见神经根不切椎间盘。将硬膜囊神经根牵向内侧，确诊椎间盘突出部位后用尖刀在椎间盘处十字或环形切开，此时注意尖刀刀背向神经根，刀刃要远离神经根。然后用髓核咬钳伸入椎间盘内将髓核取出，反复咬除，并交替用小刮匙刮除椎间盘残余部分。由于椎间盘前后径一般在 4.0～4.5cm，所以髓核钳或刮匙伸入椎间隙的深度均不应越过 3cm，以免损伤椎体前方大血管及腹腔内结构，造成严重后果。

2. 半椎板椎间盘切除术　半椎板切除的适应证同“开窗”式手术，入路及椎间盘切除步骤也相同，不同之处在于咬除同侧椎板，显露范围大。由于切除骨质较多，所以有可能影响到脊柱的稳定，所以更需注意保护关节突关节的完整，以保持脊柱的稳定。注意事项为宜先切除椎板，在黄韧带浅面操作，然后将黄韧带切除。由于半椎板上下黄韧带均切除，所以下间隙同侧黄韧带可以完整切除，而上位黄

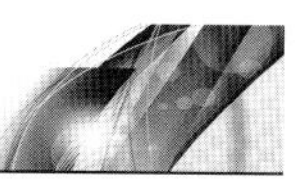

韧带可能由于其附着处的骨质被切除而自然回缩，造成硬膜囊或神经的卡压，应注意清理并切除之。半椎板切除术目前已少应用。

3. 全椎板椎间盘切除术　对于腰椎管先天性狭窄，合并或巨大中央性椎间盘突出症，有双侧坐骨神经痛症状等需要两侧进行椎间盘切除的病例，有时会采用全椎板切除行腰椎间盘切除。由于整个椎板被切除，所以影响脊柱稳定的可能性大，目前已很少单独采用。

腰椎入路及显露无殊，确定需切除的椎板尤为重要。一般 $L_{4\sim5}$ 椎间盘突出症切除 L_4 椎板，$L_{4\sim5}$ 和 $L_5\sim S_1$ 突出，可切除 L_5 椎板，而单纯 $L_5\sim S_1$ 突出多不用切除 L_5 椎板。

注意事项：先切断相应节段上下棘间及棘上韧带，用咬骨钳咬除棘突及部分椎板外层骨质，然后再用椎板咬骨钳在黄韧带浅面全部切除椎板，再清除上下间隙的黄韧带，这样可以使两侧得到充分显露，椎板切除外侧注意关节突关节的保护，注意上下关节突相连结处即峡部的保护，以免将峡部切断，造成下关节突骨折，这样会对脊柱稳定造成严重影响。然后常规从两侧探查和切除椎间盘。

4. 经椎板间隙黄韧带切除腰椎间盘切除术　此术式为不切除椎板及半椎板，撑开椎板间隙，切除黄韧带从而达到切除椎间盘的目的。椎板保留完整，对脊柱稳定影响小，且由于椎管后壁椎板未受到破坏，故发生粘连的机会较小。由于保留了棘突，术后棘突间由于纤维组织增生而部分起到棘间韧带的稳定作用，所以该入路有诸多优点，是目前临床上常用的术式。

操作要点及相关解剖　后正中入路显露相应的及黄韧带后，确认椎板间隙无误后，先用尖刀切断相应棘间韧带，用咬骨钳咬除棘突韧带至黄韧带处，由于上位棘突下缘向下倾斜，并非完全平直而是遮盖椎板间隙的正中部位，而下位棘突上缘则低于椎板间隙的下缘，所以有时需咬除上位棘突的下缘部分，而不需咬除下位棘突上缘的骨质即可较满意地显露椎板间隙的正中部位。用椎板撑开器置于棘突根部，撑开棘突即可使椎板间隙扩大，这样既便于显露，又可使黄韧带紧张，有利于黄韧带切除。用髓核钳在正中咬开黄韧带至硬膜外间隙后，用神经剥离子伸入黄韧带深面分离硬膜并探查椎管情况，然后将一侧黄韧带切除，由于椎板间隙撑开后，椎板内面较易显露，所以黄韧带更易完全地切除。同样切除另一侧黄韧带，当黄韧带完全切除后，可撑开更大一些，这时双侧关节突关节由于撑开而发生部分分离，可以先咬除关节突关节囊后部分，辨认上下关节突，根据需要咬除部分下关节突及上关节突内侧部分，使侧隐窝敞开。$L_{4\sim5}$ 椎间隙撑开后，几乎完全不用切除椎板下缘即可完全满意地显露椎间盘。$L_5\sim S_1$ 椎间盘则更是如此，将硬膜及神经根分离牵向内侧即可常规切除椎间盘。椎间盘切除完成后，松开撑开器，使椎板间隙恢复原来状态，此时关节突关节也随之复位。手术完成后，椎板间隙处可用吸收性明胶海绵覆盖。

5. 经关节突关节切除腰椎间盘　对于椎间孔型腰椎间盘突出症，采用以上途径不能达到切除椎间盘的目的，就需将突出侧的关节突关节切除。该手术入路可以只剥离一侧肌肉，显露至关节突关节的外侧，先用骨刀将上位下关节突的下 1/2 切除，显露其外侧及前方的上关节突，用椎板咬骨钳咬除之。神经根位于椎间孔内上 1/3 区域，由内向外走行，椎间盘往往位于神经根下方，有腰神经根动脉及静脉走行在椎间孔中下部位。椎间孔型椎间盘突出时神经根往往被卡压在椎弓根下方，所以在切除关节突关节后，应先确诊神经根并将之游离牵开，然后切除突出椎间盘。由于关节突切除后可明显影响脊柱稳定性，所以需加用内固定及植骨融合术。

第二节　腰椎前方入路

一、下腹部腹膜外入路

（一）适应证及术前准备

1. 适应证　适合于下腰椎椎体及骶椎上部的显露，尤其适合于腰椎结核的病灶清除术。由于该切口自腹外侧斜向下内，两侧形似倒八字，又称倒八切口（图 5-3-9）。

2. 体位及麻醉　全麻。仰卧位，可在手术侧腰后部垫枕。一般情况下应首选左侧，因为相对来说腹主动脉比下腔静脉更易识别和保护，即使损伤也较易处理。但如果病灶偏右侧，应选择右侧，此时更加注意保护下腔静脉。

3. 手术切口　切口自第 12 肋骨尖端向内下至

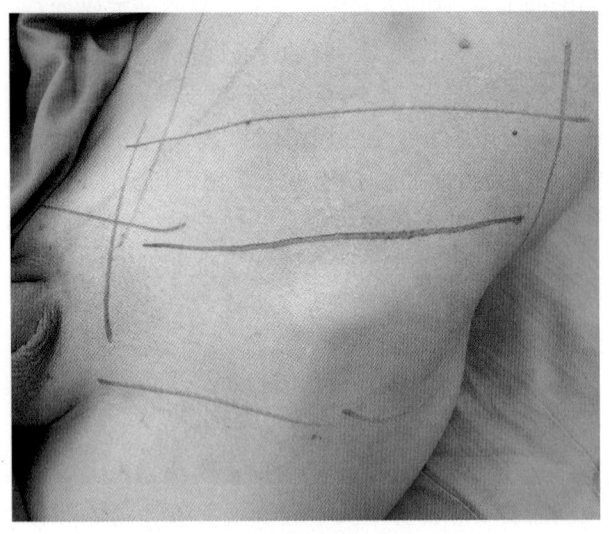

图 5-3-9　倒八切口

耻骨结节上方 2cm 处，切口中线部位距髂前上棘2～3cm，这样可以显露 $L_{3\sim5}$椎体侧方。

（二）手术步骤

1. 切开皮肤及浅筋膜，由于腹部皮下筋膜脂肪厚度因人而异，体瘦者浅筋膜较薄，体胖者脂肪丰富，切开此层时显得切口深在，有时需用深拉钩牵开，直至腹外斜肌筋膜（图 5-3-10）。在此层内无重要的血管及神经结构，只有腹壁浅动脉、静脉的分支，结扎切断即可。

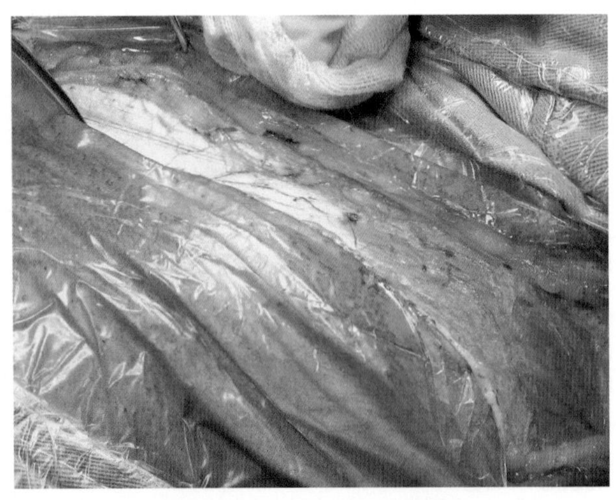

图 5-3-10　切开皮肤浅筋膜

2. 切开腹外斜肌及其腱膜，腹外斜肌纤维方向自外上至内下斜行，在髂前上棘与脐连线附近移行为腹外斜肌腱膜，所以在上部沿腹外斜肌纤维方向劈开此层肌，下部将腹外斜肌腱膜剪开（图 5-3-11），在腹股沟韧带上方 2～3cm 高度，腹外斜肌腱膜深面有髂腹下神经及髂腹股沟神经平行走行，髂腹下神经自髂前上棘上 2cm 处自腹内斜肌穿出，髂腹股沟神经在其下方一横指处，保护好该两神经，损伤后可能使腹股沟处肌肉无力，导致腹股沟疝（图 5-3-12）。

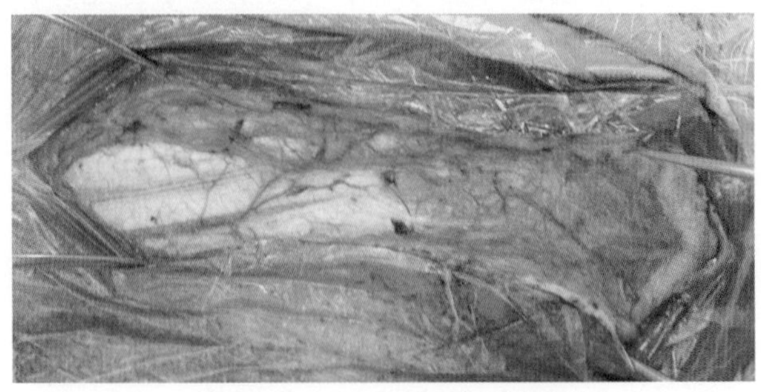

图 5-3-11　剪开腹外斜肌腱膜

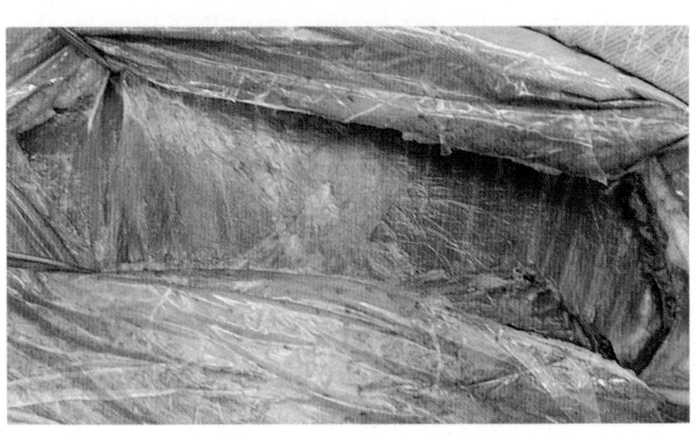

图 5-3-12　保护髂腹下神经

3. 切开腹内斜肌及腹横肌，腹内斜肌及腹横肌纤维走行方向与腹外斜肌交叉，在切开此两层肌肉时可用电凝沿切口切开，同样在切开下部时注意保护髂腹下神经和髂腹股沟神经，同时注意尽可能少地切断肌内的神经分支，以最大限度地保护神经完整，以利腹壁肌力的维护。肌肉出血点可用电凝止血（图 5-3-13）。

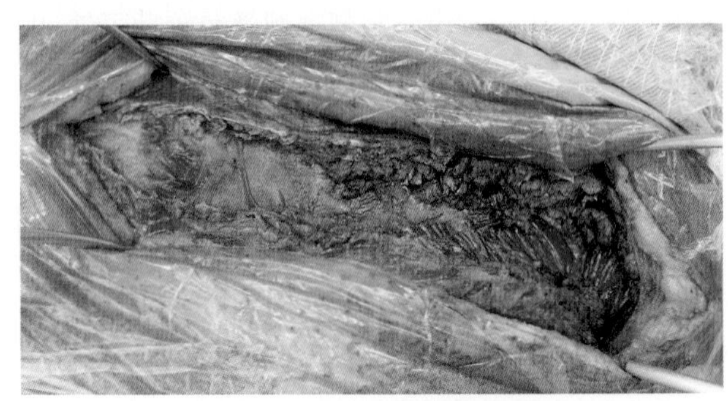

图 5-3-13　切开腹内斜肌腹横肌

4. 分离切开腹横筋膜，腹横筋膜衬贴于腹横肌深面，在上腹部较薄弱，接近腹股沟韧带和腹直肌外缘处较为致密，腹横筋膜与其浅面的腹横肌结合比

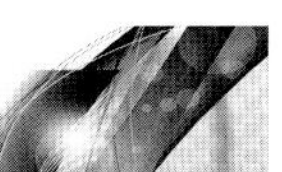

较疏松，所以切开腹横肌后应将腹横筋膜切开，单纯用手指钝性分离较为困难，有时则有条索样增厚部分，此时应注意与神经鉴别。

5. 切开腹横筋膜后，腹膜外脂肪往往自切口内向外膨出，此层又称腹膜下筋膜，是位于腹横筋膜与壁腹膜之间的疏松结缔组织，向后与腹膜后间隙疏松结缔组织相连续（图 5-3-14）。在下腹部，特别是腹股沟区含较多的脂肪组织，输尿管及输精管均在此层内，由于腹膜外脂肪的存在，使得腹膜与腰大肌容易分离，可以用手指裹以纱布或用花生米纱球将腹膜向外侧向中线分离，在外侧直达腰大肌表面，在向中线分离过程中，注意髂总血管及腹主动脉、下腔静脉等重要血管的与保护。左侧切口先遇到腹主动脉和髂总动脉，右侧为下腔静脉和髂总动脉。由于主动脉搏动明显，所以较下腔静脉更为明显，不易受到损伤。在腹膜推移过程中应注意识别并保护好输尿管，连同腹膜一起将输尿管牵开，直至椎体前面（图 5-3-15，图 5-3-16）。

（三）注意事项及相关解剖

1. 腰丛的保护　根据需要可以将腰大肌内侧缘切开，用骨膜剥离子将腰大肌纤维向外向下牵拉，切断其在椎体侧方的附着点，即可显露椎体侧方，在向椎体侧后方剥离腰大肌时应注意腰丛神经的保护。腰丛位于椎体侧方、横突前方的腰大肌内。在腰大肌表面有生殖股神经自表面向下纵行，腰椎结核合并腰大肌脓肿时，脓肿壁增厚，其表面的生殖股神经往往难以辨认，所以切开脓肿壁时应纵行切开，并钝性分离。在腰大肌内，腰丛分支呈丛样分布，腰大肌脓肿时脓腔内有许多条索样结构，这可能是腰丛神经的分支被浸泡在脓肿内形成的，所以在刮除脓肿壁及处理这些条索时应注意先钝性分离，不要盲目钳夹、切断，以免造成神经损伤。临床上有时见到腰椎结核合并股外侧麻木，多是腰大肌脓肿时腰丛损伤所致。

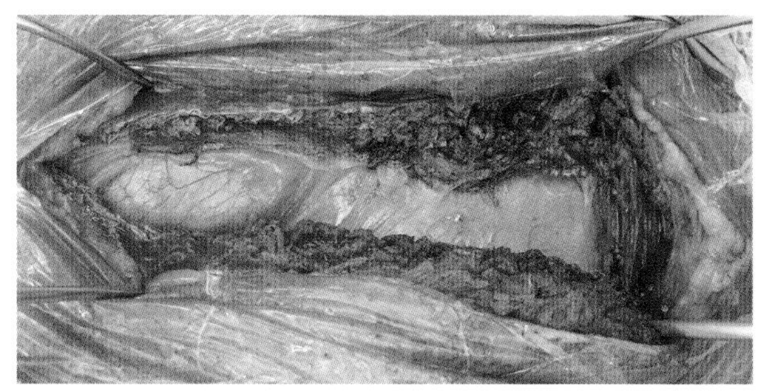

图 5-3-14　进入腹膜外间隙

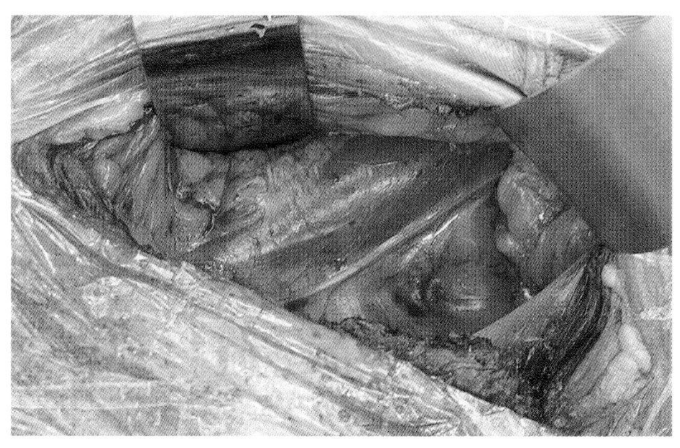

图 5-3-15　钝性剥离至腰大肌表面

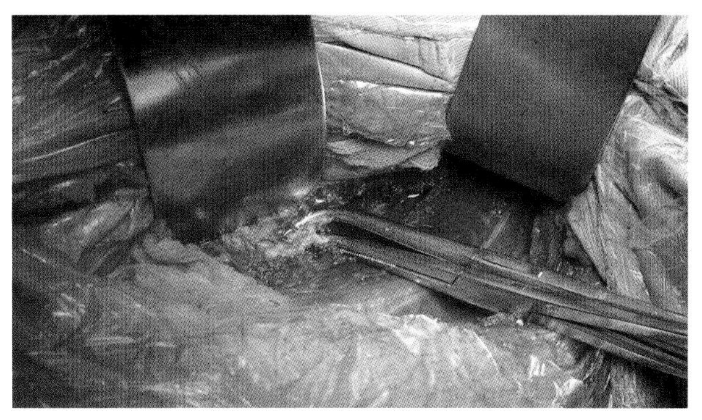

图 5-3-16　显露椎体前方，处理腰血管

2. 腰血管的处理　在显露腰椎椎体时，常需结扎切断腰动、静脉，由于该血管位于椎体中部的凹陷处，位置深在，显露较为困难，处理不当易造成较多量的出血。我们推荐的做法为：用直角血管钳自上下椎间盘处沿椎体侧方骨膜分离椎旁组织及腰动、静脉，使之游离，前后两把直角钳钳夹，先结扎、后切断，这样可以减少出血，保持术野清晰，也可以用直角血管钳分离血管后，先引入 2 根 7 号或 10 号丝线，先结扎后切断。

3. 腰部交感神经保护　交感神经多位于腰椎椎体前侧方，上腹下丛亦位于椎体前面，故此处不宜用电凝或电刀切开或止血，可以用双极电凝处理止血点，以免灼伤神经丛，造成相应的功能障碍。在男性患者尤其注意，以免造成阳痿或逆向射精。

二、经腹直肌切口腹膜外入路

（一）适应证及术前准备

1. 适应证　此切口常用于腰椎间盘前路切除及人工腰椎间盘置换术，适宜于 $L_{3\sim4}$ 和 $L_{4\sim5}$ 节段手术，还适用于 L_4 和 L_5 椎体结核肿瘤手术。

2. 手术体位及麻醉　全麻。仰卧位，腰部呈过伸位，并将手术床的腰桥对应于下腰部，以利术中能够调节角度，使腰椎屈曲及后伸。

3. 手术切口　先进行定位，一般情况下脐对应 L_3 椎体平面，可根据此标志确定切口位置，脐旁 3cm 纵向切口。因为腹主动脉较下腔静脉更易保护和显露，所以往往采取左侧腹直肌切口。

（二）手术步骤

1. 切开皮肤、浅筋膜、深筋膜，直至腹直肌前鞘。

2. 纵行切开腹直肌前鞘，腹直肌纤维与前鞘之间只有疏松结缔组织，极易分离。在腱划处，腹直肌与前鞘紧密交错，剥离困难。进入腹直肌的血管多在腱划处，所以在切开前鞘，分离腹直肌至外缘，腱划处要用锐性或电凝切开，腱划处注意止血。

3. 切开腹直肌后鞘，腹直肌后鞘由腹内斜肌腱膜的后层和腹横肌腱膜组成，在脐下 4～5cm 处三层扁肌的腱膜均参与构成腹直肌的前鞘而后鞘缺如，后鞘下缘形成了凹向下的弓状游离缘，称半环线或弓状线。弓状线以下部分，大约相当于腹直肌下 1/4 的后面，缺乏腹直肌鞘后壁，腹直肌后面由浅入深仅有增厚的腹横筋膜、腹膜外脂肪及壁腹膜，所以在切开腹直肌后鞘后将壁腹膜分离，向下切开弓状线。

4. 分离腹膜外脂肪，将腹膜外脂肪连同腹膜一并剥离，这样可以在腹膜外至椎体前方，同样将腹腔脏器连同输尿管一同牵开，显露腹主动脉及下腔静脉。

5. 分别牵开和分离腹主动脉和下腔静脉显露椎体。

（三）注意事项及相关解剖

腹直肌及相应神经支的保护：腹直肌其实是多节段肌节融合而成，所以是多节段神经支配，神经入肌部位在腹直肌外缘，所以在分离腹直肌时在其内侧缘进行，既容易剥离又不损伤神经，如在外侧缘分离则损伤数个神经支，出血多，术后肌肉无力易造成腹壁疝。腹膜外剥离应将输尿管、大血管前的内脏神经丛等一并剥离牵开，这样可以保护其支配的器官保持正常功能，尤其是男性，易出现阳痿。腹主动脉分叉多在 L_4 椎体水平，所以 $L_{4\sim5}$ 及 $L_5\sim S_1$ 椎间盘手术可以将髂总血管牵开显露，$L_{3\sim4}$ 椎间盘显露则需要在腹主动脉和下腔静脉之间显露。

三、腹正中切口经腹腔入路

（一）适应证及术前准备

1. 适应证　下腹部正中切口主要适用于 $L_5\sim S_1$ 椎间盘前路手术及腰骶部结核的病灶清除和 L_4、L_5 椎体巨大肿瘤已经压迫大血管等。骶前从侧方显露困难，而自正中切口则最为便捷，但要进入腹膜腔，是其缺点之一，尤其是结核和肿瘤时有污染腹腔的可能。

2. 手术体位和麻醉　全麻。患者取仰卧位，以尾侧抬高，以利腹腔脏器向上推移。

3. 手术切口　腹正中切口绕脐，自剑突下至耻骨联合处，根据需要决定切口长度，体瘦者可短些，体胖者则长些（图 5-3-17）。

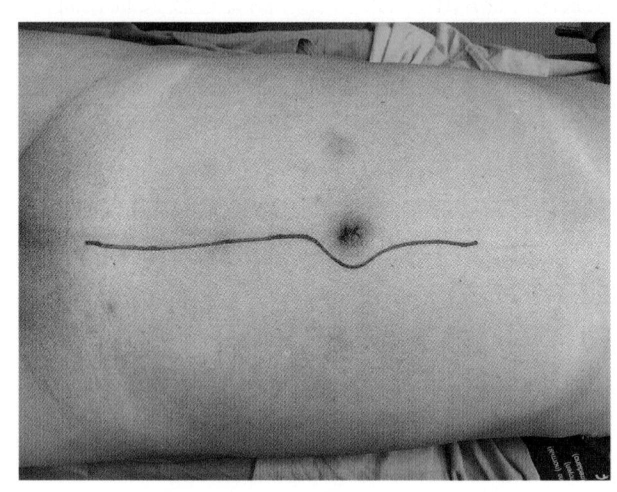

图 5-3-17　腹正中切口

（二）手术步骤

1. 切开皮肤、浅筋膜，直至白线（图 5-3-18）。由于腹白线由两侧腹直肌鞘纤维彼此交织形成，为坚韧的纤维结缔组织，血管少，与腹膜结合较紧密，所以腹白线切口出血少，显露快，切开腹白线直接进入腹腔（图 5-3-19）。

2. 切开后腹膜，用盐水大纱垫保护和隔离肠

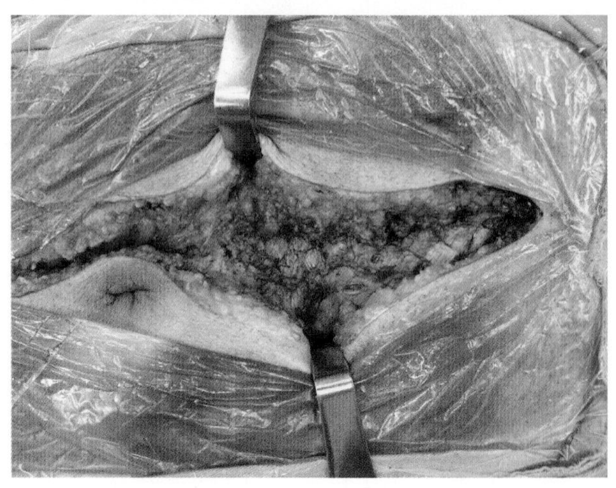

图 5-3-18　切开皮肤浅筋膜至白线

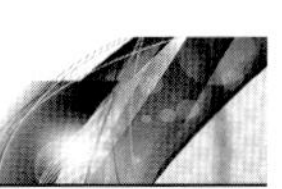

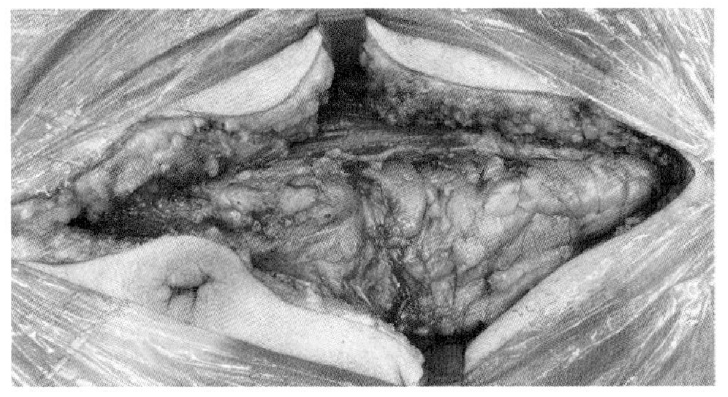

图 5-3-19 切开腹白线进入腹腔

管，显露后腹膜（图 5-3-20），由于骶骨岬及 $L_5 \sim S_1$ 椎间盘位于正中，大约 $L_{4\sim5}$ 椎间盘水平为腹主动脉分叉处，两侧为髂总动脉，所以可能通过触摸感知这些结构，纵行切开后腹膜，并向两侧剥离。由于髂总血管及腹主动脉与前方腹膜结合不紧密，所以分离多无困难，这样可以直接显露至椎体前方。

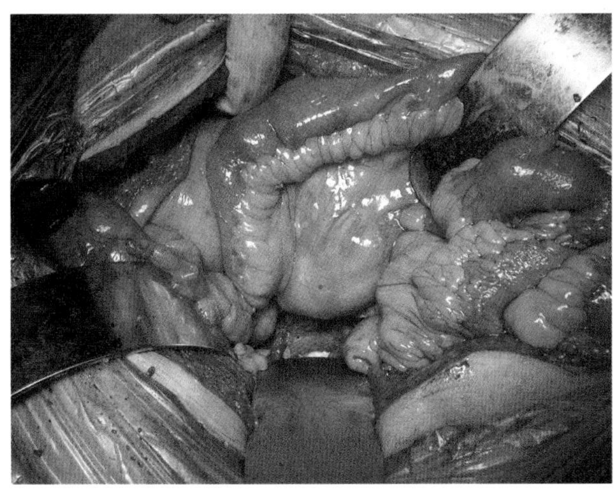

图 5-3-20 隔离肠管，显露后腹膜

3. 将两侧髂总血管向两侧牵开，在骶前方有骶正中动、静脉，该血管自腹主动脉分叉处分支并走行在骶前正中，所以需将该骶正中动、静脉结扎切断，这样可以显露 $L_{4\sim5}$ 椎间盘以下的结构，包括 L_5 椎体及 $L_5 \sim S_1$ 椎间盘及骶骨岬，切开前纵韧带及骨膜后即可显露 $L_5 \sim S_1$ 椎体，进行操作。

（三）注意事项及相关解剖

1. 腹主动脉神经丛的保护　腹主动脉神经丛位于腹主动脉前面及侧方，向下和髂总动脉丛相连，向后与上腹下丛和下腹下丛相联系，分离血管势必要损伤这些神经，此时注意能牵开就不要切断，用锐性就不要用电刀，尽量减小损伤。

2. 大血管的保护　对于巨大肿瘤累及上述血管者，注意寻找肿瘤与血管壁之间的间隙，在间隙内分离血管一般均能成功游离血管，可用止血钳沿血管壁两侧纵性分离在深面会师，然后穿过两条血管控制带（俗称鞋带），分别控制腹主动脉、下腔静脉、髂总动脉、静脉、髂内外动静脉的远近端，也就是术野区的每根大血管远近端均控制起来，完成此步后在进行肿瘤的切除和重建，这样做可以减少出血，大大提高安全性，即使血管损伤了也可以从容处理。也可以请血管外科医生协助解决（图 5-3-21）。

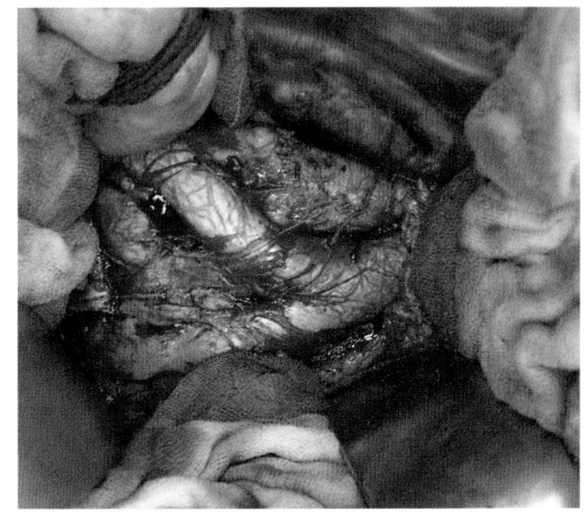

图 5-3-21 显露髂总血管及腹主动脉等结构

（杜心如）

参 考 文 献

1. 刘端，杜心如. 胸腰椎爆裂骨折后路手术方法进展. 解剖与临床，2012，17(4)：317-319
2. 丁自海，杜心如主编. 脊柱外科临床解剖学. 济南：山东科学技术出版社，2008，364-370
3. 杜心如. 腰椎人字嵴顶点毗邻结构的观察及临床意义. 中国脊柱脊髓杂志，2001，11(2)：89-92
4. 杜心如，叶启彬，赵玲秀. 腰椎人字嵴顶点进钉方法的解剖学研究. 中国临床解剖学杂志，2002，20(2)：86-88
5. 张一模，杜心如，孔祥玉，等. 腰骶部硬膜黄韧带间连结的形态及其临床意义. 中国临床解剖学杂志，1999，17(1)：52-53
6. Wiltse LL, Fonseca AS, Amster J, et al. Relationship of the dura, Hofmann's ligaments, Batson's plexus, and a fibrovascular membrane lying on the posterior surface of the vertebral bodies and attaching to the deep layer of the posterior longitudinal ligament. An anatomical, radiologic, and clinical study. Spine, 1993, 18(8): 1030-1043
7. Shi BC, Li XM, Ding ZH, et al. The morphology and clinical significance of the dorsal meningovertebra ligaments in the lumbosacral epidural space. Spine, 2012, 37(18): 1-6

8. 许永涛,鲁厚根,佘远举,等.不同手术入路治疗腰椎结核疗效分析.临床骨科杂志,2011,14(3):265-267
9. 杜心如,赵玲秀,刘春生,等.T12-L5 椎体软组织夹板的解剖学研究及其临床意义.解剖与临床,2008,13(2):75-77
10. 杜心如,张一模,孔祥玉.腰椎结核合并股外侧麻木 4 例,中国脊柱脊髓杂志,1995,5(5):239-240
11. 陆声,徐永清,师继红,等.腰椎前路手术相关自主神经的解剖及临床意义.中华骨科杂志,2008,28(5):387-391
12. 孙兆忠,房清敏,仲江波,等.下腰椎侧方入路中静脉及神经的应用解剖学研究及临床意义.中国骨与关节损伤杂志,2010,25(11):975-977
13. 朱泽章,邱勇,王斌,等.经腹直肌内缘腹膜后入路行 L3-S1 结核病灶清除术.中国脊柱脊髓杂志,2007,17(6):405-408
14. 杜心如.腰椎手术入路的解剖与临床.解剖与临床,2013,18(3):259-262
15. 杜心如.脊柱常见解剖变异对手术入路的影响及处理.解剖与临床,2013,(5):435-437
16. 杜心如.骨科问题 5:容易误认为病变的脊柱解剖变异及鉴别要点.中国全科医学(医生读者版),2013,16(2D):18-62
17. 杜心如.多发性骨髓瘤骨病外科治疗.北京:人民卫生出版社,2013,198-217
18. 杜心如,徐永清.临床解剖学丛书——脊柱与四肢分册.第 2 版.北京:人民卫生出版社,2014,628-637

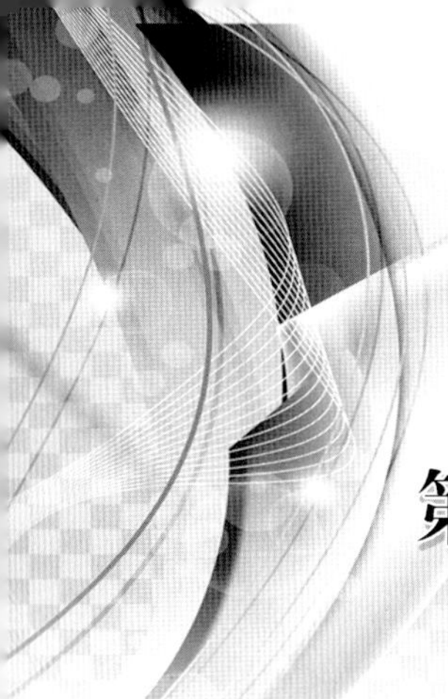

第四章　骶骨手术入路解剖与临床

骶骨肿瘤、结核、骶髂关节骨折脱位的手术常需要显露骶骨，由于骶骨形态的复杂性及骶骨毗邻结构的特殊性，前侧入路需进入腹腔盆腔或腹膜外途径，这对于骶骨上部前侧病变较为适用，而对于骶骨及骶后部病变后路较为适用。但对于骶尾下部由于从前方显露困难，从后方浅表且可以将骶前组织分离推向前方，所以选择后路为佳。

第一节　骶骨前入路

一、适应证及术前准备

1. 适应证　适用于 $S_{1\sim2}$ 骶骨上部和骶髂关节前方的显露，用于骶髂关节脱位前方复位及接骨板内固定术，可以经腹腔和腹膜外途径。

2. 体位　经腹膜外途径手术体位，平卧位患侧抬高。

3. 手术切口　切口同下腰椎的前侧路径，即倒八字切口，在髂嵴内侧 2～3cm 斜行至耻骨结节外上方（图 5-4-1）。

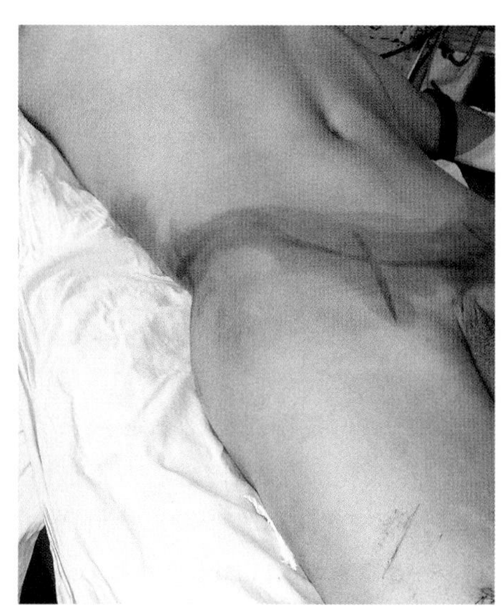

图 5-4-1　前入路手术体位

二、手术步骤及注意事项

1. 切开皮肤浅筋膜后显露腹肌并切断各层（图 5-4-2）。

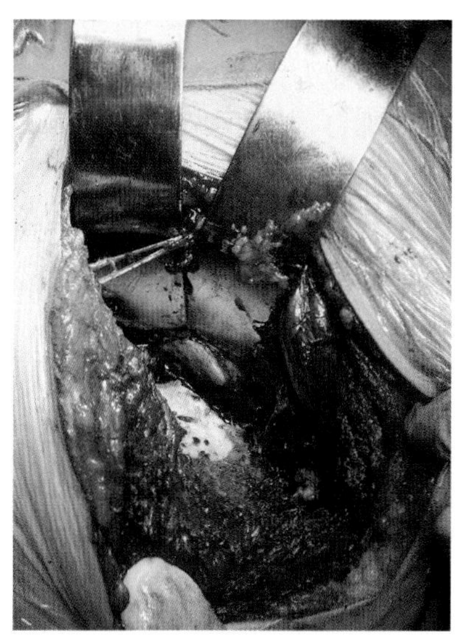

图 5-4-2　切开皮肤浅筋膜直至髂嵴

2. 在腹膜外分离，在显露至髂肌时，将髂肌在髂骨表面剥离（图 5-4-3）。由于髂骨内表面光滑，髂肌附着于髂骨内表面，所以在骨膜下剥离该肌较为方便，也不会损伤髂血管。在髂骨内表面中下部有一较大的滋养孔，此孔内有髂骨的滋养动脉经过，剥离肌肉时,此滋养孔是出血原因之一。有时出血较为汹涌,用压迫方法或电凝难以奏效,需用骨蜡填塞止血。

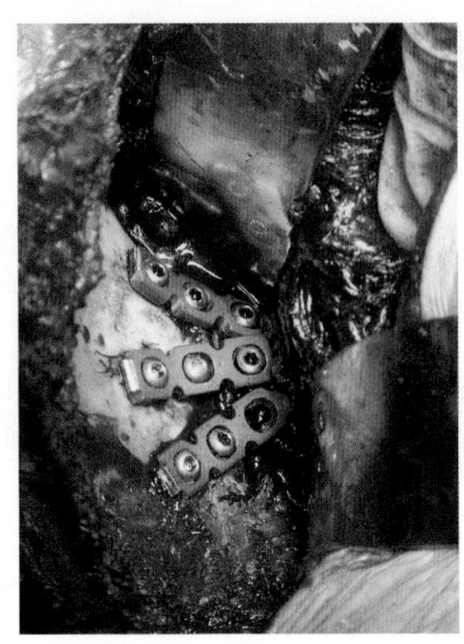

图 5-4-3　剥离骶嵴附着的肌肉

3. 将髂肌完全剥离后,向内侧牵开即达到骶髂关节前方。在其上方可在髂嵴后 1/3 内缘可见到较为粗大的髂腰韧带的前束,可以在此韧带表面的内侧分离寻找腰骶干及第 5 腰椎横突。正常情况下,腰骶干的第 4 腰神经支走行在第 5 腰椎横突及髂腰韧带前方,将腰骶干向内侧牵开,即达到骶骨的前外侧部分及骶骨翼侧方,此处有 1.5 ~ 2.0cm 的骨面,可以容纳 2 枚螺钉,骶髂关节复位后可以在前方放置 4 孔接骨板(骶骨和髂骨各 2 枚),顺骶髂关节向下可显露骶髂关节下方,同样也可以将骶丛向内侧牵开,放置 2 枚螺钉。由于骶骨前外侧面有梨状肌纤维起始,该肌与骶丛交织在一起,故需将骶丛牵开后再在骨膜下切断或剥离该肌肉,显露骶骨前下外侧。

三、预防并发症的相关解剖与临床

1. 在腰骶干与第 1 骶神经根之间有臀上动脉、臀上静脉走行,所以操作时不要在骶丛前方进行,也不要过分向内侧牵开骶丛,以免臀上血管损伤,造成难以控制的出血。臀上血管粗大,发自髂内动脉,伴行静脉同样粗大,二者向后穿出骨盆,所以在此处一定不要锐性切割,如果无特别需要,不用特意显露。

2. 骶髂关节结核的脓肿蔓延在前方可能有两种途径,其一为经髂肌深面,由骶髂关节至髂窝;另一种途径是经髂肌浅面,由骶髂关节至髂窝,此途径脓肿要穿经髂肌筋膜和髂外血管、股神经之间,脓肿壁往往涉及髂外血管及股神经,所以对于髂窝脓肿一定要提高警惕:一是要明确来源,二是要明确流注途径。对于经髂肌深面流注脓肿,可以将髂肌剥离掀起行脓肿清除及骶髂关节结核的病灶清除术,而对于经髂肌浅面走行的脓肿,则在分离保护好髂外血管及股神经的前提下,行脓肿清除术,而骶髂关节结核的病灶清除术则需另行后路进行。

第二节　骶骨后入路

一、骶骨后正中入路

(一) 适应证

骶骨及骶管内肿瘤切除、骶骨骨折、骶管后壁切除减压等。转移癌、脊索瘤、多发性骨髓瘤等常侵犯骶骨,由于骶骨血运极为丰富,加之此处潜在腔隙很大,即使肿块已经很大,患者症状、体征仍不明显。所以一旦发现肿块往往已经较大,多需手术治疗。

(二) 术前准备

备血 5000 ~ 8000ml,骶骨肿瘤手术出血多,必须将备血当做第一要务,同时要准备血小板、血浆等血液制品;S_2 以下骶骨肿瘤切除不影响骨盆环的完整,不必进行内固定及重建,但应考虑盆底缺损的修复问题,应准备生物补片。全骶骨切除必须进行骨盆环重建和腰骶段稳定重建,所以相应的内固定物品及器械要准备;骶骨巨大肿块往往在前方压迫直肠、膀胱、子宫等脏器,其中肠道准备需要提前 1 周进行,要求患者保持大便通畅,术前 3 天每天进行清洁灌肠,食用无渣食物,术前 2 天口服抗生素,以不吸收的抗生素为主,庆大霉素口服液首选。术前 1 天晚上灌肠 1 ~ 2 次。

(三) 手术体位及切口

采取俯卧位,胸部及髂部垫高,双下肢降低呈髋关节屈曲膝关节均屈曲 10° ~ 30°位。肛门用油纱布填塞,一般不用缝合肛门(图 5-4-4)。骶后正中纵向切口,自 L_5 至骶尾部,根据需要在上下附加横切口,上部横切口沿髂嵴由中线向外上,下部横切口由

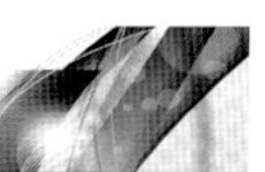

中线沿臀大肌下缘斜向外下，整个切口呈 Y 形或工字形。

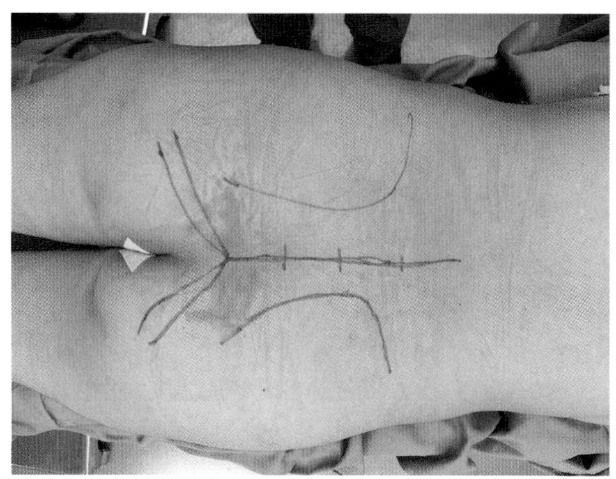

图 5-4-4　骶骨手术切口及体位

（四）手术步骤及注意事项

1. 切开皮肤浅筋膜，先行正中部分的切开，再根据需要附加横切口，多需要下部横切口，全骶骨手术则上下均需要横切口（图 5-4-5）。将皮瓣向两侧进行游离，为了尽量减小对皮瓣血运的影响，在皮瓣转角处将皮肤浅筋膜进行全层缝合固定 1 ~ 2 针。

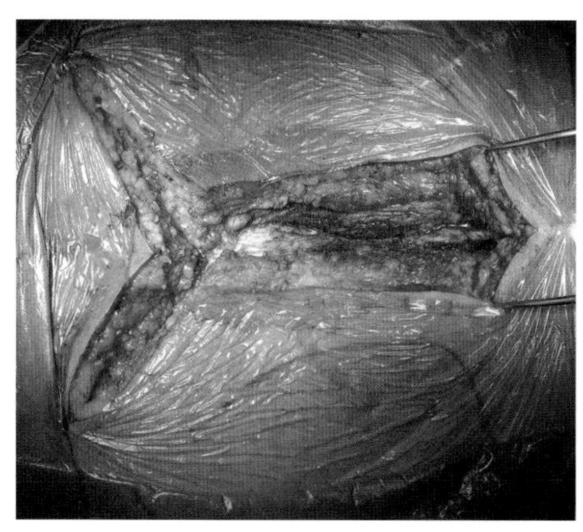

图 5-4-5　切开皮肤浅筋膜

2. 沿正中切开腰骶筋膜，剥离肌肉，将骶骨椎板完全显露，在骶髂关节后面将双侧臀大肌自起始点处剥离，向外侧掀开肌瓣，显露至骶结节韧带和骶棘韧带起始处，下方将皮瓣作为一个整体在骶骨下方游离直至骶尾关节处，在显露过程中自骶后孔内穿出的血管束出血。可用电凝止血，但注意不要将尖镊插入至骶管内电凝以免引起神经损伤，在骶后孔内还有骶神经后支和血管一同穿出，该神经是组成臀中皮神经的部分，只是支配臀内侧的皮肤感觉，很难保留，可以切断不会引起明显感觉障碍（图 5-4-6）。

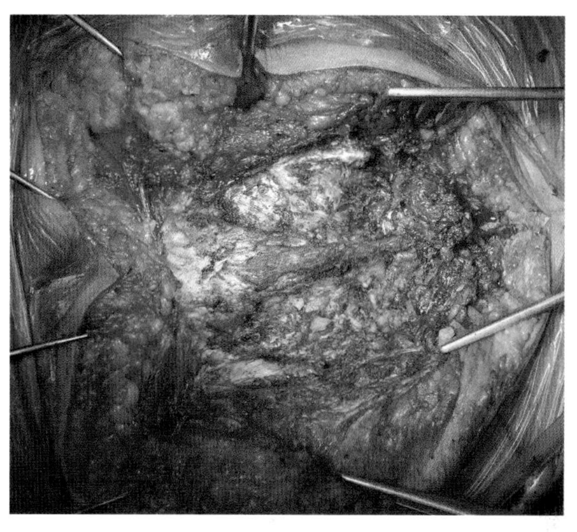

图 5-4-6　切开腰骶筋膜，剥离肌肉，显露椎板

3. 骶骨椎板切除　用椎板咬骨钳或其他咬骨钳将椎板逐渐咬除，显露椎管内结构，注意边咬边用神经剥离器探查并保护骶管内的神经根，肿瘤时将神经根顶起，椎管的空间很小，神经根紧紧地与椎板相贴，所以极易损伤神经根，保护神经根很重要，由于骶神经根有硬膜包绕，呈现特有亮白色，周围有脂肪组织，较易辨认。咬除椎板的范围根据需要决定，已完全显露肿瘤后部边界为好，全骶骨切除要咬除全部椎板，骶骨下部切除要咬除下部椎板。咬除椎板后由于压力降低，骶管内静脉丛可能出血，用吸收性明胶海绵压迫即可止血，一般不用结扎或电凝，也可直接用纱布压迫就能达到止血效果（图 5-4-7）。

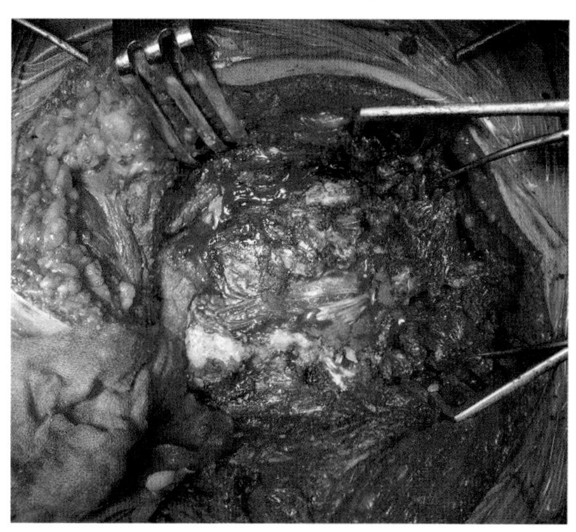

图 5-4-7　显露骶神经根

4. 切断骶尾关节进入骶前间隙,确认骶尾关节,双侧骶骨角及骶管裂孔往往是骶骨末端,其下方即是尾骨,先在此处切除覆盖骶管裂孔的纤维膜,显露深面的骶骨末端背面,可以用巾钳夹住尾骨上下活动以确定骶尾关节,然后用咬骨钳咬除骶骨末端骨质直到骶骨前面,此时遇到一层纤维膜即是骶前筋膜,必须将该筋膜切开进入其前面的骶前间隙进行剥离,不要在骶骨与骶前筋膜之间剥离,否则或造成大出血而且剥离很困难,因为在此层存在大量静脉丛,由于骶骨与骶前筋膜紧密结合,直肠与骶前筋膜之间有大量的疏松结缔组织,进入骶前间隙易于分离,可用手指钝性分离,边分离边用纱布填塞间隙,既可止血,又可将直肠推向前方,这样将分离范围逐渐扩大,向上可以直达骶骨上方,两侧可达骶髂关节,随后将尾骨连同附着在上方的组织一同向下牵拉以扩大骶尾关节入口,一般不要切除尾骨,因为尾骨是会阴肌群和肛门尿道括约肌的附着处,保留尾骨对于维持盆底肌张力及完整有重要意义,同时也是维持括约肌功能正常的重要因素(图 5-4-8)。

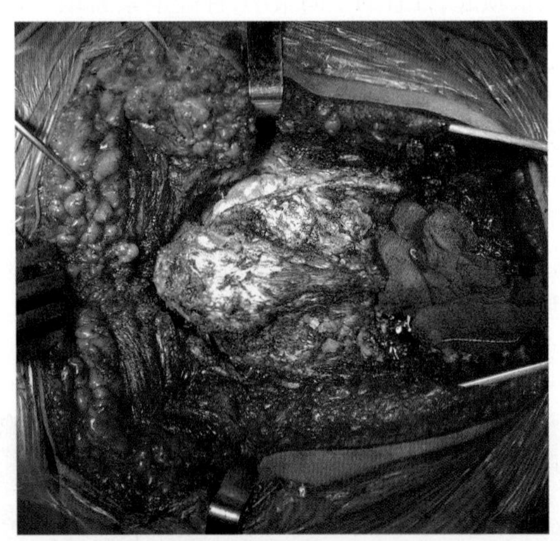

图 5-4-8　切断骶尾关节进入骶前间隙

5. 分离直肠,确认肿瘤前方边界,虽然肿瘤一般不会突破骶前筋膜和肿瘤形成粘连,但在临床发现,直肠和肿瘤前壁之间常有纤维带相连,分离时注意确认并切断这些纤维带,注意在切断前不要损伤直肠壁,当分离完全显露骶骨肿瘤后,用大纱垫填塞止血,在此过程如遇出血,不要慌乱,盲目钳夹,单纯用压迫方法止血很奏效(图 5-4-9)。

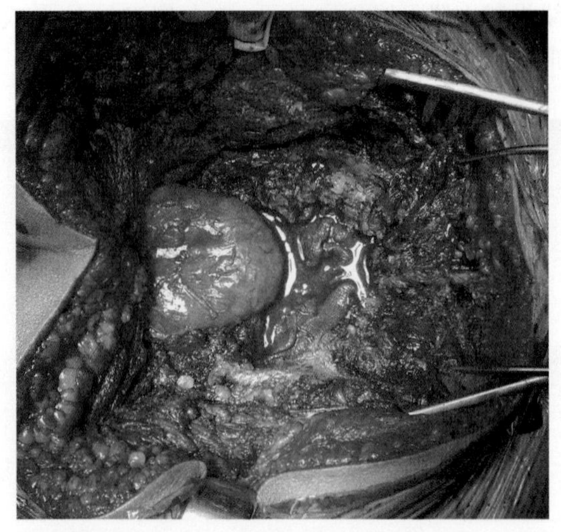

图 5-4-9　分离肿瘤与直肠

6. 切除肿瘤,再次确认肿瘤范围及肿瘤与神经根的关系,确定切除及保留的神经根节段及部位、截骨部位等,原发肿瘤更强调广泛切除,虽然多数很难做到,必须权衡肿瘤切除与保留神经根的矛盾,如果过分强调完整切除,必须多的切除神经根,结果可能导致下肢及二便功能障碍;如果过于强调保留神经根,势必很难达到广泛切除。保护神经后进行肿瘤切除,动作要快,切除肿瘤后用大纱垫压迫止血,确认直肠不被损伤的情况下,对较明显出血点进行结扎,然后用止血纱布、吸收性明胶海绵等填塞止血(图 5-4-10)。

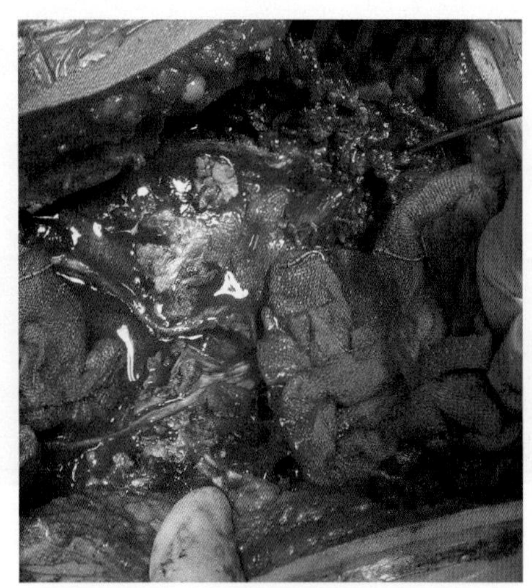

图 5-4-10　切除肿瘤,保护神经根

7. 闭合创口时注意无菌操作,此处接近肛门会阴,易污染,是造成继发感染的重要原因,下部切口软组织薄,易出现不愈合,所以要紧密缝合,放置较粗的引流管,引流管的拔出要在 1 周左右(图 5-4-11)。

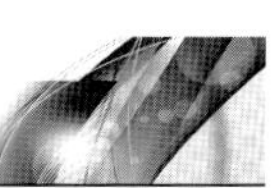

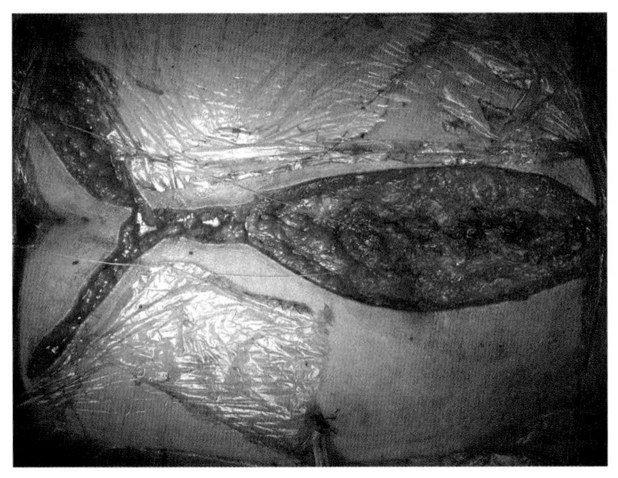

图 5-4-11　软组织修补与缝合

(五) 预防并发症的相关解剖与临床

1. 保留神经根数量与二便功能的关系　有以下规律可供参考:双侧 $S_{1\sim3}$ 神经根保留,二便功能正常;双侧 $S_{1\sim2}$ 神经根保留,大约一半的患者出现二便功能障碍;如果一侧保留 $S_{1\sim3}$,另一侧保留 $S_{1\sim2}$,二便功能出现一过性障碍,以后可以大部恢复;如果仅保留双侧 S_1 神经根,则几乎均出现二便功能障碍而且合并双下肢腘绳肌及小腿三头肌无力。总之尽可能多的保留保护神经根,对术后二便功能及下肢功能恢复非常有利。

对于 S_3 以下的肿瘤切除,几乎不会引起下肢及二便功能障碍,全骶骨切除如果不能保护足够神经根,术后多会出现功能障碍,转移癌或多发性骨髓瘤可以进行分块切除,相对来讲神经根保留的更好些,对术后恢复有利。

2. 如何辨认骶神经根　手术中对各节段神经根的辨认很重要,$S_{1\sim4}$ 神经根前支分别从 $S_{1\sim4}$ 前孔穿出,骶前孔与骶后孔相对应,如果骨质破坏不严重,骶骨形态尚存,则不难辨认并确定神经根,如果肿瘤巨大,骶骨完全失去原有轮廓,则辨认较困难,一般情况下骶神经根多被肿瘤顶起,可以从最后一对骶后孔向上计数或显露 $L_5\sim S_1$ 之间从上向下计数,这些办法综合运用可以有效地解决计数神经根的问题。

3. 如何预防阴部神经损伤　$S_{2\sim4}$ 神经根组成阴部神经自骶前梨状肌下缘由内向外走行,其本干形成后紧贴梨状肌下缘处,肿瘤巨大可以将阴部神经主干一同包裹,手术时应注意识别并特别加以保护,因为即使骶神经根保护完好,如果它们组成的阴部神经损伤,同样也会出现二便功能障碍。在分离肿瘤时注意自神经根起始部向远端追踪,注意进入梨状肌的部位,在切断此处梨状肌时注意将神经游离并保护好,应逐步分离,确认肌纤维后再行切断,切不可将一次将梨状肌切断。骶骨手术出血汹涌,有时难以辨认神经,我们推荐的做法是先找神经,再切肿瘤,切完肿瘤再检查神经。

4. 骶骨椎板、骶筋膜及骶后血管支形态特点及操作注意事项　在骶骨后正中嵴与髂后上棘及骶髂关节后面,有厚韧的骶部筋膜相连,使骶骨后面与该筋膜形成了骨筋膜室,其内有横突棘肌群、骶神经后支及伴行血管走行。由于该筋膜缺乏弹性,故沿正中切开该筋膜,向后外侧牵开困难。有时需向外侧横断之方可满足显露要求。在剥离肌肉时,骶后孔内穿出的血管支是造成出血的重要原因,此血管支与骶管相通,止血时应注意不要将电凝或钳子尖伸入到骶后孔内,以免损伤骶神经。在国人骶骨椎板常有各种形式的缺损,缺损处有纤维组织封闭,剥离肌肉时注意此类变异,以免捅入骶管造成骶神经损伤,骨钳咬除椎板后即可显露骶管内结构。一般情况下硬膜囊最低处在第 2 骶椎水平,自骶硬膜囊的周缘发出骶神经根,在骶正中可见终丝附着于骶骨正中背面,神经根周围充满脂肪,清除脂肪后可清楚地显露神经根。

5. 骶管囊肿　骶管囊肿也是最常见到的变异,表现为骶骨椎板变薄,骶骨囊肿骨质缺损(图 5-4-12),骶神经根扩大呈囊状(图 5-4-13),囊肿内充满脑脊液,马尾神经漂浮在脑脊液中(图 5-4-14),破裂后大量脑脊液流出,必须仔细修补,否则会出现脑脊液漏,修复时注意不要将神经一并缝合,另外注意术后不用负压引流,补足血容量以减少低颅压出现的几率。

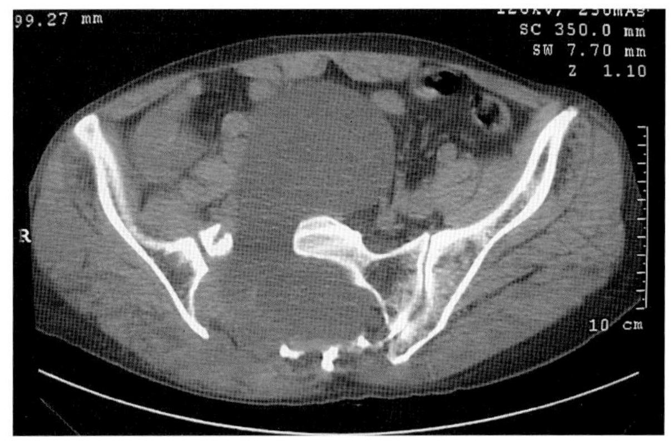

图 5-4-12　骶管囊肿骨质缺损(CT)

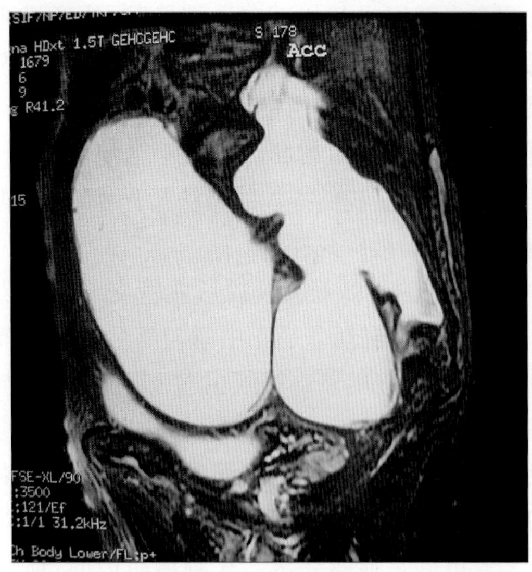

图 5-4-13　骶管囊肿(MRI)

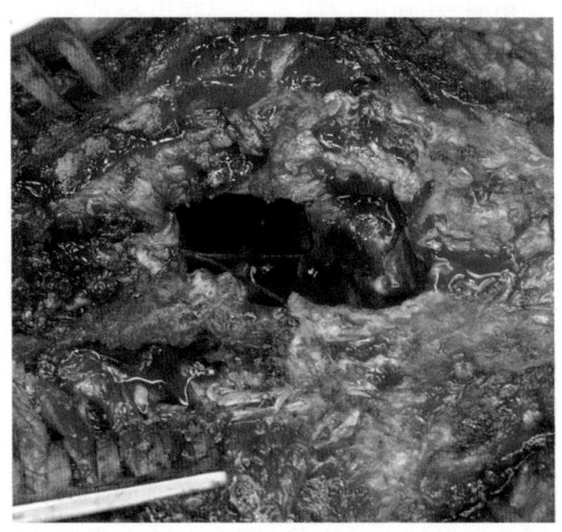

图 5-4-14　神经根漂浮在囊液中

二、骶髂关节后入路

(一) 适应证及术前准备

1. 适应证　此入路显露方便、浅在,由于没有重要的血管神经,所以一般情况多选择此入路。对于骶髂关节结核病灶清除及植骨融合术为首选,但对于骶髂关节复位手术则不选择。

2. 手术体位　俯卧位。双侧髋关节屈曲使骶部凸显,使患侧垫高。

3. 手术切口　切口呈弧形,沿髂后上棘至骶骨中部,然后弯向外侧至大转子方向,根据需要决定切口长度。

(二) 手术步骤及注意事项

1. 切开皮肤、浅筋膜至深筋膜。将皮肤、浅筋膜、深筋膜一同向外侧掀起。

2. 在髂嵴后部将臀大肌纤维自骨膜下剥离。在髂嵴后部的上方有腰背筋膜附着,内侧面有横突棘肌群及骶部筋膜附着,外侧面有臀大肌纤维附着。在髂后上棘至髂后下棘处有骶髂长韧带附着,分别将臀大肌、腰背筋膜至骶棘肌部分剥离,显露髂骨后外侧部分。

3. 髂后上棘和髂骨后部显露后,在髂骨后方切除一骨块,将覆盖于骶髂关节后方的髂骨切除后方可显露骶髂关节。由于骶髂关节所对应的是第 1、2 骶椎后方,可以以此为参照,决定切除髂骨的部位,大约 4cm×5cm 大小的骨块即可显露骶髂关节后面。在骶髂关节结核病灶清除术即可直接显露病灶。完成清除后,将取下的髂骨块剪碎填充入关节缺损处,即完成了骶髂关节融合。

(三) 预防并发症的相关解剖与临床

此手术由于没有剥离骶骨后面的肌肉,也没有进入骶管,所以不会损伤骶神经,凿除髂骨后部时注意勿涉及坐骨大切迹,这样既可避免臀上血管损伤,又可保持骨盆的完整性不被破坏。

凿除髂骨时有时可做成带蒂髂骨瓣。具体做法:由髂后上棘顶端向外侧向髂骨翼做一水平截骨线,由髂后下棘向外侧亦做一平行于上位截骨线的水平截骨线,将两线远端连接即是骨瓣的外缘。将这 3 个骨缘自后向前凿透内外骨板,并将其向后掀开,形成了向后翻转的骨瓣,其蒂由骶髂后长、短韧带组成,骨瓣的下方即是骶髂关节。完成骶髂关节病灶清除后再将骨瓣复位即可,也可以用骨松质螺钉固定骨瓣。

(杜心如)

参 考 文 献

1. 丁自海,杜心如. 脊柱外科临床解剖学. 济南:山东科学技术出版社,2008,300-340
2. 杜心如,张一模,孔祥玉,等. 髂腰韧带的形态及临床意义. 中国临床解剖学杂志,1995,13(3):221-223
3. 刘佳,高仕长,倪卫东,等. 骶髂关节前路双接骨板固定骶骨侧不同螺钉数量的解剖安全性研究. 重庆医科大学学报,2012,37(11):1001-1004
4. 赵玲秀,杜心如,孔祥玉. 骶 1 螺钉固定毗邻结构的应用解剖. 中国临床解剖学杂志,2004,22(2):139-142
5. 王玉红,杜心如,徐小青,等. 骶骨骨折的解剖学观察及临床意义. 中国临床解剖学杂志,2007,25(2):148-151
6. 周新社,周建生,刘振华,等. 骶骨肿瘤手术入路和相关技术分析(附 31 例报告). 解剖与临床,2009,14(4)246-249
7. 赵玲秀,杜心如,叶启彬,等. 骶骨上关节突关节面 5 点 7

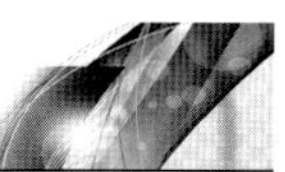

点进钉方法的放射解剖学研究. 中国矫形外科杂志, 2004,(11):851-853

8. 杜心如. 脊柱常见解剖变异对手术入路的影响及处理. 解剖与临床,2013,(5):435-437

9. 杜心如. 骨科问题5:容易误认为病变的脊柱解剖变异及鉴别要点. 中国全科医学(医生读者版),2013,16(2D):18-62

10. 杜心如. 多发性骨髓瘤骨病外科治疗. 北京:人民卫生出版社,2013,217-235

11. 杜心如,徐永清. 临床解剖学丛书——脊柱与四肢分册. 第2版. 北京:人民卫生出版社,2014,677-679

12. 杜心如. 骶骨手术入路解剖与临床. 解剖与临床,2013,(4):347-349

13. 黄江龙,郑宗珩,卫洪波,等. 盆腔自主神经活体尸体对比研究. 中华外科杂志,2014,52(7):500-503

14. 鲍南,杨波,宋云海,等. 骶尾部脊髓脂肪瘤的手术技巧. 中华神经外科杂志,2013,29(6):543-546

第五章　骨盆手术入路

第一节　髂部手术入路

髂部肿物多为髂骨破坏形成的肿块，往往巨大，累及髂肌、臀大肌、臀中肌、臀小肌等。肿瘤血供丰富，主要有臀上动脉、臀下动脉、髂腰动脉供血，这些血管是手术必须要处理好的结构，否则出血量很大。

一、适应证及术前准备

1. 适应证　伴随或不伴随髂骨破坏的髂窝内肿物、臀部肿物、髂窝和臀部同时存在的巨大肿物。

2. 术前准备　除常规准备外，注意术前3天通便，应用缓泻药物，口服抗生素，备血1500～2000ml，骨水泥1～2盒。除常规器械外多备纱垫、深部拉钩等。

3. 麻醉方式　全麻。

4. 手术体位及切口　平卧位患侧垫高，髋关节呈过伸位沿髂嵴走行切口，自后向前根据需要决定长度，可以附加切口以利显露（图5-5-1）。

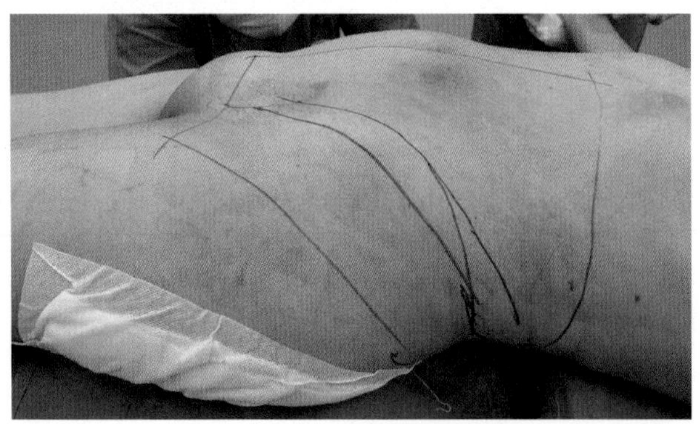

图5-5-1　髂部手术体位

二、手术步骤

1. 先用肾上腺素盐水进行皮内及皮下浸润，切开皮肤浅筋膜，直达髂嵴前面（图5-5-2）。

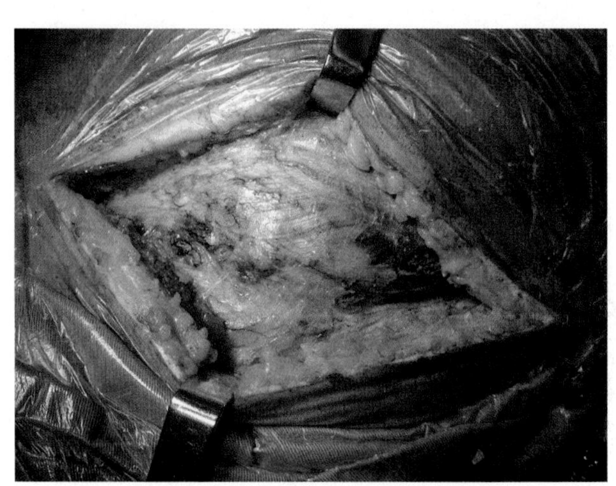

图5-5-2　切开皮肤浅筋膜直至髂嵴

2. 根据需要剥离附着在髂嵴上的肌肉，如果肿块在髂窝则不剥离臀肌，如果肿物在臀部则不剥离腹肌，如果髂骨内外均有肿块则腹肌和臀肌均需要剥离（图5-5-3）。在髂嵴上用电刀锐性切开腹内外斜肌腹横肌的止点，将肌肉向内推压，显露腹膜外脂肪，腹膜外用纱布钝性剥离该层组织，将腹膜连同腹腔脏器一同拉向中线，注意辨认输尿管并保护好，输尿管在腰大肌表面垂直下降，在髂总动脉前方降入盆腔进入膀胱，注意识别。由于髂筋膜厚韧，肿瘤往往被局限在该筋膜下方（图5-5-4）。

3. 根据肿瘤侵犯的范围剥离髂骨外板的肌肉，锐性切开阔筋膜张肌臀大肌、臀中肌及臀小肌起始部，这些肌肉血供丰富，要用电凝止血并注意结扎较大血管，这样会减少出血，由于多发性骨髓瘤肿块几乎没有边界，注意尽量在肿瘤外分离组织，直到将肿瘤完全分离（图5-5-5）。

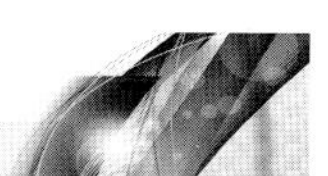

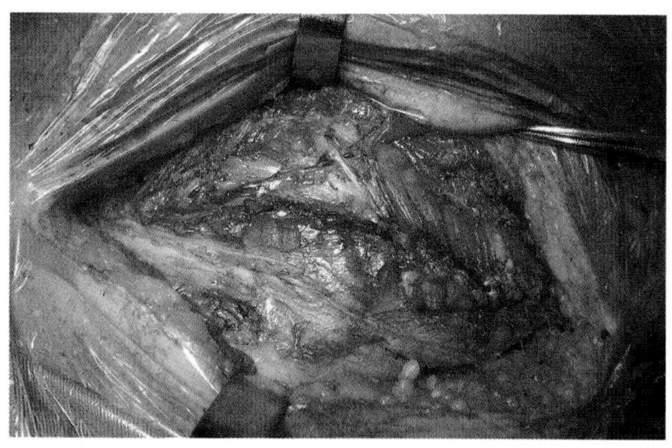

图 5-5-3 剥离髂嵴附着的肌肉

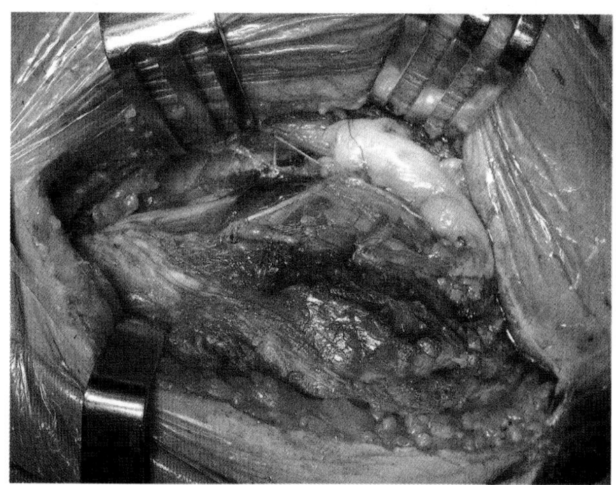

图 5-5-4 腹膜外显露髂窝

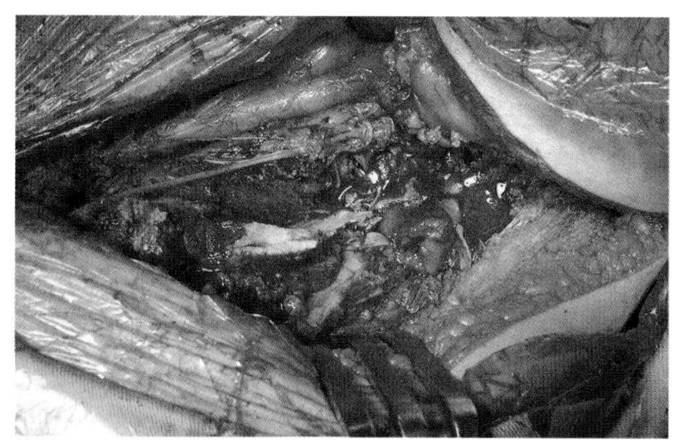

图 5-5-5 整块或分块切除肿瘤

4. 分离保护重要血管神经。髂血管、股神经、坐骨神经、臀上动脉、臀下动脉、腰丛神经等不要损伤，作为重点保护对象。

5. 在确认上述结构后，根据需要进行肿瘤分块切除或整块切除，整块切除作为理想切除肿瘤的方法，但往往很困难，此时就可以采取分块切除，由于转移癌或多发性骨髓瘤等为分块切除虽不是最佳方式，但相对而言也可以达到较彻底切除肿瘤的目的，这与原发肿瘤稍有不同（图 5-5-6）。

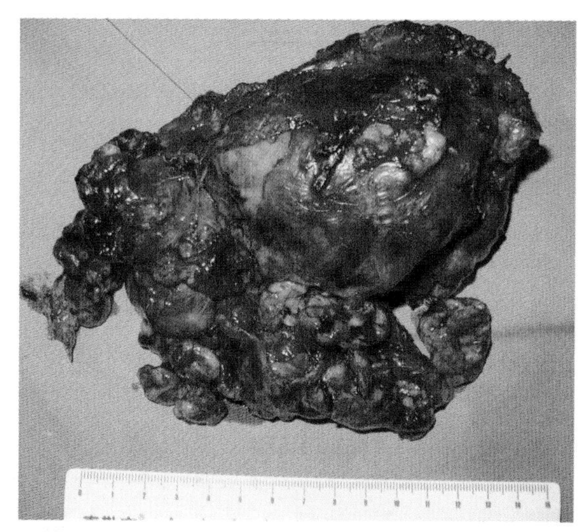

图 5-5-6 整块或分块切除肿瘤标本

在切除肿瘤时，要与麻醉师协作，进行控制性降压和血液稀释，在进行切除时动作要快、稳、准，尽可能迅速地完成该步骤，创面用纱垫压迫止血，较大血管出血结扎，骨面用骨蜡涂抹止血，在处理完止血点后，快速输血补液，提升血压，同时检查有无残留肿瘤并进一步清除。

三、并发症及预防

1. 大出血 肿瘤患者均不同程度存在凝血功能异常，即使血小板数目正常，凝血四项在正常范围内也可能存在出血倾向，另外肿块血供丰富也是重要原因，所以每一步都要注意止血，及时补液输血，观察有无继续出血是预防措施。

2. 血管神经损伤 在切除肿瘤前先进性分离保护是重要预防措施。如果髂总血管、髂内外血管在肿瘤操作内，分离后可以在血管的两端用束带分别将动脉、静脉临时阻断，切除肿瘤完成后再逐渐放开，如果血管局部撕裂可以用血管缝合线进行缝合修补。神经要游离保护。

第二节　髂腹股沟部肿物切除术

转移癌、淋巴瘤、多发性骨髓瘤等髂腹股沟肿物常见，因为该部位是髂外动静脉、股动静脉及股神经腰丛的走行部位，所以该部位的肿瘤可以压迫上述结构，出现神经血管压迫的症状体征，由于股神经和髂肌共同位于髂筋膜和髂骨形成骨筋膜室内，该筋膜室内的髂腹股沟肿物最易累及股神经，造成神经麻痹，出现股四头肌瘫痪及小腿内侧部分麻木，股动脉静脉走行在另外血管鞘中，加之局部侧副循环丰富，虽然受压但多不会出现下肢血运障碍。

一、适应证及术前准备

1. 适应证　髂窝病变，包括肿瘤、结核、炎症等疾病。

2. 麻醉方式　全麻。

3. 体位　仰卧位，患侧抬高。

二、手术步骤

1. 切口　沿髂嵴内侧2cm平行髂嵴斜行切口，至腹股沟中点处纵行向下，直到腹股沟下方5～10cm，根据需要进行延长(图5-5-7)。

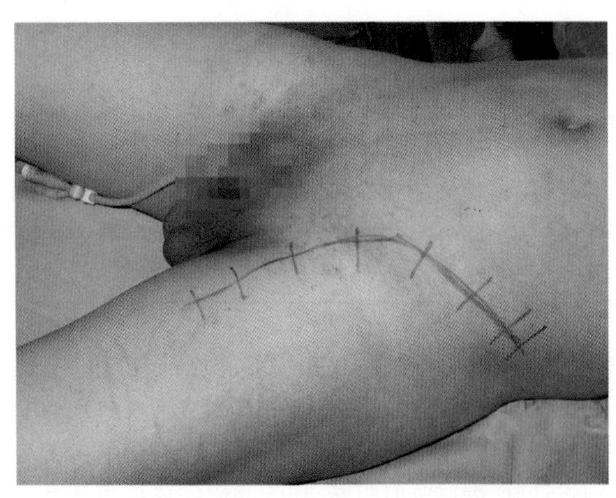

图5-5-7　切口及体位

2. 切开皮肤浅筋膜　此处皮下脂肪厚度差异很大，浅层以脂肪为主，深层则为筋膜纤维组织，而不是真正的深筋膜，应注意识别。在该层内有腹壁浅静脉和浅动脉走行，注意结扎止血(图5-5-8)。

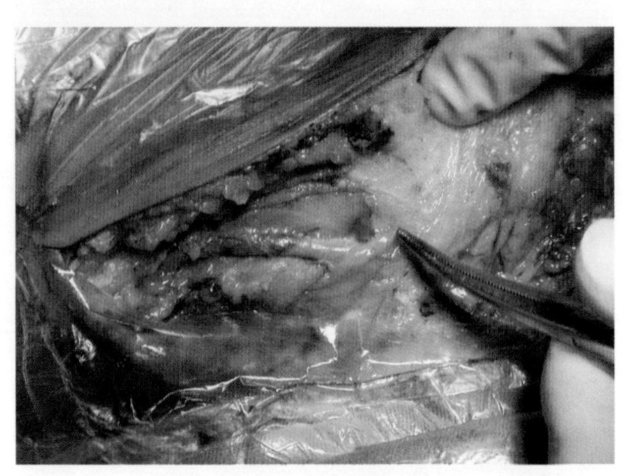

图5-5-8　切开皮肤浅筋膜

3. 切开腹外斜肌腱膜　沿腹外斜肌腱膜走行切开该腱膜，在腹股沟韧带中点处注意将腹股沟韧带切断，注意识别保护腹外斜肌腱膜下方的髂腹下神经和髂腹股沟神经，该两神经平行于髂嵴及腹股沟韧带，髂腹下神经走行在腹内斜肌与腹横肌之间，在髂前上棘前方2.5cm穿出腹内斜肌，向内下走行在腹外斜肌腱膜的深面，在腹股沟皮下环的上方穿过腹外斜肌腱膜分布到耻骨上方皮肤。髂腹股沟神经在髂腹下神经下方约一横指处与之平行，进入腹股沟管，穿出皮下环后分布于阴囊或大阴唇前部皮肤，这些神经尽量不要损伤(图5-5-9)。

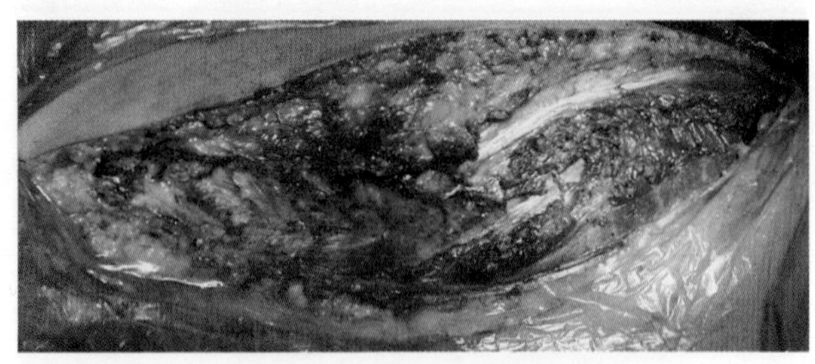

图5-5-9　切断腹股沟韧带

4. 切开腹内斜肌及腹横肌　电刀将腹内斜肌及腹横肌切开，注意避开上述两神经，分离切开腹横筋膜，即可进入腹膜外脂肪层，有髂筋膜表面由外向内用纱布球进行钝性分离，直到显露髂外血管及输尿管，注意保护好这些结构，用纱垫隔开这些结构后用大S拉钩牵开显露髂筋膜大

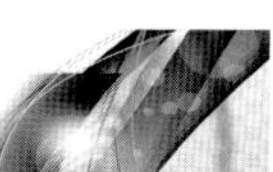

部，根据需要向上、下进行游离。分离并保护好髂外血管，对于进入肿瘤的血管分支要结扎切断。上方游离至腰方肌前面，髂腰血管根据需要可以切断结扎。

5. 显露神经 显露股神经、股外侧皮神经、腰丛等，这些神经均位于髂筋膜下方，股神经走行在腰大肌与髂肌之间的间隙中，在腹股沟中点处进入股三角，股外侧皮神经则走行在髂筋膜及部分髂肌下方由内向外在髂前上棘内侧1～2cm，穿经缝匠肌起始部进入股外侧，所以要切开髂筋膜寻找并牵开这些重要神经（图5-5-10）。

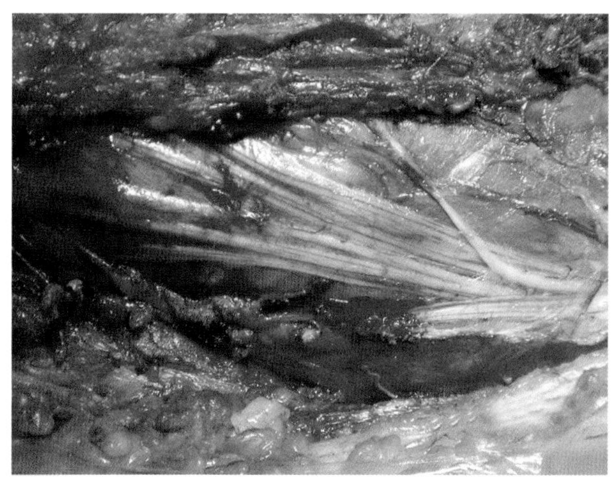

图5-5-10 显露股神经及腰丛分支

6. 切除肿瘤 在完全显露肿瘤四周边界后，根据情况进行分块或整块切除，注意这个步骤要迅速，同时麻醉师配合进行控制性降压，用大纱垫压迫创面，减少出血（图5-5-11，图5-5-12）。

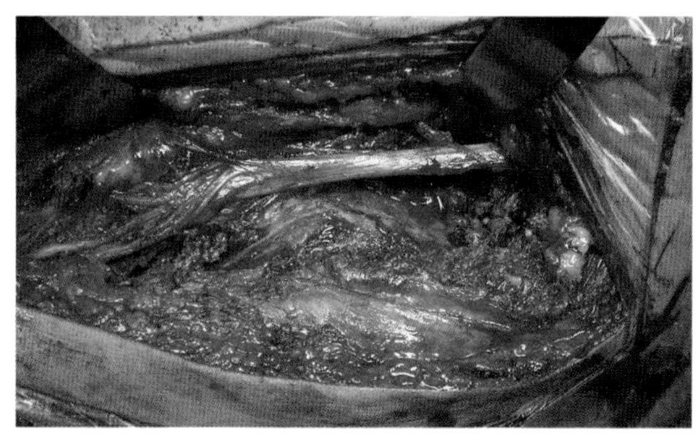

图5-5-11 切除肿瘤（完成）

7. 检查创面、止血 逐一结扎出血点，清除残留病灶，放置引流管，闭合创口，注意对腹股沟韧带的修补和下腹壁的修复。

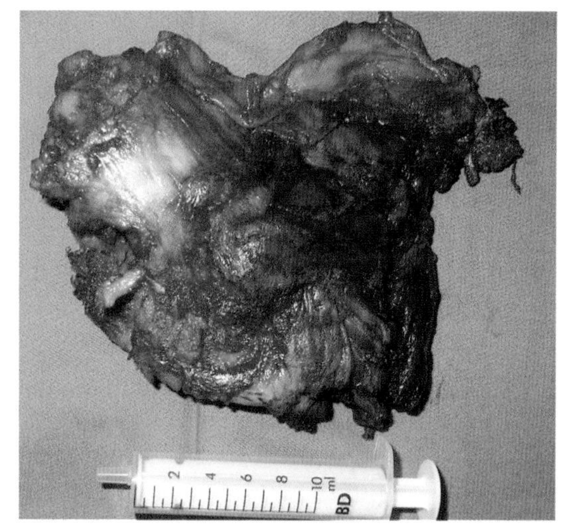

图5-5-12 切除的肿瘤

三、并发症的预防及处理

1. 出血 主要注意对髂外动静脉、股动静脉的保护，避免损伤。

髂腰血管也是出血的重要原因，在切除肿瘤时根据情况结扎或缝扎。如果肿块巨大，大血管与肿瘤关系密切，可以分别在肿瘤远近端先行游离这些血管，分别将动脉静脉远近端预置束带，一旦发生血管损伤可以在两端阻断血流，控制出血，同时寻找大血管的撕裂口，用血管缝合线修补，这个方法很有效，大大提高手术安全性，较少出血，如果条件允许，可以请血管外科医生一同处理。

2. 神经损伤 主要是股神经和腰丛神经损伤，先找到这些神经牵开后再进行肿瘤切除是避免损伤的关键，否则不要贸然切除组织，一旦损伤后果严重，虽然累及神经丛可以一并手术切除，但对于多发性骨髓瘤来讲并无必要，因为会造成严重功能障碍，并不能完全清除肿瘤，这与原发性骨肿瘤有所不同。术后应用神经营养药物有助于神经功能的改善。

3. 输尿管损伤 只要在显露过程中注意识别并保护好，输尿管一般不会损伤。一旦发生损伤，会有尿液溢出，尿管内也会出现血性尿液，对于创口内的清亮液体注意识别，如有必要可以取样进行检验，尿液中肌酐很高，这有助于鉴别渗液、淋巴液和尿液。

4. 腹膜破裂 在剥离过程中如果损伤破裂，及时缝合即可，无特殊处理。如果肠管自破口露出，应还纳在缝合腹膜裂口时注意不要损伤之。

5. 髋关节功能障碍　由于切除了髂腰肌，屈髋能力减弱，但由于其他肌肉的代偿功能障碍并不严重，康复和功能锻炼会保存大部分功能。

（杜心如）

参考文献

1. 杜心如. 骨科问题5：容易误认为病变的脊柱解剖变异及鉴别要点. 中国全科医学（医生读者版），2013，16（2D）：18-62
2. 杜心如. 多发性骨髓瘤骨病外科治疗. 北京：人民卫生出版社，2013，217-235
3. 杜心如，徐永清. 临床解剖学丛书——脊柱与四肢分册. 第2版. 北京：人民卫生出版社，2014，652-674
4. 柳伟，杜心如，杨立辉，等. 合并腰骶移行椎时应用骶髂螺钉的临床解剖测量. 中国临床解剖学杂志，2011，29（5）：520-523
5. 王玉红，杜心如，徐小青，等. 骶骨骨折的解剖学观察及其临床意义. 中国临床解剖学杂志，2007，25（2）：148-151

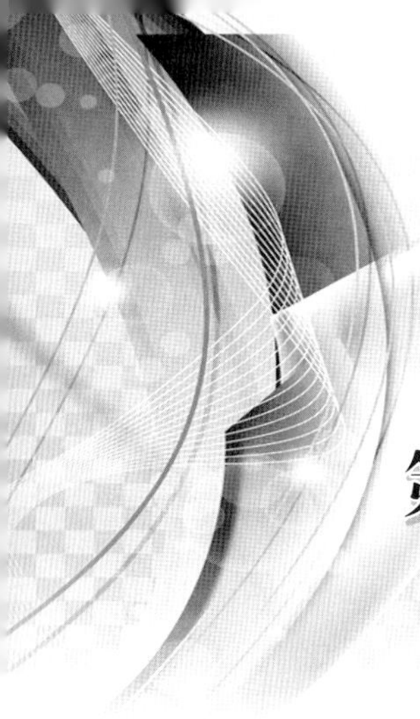

第六章　脊柱微创手术入路

微创手术的特点就是创伤小。但是微创手术的创伤小同时也带来了另外一个问题，那就是手术视野较小，这就要求术者对病变局部的解剖和术式十分了解，以防止损伤血管或重要组织。现将目前已广泛开展的术式进行讲解。

第一节　经皮椎体成形术

经皮椎体成形术是经皮向病变椎体置入一种填充物（一般为骨水泥）来稳定骨质疏松性压缩骨折椎体和部分肿瘤椎体，以减轻疼痛，恢复脊柱稳定性。

近年来经皮椎体成形术的应用逐渐推广，除了脊椎血管瘤、骨髓瘤、溶骨性转移瘤外，更多应用于骨质疏松性椎体压缩骨折伴有顽固性疼痛的患者。在脊柱转移瘤患者中 PVP 能够缓解疼痛并且在结构上加强被溶骨破坏的椎体，使得患者的痛苦减轻而且能够继续日常的负重活动。

一、椎体成形术的相关解剖

1. 椎弓根　椎弓根是椎体成形术的最重要的解剖标志，因此了解椎弓根的投影位置、大小和走向极为重要。椎弓根轴心线与棘突和椎体前中点连线的夹角称内倾角，而椎弓根轴心线与椎体终板的连线的夹角称为矢向角。椎弓根由 $T_{4\sim5}$ 依次增大，胸椎椎弓根的大小与腰椎椎弓根有着很大的区别（图 5-6-1）。而颈椎不适宜行椎弓根入路手术。

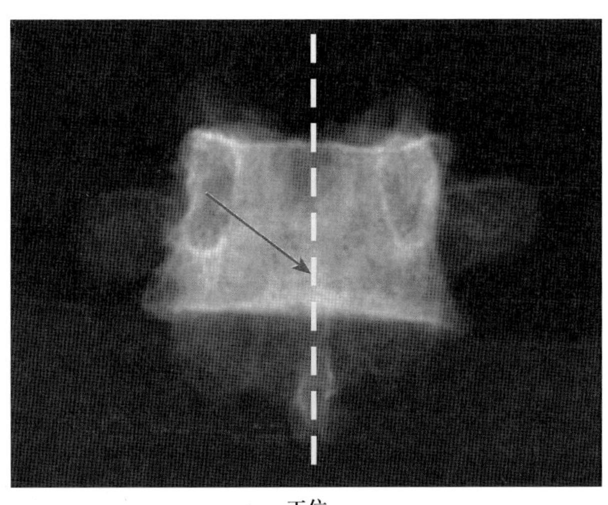

正位

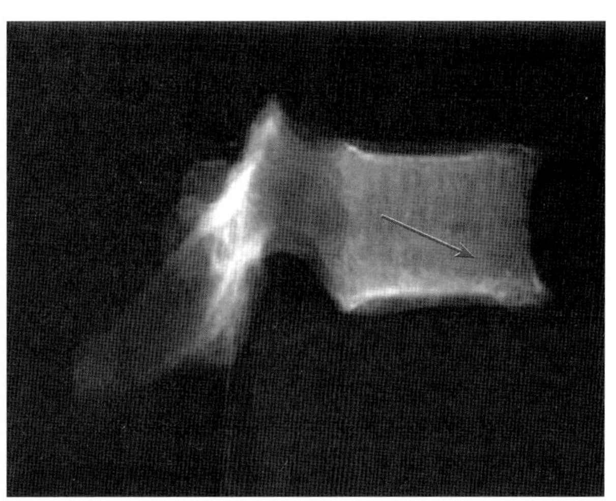

侧位

图 5-6-1　胸椎椎弓根入路手术示意图

$L_{1\sim5}$腰椎椎弓根形态不同，在正位片上表现为$L_{1\sim3}$呈纵向椭圆形，L_4呈圆形，L_5呈斜向的椭圆形，自上而下，横径逐渐增大，纵径逐渐减小。另外椎弓根显影的“牛眼”是椎弓根最狭窄部位。

2. 血管 椎体成形术可发生骨水泥通过椎体缺陷的地方或椎体静脉系统渗漏引起脊髓、神经根压迫；另外脂肪、骨髓、空气和骨水泥进入静脉系统可以起肺栓塞。椎外静脉丛和椎管内静脉丛之间有交通支相互吻合。术中穿刺针最好位于椎体前中1/3处，因该区是静脉丛交接处，静脉较细，可减少通过静脉系统渗漏和肺栓塞。

二、穿刺途径

PVP和PKP穿刺途径主要根据病变部位和局部椎体的具体情况来选择。

1. 前外侧入路 主要用于颈椎区的穿刺。穿刺针经气管与颈动脉鞘的间隙，向椎体中外1/3处穿刺进入椎体，穿刺针与椎体角度成15°~20°。解剖学研究表明该间隙是一个无重要血管和神经结构的安全区。穿刺针经皮肤、皮下组织、颈浅、深筋膜、颈前筋膜进入椎体（图5-6-2）。

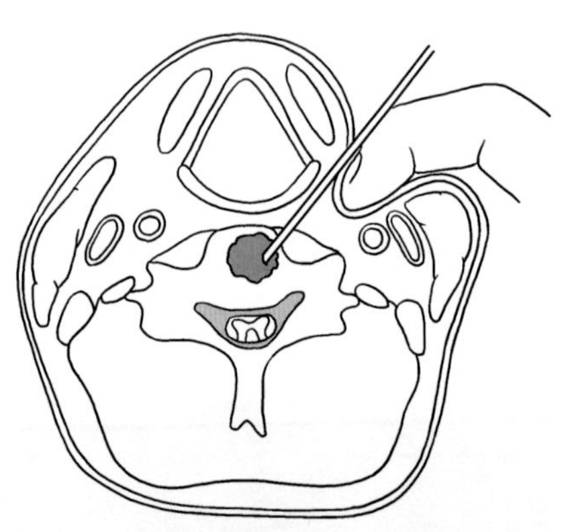

图5-6-2 颈椎椎体成形术前外侧入路

2. 椎弓根入路 多用于下胸椎和腰椎区的穿刺，是最常用的途径。穿刺针经椎弓根进入椎体的前中1/3，此入路骨水泥不易沿针道溢出。

3. 椎弓根旁入路 用于胸椎的穿刺，进针点在横突尖端，横突中线水平，与中线约成25°~40°。穿刺针途径部分肋横突及肋椎关节，从椎体侧壁进入椎体。该途径对椎管损伤的危险性较小。

4. 后外侧入路 用于椎弓根崩解或有椎体内固定患者的腰椎区穿刺。穿刺针从椎体后外侧进入，经皮肤、皮下组织、深筋膜、骶棘肌外侧部、腰方肌及腰大肌进入椎体。正确穿刺通过的解剖结构有皮肤、浅筋膜、深筋膜、骶棘肌、椎弓根侧方至椎体。

三、作用机制

椎体微小的骨折及骨折线微动对椎体内的神经末梢产生刺激引起疼痛，止痛可能在于：①椎体内的微骨折在椎体成形术后得以稳定；②骨水泥承担了相当部分轴向应力，从而减少了骨折线的微动对椎体内神经的刺激；③椎体内感觉神经末梢被破坏。

在椎体肿瘤方面，注入骨水泥后，其机械作用可使局部血流中断，其化学毒性作用及聚合热还可使肿瘤组织及其周围组织的神经末梢坏死而达到止痛的效果，甚至在某种意义上讲具有一定程度的杀死肿瘤细胞的作用。

四、PVP操作方法

1. PVP术前准备 术前查体并结合影像学检查以确定患椎部位。PVP术前应行X线和CT检查，以评估椎体塌陷程度、溶骨性破坏的部位和范围、椎弓根的显影情况及侵犯程度、椎体皮质是否破坏或骨折（尤其是后壁）、是否有骨块或肿瘤所致的硬膜外或椎间孔狭窄。

穿刺时，颈椎一般用7cm长的15号穿刺针；胸椎用10cm长的10号针；腰椎用15cm长的10号针。手术时采用局部麻醉或加镇静剂即可，很少采用全麻。因在骨水泥注射过程中需实时监测患者的反应和双下肢的活动情况。采用二维C形臂或G形臂影像监视下即可（图5-6-3）。

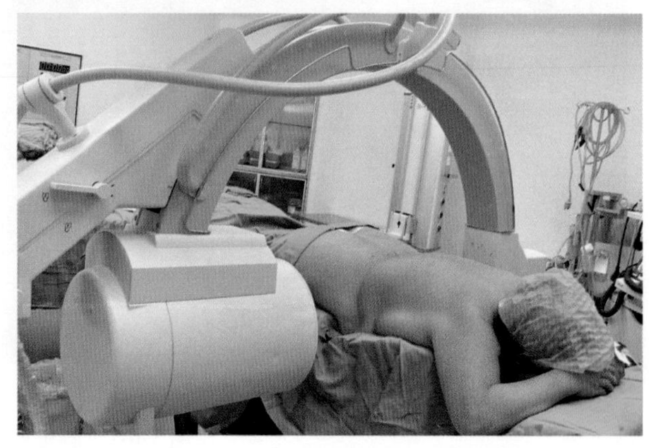

图5-6-3 椎体穿刺成形术常用的体位

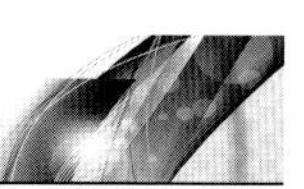

2. 操作方法　颈椎手术常用前外侧入路，胸腰椎可用经椎弓根入路或后外侧入路。经椎弓根入路减少了节段神经损伤、椎旁渗漏的危险，但溶骨性病变侵及椎弓根或椎弓根显影不清时不宜采用。后外侧入路在腰椎手术时较容易，但在胸椎有引起气胸的危险。颈椎患者采用仰卧位，C_2 椎体以下经前路，$C_{1,2}$椎体经口等途径进行穿刺进针。

胸腰椎患者俯卧位，腹部悬空。用 1% 利多卡因在穿刺点皮肤做穿刺通道软组织全层浸润麻醉后，在透视定位下进行穿刺。在后前位透视下，使两侧椎弓根（“牛眼”）显示清晰，将穿刺针向矢状面和尾侧成角 15°~20°。进针点位于椎弓根显影边缘的外上方，相当于 10 点或 2 点位置（图 5-6-4）。

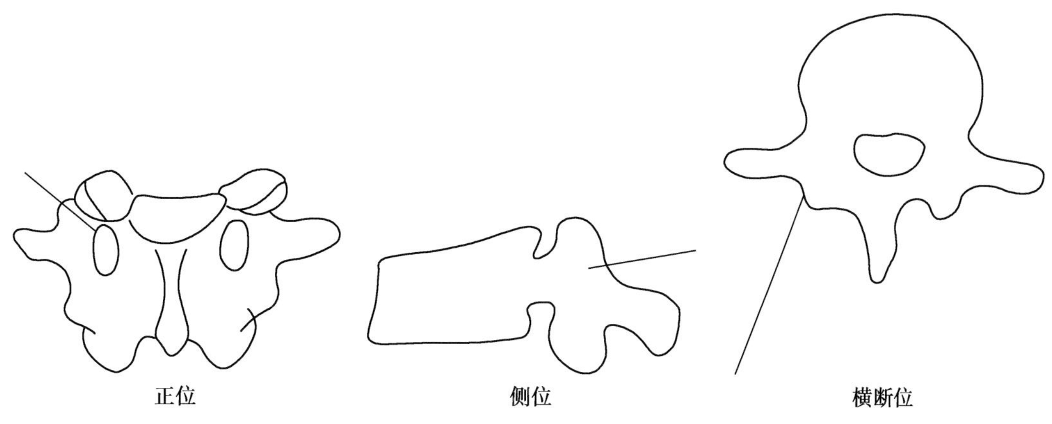

图 5-6-4　椎弓根进针点

此步骤的技术关键为当穿刺针未进入椎体后缘之前，正位透视显示穿刺针未越过椎弓根内缘，否则，有穿入椎管的风险（图 5-6-5）。穿入椎弓根后，做侧位透视，穿刺针从椎弓根外上缘穿至内下缘。进入椎体后缘以后（图 5-6-6），可用外科锤协助下，缓慢将穿刺针进至椎体前 1/3 处（图 5-6-7）。若在 CT 监视下行 PVP，则先在病变的皮肤贴一定位标记尺，再做 CT 定位扫描确定穿刺点和穿刺角度，在穿刺过程中反复多次行 CT 扫描观察和调整穿刺角度至靶目标。将穿刺针抵达椎体前 1/3 作为理想位置，经双向透视证实后，肿瘤性病变可先取活检。证实穿刺针准确无误后调配 PMMA，并开始注射（图 5-6-8）。注射速度、注射时机和注射量则因不同的部位、病变和病变范围而定。注射骨水泥应在侧位严密透视下进行，当 PMMA 到达椎体后壁时即停止注射。

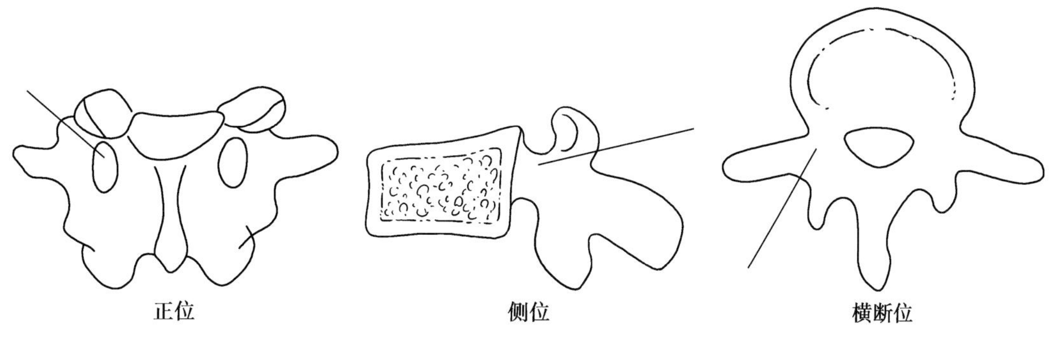

图 5-6-5　椎弓根进针过程中针尖位置判断

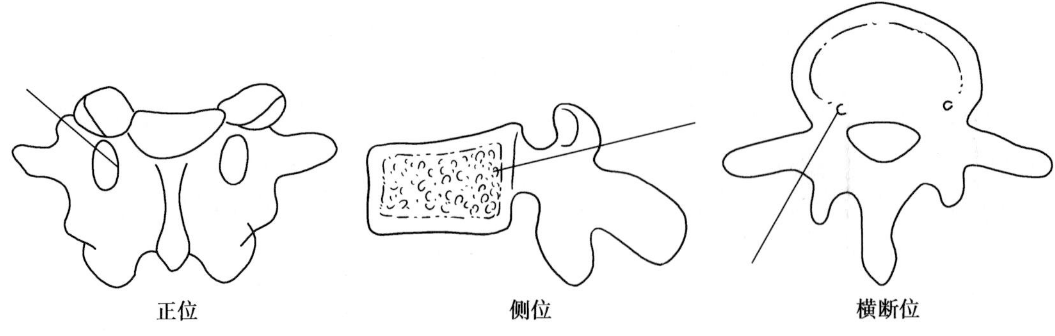

图 5-6-6　针尖进入椎体后缘合适位置

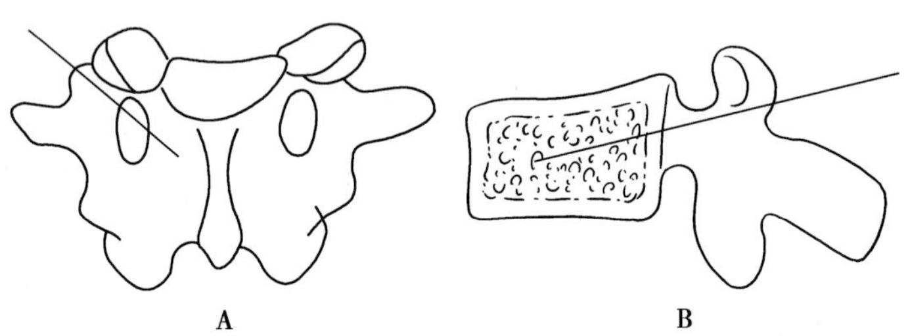

图 5-6-7
A. 椎弓根进针过程中针尖位置判断（正位）；B. 针尖进入椎体后缘合适位置（侧位）

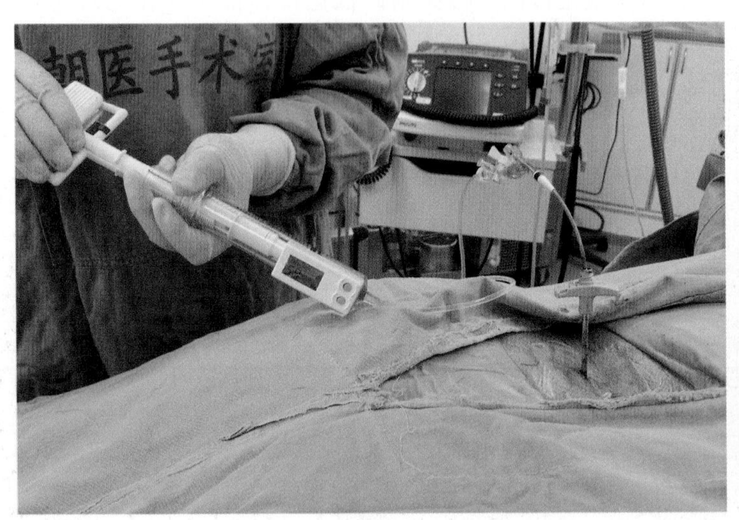
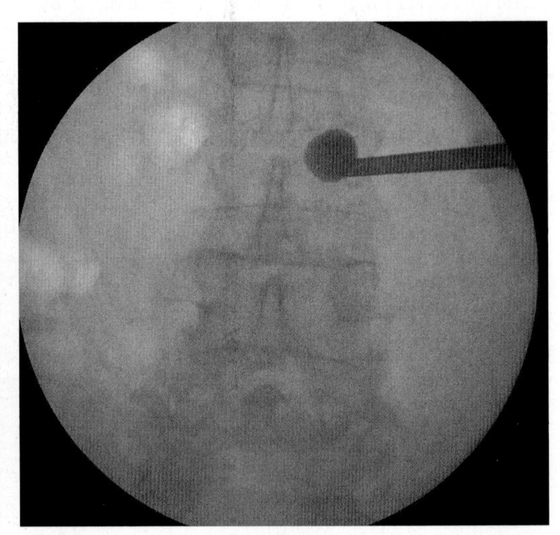

操作　　透视

图 5-6-8　推注骨水泥

第二节　经皮椎体后凸成形及植入技术

与 PVP 相比，经皮椎体后凸成形（PKP）就是在向椎体内推注骨水泥之前，使用扩张球囊预先进行扩张，使压缩椎体复位，然后在推注骨水泥，其他操作基本与 PVP 相同。

一、术前准备

基本同 PVP，但手术器械较复杂，球囊扩张器主

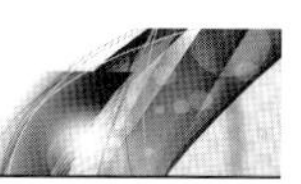

要包括可扩张球囊、穿刺针、手动骨钻、导针、套管和带有压力传感器的注射装置。

二、手术操作

常规采取俯卧位，局麻和椎弓根穿刺同 PVP。侧位显示穿刺针针尖到达椎体后壁时，需透视正位，如显示针尖位于椎弓根影的内侧缘，说明进针位置正确，可继续钻入 2～3mm 后停止。抽出穿刺针的内芯，置于导针。拔出穿刺针，按序沿导针植入扩张套管，使工作套管的前端位于椎体后缘皮质前方 2～3mm 处，将精细钻经工作套管用手指的力量缓缓钻入。当侧位显示钻头尖达到椎体 1/2 处时，正位应显示钻头尖不超过椎弓根影与棘突连线 1/2 处；当侧位显示钻头尖达到椎体前缘时，正位应显示钻头靠近棘突边缘。采用与钻入时相同的旋转方向边旋转边取出精细钻，用带芯的骨水泥推入管核实椎体前缘皮质未破裂后，放入可扩张球囊，其理想位置是在侧位显示位于病椎的前 3/4 处由后上向前下倾斜。可以同样的方法完成另一侧的穿刺和球囊的放置。扩张球囊压力达到 50psi 时取出球囊的内芯导丝，逐渐增加压力至球囊扩张满意，一般不超过 300psi，透视监视球囊扩张情况。当球囊已扩张达到终板或预计的复位效果或椎体四周皮质时即停止增加压力。调制骨水泥，将其灌入骨水泥推入管。抽出球囊内液体，取出球囊。当骨水泥处于团状期时，将骨水泥缓慢置入椎体的空腔内。

三、PVP 和 PKP 的常见并发症及注意事项

PVP 与 PKP 会伴发一系列与椎体穿刺、骨水泥渗漏相关的并发症。大多数临床医师比较倾向于将术中的骨水泥按照渗漏部位进行分类，包括椎管内硬膜外渗漏、椎间孔渗漏、椎间盘渗漏、脊柱旁软组织渗漏、椎旁静脉渗漏和穿刺针道渗漏等。发生在椎间隙内和软组织内的骨水泥渗漏，由于机械压迫和局部刺激作用，可能会引起远期椎间盘和软组织退变，发生在静脉内的渗漏，可引起肺栓塞、静脉栓子等并发症。发生骨水泥向椎管内渗漏，可引起严重后果（如脊髓、神经根损伤，瘫痪或危及生命等），应绝对避免。另外，骨水泥会发生向椎体周围其他方向渗漏的可能，但大多数患者无临床症状。术中并常见并发症如下。

1. 骨水泥的渗漏　骨水泥渗漏是 PVP 最常见的并发症（图 5-6-9）。骨水泥可以渗漏至许多部位，椎管内硬膜外骨水泥渗漏占 PVP 渗漏的比例高达 32%，而 PKP 仅为 11%。椎旁渗漏的比例 PVP 为 32.5%，PKP 为 48%。椎间隙渗漏的比例 PVP 为 30.5%，而 PKP 为 38%。Phillips 等临床研究发现，PKP 的骨水泥渗漏发生率明显低于 PVP，PVP 的渗漏率为 23%～73%，在骨质疏松性椎体压缩骨折约为 30%，脊柱转移瘤约为 65%；PKP 的渗漏率在骨质疏松性椎体压缩骨折为 1%～2%，椎体恶性肿瘤

椎管内

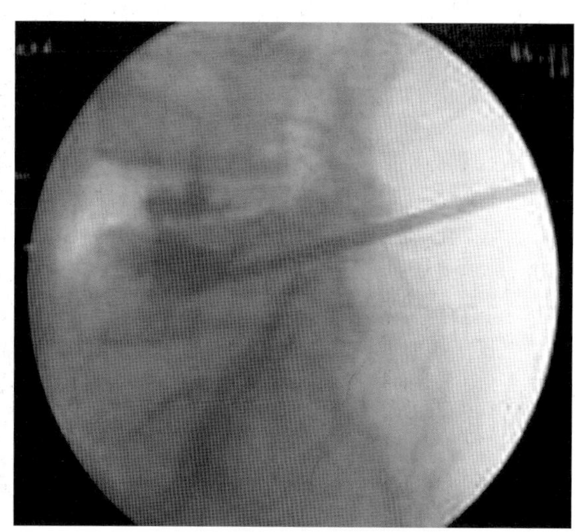

椎间盘

图 5-6-9　骨水泥渗漏

为5% ~8% 。Garfin 等报道,PVP 骨水泥渗漏率可达30% ~67% 。其中神经根损伤占 4% ,脊髓受压约占0.5% 。尽管 PKP 较 PVP 骨水泥渗漏率低,但骨水泥渗漏依然存在。骨水泥渗出引起症状,予以手术减压治疗;若无症状,可不予处理。

2. 栓塞 PMMA 是目前行 PVP 术最常用的生物材料,要将 PMMA 注入椎体内需要较大的注入压力,这种大压力可使 PMMA 经椎体内丰富的静脉丛走行,如果进入腔静脉系,骨水泥栓子就可能发生,患者会出现呼吸困难、心动过速、咳嗽、咳痰等症状。

3. 穿刺并发症 与传统外科手术比较,PVP 的优势在于其微创性,但由于不是在直视下操作,若穿刺针的套管位置不正确,术中穿刺操作失误也可造成周围器官损伤(图 5-6-10)。有可能出现椎弓根骨折,横突、棘突及肋骨骨折、气胸、硬膜损伤等并发症。肋骨骨折出现在重度骨质疏松患者中,多因操作时用力过大或体位不正确引起。另外根据椎体压缩形态调整进针方向也很重要(图 5-6-11)。

总之,PVP 和 PKP 是微创脊柱介入手术,用于治疗骨质疏松性、肿瘤性椎体骨折,能使患者疼痛立刻减轻或消失,疗效显著,其临床价值逐渐得到医生与患者的认可,其适应证也逐渐拓展,有着广阔的应用前景。PVP 和 PKP 未来的发展方向仍然是在于提高临床效果、减少并发症和改善患者的预后。

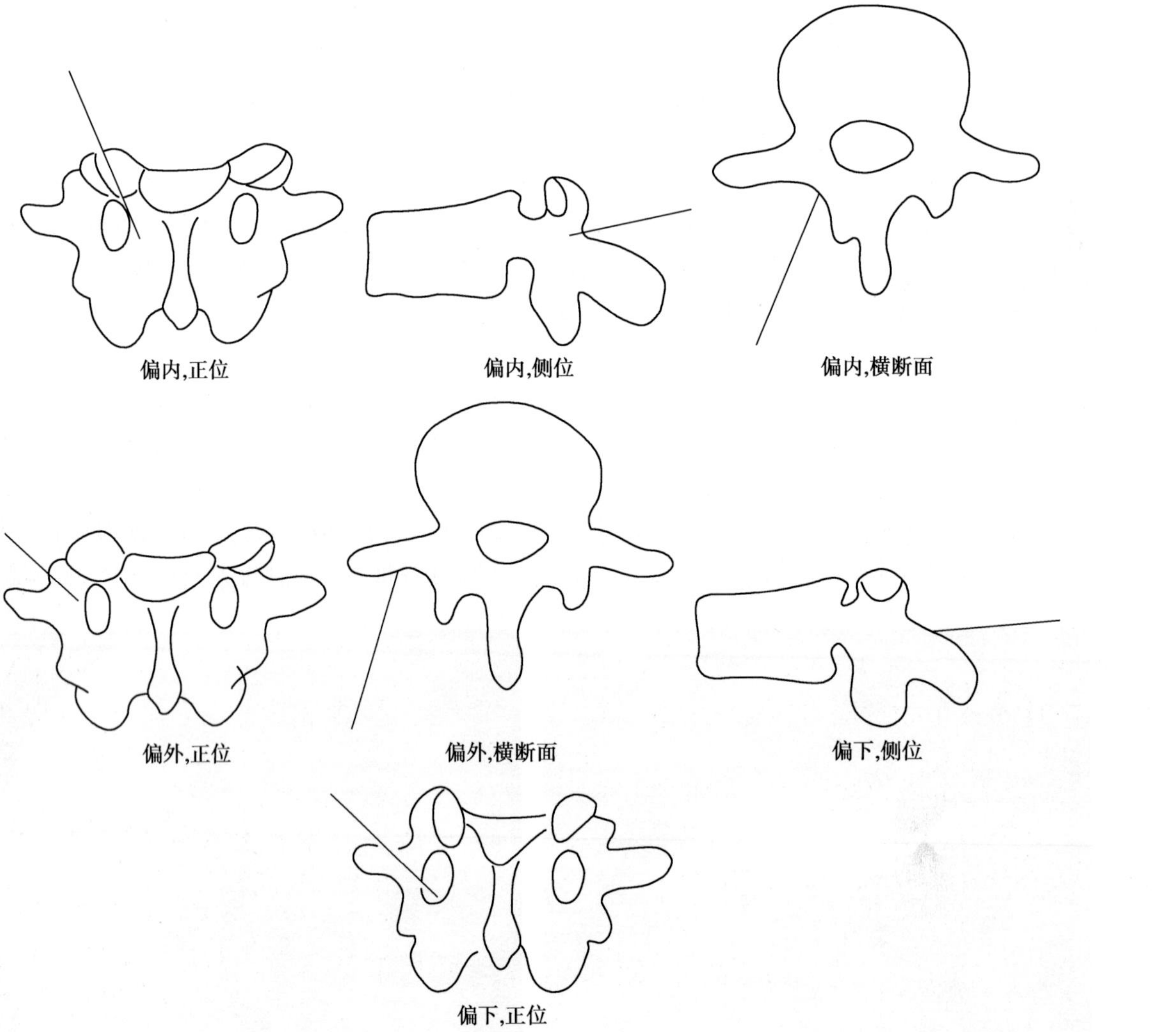

偏内,正位 偏内,侧位 偏内,横断面

偏外,正位 偏外,横断面 偏下,侧位

偏下,正位

图 5-6-10 穿刺针位置

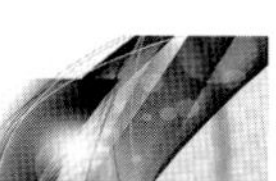

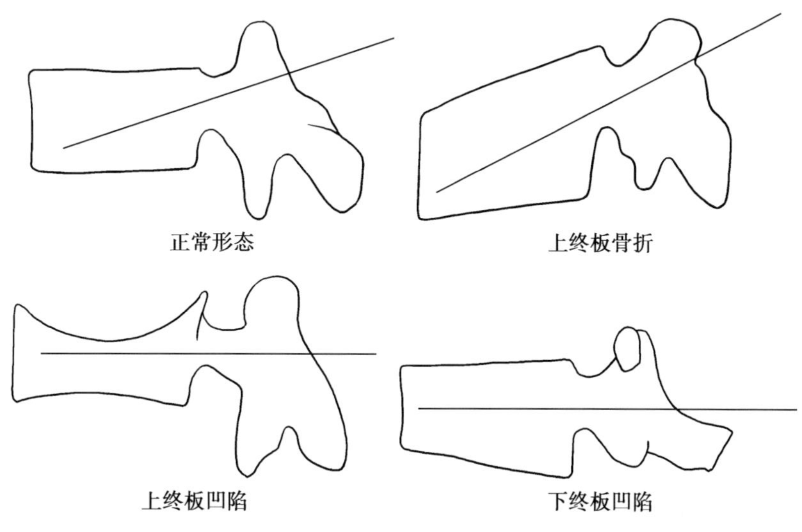

图 5-6-11　根据椎体形态调整进针方向

第三节　经皮髓核溶解术

椎间盘髓核溶解术是通过向椎间盘内注入药物来治疗椎间盘病变的一种方法，注入的药物一般为激素或者各种酶，比如木瓜凝乳蛋白酶、胶原酶、软骨溶解酶等，其中最为常用的是木瓜凝乳蛋白酶。

一、体位

采取侧卧位、半侧卧位或者俯卧位，可根据术者的需要和习惯来决定，但俯卧位不利于出现并发症时的处理，侧卧位比较安全、方便，也有利于透视。

二、手术入路和注射方法

1. 手术入路　与椎体成形术一样需要双球 X 线机或 C 形臂进行 X 线透视或摄片，患者侧卧于透视床，腰部尽量后凸。操作分为穿刺定位和注射两部分，穿刺多采取后外侧进路，使用 22 号 15cm 长双套穿刺针（内针实芯，针尖圆钝，略伸出外套针尖 1mm）。根据注射酶注入部位不同，分为椎间盘注射和硬膜外注射两种方法，其中硬膜外注射仅应用于胶原酶进行注射。

2. 硬脊膜外注射法　与硬脊膜外造影相似，进针点与椎间盘内注射相同，但进针角度宜增加 5°～10°。经横突间刺入椎间孔内，侧位透视下使针尖到达或接近椎间盘层面后缘，抽回内针，回吸试验无脑脊液，再注入 1ml 造影剂呈现硬膜外腔显影像，确认针尖位置在硬膜外腔。

三、解剖学要点

正确穿刺通过的解剖结构是皮肤、浅筋膜、深筋膜、骶棘肌、安全三角、椎间盘。危险性：极少出血、神经根损伤、硬膜囊损伤。

第四节　经皮椎间盘髓核切除术

经皮椎间盘髓核切除术是指通过单纯局限于椎间盘的治疗，降低椎间盘内压，使突出的椎间盘表面张力减小、软化、缩小，从而缓解或消除突出的椎间盘对周围神经根及周围痛觉感受器的压迫和刺激。

一、体位

一般采取侧卧位，患侧或症状重的一侧下肢在上方，屈髋、屈膝并后弓腰部，腰下方垫枕以使椎间隙张开。

二、穿刺路径

后外侧穿刺的穿刺途径为皮肤、浅筋膜、深筋膜、腰方肌、腰大肌、神经根下方、安全三角、椎间盘。安全三角就是指腰脊神经根从相应的椎体的椎弓根下方出椎间孔后，向前向下越过椎间盘纤维环，与下一椎体的上缘及其上关节突构成一无重要结构的安全的三角区域，而椎间盘纤维环外侧正位于其内方，故称之为穿刺的安全三角。

三、定位穿刺

在透视下或摄片确定第1骶椎，并以此为标志找到准备穿刺的椎间隙。将一克氏针放置于腰上方，使其刚好通过此间隙的中心并与其平行。自棘突连线向患侧旁开8～10cm平行于此椎间隙处定为穿刺点，画出标记。当患者较瘦时，穿刺点稍向内移；当患者较胖时，穿刺点稍向外移。0.5%普鲁卡因麻醉皮肤及深筋膜后，自穿刺点与躯干矢状面呈45°～60°角，与椎间隙平行穿刺，一边注射麻药，一边刺入穿刺针，直到纤维环后外侧，此时应通过透视或摄片确定穿刺针的位置，穿刺针较为理想的位置是在侧位像上不超过或接近椎体后缘的连线，在正位像上应在椎弓根内缘连线的外侧，这样才能使穿刺针更接近突出的椎间盘而又不损伤硬膜囊。

经穿刺针插入导丝至椎间盘中央部，然后用一手固定导丝，用另一手退出穿刺针，以导丝为中心横行切开皮肤及深筋膜0.5cm长，沿导丝先旋转拧入最细的一根套管，然后由细到粗旋入另外3根套管，均使管端触及纤维环，再次通过透视或是摄片证实套管位置，用一手固定最外侧导管，以另一手拔除导丝和其余套管。经套管插入环锯，并轻轻挤压纤维环，如无神经根刺激征则由浅至深咬出髓核组织，可不断变换髓核钳的开口方向，有助于充分咬除不同部位的髓核组织。在术中应尽可能多的通过透视观察监测所用器械的位置，防止损伤椎体前方大的血管。

四、临床解剖学要点

1. 穿经层次　正确穿刺通过的解剖结构有，皮肤、浅筋膜、深筋膜、竖脊肌、Kambin三角、椎间盘。

2. 危险性　极少出血、神经根损伤、硬膜囊损伤。

3. 临床应用　经皮椎间盘髓核切除术和经皮椎间盘切吸术现在较少使用，原因是非直视下椎间盘无法切除干净，涉及椎间盘摘除后疗效的问题。已经逐渐被直视下的YESS技术、侧路镜技术所替代。

第五节　经皮激光椎间盘切除术

经皮激光椎间盘切除术又称经皮激光椎间盘气化减压术，是通过高能激光使髓核的水分气化，从而达到减低椎间盘内压力的目的。激光光源多种多样，CO_2激光、Nd:YAG、Ho:YAG、Erbium:YAG、KTP准分子激光及半导体激光多被应用于经皮激光椎间盘切除术。

C形臂或摄片进行定位，手术器械通常为18G带芯穿刺针、三通管、光纤，比较特殊的是还需要使用观察镜来观察激光发光。穿刺过程与经皮髓核切除术基本相同，在穿刺前先测量光纤与穿刺针的长度，使穿刺针前端的光纤前端露出约有1cm。在确定穿刺针进入椎间盘中心后安装光纤，光纤通过三通管连接固定在穿刺针上，头端裸露3～5mm，固定好光纤后即可打开激光进行椎间盘切除。

第六节　内镜下椎间盘手术

一、经后外侧入路或经椎间孔入路

1. 椎间盘突出侧后路　1982年Schreiber(瑞士)首次将内镜用于经皮后外侧穿刺髓核摘除术过程，称之为椎间盘镜。1983年Kambin首次报告了经后外侧椎板间隙途径关节镜下腰椎间盘切除术的关节镜技术和设备。随着光纤内镜及手术器械的发展，AMD不断发展。1996年Ditsworth研制出经椎间孔入路的脊柱内镜(transforaminal spinal endoscopy，TFSE)，可允许器械在工作管道内灵活操作。1997年Yeung研制出第三代脊柱内镜

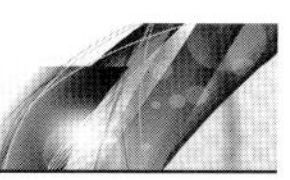

(Yeung endoscopy spine system,YESS),至此,AMD的适应证也由单纯膨出、突出的椎间盘发展到极外侧型椎间盘突出,其他如游离型等各种类型的椎间盘突出,同时也可以做关节突关节切除椎间孔成形术、侧隐窝减压术等。

2. 技术原理和优缺点　原理:一是椎间盘内减压使突出物回纳,间接解除对神经根的压迫;二是切除突出的椎间盘,甚至切除增生的骨赘、关节突关节,椎间孔成形,侧隐窝减压,直接解除对神经根的压迫。

侧后路脊柱内镜手术是一项真正意义上的微创手术,属于椎管外手术,避免进入椎管及干扰椎管内结构。它有以下优点:①保护硬膜外组织及神经血管结构,避免静脉淤滞和慢性神经水肿;②防止硬膜外出血和神经周围和硬膜外纤维化形成;③保护硬膜和神经韧带结构,以保证椎管内的神经结构在屈伸时活动自如;④防止传统手术中,椎旁肌过度牵拉所致失神经支配;⑤防止在传统手术中由于去除骨质和关节突较多而导致的术后脊柱失稳和脊柱滑脱;⑥保留了部分后侧纤维环及后纵韧带,减少了椎间盘突出复发的几率;⑦椎间盘椎间孔内、外的突出均可应用,避免了由于关节突切除造成的腰椎运动节段失稳。但该方法也有一定的局限性,尽管随着技术进步,适应证范围不断拓宽,但对游离的、移位的椎间盘取出仍较为困难。骨赘、关节突肥大,游离髓核难以切除者仍不适合。对于髂嵴水平较高的患者,穿刺成功亦有困难,术者需依靠术中C形臂机协助手术,暴露在X线下的时间较长。

3. 穿刺点的确定和穿刺过程

(1) 确定第1骶椎:在C形臂透视下首先确定第1骶椎,以此为标志确定准备穿刺的椎间隙。将一5mm粗的金属棒置于腰上方,首先透视下划出棘突连线的纵线,再使其平行于椎间隙,划出所要穿刺的椎间隙的体表背部平行于椎间隙的横线。一般情况下,距中线棘突连线患侧旁开8~10cm处平行于此椎间隙处定位进针点,然后画出标记。当患者较胖时,则穿刺点略向外移;较瘦时,穿刺点稍向内移。但是若太靠外侧,则有可能进入腹腔,引起肠穿孔导致严重并发症;若太靠中线,则不能在纤维环旁通过。

(2) 穿刺技术:以此穿刺点进针,与躯干矢状面呈35°~60°,与椎间隙平行穿刺,边注入麻醉药,边旋入穿刺针,直至纤维环后外侧触到纤维环时,可有韧性阻力感,透视下确定穿刺针尖位置是否正确。理想的针尖位置应该是在正位透视下针尖位于椎弓根内侧缘连线以外,侧位透视下针尖位于相邻椎体后缘的连线上。这样穿刺位置适于大多数后外侧椎间盘内镜下手术。但是对于椎间孔外的椎间盘突出则穿刺位置及放置器械位于椎弓根外侧缘连线。

(3) 穿刺位置:穿刺位置的正确与否和工作通道的正确放置对建立良好的镜下手术视野和精确地切除病变组织十分重要。理想的放置通常尽量靠背侧和头侧,从而可以安全的暴露行走神经根,硬膜外脂肪和突出的椎间盘。因此穿刺针应放置在椎弓根的内侧缘,而不是椎弓根的中央。若工作通道尽量靠头侧,则可显露穿过该椎间孔的出口根以及由它构成的工作三角区。

穿刺针必须进入工作三角区。工作三角区的前边界为穿出的神经根——出口根,下界为下方椎体的终板上缘,内缘为硬膜和硬膜外脂肪组织。工作三角区后方为关节突和相邻节段的关节突关节。在冠状面,工作三角区可分为三个层面,椎弓根内缘线、椎弓根中线和外侧线,椎弓根内缘线是代表椎管的外界。手术穿刺技术是侧后路内镜下椎间盘切除术的关键技术,是手术成功与否的关键。决定最佳穿刺进针点和穿刺路径因素,包括正确的手术体位;摄正位片、侧位片和特殊体位片时C形臂机的正确放置;术前对患者的脊柱解剖及病理状况,如脊柱侧弯、前凸等的影像学的了解;运用几何概念正确判断角度、高度和空间范围的能力和理解每个腰椎节段解剖变异的空间变化。

在L_5~S_1节段,第1骶椎宽大的关节突和高耸的骨盆将使进针和器械的放置困难。因此术前Ferguson位(通常是20°~30°斜位)的X线检查十分重要。为了获得尽量靠后的位置,进入椎间盘时最好稍微靠上,刚刚越过上位椎体的下终板,但与第1骶椎的上终板平行,这个位置对行走神经根和出口神经根的暴露最好,因为这时管道最靠近神经根的腋部。当尝试尽可能靠近神经根和硬膜囊放置管道时必须小心,防止在置入钝性的保护套管前移走穿刺针的过程中损伤神经根和硬膜囊。

4. 并发症

(1) 椎间隙感染:除因椎间盘结构特点及血液循环差而抗感染力弱因素外,操作时穿刺针、髓核钳和内镜多次插入与抽出可能是导致椎间盘感染的重要原因。张西峰等推荐再次穿刺侧后路内镜下去除感染的椎间盘组织及肉芽组织。若有条件,最好行双侧穿刺清除椎间隙感染组织,注入抗生素。

（2）神经损伤：主要为穿刺过程或放置扩张器、工作套管时挫伤神经根，或术后出血，出现相应肢体的皮肤感觉过敏。因此术中应用局部麻醉，患者保持清醒。操作过程中动作轻柔，遇有根性疼痛出现时，停止进针并稍将针退出。调整方向后，再继续穿刺。操作过程中应始终固定好工作套管，尤其注意选择应用YESS中特殊设计的套管，可有效地避免在钳夹髓核中损伤神经。

（3）其他：如血管损伤、肠管损伤、腰大肌血肿等与器械有关的并发症均较少发生。若穿刺点过于偏外，则可能使针穿入腹腔，导致脏器损伤；偏内可能穿入肠管或大血管。因此一定要严格操作规程，术中X线密切监视，上述并发症当可避免。2000年张西峰曾碰到1例髓核钳断裂，成功地在侧后路脊柱内镜监视下取出，未见不良后果。

二、经侧方入路

后外侧入路和椎间孔入路椎间盘镜手术治疗腰椎间盘突出已经成为比较成熟的方法，但是对严重椎间盘突出和游离型治疗两种方法均比较困难，于是张西峰等采用90°侧方穿刺进行椎间盘镜手术，取得了较为理想的效果。从理论上讲，椎间盘突出后进入的是椎管。后外侧镜和椎间孔镜由于角度不够，无法直视进入椎管的椎间盘组织，有可能造成椎间盘组织遗漏影响效果。其次临床工作可以看到，后外侧入路难以解决中央型和突出型的椎间盘突出，甚至于后外侧椎间盘突出解决的也不是太好。我们在进行后外侧椎间盘摘除过程中发现这个问题后，一直试图通过加大外展角度达到直接椎间盘的摘除。分析影像学资料中发现，巨大椎间盘突出时硬膜囊已经退缩到双侧上关节突的外前缘连线后方。这时经椎间孔进行椎管的90°穿刺是安全的，侧方入路椎间盘镜下手术是摘除突出超过上关节突连线病例的可靠方法。

侧方入路椎间盘镜下手术的临床解剖主要是其进针后需要经过的组织，以及径路的解剖测量。

1. 椎管侧方穿刺角度　穿刺角度为90°以椎间盘平面下位椎体上关节突前缘为基点从侧方90°进行穿刺。第4～5腰椎椎管穿刺由浅入深的主要结构有腹外斜肌、腹内斜肌、腹横肌、腰方肌、腰背筋膜深层、腰大肌、椎间孔、椎管。

从断面解剖结构观察，男性的后腹膜脂肪较女性的厚；女性的前腹壁脂肪较男性的厚。张西峰在28例病例中27例可以直接90°穿刺至椎管，不损伤任何解剖结构。唯一一例不能穿刺的为女性患者，后腹膜脂肪非常少，90°穿刺有可能会损伤升降结肠。侧方穿刺入路时输尿管、血管、肠道损伤几率较小。穿刺过程中毗邻的重要结构主要有同节段的神经根、硬膜囊和下节段神经根，手术时应用局部麻醉，穿刺过程中没有发生造成的无法完成手术过程的疼痛和神经损伤。

2. 穿刺径路解剖测量　同侧上关节突前缘至背侧皮肤的垂直距离为6.03cm±0.66cm；经皮穿刺点至后正中线皮肤的距离为18.08cm±1.88cm；经皮穿刺点至同侧上关节突前缘的距离为13.70cm±1.69cm；升结肠和降结肠距离双侧上关节突前缘连线的距离分别为3.52cm±1.22cm和3.49cm±1.26cm。髂嵴最高点离$L_{4\sim5}$椎间盘水平线的垂直距离为0.02cm±0.78cm。髂嵴最高点的连线与双侧L_4上关节突前缘连线基本在同一冠状面上。

3. 解剖学图示与临床应用的差异　过去教科书后外侧入路的图示与正常解剖不符合，影响了手术医生的想象和发挥的空间。解剖学图示与临床操作有一定的应用差别。而实际上，90°穿刺途径上没有重要的结构。当然对正常椎间盘的椎管进行穿刺，即进入硬膜囊。

侧路镜选择的病例硬膜囊均退缩到上关节突连线的后方。这时从侧方90°进入椎管是可行的。

4. 椎间孔解剖学测量与临床应用　Fujiwara等从尸体上测量最大椎间孔宽度为7.5mm±1.8mm，最小椎间孔宽度为3.5mm±1.7mm，椎间盘膨隆度为1.9mm±0.8mm，黄韧带厚度为3.0mm±0.8mm。侧方入路穿刺时进入小关节突的腹侧，是椎间孔最狭窄的部位。侧路镜应用的是6.5mm外径的扩张管，理论上这么粗的管道进入椎间孔是不可能的，但在临床应用过程中，加上黄韧带的厚度、椎间盘膨隆的高度及对椎间盘的挤压，侧路镜扩张管进入正常椎间孔没有难度。

侧路镜扩张管进入Kambin三角时要考虑到对椎弓根下方的行走根和椎管内下行根的损伤。由于穿刺针靠后方，从上关节突的前方进入，没有损伤过行走根。侧路镜选择的均是椎间盘突出超过上关节突连线的病例，因此从侧方进入后一般不对下行根构成威胁。

5. 椎间盘水平上关节突前缘是穿刺的重要标志　椎间盘水平上关节突前缘作为侧方入路椎间盘的一个重要解剖标志。上关节突后侧全部是骨性结

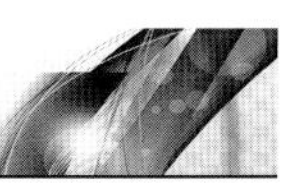

构,只有通过上关节突的前缘才能进入椎管和椎间盘。从椎间盘突出患者的MRI和CT水平扫描图上观察,椎间盘突出后,硬膜囊已经被压迫退缩到双侧上关节突前缘连线的后方,这时从90°水平位通过上关节突前缘进入椎管是安全的,而且只有进入椎管才有可能取出脱出到椎体后方的椎间盘,这是选择上关节突作为侧方入路椎间盘摘除术重要解剖标志的依据。

6. 体位的选择　局部麻醉和微创手术特别强调体位和术前定位的重要性。由于患者处于清醒状态,合适的体位有助于缓解患者的紧张心理,更好地配合术者的手术操作。良好的体位有助于器械进入病变部位,方便术者的操作有利于手术的正常进行。侧卧位情况下,检查直腿抬高试验可观察手术的效果。可是临床上侧卧位操作远比俯卧位困难,如果不是严重的股神经牵拉症状,患者无法平卧一般不选用这样的体位。本组只有两例选用侧卧位的方法。俯卧位时从侧方入路进行椎间盘摘除必然涉及内脏位置的关系。俯卧位时,侧路椎间盘镜从侧方进入患者的体内,术者的操作方便患者也较为舒适,是比较合适的手术体位。

除去常规的影像学检查外,手术前患者都有一张俯卧位的CT平片,据此我们可以分析内脏与进针途径的关系,通过调整角度避免可能的内脏误伤。根据MRI和CT扫描片,评价突出间隙硬膜囊压迫的程度,决定进针的角度。侧方入路椎间盘镜下椎间盘摘除手术采用局部麻醉,患者处于清醒状态,可配合医生完成整个穿刺过程,如果刺到神经根时患者会主诉放射痛提示医生调整。如果进入硬膜囊可以抽出脑脊液,提醒手术医生调整穿刺角度。因此穿刺过程中任何损伤神经和硬膜囊的可能都被降到最低。椎间盘镜进入椎管后是在直视下完成椎间盘的摘除过程,即使硬膜囊膨隆也不会受到误伤,因此经侧方经椎间孔椎管穿刺和手术是比较安全的。

经皮侧方90°穿刺$L_{4\sim5}$腰椎间孔椎管是一项技术要求较高的微创技术,正常情况下$L_{4\sim5}$腰椎间椎管穿刺会直接损伤神经根进入硬膜囊,但是当突出物较大时,加上患者的配合,穿刺是可行的。侧方穿刺的方法直接到达椎管,术中直接看到神经根和硬膜囊,直接切除巨大和脱出的椎间盘。

三、经椎板的椎间盘镜入路

椎间盘突出显微内镜椎间盘切除术(micro endoscopic discectomy,MED)是Foley和Smith在1997年介绍治疗腰椎间盘突出症的一种微创手术技术。经棘突旁15mm左右皮肤小切口,定位针插到椎板下缘,逐层扩大至16或18mm通道管达椎板下缘表面,通道管内插入带有冷光源的4mm直径内镜镜头,将通道下的视野放大在监视器上。在通道内使用特殊的手术器械,切除部分椎板及黄韧带进入椎管,手术方法同标准显微椎间盘切除术。它有放大视野和照明效果好、皮肤肌肉等软组织损伤小、减少了住院时间和费用等优点。

治疗腰椎间盘突出症的目的是充分解除神经根压迫。大多数腰椎间盘突出症伴有关节突增生,椎体后缘增生,侧隐窝狭窄,黄韧带肥厚和钙化。单纯髓核摘除,很难解除神经根管狭窄和神经根压迫,所以前方、后外侧入路和单纯髓核减压的治疗效果不佳。由脊柱后方入路经椎板间隙切除突出腰椎间盘的方式与常规腰椎间盘手术方式相同。与开放性手术相比具有达到病变距离最短、损伤组织最小的优点,术中肌电图研究表明MED手术操作对神经根机械创伤小。与开窗手术相同,能直视下保护神经组织,检查神经根受压的范围,可达到使神经根充分减压的目的。MED结合了常规切开手术神经组织减压的可靠性和微创外科技术的长处,被称为脊柱外科中突破性进步,目前已在中国很多医院临床应用。

影响MED手术的局部解剖变异等因素:MED使医生面临新情况,显露范围与切开手术不同,因切口小、没有直接触觉,手术操作受椎板间隙周围解剖结构的变化影响很大,这种情况并不少见,如关节突关节发育性或增生内聚、椎板过厚、突出椎间盘靠近椎板和椎板冠状面倾斜等,都能明显影响内镜器械进入椎管。完成MED的医生需要对椎板间隙周围的解剖结构及其空间相互关系有充分了解。与手术关系密切的解剖学因素有:①棘突和关节突关节畸形;②椎板畸形;③节段高度,节段越高越困难。经第5腰椎与第1骶椎椎板间进入椎管操作最为容易,第1骶神经根呈垂直方向走行容易牵拉,而第4、5腰椎间椎板间隙较窄,相对于椎间盘水平的椎板较低,椎管内径小神经组织较多,第5腰神经根走行呈水平方向,移动范围小。经第3、4腰椎椎间隙显露椎间盘非常困难;④背部软组织厚度,如肥胖患者,内镜通道口位置不易移动,不宜选择此手术。

1. 体位

(1) 俯卧位:患者俯卧脊柱手术架上,使腹部悬空不受压迫,屈膝屈髋,腰椎后凸。

（2）40°斜位：因肥胖腹部过大俯卧腰椎不能后凸，或心肺功能原因不能俯卧。为减小体位压力及腹腔压力，从而减小硬膜外腔静脉丛的压力。调整侧卧位体位，并部分俯倾和侧凸，简称40°斜位。优点是：①胸廓运动不受限制，腹部完全放松，胸式呼吸和腹式呼吸不受限制；俯倾腹腔压力减少；②腰椎充分后凸，切除椎板少；增加椎体后缘椎间隙，容易切取髓核；③患者较舒适，术中可调节腰椎、下肢位置，医生可坐位或立位手术；④损伤关节突关节的机会少；⑤神经根检查游离程度增加，显露根管清楚。

2. 椎间盘的节段定位　显微内镜使用小切口时，要求准确选择切口的位置。医生手术需精确定位。皮肤消毒后最好在铺无菌巾前定位，亦即切开皮肤前定位。在预定切除椎间盘椎板下缘表面刺入穿刺针，C形臂机定位。注意与患者术前CT或MRI核对，特别是在有腰椎骶化或骶椎腰化的情况时更应注意。同时注意穿刺针方向与病变椎间隙一致，术中若有不确定的解剖结构，或术中椎管内未找椎间盘突出时需要重新定位。

3. 手术操作技术

（1）建立手术通道：在棘突旁1.5cm处，纵行切开皮肤2cm。MED的核心技术之一是逐步扩大，不剥离肌肉，导针沿穿刺针方向刺向病变椎间隙上部椎板。将第一扩大器刺入椎板下缘建立MED手术通道后探查椎板、椎间隙、棘突。用第二扩大器剥离椎板表面骨膜和黄韧带表面脂肪，然后逐步扩大至1.8cm内径套管，将此套管置于椎板下缘表面，向下加压内径套管，同时将其固定于床边轨道。将主机显示器连接于包括摄像头、冷光源导线、冲洗管的内镜镜头。调整内镜头与视野的距离为10mm左右，调整内镜焦距至显示器画面清晰。为防止手术通道内软组织进入，需始终对通道向下加压。调整通道和显微内镜对准手术操作中心，通道和显微内镜一同移动。通道随时旋转内镜至最佳视角和视野以便操作。少量生理盐水冲洗可清除积血，保证术野清楚。

（2）进入椎管：双极电凝止血，剥离椎板和黄韧带表面软组织，切除残余软组织。用椎板咬骨钳扩大椎管。切除范围包括棘突根部、上椎板内下缘；下关节突内侧部。由内向外切开椎板和黄韧带，边分离边切开可以避免损伤硬膜囊，当突出间盘与椎板和黄韧带无间隙时，需沿突出椎间盘头侧分离，使用超薄椎板咬骨钳环行切开椎板。切除部分黄韧带扩大视野，切开椎板后边分离边切除外侧黄韧带，注意分离被突出间盘压扁并与黄韧带粘连的神经根；切除外侧黄韧带，显露硬膜。

（3）显露神经根和突出椎间盘：确定硬膜外侧缘后，找到神经根发出部位和神经根。不能用锐性器械寻找神经根。确认神经根后即可将神经根拉向内侧，用神经根拉钩保护之。找不到神经根的原因：脱出髓核位于神经根腋部、未切除向内侧突起的关节突关节、神经根与黄韧带粘连、神经根发育异常等。此时易出血，用海棉块塞入神经根外侧，起到止血和显露突出椎间盘的作用，再用神经根拉钩保护。或在突出椎间盘表面分离硬膜和神经根，找到硬膜外静脉，双极电凝止血。小切口内过多的出血会导致方向错误，硬膜撕裂，神经根损伤。小量的出血，3～5ml就能覆盖视野，因此应尽一切办法控制出血。

（4）摘除游离髓核和切除椎间盘：在寻找神经根和牵拉神经根时，应寻找和随时摘除游离髓核解除神经根压迫方便手术操作。分离神经根周围粘连，此时常能发现游离髓核，避免将游离髓核推入椎管上方或下方。分离游离髓核与周围粘连后，游离髓核能自动疝出。可用椎板钳扩大神经根管外侧，显露突出椎间盘。双极电凝凝固后纵韧带，防止环切后的后纵韧带出血，切开后纵韧带和纤维环，切除后突的髓核组织及部分纤维环，刮除椎间残余髓核组织并彻底清洗。在切除椎间盘过程中，控制神经根牵拉的方向，避免牵拉时间过长，过度牵拉神经根，牵拉程度应不超过中线。在切除椎间盘过程中间歇牵拉神经根。对于没有骨性神经根管狭窄病例，切除外侧黄韧带即可，不需要椎板钳扩大神经根管，避免损伤内侧关节突关节囊而影响术后腰椎活动。

（5）神经根管扩大：目前认为腰椎间盘切除术的首要目的是充分解除神经根压迫，检查上下神经根管，根据狭窄程度扩大神经根管，由头端向尾端分离硬膜外侧，使用神经根保护器及棉片将神经组织拉向内侧，然后切除残余黄韧带和增生关节突，切除肥厚或钙化的后纵韧带和纤维环。切除部分椎板下缘及椎体后上缘骨唇，向前方及外侧扩大神经根管，使神经根充分游离。

（6）止血和预防粘连、关闭创口：如术中渗血较多，可在椎板缺如处置引流管1枚，由椎旁皮肤引出。彻底清洗后，向神经根周围和椎间隙注入透明质酸凝胶，拔出通道管。缝合腰背筋膜及皮下组织，

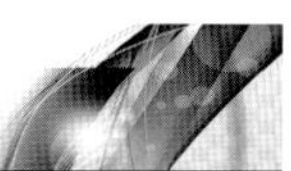

可吸收线皮内缝合。

(7) 切开手术：如术中有减压不彻底，神经根粘连分离困难，出血不止，硬膜损伤需要修补等情况，需立即改为切开手术。

4. 并发症的防范和处理　MED 与开放性手术一样也有可能损伤硬膜而导致脑脊液漏，发生神经根损伤、术后神经根炎、椎管内积血、神经周围瘢痕粘连、椎间盘炎的可能。神经根管扩大彻底减压和尽可能减少对椎管内组织的干扰是该手术成功的关键。

第七节　腰椎间盘髓核成形术

髓核成形术包括射频髓核成形术和椎间盘内电热疗法髓核消融纤维环成形术，是近年来新提出的治疗椎间盘源性腰痛的方法。

一、射频髓核成形术

射频髓核成形术原理：采用的是不同于传统的电凝、激光的新技术——冷融切技术。经皮射频髓核成形术治疗腰椎间盘源性疼痛和椎间盘突出症的原理为运用射频能量在椎间盘髓核内部，通过低温下分子分解，利用等离子薄层中的带电粒子打断组织中大分子的肽键，使其分解成低分子量的分子和原子，在椎间盘上切开多个槽道，降低间盘内的压力，从而缓解疼痛和减轻椎间盘组织对神经纤维的刺激，术毕再用热凝封闭。该术对邻近组织的损伤极小，无热损伤顾虑。

手术方法：所有患者均采用俯卧位，在 C 形臂机下确定正确的椎间隙，局部浸润麻醉，在治疗间隙水平旁开 8 ~ 10cm 为进针点，用 17 号套管针与矢状面成 45°角置入椎间盘，L_5 ~ S_1 椎间隙则需沿髂骨翼上缘向下倾斜，用 C 形臂机检测针位，以正侧位针尖均进入椎间盘 1 ~ 1.5cm 为满意位置，将与 Arthro Care 2000 组织气化仪相连的工作棒沿套管针进入椎间盘内，深度以刀头尖进入髓核组织 1 ~ 1.5cm 为度。在椎间盘内来回移动工作棒，交换不同角度重复 6 ~ 8 次，完成该间隙的治疗。然后退出工作棒及穿刺针。术后不需要住院或住院 3 天，3 天内应限制活动，3 天后开始腰背肌功能锻炼。

二、椎间盘内电热疗法髓核消融纤维环成形术

通过对椎间盘退变引起疼痛的机制进行研究，证实后纵韧带及纤维环的外层由窦椎神经的分支支配，外 1/3 的纤维环组织中有大量能传递疼痛信号的神经末梢，并可以释放产生疼痛相关的化学刺激物和神经肽。有证据表明，这些多肽与传导和调节疼痛有关，P 物质和血管肠肽被认为是与感觉有关的多肽传导物。并且已通过放射免疫技术将这两种物质从后纵韧带中分离出来；经免疫组织化学实验证明 SP、降钙素、基因相关肽和血管肠肽存在于外层纤维环和棘上、棘间韧带中；背根神经节位于椎间孔内，对这些多肽物质起储存库的作用，可能对相关运动节段疼痛的产生起重要作用。有研究结果进一步证实，严重退变的椎间盘组织中神经末梢的密度远远超过正常的椎间盘纤维环的撕裂刺激痛觉神经末梢的密度，故在间盘退变的过程中可引起疼痛。Shinohara 认为，在正常椎间盘神经末梢只分布在外层环状纤维，但是在变性的椎间盘，神经纤维可能伴随肉芽组织深入到椎间盘深层，而且分布在椎间盘的神经末梢大部分是无髓纤维，这些纤维裸露在间质液中，因此有感受间质变化而引起疼痛的作用，这与间盘造影诱发疼痛是一致的。目前认为纤维环生物力学行为的改变、肉芽组织与神经纤维的再生是椎间盘源性下腰痛重要的病理生理学基础。

局部加热使纤维环内胶原纤维变性收缩，发生再塑形，可能使撕裂处愈合，从而封闭纤维环内小裂隙，加固椎间盘结构，通常这种愈合是由胶原组织自身完成，无明显的瘢痕形成；提高脊柱运动节段的稳定性。

手术方法：通常在局麻下进行，患者取俯卧位，依据患者体型，在棘突间隙旁开 6 ~ 7cm 处选取进针点，原则上在有症状或椎间盘造影显示的病变的对侧（健侧）进行穿刺。以 17 号套管针经皮肤、椎旁肌和椎弓根的前方进入椎间盘，到达纤维环内侧壁与髓核交界后停止进针，取出针芯，放入可屈性、可转向的带温控热阻线圈的导管，使导索先进入椎间盘的前方，再经对侧，最后达纤维环后部，使之紧贴纤维环内壁。但 Karasek 认为线圈应插至纤维环内，甚至主张将导管插入纤维环内层中，在纤维环板状结

构内走行，这样导管将更靠近纤维环外层。整个穿刺及导索插入过程均应在X线监视下进行，IDET治疗机已将加热过程自动程序化，温度进程由0℃开始逐渐上升，13分钟时温度达90℃，在此水平持续4分钟，即整个加热过程为17分钟，90℃的导管温度可在纤维环上产生60～65℃的温度，热疗结束后取出导索。

三、人工髓核假体置换术

1. 手术方法　患者俯卧位，术前C形臂X线透视定位可使手术者选择切口更加准确。腰背部纵向切口，切开皮肤、浅筋膜、腰背筋膜后，沿棘突和椎板表面将骶棘肌做骨膜下剥离至关节突外侧。用尖刀或椎板咬骨钳将黄韧带切除。用椎板咬骨钳先后咬除下椎板的上缘骨质和上椎板的下缘骨质，内侧至棘突根部，外侧至关节突的内侧，上下椎板间开窗范围12～14mm。探查神经根管是否狭窄，如存在狭窄应做侧隐窝扩大，但也应避免损伤下关节突的关节面。将硬脊膜和神经根尽可能向中线牵开，也应避免过度牵拉神经根，横行切开纤维环，切口应尽可能小。彻底切除髓核组织尤其是对侧的髓核组织，在切除的过程中注意保护软骨终板。用椎板撑开器在上下椎板之间做撑开，用纤维环撑开器适度撑开椎间隙，从小号试模开始试模，轻轻敲击使其刚好进入椎间隙，根据术中试模的型号并结合术前测量的椎间隙的高度确定假体型号，选择合适型号的PDN后，确认假体的方向，厚的一侧位于椎间隙的前侧，在拟进入的一端穿一0号可吸收线，用止血钳夹持假体的另一端自纤维环的内侧缓缓进入，同时提拉缝线，用弯头推进器和弯头定位器不断调整假体的位置使其位于椎间隙的横向位置。在植入的过程中可使用C形臂透视观察假体的位置，假体的正确位置是正位，位于椎间隙中央，侧位位于椎间隙的前1/3。剪断缝线，纤维环的切口内注入生理盐水，使假体水化，放置引流管，缝合切口。

2. 并发症及预防

（1）髓核组织残留：为防止假体椎间盘外移位在切开纤维环时要求切口尽可能小，这样在切除对侧的髓核组织时有困难，容易遗漏形成残留，导致假体安放中出现困难，难以到位。

（2）神经根损伤和硬脊膜撕裂：因手术操作空间小，需牵开神经根和硬脊膜，手术中应时刻注意保护神经根和硬脊膜。

（3）假体移位：假体移位分为两种类型：椎间盘内移位和椎间盘外移位。假体在椎间盘内移位不引起临床症状，不需要处理。导致其发生的原因可能为：①假体的型号选择过小，假体水化后不能在上、下终板之间形成有效的支撑；②髓核组织残留，假体安放过程中因操作外力使假体暂时位置正确，随时间的变化，受假体压迫的髓核组织“反弹”，导致假体移位；③假体型号不匹配，假体型号为针对欧美人的序列化生产，而非对亚洲人的解剖型的个体化生产；假体在椎间盘外移位如果没有临床症状，可密切观察，如果出现神经根的压迫症状，需要手术取出假体，更换或重新放置假体。

（燕太强　张西峰　杜心如）

参考文献

1. 杜心如，叶启彬，赵玲秀，等. 腰椎人字嵴顶点椎弓根螺钉进钉方法的解剖学研究. 中国临床解剖学杂志，2002，20（2）：86-88
2. 崔新刚，丁自海，蔡锦方. 以棘突定位胸腰椎经椎弓根内固定的应用解剖学研究及意义. 骨与关节损伤杂志，2003，18（6）：381-383
3. 崔新刚，张佐伦，刘建营，等. 棘突定位法在胸腰椎椎弓根螺钉内固定中的应用. 中国脊柱脊髓杂志，2004，14（7）：429-431
4. 李志军，张少杰，汪剑威，等. 腰骶椎关节突关节角的解剖学测量及其意义. 内蒙古医学院学报，2006，28（2）：106-110
5. 杜心如，张一模，孔祥玉，等. 第五腰神经椎管外受压的解剖基础. 中国脊柱脊髓杂志，1996，（S1）：73-75
6. 杜心如，张一模，顾少光，等. 臀中皮神经的形态特点及其与臀骶部痛的关系. 中国临床解剖学杂志，1996，（3）：190-192
7. 杜心如，张一模，孔祥玉，等. 髂腰韧带的形态及其临床意义. 中国临床解剖学杂志，1995，（3）：221-223
8. 杜心如，张一模，刘建丰，等. 腰骶部骨筋膜室的外科解剖. 中国临床解剖学杂志，1994，（2）：132-134
9. 杜心如，万荣. 腰骶部骨筋膜室综合征. 颈腰痛杂志，2001，（2）：162-164
10. 杜心如，赵玲秀，万荣，等. 臀中皮神经卡压综合征（附12例报告）. 承德医学院学报，2001，（4）：287-289
11. 杜心如. 腰骶移行椎临床解剖学研究进展，中国临床解剖学杂志，2007，25（5）：606-608
12. 杜心如. 一种特殊类型的移行椎及其临床意义，中国临

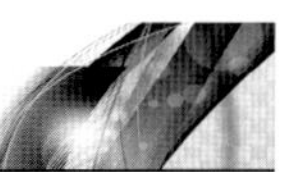

床解剖学杂志,2007,25(5):609-610
13. Shi BC,Li XM,Ding ZH,et al. The morphology and clinical significance of the dorsal meningovertebra ligaments in the lumbosacral epidural space . Spine,2012,37(18):1-6
14. 杜心如. 经皮椎体成形术的解剖与临床. 解剖与临床, 2013,18(2):156-160
15. 杜心如. 多发性骨髓瘤骨病外科治疗. 北京:人民卫生出版社,2013,260-286
16. 杜心如,徐永清. 临床解剖学丛书——脊柱与四肢分册. 第2版. 北京:人民卫生出版社,2014,637-648

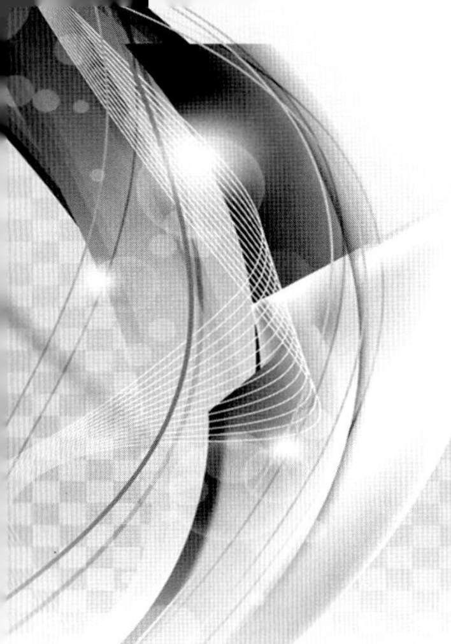

第六篇
儿童骨骺篇

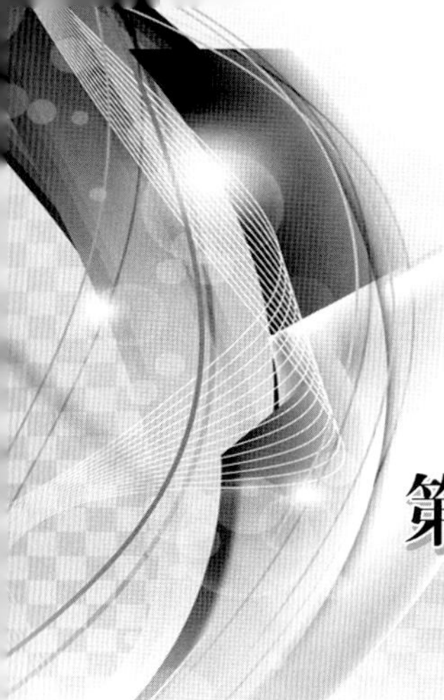

第一章　儿童骨骺和骺板的临床解剖基础

第一节　概　　述

儿童的骨骼系统有别于成年人，显著差别是儿童的骨骼具有骺板，也就是生长板（图6-1-1）。长骨的骺板在初级骨化中心和次级骨化中心之间生成和发育，这也就是为什么儿童骨折有其自身特点的原因。随着年龄的增长这种差异在逐渐减小，所以青少年的创伤就同成人创伤相类似了。儿童双侧股骨、胫骨和腓骨的骨骺位于骨的两端，其骨骼结构有别于成年人。

图6-1-1　下肢长管状骨的骺板

儿童的骨骼可明确分成四个解剖区域，即骨骺、骺板、干骺端和骨干（图6-1-2）。其中，骨骼的纵向生长依赖骺板的软骨内化骨来完成，骨骼的增粗依赖骨干部膜内化骨协同完成，长骨纵向生长是骺板的功能，骺板的软骨细胞有秩序地进行增生和分化并最终分化和形成新骨，骺板的生长潜力是有限的。不同的骨骺其生长速度不尽相同，上肢的肩和腕部生长最快，下肢生长最快的部位在膝上和膝下部。常用想象的孩子在浴盆内的姿势作为记忆方法，即水面以上的骺板生长速度最快。儿童手部的掌骨和指骨的骨骼可明确分成四个解剖区域，即骨骺、骺板、干骺端和骨干。

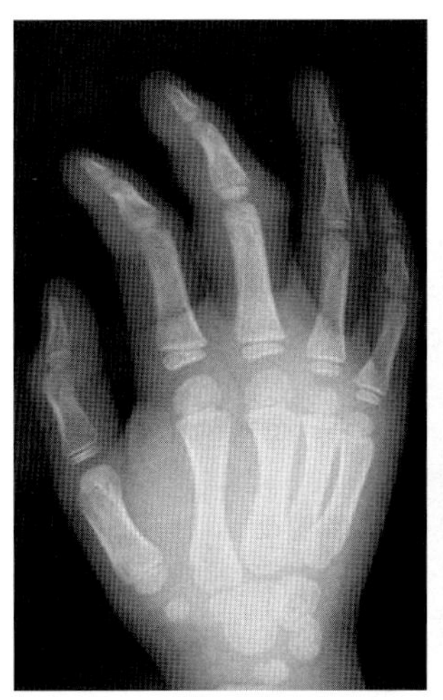

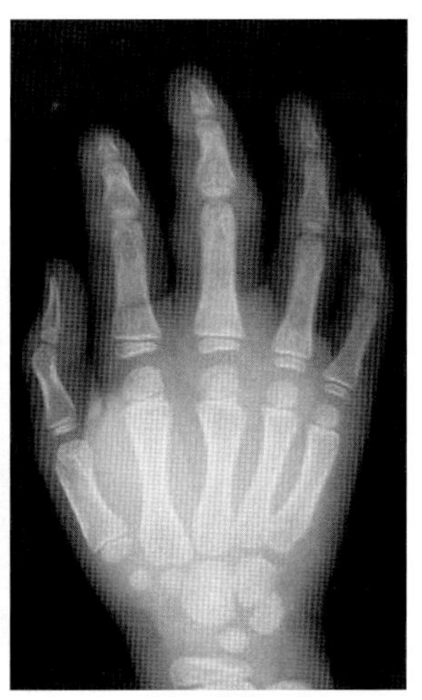

图6-1-2　儿童手部的短管状骨的X线片表现

每个骨骺与其骺板共同组成骨骺复合体，其生长发育和血液供应相互依存，任何一种损伤都会影响骨骼发育，导致肢体短缩、成角以及关节畸形（图6-1-3）。

四肢长骨的骺板在两端，而手、足的掌、跖骨和指（趾）骨只有一个骺板，手指和足趾的骺板处于近端，第1掌骨和第1跖骨的骺板生长在近端，其余掌、跖骨的骺板均长在远端（图6-1-4）。儿童骨折约15%涉及骨骺复合体损伤（图6-1-5），男孩损伤比女孩多，一方面是因为男孩受外伤机会较多，另一方面是因为男孩骺板闭合时间较女孩晚的缘故。骨骺复合体在遭受外伤、感染、肿瘤或其他疾病后可造成骺板早闭，引起骨骺生长障碍（图 6-1-6），为了做到正确诊断、合理治疗和预后评估，对儿童骨骺和骺板的临床解剖以及生长发育特点需要有明确的认识。

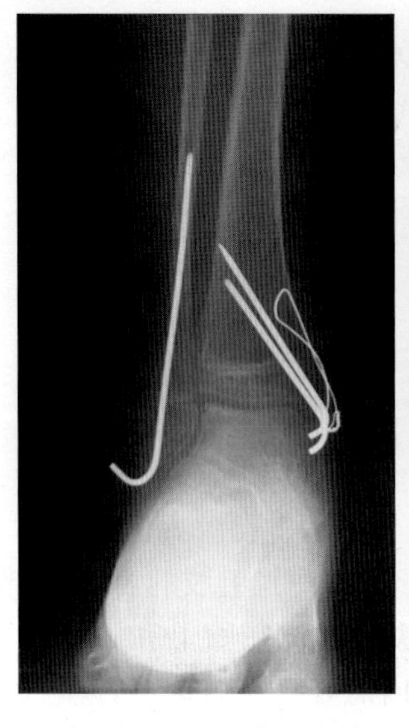
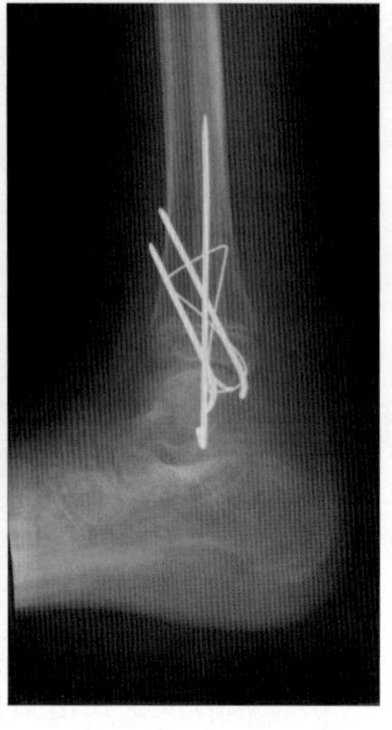

图 6-1-3(1) 右侧内踝骨折（涉及胫骨远端内侧骺板的骨折），合并右侧腓骨远端骺板骨折，实施开放复位内固定手术

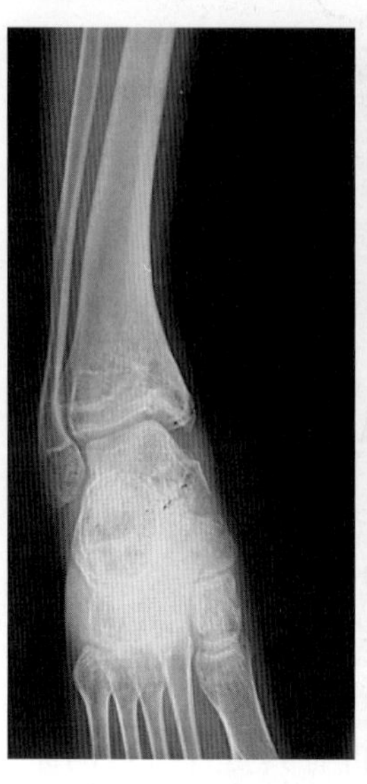
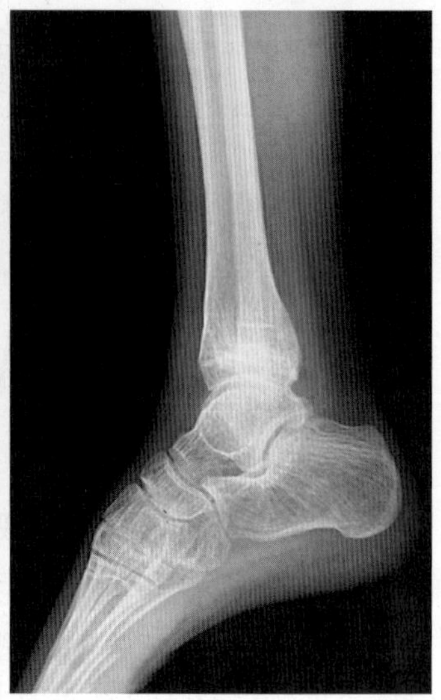

图 6-1-3(2) 患儿拆除内固定后，逐渐出现了右侧胫骨远端向外侧的成角畸形和胫距关节的倾斜

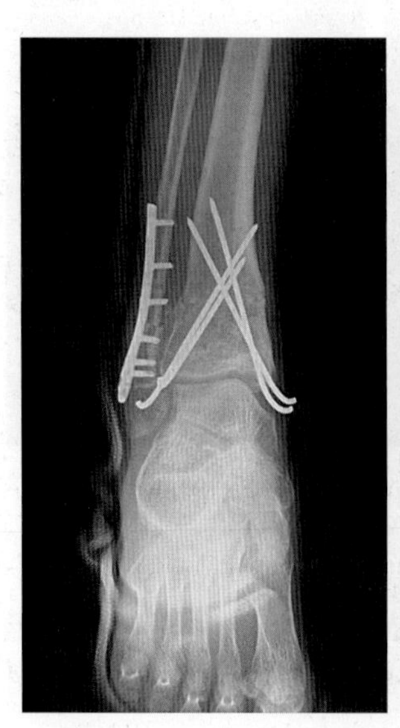
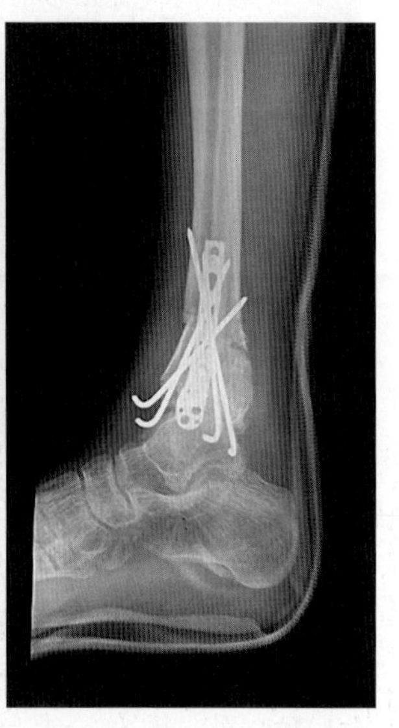

图 6-1-3(3) 为患儿实施右侧胫骨远端截骨矫形内固定术和右侧腓骨远端截骨短缩内固定术

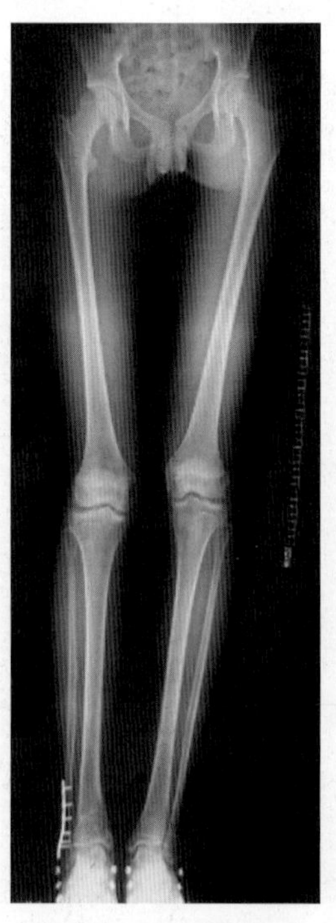

图 6-1-3(4) 经截骨矫形内固定术后，下肢全长正位 X 线片显示纠正了骨骼的成角和关节面的倾斜

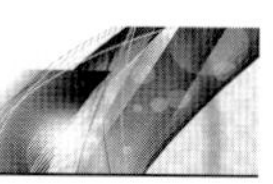

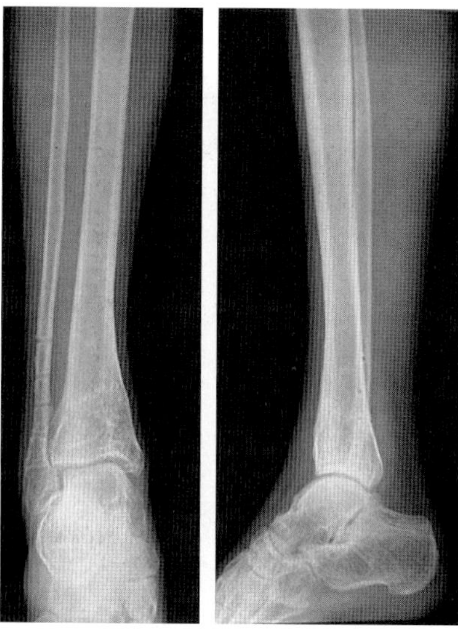

图 6-1-3(5) 截骨矫形术后 1 年，恢复了右侧胫骨的力线和胫距关节面的朝向

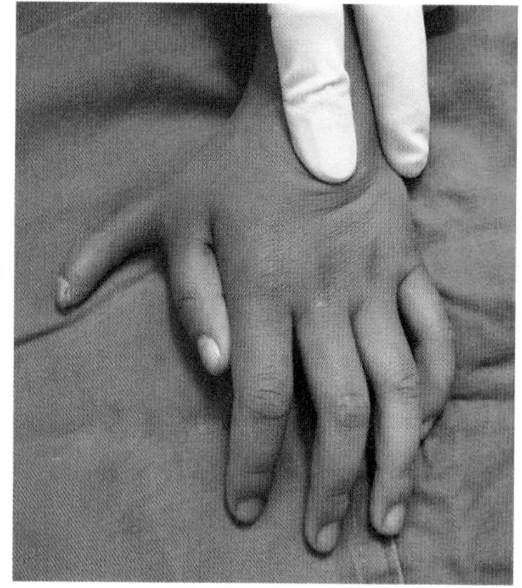

图 6-1-4(1) 左手多指畸形的外观

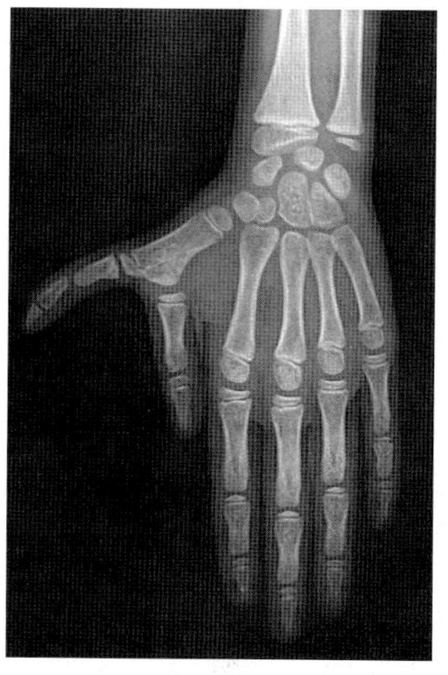

图 6-1-4(2) 左手多指畸形的 X 线片可见健侧拇指和赘生指均发育不良，同时显示手的掌骨和指骨只有一个骺板，第 1 掌骨和手指的骺板处于近端，其余掌骨的骺板均长在远端

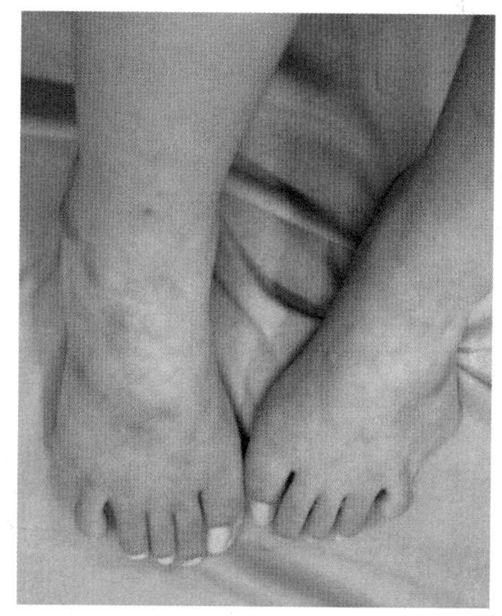

图 6-1-4(3) 双足多趾畸形的外观

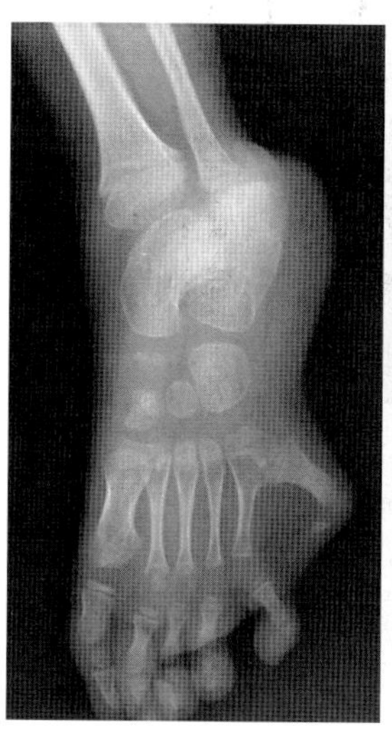
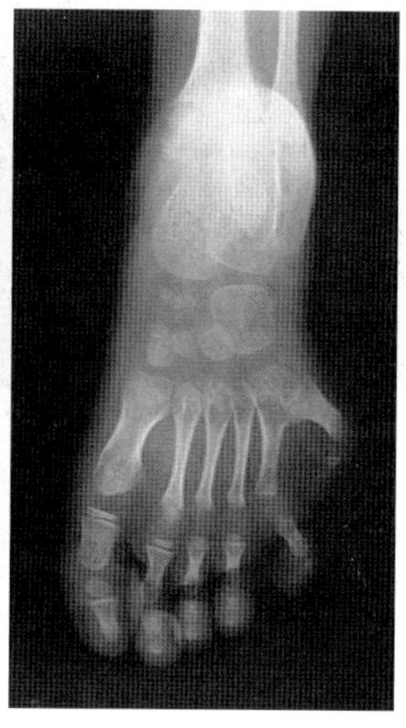

图 6-1-4(4) 双足多趾畸形的 X 线片可见健侧第 5 趾和赘生趾均发育畸形，同时显示足的跖骨和趾骨只有一个骺板，足趾和第 1 跖骨的骺板生长在近端，其余跖骨的骺板长在远端

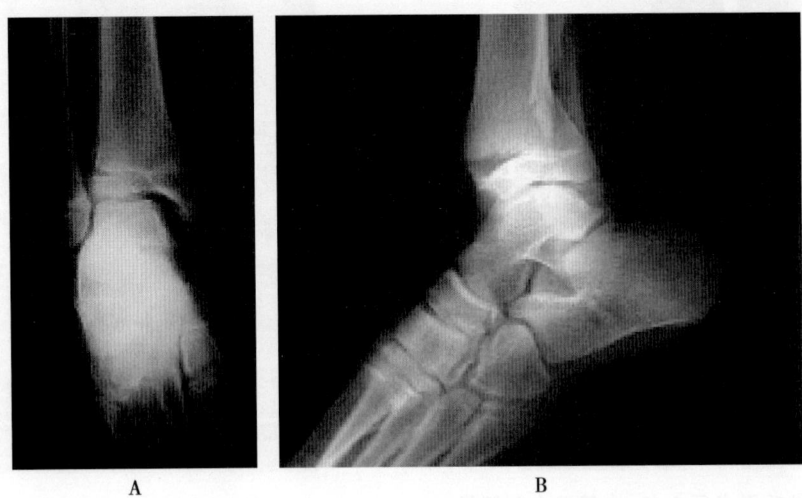

A B

图 6-1-5(1) 10 岁儿童外伤后导致右侧胫骨远端骺板骨折合并腓骨远端骨折

A. 正位;B. 侧位

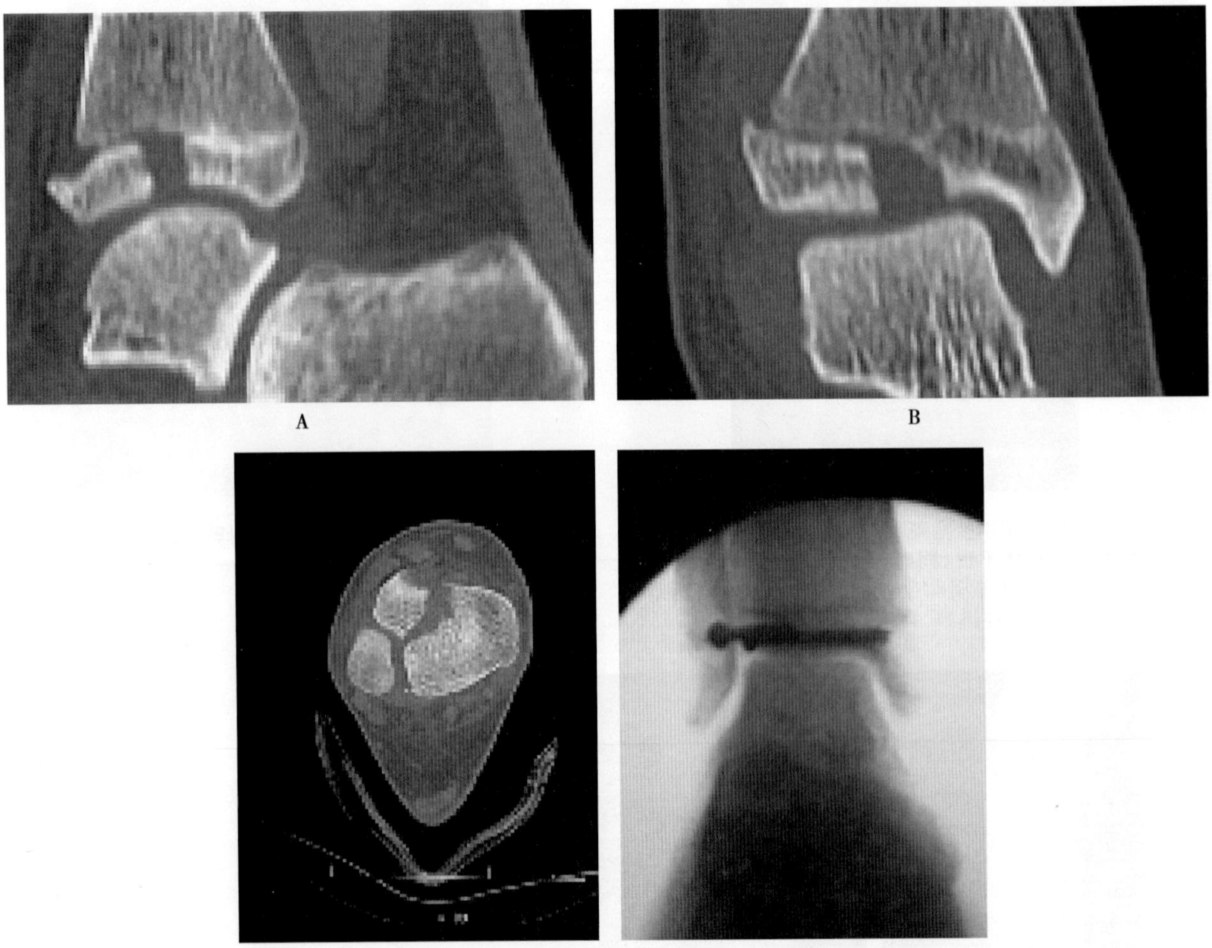

A B

C D

图 6-1-5(2) 右侧胫骨远端骺板骨折不同平面骨折表现和治疗后的情况

A. 表示右侧胫骨远端骺板骨折矢状位 CT 扫描影像;B. 表示骨折冠状位 CT 扫描影像;C. 表示骨折水平位 CT 扫描影像;D. 表示骨折经开放复位空心螺钉固定后的 X 线影像

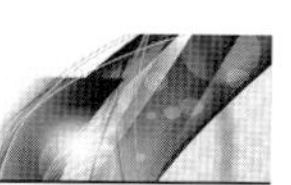

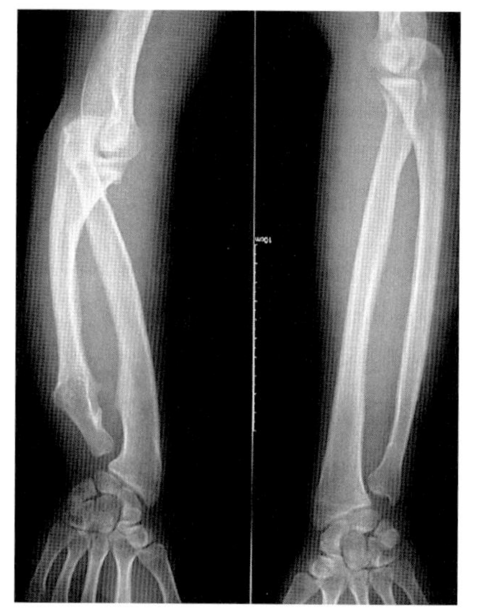

图 6-1-6(1)　肿瘤引起骨骺生长障碍(左)

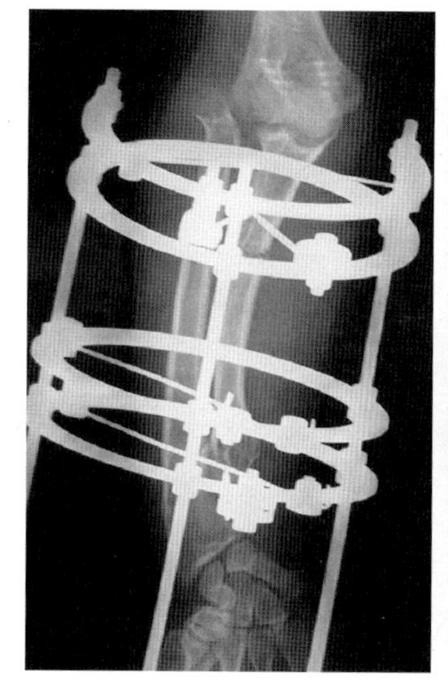

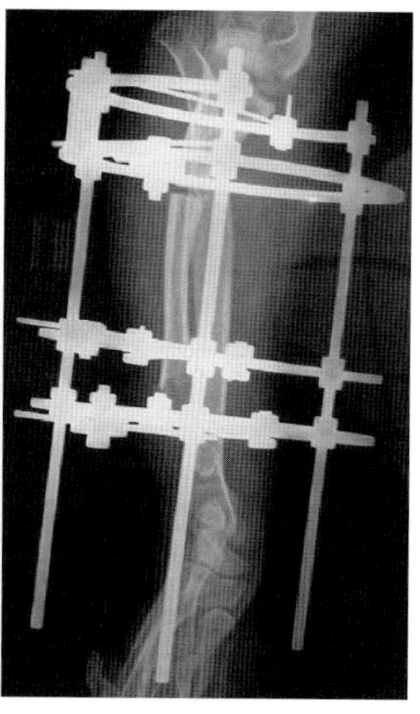

图 6-1-6(2)　通过尺骨截骨和 Ilizarov 环形外固定架延长尺骨术

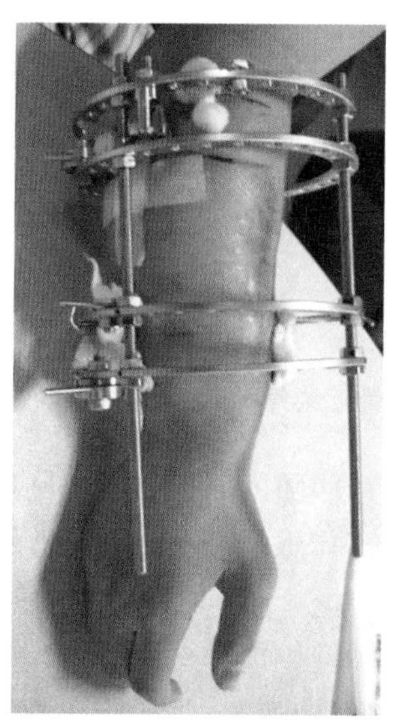

图 6-1-6(3)　手术后外观

第二节　骺板、骨骺

一、骺板的血液供应

骺板的血运来源有三,即骺血管、干骺端血管和软骨周围血管(图 6-1-7)。

1. 骺血管多从关节囊及其在软骨周围的附着处进入,骨突处的骺血管来自腱的附着处,大量的血管长入骨突的骺软骨。

软骨骺的血管是经软骨管进入的。软骨管是一些弯曲的小管道,分布在软骨的各部,为其提供血运。软骨管有如下特点:

(1) 为骺软骨提供血运,彼此几乎没有沟通。

(2) 定时有血液进入骺板周缘,而不定时地进入骺板的其他部位。

(3) 为骺基质膨胀提供软骨母细胞的来源。

(4) 软骨管四周有致密的软骨和细胞间基质,是软骨骺的内在支撑系统,同时在承受外力时可防止软骨管的萎缩。

(5) 对二次骨化中心的发育也起重要作用。

2. 干骺端血管主要来自营养动脉。同时,软骨周围的小血管分支也支配干骺端的边缘部分。这两个血运系统的终端形成平行的血管襻,小静脉襻的

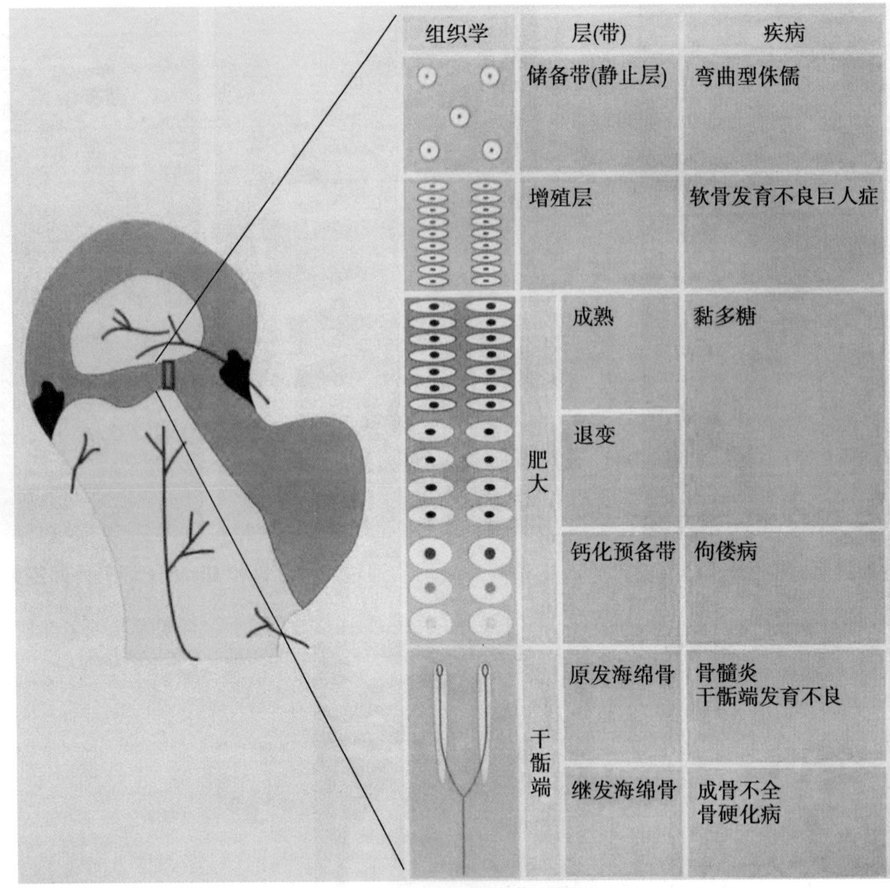

图 6-1-7　股骨近端骨骺、骺板以及干骺端的血运来源

末端形成静脉窦，静脉窦和毛细血管襻没有伴随的单核-吞噬细胞系统。上述解剖结构足以解释感染何以好发于靠近骺板的干骺端。

3. 软骨周围血管除为干骺端的边缘部位供血外，还为 Ranvier 软骨膜骨化沟供血。骺板环周积累性发育与 Ranvier 软骨膜骨化沟有关，若此处血运受阻，骺板的横径发育将会落后。

二、骨骺复合体的解剖生理

骨骺复合体的解剖虽然各种各样，但类型是相似的。

1. 骺板　可分为三种主要类型。

(1) 盘状骺板：大多数长骨的骺板为盘状骺板。介于干骺端和骨骺之间的板状结构内的骺板细胞分化成为成熟的软骨细胞，使长骨不断纵向延长并变粗。骨骺内发生骨结核时，X 线片和 CT 水平扫描呈现为圆形低密度影像(图 6-1-8)。

(2) 球状骺板：多见于短管状骨(如掌、跖及指骨)、圆形骨(如骰骨)和二次骨化中心周围。起初在骨的两端各有一个球状骺板，随着生长和发育，只在掌、跖及指、趾骨的一端保留一个真正的骺板，另一端的骺板变成了球状关节软骨。在手和足的多指(多趾)畸形时，即使是赘生指和趾也符合短管状骨骺板出现规律(图 6-1-9)。

(3) 骨突：见于肌肉或肌腱的附着处(如股骨大转子骨突和跟骨骨突)，其骺板连在骨的表面。儿童股骨大转子骨突是多块外展和外旋肌肉的附着处，其骺板连在骨的表面(图 6-1-10)。

长骨骺板的生长紊乱是损伤的最常见后果，可造成非常严重的畸形。Blount 病是累及胫骨近端骺板内侧部分的一种发育性疾病，该病导致局部内翻畸形(图 6-1-11)。

2. 骺板的结构　骺板的结构可依组织学和功能特点分为三层：静止层、增殖层和肥大层。

增殖层与骨的纵向和横径发育有关。软骨细胞在本层中变得肥大，血管提供未分化细胞，进而变化为静止软骨细胞。此后，静止软骨细胞分裂，做纵向和横径的肥大改变，形成很多细胞柱。这也是骺板的一大特征，细胞柱构成骺板总厚度的一半。

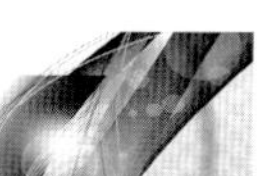

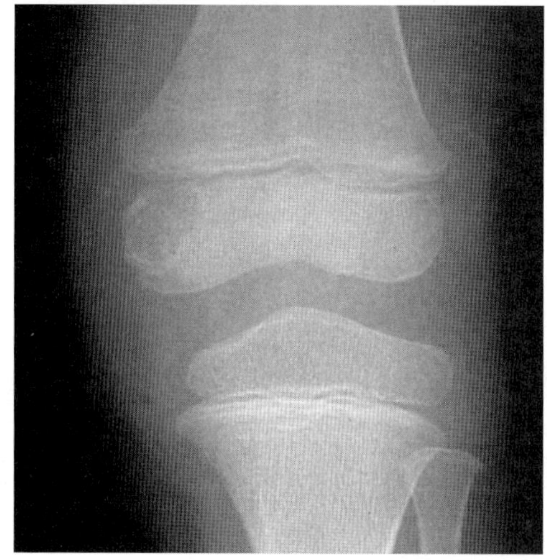

正位

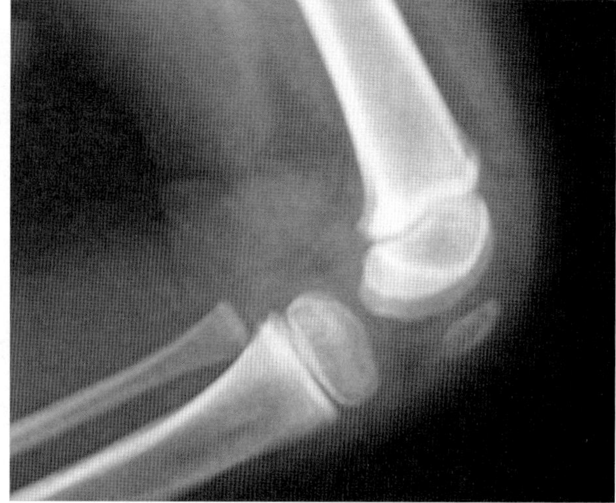

侧位

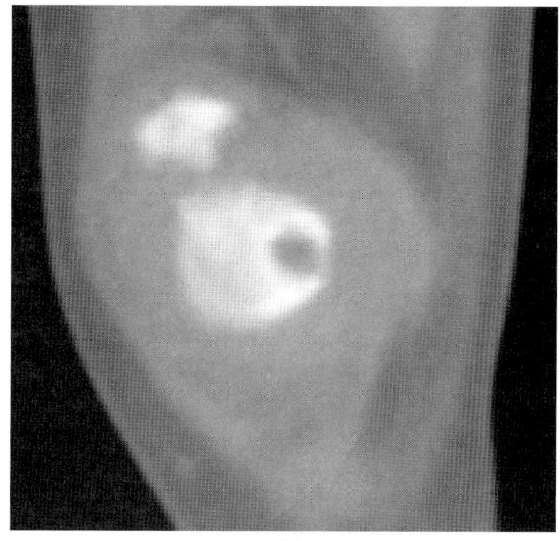

CT

图 6-1-8 骨骺内骨结核所呈现的圆形低密度影像

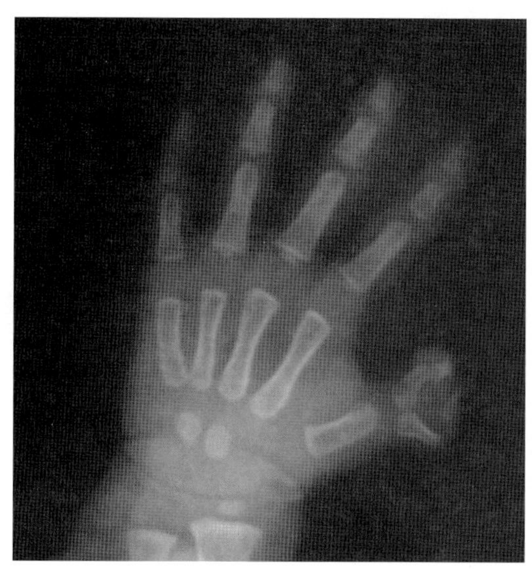

A

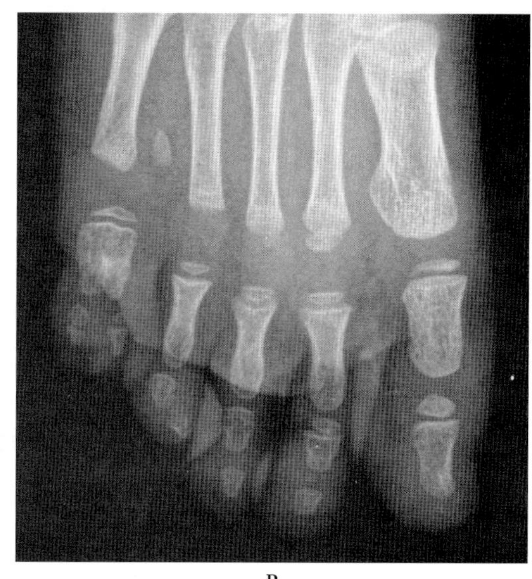

B

图 6-1-9 多指畸形的球状骺板

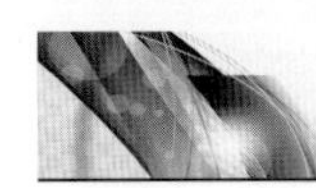

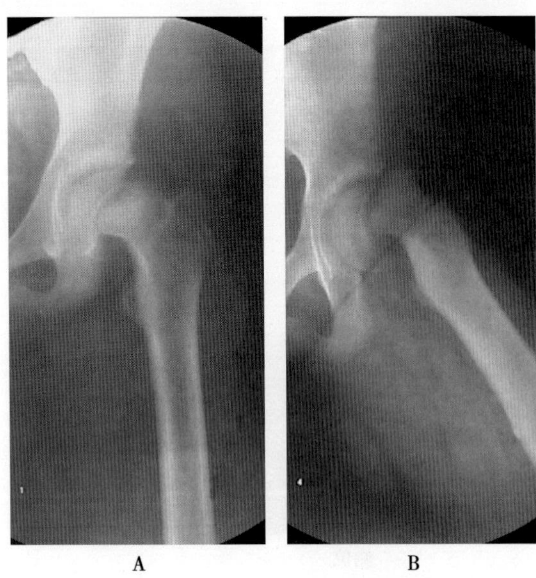

A　　B

图 6-1-10　股骨大转子骨突
A. 正位;B. 蛙式位

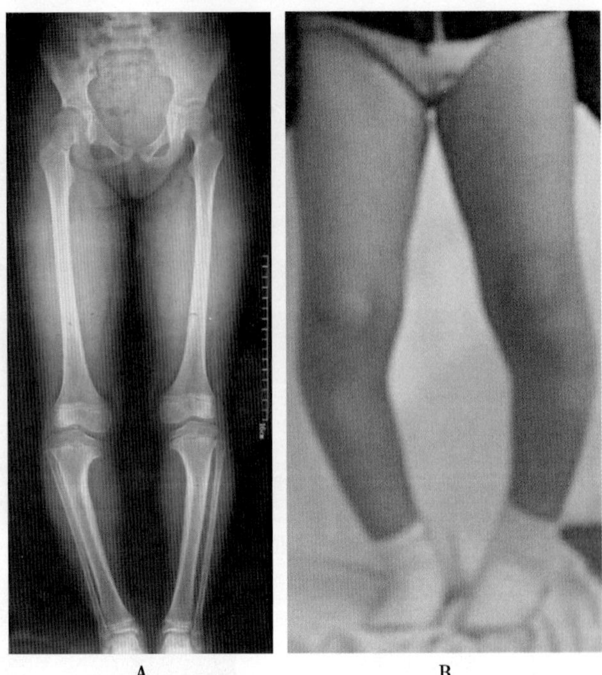

A　　B

图 6-1-11　长骨骺板的生长紊乱造成内翻畸形
A. X线;B. 大体

再一层是软骨肥大层。本层细胞间的基质有明显的生物化学变化,产生最终的骨化。软骨细胞变肥大表明其代谢活性增强。

最末一层是软骨细胞肥大层的临时钙化区软骨细胞间的基质为骨所替代,紧邻干骺端,本层主要特征是有血管长入。

三、骨骺

出生时,大部分骨骺都位于长骨(包括手足的短骨)的两端、呈完全软骨性结构,称为软骨骺,而相应发生骨化结构者称为软骨骨骺,简称骨骺。每一个软骨骺在特定时间内会出现二次骨化中心,并逐渐增大,并可以在X线片下显影(图6-1-12),随后整个软骨部分被骨组织替代,仅剩下关节软骨。

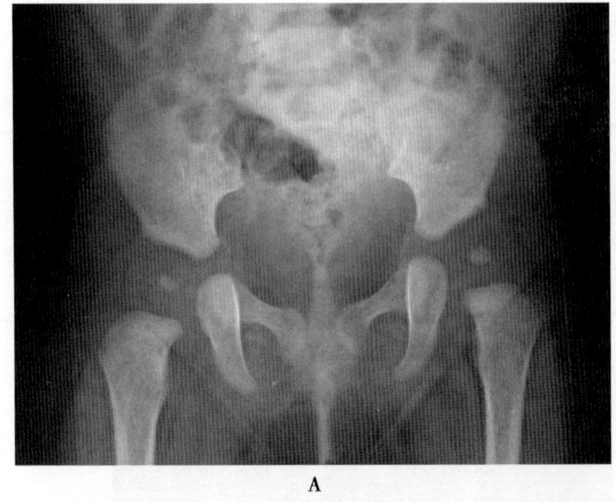

A

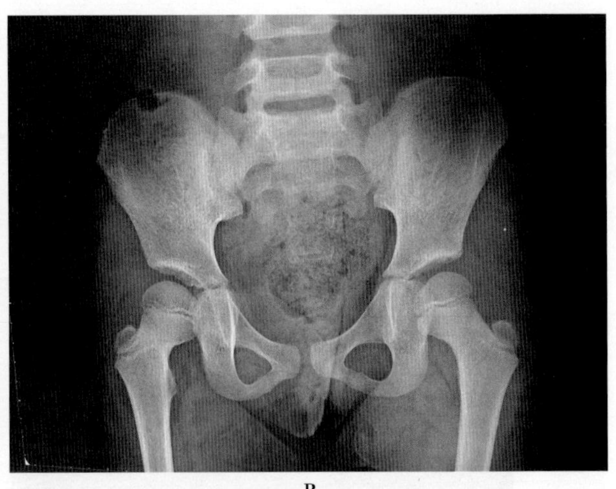

B

图 6-1-12　骨骺
A. 4个月;B. 10岁

1. 长骨骨骺　长骨骨骺通常为波浪状伴乳头状突起(图6-1-13)。这种结构提供了较强的抗剪式应力强度,但是增大了骺板压缩性损伤的风险。儿童胫骨近端和股骨远端的骨骺骨折容易发生成角畸形和生长停滞。病例,一4岁的患儿,于3年前发生右侧股骨远端干骺端骨髓炎,

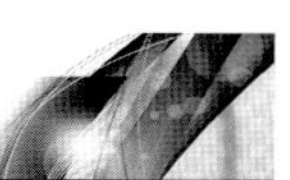

就诊时出现右侧膝关节明显膝外翻畸形和右下肢短缩。X线片显示，右侧股骨远端外侧发生了骺板早闭（图6-1-14）。

2. Ranvier软骨膜骨化沟　1873年Ranvier发现骺板周围有一个环形切迹，此切迹被命名为Ranvier软骨膜骨化沟（图6-1-15）。目前认为骨化沟内由三种不同的细胞组成，即成骨细胞、破骨细胞和成纤维细胞，有促进软骨生成、起到骨骺横向生长的作用。Ranvier软骨膜骨化沟内的成纤维细胞和纤维细胞，形成一个纤维层，与骨膜和软骨膜相连，呈垂直、斜行和环状伸入至骨骺软骨，在骨骼生长发育过程中，使骨膜牢固地固定于骨骺板，称为Lacroix软骨膜环，它的功能是提供与软骨相连接部的机械支撑作用。

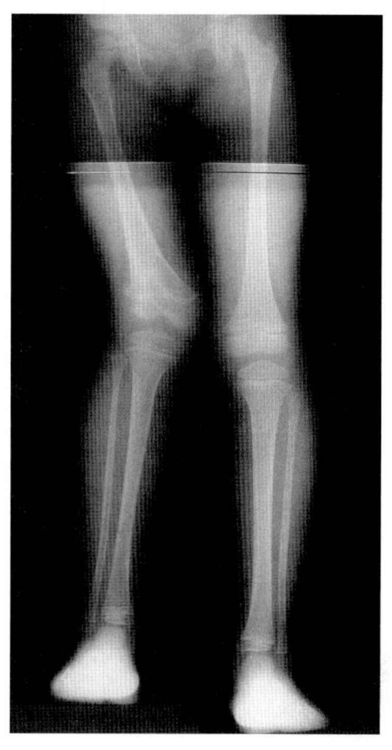

图6-1-14　右侧股骨远端外侧骺板早闭

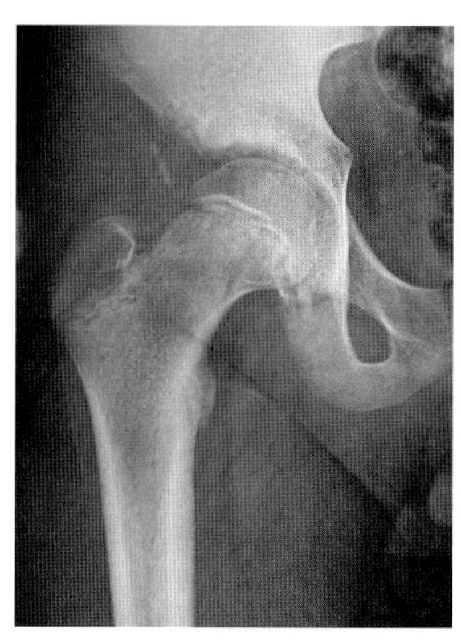

图6-1-13　长骨骨骺波浪状伴乳头状突起

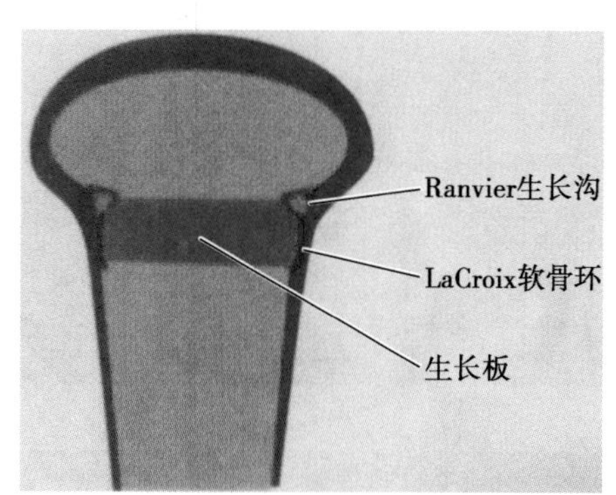

图6-1-15　Ranvier软骨膜骨化沟

第三节　骺板损伤

一、骺板损伤分型

关于骺板损伤有若干种分型系统，然而最广泛应用的是Salter-Harris（SH）的分类（图6-1-16）。

1. Salter-Harris Ⅰ型（SH-1）　单纯骨骺分离（图6-1-17）。多发生于婴幼儿，占骨骺损伤的15.9%。骨折沿全部骨骺线从干骺端分离，发生在骺板的肥大细胞层，不伴有任何干骺端骨折。如果骨骺骨折无移位或很少移位，除了骨骺线轻微增宽外，在X线片上很难做出诊断。此种类型骨骺损伤整复容易，对以后骨骼生长的影响不大，多不引起生长障碍。

2. Salter-Harris Ⅱ型（SH-2）　骨骺分离伴干骺端骨折，是最常见的类型（图6-1-18）。多发生于7～8岁以上的儿童，占骨骺损伤的48.2%。骨骺分离沿骨骺板延伸，骨折线通过肥大细胞层，然后斜向干骺端，累及干骺端一部分，产生一个三角形干骺端骨块。此种类型骨骺损伤，以后生长预后良好，多见于桡骨远端、肱骨近端和胫骨远端。

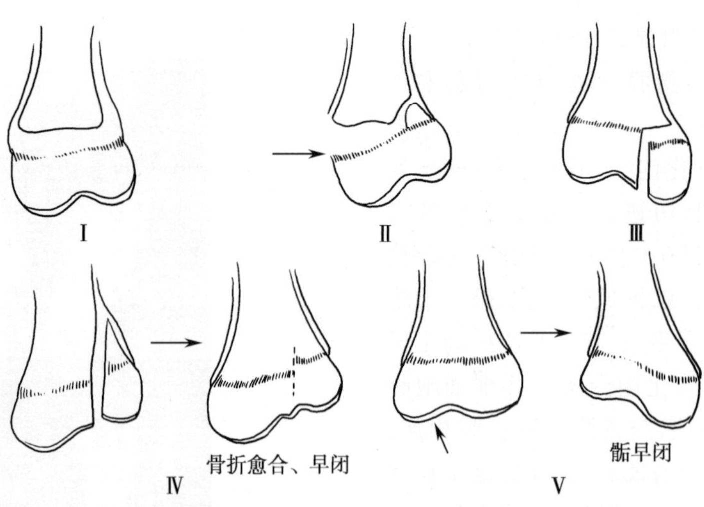

图 6-1-16　Salter-Harris(SH)分类

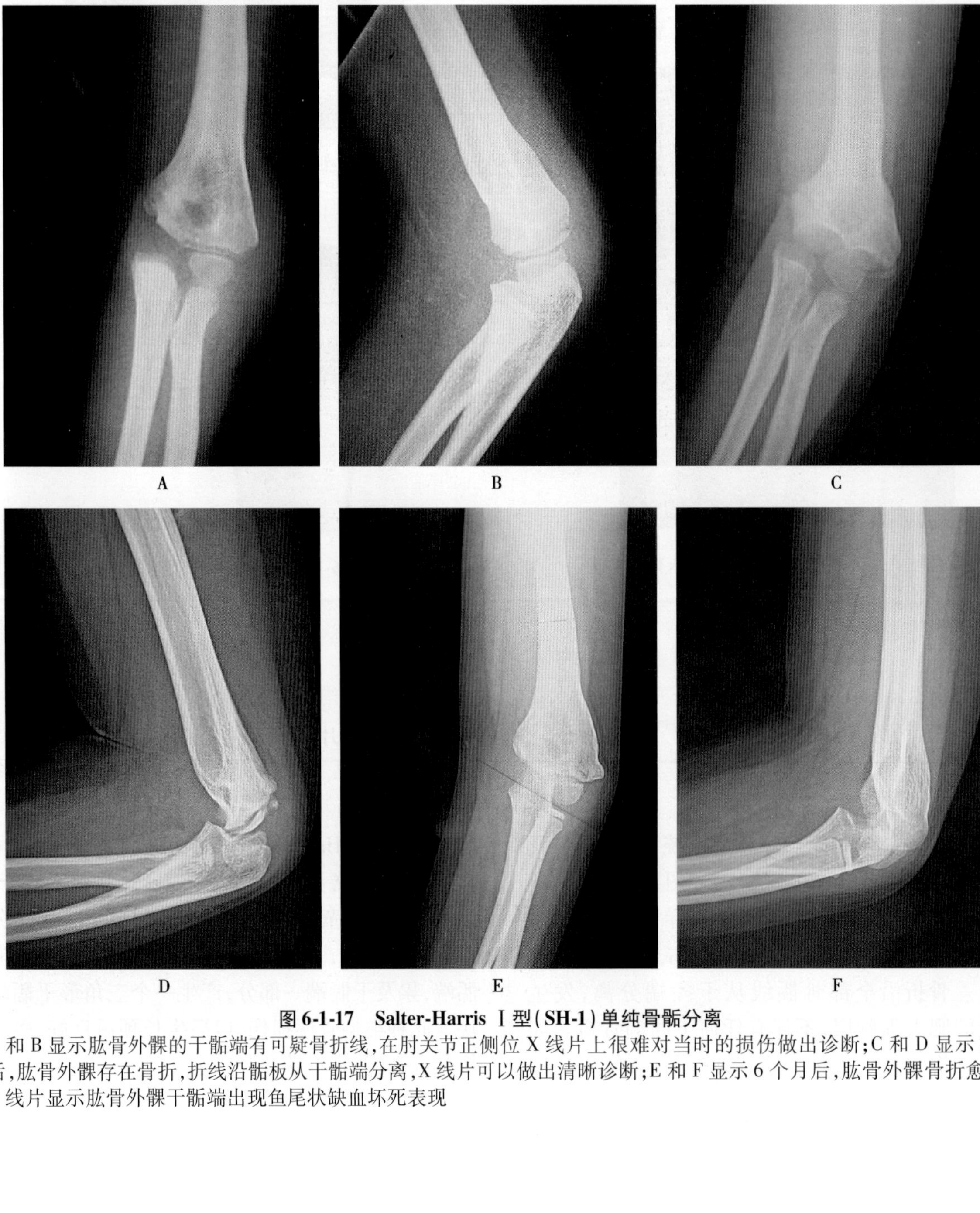

A　B　C

D　E　F

图 6-1-17　Salter-Harris Ⅰ型(SH-1)单纯骨骺分离

A 和 B 显示肱骨外髁的干骺端有可疑骨折线，在肘关节正侧位 X 线片上很难对当时的损伤做出诊断；C 和 D 显示 3 周后，肱骨外髁存在骨折，折线沿骺板从干骺端分离，X 线片可以做出清晰诊断；E 和 F 显示 6 个月后，肱骨外髁骨折愈合，X 线片显示肱骨外髁干骺端出现鱼尾状缺血坏死表现

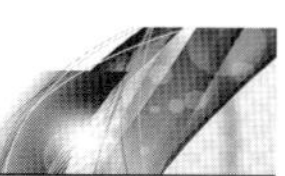

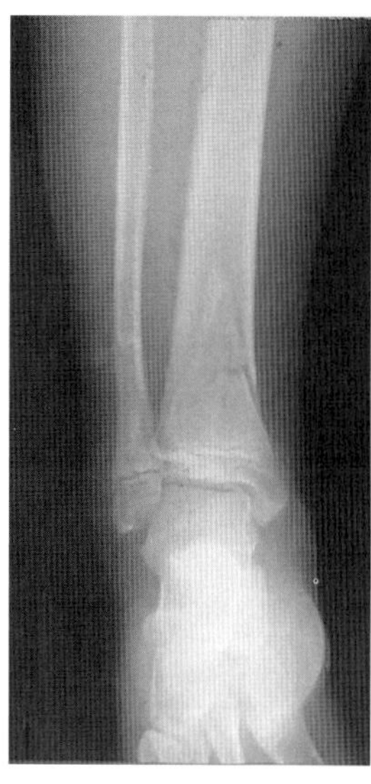
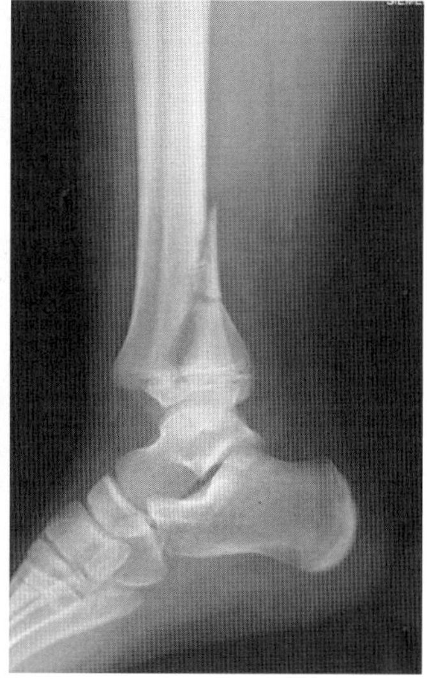

图 6-1-18 Salter-Harris Ⅱ 型(SH-2)骨骺分离伴干骺端骨折

3. Salter-HarrisⅢ型(SH-3) 骨骺骨折,属于关节内骨折(图 6-1-19)。此种骨折-分离的类型不常见,占骨骺损伤的 4%。关节内的剪力可产生垂直劈裂,从关节面延伸到骨骺板,然后骨折线沿骨骺板平行横越部分骨骺板的肥大细胞层到边缘,骨块可能移位或无移位。若骨骺的血供完整,骨骺分离无移位、关节面平整者,并能维持复位则预后尚好,最多见于胫骨远端内、外侧和肱骨远端外侧。

4. Salter-HarrisⅣ型(SH-4) 骨骺和干骺端骨折,属于关节内骨折(图 6-1-20)。此种类型多见于 10 岁以下儿童,占骨骺损伤的 30.2%。骨折线从关节面延伸斜行贯穿骨骺、骨骺板及干骺端,此型骨骺损伤易引起生长障碍和关节畸形,常见鱼尾状畸形。最常见于肱骨下端、肱骨小头骨骺(外髁)和较大儿童胫骨远端,需切开复位和内固定,防止愈合不良或骨骺早闭。

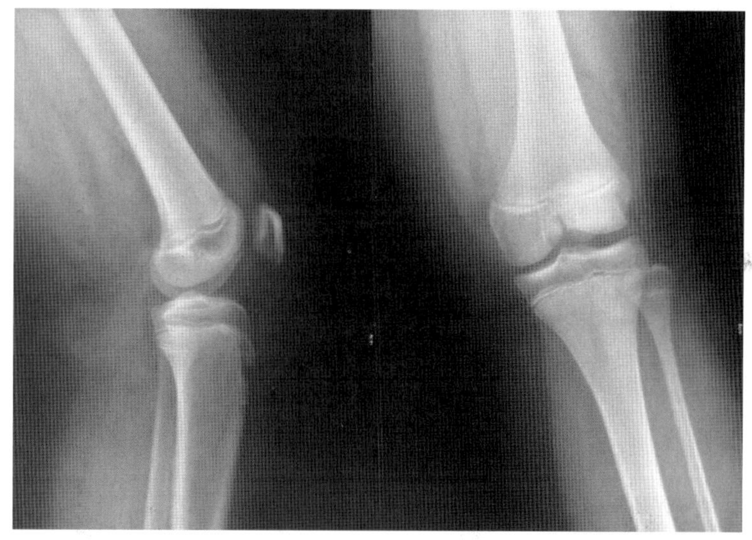

图 6-1-19(1) 儿童股骨远端骨骺骨折

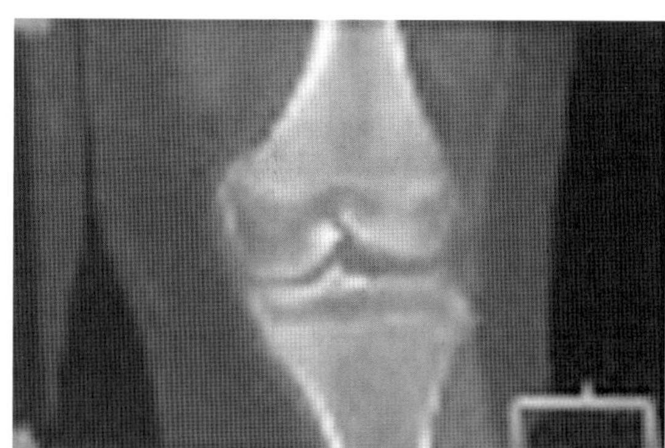
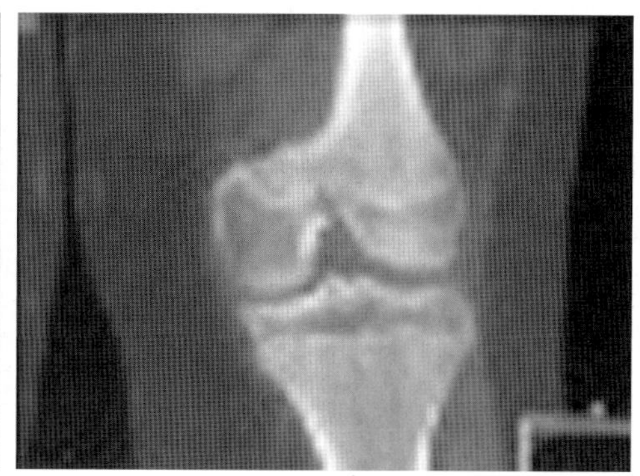

图 6-1-19(2) 股骨远端骺板骨折线的走向(CT)

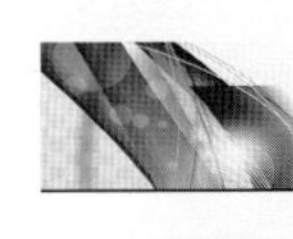

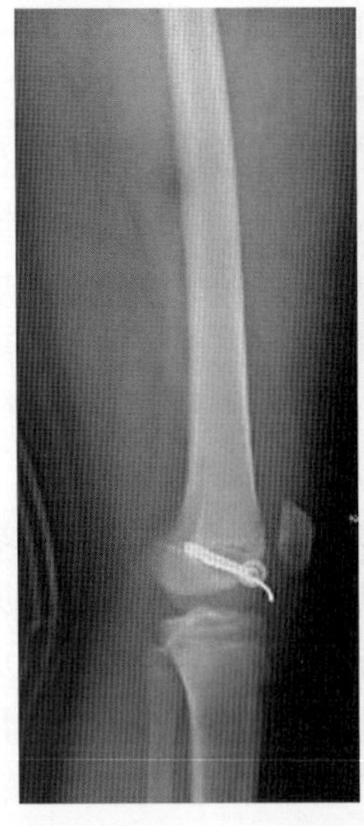
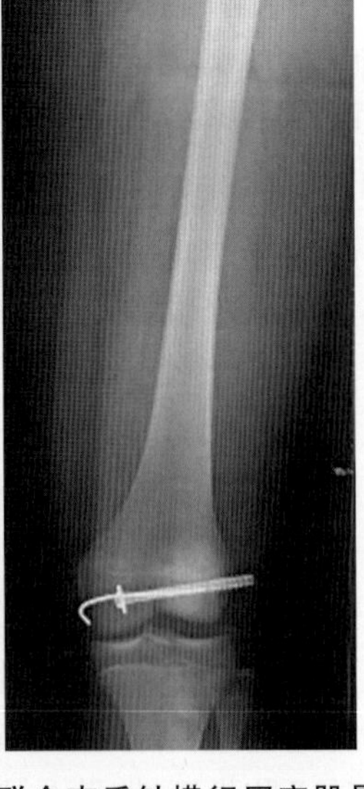

图 6-1-19(3) 空心螺钉联合克氏针横行固定股骨远端骺板骨折

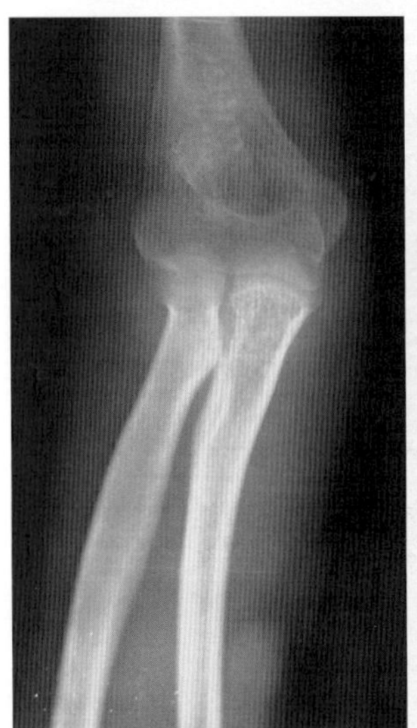
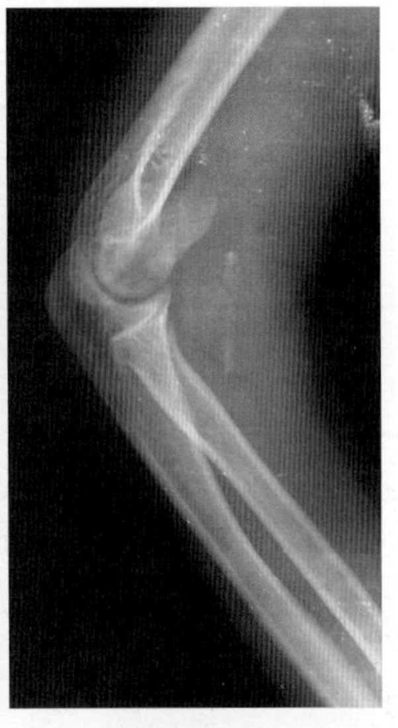

图 6-1-20(1) Salter-Harris Ⅳ型(SH-4)右侧肱骨小头骨骺骨折

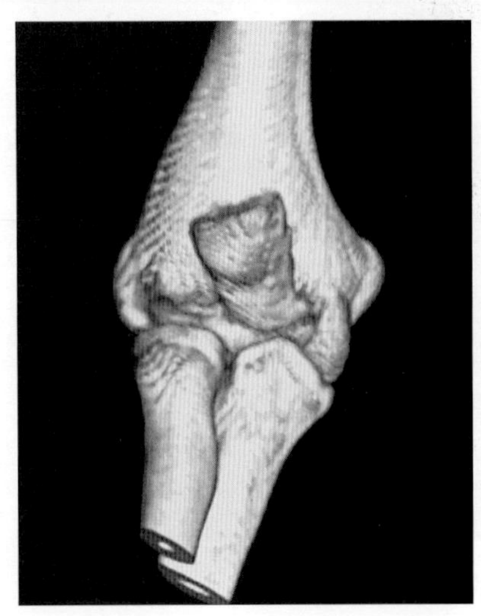

图 6-1-20(2) Salter-Harris Ⅳ型(SH-4)CT 三维重建肱骨小头骨骺骨折

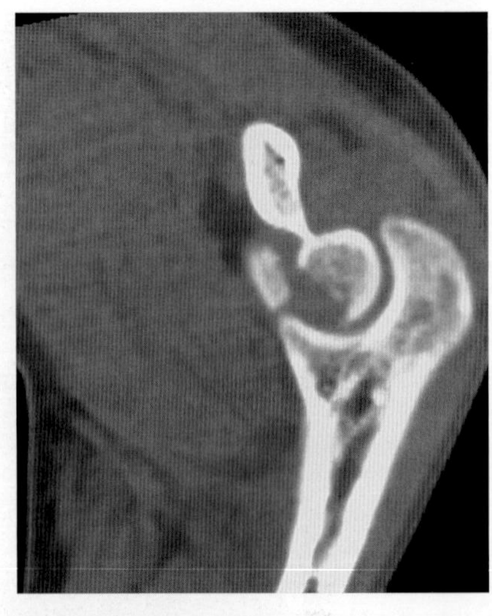

图 6-1-20(3) Salter-Harris Ⅳ型(SH-4)CT 矢状位扫描肱骨小头骨骺骨折移位方向

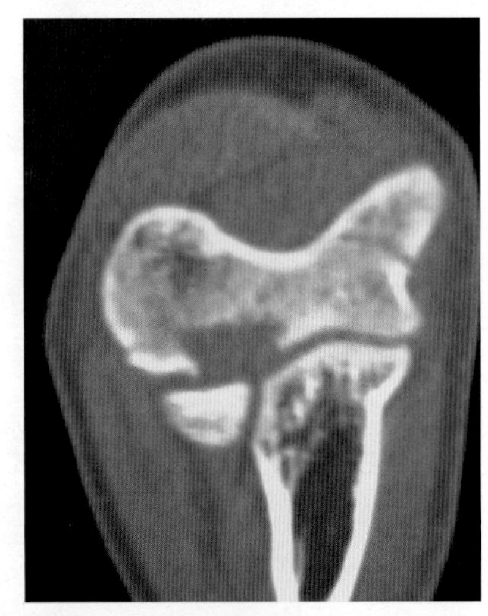

图 6-1-20(4) Salter-Harris Ⅳ型(SH-4)CT 冠状面扫描骨折累及肱骨小头骨骺、骺板及干骺端的情况

5. Salter-Harris Ⅴ型(SH-5) 骨骺板挤压性损伤。多发生在严重暴力情况下,相当于骨骺板软骨压缩骨折,不常见但是很严重,仅占骨骺损伤的1%。这种骨骺损伤在早期 X 线片上显示阴性。骨骺板软骨细胞严重破坏,骨骺营养血管广泛损伤。此种类型骨骺损伤难于发现,故常常属于回顾性诊断,就是说,已经出现了畸形才做出诊断。多见于膝关节和踝关节,结果导致骺板早闭、生长停止、骨骼变形和关节畸形。

病例,患儿高空坠落伤后 1 年,逐渐出现右侧膝外翻畸形。回顾性诊断证实,患儿发生了右侧 Salter-Harris Ⅴ型股骨远端骺板软骨压缩性骨折,导致股骨远端外侧骺板早闭、生长停止和关节面的畸形(图 6-1-21)。

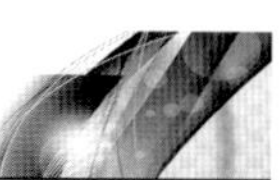

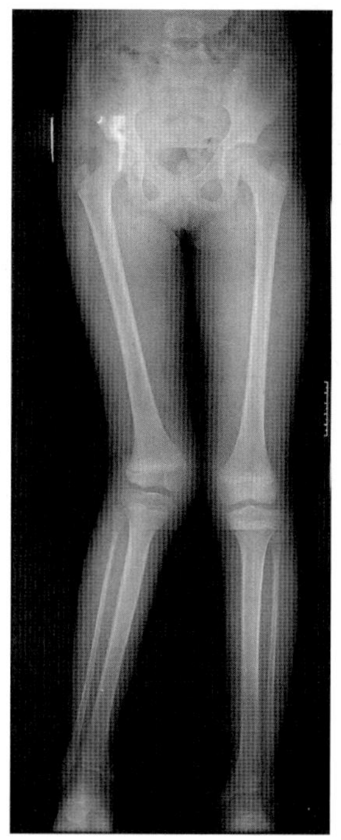

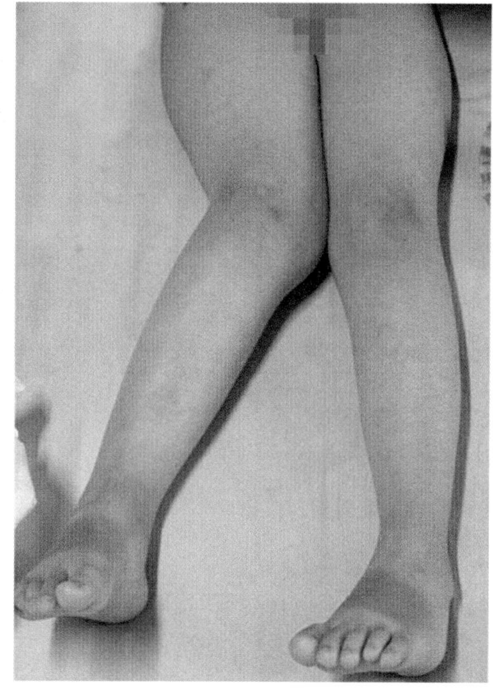

图 6-1-21　Salter-Harris Ⅴ型（SH-5）骨骺板挤压性损伤

二、骺板损伤的自然病程

多数急性骺板损伤可以迅速愈合，畸形能够完全塑形，骺板生长正常（图 6-1-22）。大约 1% 的骺板损伤最终造成骺板骨桥的形成和生长的改变（图 6-1-23）。小的骺板骨桥（<10%）可能自然溶解。中心型骨桥和周围型骨桥相比更能溶解，造成畸形的可能性较小。中心型骨桥可以造成鱼尾状畸形，导致生长缓慢而不是生长停滞。

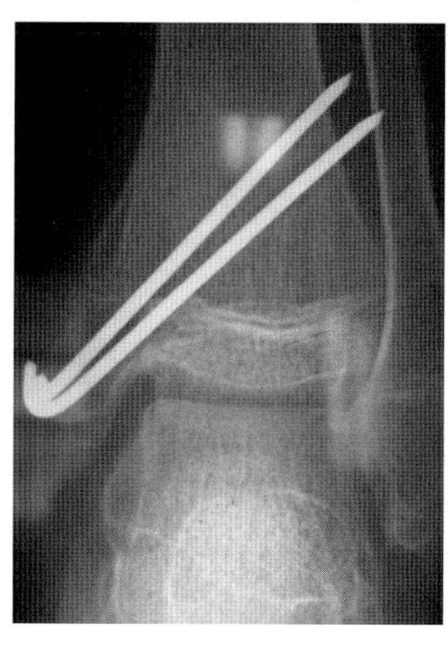

图 6-1-22（1）　儿童内踝骨折经切开复位克氏针内固定后 6 个月（正位片）

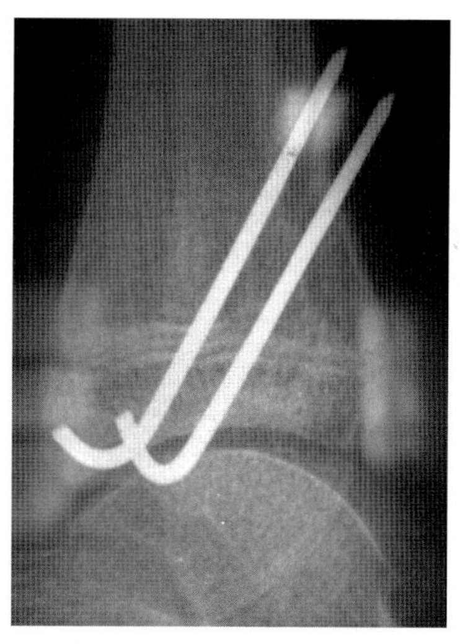

图 6-1-22（2）　儿童内踝骨折经切开复位克氏针内固定后 6 个月（侧位片）

骺板骨桥的形成往往是由于 Salter-Harris Ⅲ型、Salter-Harris Ⅳ型和 Salter-Harris Ⅴ型骺板损伤，损伤机制为骨骺板的肥大细胞层受到挤压或移位骨折导致跨过骺板的成骨，分型的预后意义并不总是一致的，如在大龄儿童或青少年股骨远端发生的 Salter-Harris Ⅰ型和 Salter-Harris Ⅱ型骺板损伤中，大约有一半的患儿发生了骺板骨桥，同时出现了骺板阻滞。

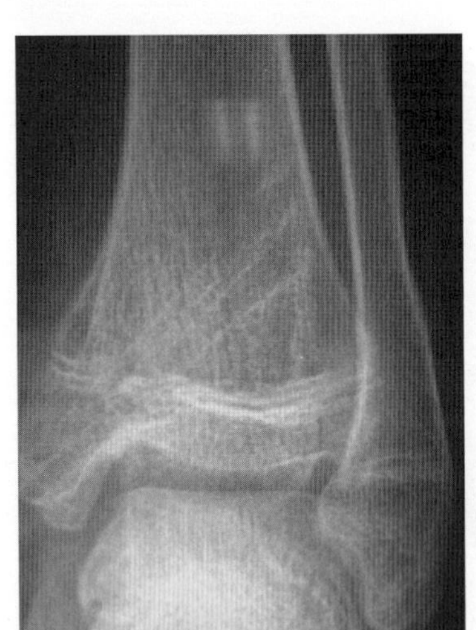

图 6-1-22(3)　内踝骨折术后内固定取出后(正位片)

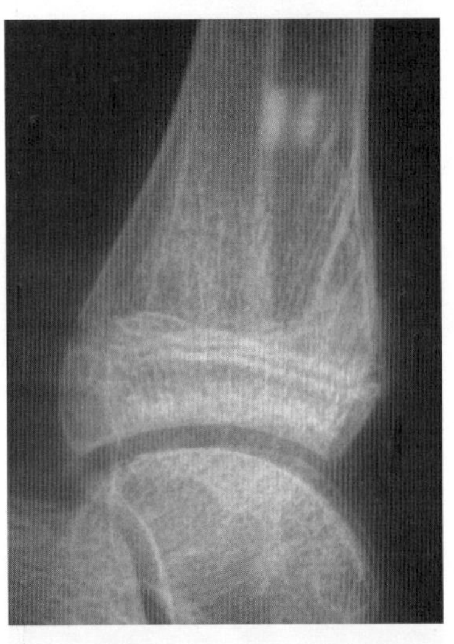

图 6-1-22(4)　内踝骨折术后内固定取出后(侧位片)

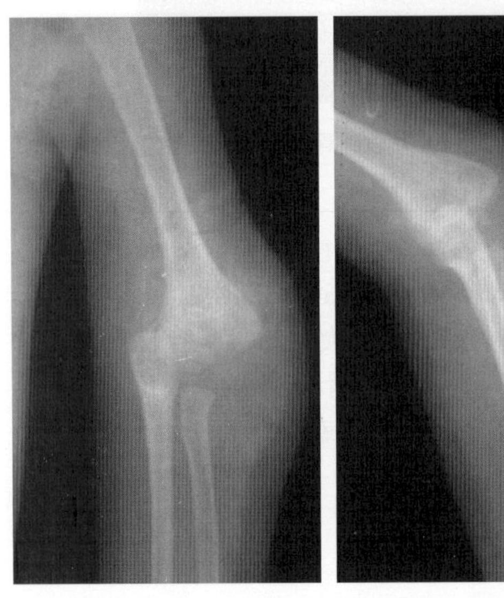

图 6-1-23(1)　发生左侧肱骨远端骨骺骨折

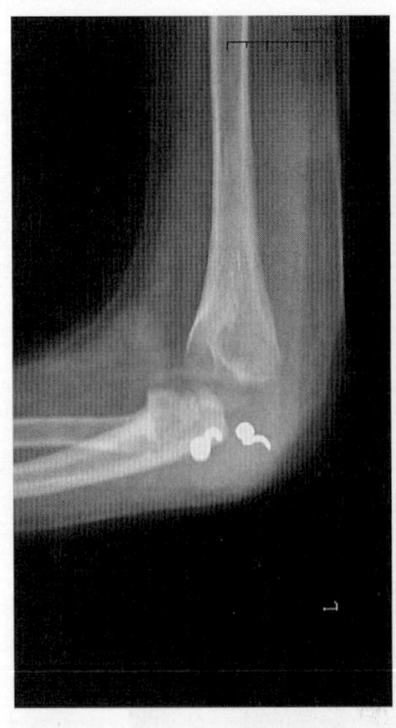

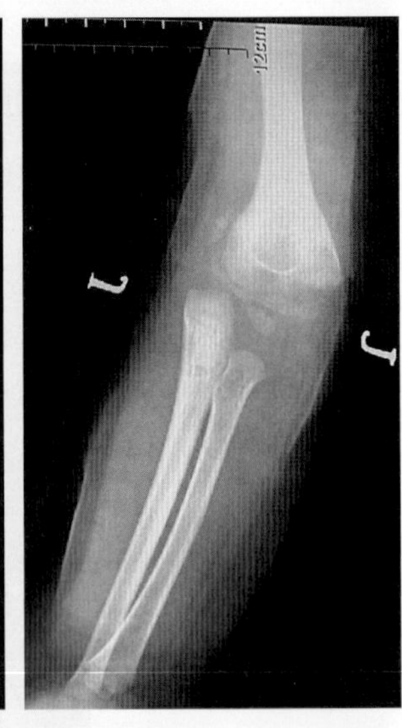

图 6-1-23(2)　左侧肱骨远端骨骺骨折闭合复位、夹板固定 3 周

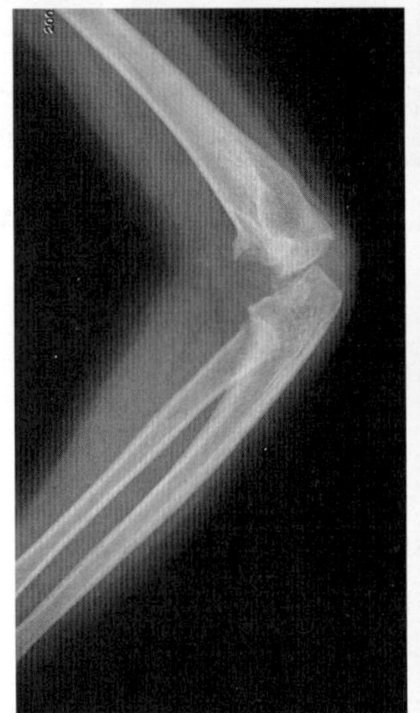

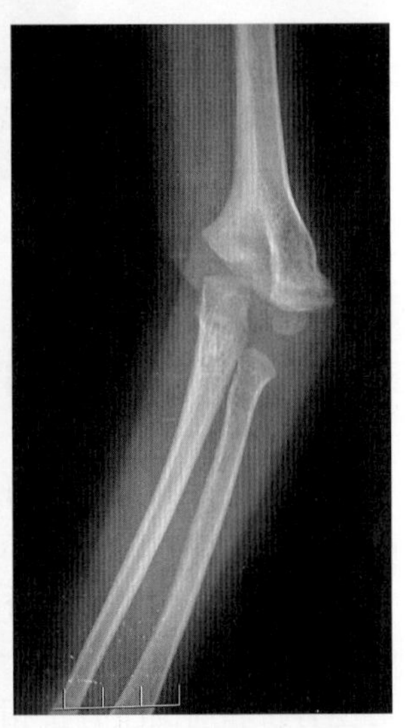

图 6-1-23(3)　左侧肱骨远端骨骺骨折 1 年后,发生肘内翻畸形

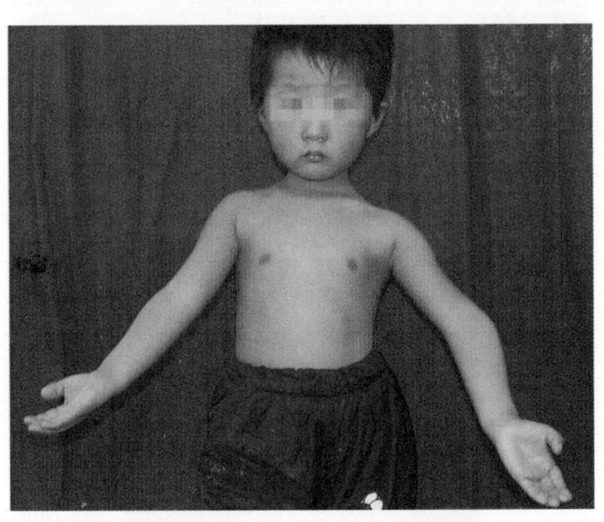

图 6-1-23(4)　左侧肱骨远端骨骺骨折 1 年后,发生肘内翻畸形的外观

（韦宜山）

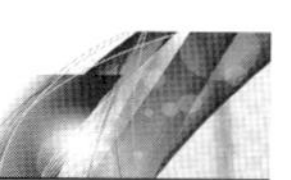

参 考 文 献

1. 潘少川. 实用小儿骨科学. 北京:人民卫生出版社,2007,4-549
2. 王岩,黄鹏,许瑞江. 坎贝尔骨科手术学. 北京:人民军医出版社,2013,900-1404
3. 潘少川,杨建平,马瑞雪,等. 发育性髋关节发育不良. 北京:人民卫生出版社,2009,1-155
4. 张金贵,韦宜山,于晓兵,等. 临床骨科疾病治疗汇总. 北京:科学技术文献出版社,2014,410-438
5. 胥少汀,葛宝丰,徐印坎. 实用骨科学. 北京:人民军医出版社,2009,7-270
6. Vernon TT, David LS. Master Techniques in Orthopaedic Surgery. Lippincott Williams & Wilkins,2008,1-381

第二章 儿童脊柱解剖与临床应用

第一节 儿童脊柱解剖

幼年时脊柱多由33块椎骨构成,即颈椎7个,胸椎12个,腰椎5个,骶椎5个和尾椎3~5个。正常发育时每个颈椎、胸椎和腰椎是一个独立的骨块,终生分离,互不愈合,可以活动,称为真椎或可动椎。骶椎和尾椎则发育在一定年龄时分别融合,称为假椎或不动椎,形成骶骨和尾骨。脊柱的颈部、胸部和腰部又总称为骶前脊柱。

一、脊柱的骨化过程

所有椎骨都是软骨成骨。在胚胎发育第4~5周时,包于脊索周围的膜性组织开始形成椎骨的雏形软骨。从胚胎第2个月开始至成年,由最常见的237个骨化中心进行骨化,最后形成26块骨。此外还有肋骨及肋软骨参与,胚胎时有多少个椎骨相应就有多少对肋始基,发育过程中颈、腰、骶和尾的"肋基"都退化了,只留下残余的肋成分。其中颈椎横突孔前方的软骨,腰椎和骶椎的肋突有时可出现一个独立的骨化中心进行骨化,加入相应椎骨的组成(图6-2-1)。

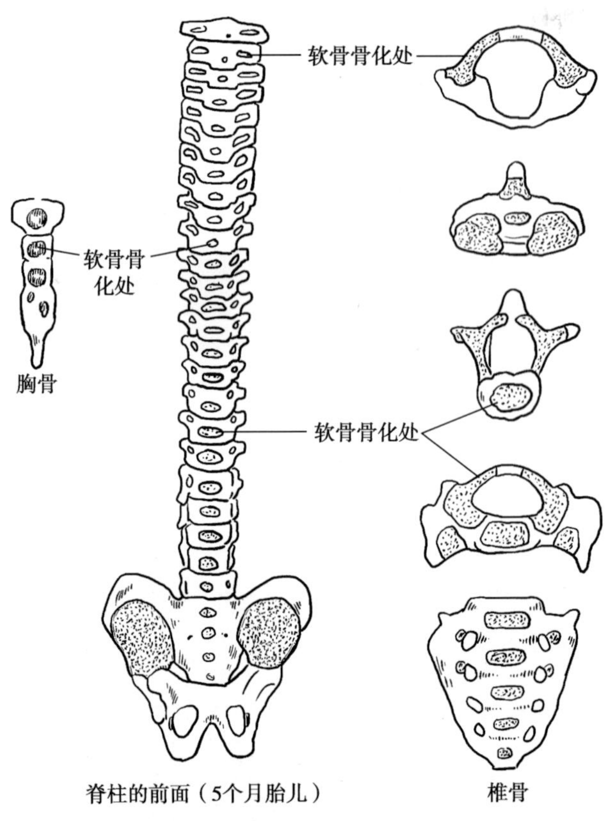

图6-2-1 5个月胎儿的脊柱和椎骨

(一)骶前脊柱

1. 概述 骶前脊柱各部分椎骨因其所处部位、承受压力及邻近结构的差异,呈不同的形态结构,但除特殊分化的寰椎和枢椎外,其余22节基本上仍有共性点,即每节椎骨由一个椎体、一个椎弓和由椎弓伸出的7个突起组成。

椎体:是承受体重位于前方的短圆柱形体。故颈段的椎体较小,向下到腰椎递次增大,椎体上下面多借椎间盘连结。

椎弓:位于椎体后方,多呈弓形,连接椎体的部分较狭细,称椎弓根,后部板状结构为椎弓板。椎弓与体围成椎孔,全部椎孔及其附属结构组成椎管。

七个突起:椎弓根与椎弓板之间伸向两侧的突起称横突;伸向上方和下方的各一对突起,分别称上、下关节突,与相邻椎骨的关节突相关节。椎弓正中呈矢状位突向后下方的突起为棘突(图6-2-2)。

此外,在7块颈椎的横突上均各有一对横突孔。第7颈椎的棘突粗长突出,称隆椎。在胸椎两侧和横突前方有肋凹,分别与肋头、肋结节相关节($T_{10\sim12}$有例外)。在腰椎的上关节突后缘有一圆形隆起的乳状突。

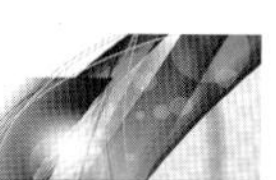

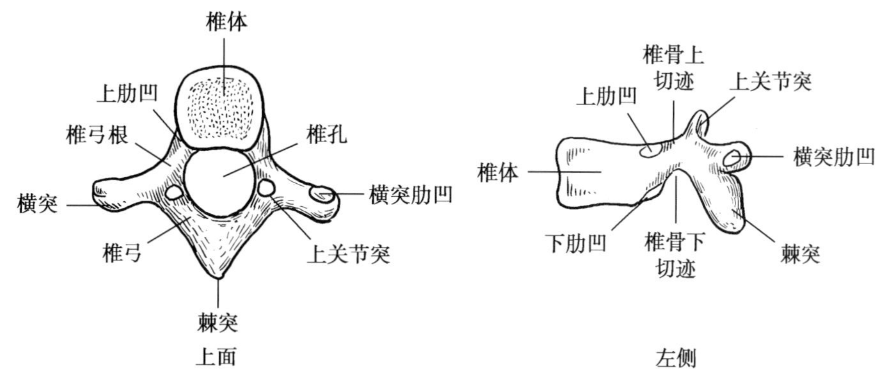

图 6-2-2　新生儿的第 6 胸椎

寰椎：呈环状，由前弓、后弓和两个侧块组成。前弓正中前有一突出的前结节，后面有一齿突凹与枢椎齿突形成寰枢正中关节（寰-齿关节）。后弓后方有后结节。横突的上和下面均有一关节面，上面与枕骨髁构成寰-枕关节，下面与第 2 颈椎上关节面相关节（图 6-2-3）。

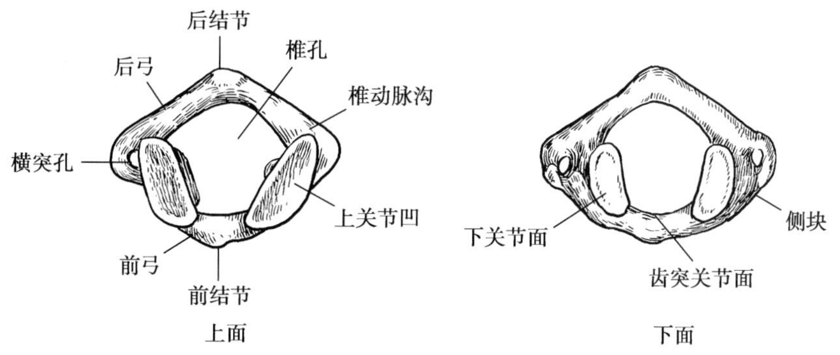

图 6-2-3　新生儿的寰椎

枢椎：枢椎有一椎体和一椎弓。椎体上有一个齿状突起——齿突。齿突周围均有关节面，与寰-齿关节面、侧块内侧结节及寰椎横韧带相接，做头部的旋转运动的主要结构。齿突两侧枢椎椎体上有一对上关节面，椎弓下也有一对下关节面，分别与相邻的颈椎相关节。横突较小、有横突孔。棘突分叉（图 6-2-4）。

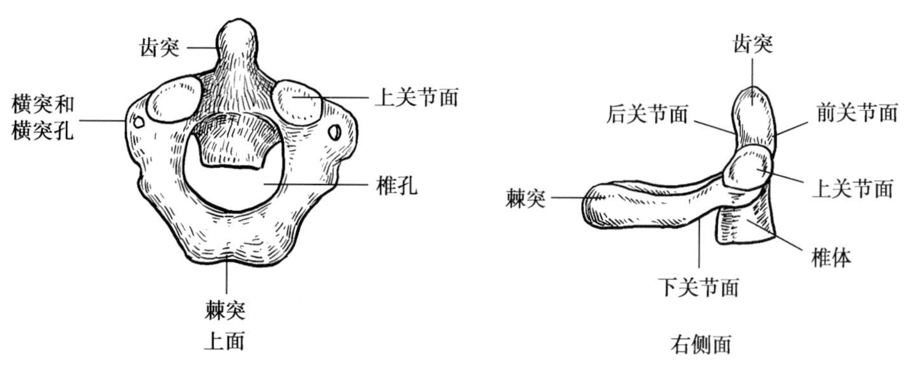

图 6-2-4　新生儿的枢椎

2. 骶前脊柱的骨化过程　骶前脊柱共约由 198 个骨化中心进行骨化成 24 个独立的椎骨。其中除寰椎和枢椎外，其余 22 个椎骨的成骨过程基本类似。

（1）初级骨化中出现和肋成分及愈合。每个椎骨有 3 个主要的初级骨化中心，分别位于椎弓两半和椎体部位（图 6-2-5）。

椎弓：一对初级骨化中心进行骨化椎弓两半。胚胎第 2 个月时，先在上颈椎开始，递次往下出现，到第 3 个月一直到骶尾椎全部出齐。

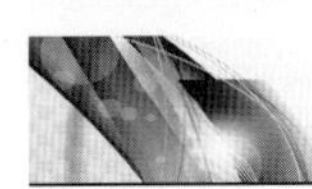

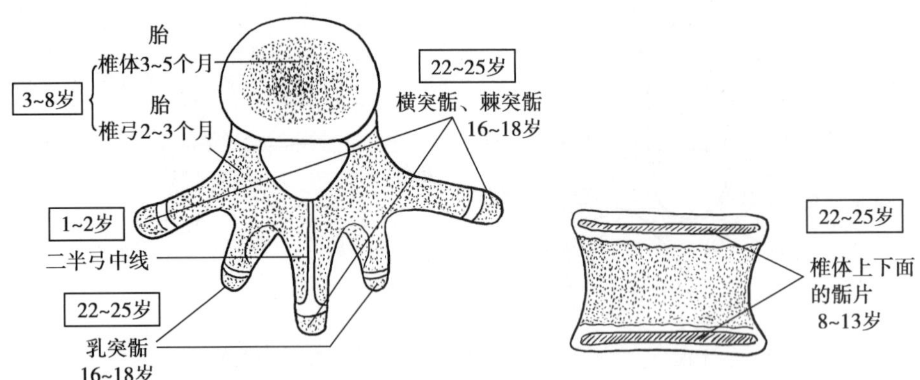

图 6-2-5 一般椎骨骨龄

注:方格外数字为骨化中心出现年龄,方格内数字为愈合年龄

椎体:一个初级骨化中心进行骨化椎体,胎龄第3~4个月时,先在最下胸椎出现,由此向上至枢椎。往下至第5腰椎递次出现,到第5个月时基本出齐。椎体的骨化先在背侧,然后扩展至腹侧。

肋成分:胎龄6个月时,多在颈部第7颈椎,偶尔在第4及第6颈椎横突前侧,和第5腰椎的肋突出现1对独立的骨化中心(图 6-2-6)。

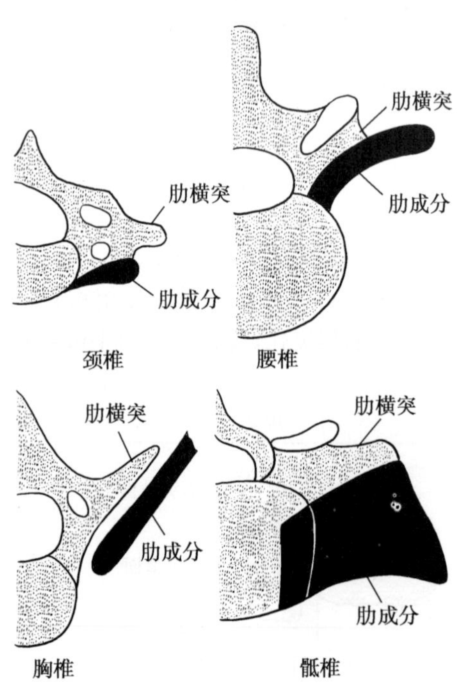

图 6-2-6 椎骨的肋成分

注:点表示椎体、椎弓、横突、棘突,黑色表示肋成分

因此胎儿出生时每节椎骨均已具备出现于椎体和椎弓两半的3个主要的初级骨化中心,此外还附加有肋成分的骨化中心。

出生后,1~2岁时,两半弓在中线处愈合,但上位颈椎和第5腰椎稍推迟。到3~8岁时,椎弓与椎体逐渐愈合,共同结成椎骨的骨性主体。5~6岁时也完成了肋成分骨化中心的愈合。

(2) 次级骨化中心出现和愈合。约8~13岁时(男女有别),椎体上、下面的近圆形骺板-体骺开始出现次级骨化中心,到青春期(约12~13岁),每节椎骨的左右横突尖、棘突及腰椎两侧的乳突,又分别出现新的骨化中心,加强了副突向最后方向的塑形。约到22~25岁期间每节椎骨完成了所有次级骨化中心的愈合而成为最后形态。

寰椎:寰椎起始由3个初级骨化中心进行骨化。胎龄10周时,后弓两半各出现一个初级骨化中心,进行各半弓和侧块的骨化出生时前弓和后弓中部还是软骨构成[图 6-2-7(1)(2)]。

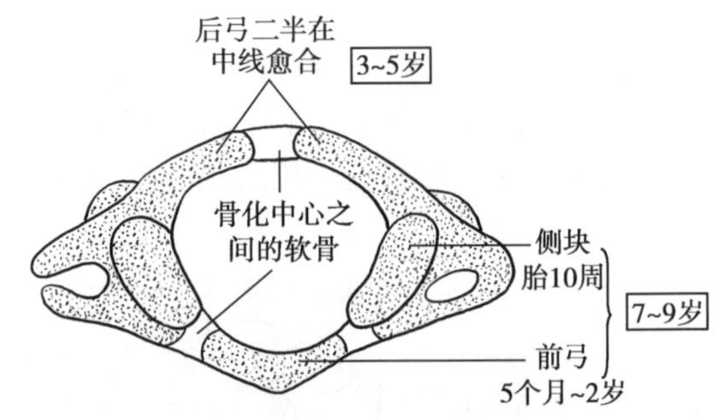

图 6-2-7(1) 寰椎的骨龄

注:方格外数字为骨化中心出现年龄,方格内数字为愈合年龄

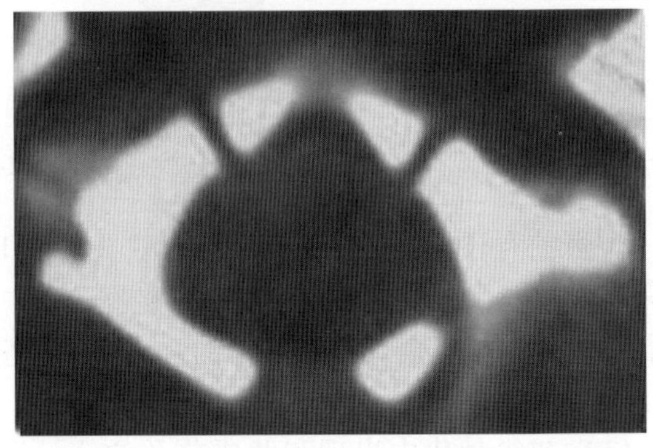

图 6-2-7(2) 寰椎的骨骺

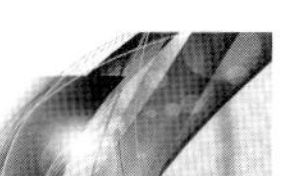

出生5个月至2岁时,在前弓前结节处也出现一个初级骨化中心,开始骨化前弓。有时两岁时在前弓两侧缝隙处还出现1~2个骨化中心。

3~5岁时后弓两半先在中线处愈合,然后约7~9岁时前弓与两侧块愈合,至此已形成一个完全骨性连合的寰椎。

枢椎:由7个骨化中心进行骨化,其中5个初级骨化中心和2个次级骨化中心(图6-2-8)。

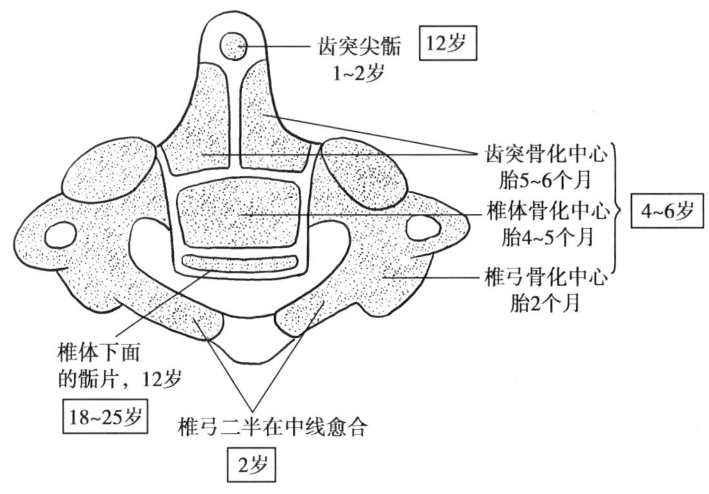

图6-2-8 枢椎的骨龄

注:方格外数字为骨化中心出现年龄,方格内数字为愈合年龄

胚胎2个月时,先在椎弓两半各出现一个初级骨化中心进行骨化椎弓。到胚胎4~5个月时,在椎体也出现一个初级骨化中心进行椎体骨化。胎5~6个月时,在齿突基部两侧出现一对初级骨化中心,多在出生前愈合为一体。因此出生前枢椎出现有5个主要骨化中心。

1~2岁时,齿突尖出现一个新的骨化中心。在4~6岁时,椎弓、椎体和齿突下的骨化中心发生愈合,至此连成一个骨性枢椎的主体。齿突尖和齿突基部约12岁时才愈合为一体。

到7~12岁时椎体下面的骺软片出现次级骨化中心,到18~25岁时与椎体愈合,至此才完成枢椎的最后骨化形态。

(二)骶骨

1. 概述　骶骨构成骨盆的后壁,形似底朝上尖朝下,前凹后凸的三角形,上接第5腰椎,其前缘向前突出,称骶岬,尖接尾骨,两侧的耳状面连接髂骨耳状面形成骶髂关节。骶骨中央有骶管纵贯其全长,是椎管的向下延续,下端开口于骶管裂孔。骶骨前面光滑凹陷,有4对通骶管的骶前孔,孔间的横线是椎骨融合的痕迹。后面粗糙隆凸,有4对骶后孔通骶管。后面中央有3~4个连接而成的纵行隆起,称骶正中嵴,为第1~4骶椎棘突合并的遗迹。骶后孔内侧的关节嵴由各骶椎关节突融合而成。骶前后孔外侧的纵行隆起部分为外侧部,由横突和肋突愈合而成(图6-2-9)。

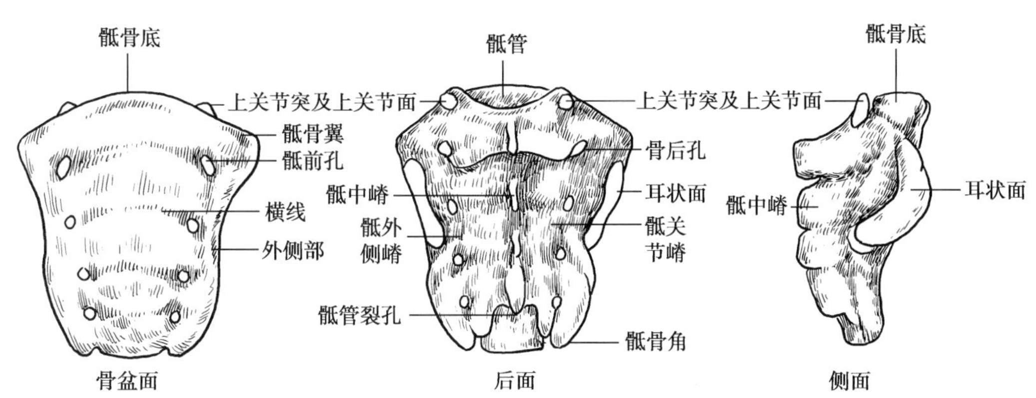

图6-2-9 一个新生儿的骶骨

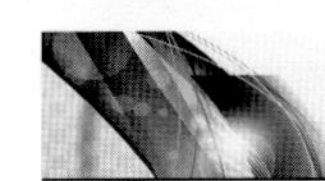

2. 骶骨的骨化过程　骶骨共由 35 个骨化中心骨化为 5 个骶椎,然后融合为一块骶骨。骶椎的骨化与一般椎骨有许多相似之处(图 6-2-10)。

(1) 初级骨化中心出现和肋成分及愈合。胚胎 10 周至 5 个月时,每节的椎体和椎弓两半各出现一个初级骨化中心,开始分别进行骨化椎体和椎弓。到胚胎第 6 ~8 个月时,第 1 ~3 骶椎的 3 对肋突又各出现一个独立的骨化中心,开始外侧部的骨化。因此出生时每节骶椎均已具备 3 个主要骨化中心,而第 1 ~3 骶椎则还附加有肋成分的骨化中心。

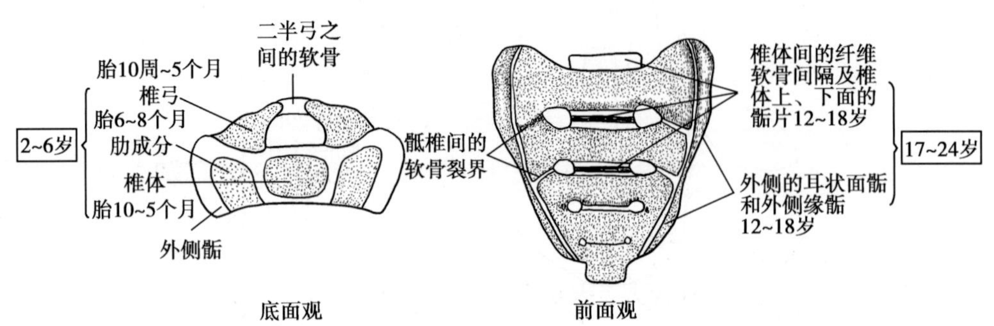

图 6-2-10　骶骨的骨龄

注:方格外数字为骨化中心出现年龄,方格内数字为愈合年龄

出生后 2 ~6 岁间,每节骶椎的 3 个骨化中心及第 1 ~3 骶椎的肋成分均已愈合为一。其愈合顺序为先在第 5 骶椎发生,然后递次向上出现。

(2) 次级骨化中心出现及愈合时间。到 12 ~18 岁时,每节椎体上、下面的骺外侧部耳状面和外侧缘的骺均相继出现次级骨化中心。到 17 ~20 岁时,或更迟一些各骨化中心彼此融合,5 个骶椎自下而上融合成一块骶骨。

(三) 尾骨

1. 概述　动物的尾骨发育良好,如牛的尾骨由 15 ~19 节尾椎构成。人的椎骨如倒三角形,由 4 ~5 个退化的尾椎骨构成。第 1 个尾椎最大,留有体、横突和尾骨角,后者与骶角结合。第 2 尾椎还保留有体和原始横突。其余尾椎往下渐小,成结节状的骨块(图 6-2-11)。

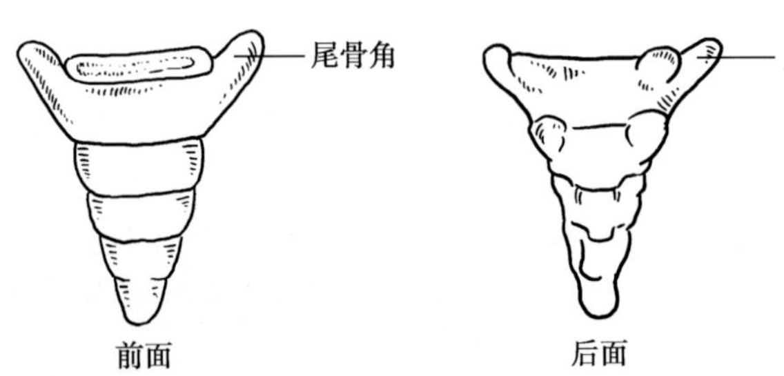

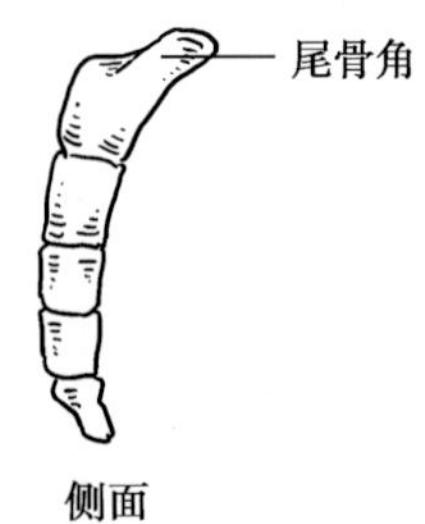

图 6-2-11　一个新生儿的尾骨

2. 尾骨的骨化过程　每节尾椎只有一个骨化中心,但第 1 尾椎有时有 2 个。尾骨的骨化过程自上而下出现。第 1 尾椎的骨化中心首先在出生至 12 个月时出现。第 2 ~4 尾椎的骨化中心则分别在 5 ~8 岁、9 ~13 岁和 14 ~18 岁时才出现。尾椎在儿童时期彼此分离,成年后才互相愈合;个别或不完全愈合。此外有时在尾骨角也出现一对骨化中心(图 6-2-12)。

(四) 椎骨的变异

3 个主要骨化中心的愈合可能出现愈合不全。如椎体和椎弓未愈合,则形成脊柱侧裂;左右椎弓在背侧正中未愈合形成脊柱后裂。也可发生异常愈合,如寰椎与枢椎愈合等。

第 6 ~7 颈椎和腰椎可因肋成分突出过长而形成颈肋和腰肋。

脊椎各部分的数目可能出现变数。骶骨可由 6 节或 4 节椎骨构成。有 6 节骶椎时腰椎的数目多减为 4 节,这是由于末节腰椎骶椎化的结果。骶椎骨有 4 节椎时,腰椎的数目就增加一节。尾椎可能只有 3 节或增加到 5 ~6 节。

二、脊柱的度量

国人新生儿的脊柱全长平均 220mm 左右,约占身长的 40%。以后到成人时百分比改变较少(约

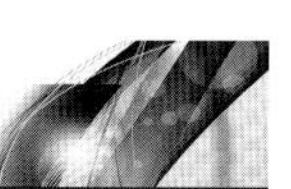

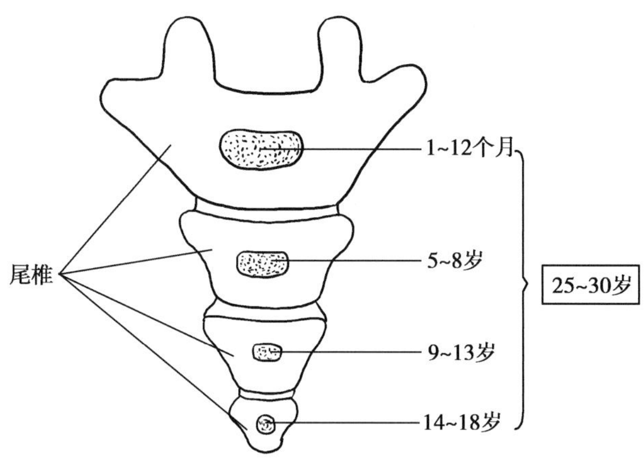

图 6-2-12　尾骨的骨龄

注:方格外数字为骨化中心出现年龄,方格内数字为愈合年龄

37%);这是因为身长在发育过程中,对比之下头颅高度明显减少了,而下肢腿长则相对增加了。

出生后,骶前脊柱各部分发育的比例有所改变。其中以腰部的发育占优,它稍胜于胸部,而明显胜于颈部。这与脊柱各椎部承受的重量和运动有关。到5岁时骶前脊柱各部分比例已接近青年甚或成人。成人的骶前脊柱全长约为新生儿的3.3倍,其中腰部约增加3.9倍,颈部2.9倍。

新生儿的骶前脊柱较成人粗大,无论在宽度或深度方面均较大,没有像成年人那样从腰部到颈部如此递次变小。成人的上小下大是由于发育过程中不断适应支持身体直立和负重而产生。

新生儿的脊柱骶尾部,据Aeby报道,长约45mm,为脊柱全长的19.4%,在成人相应地增加到138mm和18.8%。

三、脊柱的连结

各游离椎骨之间借椎间盘、韧带及椎间关节相连结。儿童脊柱的特点是运动范围和屈度较大,现就其椎间盘和脊柱的运动概括如下。

1. 椎间盘　各游离椎骨,除第1和第2颈椎之间外,其余相邻的两椎体之间(包括 L_5 的和第1骶椎间)均借椎间盘紧密相连。椎间盘由周围的纤维软骨环和中心部胶状物质的髓核组成。其大小(横径与前后径)和椎体的大小相适应,其性能坚固而富有弹性,具有承受压力和缓减外力振动的作用。当脊柱向一侧弯曲时,该侧椎间盘可因承受增加的压力而变薄;反之相对侧的椎间盘则因承受的压力减轻而增厚,同时髓核也向对侧轻微移动。日间在重力和运动的作用下,椎间盘被压扁一些,到晚上休息时人的身长可减少10~20mm,清晨身长又可恢复原状。椎间盘可随脊柱的运动而相应改变其形状。

新生儿的椎间盘厚度总共约54.7mm,成人为153.4mm,为出生时的2.8倍。在发育过程中以腰部的厚度发育占优势,到成年时约为4.0倍,颈部和胸部均较差,分别为2.4倍和2.2倍,可见不同年龄颈、胸和腰椎三部分的发育是不平衡的,且为动态的(表6-2-1)。

表 6-2-1　新生儿和成人椎间盘的总厚度(mm)(据Aeby,简化)

部位	新生儿	成人	发育指数
颈部	11.9	28.6	2.4
胸部	26.1	57.4	2.2
腰部	16.7	67.4	4.0
合计	54.7	153.4	2.8

2. 脊柱的运动　脊柱在相邻两椎骨间的运动范围较为有限,但联合起来的整个脊柱的运动范围则很大,可做额状轴的屈伸运动、矢状轴的侧屈运动、垂直轴的旋转运动及各轴向的环转运动(图6-2-13)。

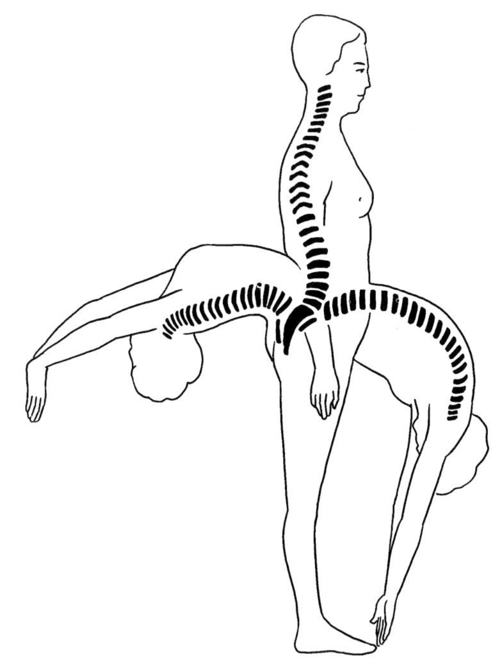

图 6-2-13　脊柱的屈伸运动

脊柱在儿童时期的运动范围较成人大。新生儿时,椎间盘与椎体尚未骨化的软骨之间尚可分开界线,而该椎体尚未骨化的软骨亦如椎间盘一样,对脊柱的运动来说是可屈性的一部分。在成年人,椎间盘的全长约为脊柱长的1/4;而在新生儿,其椎间盘

加上尚未骨化的软骨部分约为脊柱 1/2 长。因此新生儿的脊柱运动显然可获得较高的可动性。在分离的新生儿脊柱标本，寰椎可在向前和向后的方向与骶骨接触；其中以腰部背伸为最强。在新生儿的新鲜标本上实验，头可与足跟接触。

在以后发育过程中，随着骨化中心的扩大和次级骨化中心的形成和愈合，脊柱运动范围逐渐受到限制。到出生 5～6 个月时，在新鲜尸体上实验，脊柱的弯屈运动已比新生儿略有减少。儿童时期，脊柱所显示的运动范围在一般生活环境下并没有充分加以利用，也无此必要。像顶碗杂技演员的表演，是早在幼年时期对其所需要的运动范围已予以充分利用，并从中进行训练，持续练习，从而获得保持其运动性能。如众所知，儿童参观了这些表演之后，自己很容易模仿，但在解剖上或生物力学方面并无何妨碍。

四、脊柱整体观

人体的脊柱并非笔直，从侧面观察有 4 个生理性弯曲：即颈部从寰椎至第 2 胸椎向前凸，为颈曲；胸部从第 2～12 胸椎向后凸形成胸曲；腰部从第 12 胸椎至骶骨岬弯向前凸，为腰曲；骶尾部从骶骨岬至尾骨尖弯向后凸，为骶尾曲。这 4 个弯曲的产生与人体的直立姿势密切相关，是人类脊柱运动的特征，其有加强脊柱整体弹性的作用，使行走或跳跃时减轻或消失从脊椎传到头部的振动（图 6-2-14）。

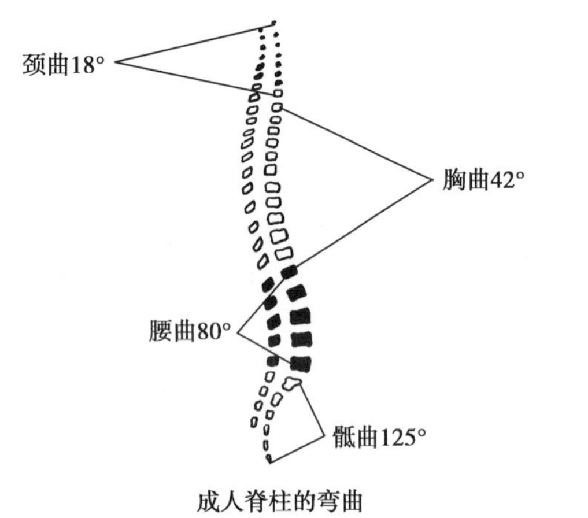

成人脊柱的弯曲　　各种年龄时期的脊柱弯曲比较

图 6-2-14　脊柱的弯曲

脊柱 4 个弯曲在胎生时已经形成最初的结构。出生时已有扁平弓状的胸曲和腰曲，以及骶骨凹窝和腰部与骶部间的曲折。以后脊柱弯曲的形成是由于爬、坐、抬头、站立、行走和运动所致（图 6-2-15）。

出生后第 3～4 个月开始抬头，第 7～8 个月学坐，因须承担头重，形成逐渐向前凸的颈曲。到 1～1.5 岁身体直立行走时，因髋关节伸直，骨盆向前倾，腰部突向前方做代偿性的力学调整而形成腰曲，从而身体力学重心向后移位以维持身体前后的平衡。而脊柱胸段一直仍保持出生时那样凸向后方，逐渐形成成人时的胸曲。骶尾曲凸向后上方，出现于出生第 5 个月（图 6-2-16～18）。

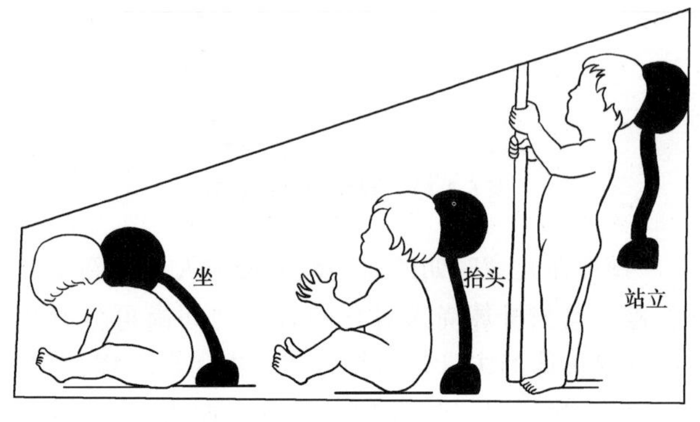

图 6-2-15　小儿脊柱弯曲的形成

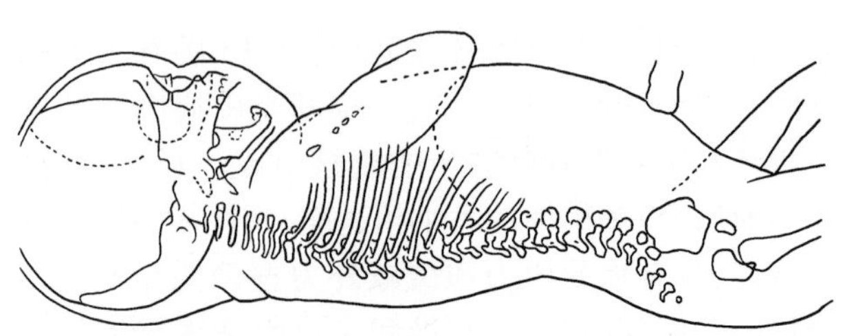

图 6-2-16　一个出生后第 6 日的新生儿平卧位 X 线示意图

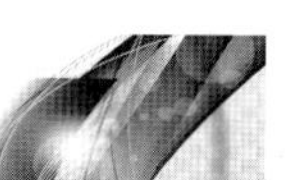

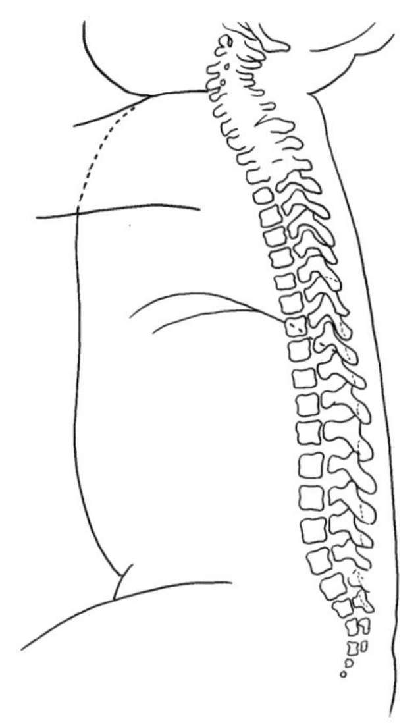

图 6-2-17　一个 9 个月大的女孩坐位 X 线示意图

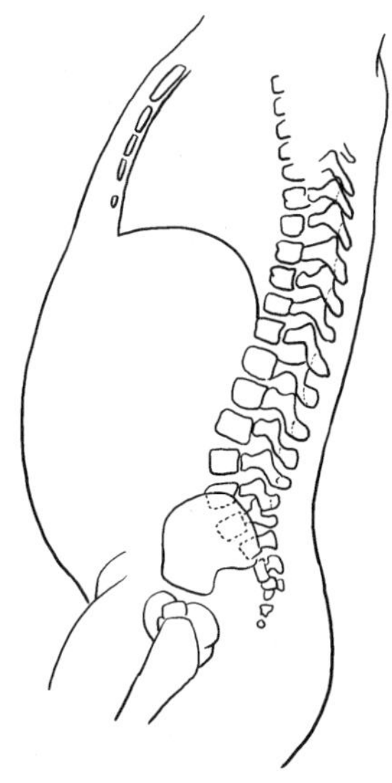

图 6-2-18　一个 1.5 岁男孩直立位 X 线示意图

一般认为从 6～7 岁起，典型的弯曲可能不再有全部的调整。

值得注意的是，脊柱在很长发育中都有很大的可塑性。除病理因素所形成的病态外，与病理无关的某些条件也可形成不正常的弯曲；如龟背、脊柱前弯和侧弯等。因此在家庭、幼儿园和学校中的护理教育，对脊柱弯曲的健康形态和姿势，可给予一定的影响。据调查，儿童多数在直立姿势时腰部呈典型的前弯，胸部做轻度的背弯或做伸直中的弯度，腰部上界开始前弯并当腰部伸直时也跟着伸直，与巨大的可变性相适应。

从正面观察时，正常人的脊柱可有轻微的弯曲，多见右凸，少见左凸，同时同侧肩带部也提得较高。其原因，一般认为由于多为右利手（使用右手），右侧在较发达的肌肉牵引下，以致脊柱上部微凸向右；也可由于对幼儿的护理不善，学校中的桌椅坐位不合理或学习时姿势不良或某种职业等原因所引起。

第二节　椎间盘病变

儿童期椎间盘正处于发育阶段。一般尚未发生退行性改变，只有椎间盘存在发育缺陷或损伤时才有可能使其发病，故其发病率较低。其临床表现及治疗方法与成人也存在明显的差异，人们对其认识不足易造成误诊和（或）漏诊，延误治疗时间，因此有必要单独进行探索。

一、儿童颈椎椎间盘突出症

儿童颈椎椎间盘突出症较为罕见，国内外报道较少。其发病原因主要为钙化间盘突出和外伤。外伤性颈椎间盘突出症仅报道过个例。

（一）儿童颈椎特征

1. 儿童头颅较大，头身比例与成人明显不同，颈椎运动力点相对上移，颈椎较易受到各方向惯性力量的损害。

2. 颈椎小关节面的角度较小，多呈水平位，幼儿期颈椎尚未完全钙化和骨化，$C_{3\sim7}$椎体多呈楔形，使脊柱颈段的活动度较大，易导致滑脱。

3. 儿童颈段运动的力学支点较成人高（成人在$C_{5\sim6}$节段），幼儿颈椎屈伸运动的支点在$C_{2\sim3}$和$C_{3\sim4}$节段，故易致幼儿上颈椎损伤。

4. 椎体钩状突（即 lusch ka 关节雏形）尚未完全形成，发育未成熟，无法有效地阻挡急速旋转。

5. 棘间韧带与关节囊较松弛，前纵、后纵韧带弹性较大，可使脊柱过度前屈与后伸，椎骨节段运动幅度明显加大。

6. 儿童椎间盘尚未发育成熟，尤其是周围纤维环较薄，遇有外伤易发生颈椎不稳和椎间盘突出等（图 6-2-19）。

（二）临床表现

儿童椎间盘突出的特点：病程短、进展快、症状和体征较典型。幼儿表现为易怒、哭闹、上肢不敢活动及不能握住玩具。较大儿童常诉说颈区疼痛、上

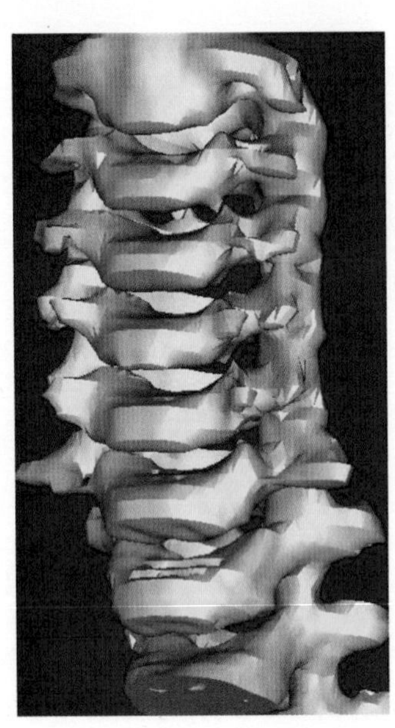

图 6-2-19　一个 7 岁儿童颈椎的三维重建

肢麻木、手持物无力不能完成精细动作及行走不稳等。体征表现为：颈椎压痛、颈部活动受限，慢步行走，有痉挛步态，上、下肢肌肉逐渐萎缩，肌力减弱，上肢反射减弱或亢进，下肢反射亢进，病理征为阳性，膝、踝阵挛阳性。

（三）影像学表现

X 线片可显示颈椎曲度变直或反曲，颈椎椎间隙变窄，椎间隙或后方出现钙化影。CT 和 MRI 可清楚地显示椎间盘突出的节段、大小和方向。

诊断和鉴别诊断：根据典型的体征、MRI 表现可做出明确诊断；但需要与椎管内肿瘤、椎管内结核、胸廓出口综合征、外周神经受压等相鉴别。

（四）治疗

治疗原则：先行非手术治疗，一旦无效应尽快手术。多数患儿经保守治疗后可获得较满意疗效。保守治疗措施有休息、局部制动、颈部牵引、服用非甾体抗炎药及镇静止痛药等。经保守治疗无效者应行手术治疗，手术效果较好。手术方式有开放手术、经皮激光椎间盘切吸术（PLDD）、经内镜颈椎间盘切除术等。手术以经前路减压椎间植骨融合术为主。国外报道经内镜颈椎间盘切除术成功率为 97%。

二、儿童腰椎椎间盘突出症

（一）流行病学与病因学

儿童腰椎椎间盘突出症发病率明显低于成人，国外报道占全部腰椎椎间盘突出症的 1% ~3%，石道原等报道为 1.07%（12/1125），其主要病因有外伤，包括巨大的暴力伤和日常过度频繁剧烈运动所致的腰部慢性损伤，多发生于好动、经常进行易损伤性剧烈体育活动者（如高处跳跃、举重、武术、掷铅球、打篮球等）。石道原报道青少年腰椎椎间盘突出症患者有明确外伤史者占 42%；Baba 等报道 29 例青少年腰椎椎间盘突出症，其中 82.8%（24 例）发病与各种运动密切相关。此外，腰椎先天性畸形（如腰骶移行椎、隐性脊椎裂等）也是本病发病的主要原因，此类畸形可引起腰椎应力分布不均或异常，致椎间盘的退变和突出。椎间盘或纤维环存在发育性缺陷和身高、体重（肥胖）超常也是青少年椎间盘突出症发病的重要原因。有报道腰椎小关节面的不对称与本病发病也有关，原因是在此基础上腰椎常受到轴向旋转力、剪切力的作用而致椎间盘损伤。

（二）病理学

由于儿童腰椎间盘突出症发病机制与成人有较大差异，此年龄段椎间盘尚未开始退变，纤维环不易发生破裂。故其突出物不仅含有髓核组织，尚可包括软骨终板和局部纤维环等，以致形成较多硬性致压物，对神经根、血管等造成严重机械性压迫。

（三）临床表现

儿童腰椎椎间盘突出与成人比较存在较大差异，其临床表现特点为症状较轻而体征较重。主诉多为腰部酸胀痛、臀部痛、腿部酸麻痛。体征为腰背肌痉挛、脊柱倾斜、腰部活动受限，受累神经支配区感觉异常和肌力下降，其直腿抬高试验多为阳性，跟腱反射减退或消失。部分患者在腰部较重外伤后发病，与一般腰椎及腰部软组织损伤易混淆。其症状轻的原因可能是与青少年的脊椎有较大的活动度有关，通过姿势的改变来缓解突出髓核对神经的压迫，也可能是纤维环完全破裂，但较少见。较少产生髓核的化学性激惹和致痛递质的释放，而多为神经根受到机械性压迫所致。

（四）影像学检查

X 线片多无明显特征性改变，少数可见椎间隙前后等宽或间隙变窄，还可发现先天性骶椎隐裂、第 5 腰椎完全或不完全骶化、骶椎腰化等畸形。CT 或 MRI 扫描可发现突出的椎间盘组织。并可明确突出椎间盘的大小、突出方向、伴或不伴软骨终板破裂及硬膜囊受压等。并可判断椎间盘的退变程度及神经根是否受压等。

诊断和鉴别诊断：根据症状和体征，CT 扫描及 MRI 检查不难做出诊断。需与腰肌劳损、腰肌扭伤、腰椎小关节错位紊乱、椎管内肿瘤、梨状肌综合征、坐骨神经肿瘤、外周神经卡压等相鉴别。

（五）治疗

不少医师对儿童椎间盘突出患者行手术治疗存在争议。患者由于疼痛不剧，对手术要求也不迫切，因此大部分患者病程拖得很长或得不到适当治疗。目前，多数学者认为如经短期严格保守治疗无效，即应行外科手术治疗。治疗方法如下：

1. 保守治疗　包括应用非甾体抗炎药、腰部牵引、局部制动和积极的腰部训练以稳定腰椎。适应证为椎间盘突出较轻，不伴有软骨终板破裂、髓核未脱出及游离者。对已出现马尾神经受压症状，伴有软骨终板破裂，髓核已脱出及游离者及伴有发育性椎管狭窄者不适宜行保守治疗。

2. 化学溶核疗法　药物包括木瓜凝乳蛋白酶和胶原酶，可在C形臂机透视引导下穿刺将药物注入椎间隙行融核治疗，其适应证为纤维环未完全破裂者。

3. 手术治疗　青少年椎间盘突出症手术效果较成人好，手术治疗的优良率报道为94%。由于儿童脊柱正处于快速发育阶段，手术应尽量减少创伤以免影响脊柱的发育。多数医师主张行后路手术治疗，这样可直接切除突出的间盘组织，达到神经减压，术后康复快。由于儿童的神经根紧张及回缩力较强，特别在中央型突出，后路手术伤及神经根的危险性较大，应特别予以注意。由于处于发育期儿童椎间盘细胞的蛋白聚糖合成在纤维环内最活跃。故手术应尽量少地切除椎间盘组织而达到神经根的减压，以保留椎间盘功能，且可促使术后椎间盘的再生，使椎间盘逐步恢复高度，但须将退变的髓核和破裂的纤维环及破裂软骨终板切除以防复发。包括开放手术和有限手术（经皮穿刺髓核摘除术、经皮穿刺激光髓核消融术、经腹腔镜髓核摘除术，显微内镜手术等）。开放术有后正中入路和经腹膜外前外侧入路并椎间融合术。后路手术尽可能地少破坏脊柱的稳定性，椎间盘切除采用逐级扩大法，即单侧开窗→扩大开窗→半椎板切除术→全椎板切除术（或回植）。是否融合要以腰椎是否稳定为依据。手术适应证：所有经短期严格保守治疗无效的椎间盘突出症均是此类手术的适应证。

4. 经皮穿刺髓核切吸术　经皮穿刺激光髓核消融术，经腹腔镜髓核摘除术的适应证为纤维环未完全破裂、髓核未脱出游离，不伴有发育性椎管狭窄者。

5. 显微内镜包括后外侧入路式及后正中入路式两种。因后正中入路式显微内镜符合大多数脊柱外科医师的操作特点而较广泛应用。显微内镜下髓核摘除术对脊柱骨性结构及软组织的损伤较少，对脊柱的稳定性破坏较小，可明显减少住院时间，术后恢复较快，但要求手术者有熟练的手术操作技巧。手术适应证：单纯椎间盘突出或伴有侧隐窝狭窄者。极外侧型椎间盘突出及有发育性椎管狭窄者不适合行此术。

（六）并发症及其处理

化学溶核疗法的并发症主要是酶流入椎管内，对神经造成化学性刺激甚或是多发神经根炎。处理方法为应用糖皮质激素。手术的并发症主要有腹腔大血管及神经根损伤、硬膜撕裂、感染、术后椎间盘炎、椎间隙感染等。大血管损伤应及时修复，神经根损伤可行断端吻合术，硬膜撕裂应严密缝合以防脑脊液外漏，浅部感染可经全身应用抗生素，局部换药，引流而愈合，椎间隙感染可经应用抗生素，加强营养，敏感抗生素持续冲洗而治愈。

正确认识儿童椎间盘突出症是科学诊断和治疗的重要前提。对于长期主诉腰腿酸痛的儿童，应仔细询问病史，详细查体；若怀疑有腰椎间盘突出时，应行CT及MRI检查以确诊是否存在间盘突出症。为了早日恢复患者的学习和生活，不必延长保守治疗时间，对有腰部明显运动受限、脊柱侧弯、直腿抬高试验强阳性者，经短期正规保守治疗无效，应果断采用手术治疗。

第三节　椎体畸形

一、半椎体畸形

半椎体畸形最常见，易单发，亦可多发。胸椎多见，腰段亦可遇到。

（一）分型

Nasca曾将其分为如下六型。

1. 单纯剩余半椎体　即相邻的两椎节间残存一圆形或卵圆形骨块，易与相邻的椎体相融合。

2. 单纯楔形半椎体　指在正位片上椎体呈楔

形外观者。

3. 多发性半椎体　指数节椎体发生半椎体。

4. 多发性半椎体合并一侧融合　多见于胸椎段。

5. 平衡性半椎体　即2节或多节之畸形，左右对称以致畸形相互抵消，除躯干短缩外，并未引起明显侧弯外观。

6. 后侧半椎体　指椎体后方成骨中心发育，而中央成骨中心未发育，以致从侧面观椎体形成楔状畸形外观。

（二）临床症状特点

视畸形缺损的部位不同可引起以下脊柱畸形。

1. 脊柱侧弯　因单发或多发半椎体畸形所致。

2. 脊柱后凸畸形　见于后侧半椎体畸形者。

3. 脊柱侧弯及旋转畸形　严重侧弯者，如躯体上部重力不平衡，则在发育过程中可逐渐形成伴有明显旋转的侧凸畸形，并伴有胸廓畸形等体征。或是半椎体畸形伴有后侧半椎体畸形时易发生。

4. 身高生长受限　以多发者影响为最大。

（三）诊断

主要依据临床特点及X线片所见，必要时可行CT或MRI检查等。但同时应对其全身情况及有无并发症等做全面判定。

（四）治疗

视畸形之特点与其引起脊柱发育异常的程度不同而采用相应的治疗措施。

1. 严重脊柱侧弯（伴或不伴旋转）畸形者　应按脊柱侧弯行手术治疗。

2. 严重驼背畸形（图6-2-20）已定形且影响基本生活者　可行脊椎截骨术治疗。

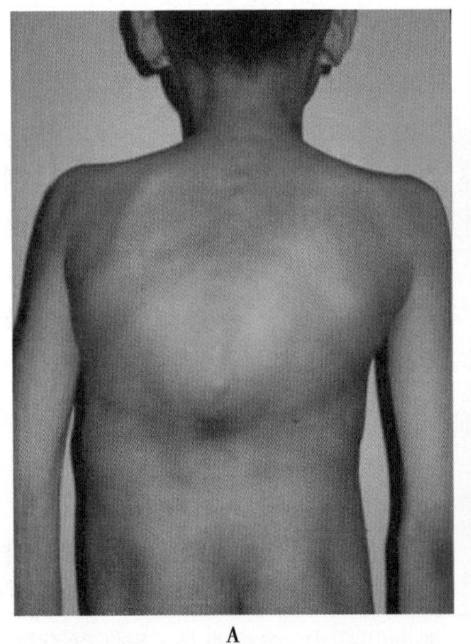
A

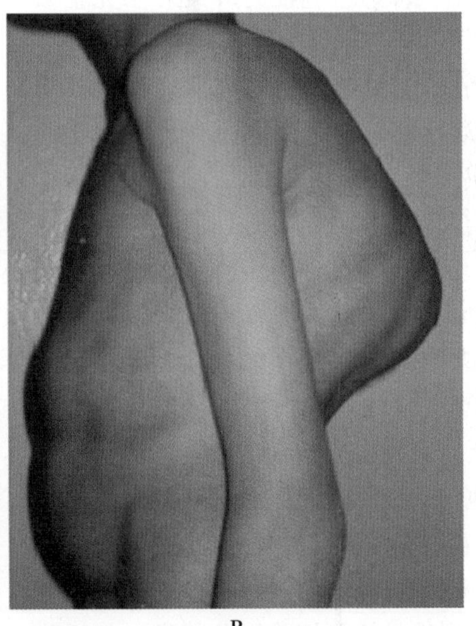
B

图6-2-20　12岁儿童脊柱后凸畸形
A. 后面观；B. 侧面观

3. 青少年病例　为避免或减缓脊柱畸形的发生与发展，可对畸形的凸侧一至数节先行植骨融合术，以终止该节段的生长。但为避免矫枉过正，开始时不宜融合过多且需密切观察。

4. 轻度畸形者　可辅以支架，并加强背部肌肉锻炼。

5. 注意预防及治疗各种并发症　尤其脊柱畸形严重者，多伴有心肺功能不全，应综合治疗（图6-2-21）。

二、椎板裂畸形

椎板裂畸形（脊柱裂）较前者少见。主因椎板骨化中心成骨不全致使椎板在中部不愈合，可单发，亦可多发，轻者在椎板中央仅有一裂缝所见。由于此类畸形多呈双侧对称性改变，故一般不引起临床症状，也不需要特别地处理。诊断主要依靠X线片或CT片所示（图6-2-22）。

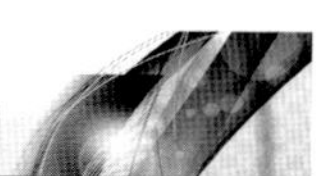

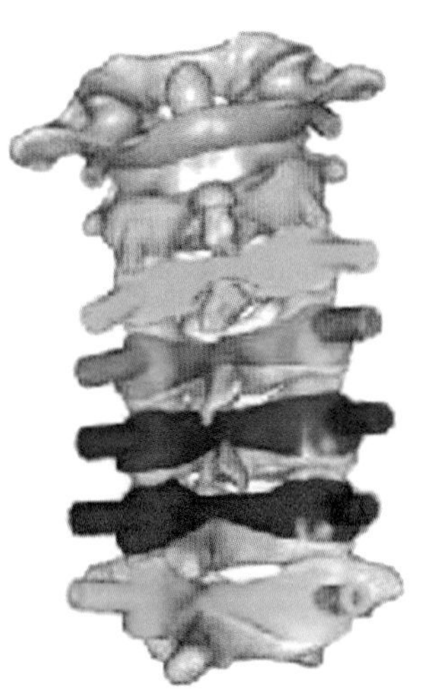

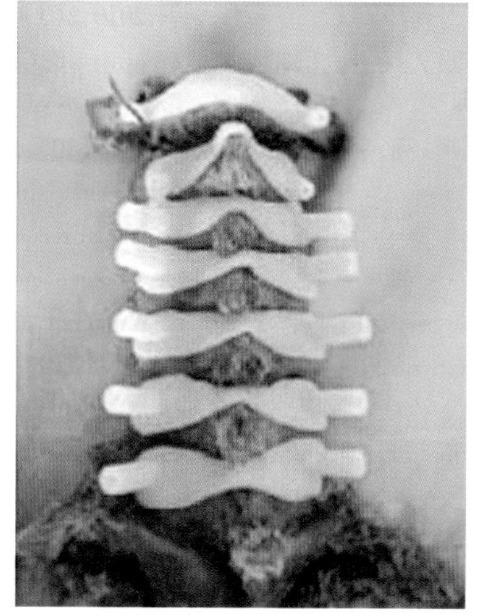

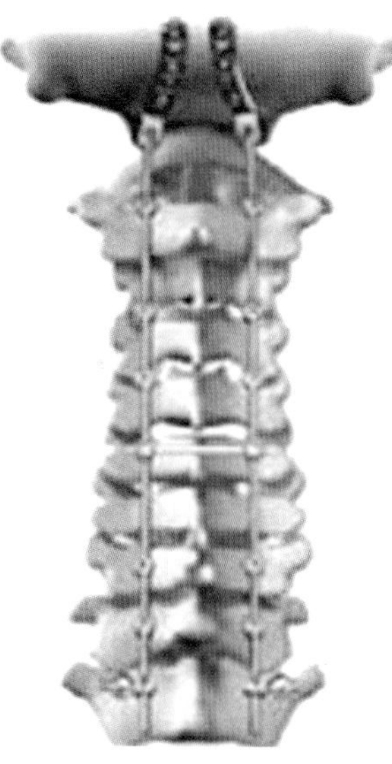

图 6-2-21　儿童颈椎导航模板设计及后路内固定系统

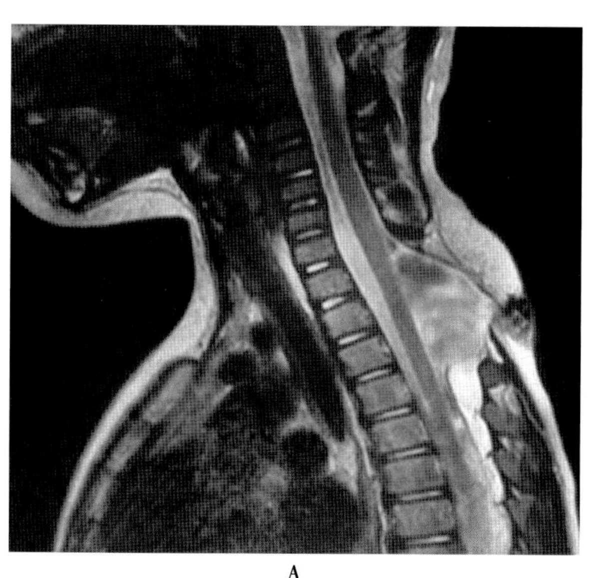

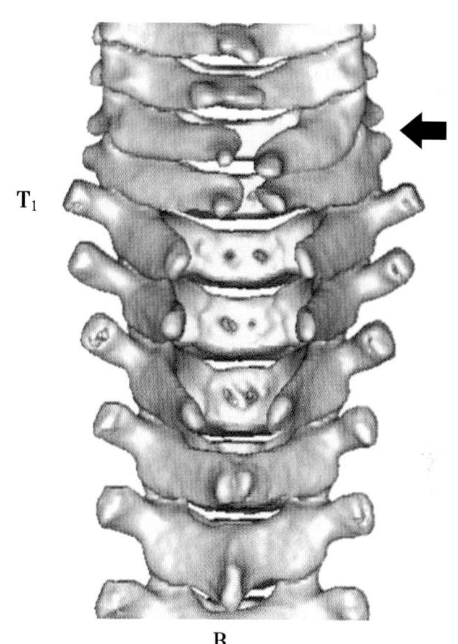

A　　B

图 6-2-22　患儿男性，4 岁。于 C_6 ~ T_3 处椎弓板未愈合，伴部分脊膜向外膨出
A. MRI；B. CT 三维重建

三、蝴蝶椎畸形

由于椎体骨化中心发育不全所致。残存的椎体纵裂引起椎体两侧较厚、中央较薄、似蝴蝶样外观而得名。常在 X 线检查时发现，多见于胸段。由于畸形呈对称性，故临床上难以发现明显体征。若双侧发育不平衡则可出现侧弯或后凸畸形。视畸形的不同可采取相应的治疗和预防措施。

四、融合椎畸形与分节不全

由于相邻椎体骨化中心发育过程中未能分开，或未能完全分开或椎间盘生发中心缺如所致，相邻两个或几个椎体融合在一起或部分融合在一起，其间无椎间盘或只有部分椎间盘。X 线或 CT 可诊断。视畸形不同可采取相应的治疗和预防措施。

五、椎弓不连畸形

最常发生在椎弓峡部，易引起椎体不稳或滑脱。X 线片或 CT 可予诊断，但需视情况采取手术治疗。

（李志军）

参 考 文 献

1. Anton 主编，李欣，范国光主译. 影像专家鉴别诊断-儿科分

册. 北京:人民军医出版社,2012

2. 贾宁阳,陈雄生. 脊柱外科影像诊断学. 北京:人民卫生出版社,2013
3. 王立,刘少喻,黄春明,杨洪昌. 儿童脊柱畸形矫形手术技巧. 北京:人民军医出版社,2014
4. 赫荣国,梅海波. 儿童骨与关节损伤. 长沙:中南大学出版社,2006
5. Mortazavi M, Gore PA, Chang S, et al. Pediatric cervical spine injuries: a comprehensive review. Childs Nerv Syst, 2011, 27(5):705-717
6. Kreykes NS, Letton RW Jr. Current issues in the diagnosis of pediatric cervical spine injury. Semin Pediatr Surg, 2010, 19(4):257-264
7. 沈晓龙,田野,东人,等. 青少年特发性颈椎后凸畸形的影像学特征及其临床指导意义. 中国脊柱脊髓杂志,2011,21(9):745-749
8. Ismat Ghanem, Samer El Hage, Rami Rachkidi, et al. Pediatric cervical spine instability. J Child Orthop, 2008, 2(2):71-84
9. Platzer P, Jaindl M, Thalhammer G, et al. Cervical spine injuries in pediatric patients. J Trauma, 2007, 62:389-396
10. 李志军,李筱贺. 脊柱脊髓的应用解剖与临床研究. 呼和浩特:内蒙古人民出版社,2011
11. 王星,史君,张少杰,等. 三维图像测量青少年颈椎钩突的形态特征. 中国组织工程研究与临床康复,2011,15(30):5587-5590
12. 张少杰,史君,刘萨日娜,等. 青少年颈椎棘突的形态特征:与成人干燥骨标本比较. 中国组织工程研究与临床康复,2010,14(35):6578-6580
13. 覃炜,权正学,刘洋,等. 寰枢椎椎弓根螺钉个体化导向模板的研制与实验研究. 中国修复重建外科杂志,2010,24(10):1168-1173
14. 陈国平,陆声,徐永清,等. 数字化导航模板在下颈椎椎弓根定位定向中的应用. 西南国防医药,2010,20(06):596-598
15. 夏虹,艾福志,王建华,等. 寰枢椎椎弓根螺钉固定在儿童上颈椎疾患中的应用. 中国骨科临床与基础研究杂志,2010,2(3):181-185
16. Arbogast KB, Gholve PA, Friedman JE, et al. Normal cervical spine range of motion in children 3-12 years old. Spine, 2007, 32(10):E309-E315
17. Yuan Yuan-xing, Wan Lei, Yin Qing-shui, et al. Three-dimensional reconstruction of finite element model of the cervical motion segment according to Chinese Digital Human CT data. Journal of Clinical Rehabilitative Tissue Engineering Research, 2011, 15(26):4915-4918
18. Li XH, Xu DC, Li ZJ, et al. An anatomical study in a Chinese population of the position of the rib head for placing anterior vertebral body screws. Folia Morphol (Warsz), 2010, 69(4):232-240
19. Mărginean OM, Căpităneseu B, Mîndrilă I, et al. Study of the correlation between newborn and fetus ages and some morphometric cervicales indices. Rom J Morphol Embryol, 2008, 49(3):387-390
20. 李鉴铁,张余,郑小飞. 儿童脊柱测量及三维重建对脊柱侧弯治疗的意义. 解剖学杂志,2007,30(03):344-346
21. 刘伟聪,董炘,徐杰,等. 脊柱颈段的年龄变化及其临床意义. 解剖学研究,2004,26(2):134-138
22. 孙燕,陈荣敬,于泉,等. 上海地区女性少年儿童颈椎骨骨龄的测量分析. 上海口腔医学,2009,18(3):234-237
23. Fu Z, Shi J, Jia L Jr, et al. Intervertebral Thoracic Disc Calcification Associated with Ossification of Posterior Longitudinal Ligament in a 11-year-old Child. Spine (Phila Pa 1976), 2011 [PMID:21270688]
24. 王震寰. 人体解剖学. 北京:人民军医出版社,2013
25. Bajard X, Renault F, Benharrats T, et al. Intervertebral disc calcification with neurological symptoms in children: report of conservative treatment in two cases. Childs Nerv Syst, 2010, 26(7):973-978
26. 刘世敬,钟世镇,李佛保. 儿童颈椎及脊髓损伤的研究进展. 中国脊柱脊髓杂志,2007,17(11):875-877
27. Klimo PJr, Ware ML, Gupta N, et al. Cervical spine trauma in the pediatric patient. Neurosurg Clin N Am, 2007, 18(4):599-620

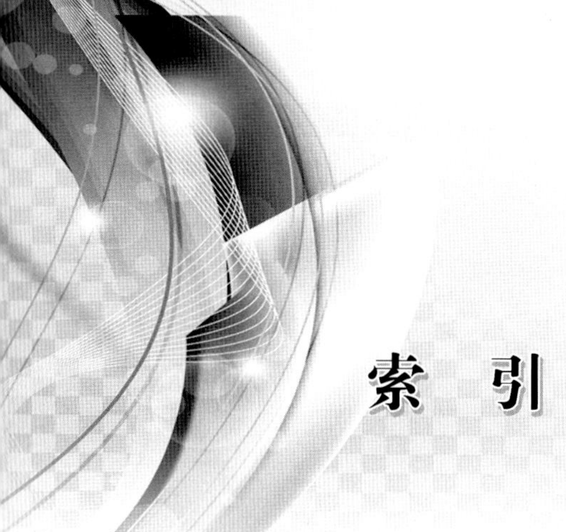

索 引

B

C

D

F

G

H

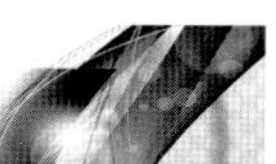

T

W

X

Y

Z

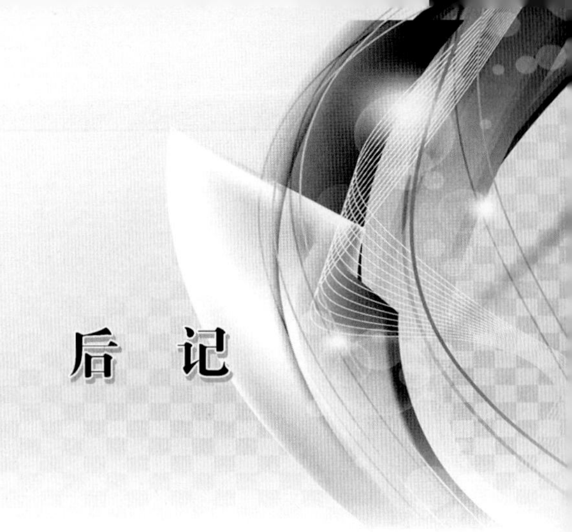

后 记

从临床中来，到临床中去

1988 年，我有幸考入中国医科大学，成为局解与手术学专业的研究生，导师就是徐恩多教授。

徐教授学术作风严谨，孜孜不倦、潜心于临床解剖学研究，对每一个数字都要求做到准确。在编写《实用临床解剖学》的过程中，教授总是反复校对书稿，每一个问题都要详查出处，200 多万字几乎都是他一笔一划写出来的，不管在家里还是在学校，夜以继日的工作，中午几乎不休息。

徐老师非常重视临床解剖学科研思维的训练，鼓励研究生自己选题并亲自指导。强调“从临床来，到临床去”的原则。为此他给我们讲了胃后动脉的发现及研究过程：徐老师在“下放”翁牛特旗工作期间，遇到一位胃出血患者，在手术结扎了胃大弯和胃小弯的知名血管后仍然出血不止，在剪开小网膜翻看胃后壁时发现有一根较为粗大的动脉，结扎此血管后出血就控制住了，确定此血管就是出血的重要原因，但在当时并不知道这根血管的起始部位及供应范围，文献缺乏该血管的相关资料。徐老师就此问题进行解剖学研究，并积累资料，终于确定了胃后动脉的解剖及其临床意义。以后被学界证实并广泛引用。

徐老师既是外科主任医师，又是局解与手术学教授，这种既会临床又懂解剖的教授在当时很少，这种临床与解剖结合的模式，后来经徐教授大力倡导并主持成立了局解手术学专业委员会，创办了《局解手术学杂志》。

学习骨科临床解剖学的一点体会

骨外科研究生更需要解剖学知识，这是多少骨科前辈的真切体会，我也是感同身受。

早年响应党的号召，毕业后就分配到解剖教研室从事解剖技术工作，每天处理标本、制作标本，在学中干，在干中学。在崇尚奉献的感召下，年轻的我们可以说有使不完的劲。每天沉浸在人体形态的美妙氛围中，不知不觉已经爱上了这门学问，决心把解剖学作为一辈子的事业。但人生变换，我后来成为了骨科医生，在骨科临床实践中，我将学到的解剖知识应用到了骨科疾病诊断及手术中，进步很快；同时也体会到传统的解剖学并没有将骨科临床相关的解剖讲透，还有许多空白点。于是，我在以后的工作中开展了一系列临床解剖学研究工作，这些研究对临床起到了一定的促进作用。

1. 带着问题学习解剖学　人体解剖学是每个医生的必修课程，从踏入医学院校起就开始学习，直至毕业多年以后，还需要时时复习和研究。每次的学习既有温故知新之感，又有疑惑不解的新问题。尤其是当遇到一个临床问题而急需用解剖学知识帮助解决的时候，更是特别需要解剖学知识。

作为一个骨外科医生，深深感到骨外科的发展之快，可以用日新月异来形容，必须及时补充和完善相对应的解剖学基础知识，才能真正提高业务水平，掌握最先进的技术和临床理念，服务于患者。目前有关骨外科的解剖学知识多由解剖学专家编写，相关内容较简单，结合临床讲解形态知识尚觉不足，故本书试图从临

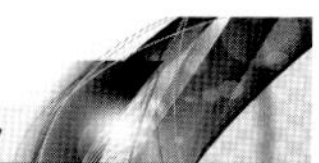

床医生角度来认识解剖学，以便更好地达到临床与实践相结合的目的。

2. 形成临床与解剖结合的思维模式　在临床实践过程中要养成将解剖学思维理念贯穿始终的习惯，同时也希望大家启发思维，产生新的，更好地推动骨外科解剖应用的发展。

（杜心如）